Hefte zur Unfallheilkunde
Beihefte zur Zeitschrift „Der Unfallchirurg"

Herausgegeben von:
J. Rehn, L. Schweiberer und H. Tscherne

189

50. Jahrestagung

der Deutschen Gesellschaft
für Unfallheilkunde e.V.

19.–22. November 1986, Berlin

Kongreßthemen: Forum Experimentelle Unfallchirurgie – Das schwere Thorax- und Abdominaltrauma mit Leitsymptom Massenblutung – Pseudarthrosen – Die frische Querschnittlähmung – Sportverletzungen und Sportschäden – Amputation der unteren Extremität – Fragen der Allergologie und Immunologie in der Unfallchirurgie

Präsident: H. Cotta

Redigiert von A. Pannike

Teil 2

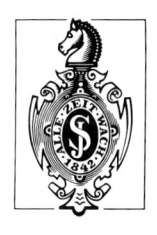

Springer-Verlag
Berlin Heidelberg New York
London Paris Tokyo

Reihenherausgeber
Prof. Dr. Jörg Rehn
Mauracher Straße 15, D-7809 Denzlingen

Prof. Dr. Leonhard Schweiberer
Direktor der Chirurgischen Universitätsklinik München-Innenstadt
Nußbaumstraße 20, D-8000 München 2

Prof. Dr. Harald Tscherne
Medizinische Hochschule, Unfallchirurgische Klinik
Konstanty-Gutschow-Straße 8, D-3000 Hannover 61

Deutsche Gesellschaft für Unfallheilkunde:

Geschäftsführender Vorstand 1986:
Präsident: Prof. Dr. H. Cotta
1. stellv. Präsident: Prof. Dr. G. Hierholzer
2. stellv. Präsident: Prof. Dr. E.-H. Kuner
Generalsekretär: Prof. Dr. A. Pannike
Kongreßsekretär: Prof. Dr. R. Rahmanzadeh
Schatzmeister: Dr. G. Dorka

Zusammenstellung des Berichts:

Prof. Dr. Alfred Pannike
Direktor der Unfallchirurgischen Klinik,
Klinikum der Johann-Wolfgang-Goethe-Universität,
Theodor-Stern-Kai 7, D-6000 Frankfurt/Main

Mit 486 Abbildungen

ISBN 3-540-17434-6 Springer-Verlag Berlin Heidelberg New York
ISBN 0-387-17434-6 Springer-Verlag New York Berlin Heidelberg

CIP-Kurztitelaufnahme der Deutschen Bibliothek. Deutsche Gesellschaft für Unfallheilkunde: ... Jahrestagung der Deutschen Gesellschaft für Unfallheilkunde e.V. – Berlin ; Heidelberg ; New York ; London ; Paris ; Tokyo : Springer ISSN 0343-2513. Teilw. mit d. Erscheinungsorten Berlin, Heidelberg, New York. – Teilw. mit d. Erscheinungsorten Berlin, Heidelberg, New York, Tokyo. Früher u. d. T.: Deutsche Gesellschaft für Unfallheilkunde, Versicherungs-, Versorgungs- und Verkehrsmedizin: Jahrestagung der Deutschen Gesellschaft für Unfallheilkunde, Versicherungs-, Versorgungs- und Verkehrsmedizin e.V. – Titeländerung zwischen 38 (1975) u. 40 (1977)
50. 19.–22. November 1986, Berlin. – Teil 2. – 1987. (Hefte zur Unfallheilkunde ; 189)
ISBN 3-540-17434-6 (Berlin ...)
ISBN 0-387-17434-6 (New York ...)
NE: GT

Dieses Werk ist urheberrechtlich geschützt. Die dadurch begründeten Rechte, insbesondere die der Übersetzung, des Nachdrucks, des Vortrags, der Entnahme von Abbildungen und Tabellen, der Funksendung, der Mikroverfilmung oder der Vervielfältigung auf anderen Wegen und der Speicherung in Datenverarbeitungsanlagen, bleiben, auch bei nur auszugsweiser Verwertung, vorbehalten. Eine Vervielfältigung dieses Werkes oder von Teilen dieses Werkes ist auch im Einzelfall nur in den Grenzen der gesetzlichen Bestimmungen des Urheberrechtsgesetzes der Bundesrepublik Deutschland vom 9. September 1965 in der Fassung vom 24. Juni 1985 zulässig. Sie ist grundsätzlich vergütungspflichtig. Zuwiderhandlungen unterliegen den Strafbestimmungen des Urheberechtsgesetzes.

© Springer-Verlag Berlin Heidelberg 1987
Printed in Germany.

Die Wiedergabe von Gebrauchsnamen, Handelsnamen, Warenbezeichnungen usw. in diesem Buch berechtigt auch ohne besondere Kennzeichnung nicht zu der Annahme, daß solche Namen im Sinne der Warenzeichen- und Markenschutz-Gesetzgebung als frei zu betrachten wären und daher von jedermann benutzt werden dürften.

Produkthaftung: Für Angaben über Dosierungsanweisungen und Applikationsformen kann vom Verlag keine Gewähr übernommen werden. Derartige Angaben müssen vom jeweiligen Anwender im Einzelfall anhand anderer Literaturstellen auf ihre Richtigkeit überprüft werden.

Druck- und Bindearbeiten: Druckhaus Beltz, Hemsbach/Bergstr.
2124/3140-543210

Inhaltsverzeichnis

TEIL 1

Wissenschaftliches Programm 1

Eröffnungssprache des Präsidenten 1

Grußworte 3

Eröffnungsansprache 11

Ehrungen 17

Festvortrag
Fachleute für menschliche Leiden (M. Reich-Ranicki) 25

Forum Experimentelle Unfallchirurgie 1 (Osteosynthese) 33

Mechanische und thermometrische Befunde beim Bohren in der Corticalis
(H. Schmelzeisen) 33

Beanspruchung des Knochenquerschnitts an den Verankerungsstellen von
Steinmann-Nägeln und Schanzschen Schrauben des Fixateur externe
(R. Kleining) 39

Experimentelle Stabilitätsmessungen verschiedener Osteosynthesetechniken bei
medialen Schenkelhalsbrüchen in Abhängigkeit von der Spongiosastruktur im
Kopf- und Halsbereich (B. Bader, E. Egkher, U. Kroitzsch und B. Wielke) 42

Experimentelle Untersuchung zur Wirksamkeit des Gleitprinzips bei der
dynamischen Hüftschraubenosteosynthese. Eine experimentelle Untersuchung
bei instabilen pertrochanterem Femurosteotomien (W. Friedl und W. Ruf) 48

Experimentelle Untersuchungen zum Einfluß der interfragmentären Bewegungen
auf die Knochenheilung (L. Claes, J. Reinmüller und L. Dürselen) 53

1 Jahr Erfahrung mit der Verwendung von Platten und Schrauben aus vollständig
resorbierbarem Polylactid zur Stabilisierung des osteotomierten Radius am Beagle
(J. Eitenmüller, K. L. Gerlach und T. Schmickal) 57

Experimentelle Verklebung von Gelenkfragmenten
(G. Giebel, M. Rimpler und H. A. Schoon) 66

Vergleichende Stabilitätsuntersuchung mit Cerclagen aus Draht und
Polydioxanon (PDS), (R. Hoffmann, C. Krettek und N. Haas) 68

Forum Experimentelle Unfallchirurgie 2 (Biomechanik) 71

Die Topographie der langen Bicepssehne (LBS), als Grundlage für biochemische
und klinische Analysen (T. Kreusser, E. Kaiser, P. Habermeyer und U. Brunner) 71

Die lange Bicepssehne: II. Biomechanische Grundlagen und Funktionsanalyse
im Elektromyogramm (E. Wiedemann, Ch. Eggert, P. Habermeyer und K. Schiller) .. 76

Die digitale Auswertung der Druckverteilung bei experimenteller Belastung des
oberen Sprunggelenkes (K. H. Widmer und V. Hendrich) 81

Dreidimensionale Darstellung von Acetabulumfrakturen
(C. Kinast, A. Wallin, S. M. Perren und B. Isler) 87

Der metaphysäre Ermüdungsbruch (E. Hille) 90

Über die Pathomechanik der Peroneussehnenluxation
(E. Orthner, R. Weinstabl und R. Schabus) 96

Experimentelle Untersuchungen zur Belastbarkeit des ulnaren Daumenseitenband-
apparates am Daumengrundgelenk und zum Unfallmechanismus des sogenannten
„Skidaumens" (W. Bracker, D. Gebauer und B. Rosemeyer) 99

Biomechanik der distalen femoralen Fixierung des Tractus iliotibialis
(P. Lobenhoffer, N. Haas, C. Krettek, S. Witt und V. Posel) 106

**Forum Experimentelle Unfallchirurgie 3
(Morphologie und Biomechanik des Kniegelenkes)** 109

Tierexperimentelle Untersuchung zum kapselnahen Innenmeniscus-Hinterhornriß
(K. Röddecker, K. Günsche, T. Tilling und J. Koebke) 109

Sonographie des Meniscus (C. Sohn und H. Gerngroß) 113

Elektronenmikroskopische Untersuchungen nach Meniscusnaht
(A. Schmid F. Schmid und T. Tilling) 115

Pathomechanik der anteromedialen Rotationsinstabilität des Kniegelenkes
in ihren verschiedenen Verletzungsgraden — leichenexperimentelle Studie
(M. Strobel, H.-W. Stedtfeld und H. Stenzel) 119

Gewebliche Reaktionen auf Polytetrafluoroethylen- (GORE TEX^{TM}) Bänder
nach Implantation als vorderer Kreuzbandersatz beim Schaf
(W.-D. Heine, C. P. Trepte und A. Braun) 128

Messungen zur vorderen Kniegelenksinstabilität in Abhängigkeit von Muskelzug
und alloplastischem Bandersatz (H. Kiefer, L. Claes und L. Dürselen) 131

Die Auswirkung postoperativer Immobilisation auf die mechanischen Eigenschaften
gestielter Patellarsehnenplastiken als Kreuzbandersatz beim Schaf
(W. Siebels, R. Ascherl, G. Hölldobler, K. Geißdörfer und G. Blümel) 136

Forum Experimentelle Unfallchirurgie 4 (Pathopysiologie) 139

Untersuchungen zum Postaggressionsstoffwechsel beim Polytrauma
(M. Hörl, C. Wanner und W. H. Hörl) 139

Spurenelementveränderungen in verschiedenen Organen der Ratte im
hämorrhagischen Schock
(H. Rupprecht, H. P. Hümmer, T. Waldherr, H. Stöver und F. Rudel) 142

Zur Pathophysiologie des Hämarthros bzw. des Reizergusses
(A. Karbowski, D. B. Jones und H. H. Matthiaß) 143

Die Änderung der mechanischen Eigenschaften von Knorpelpräparaten durch
Variation von Ionenstärke, Osmolarität und Temperatur der Immersionsmedien
(G. Miesenböck, W. Siebels, G. Blümel und R. Günther) 148

Experimentelle Untersuchungen zur mitogenen Wirkung von Faktor XIII auf
Osteoblasten (L. Claes, K. Kuglmeier und H. Gerngroß) 153

Taurolin hemmt die Staphylokokken-Coagulase
(J. Reinmüller, W. Mutschler, G. Lob und H. Meyer) 156

Früherkennung einer Wundinfektion durch Bestimmung des Lysozym-Gehaltes
im Wundsekret (H. D. Rahn, K. Kipfmüller, H. Menke und F. Schauwecker) 160

Vergleichende mikroradiographische Untersuchungen zur möglichen Toxizität von
Paratoluidinzusätzen in Knochenzementen (J. Rudigier, G. Ritter und Ke Yung) ... 163

Forum Experimentelle Unfallchirurgie 5 (Methodik) 169

Replantation mittels arterio-venöser Flußumkehr – Physiologische Veränderungen
in fascio-cutanen Insellappen (G. Germann, E. Erikson und R. C. Russel) 169

Zur Revascularisierung von Knochendefekten am aseptischen Modell durch
gestielte Muskellappen (P. Habermeyer, T. Bauer, H. Mandekow und F. Eitel) 179

Quantitative sonographische Erfassung der dritten Dimension von thermischen
Hautläsionen (J. Bauer, P. Breitenberger und K. Pfeifer) 183

Die thermische Wirkung elektronentherapeutischer Geräte nach Metallimplantation
(H. Noetzli, R. Ganz und S. M. Perren) 185

Prinzip und Untersuchungsergebnisse mit geschlossener und differenziert
saugender Wunddrainage (H. Rudolf, H.-P. Werner und W. Mix) 189

^{31}p-NMR Spektroskopie zur Quantifizierung des Skelettmuskelschades
(D. Pennig, J. Grünert, H.-P. Juretschke und E. Brug) 193

Speckle-Interpherometrie zur berührungslosen Messung von Oberflächenverschiebungen am Knochen (J. Rether, H. E. Koyer und G. Giebel) 197

I. Das schwere Thorax- und Abdominaltrauma mit Leitsymptom Massenblutung ... 201

Wertigkeit diagnostischer Verfahren (H.-J. Streicher) 201

Volumentherapie bei Massenblutungen: Was? Wie? Wieviel? (J. A. Sturm) 208

Chirurgische Taktik bei penetrierenden Verletzungen (D. Trunkey) 217

Chirurgische Tätigkeit bei stumpfen Verletzungen an Thoraxwand und Lunge
(G. B. Friehs, F.-M. Jüttner, H. Pinter und P. Kohek) 220

Chirurgische Tätigkeit bei stumpfen Verletzungen des Herzens und der großen
Gefäße (P. Satter) 222

Chirurgische Tätigkeit bei stumpfen Verletzungen der Leber
(R. Pichlmayr und G. Gubernatis) 232

Das schwere Abdominaltrauma: Pankreas/Duodenum mit Mesenterialwurzel
(J. R. Siewert) 241

Das schwere Thorax- und Abdominaltrauma mit Leitsymptom Massenblutung:
Milz (R. M. Seufert und A. Encke) 251

Chirurgische Tätigkeit bei stumpfen Verletzungen: Becken (O. Trentz) 261

**Ergänzende Vorträge zu Hauptthema I. Das schwere Thorax- und
Abdominaltrauma mit Leitsymptom Massenblutung** 269

Blutvolumina in den großen Körperhöhlen nach tödlichen Traumen
(R. Penning, H. Bratzke, C. Hermsdörfer und W. Spann) 269

Prioritäten in Diagnostik und Therapie thorakaler und abdominaler Blutungen
bei Schwerverletzten (K. L. Lauterjung, T. Mittelmeier und G. Hofmann) 273

Das Risiko letaler Massenblutung in Abhängigkeit vom Verletzungsmuster
(R. A. Ueker, H. H. Schauwecker und E. S. Bücherl) 275

Blutungen nach Schuß- und Stichverletzungen der Brust- und Bauchhöhle
(G. Thoma, V. Steinkrauß, F. Phillips, V. Wening und D. Grossner) 280

Indikation zur Operation und operative Taktik beim polytraumatisierten Patienten
mit kombinierter intrathorakaler und intraabdominaler Massenblutung
(K. Kipfmüller, G. Tolksdorff, H. Rahn und F. Schauwecker) 285

Beeinflußt die Massenblutung im Körperstamm die Extremitätenversorgung
bei Polytraumatisierten?
(U. Obertacke, T. Joka, J. Herrmann, M. Brand und K.-P. Schmit-Neuerburg) ... 289

Das schwere Thorax- und Abdominaltrauma im Rahmen eines Polytraumas
(H. Vielsäcker, H. F. Kienzle, A. Borsche, U. Pfister und R. Bähr) 294

Stumpfe Bauchtraumen im forensischen Sektionsgut – Ein Beitrag zur
Epidemiologie, Morphologie und Biomechanik (H. Bratzke und G. Beier) 298

Thorakale Massenblutung beim Polytrauma mit Lungenparenchymschaden – Indikation
zur Thoracotomie? (P. Lobenhoffer, J. A. Sturm, M. L. Nerlich und C. Neumann) . . 303

Penetrating Thoracic Trauma
(D. M. K. S. Kanlesar Sukne, J. F. M. Slors and W. H. Brummelkamp) 305

Der Hämotothorax beim Verkehrsunfallverletzten: Unfallmechanismen und
Verletzungsspektrum (D. Otte und J. R. Rether) 305

Fehldeutung des akuten Hämatothorax nach Zwerchfellruptur und Verletzungen
von Abdominalorganen (J. Müller-Färber und K. H. Müller) 311

Besonderheiten bei der Diagnostik des kindlichen Thoraxtraumas
(H. Meier, K.-H. Dietl, G. Stöhr und G. H. Willital) 316

Akutversorgung von penetrierenden Herzstichverletzungen, präoperatives
Management und therapeutische Besonderheiten (C. Eggers und D. Wolter) 318

Prognose der thorakalen Aortenruptur (G. E. Wozasek, K.-D. Moser und K. Balzer) . . 323

Indikation, Technik und Komplikationen der Buelau-Drainageneinlage beim
Thoraxtrauma und die operativen Konsequenzen (M. Kahle und R. D. Filler) 326

Thoracoskopische Hämatomausräumung beim unvollständig entleerten
Hämatothorax (D. Kaiser) 328

Diagnose der intraabdominalen Blutung 332

Diagnostik und Therapie des Abdominaltraumas mit Massenblutung
(W. Kramer, G. Gaebel, J. Bonner und W. Neugebauer) 332

Analyse von 54 Todesfällen bei 213 stumpfen Bauchtraumen
(H. Seiler, V. Bühren, F. W. Altherr und M. Potulski) 335

Verbesserung der Diagnostik durch moderne Untersuchungsverfahren
(E. Wernet, R. op den Winkel und Y. Papadopoulos) 340

Diagnostisches Vorgehen beim stumpfen Bauchtrauma am polytraumatisierten
Patienten (A. Meißner und R. Rahmanzadeh) 341

Der Stellenwert von Peritoneallavage und Sonographie für die Diagnostik des
schweren Abdominaltraumas (R. Grüßner, K. Rückert, B. Mentges und C. Düber) . . . 343

Der Stellenwert der Sonographie beim stumpfen Bauchtrauma in der Notfall-
diagnostik (T. Pohlemann, B. Wippermann, B. Haubitz und H. Reilmann) 347

Stumpfes Bauchtrauma – Management, Befunde und Verläufe
(J. A. Bonner, G. Gaebel und W. Kramer) 351

Sonographische Verlaufskontrolle abdomineller Blutungen –
Experimentelle Untersuchungen in Vivo
(V. Paolucci, T. Henne, M. Schmidt-Matthiesen und R. M. Seufert) 353

Die computertomographische Untersuchung — Ein Wegweiser zum
nierenerhaltenden Vorgehen bei der traumatischen Nierenblutung
(A. Scherl, H.-H. Lauterbach, K. Flintsch und J. Heckrodt) 357

Intraabdominelle Blutung 359

Die massive Blutung bei Parenchymverletzungen von Leber und Milz
(M. L. Nerlich, H. Reilmann, B. Ringe und T. Pohlemann) 359

Zum operationstaktischen Vorgehen bei stumpfer und penetrierender
Leberverletzung (R. Grundmann) 363

Die Akutbehandlung der isolierten oder begleitenden Leberruptur (G. Eßer) 366

Komplikationen bei der Versorgung leberverletzter Patienten — katamnestische
Analyse von 205 Fällen (M. Knoch, J. Scheele und W. Link) 371

Abriß der Vena mesenterica superior bei einem stumpfen Bauch- und
Thoraxtrauma: Eine seltene Ursache der großen intraabdominalen Blutung
(E. Popp-Dellweg, H. Fischer und L. Bürger) 379

Das Abdominaltrauma bei mehrfachverletzten Kindern
(M. Potulski, H. Seiler, V. Bühren und H. Niemeyer) 382

Das schwere Thorax- und Abdominaltrauma im Kindesalter
(R. Schück, H. P. Hümmer, H. Rupprecht und W. Link) 385

Die chirurgische Therapie der splenalen Massenblutung im Kindesalter
(H. Roth, R. Daum, Z. Zachariou und G. Benz) 387

Indikation und Technik der diagnostischen Bauchspülung beim kindlichen
Polytrauma (K.-H. Dietl, H. Meier, G. Stöhr und G. H. Willital) 390

II. Pseudarthrosen 393

Zur Morphologie der Pseudarthrosen (H. Cotta und K. Rohe) 393

Pseudarthrosen: Klassifikation (B. G. Weber) 398

Ursachen von Pseudarthrosen (G. Muhr und P. Wrezlewicz) 400

Therapeutische Prinzipien bei nicht infizierten Pseudarthrosen
(N. Haas und H. Rewitzer) 403

Therapeutische Prinzipien bei infizierten Pseudarthrosen
(C. Burri und R. Stober) 409

Ergänzende Vorträge zum Hauptthema II (Pseudarthrosen) 415

Klinische Aussichten für das Behandlungsproblem Pseudarthrose
(G. Hierholzer, P.-M. Hax und M. Settner) 415

Die Behandlung von nichtinfizierten Pseudarthrosen der Röhrenknochen
und ihre Ergebnisse 421

Die Vorteile des Verlängerungsapparates für die Behandlung infizierter und
nichtinfizierter Pseudarthrosen (G. Zeiler und H. Wagner) 426

Die Behandlung ausgedehnter posttraumatischer Tibiadefekte durch die
Verschiebungsosteotomie nach Ilizarov (A. Rüter und R. Brutscher) 431

Behandlungsergebnisse der Rezidivpseudarthrose langer Röhrenknochen
(R. Ascherl, F. Lechner und G. Blümel) 435

Verfahrenswahl und Behandlungsergebnisse bei infizierten Pseudarthrosen
und Defektpseudarthrosen mit Knochen- und Weichteildefekten
(H. G. K. Schmidt, B.-D. Partecke und M. Neikes) 440

Behandlung und Ergebnisse infizierter Pseudarthrosen mit dem Fixateur externe
und temporärer Implantation von Septopal (M. Börner und K. Klemm) 445

Langstreckige Infekt-Defekt-Pseudarthrosen der Tibia: Behandlungsfortschritt
durch Weichteilrekonstruktion und langstreckige Spongiosaplastik
(C. Krettek, N. Haas, H. Reilmann und A. Voss) 451

Morphologie, Behandlungskonzepte, Elektrostimulation 454

Zur Histomorphologie der Pseudarthrose
(K. Draenert, E. Gauer und H. W. Springorum) 454

Die biologischen Stabilisierungsmechanismen bei der Frakturheilung und ihre
Bedeutung bei der Pseudarthrosenentstehung (F. W. Thielemann und U. Holz) 458

Die konservative Behandlung der chronischen Knieinstabilität (C. J. Wirth) 460

Die Therapie der Infektpseudarthrose mit Arthrodese
(F. Dinkelaker, A. Müller und R. Rahmanzadeh) 465

Frakturheilungsstörungen nach konservativer Behandlung
(A. Illgner, G. Giebel und H. Tscherne) 469

Zum heutigen Stand der Elektrostimulaton von Pseudarthrosen in der Klinik
(K. M. Stürmer und K. P. Schmit-Neuerburg) 473

Wertigkeit der Elektrostimulation in der Behandlung von Pseudarthrosen
der langen Röhrenknochen (L. Zichner) 481

Obere Extremitäten 485

Die Therapie der Clavicula-Pseudarthrose
(R. Theermann, G. Hierholzer und P.-M. Hax) 485

Schultergelenknahe Pseudarthrosen — Eine Bagatelle?
(A. Lies, C. Josten, K. Neumann und A. Ekkernkamp) 496

Verzögerte Knochenbruchheilung und aseptische Pseudarthrose nach
Oberarmschaftfraktur (R. Maier, O. Kwasny, R. Schabus und W. Scharf) 504

Die distale Oberarm-Pseudarthrose – Pathogenese, Therapie und Ergebnisse
(J. Scheuer, A. Lies, C. Josten und W. Knopp) 507

Ursachen und operative Behandlung von Pseudarthrosen des Unterarms
(J. Heisel und E. Schmitt) 512

Die Behandlung der infizierten Unterarmschaftpseudarthrosen
(P. Häussler und G. Lob) 519

Scaphoidpseudarthrose – Ursachen, Behandlung und Ergebnisse
(B. Landsleitner, J. Geldmacher und T. Reck) 521

Indikation zur operativen Behandlung der Pseudarthrosen an Mittelhand
und Fingern (H. Towfigh und W. Klaes) 525

Untere Extremität 529

Die Behandlung der Oberschenkelhalspseudarthrose – Therapeutisches Konzept
und Ergebnisse der Behandlung von 116 Schenkelhalspseudarthrosen
(P. M. Hax, G. Hierholzer und R. Theermann) 529

Ursachen und Behandlungsmöglichkeiten von Pseudarthrosen am coxalen Femurende
(A. Wentzensen und S. Weller) 532

Die Hüftgelenknahe Pseudarthrose – Eine vermeidbare Komplikation?
(A. Lies, I. Scheuer, K. Neumann und G. Muhr) 535

Zur Morphologie der diaphysären Pseudarthrose
(G. Hörster, M. Roesgen, R. Theermann und S. Hierholzer) 542

Entstehungsursachen und Behandlung der Oberschenkelpseudarthrose
(R. Plaue und L. Kempf) 547

Pseudarthrosenbehandlung an Ober- und Unterschenkel mit dem
Verriegelungsnagel (R. Kreusch-Brinker, G. Friedebold und R. Wolff) 550

Ist die Unterschenkelpseudarthrose vermeidbar?
(W. Kasperczyk, H.-J. Oestern, H. Tscherne und P. Danos) 553

Aseptische Pseudarthrosen nach konservativer und operativer Versorgung von
Unterschenkelfrakturen (G. Wasmer, B. Rosemeyer und A. Pfister) 556

Die Verriegelungsnagelung bei aseptischen Pseudarthrosen im Schaftbereich von
Femur und Tibia (M. Börner und H. Contzen) 560

Infizierte Pseudarthrosen 566

Die Verriegelungsnagelung bei infizierten Pseudarthrosen des Oberschenkels
(K. Klemm und M. Börner) 566

Sanierung langstreckiger Knochenweichteildefekte
(F. Vrevc, B. Koritnik, V. Pavlovčič, M. Godina und M. Šulinc) 570

Darf man bei der infizierten Tibiapseudarthrose heute noch amputieren
(H. H. Lauterbach und K. Flintsch) 574

Wiederherstellungschirurgie bei infizierten Unterschenkelpseudarthrosen
mit Weichteildefekt (L. Gotzen und R. Schlenzka) 577

Die Therapie der Infektpseudarthrose mit dem Fixateur externe
(E. Orthner, W. Scharf, H. Hertz und R. Weinstabl) 580

Offene oder weichteilgedeckte Spongiosaplastik in der Behandlung infizierter
Defektpseudarthrosen des Unterschenkels (W. Knopp, G. Muhr und C. Josten) 582

Behandlungskonzept bei infizierten Pseudarthrosen des Unterschenkels
(R. Ketterl, B. Stübinger, U. Steinau und B. Claudi) 586

III. Die frische Querschnittlähmung 597

Klassifizierung der Wirbelsäulenverletzungen (F. Magerl) 597

Experimentelle und morphologische Untersuchungen zur Restitution
von spinalen Lähmungen (L. Deecke und C. H. Tator) 600

Mehrfach- und Begleitverletzungen bei frischer Querschnittlähmung (G. Exner) 605

Diagnostische Aspekte bei frischer Querschnittlähmung (D. Stock) 608

Zur Prognose bei traumatischer Querschnittlähmung
(W. Grüninger und U.-H. Wiese) 611

Die Indikation zur primär konservativen Behandlung der frischen
Wirbelsäulenverletzung mit Querschnittlähmung (H. J. Gerner) 614

Die Indikation zur primär operativen Behandlung der Wirbelsäulenverletzungen
mit frischer Querschnittlähmung (U. Bötel) 618

Gegenwärtige Situation der Akut- und Frühbehandlung Querschnittgelähmter
in der Bundesrepublik Deutschland (F.-W. Meinecke) 626

Die umfassende medizinische Rehabilitation des frisch Querschnittgelähmten
in der Frühphase (spinaler Schock, internistische Probleme) (V. Paeslack) 637

Elektrostimulation bei Querschnittgelähmten (H. Kern und H. Stöhr) 641

Urologische Akut- und Frühbehandlung bei traumatischer Querschnittlähmung
(M. Stöhrer) 641

Pflegerische und krankengymnastische Maßnahmen in der frühen Rehabilitation
des frisch Querschnittgelähmten (H. Bilow) 646

Ergänzende Vorträge zu Hauptthema III. Die frische Querschnittlähmung – Diagnostik, operative Behandlung 649

Präklinische Maßnahmen bei der frischen Querschnittlähmung
(B. Hilka und P. Kalbe) 649

Vergleichende Untersuchungen im Nativ-Röntgenbild, Computertomogramm und Kernspintomogramm bei Halswirbelsäulenverletzungen mit Rückenmarkbeteiligung
(H. R. Wittenberg, U. Bötel und O. Russe) 651

Operative Sofortbehandlung mit dem Fixateur interne bei Brust- und Lendenwirbelfrakturen mit Querschnittlähmung: Ergebnisse bei 90 Patienten
(W. Dick und G. A. Zäch) 655

Operative Behandlung frischer Wirbelsäulenverletzungen mit Querschnittlähmung
(D. Stoltze, J. Harms, M. Winnerlein und G. Nanassy) 657

Die operative Versorgung der frischen Querschnittlähmung
(H. Zilch, R. Wolff und M. Mayer) 661

Zur Bedeutung traumatischer Bandscheibenvorfälle, raumfordernder Knochenfragmente und Duraläsionen bei Wirbelsäulen- Rückenmarkverletzungen
(P. Knöringer) 665

Halswirbelsäulenschleudertrauma, Morbus Bechterew, Tetraplegie –
Eine fatale Trias (M. Roesgen, K. L. Turban und G. Hierholzer) 671

Querfrakturen des Sacrum mit sacraler Paraplegie (O. Wörsdörfer und F. Magerl) . . . 675

TEIL 2

IV. Sportverletzungen und Sportschäden 681

Epidemiologie von Sportverletzungen (K. Steinbrück) 681

Belastungstoleranz aus dem Blickwinkel der experimentellen und morphologischen Forschung (P. Brüggemann) 686

Belastungstoleranz des Haltungs- und Bewegungsapparates aus klinischer Sicht
(H. Krahl) 689

Besonderheiten in der Behandlung bei Sportverletzungen (P. Bernett) 693

Besonderheiten bei der Behandlung von Sportschäden (H. Hess) 696

**Ergänzende Vorträge zum Hauptthema IV
(Sportverletzungen und Sportschäden – Sportverletzungen)** 701

„Sportlerleiste" bei Hochleistungssport – Berufserkrankung? Unfallfolgen?
(W. Overbeck) 701

Musculus gracilis-Syndrom. Ergebnisse der operativen Behandlung therapieresistenter
Insertionstendopathien (J. Lawall, J. Haasters und D. Heimann) 704

Zur Therapie des massiven Oberschenkelhämatoms beim Fußball- und
Eishockeyspieler (P. Spich und M. Weigert) 706

Frakturen von Becken und Hüftgelenk beim jugendlichen Sportler
(T. Sennerich und W. Kurock) 709

Die hintere Schulter-Subluxation – ein wenig bekanntes Krankheitsbild beim
Kampfsport (A. Ekkernkamp, K. Neumann, G. Muhr und C. Josten) 713

Ellbogenluxationen beim Sportler – Therapie und Ergebnisse
(C. Kinast, J. Wadström und K. M. Pfeiffer) 719

Die Band- und Kapselverletzungen der Hand im Sport
(K. Wilhelm, J. Bauer und J. Pfeifer) 723

Sportschäden 725

Frühdiagnostik stumpfer Weichteiltraumen im Sport durch Ultraschall
(F. Glaser, W. Knopp und J. Bierwirth) 725

Möglichkeiten und Grenzen der Echosonographie bei der Diagnostik von
Sportverletzungen und Sportschäden des Berufssportlers
(H.-J. Gronert und M. Weigert) 728

Ektopische Verkalkungen nach Sportverletzungen (W. Pörschke) 732

Differentialdiagnostik des akuten Muskelschmerzes bei Hochleistungssportlern –
MRI kontrolliertes Follow-up
(S. Döhring, J. Kapellmann, J. Assheuer, E. Hille, M. Goertzen und K.-P. Schulitz) .. 734

Pathomechanik des Innenknöchelermüdungsbruches beim Dreispringer (E. Hille) ... 741

Überlastungsbrüche des proximalen Schienbeinendes bei Sportlern (H.-W. Szembek) . 744

Diagnostik und Therapie des Impingement-Syndroms (R. Kujat und H. Tscherne) ... 747

Methodische Untersuchungen zur Prävention von Verletzungen beim Kunstturnen
(J. Gebauer, W. Siebels, C. Huyer, G. Wasmer und P. Bernett) 749

Änderungen in Diagnostik und Therapie von Sportverletzungen (W. Pförringer) 751

Prospektive experimentelle Skiunfallstudie (W. Hauser) 753

Ursachen und Folgen alpiner Unfälle (H. L. Lindenmaier und E. H. Kuner) 757

Diagnostik und Therapie des funktionellen Kompartiment-Syndromes (KS)
(V. Echtermeyer und R. Sambale) 764

Ermüdungsfrakturen bei Mittelstreckenläufern. Diagnostik – Therapie – Ergebnisse
(R. Wolff) 770

Röntgenologische Längsschnitt-Reihenuntersuchungen von Speerwerfern der
Spitzenklasse (E. Neusel, D. Arza, G. Rompe und K. Steinbrück) 777

Tod beim Sport – Rechtsmedizinische Aspekte (W. Eisenmenger und H. Bratzke) .. 783

V. Amputation der unteren Extremität 787

Die Amputation als Behandlungsprinzip der Wiederherstellung (J. Probst) 787

Die Technik der Amputation der unteren Gliedmaße – Allgemeine Richtlinien
(J. Poigenfürst und R. Ofner) 789

Indikation und spezielle Amputationstechnik am Fuß (G. Neff) 799

Indikation und Technik der Amputation am Unterschenkel (H. Winkler) 805

Indikation und spezielle Amputationstechnik am Oberschenkel (E. Marquardt) 809

Indikation und spezielle Amputationstechnik der Hüftexarticulation
und Hemipelvektomie (H. Reilmann) 820

Amputationen der unteren Extremität bei schweren Infektionen
(G. Hofmann und H. J. Steinig) 824

Amputationen im Wachstumsalter (T. Leonhard und E. Marquardt) 830

Der schmerzhafte Stumpf und der Problemstumpf (H. Bilow) 834

Die krankengymnastische Behandlung des Amputierten (E. Borlinghaus) 837

Orthopädie-Technik, Ergebnisse und Entwicklungen (H. Habermann) 839

Ergänzende Vorträge zum Hauptthema V (Amputationen der unteren Extremität) .. 843

Die Wertigkeit der transcutanen Sauerstoffpartialdruckmessung zur
präoperativen Festlegung der Amputationshöhe bei großer Gliedmaßabsetzung
(H. Kogel, S. Cyba-Altunbay und J. F. Vollmar) 843

Die Kniegelenksexarticulation bei Verletzung und Gefäßschaden
(H. Rudolph und V. Studtmann) 843

Die Exarticulation im Kniegelenk – Indikation, operative Technik, Nachbehandlung
sowie klinische Ergebnisse unter Berücksichtigung der verbesserten Prothetik
mittels MDG-Modularsystem (H. O. Dustmann) 846

Die Indikation zur Amputation der unteren Extremität aus unfallchirurgischer Sicht
(S. Russe und E. Ludolph) 851

Verbesserung der prothetischen Versorgung durch Verlagerung der Absetzungslinie
nach distal bei traumatischen Amputationen mit Hilfe der freien Lappenplastik
(A. Betz, W. Stock, D. Wilker, D. Nast-Kolb, E. Sebisch und L. Schweiberer) 853

Die modifizierte Pirogoff Amputation
(A. J. M. Karthaus und E. L. F. B. Raaymakers) 856

Postoperative Behandlungsmaßnahmen nach Amputation der unteren Extremität
(G. Neff und K. Fischer) 857

Die Unterschenkelkurzschaftprothese PTK
(M. Roesgen, J. Münch und G. Hierholzer) 861

Traumatische Amputation der unteren Extremitäten bei Kindern – Ursachen,
Operations- und Prothesenversorgungsprobleme
(I. Wośko, T. Karski und M. Okoński) 865

VI. Fragen der Allergologie und Immunologie in der Unfallchirurgie 871

Klinische Relevanz von Metallallergien in der Unfallheilkunde
(S. Hierholzer und G. Hierholzer) 871

Prospektive Untersuchungen zur Bedeutung der Metallallergie bei Hüftgelenksprothesen (J. Rakowski, H. Düngemann, S. Borelli, R. Götze und G. Wasmer) 879

Allergien bei Patienten vor und nach Osteosyntheseoperationen
(H. Düngemann, S. Borelli, J. Rakowski, R. Götze und W. Simma) 884

In Vitro Tests on Patients with Metal Allergies (M. Yamage) 890

AIDS   Aktuelle Aspekte für die Chirurgie (D. Petzoldt) 899

Experimentelle Befunde zur Makrophagen-Migration im Elektronenmikroskop
(K. Draenert und U. Draenert) 906

Anwendung, Wertigkeit und Probleme allogener kältekonservierter Spongiosa.
Klinische und experimentelle Untersuchungen
(R. Ascherl, M.-L. Schmeller, K. Geißdörfer, M. Schindele, P. Gerl, M. Morgalla,
E. Lenz, F. Lechner und G. Blümel) 906

Immunologische Veränderungen bei Trauma und posttraumatischer Osteitis
(G. Lob und E. Faist) 912

Häufigkeit chirurgischer Infektionen bei Hypo-, Norm- und Hyperergie
(J. Seifert) 924

Ergänzende Vorträge zum Hauptthema VI
(Fragen der Allergologie und Immunologie in der Unfallchirurgie) 927

Prämedikation mit Histamin-H_1- und H_2-Receptorantagonisten bei anaphylaktische
und anaphylaktoiden Reaktionen am Beispiel von Röntgenkontrastmittelallergien
(H.-J. Reimann, J. Gmeinwieser, U. Schmidt, M. Reiser und G. Blümel) 927

XVIII

Die Bedeutung der neutrophilen Granulocyten für die Entstehung
des post-traumatischen Lungenversagens
(G. Regel, A. Dwenger, J. A. Sturm, M. Maghsudi und M. L. Nerlich) 930

In vitro-Bestimmung der Leukotrienfreisetzung aus Granulocyten Schwerbrandverletzter (G. Erbs, M. Köller, F. E. Müller und W. König) 933

Klinische und morphologische Untersuchungen zur Frage der Sensibilisierung
des Organismus durch die implantatspezifischen Materialien bei Patienten mit
Hüftgelenkstotalendoprothesen
(F. Löer, K. W. Zilkens, K. H. Schleupner und K. H. Bigalke) 940

Bedeutung immunologischer Ergebnisse für die Anwendung von TCDO bei akuten
und chronischen Infektionen nach Implantation von Totalendoprothesen
(G. von Foerster) 942

Die Immunstimulation bei chronischer posttraumatischer Osteomyelitis –
Ein neuer Therapieweg? (C. Josten, G. Muhr, A. Lies und R. Sistermann) 946

Die Bedeutung der Immunologie für die Knochentransplantation
(F. W. Thielemann und U. Holz) 949

Immunhistologische Muskeluntersuchungen zum Nachweis der Qualität von
Nervennähten – Eine tierexperimentelle Analyse am M. tibialis anterior
des Kaninchens (M. Sparmann, R. Kreusch-Brinker und G. Gosztonyi) 951

**Ergänzende Vorträge zur Pro- und Contrarunde: Operative Behandlung
der chronischen Kniebandinstabilität** 955

Nachuntersuchungsergebnisse der freien und fettkörpergestielten Kreuzbandersatzplastiken (T. Tiling, A. Schmid, M. Edelmann und B. Stadelmayer) 955

Vorderer Kreuzbandersatz mit Semitendinosussehne versus – freies Patellarsehnentransplantat (E. Hipp, R. Gradinger, W. Hawe und R. Ascherl) 960

Erste Ergebnisse der operativen Behandlung von 200 veralteten Kreuzbandrupturen
mit einem Kunststoffband (Stryker) (H. H. Pässler, J. Stadler und R. Berger) 963

Operative Behandlung der chronischen Kniebandinstabilität und
Erfahrungen mit über 80 PTFE-TEX-Prothesen (H. Bartsch) 971

Indikation, Technik und Ergebnisse der vorderen Kreuzbandnaht, der vorderen
Kreuzbandsemitendinosusplastik und der C-Faser (Integraft) augmentierten
Bandplastik (W. Noack, H.-P. Scharf und C. T. Trepte) 976

Zur Operationsindikation bei der chronischen vorderen Kniebandinstabilität
(H. Boszotta, G. Sauer, R. Passl und G. Ohrenberger) 980

Die operative Behandlung der chronischen Kniebandinstabilität
(K.-H. Schultheis, K. Kobler, H. J. Helling und K. E. Rehm) 982

Langzeitbeobachtungen von dynamischen Bandplastiken bei veralteter
anteromedialer Rotatonsinstabilität (P. Mouret und L. Zichner) 987

Das Muskelaufbautraining zur aktiven Gelenkstabilisation bei Kniebandinstabilität
(A. Güßbacher und G. Rompe) 991

Häufigkeit und Spätresultate von Kreuzbandverletzungen am Kniegelenk
(E. W. Ramseier) 993

**Ergänzende Vorträge zur Pro- und Contrarunde: Operative Behandlung
der Außenbandruptur am Sprunggelenk** 997

Operative Behandlung 997

Funktionelle Nachbehandlung (R. Spring) 997

Sonographische Funktionsdiagnostik bei Kapselbandverletzungen des oberen
Sprunggelenkes (N. M. Hien, T. Schricker und C.-J. Wirth) 999

Die Arthrographie des OSG – eine Entscheidungshilfe zur operativen Behandlung
der lateralen Kapselbandruptur (J. Rütt und M. H. Hackenbroch) 1003

Vergleich konservativ und operativ behandelter Sprunggelenksseitenbandrupturen
(R. Pichler und H. Kuderna) 1004

Naht oder Gipsbehandlung bei der frischen Außenbandruptur des oberen
Sprunggelenkes: Randomisierte klinische Studie
(J. Klein, C. Schreckenberger, K. Rödecker und T. Tiling) 1007

Frühergebnisse einer prospektiv-randomisierten Studie zur Behandlung
der fibularen Bandruptur am oberen Sprunggelenk
(R. Hoffmann, H. Zwipp, H. Tscherne und B. Wippermann) 1009

Behandlungsergebnisse von operativ und konservativ versorgten fibularen
Kapselbandrupturen (H. M. Sommer, D. Arza und J. Ahrendt) 1012

Ist die konservativ-funktionelle Behandlung frischer Außenbandrupturen
OSG gerechtfertigt? (K. Neumann) 1018

Zur Leistungsfähigkeit der frühfunktionellen Behandlung nach Außenbandrupturen
am oberen Sprunggelenk (M. Biegler, A. Lang und K. Wenda) 1020

Die Frühprognose nach konservativer und operativer Therapie fibulotalarer
Bandläsionen im Wachstumsalter (L. von Laer) 1023

Sportbedingte osteochondrale Ausrisse des fibularen Bandapparates im
Kindesalter (C. Melzer, H. Stürz und H. J. Refior) 1026

Diskussionsbeitrag zur Pro- und Contrarunde: Operative Behandlung der
Außenbandruptur am Sprunggelenk (R. Letsch und K. P. Schmit-Neuerburg) 1029

Konservative Behandlung 1030

Die Behandlung der lateralen Ligamentrupturen des oberen Sprunggelenkes mit
der Coumans-Bandage und direkte Mobilisation (Eine prospektive Vergleichsstudie)
(C. R. van den Hoogenband und F. I. van Moppes) 1030

**Ergänzende Vorträge zur Diskussionsrunde: Autologe, homologe, heterologe
Knochentransplantation – Synthetischer Knochenersatz** 1035

Die Organisation der Knochenbank (A. Illgner, P. Kalbe und G. Giebel) 1035

20 Jahre Erfahrung mit homologer Knochentransplantation
(D. Kropej, P. Bösch, W. Lack und F. Meznik) 1039

Spongiosaplastik (O. Scheibe) 1040

Zur Wertigkeit allogener kältekonservierter Spongiosa bei Wiederherstellungs-
eingriffen in der Traumatologie und Endoprothetik
(R. Ascherl, F. Lechner und G. Blümel) 1042

Allogene Spongiosaplastik mit tiefgefrorener Spongiosa – Klinische und
histomorphologische Nachuntersuchungen (J. Hunger und H.-J. Pesch) 1045

Indikation und Technik der Knochentransplantation mit mikrovasculärem
Anschluß als Alternative zur allogenen Transplantation
(M. Wannske, A. Berger und E. Schaller) 1045

Analyse der Incorporation homologer Acetabulumrekonstruktionen. Erste Ergebnisse
(M. K. Zehntner, R. Ganz und F. Höflin) 1049

Klinische Erfahrungen mit Keramik als Knochenersatz
(H. Waisbrod, M. Schlaadt und J.-U. Krainick) 1051

Rekonstruktion des Beckenkammes nach Spanentnahme unter Verwendung
homologer Hüftkopftransplantate (H. Stürz) 1054

**Diskussionsrunde: Die umfassende medizinische Rehabilitation
des frisch Querschnittgelähmten in der Frühphase** 1057

Konservative und/oder operative Maßnahmen bei frischer Querschnittlähmung
(H. J. Gerner) 1057

Die Pflege des frisch Querschnittgelähmten (W. Grosse) 1060

Die krankengymnastische Betreuung des frisch Querschnittgelähmten
(A. Pape) 1062

Steh- und Gehversorgung bei kompletter Querschnittlähmung (U. Ruehl) 1066

Die ergotherapeutische Aufgabenstellung bei der Versorgung des frisch
Querschnittgelähmten (A. Baars) 1071

Psychologische Fragestellungen bei frischer Querschnittlähmung
(V. Banthien) ... 1074

Die Verantwortung des Sozialdienstes bei frischer Querschnittlähmung
(H. König) ... 1077

Die Versorgung des frisch Querschnittgelähmten – Eine Aufgabenstellung
des multidisziplinären Teams (V. Paeslack) ... 1079

Freie Themen ... 1083

Kniegelenk ... 1083

Sonographische Funktionsdiagnostik bei Kapselbandverletzungen des
Kniegelenkes (N. M. Hien, T. Schricker und C.-J. Wirth) ... 1083

Die Meniscusläsion im thermographischen Bild
(W. Siebert, D. Kohn, E. O. Münch und C. J. Wirth) ... 1086

Meniscusrefixation bei Sportlern – Indikation – Technik und Ergebnisse
(H. O. Dustmann und G. Godolias) ... 1089

Erste klinische Ergebnisse der Meniscustransplantation
(K. Weismeier, C.-J. Wirth, K. A. Milachowski und D. Kohn) ... 1093

Die Diagnose und Therapie der isolierten vorderen Kreuzbandruptur
(R. Jelinek, F. Sellner, G. Wimberger und H. Winkler) ... 1096

Therapie der ligamentären vorderen Kreuzbandruptur – Nachuntersuchungsergebnisse in Abhängingkeit von der Rißlokalisation und Versorgung
(T. Tiling, A. Schmid, M. Edelmann und B. Stadelmayer) ... 1098

Stellt die Reinsertion des vorderen Kreuzbandes mit alloplastischer Augmentation
bei chronischer Insuffizienz des vorderen Kreuzbandes eine Alternative zum vorderen
Kreuzbandersatz mittels autologem Transplantat dar?
(O. Kwasny, R. Schabus, G. Wuppinger und M. Wagner) ... 1105

Behandlungsergebnisse bei Kapselbandverletzungen des Kniegelenkes
(H. L. Lindenmaier, E. H. Kuner und P. Schondelmaier) ... 1108

Operative Maßnahmen an der Wirbelsäule ... 1117

Einteilung und Therapieplanung bei frischen Wirbelfrakturen –
Entscheidungshilfe durch Computertomographie?
(T. Ellebrecht, G. Hohlbach, M. Kern und B. Tänzer) ... 1117

Operative Versorgung veralteter Frakturen der Brust- und Lendenwirbelsäule
(R. Donk, J. Harms, H.-P. Hack und K. Zielke) ... 1121

Diagnose, Behandlung und Prognose der atlanto-occipitalen Ruptur
(A. Hummel, R. Plaue und U. Bethke) ... 1124

Posttraumatische Spätinstabilitäten und Fehlstellungen der Wirbelsäule und
ihre operativen Korrekturmöglichkeiten (D. Wolter, C. Eggers und C. Jürgens) 1127

Pseudarthrosen nach Frakturen der Brust- und Lendenwirbelsäule
(Th. Glass und J. Harms) 1134

Pseudarthrosen der Halswirbelsäule — Konservative oder operative Verfahren
(C. Josten, A. Ekkernkamp, I. Scheuer und W. Knopp) 1137

Zur operativen Behandlung der Pseudarthrose des Dens Axis durch Spongiosaplastik
und Plättchen-Osteosynthese über den anterolateralen Zugang (P. Knöringer) 1142

Operative Maßnahmen an der oberen Extremität 1145

Funktionelle Anatomie im Schultereckgelenk (H. G. Rau und G. Hohlbach) 1145

Ultraschallsonographie der frischen traumatischen Rotatorenmanschettenrupturen
(R. Weinstabl, N. Gritzmann und H. Hertz) 1148

Arthroskopisch diagnostische und therapeutische Aspekte bei Sportverletzungen
am Schultergelenk (H. Seiler, V. Bühren und O. Trentz) 1151

Ergebnisse nach operativer Versorgung von Verletzungen der Rotatorenmanschette
(H. Kiefer, G. Helbing und S. Heiss) 1153

Das akute posttraumatische Impingementsyndrom
(U. Kroitzsch, B. Bader und E. Egkher) 1157

Die operative Therapie von Schultereckgelenksprengungen mit resorbierbarem
Fixationsmaterial (M. Sangmeister, C. Pohl und L. Gotzen) 1160

Die Reluxationshäufigkeit unter konservativer Therapie bei der Schulterluxation
(T. Wolf und F. Schauwecker) 1164

Die Behandlungsergebnisse nach Stabilisierung der Oberarmschaftbrüche mit dem
Bündelnagel (M. Cebulla, P. Konold, K. Frederking, E. Wernicke und A. Pannike) ... 1166

Gelenkfrakturen 1170

Elektronenmikroskopische Untersuchungen am humanen Gelenkknorpel bei
Gelenkfrakturen (A. Schmid, F. Schmid und T. Tiling) 1170

Traumatische Knorpelläsionen am Kniegelenk — Diagnose, Indikationstellung
und Behandlungsmöglichkeiten (D. Höntzsch und S. Weller) 1174

Ergebnisse und Komplikationen von 116 intraartikulären Tibiakopffrakturen nach
Osteosynthese und Rekonstruktion der Gelenkfläche (H. Bauer und K.-D. Moser) ... 1178

Korrelationsuntersuchung zwischen dem röntgenologischen und funktionellen
Ergebnis nach konservativer und operativer Tibiakopffrakturbehandlung
(W. Friedl und W. Ruf) 1178

Spätergebnisse nach operativ versorgter Pilon Tibial-Fraktur
(H. Kiefer, G. Helbing, F. Kemper und T. Hirneisen) 1186

Operatives Behandlungskonzept und Ergebnisse nach 8 Jahren bei Frakturen
des Pilon tibial (Ch. Etter, M. Aebi, Th. Kehl und R. Ganz) 1191

Frakturheilung unter den besonderen Bedingungen einer hochstabilen
Osteosynthese mit einem neuartigen Kompressionsverriegelungsnagel
(G. Ritter, M. Biegler und J. Ahlers) 1197

Die Indikation zur Reosteosynthese (K.-K. Dittel, W. Steinleitner und D. Oltzscher) 1201

Seminar: Medizin und Management 1211

Einführung (H. Cotta) 1211

Wissensexplosion und Zeitnot. Management beginnt bei sich selbst (G. Lob) 1213

Kooperation statt Konfrontation – Effizienzsteigerung durch Mut zu offener
Zusammenarbeit (G. Jooss) 1215

Erlangener Modell, Mut zum Management erschließt Finanzmittel (K. Köhler) 1218

Management aus der Sicht des „Mittelbaues" – Mangel an Zeit – Mangel an
Information – Mangel an Verantwortung (F. U. Niethard) 1223

Stichworte zur Führung und Motivation (R. W. Stroebe) 1226

**Bericht über die Mitgliederversammlung der Deutschen Gesellschaft für
Unfallheilkunde e. V. am 20. 11. 1986 in Berlin** 1231

Sachverzeichnis 1235

Referentenverzeichnis s. Teil 1 (S. XXV–LII)

IV. Sportverletzungen und Sportschäden

Epidemiologie von Sportverletzungen

K. Steinbrück

Klinik für Orthopädie und Sporttraumatologie (Chefarzt: Prof. Dr. med. K. Steinbrück), Taubenheimstraße 8, D-7000 Stuttgart 50

Einführung

Über 30 Millionen Sporttreibende schätzt man in der BRD. 1986 sind im Deutschen Sportbund (DSB) über 19,3 Millionen organisiert. Die Fußballer stehen mit knapp 5 Millionen mit Abstand an der Spitze, gefolgt von über 3 Millionen im Deutschen Turnerbund, 2 Millionen Tennisspielern und über 1 Million Schützen, Leichtathleten und Handballern. Die Zahl der Skiläufer wird insgesamt auf 5–7 Millionen taxiert, die der freizeitmäßigen Langläufer, Jogger und Trimmer auf weit über 10 Millionen.

Man schätzt die jährlichen Sportunfälle in der BRD auf 1,5 Millionen und auf ca. 15% der Gesamtunfälle. Todesfälle beim Sport machen ca. 2% aller tödlichen Unfälle aus. Etwa 20% der verletzten Sportler bedürfen einer ärztlichen Behandlung. Die durch Sportunfälle und deren Folgen verursachten Kosten werden in der BRD auf 5 Milliarden geschätzt, die Schäden durch zivilisationsbedingten Bewegungsmangel auf über 50 Milliarden [3]. Epidemiologische Studien von Sportverletzungen müssen in Beziehung zum regionalen und krankenhausmäßigen Colorit gesehen werden [1, 2, 5]. Man kann aus diesen klinischen Auswertungen wichtige Hinweise auf sportartspezifische Risiken und auf Möglichkeiten einer Unfall- und Verletzungsprophylaxe erlangen [4, 6, 7].

Ergebnisse

Über einen 15jährigen Zeitraum (1972–1986) wird das systematisch und fortlaufend dokumentierte Patientengut einer von mir betreuten sportorthopädischen Ambulanz analysiert. Eine Aufschlüsselung der 13296 Sportler ergibt eine deutliche Dominanz der Fußballspieler, in weitem Abstand gefolgt von alpinen Skiläufern, Handballern und Volleyballern (Tabelle 1). Insgesamt sind 64 verschiedene *Sportdisziplinen* registriert. Eine Klassifizierung in Freizeit- und Leistungssport wird nicht vorgenommen.

Die *Altersverteilung* zeigt eine deutliche Dominanz der Gruppe der 20–30jährigen. Bei den 10–19jährigen, die mit 4378 Fällen folgen (32,9%) finden wir ganz typische Sportarten wie Rollschuhlaufen, Skateboard, Turnen, Trampolinspringen, Leichtathletik, Schwimmen oder Rodeln. Während bei Kindern und Jugendlichen die Fraktur mit 44% die häufigste Diagnose ist, haben wir in den mittleren Altersgruppen gehäuft Kapsel-Bandverletzungen,

Tabelle 1. Gesamtzahl der Sportverletzten in insgesamt 20 Disziplinen

13 296 Sportler mit 15 212 Verletzungen Sportklinik Stuttgart-Bad Cannstatt und Orthop. HD, (1972–1986)

Sportart	Anzahl	%	% organ. Sportler Baden-Württ.
1. Fussball	4910	36,9	23,3
2. Skilauf	1263	9,5	5,6
3. Handball	1060	7,9	5,3
4. Volleyball	741	5,6	1,7
5. Leichtathletik	732	5,5	4,7
6. Turnen (+ Schule)	724	5,4	24,6
7. Basketball	609	4,6	0,5
8. Tennis	596	4,5	11,4
9. Sportstudenten	234	1,8	
10. Trimm-Dich	219	1,7	
11. Reiten	215	1,6	2,4
12. Rugby	186	1,4	0,03
13. Judo	182	1,4	0,8
14. Schwimmen	165	1,2	2,1
15. Radsport	136	1,0	0,9
16. Gymnastik	119	0,9	
17. Rodeln	110	0,8	
18. Ringen	107	0,8	0,8
19. Karate	87	0,6	0,3
20. Tanzsport	86	0,6	0,5

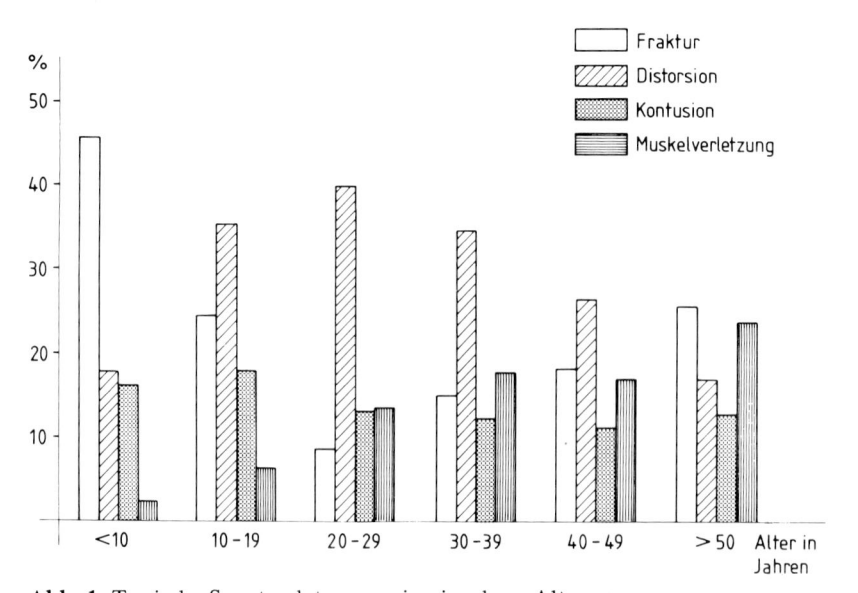

Abb. 1. Typische Sportverletzungen in einzelnen Altersgruppen

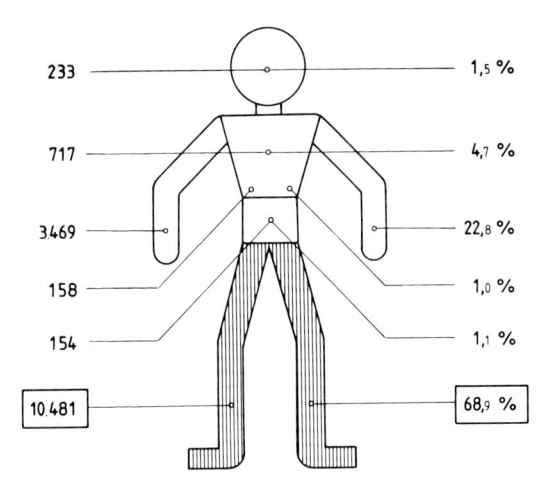

Abb. 2. Verteilungsmuster der 15 212 Sportverletzungen bei 13 296 Sportlern auf die Körperregion (Sportklinik Stuttgart-Bad Cannstatt und Orthop. Heidelberg, 1972–1986)

```
233 ————————— 1,5 %
717 ————————— 4,7 %
3.469 ——————— 22,8 %
158 ————————— 1,0 %
154 ————————— 1,1 %
10.481 ———————— 68,9 %
```

und im höheren Alter neben der wieder ansteigenden Frakturenrate besonders viele Muskel- und Sehnenrisse (Abb. 1).

Im Hinblick auf die *Körperregion* sind die unteren Extremitäten mit 10481 Läsionen (68,9%) weit überrepräsentiert (Abb. 2). Dies ist zum einen durch die absolute Zunahme der Kniegelenksverletzungen bedingt, zum anderen durch die hier häufigen Mehrfachverletzungen von Bändern und Menisci. In Sportarten wie Skilaufen, Squash, Badminton, aber auch in Kampfsportarten wie Judo und Rugby finden sich hohe Verletzungsraten am Knie. Überlastungsbeschwerden treten in Disziplinen mit zunehmendem Kraft- und Hanteltraining oder bei exzessiven Sprungprogrammen auf, so bei Ruderern, Schlittschuhläufern, Radfahrern oder Gymnasten. Das Sprunggelenk weist 3067 (20,1%) Verletzungen auf. Hier sind es vor allem die Ballspiele mit plötzlichen Übertreten im Supinationssinn und Läsionen des Kapsel-Bandapparates. Badminton, Volleyball, Basketball, Trampolinspringen oder Squash sind zu nennen.

An den oberen Extremitäten sind insgesamt 3469 (22,8%) der Verletzungen lokalisiert. Im speziellen ist hier die Schulterregion mit 5,0%, vor allem beim Ringen, Judo und Rugby betroffen. Der Ellenbogen ist in 2,1% beim Tennis, Ringen und in den Wurfdisziplinen der Leichtathletik beteiligt. Die Wirbelsäule bereitet im Breitensportbereich relativ wenig Probleme. Insgesamt sind 9764 (64,2%) Traumatisierungen oder Beschwerden an den großen Gelenken zu verzeichnen (Abb. 3).

Bei der *Erstdiagnose* wird auffallend häufig, 5013mal (32,9%) eine „Distorsion" diagnostiziert. Da jeweils der klinische Aufnahmebefund und nicht der postoperative, eventuell zu korrigierende, in die Diagnose eingeht, sind in dieser Zahl eine Reihe von Kapselband- oder auch Meniscusrissen enthalten. Schwere Verletzungen wie Frakturen, Luxationen und Bänder- sowie Meniscusrisse machen insgesamt 5110 (= 33,6%) aus. Im einzelnen handelt es sich um 2241 Frakturen (14,7%), 300 Luxationen (2%) und 2569 (16,9%) Bänder- bzw. Meniscusrisse. In der Häufigkeitsfolge sind Muskel- und Sehnenverletzungen mit 1579 (10,4%) anzuführen. Die weiteren Diagnosen ergeben sich aus Abb. 4.

Setzen wir die *Diagnose* mit der verletzten *Körperregion* in Relation so ergeben sich Frakturen, vor allem an den oberen Extremitäten und hier überwiegend an Unterarm und Fingern. Luxationen kommen am häufigsten an der Schulter (37%) sowie an den Fingern

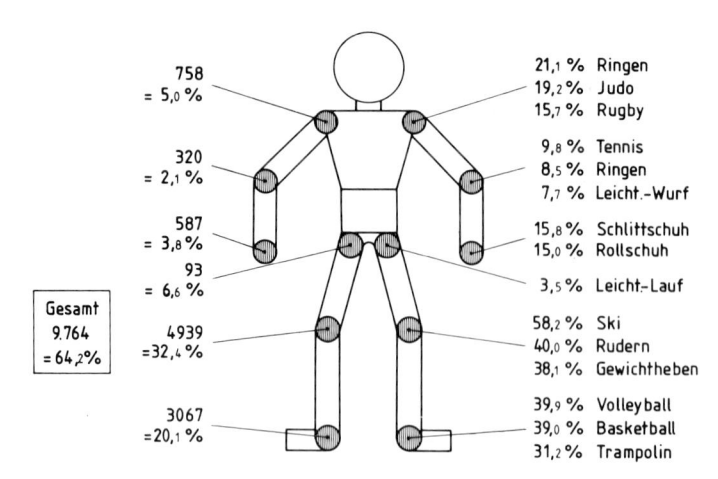

```
                                    21,1 %   Ringen
         758                        19,2 %   Judo
       = 5,0 %                      15,7 %   Rugby

                                     9,8 %   Tennis
         320                         8,5 %   Ringen
       = 2,1 %                       7,7 %   Leicht.-Wurf

         587                        15,8 %   Schlittschuh
       = 3,8 %                      15,0 %   Rollschuh
          93
       = 6,6 %                       3,5 %   Leicht-Lauf

 Gesamt                             58,2 %   Ski
 9.764         4939                 40,0 %   Rudern
 = 64,2 %     = 32,4 %              38,1 %   Gewichtheben

                                    39,9 %   Volleyball
         3067                       39,0 %   Basketball
       = 20,1 %                     31,2 %   Trampolin
```

Abb. 3. Verletzungen und Überlastungsschäden an großen Gelenken — insgesamt 9764 = 64,2%. Sportartspezifische Häufungen. 15 212 Verletzungen bei 13 296 Sportlern (Sportklinik Stuttgart-Bad Cannstatt und Orthop. Heidelberg, 1972–1986)

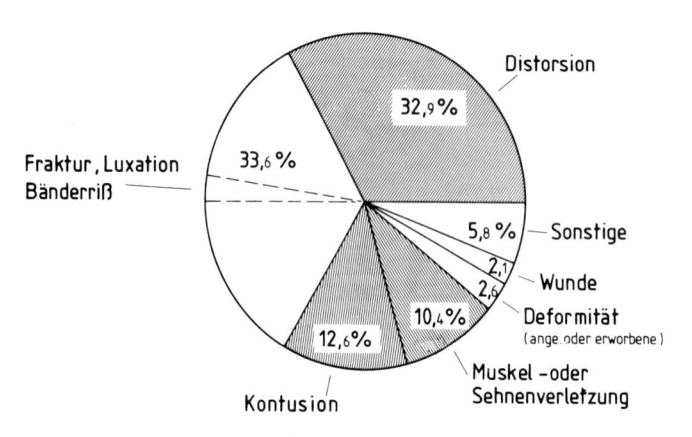

Abb. 4. Diagnosen der 15 212 Verletzungen bei 13 296 Sportlern (Sportklinik Stuttgart-Bad Cannstatt und Orthop. Heidelberg, 1972–1986)

(20%) vor. Bänderrisse ereignen sich in 60% an den Kniegelenken und in 33% an den Sprunggelenken. Die sogenannte Distorsion ist mit über 80% an der unteren Extremität aufgetreten. Muskel-Sehnenverletzungen sind ebenfalls vorwiegend an den Beinen zu finden (Tabelle 2).

In den einzelnen Sportdisziplinen kann man ganz typische Verletzungslokalisationen und Diagnosen registrieren. Durch deren Analyse ergeben sich schon im Breitensportbereich wichtige Hinweise auf Möglichkeiten der Unfall- und Verletzungsprophylaxe. Die zusätzlich aus dem Hochleistungssport gewonnenen Parameter erbringen weitere Erkenntnisse. Der Sportmediziner muß außer der Diagnostik und Behandlung der Verletzungen auch die vielfachen Überlastungsschäden beachten. Hierfür ist eine genaue Kenntnis der Bewegungsabläufe und der Belastungsverhältnisse in den Sportarten unabdingbare Voraussetzung.

Tabelle 2. Diagnose und prozentuale Verteilung auf die einzelnen Körperregionen (15 212 Fälle)

Diagnose/Lokalisation	Fraktur	Luxat.	Bänderriß	Gesamt	Distor.	Kontusion	Musk./Sehne	Deformität	Hautwunde	Knorp./Schleimh.
Kopf	1,1	–	–	0,5	–	3,9	0,1	0,2	40,0	–
Ob. Extremitäten	52,6	70,2	5,7	30,2	17,2	32,5	18,3	1,9	20,1	7,1
Schulter	6,8	37,0	3,0	7,0	2,3	10,1	5,0	–	1,8	1,9
Oberarm	4,2	0,3	–	2,0	0,1	0,6	2,2	0,2	0,6	–
Ellenbogen	1,8	11,6	0,1	1,6	1,1	3,7	4,8	0,4	5,0	2,4
Unterarm	17,9	0,7	–	7,2	0,2	2,2	1,4	0,4	1,5	–
Hand	8,3	0,3	0,1	3,9	4,5	6,2	1,5	0,2	2,5	2,0
Finger	13,6	20,3	2,5	7,9	9,0	9,7	3,4	0,7	8,7	0,3
Wirbelsäule	2,7	2,3	0,3	0,2	2,3	5,3	7,3	64,9	0,8	1,5
Rippen	1,4	–	0,1	0,6	0,1	5,7	0,3	0,2	0,3	0,2
Abdomen/Becken	0,9	–	0,1	0,4	0,1	2,4	3,7	1,0	1,5	0,2
Unt. Extremitäten	41,3	27,5	93,8	69,1	80,3	50,2	70,3	31,8	37,3	91,0
Hüftgelenk	0,1	0,3	0,1	0,1	0,2	0,8	1,4	4,7	0,3	2,6
Oberschenkel	1,1	–	0,1	0,5	0,4	3,4	19,5	0,7	2,8	0,5
Kniegelenk	5,2	20,3	59,9	35,1	41,1	15,9	12,7	9,7	14,6	74,5
Unterschenkel	12,9	–	0,4	6,2	0,5	9,5	33,8	1,4	12,8	5,6
Sprunggelenk	12,5	3,6	33,0	22,5	33,6	8,2	1,7	1,9	2,5	5,3
Fuß	9,5	3,3	0,3	4,7	4,5	12,4	1,2	13,4	4,3	2,5
Gesamt	2241	300	2569	4840	5013	1909	1579	402	320	763

Die Einzeldiagnosen ergeben jeweils 100%

Zusammenfassung

15212 Verletzungen bei 13296 Sportlern, die in der sportorthopädischen Universitätsklinik Heidelberg (1972–1983) und danach in der Sportklinik Stuttgart-Bad Cannstatt (1984–1986) behandelt wurden, gelangen zur Analyse. Alle Fälle sind von Anbeginn systematisch dokumentiert. Die absolut häufigsten Verletzungen verzeichnen wir bei den Volkssportarten Fußball, Skilaufen, Handball, Volleyball, Leichtathletik und Turnen. Die unteren Extremitäten sind mit 66% vorwiegend betroffen. Im Hinblick auf die Diagnosen stehen die Kapsel-Bandverletzungen weit im Vordergrund. Hierbei werden Distorsionen in 32,9%, schwere Verletzungen wie Frakturen, Luxationen und Bänderrisse in insgesamt 33,6% angegeben. Zunehmend häufiger sind Kontusionen mit 12,6% und Muskel-Sehnenverletzungen mit 10,4% zu beobachten. In 76,5% handelt es sich um Männer, die Altersstruktur zeigt einen deutlichen Gipfel zwischen 20 und 29 Jahren. Aus den Verletzungsanalysen lassen sich wertvolle Hinweise auf Möglichkeiten der Unfall- und Verletzungsprophylaxe in einzelnen Sportdisziplinen gewinnen.

Literatur

1. Cotta H, Krahl H, Steinbrück K (1980) Belastungstoleranz des Bewegungsapparates. Thieme, Stuttgart
2. Krahl H, Steinbrück K (1980) Traumatologie des Sports. In: Cotta, Krahl, Steinbrück (Hrsg) Die Belastungstoleranz des Bewegungsapparates. Thieme, Stuttgart, S 166–173
3. Mellerowicz H (1984) Round table-Diskussion Sport – Gesundheit oder Risiko. Deutscher Sportärztekongreß, Berlin
4. Pförringer W, Rosemeyer B, Bär H-W (1985) Sport – Trauma und Belastung. Perimed Fachbuch-Verlagsgesellschaft
5. Segesser B (1986) Praxis-Klinik für Orthopädie und Traumatologie. Basel-Rennbahn, Jahresbericht
6. Steinbrück K (1985) Sportverletzungen an Knie- und Sprunggelenken, pmi-Verlag, Frankfurt Zürich
7. Steinbrück K (1985) Sport und Sportmedizin – Windsurfen. Perimed Fachbuch-Verlagsgesellschaft

Belastungstoleranz aus dem Blickwinkel der experimentellen und morphologischen Forschung

P. Brüggemann

Deutsche Sporthochschule Köln, Institut für Leichtathletik und Turnen (Leiter: Prof. Dr. med. P. Brüggemann), Carl-Diem-Weg 6, D-5000 Köln 41

Sportliche Bewegungen sind notwendigerweise mit mechanischen Belastungen verknüpft, die die Elemente des aktiven und passiven Bewegungsapparates beanspruchen. Die Kräfte, denen Muskeln, Bänder, Sehnen und Gelenke im Sport ausgesetzt werden, liegen häufig weit über den bei Alltagsbewegungen auftretenden Kräften. Die wesentlichen Unterschiede der Beanspruchung im Sport im Vergleich zur Alltagsbelastung beziehen sich zum einen auf die größeren Intensitäten bei meist kürzerer Wirkungsdauer und zum anderen auf die extrem höheren Geschwindigkeiten des Kraftaufbaus. Dieser schnelle Kraftanstieg wird durch „passive" Kräfte charakterisiert, die nicht oder nur unwesentlich muskulär gedämpft und kontrolliert werden können. Hohe Beanspruchungen für die untere Extremität mit extrem kurzer Wirkungsdauer finden sich bei allen Sprungbewegungen. Diesen wurde in den jüngeren Arbeiten besondere Aufmerksamkeit gewidmet. Es muß bei diesen Überlegungen berücksichtigt werden, daß es nicht die einmalige Wettkampfbeanspruchung ist, die problematisch werden kann, sondern die Vielzahl der Trainingssprünge und Trainingsübungen, die summativ zu hohen Beanspruchungen führen.

Einzelne Belastungen, wie auch summative Effekte von einer Vielzahl von Krafteinwirkungen, können hinsichtlich ihrer Wirkung nur eingeordnet werden, wenn die Beanspruchungsgrenzwerte der belasteten Systeme bekannt sind. Quantitative Angaben über Grenzbelastungen biologischer Systeme liegen vereinzelt vor (Yamada 1970; Wilhelm 1972). Problematisch wird die Angabe von Belastungstoleranzgrenzen, wenn die Art und Intensität biologischer Adaptionsprozesse von Sehnen, Bändern, Knorpel und Knochen als weitgehend unbekannt bezeichnet werden muß. Eine Strukturanpassung biologischer Gewebe an entsprechende Beanspruchungen ist evident. Ungeklärt sind die zeitlichen Abläufe und die quantitativen Ausprägungen in Abhängigkeit des Belastungsprofils.

Die für die gesamte Leistungssteuerung im Sport eminent wichtige Frage nach der Höhe der Belastung zur Provokation einer „biopositiven" Reaktion hat bezogen auf den Bewegungsapparat als ausschlaggebendes und leistungslimitierendes Systemteil einen nicht hoch genug zu bewertenden Stellenwert. Diese Formulierung impliziert die Notwendigkeit einer präventiven Belastungskontrolle und -steuerung.

Eine Lösung scheint ausschließlich durch einen interdisziplinären Ansatz zwischen Biomechanik, Orthopädie, Traumatologie und Trainingswissenschaft möglich. Belastungsformen und -häufigkeit sind über die Traningsdatendokumentation faßbar. Die Biomechanik hat in einem solchen Konzept die Aufgabe, die mechanischen Belastungen der verschiedenen Trainings-, Übungs- und Wettkampfformen zu quantifizieren, während die Medizin Überlastungssyndrome und Adaptationserscheinungen zu beschreiben bzw. zu untersuchen hat. Auf diesem Wege können solche Trainingsformen identifiziert werden, die gegebenenfalls überdimensional mechanische Beanspruchungen für einzelne Systemteile implizieren. Folglich darf sich die Belastungsanalyse nicht auf eine globale Betrachtung der äußeren mechanischen Beanspruchung beschränken, sondern muß versuchen, durch Verwendung geeigneter Meßverfahren und Modelle die spezifische Belastungsform einzelner Gewebearten zu quantifizieren.

Aus diesem Grunde werden die sogenannten Gelenkmomente oder Muskelkraftmomente von den Gelenkkräften differenziert. Muskelkraftmomente sind die belastenden Faktoren für Muskeln, Sehnen und Bänder, während die Gelenkkräfte die Belastungen für Knochen und Knorpel darstellen. Bei Kenntnis der entsprechenden Gelenkkinematik wird die Zuordnung der Momente und Kräfte zu Sehnen und Bändern bzw. zu Gelenkteilen möglich. Die äußeren Kräfte sind Indikatoren für Belastungen des menschlichen Körpers, sie können jedoch nur unter Verwendung mathematischer Modelle zu den „inneren" belastenden Kräften und Momenten hochgerechnet werden.

Vergleichende Belastungsuntersuchungen von Alltagsbewegungen und sportlichen Sprungbewegungen weisen darauf hin, daß bei sportlichen Sprüngen um ca. 10–15fach größere Reaktionskräfte als z. B. beim Gehen auftreten. Diese implizieren bei Berücksichtigung der Position des momentanen Kraftvektors neben hohen Gelenkkräften, große Momente um das obere und untere Sprunggelenk. Am Beispiel des Absprungs zum Salto rückwärts beim Bodenturnen, einer Bewegung die bekannterweise eine große Belastung für die Achillessehne darstellt, kann gezeigt werden, daß Sehnenkräfte von bis zu 10 kN von der Achillessehne des trainierten Sportlers toleriert werden. Solche über einen Zeitraum von ca. 100–130 ms wirkenden Kräfte liegen deutlich über den in der Literatur angegebenen Sehnenfestigkeiten. Folglich scheint die Sehne des Turners über ein jahrelanges Training adaptiert zu sein und diese Belastungen zu tolerieren.

Unsere Untersuchungen zur Belastung der Achillessehne weisen auch darauf hin, daß extreme Belastungsvariationen durch Modifikationen sportlicher Technik nachgewiesen werden können. Arbeiten, die Druck- und Scherkräfte in den Gelenken beschreiben, verdeutlichen, daß die die Knorpel und Gelenkflächen beanspruchenden Kräfte um ein Vielfaches über den am Präparat analysierten Festigkeiten liegen. Neben der Einflußgröße Bewegungstechnik haben eine Anzahl von Arbeiten die Abhängigkeit der mechanischen Belastung von den Faktoren Sportgerät (z. B. Sportschuhe) und Bodenbelag extrahiert. Diesem Ansatz wird aus regelungspragmatischen und präventiven Gründen große Aufmerksamkeit gewidmet.

Zusammenfassend kann bei Berücksichtigung der problemrelevanten Literatur festgestellt werden, daß die Biomechanik heute über Methoden und Modelle verfügt, die unter bestimmten Annahmen eine quantifizierte und differenzierte Belastungsanalyse ermöglichen. Sollen diese Informationen praktisch nutzbar werden, ist die Berücksichtigung des Belastungsumfangs und der Belastungsart durch sportliches Training sowie die strukturellen Schädigungen und/oder Anpassungen des biologischen Substrats notwendig.

Literatur

1. Appel H (1976) Biomechanische Belastungsgrenzen – Grundlage für die Auslegung sicherer Autos. Medizinalmarkt, acta mediotechnica 24, 10:358–363
2. Cotta H (1980) Die Belastungstoleranz des Bewegungsapparates. Thieme, Stuttgart
3. Faerber E et al. (1976) Biomechanische Belastungsgrenzen. Literaturstudie über die Belastbarkeit des Menschen beim Aufprall. Bundesanstalt für Straßenverkehr und Unfallforschung, Köln.
4. Groh H, Baumann W (1976) Joint and muscle forces acting in the leg during gait. In: Komi P (ed) Biomechanics V-A, University Park Press, Baltimore, pp 328–333
5. Krahl H (1977) Das elastomechanische Verhalten der Patellasehne. Sportarzt Sportmed 28:285
6. Morrison JB (1968) Bio-engineering analysis of forces actions transmitted by the knee joint. Biomed Eng 3:164–170
7. Nigg BM (1980) Biomechanische Überlegungen zur Belastung des Bewegungsapparates. In: Cotta H (Hrsg) Die Belastungstoleranz des Bewegungsapparates. Thieme, Stuttgart, S 33–45
8. Nigg BM, Denoth J, Unholdt E (1981) Belastung des menschlichen Bewegungsapparates bei ausgewählten Bewegungen im Kunstturnen. Leistungssport 2:93–100
9. Nigg GM et al. (1978) Biomechanische Aspekte zu Sportplatzbelägen. Juris, Zürich
10. Paul JP (1965) Bio-engineering studies of the forces transmitted by joints. In: Kenedy RM (ed) Biomechanics and related bioengineering topics. Pergamon Press, Oxford, pp 369–380

11. Seireg A, Arvikar RJ (1973) A mathematical model for evaluation of forces in lower extremities of the musculoskeletal system. J Biomech Engl 6:313–326
12. Wilhelm K (1972) Die statische und dynamische Belastbarkeit der Achillessehne. Bes Exp Med 157:221
13. Yamada H (1970) Strength of biological material. New York: R. E. Krieger, Publishing Company, Huntington

Belastungstoleranz des Haltungs- und Bewegungsapparates aus klinischer Sicht

H. Krahl

Alfried-Krupp-Krankenhaus, Orthopäsiche Klinik (Dir.: Prof. Dr. med. H. Krahl), Alfried-Krupp-Straße 21, D-4300 Essen 1
Sprotmedizinisches Institut Essen e. V. (Leiter: Prof. Dr. med. H. Krahl), Wittekindstraße 54, D-4300 Essen 1

Die Belastungstoleranz des Haltungs- und Bewegungsapparates ist nicht allein in N/mm^2 zu definieren. Wir müssen uns deshalb an *klinischen* Befunden orientieren, die wir als *biologische* Antwort auf *mechanische* Reize deuten können.

Als besonderes wissenschaftliches Modell zur Erforschung des Phänomens „Belastung" ist nach unserer Erfahrung der Leistungssport anzusehen, nämlich da, wo er definierbare Bewegungstereotypien und geeignete Untersuchungskollektive beinhaltet.

Nachfolgend sollen Befunde beschrieben werden, die als *biopositive Reaktionen* auf Belastungsreize zu deuten sind, ich will aber *auch* auf Veränderungen hinweisen, die wir als *Versagensreaktionen im bionegativen Sinne* interpretieren müssen (Abb. 1).

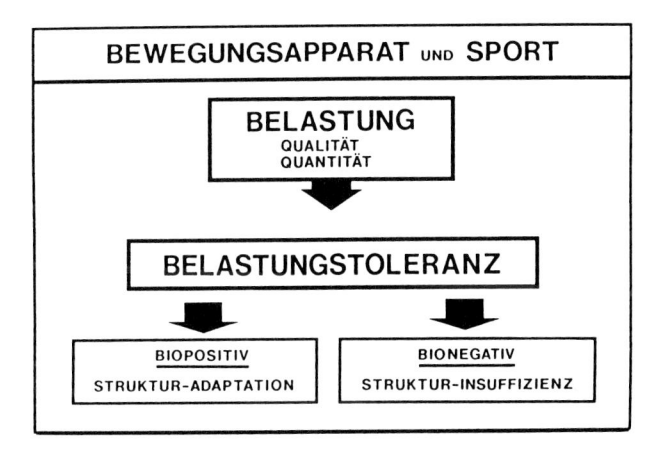

Abb. 1. Sportliche Belastung und ihre morphologischen Reaktionen

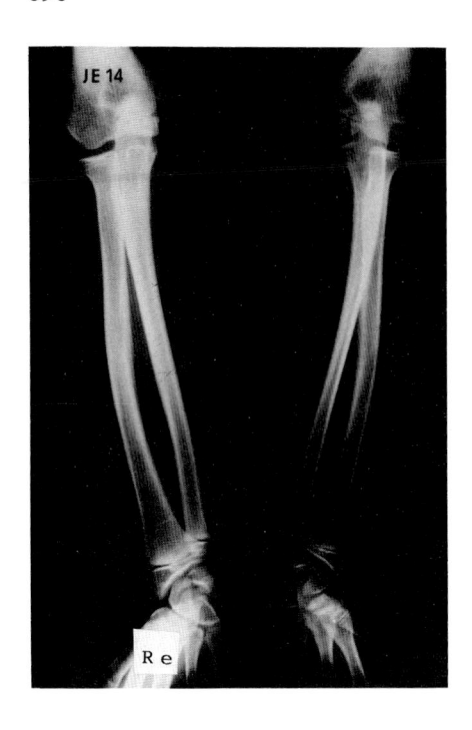

Abb. 2. Röntgen-Aufnahmen beider Unterarme (heutiger Davis-Cup-Spieler, bereits im Alter von 14 Jahren deutliche Hypertrophie der Unterarmknochen am Schlagarm, rechts)

In diesem Sinne sind *Langzeit*beobachtungen im Sinne von *Längsschnitt*untersuchungen besonders hilfreich. So verfügen wir heute über achtjährige Erfahrungen im Spitzentennis, die uns nicht nur bei der sportmedizinischen Betreuung zu gute kommen, nicht nur Aussagen über die individuelle Entwicklung eines Spitzenspielers vom Kindes- bis zum Erwachsenenalter erlauben, sondern die darüber hinaus im Sinne eines *allgemeinen biologischen Belastungsmodells im Sport* interpretiert werden können.

Folgende Aussagen sind heute möglich:

1. Angeborene Form- und Funktionsstörungen werden im Hinblick auf Leistungsfähigkeit und Belastungsfähigkeit unterschiedlich toleriert. Muskelverkürzungen und Imbalanzen – häufig Ursache von Verletzungsanfälligkeit und verminderter Leistungsfähigkeit – lassen sich bei frühzeitiger Therapie offenbar am ehesten günstig beeinflussen.
2. Als Belastungsfolge ist die *Muskel*hypertrophie am *Schlagarm* allgemein bekannt. Aber auch an anderen Gewebsstrukturen und Organen sind biologische Adaptationsmechanismen erkennbar: Knochenhypertrophie, Knorpelhypertrophie, Verfestigung des Kapsel-Band-Apparates, Ausgradung von konstitutionell bedingten Achsenabweichung (z. B. Cubitus valgus).
3. Überlastungsschäden sind in dem von uns beobachteten Kollektiv nicht festgestellt worden.

Somit läßt sich feststellen, daß die in unserem Längsschnitt-Kollektiv beobachteten *morphologischen* Veränderungen im Hinblick auf die einwirkende sportliche *Belastung* als *biopositive Adaptationsreaktionen* zu deuten sind, wobei insbesondere die Reaktionen des

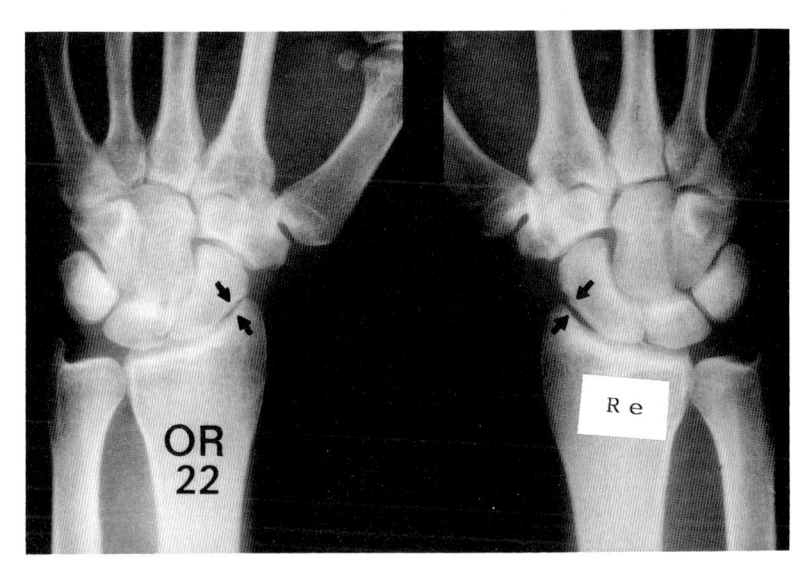

Abb. 3. Röntgen-Aufnahmen beider Handgelenke (22jähriger Davis-Cup Team-Spieler, Gelenkspalterweiterung des Handgelenkes am Schlagarm, rechts; „Knorpelhypertrophie")

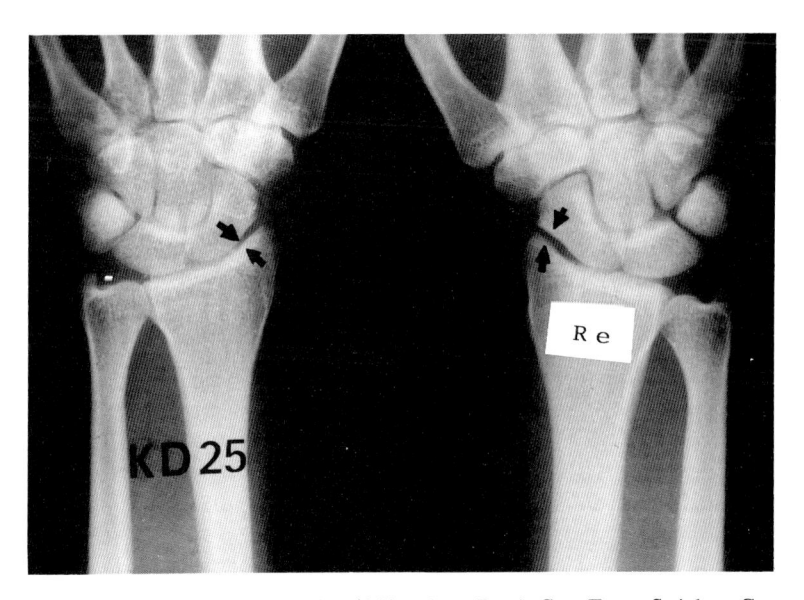

Abb. 4. Röntgen-Aufnahme beider Handgelenke (25jähriger Davis-Cup-Team-Spieler, Gelenkspalterweiterung des Handgelenkes am Schlagarm, rechts; „Knorpelhypertrophie")

Gelenkknorpels und des Kapsel-Band-Apparates, die ja ohne weiteres auch als „Trainierbarkeit" angesprochen werden könnten, bisher nicht ausreichend bekannt sind (Abb. 2–4).

Biologisches Material hat aber auch seine *Versagensgrenze*. Ohne Zweifel läßt sich diese auch durch *sportliche* Beanspruchung erreichen und überschreiten. Das gilt insbesondere für Disziplinen mit stereotypen Bewegungsabläufen, wo sich Leistungsverbesserungen nur

Tabelle 1. Diagnosenübersicht der Behandlungsfälle des Leichtathletik-Teams bei den Olympischen Spielen in Los Angeles 1984 (200 Behandlungen)

Diagnosen		
	Überlastungsschäden	175 (87,5%)
	Akute Verletzungen	35 (17,5%)
	Allg. Erkrankungen	21 (10,5%)

noch durch *Vermehrung des Trainingsvolumens* erreichen lassen. Zwangsläufig sind hier die sogenannten „*bradytrophen Gewebe*" als „*Verschleißteile*" des Bewegungsapparates besonders gefährdet. 87% der von uns behandelten Athleten bei den Olympischen Spielen 1984 in Los Angeles klagten über Beschwerden, die von *Überlastungsreaktionen* der Sehnen und Sehnenansätze, der Zwischenwirbelscheiben, der Gelenke und vom Kapsel-Band-Apparat der Gelenke ausgingen (Tabelle 1). Muskelverletzungen sind nicht immer von Überlastungsschäden zu trennen, sie stehen zahlenmäßig nach den Tendopathien an zweiter Stelle.

Immer häufiger werden aber auch Streßreaktionen am Knochen beobachtet. Besonders hinweisen möchte ich hier auf die Kahnbeinstreßfraktur, die wir 1978 erstmals beschrieben und in ihrem Entstehungsmechanismus aufgeklärt haben. Inzwischen haben wir mehr als 50 Fälle beobachtet. Ursprünglich bei Hochspringern aufgetreten, sind heute insbesondere Läufer und Springer betroffen, deren Belastungstoleranz durch Training und Wettkampf überfordert sein kann. Das gilt übrigens nicht nur für Leistungssportler, immer häufiger sehen wir diese Reaktionen auch im Breitensport.

Manchmal gelingt es, wie wir das beim Hochsprung nachgewiesen haben, technische Fehler als Ursache zu erkennen und auszumerzen, in anderen Fällen scheint eine überzogene Trainingsbelastung, etwa im Sinne des *reaktiven Krafttrainings*, die Belastbarkeit des Organismus zu überschreiten.

Nicht selten aber fehlen die *konstitutionellen Voraussetzungen* beim einzelnen Athleten für die disziplinspezifischen Anforderungen im Leistungssport. Damit stellt sich die Frage nach der Tauglichkeit des einzelnen Athleten, über die wir einerseits immer noch nicht genügend wissen, zum anderen werden nicht selten die Konsequenzen aus diesen Erkenntnissen ignoriert.

Die Medizin hat ihr Wissen über die Belastungstoleranz des Haltungs- und Bewegungsapparates im Sport verbessert. Gerade aus der Kenntnis der Überlastungsschäden lassen sich präventive Maßnahmen ableiten, die nicht nur dem Sport, sondern auch der allgemeinen Medizin zu gute kommen. In diesem Sinne sollten wir uns nicht so sehr als die „Reparaturwerkstatt" des Sports (Hollmann), sondern eher als sein „Gesundheitsamt" verstehen.

Literatur

Krahl H et al. (1978) Kinematographische Untersuchungen zur Frage der Fußgelenksbebelastung und Schuhversorgung des Sportlers. Orthop Prax 11:821–824

Krahl H et al. (1981) Hochleistungssport im Wachstumsalter — Reaktionsformen am Haltungs- und Bewegungsapparat In: Rieckert H (Hrsg) Sport an der Grenze menschlicher Leistungsfähigkeit. Springer, Berlin Heidelberg New York, S 99–103

Besonderheiten in der Behandlung bei Sportverletzungen

P. Bernett

Klinik und Poliklinik für Sportverletzungen (Dir.: Prof. Dr. med. P. Bernett), Connollystraße 32, D-8000 München 40

Im Rahmen der Traumatologie weist die Behandlung von Sportverletzungen einige Besonderheiten auf. Dies erklärt sich aus der Persönlichkeit der Sporttreibenden und der Verletzungen bestimmter Strukturen des Haltungs- und Bewegungsapparates in Abhängigkeit von der bevorzugten Sportart [1].
- Die überwiegende Zahl der Verletzten erhebt mit Nachdruck die Forderungen nach einer besonders schnellen und vollständigen Wiederherstellung der Sportfähigkeit, da diese für sie Lebensform bedeutet.
- Verschiedene Sportarten stellen unterschiedliche Ansprüche an die Belastungsfähigkeit des Haltungs- und Bewegungsapparates: Das sportliche Radfahren ist mit einer viel geringeren Gelenkbelastung verbunden als etwa das Fußballspiel.
- Der Großteil der Verletzungen betrifft Sehnen, Muskeln, Knorpel und die Bänder; Knochenbrüche finden sich gehäuft bei Jugendlichen, und zwar an der oberen Extremität, welche beim Sturz besonders gefährdet ist.

Die Besonderheiten der Therapie bei Sportverletzungen impliziert eine möglichst genaue Feststellung des Ausmaßes verletzter Strukturen. Deswegen kommen häufig zur Standarddiagnostik Spezialverfahren wie Computertomogramme, Kernspintomogramm und vor allem die Arthroskopie zur Anwendung. Die schnelle Rehabilitationstendenz in der Behandlung von Sportverletzungen findet einen vielfältigen Ausdruck.

Bei leichteren Weichteilverletzungen wie Prellungen und Quetschungen spielen Kälteanwendungen mit anschließenden Kompressionsverbänden eine große Rolle. Schmerz und Schwellung lassen sich rasch bessern. Funktionelle Verbände, Kunststoffstützverbände oder Stabilschuhe können bei Schmerzfreiheit auch eine gewisse Trainingsfähigkeit noch erhalten.

Während die Sehnenrisse des unterbrochenen Streckapparates immer eine absolute Operationsindikation darstellen, gilt für die übrigen Sehnen- und auch die Muskelverletzungen eine relative Operationsindikation. Im Freizeitsport wird man sich vorwiegend für konservative Maßnahmen entscheiden. Je leistungsmäßiger die Sportart betrieben wird, desto weiter ist die Operationsindikation zu stellen. Nur die anatomisch genaue Rekonstruktion der Muskel-Sehnen-Einheit bietet die Voraussetzung für die spätere volle Kraftentfaltung und Bewegungsfunktion. Zudem zeigt sich das Ausmaß des Muskelrisses immer ausgedehnter als klinisch vermutet. Bei der Operation hat sich die Grobrekonstruktion des Muskels oder der Sehne mit einigen resorbierbaren Nähten bewährt, während die Feinadaptierung sich leicht und atraumatisch mit dem Fibrinkleber durchführen läßt. Bei der konservativen Behandlung kompletter Muskelrisse ist zunächst der Funktionsausfall durch die vorhandenen Synergisten oft erstaunlich gut kompensiert. Es können jedoch kosmetisch und auch funktionell störende Narben im Muskel auftreten. Sie stellen bei stärkerer Belastung aber immer einen schwachen Punkt dar und sind oft die Ursache für Cystenbildungen, Verkalkungen und rezidivierende schmerzhafte Verletzungen. Mit örtlichen Novocaininfiltrationen gelingt es manchmal, den begleitenden Schmerz des Muskelspasmus zu lösen [2].

Verletzungen des hyalinen Gelenkknorpels müssen immer ernst genommen werden. Die Diagnose eilt, da mit zunehmender Zeit sich die Prognose der operativen Knorpelfrakturbehandlung verschlechtert [3]. Osteochondrale Frakturen lassen sich im Röntgenbild erkennen. Reine Knorpelfrakturen, welche fast immer von einem serösen oder nur leicht blutig tingierten Gelenkerguß begleitet sind, lassen sich durch Artrhoskopie schnell abklären. Im frischen Zustand werden die Knorpelfragmente reponiert, mit dem Fibrinkleber refixiert und mit PDS-Stiften zusätzlich gesichert.

Meniscusläsionen stellen beim Sportler auch eine klare Indikation zur Operation dar, da sie leicht zu einem chronischen Reizzustand führen und dadurch die Gefahr einer späteren Arthrose entsteht. Die sparsame Teilresektion des beschädigten Meniscusanteils bzw. die Meniscusnaht im vascularisierten Bereich stellen heutzutage die Behandlungsmethode der Wahl dar.

Komplette Bänderrisse heilen dann am besten, wenn sie frisch mit Adaptionsnähten versorgt bzw. reinseriert werden. Dadurch wird die Heilung anatomisch richtig abgesichert. Bei der operativen Versorgung findet man oft die Bänder ins Gelenk eingeschlagen oder ein Klaffen der Bandränder. Es ist verständlich, daß die Narbe bei der Defektüberprüfung nicht die notwendige Stabilität bringen kann [5].

Die Verletzung des vorderen Kreuzbandes stellt das zentrale Problem der Sporttraumatologie dar, wie die vielen Behandlungsansätze ohne allgemein anerkannte Standardbehandlungsmethode zum Ausdruck bringen.

International zeichnet sich eine gewisse Tendenz ab bei der Behandlung von Knieinstabilitäten zunehmend Augmentationsplastiken oder Prothesen anzuwenden.

Die autologen Sehnentransplantate erleiden durch Zirkulationsstörungen vorübergehend einen Festigkeitsverlust von etwa 70%. Verletzungen in dieser verwundbaren Phase erklären häufig die sekundären Gelenksinstabilitäten. Die Augmentationsplastiken und Prothesen ermöglichen eine Frühmobilisation und eine frühe Belastung des Kniegelenkes [4].

In den USA zeichnen sich beim Hochleistungs- und besonders Profisport Ansätze ab, das verletzte Kreuzband durch eine Kunststoffprothese zu ersetzen und damit die Sportfähigkeit sofort wieder herzustellen. Die Überlegungen gehen soweit, daß durch Materialermüdung gerissene Prothesen mit arthroskopischer Technik ersetzt werden. Die Prognose der auf diese Weise behandelten Kniegelenke ist unklar. Komplexverletzungen wie Knorpelfrakturen, Meniscusabrisse, Zerreißungen der Kapselschalen und auch Innenbandverletzungen wie etwa bei der „unhappy triad" setzen dem umstrittenen primären alloplastischen Ersatz ebenfalls eine Grenze.

Die Physiotherapie spielt naturgemäß eine sehr große Rolle in der schnellen Rehabilitation. Passive Bewegungsschienen, Elektrostimulierungen und isokinetisches Muskeltraining kommen daher inzwischen routinemäßig zur Anwendung.

Die zunehmende Popularisierung des Bergsteigens findet ihren Ausdruck in einer wachsenden Zahl von örtlichen Erfrierungen. Durch die Erschließung immer größerer Höhen mit mechanischen Aufstiegshilfen wächst die Kälteexposition der Skiläufer; Expedition und Trekkingreisen zu den Bergen der Welt lassen besonders die Zahl der drittgradigen Erfrierungen steigen [5].

Als Erstmaßnahme bei akuten Erfrierungen kommt die rasche Wiedererwärmung im warmen Wasser in Frage. Meist suchen die Patienten den Arzt erst nach spontanem Auftauen der Weichteile auf. Bei drittgradigen Erfrierungen erfordert die Therapie viel Geduld vom Patienten und Arzt, da die endgültige chirurgische Versorgung erst nach 3–6 Monaten einsetzen soll. Wenn man aber solange wartet, sind die Ergebnisse oft überraschend gut

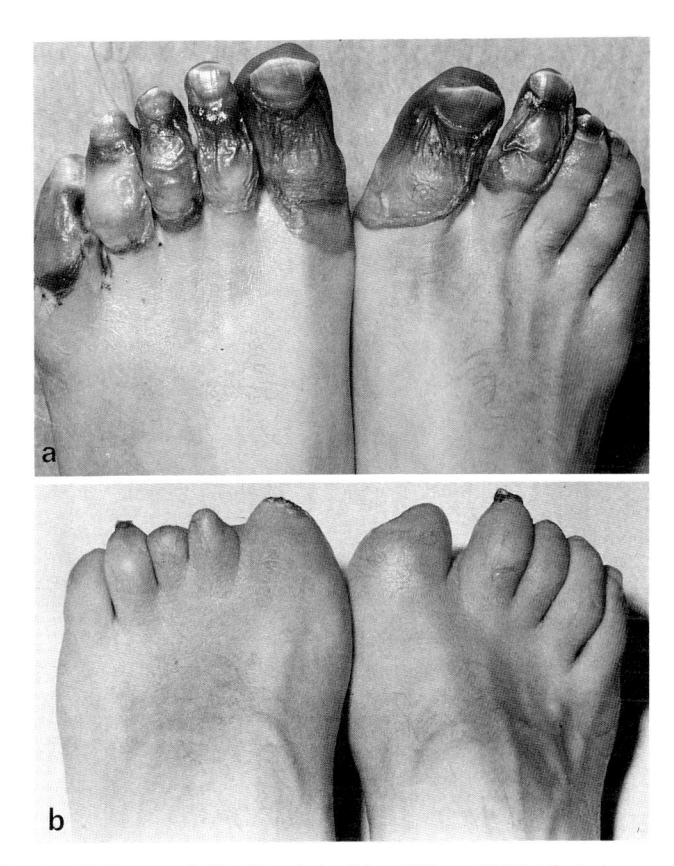

Abb. 1a, b. Kältetrauma an beiden Füßen nach Notbiwak im Mont-Blanc-Gebiet bei einem 38jährigen Skitouristen. **a** Zweit- und drittgradige Erfrierungen aller Zehen (August), **b** Drei Monate später nach spontaner Demarkierung gute Granulationsneigung als Voraussetzung zur endgültigen chirurgischen Versorgung

nicht nur hinsichtlich der Substanzerhaltung sondern auch im Hinblick auf die Wiederherstellung der vollen Gebrauchsfähigkeit der Extremitäten (Abb. 1a, b).

Auch beim Unterkühlungstrauma weist die Therapie Besonderheiten auf [6]. Bei unterkühlten Lawinenopfern z. B. kann es durch den sog. „after drop" durch Mischung des kalten Schalen- und des relativ warmen Kernblutes zu einem Temperatursturz und damit zum Herz-Kreislauf-Stillstand während oder nach der Bergung kommen. Etwa 120 solcher Unterkühlter mit Herz-Kreislauf-Stillstand sind durch die Wiedererwärmung mittels der Herz-Lungen-Maschine ohne cerebralen Dauerschaden gerettet worden. Die Toterklärung solcher Unterkühlter soll daher niemals am Unglücksort sondern erst in der Klinik erfolgen, wenn die Körpertemperatur auf mindestens 32 Grad angehoben ist und dann keine Lebenszeichen mehr auslösbar sind.

Zusammenfassend läßt sich feststellen, daß die Forderungen nach möglichst schneller und vollständiger Wiederherstellung der Funktion des Haltungs- und Bewegungsapparates zu mannigfaltigen Fortschritten in der Diagnostik und zu Besonderheiten bei der Behandlung von Sportverletzungen geführt hat. Dabei besteht im Leistungsalter eine erweiterte

Indikation zur Operation, um eine Heilung der verletzten Struktur nach möglichst anatomischen Gesichtspunkten zu erzielen. Der zunehmenden Bedeutung der Sporttraumatologie trägt die Deutsche Gesellschaft für Chirurgie durch die Gründung einer „Arbeitsgemeinschaft für Sportverletzungen" Rechnung.

Die Vielseitigkeit und die Problematik der Sporttraumatologie und der Gesundheitswillen der Sporttreibenden machen die individuelle und nuancierte Therapie der Sportverletzungen zu einem interessanten vielseitigen und innovativen Bereich der Unfallheilkunde.

Literatur

1. Bernett P (1979) Akute Sportverletzungen – Kennzeichen Probleme, Möglichkeiten. Med Forum 9:21–40
2. Paulsen J (1984) Diagnosis and conservative treatment of muscle injuries in sports. Int J Sports Med 5:290–295
3. Bernett P Pfister A, Sauer W, Erhard W (1982) Fibrinkleber in Orthopädie und Traumatologie. Act Chir 17:4–7
4. Bernett P, Seesko H, Feldmeier Ch (1985) Versorgung der frischen und alten Kreuzbandrupturen mit kombiniertem autologen und alloplastisch verstärkten Sehnentransplantat. Unfallchirurgie 11:251–258
5. Segantini P (1985) Diagnose, Behandlung und Prognose der lokalen Erfrierung. Prakt Sport-Traumatol Sportmed 1:33–38
6. Braun PH (1985) Der Lawinenunfall – Medizinische Notfallhilfe. Prakt Sport-Traumatol Sportmed 1:40–44

Besonderheiten bei der Behandlung von Sportschäden

H. Hess

St.-Elisabeth-Klinik-Orthopädische Abt. (Leiter: Prof. Dr. med. H. Hess), Kapuzinerstraße 4, D-6630 Saarlouis

Durch den Sport, insbesondere den Hochleistungssport, in den letzten Jahren aber auch den Breitensport wurde ein biologisches Experiment von ungeahnten Dimensionen eingeleitet, das die Sportler über die Grenzen der biologischen Leistungsmöglichkeit ihrer Körpergewebe hinaus geführt hat. War der Sportarzt der früheren Jahre durch Förderung des Sportbewußtseins gleichzeitig auch noch Förderer des Gesundheitsbewußtseins, so ist er heute mehr und mehr zu einem schadensbegrenzenden Faktor im Hochleistungssport geworden, welcher den Athleten trotz seines Hochleistungssports gesund erhalten soll.

Die alten Statistiken, die noch davon ausgingen, daß 95% der Sportler ihre sportliche Karriere ohne Schaden überdauern, sind längst Makulatur. Wir glauben heute, daß zumindest im Leistungssport jeder zweite Sportler mit einem lebenslangen Schaden am Haltungs- und Bewegungsapparat rechnen muß.

Groh hat 1962 noch die Ansicht vertreten, daß es den rein belastungsbedingten Sportschaden nicht gäbe, sondern daß es sich hierbei ausschließlich um posttraumatische Veränderungen handele.

Etwa im gleichen Sinn war Groh der Ansicht, daß auch bei den Tendopathien und Insertionstendopathien eine Ausheilung bei sachgemäßem Vorgehen in 3–6 Wochen zu erwarten ist und zwar durch Ruhigstellung und Entlastung, Hyperämie und lokale Cortisoninjektion. Operationen seien nur selten notwendig. Er war der Meinung, daß das Gespenst des Sportschadens als verhängnisvolle Drohung für alle Leistungssportler endgültig als gebannt gelten kann.

— Da kann man nur noch sagen: „Glückliche 60er Jahre."

Aus der Vielzahl der uns heute bekannten Sportschäden will ich im folgenden nur die Sehnenschäden herausgreifen. An der orthopädischen Abteilung der St. Elisabeth Klinik Saarlouis wurden in den letzten 10 Jahren über 10000 Sportschäden im Sinne von Tendopathien und Insertionstendopathien ambulant behandelt, davon etwa 75% bei Hobbysportlern und 25% bei Leistungssportlern. Bis 1985 wurden davon 903 Patienten operiert, mittlerweile sind es weit über Tausend. Bei den operierten Fällen handelt es sich gerade umgekehrt wie bei den konservativ behandelten Tendopathien überwiegend, nämlich zu 85% um Leistungs- und Hochleistungssportler und nur zu 15% um Hobbysportler. Es sieht also nach unserer Statistik so aus, daß die Sehnen- und Sehnenansatzerkrankungen der Hobbysportler vielfach durch konservative Maßnahmen zu heilen sind (evtl. wird auch hier die Sportart gewechselt), daß jedoch die Sehnenschäden der Leistungssportler in größerem Umfang therapieresistent sind, vielleicht aber auch deswegen operiert werden, weil der Sportler auf gar keinen Fall die Sportart wechseln oder die Trainingsbelastung in vernünftigem Umfang reduzieren will.

Besonderheiten bei der Behandlung der Tendopathien sind in den letzten Jahren viele propagiert worden — nach unserer Erfahrung überlebt haben nur wenige ausgewählte. Enttäuscht hat letzten Endes die Magnetfeldtherapie genauso wie die hochgelobte Lasertherapie auch mit dem starken Punkt-Laser. Ihre Ergebnisse sind nicht significant besser als die herkömmlichen klassischen Elektrotherapieverfahren — bei mehr als 10mal so teuren Geräten. Ich will allerdings nicht leugnen, daß es hier auch beispielhafte Glücksfälle von Therapieerfolgen geben mag.

Auch die Röntgentherapie — oft kritiklos verordnet, weil einem sonst nichts mehr einfällt — versagt in einem Großteil der chronischen Fälle und muß dort ja auch meist versagen, weil sie keinesfalls in wundersamer Weise ein total nekrotisches Sehnenbündel in normale Fibrillen zurückverwandeln kann, sondern nur den entzündungsbedingten Schmerz nach anfänglicher Exacerbation zu verringern mag. Sie ist daher viel mehr eine Behandlung für das subchron. Stadium.

Die *Kryotherapie* ist nichts besonderes mehr, aber sie sei erwähnt, weil sie oft zu zaghaft angewandt wird. Die alleinige Eisabreibung, der Kühlspray oder das Eisbad über einige Minuten ist zu wenig. Gerade im Anfangsstadium muß nach dem Training eine mehrstündige Eisbreikompresse angewickelt werden, die mit kurzen Pausen täglich wiederholt wird. In dieser Phase ist die konsequente Kühlbehandlung in Verbindung mit lokalen Sonophoresen und Cyriax-Massagen in der Lage, nach wenigen Tagen entscheidende Besserung zu bringen. Es handelt sich hier natürlich um sehr arbeitsintensive Maßnahmen mit täglich mehrstündiger Behandlung, die aber teils vom Athleten selbst gemacht wird.

Die *Ruhigstellung im Gipsverband* wird leider immer noch im subchronischen und chronischen Stadium zu oft angewandt. Sie hat dagegen nur Berechtigung im akuten entzündlichen Stadium. Bei fortgeschrittenen Zerstörungen der Sehnenstruktur kann die Fixation auch über 4—6 Wochen hinweg keine wirklich entscheidende Änderung der Situation der intratendinösen Verhältnisse bringen. Dies wird besonders deutlich wenn wir uns Op.-Situs und histologische bzw. enzymhistochemische Präparate betrachten.

Natürlich kommt es unter der erzwungenen Fixation zu einem Rückgang der entzündlichen und ödematösen Vorgänge, so daß nach Gipsabnahme einige Tage Beschwerdefreiheit besteht.

Die unter dem Eindruck dieser „Scheinheilung" forcierte Trainingsbelastung bringt den Mißerfolg jedoch sehr bald an den Tag und der Sportler ist unzufriedener als vorher, weil er trotz Sportpause, Trainingsrückstand und Muskelatrophie wieder die gleichen Schmerzen hat wie vorher.

Viel sinnvoller ist daher sicherlich die zielgerichtete *Übungsbehandlung mit Dehnung und Kraftaufbau* der betroffenen Muskulatur in Verbindung mit einer sorgfältigen Massage. Die pauschale Anweisung „mal in die Kraftmaschine" zu gehen, ist auch zu wenig, viel mehr muß unter Anleitung eines Krankengymnasten oder Physiotherapeuten die insuffiziente Muskulatur gezielt auftrainiert, gedehnt und gelockert werden mit der gleichzeitigen Auferlegung von „Hausaufgaben". Die weit verbreitete Ansicht, Sportler hätten ja sowieso eine gute Muskulatur, die nicht noch zusätzlich trainiert werden müsse, deckt sich leider nicht mit den Erfahrungen der Praxis. Monotone Bewegungsabläufe im Sport trainieren eben nach dem Prinzip der Optimierung nur die hierfür erforderlichen Muskelgruppen und führen zu einem erheblichen Mißverhältnis der Muskelbalance mit Änderung des Kraftanstiegs und der Kraftgröße insbesondere durch Verkürzung der Antagonisten. Es ist überhaupt nicht schwierig, diese Situation durch eine funktionelle Untersuchung herauszufinden und gezielt behandeln zu lassen. Als vernünftige Alternative zum Gips kann hierbei ein funktioneller Tapeverband angelegt werden.

Wir haben eine ganze Reihe von Tendopathien an Schulter, Ellbogenleiste und Knie nach diesem Prinzip behandelt und geheilt.

Die *Injektionsbehandlung* hat nach wie vor ihre Berechtigung in der Therapie, man muß sich nur überlegen, „wann-" „wohin-" „wie" und „was" man injiziert.

Das „wann" läßt sich so beantworten, daß ich immer dann injizieren darf, wenn die nichtinvasiven Maßnahmen nach konsequenter Anwendung versagen.

Injektionsorte sind der maximale Schmerzpunkt, evtl. der Triggerpunkt und die unmittelbare Umgebung. Nur das Sehnengewebe selbst sollte möglichst — zumindest bei der Achillessehne von der Nadel verschont werden.

Aseptische Kautelen sind selbstverständlich und die Nadel muß so dünn wie möglich gewählt werden. Als Injektionsmittel wird man immer die nebenwirkungsarmen zuerst nehmen, also z. B. Lidocain mit einem Phytotherapeuticum oder Superoxiddismutase. In ausgereizten Fällen verwenden wir natürlich auch die viel geschmähten Corticoide (nach Aufklärung des Patienten!) — allerdings niemals in konzentrierter Form sondern immer mindestens 1:5 oder 1:10 verdünnt mit Lidocain. Außer der sofortigen Schmerzhemmung hat man dadurch auch noch den Vorteil der weitgehenden Vermeidung von Cortison-Schäden. Wir injizieren niemals mehr als 3—4mal in mehrwöchigen Abständen. Therapiebegleitend ist auch hier eine physikalische und funktionelle Behandlung.

Wer *Tendopathien operiert,* weiß, daß bei einigen Fällen jede konservative Therapie einfach versagen muß und nur noch der operative Eingriff Erfolg verspricht. Auf Grund meiner Erfahrungen möchte ich hier dringend einer differenzierten, auf den Einzelfall abgestimmten OP-Technik das Wort reden.

Insbesondere auf Grund unserer enzymhistochemischen Untersuchungen in Verbindung mit der Phosphataseaktivitätsbestimmung haben wir z. B. die früher beschriebene Operationstechnik der Ausschälung der Sehnenscheide bei der Achillodynie schon lange verlassen und incidieren immer die Sehnen, um die Bezirke aufzufinden, die nekrotisch verändert und anderweitig strukturell schwer geschädigt sind. Weil hier eine Spontanregeneration nicht mehr möglich ist, werden alle diese Bezirke sorgfältig excidiert.

Dies gilt im Prinzip auch für die anderen Sehnen. Da wir bei der Epicondylitis z. B. zusätzlich noch eine zirkuläre denervierende Circumcision am Epicondylus mit Abtragung einer flachen knöchernen Lamelle durchführen, kann es hier ebenso wie auch an der Achillessehne gelegentlich notwendig sein, eine kleines homologes Transplantat mit Fibrinkleber einzukleben, um bei großen Defekten die Kontinuität wieder herzustellen. Wenn nicht unbedingt erforderlich, wird keinerlei Nahtmaterial, auch kein resorbierbares im Sehneninneren, versenkt.

Zusätzliche Arthroskopien machen wir beim Patellaspitzensyndrom immer und bei Schultertendopathien meistens. Bezüglich der Adduktorentendopathie will ich nur noch einmal auf die Bedeutung der Mitversorgung des offenen Leistenkanals hinweisen.

Bei der *Nachbehandlung* gehen wir immer davon aus, daß das Funktionsprinzip wichtiger ist als die Ruhigstellung. Wir haben deshalb immer so kurz wie möglich immobilisiert und so früh wie möglich mit der aktiven Übungsbehandlung begonnen. Im Unterschied zu dieser früh einsetzenden funktionellen Übungsbehandlung legen wir Wert darauf, die sportliche Trainings- und Wettkampfbelastung möglichst spät wieder zu erlauben. Auch hier bieten uns die funktionellen Tape-Verbände besondere Therapie-Vorteile, die wir nutzen sollten.

Es war mir klar, daß ich nur einen engen Sektor behandeln konnte. Bei der Themenvorgabe ,,Besonderheiten der Behandlung" wurde mir zunehmend bewußt, daß die sensationellen ,,Besonderheiten" meist sehr kurzlebig waren und das eigentliche ,,Besondere" sich wie so oft in der besonnenen und vernünftigen Handlungsweise verbirgt. Meines Erachtens wird selten so viel therapeutische Umweltverschmutzung betrieben wie bei der Behandlung von Sportschäden. Daß die ,,Wundermethoden" so hoch gelobt werden, daran sind vielfach unsere Medien schuld, die allerdings auf der anderen Seite meist nur eine dürre Meldung bringen, wenn ein Sportler nach Jahren der ,,Sonderbehandlung" zum Invaliden wird.

Im Gegensatz zu diesen Wundermitteln ist das ,,Besondere" in der Therapie wohl aber das ,,Einfache", was wir unserer schnellebigen Medizin leider so oft vergessen. Hierin unterscheiden sich grundsätzlich die therapeutsichen Alternativen bei den Tendopathien gar nicht so sehr von den Knorpelschäden.

Ich muß ja auch nicht bei einer jeden simplen Chondropathia patellae gleich eine großangelegte ,,Entlaubungsaktion" starten mit Röntgenreizbestrahlung intraarticulären Injektionen und schließlich auch noch Op. nach Bandi.

Auch hier kann man sich zunächst besinnen auf die physikalische und funktionelle Therapie. Sicher wird man auch dabei Enttäuschungen erleben, aber diese sind wohl nie – weder für den Arzt noch für den Sportler – so schmerzlich wie nach Versagen der großen strategischen Maßnahmen.

Ergänzende Vorträge zum Hauptthema IV
Sportverletzungen und Sportschäden

Sportverletzungen

„Sportlerleiste" bei Hochleistungssport – Berufserkrankung? Unfallfolgen?

W. Overbeck

Städtisches Krankenhaus, Chirurgische Klinik (Dir.: Prof. Dr. med. W. Overbeck),
D-6750 Kaiserslautern

Die Anforderungen an Hochleistungsportler haben in den letzten Jahrzehnten sowohl für das Training, als auch für den Wettkampf immer stärker zugenommen. Sehnen, Bänder, Muskeln und Gelenke werden in einer Weise beansprucht, die von vielen Sportmedizinern für nicht mehr vertretbar gehalten wird und auch zweifellos bei einer Reihe von Sportlern zu Schädigungen führt.

Die Leistenregion war von jeher eine Prädilektionsstelle für Beschwerden aller Art, strahlen doch hier Schmerzen ein, die von Affektionen des Hüftgelenkes, der Adductoren mit Gracilissyndrom, der Tendinopathien am Rectusansatz und anderer Organe verursacht werden. So hat sich auch die sogenannte Sportlerleiste als ein Sammelbegriff für diese Beschwerden etabliert.

Wir haben uns seit 18 Jahren bemüht, Veranderungen am *Leistenkanal* und deren Bedeutung für die Ausübung des Hochleistungssports zu analysieren. Unsere Erfahrungen erstrecken sich auf die Beurteilung von etwa 700 Hochleistungssportlern, von denen 350 einer Revision am Leistenkanal unterzogen wurden. Bei allen blieben konservative Therapiemaßnahmen ohne Erfolg.

Während unserer Hauptanliegen eine exakte Indikationsstellung zu einem operativen Eingriff war und wir so mit 95 Prozent beschwerdefreien Athleten die Nützlichkeit des Eingriffes belegen konnten, werden wir jetzt zunehmend mit den beiden Fragen konfrontiert, die im Titel dieses Beitrages gestellt werden:
1. Können Veränderungen am Leistenkanal und äußeren Leistenring beim Hochleistungssportler als Berufserkrankung anerkannt werden?
2. Welche Kriterien könnten zur Anerkennung als Unfallfolge führen?

Zum besseren Verständnis muß ich kurz erläutern, was wir zu beurteilen haben und wozu wir aufgrund unserer Erfahrungen Stellung nehmen wollen:

Bei der Indikationsstellung zur Operation waren folgende Kriterien maßgebend:
1. Beschwerden beim Training und beim Wettkampf mit gleichem Charakter, vom gleichen Punkt ausgehend und sich in gleicher Weise ausbreitend.
2. Ein erweiterter äußerer Leistenring.

Tabelle 1. Äusserer Leistenring
(ϕ in mm) (n = 100 männl)

< 20 mm	94
> 20 mm	6

3. Damit verbunden eine Auffaserung der Externusaponeurose, die man tasten kann, wenn nur noch eine Ringfaser am Leistenring erhalten ist.
4. Eine außerordentlich scharfe Kante des Leistenbandes zum Tuberculum Pubicum hin mit einer permanenten Reizung des darüberlaufenden Samenstranges.

Beim Husten und Pressen muß sich das Peritoneum gegen den untersuchenden Zeigefinger in die Lücke zwischen Internus und Leistenband vorwölben.

Der wesentliche differentialdiagnostische Aspekt sind die Adductorentendinopathien, jedem Sportarzt bekannt.

Da ein Athlet, dessen Hochleistungssport ihm als *Profi* den Lebensunterhalt ermöglicht, natürlich entsprechende Versicherungen abgeschlossen hat, liegt der Gedanke nahe, die Beschwerden mit nachfolgender Operation als Berufserkrankung anerkennen zu lassen.

Um zu dieser Frage gezielter Stellung nehmen zu können, haben wir bei 100 Patienten im Alter von 18 bis 40 Jahren beide Leistenkanäle und äußeren Leistenringe sorgfältig palpiert. Diese Patienten sind wegen einer völlig anderen Erkrankung in die Klinik eingeliefert worden. Keiner klagte auch über nur geringfügige Beschwerden im Bereich des Leistenkanals oder der Leistenregion.

In Tabelle 1 ist dargestellt, daß 94 der Untersuchten einen für die Fingerkuppe einlegbaren äußeren Leistenring bis 20 mm ϕ hatten, weder Druckempfindlichkeit der Adductoren, noch eine Druckempfindlichkeit des Samenstranges oder eine Auffaserung der Externusaponeurose. Bei 6 Patienten war der äußere Leistenring bis 40 Millimeter weit.

Unsere Erfahrungen zeigen auch, daß Hochleistungssportler mit stark erweiterten äußeren Leistenringen beiderseits nur auf *einer* Seite Beschwerden hatten. Nehmen wir den Beruf des Profifußballers: er ist bei täglichem Training und in achttägigem Abstand einer extremen Belastung ausgesetzt, die viele mehr oder minder ausgeprägte Verletzungen verursacht, unter anderem auch Zerrungen im Leistenbereich. Es handelt sich auch sicher um eine Dauerbelastung.

Betrachtet man dagegen Arbeitnehmer in Möbelunternehmen oder Materiallagern, auch Bergarbeiter, die heute noch vor Ort tätig sind, so kann man diese drei Berufsgruppen und sicher viele andere insoweit heranziehen, als hier die Dauerbelastung allein nur sehr selten als Berufserkrankung anerkannt wird. Wenn eine Anerkennung erfolgt, dann ausnahmsweise für den klassichen Leistenbruch, der aber hier nicht zur Diskussion steht. So muß man unter Zugrundelegung vergleichbarer Berufsgruppen feststellen, daß die Dauerbeanspruchte Leiste mit Folgen am äußeren Leistenring und an der Externusaponeurose nicht Berufsunfähigkeit bedeuten kann.

Etwas anders verhält es sich bei der Frage nach möglichen Unfallfolgen, die für das eingangs beschriebene Beschwerdebild und die anatomischen Veränderungen in Betracht gezogen werden können.

Wie bei allen Unfallfolgen müssen Brückensymptome gefordert werden, wenn in zeitlichem Abstand vom Unfall spezielle Veränderungen auftreten.

Tabelle 2. Unfallfolgen

Abriß Leistenband
Einriß der Externusaponeurose
Hämatomreste

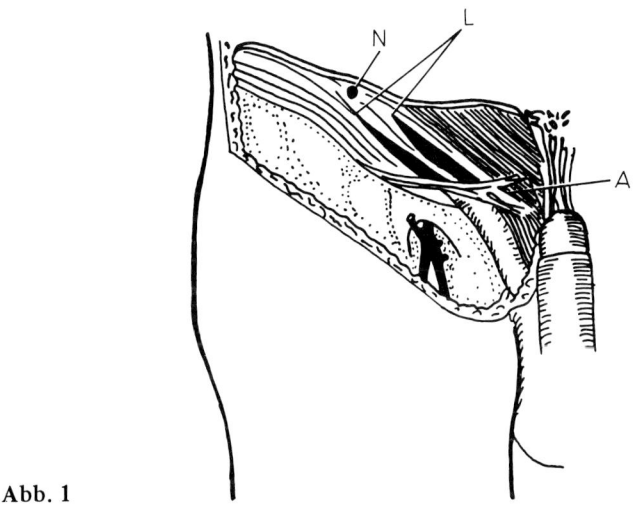

Abb. 1

Man kann hier klare Abgrenzungen vornehmen:
1. Der Athlet erleidet einen Stoß oder Schlag oder bei einer extremen Übung eine sehr starke Zerrung im Gebiet der Leiste und der konsultierte Arzt stellt fest, daß sich lokal ein Hämatom entwickelt hat, sei es im Gebiet des äußeren Leistenringes, sei es in das Scrotum herabführend.

   Es gibt ein kleines Gefäß an den oberen Adductoren-Ansätzen, und ein ebensolches am Tuberculum Pubicum, an der Stelle, an der der Samenstrang über das Tuberculum hinwegziehend in das Scrotum gelangt. Kommt es bei einem Stoß oder Schlag bzw. einer extremen Zerrung in dieser Gegend zum Zerreißen dieser Gefäße oder auch der Gefäße des Samenstranges, so resultieren oft monströse Hämatome. Im Stadium dieser Hämatome kann man über Unfallfolgen am Leistenrand oder am Leistenkanal zunächst wenig sagen, sondern muß das Abklingen der Schwellung und die Resorption des Hämatoms abwarten, um vielleicht nach vier bis sechs Wochen zu der Frage der Unfallfolgen Stellung nehmen zu können.
2. Unfallfolgen können unseres Erachtens nur dann bejaht werden, wenn eines der vorliegenden Kriterien bei der oft Monate später erfolgenden Operation vorhanden ist und somit Brückensymptome vorliegen (Tabelle 2):
    1. Ein Abriß des Leistenbandes am Tuberculum pubicum (Abb. 1).
    2. Eine Lücke in der Externusaponeurose nach medial oder lateral (Abb. 1), die mit Fettgewebe ausgefüllt ist. Hier handelt es sich, wie histologische Untersuchungen gezeigt haben, um degenerative Prozesse. Die Lücken dürfen allerdings nicht mit atypischen Austrittsstellen des Nervus genitofemoralis verwechselt werden (Abb. 1).

3. Hämatomreste, die man an der bräunlichen Farbe erkennt, und die außerdem sich im Samenstrang selbst oder in der Lücke zwischen Internus, Tuberculum pubicum und Leistenrand finden.

Wir haben nur bei 11 von 350 operierten Hochleistungssportlern für Beschwerden und nachfolgende Operation die Anerkennung als Unfallfolge empfohlen.

Zusammengefaßt können wir nach unseren Erfahrungen feststellen: die Sportlerleiste erfüllt in der Entstehung nicht die Voraussetzungen für eine Berufserkrankung und kann nur bei Erfüllung strenger Kriterien als Unfallfolge anerkannt werden.

Musculus gracilis-Syndrom.
Ergebnisse der operativen Behandlung therapieresistenter Insertionstendopathien

J. Lawall, J. Haasters und D. Heimann

Ostseeklinik Damp, Chirurgische Abt. (Chefarzt: Dr. med. D. Heimann), D-2335 Damp

Zusammenfassung

Bericht über die Ergebnisse der operativen Behandlung bei 22 Patienten mit therapieresistentem Musculus gracilis-Syndrom, die in den Jahren 1973 bis 1986 in der Ostseeklinik Damp operativ behandelt wurden.

Unter den 22 Patienten waren 19 aktive Fußballspieler aus dem Bereich der Fußballbundesliga und der Amateurliga, die übrigen waren Freizeitsportler.

Bei 20 Patienten konnte eine uneingeschränkte Sportfähigkeit wiederhergestellt werden. Das Ergebnis der Behandlung wurde von den meisten Patienten mit „gut" bewertet.

Das *Musculus gracilis-Syndrom* gehört zu der großen Gruppe der Insertionstendopathien. Betroffen sind vor allen Dingen Sportler aus dem Bereich der Ballsportarten. Nach Literaturangaben und wie auch unser Patientengut zeigt, ist eine Häufung dieser Verletzungsart bei Fußballspielern zu erkennen. Für die Adductorenansatztendopathien wurde daher auch schon der Begriff der sogenannten „Fußballerleiste" geprägt [3, 4, 6, 8, 9].

Insertionstendopathien sind Veränderungen im Bereich der ansatz- und ursprungsnahen Sehnen mit meist belastungsabhängigem Schmerz und funktionellen Einschränkungen der betroffenen Muskulatur. Ursachen der Sehnendegeneration sind neben allgemeinen Schädigungen wie Durchblutungsstörungen, Stoffwechselstörungen und toxische Schädigungen chronische funktionelle Überlastungen, die unter anderem durch rezidivierende Mikrotraumatisierungen den pathologischen Prozeß an der Sehne einleiten und unterhalten. Pathologisch sieht man den Beginn des Degenerationsprozesses in einer ödematösen Verquellung der Grundsubstanz mit nachfolgender Fetteinlagerung und Bildung fibrinoider Nekrosen und Verkalkungen an dem Sehnenbündel [1, 2, 5, 7, 10, 11, 12].

Die *Diagnose* des Gracilis-Syndromes ist klinisch zu stellen. Die Patienten berichten häufig über plötzliche, unkontrollierte Bewegungsabläufe, insbesondere im Zweikampf oder bei glattem Boden, mit sofort oder später einsetzendem Leistenschmerz bei Belastung der Muskulatur, aber auch über ständig wiederkehrende Ansatzschmerzen ohne erkennbares akutes Ereignis.

Bei der Untersuchung findet sich ein gut lokalisierbarer Druckschmerz im Ansatzgebiet, ein isometrischer Anspannungsschmerz oder ein passiver Dehnungsschmerz.

Ist die Symptomatik nicht eindeutig, sollten differentialdiagnostisch ein Leistenbruch, Insertionstendinosen anderer Muskeln sowie eine ISG-Blockade durch manualtherapeutische Methoden ausgeschlossen werden.

Die *Therapie* des Musculus gracilis-Syndromes ist zunächst konservativ. In der Literatur findet man hierzu uneinheitliche Ansichten, von der ausschließlich physikalischen Behandlung über die kombinierte Infiltrationsbehandlung mit physikalischer Behandlung bis zu einer reinen Infiltrationsbehandlung.

Ist nach Ausschöpfung konservativer Behandlungsmethoden keine Beschwerdebesserung zu erzielen, bleibt als letzte Behandlungsmethode die operative.

Dabei kommt eine Mofidikation der Methode nach Hohmann zur Anwendung, die das Ziel hat, den musculären Ansatz zu entlasten und den pathologisch veränderten Sehnenanteil zu beseitigen und damit den lokalen Reizzustand zu beheben. Dazu führen wir neben der vollständigen Durchtrennung des Sehnenansatzes eine Entfernung des sichtbar veränderten Sehnengewebes durch.

Postoperativ erfolgt eine weitgehende Ruhigstellung der Extremität bis zum Ziehen der Fäden, danach ein intensives krankengymnastisches Behandlungsprogramm mit langsamer kontinuierlicher Steigerung der Belastung, immer unter Berücksichtigung der Beschwerdefreiheit. Nach 6 bis 8 Wochen kann bei Beschwerdefreiheit das Training wieder aufgenommen werden.

Ergebnisse

In unserer Klinik wurden in den Jahren 1973 bis 1986 insgesamt 34 Patienten wegen eines therapieresistenten Musculus gracilis-Syndromes operiert. 22 Patienten stellten sich für eine Nachuntersuchung zur Verfügung, 19 davon waren aktive Fußballspieler aus dem Bereich der Fußballbundesliga und Amateurliga, die übrigen waren Freizeitsportler.

Erneute Beschwerden nach der Operation traten bei 10 Patienten auf, 9 berichteten von leichten und vorübergehenden Beschwerden, bei einem Patienten waren die Beschwerden stark und unter Belastung immer wiederkehrend, 12 blieben beschwerdefrei.

Bei 20 Patienten konnte eine uneingeschränkte Sportfähigkeit ohne weitere Behandlung wiederhergestellt werden, 1 Patient verzichtete wegen ständig rezidivierender Leistenschmerzen unter Belastung auf jede sportliche Betätigung, bewertete die operative Behandlung jedoch für sich als befriedigend, 1 weiterer Patient verzichtete sofort nach der operativen Behandlung auf jeden Wettkampfsport.

Insgesamt bewerteten 16 Patienten das operative Ergebnis mit gut, 6 mit befriedigend.

Das Ergebnis zeigt, daß die operative Behandlung des Musculus gracilis-Syndroms in therapieresistenten Fällen eine empfehlenswerte Methode darstellt zur Wiederherstellung der Beschwerdefreiheit und Wiedererlangung der Sportfähigkeit.

Literatur

1. Dahmen G (1968) Physiologische und pathologische Veränderungen des Bindegewebes. Ergebn Chir Orthop 51:37
2. Dahmen G (1972) Extraartikulärer Rheumatismus – Tendinosen, Periarthrosen. In: Brügel H (Hrsg) Fortschritte auf dem Gebiet der rheumatischen Erkrankungen und der degenerativen Gelenkerkrankungen. Schattauer, Stuttgart New York, S 117–132
3. Groh P (1974) Injektionstherapie der Insertionstendopathien. Physiotherapie 5
4. Hess H (1984) Sportverletzungen. Luitpold-Werke, München
5. Krejci V, Koch P (1976) Muskelverletzungen und Tendopathien der Sportler. Thieme, Stuttgart
6. Matthies R (1983) Diagnostik und Systematik der typischen Ansatztendinosen im Beckenbereich bei Leistungssportlern. Z Orthop 121:465
7. Mittelmeier H (1975) Operative Behandlung der therapieresistenten Insertionstendopathien. Beitr Orthop Traumatol 22:1
8. Pförringer W, Rosemeyer B (1983) Sportartspezifische Insertionstendinosen im Beckenbereich bei Leistungssportlern. Z Orthop 121:465
9. Pliess G (1974) Bewegungsapparat. In: Doerr W (Hrsg) Organpathologie, Bd III. Thieme, Stuttgart
10. Schneider H (1959) Die Abnützungserkrankungen der Sehnen und ihre Therapie. Thieme, Stuttgart
11. Schmitt O, Schmitt E (1983) Operative Behandlungsergebnisse der Inserationstendopathien Sport: Leistung und Gesundheit, Kongreßband Dtsch Sportärztekongreß 1982, Köln
12. Steinbrocker O (1972) The painfull shoulder. In: Hollander JC, McCarty DJ (eds) Arthritis and allied conditions. Lea & Febiger, Philadelphia, S 1461–1502

Zur Therapie des massiven Oberschenkelhämatoms beim Fußball- und Eishockeyspieler

P. Spich und M. Weigert

Krankenhaus am Urban, Abt. für Orthopädie und Traumatologie (Chefarzt: Prof. Dr. med. M. Weigert), Dieffenbachstraße 1, D-1000 Berlin 61

Sportarten – wie Fußball und Eishockey – deren Spielabläufe von hoher Schnelligkeit gekennzeichnet sind, führen zwangsläufig zu häufigen Aufpralltraumen mit dem Gegenspieler. Besonders gilt dies für den Leistungs- und Profisport infolge des erforderlichen harten körperlichen Einsatzes.

Die daraus resultierenden Verletzungen sind in erster Linie Bagatelltraumen, die keiner nennenswerten Therapie bedürfen und keine Ausfälle beim Training und Wettkampf zur Folge haben.

Sieht man von den sportartspezifischen Verletzungen ab, wie z. B. den Rotationstraumen des Kniegelenkes beim Fußballspieler, konnten wir im Rahmen der Betreuung von Leistungssportlern mehrfach massive Oberschenkelhämatome beobachten, die mit den herkömmlichen konservativen Maßnahmen nicht zu therapieren waren.

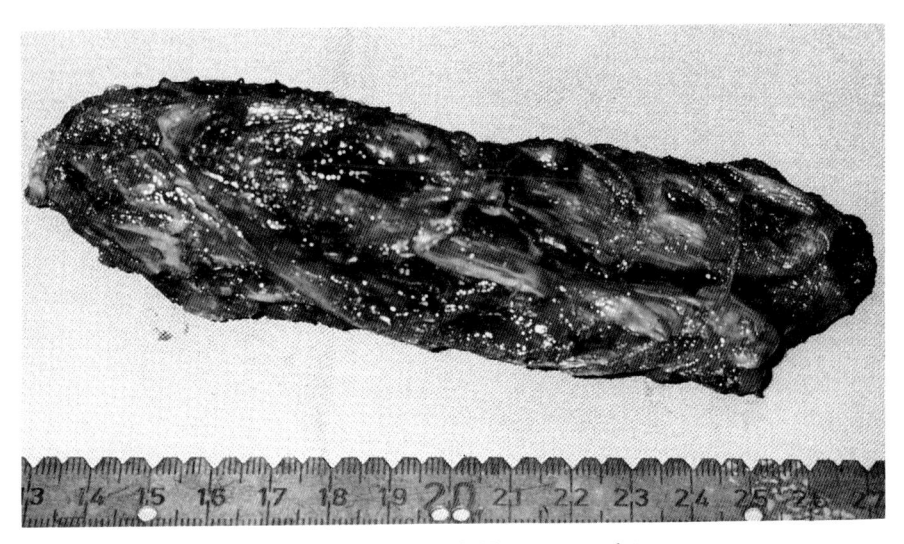

Abb. 1. Exstirpation einer Verkalkung nach Hämatomverletzung

Bezüglich des Unfallmechanismus ist für beide Sportarten anzumerken, daß ein Verletzungsschutz nicht üblich ist. Selbst bei der ausgeklügelten Sicherheitsbekleidung des Eishockeyspielers ist der Oberschenkel ausgespart.

Diagnostisch bestehen keine Probleme. Deutliche Oberschenkelschwellung und erhebliche Schmerzen mit Funktionsbehinderung weisen auf die Hämatombildung hin.

Wir beobachteten die Einblutung jeweils im Bereich des Musculus vastus intermedius und zwischen Muskulatur und Femur. Die Umfangdifferenz des Oberschenkels beträgt bis zu 4 cm.

Der Einsatz der Sonographie bei Hämatombildungen hat sich als aussagekräftig erwiesen. In den verschiedenen Schnittebenen können die Blutansammlungen zwischen der gefiederten Muskulatur und der Femurbegrenzung dargestellt werden. Lokalisation und Größenbestimmung des Hämatoms durch die Sonographie erleichtern die Indikationsstellung zur operativen Revision. Ergibt sich durch die Sonographie kein eindeutiger Hinweis auf eine Hämatombildung, so führen wir eine Computertomographie des Oberschenkels durch. Die unterschiedliche Dichte der Blutansammlung im Vergleich zur umgebenden Muskulatur und zur kontralateralen Seite weist das Hämatom nach.

Differentialdiagnostisch muß immer an eine Ruptur im Bereich der Rectussehne gedacht werden, die ein ähnliches klinisches Bild bieten kann.

Der Entschluß zur primären Incision sollte beim massiven Hämatom frühzeitig gefaßt werden.

Der operative Zugang erfolgt im ventralen bzw. ventro-lateralen Oberschenkelbereich. Nach Präparation des Septums zwischen Musculus vastus lateralis und Musculus rectus femoris stellt sich das Hämatom dar. Im Einzelfall konnten bis zu 600 ml abgesaugt werden. Auf peinliche Blutstillung und ausreichende Drainage muß geachtet werden.

Am ersten postoperativen Tag wird bei den Sportlern mit der Übungsbehandlung begonnen, um eine schnelle Wiedereingliederung in den Trainingsablauf zu ermöglichen. Bei den bisher fünf operierten Patienten konnte dies jeweils nach 14 Tagen erreicht werden.

Komplikationen, wie nachträgliche Einblutungen oder Funktionseinbußen wurden nicht beobachtet.

Unterbleibt beim massiven Hämatom die primäre Incision, kann es bei ausbleibender Resorption zu Verknöcherungen kommen. Der Ablauf dieser Veränderungen ist im Einzelnen noch nicht endgültig geklärt. Individuelle Faktoren müssen bei der Umwandlung von Histiocyten in Osteoblasten eine Rolle spielen. Bei den von uns beobachteten Fällen bestand jeweils eine Verbindung zum Periost des Femurs.

Das klinische Bild äußert sich nach Abklingen der akuten Schmerzphase in persitierenden Beschwerden und Bewegungseinschränkungen des Kniegelenkes. Diagnostisch gibt die Szintigraphie den Hinweis auf eine beginnende Verknöcherung. Die Xeroradiographie zeigt frühzeitig die Strukturverdichtung im alten Hämatomgebiet, während die Röntgennativaufnahmen im Initialstadium noch keine Verknöcherung zeigen.

Als laborchemischer Parameter tritt eine Erhöhung der alkalischen Phosphatase ein.

Im Gegensatz zum sonst üblichen Vorgehen, eine Myositis ossificans erst nach Abklingen der Aktivitätsphase operativ anzugehen, empfiehlt sich hier die frühzeitige Exstirpation des verkalkten Hämatoms. Eine mehrmonatige Sportkarenz kann beim Leistungssportler zu einem nicht mehr einzuholenden Trainingsrückstand führen.

Bei der Exstirpation ist auf vollständige Ausräumung zur Verhinderung von Rezidiven zu achten. Auf Blutstillung und Drainage muß ebenfalls besonderer Wert gelegt werden.

Der postoperative Verlauf ist durch ein dosiertes Übungsprogramm gekennzeichnet. Die alkalische Phosphatase wird engmaschig kontrolliert, bei deutlicher Erhöhung wird das Trainingsprogramm reduziert. Als adjuvante Therapie zur Verhinderung von neuen Verkalkungen setzen wir „Diphos" und „Indomethacin" ein.

Bei den drei bisher operierten Sportlern konnte im Durchschnitt nach 4 Wochen post operationem eine Wiederaufnahme des Vereinstrainings erlangt werden. Komplikationen oder Rezidive konnten auch hier nicht beobachtet werden. Rechnet man die Zeit vom Unfall bis zur operativen Intervention hinzu, ergibt sich ein durchschnittlicher Ausfall von zwei Monaten.

Da gerade im Leistungssport kürzere Rehabilitationszeiten für die Karriere des Betroffenen entscheidend sind, empfehlen wir die primäre Incision beim Nachweis eines massiven Hämatoms. Unnötige Risiken können vermieden werden, eine kürzere Behandlungsdauer ist gewährleistet.

Frakturen von Becken und Hüftgelenk beim jugendlichen Sportler

Th. Sennerich und W. Kurock

Chirurgische Universitätsklinik, Abt. für Unfallchirurgie (Dir.: Prof. Dr. med. G. Ritter), Langenbeckstraße 1, D-6500 Mainz

Frakturen von Becken und Hüftgelenk werden bei Sportlern aller Altersklassen mit etwa einem Prozent der Verletzungen nur selten beobachtet. Über die Häufigkeit speziell bei jugendlichen Sportlern finden sich in der neueren Literatur dagegen keine genauen Angaben [7].

Das eigene Krankengut der Jahre 1980 bis 1985 umfaßt 291 stationär behandelte Sportverletzte im Alter von 14 bis 18 Jahren mit insgesamt 312 Verletzungen. Unter 141 knöchernen Läsionen in dieser Altersgruppe standen Frakturen der unteren und oberen Extremität deutlich im Vordergrund. Becken und Hüftgelenk waren dagegen nur in 13 Fällen, entsprechend einer Häufigkeit von 4,1 Prozent aller Verletzungen jugendlicher Sportler, betroffen (Tabelle 1). Im einzelnen handelte es sich um sechs Apophysenfrakturen, drei Beckenringfrakturen und vier Frakturen mit Beteiligung des Hüftgelenkes (Tabelle 2).

Knöcherne Verletzungen des Beckenringes, der Hüftpfanne und des Hüftkopfes treten beim Jugendlichen wie beim Erwachsenen nur ausnahmsweise im Rahmen von Sportunfällen auf. Diese Läsionen ereignen sich vielmehr überwiegend bei Verkehrsunfällen. Demgegenüber handelt es sich bei den Apophysenfrakturen am Becken um typische Verletzungen des Jugendlichen, die fast ausschließlich bei sportlicher Betätigung entstehen [1, 2, 3, 4].

Apophysen als Ursprung oder Ansatz von Muskeln und Sehnen stellen, insbesondere bei männlichen Jugendlichen kurz vor Abschluß der Pubertät, Schwachstellen in der Kraft-

Tabelle 1. Knöcherne Verletzungen bei jugendlichen Sportlern im stationären Krankengut der Klinik und Poliklinik für Unfallchirurgie, Universitätsklinikum Mainz, 1980–1985

Untere Extremität	67	Schädel	6
Obere Extremität	51	Wirbelsäule	2
Becken und Hüftgelenk	13	Thorax	2

Tabelle 2. Frakturen von Becken und Hüftgelenk bei jugendlichen Sportlern im Krankengut der Klinik und Poliklinik für Unfallchirurgie, Universitätsklinikum Mainz, 1980–1985

Apophysenfrakturen		6
Spina iliaca anterior inferior	5	
Tuber ossis ischii	1	
Beckenringfrakturen		3
Hüftpfannenfraktur		1
Hüftluxationsfrakturen		3

übertragung auf das Skelet dar. Abrupte, kraftvolle Muskelkontraktionen können dann zum apophysären Ausriß führen. Direkte Traumen spielen für die Apophysenverletzungen des Beckens nur eine untergeordnete Rolle [3, 6, 10].

Unter den Beckenapophysen sind hauptsächlich die der beiden Spinae und des Tuber ossis ischii verletzungsgefährdet. Am häufigsten wird der Abriß des vorderen unteren Darmbeinstachels beobachtet, der durch den Zug des Musculus rectus femoris bei kraftvoller aktiver Beugung oder ruckartiger Überstreckung des Hüftgelenkes entsteht. Seltener treten Apophysenfrakturen des vorderen oberen Darmbeinstachels durch den Zug der Musculi tensor fasciae latae und sartorius sowie Ausrisse des Tuber ossis ischii durch Zug der ischiocruralen Muskulatur, der Musculi quadratus femoris und adductor magnus auf [3, 5, 6, 10].

Im eigenen stationären Krankengut fanden sich fünf Apophysenverletzungen der Spina iliaca anterior inferior und lediglich eine des Tuber ossis ischii (Tabelle 2). Die Spinaausrisse ereigneten sich bei Jungen im Alter von 14 bis 16 Jahren im Rahmen von Disziplinen der Leichtathletik sowie beim Handball- und Fußballspiel. Ein 14jähriges Mädchen zog sich einen Abriß der Sitzbeinapophyse beim Hürdenlauf zu.

Die exakt erhobene Anamnese kann bereits auf einen apophysären Ausriß am Becken hindeuten, insbesondere wenn vom Verletzten ein Rißgefühl mit akut einsetzendem Schmerz am Muskelursprung angegeben wird. Bei der klinischen Untersuchung finden sich meist nur unspezifische Zeichen wie lokale druckschmerzhafte Schwellung und diskrete Hämatombildung. Aktive Kontraktion sowie passive Dehnung der entsprechenden Muskeln gehen mit Schmerzen einher. Eine Crepitation als eindeutiges Frakturzeichen kann nur ausnahmsweise ausgelöst werden. Aufgrund dieser unsicheren klinischen Befunde werden Beckenapophysenverletzungen häufig verkannt, falls eine Röntgendiagnostik unterbleibt [3, 6].

Auf der Beckenübersichtsaufnahme können Apophysenausrisse gelegentlich schwer zu erkennen sein. Dies gilt insbesondere für Verletzungen der Spina iliaca anterior inferior, die durch den Ursprung des Musculus rectus femoris am Tuberculum ilicum und am vorderen oberen Hüftpfannenrand häufig nur eine geringe Fragmentdislokation aufweisen (Abb. 1). Im Zweifelsfall läßt sich durch Aufnahmen unter Kippung des Beckens zur verletzten Seite die Diagnose sichern.

Bei den Apophysenverletzungen des Beckens genügt in der Regel ein konservatives Vorgehen, ohne daß nennenswerte Einschränkungen der Muskelfunktion zu erwarten wären. Dabei wird eine Lagerungsbehandlung in entlastender Stellung für zwei bis drei Wochen vorgenommen, die bei den Spinaausrissen unter Beugung, bei den Tuberausrissen unter Streckung des Hüftgelenkes zu erfolgen hat. Lediglich bei großen, deutlich nach distal versetzten Fragmenten kommt eine operative Fixation mit Zugschrauben in Frage [3, 6].

Gelegentlich wird bei Tuberausrissen sekundär eine operative Revision notwendig, falls ausgeprägte Callusbildung zu Sitzbeschwerden oder Ischiadicusirritationen führt. Darüber hinaus können primär nicht diagnostizierte Verletzungen zu einem späteren Zeitpunkt bei der Röntgenuntersuchung erhebliche differentialdiagnostische Schwierigkeiten bereiten, wenn sich ein Pseudotumor entwickelt hat. Bei unklarer Anamnese kann dann eine Probefreilegung zur Klärung der Dignität erforderlich werden [3, 6].

Im Gegensatz zu den Apophysenverletzungen entstehen Frakturen von Beckenring und Hüftgelenk unabhängig von Alter und Geschlecht und immer durch äußere Gewalteinwirkung. Dabei handelt es sich nicht um sporttypische Unfallfolgen, wenngleich bei bestimmten Sportarten ein erhöhtes Risiko nicht zu verkennen ist. Das klinische Bild wird vom Ausmaß der Verletzungen an Becken und Hüftgelenk bestimmt; die exakte Diagnose kann aber nur röntgenologisch gesichert werden [1, 4, 7].

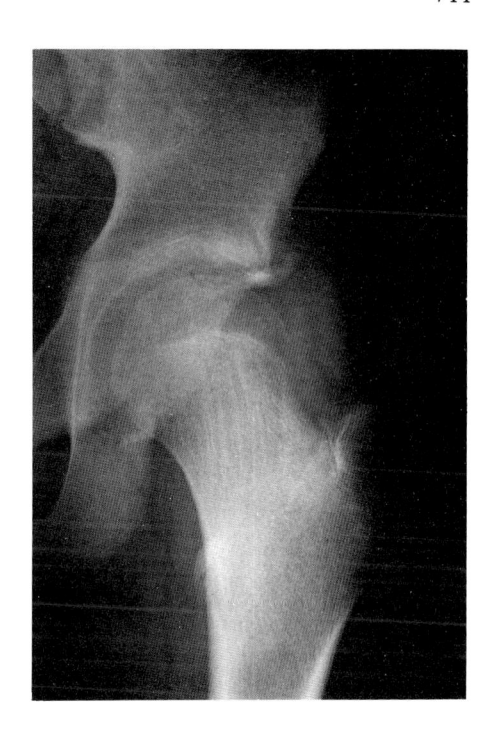

Abb. 1. Wenig dislocierter apophysärer Ausriß der Spina iliaca anterior inferior bei einem 14jährigen Fußballspieler

Das eigene stationäre Krankengut der Jahre 1980 bis 1985 umfaßt drei weibliche und vier männliche jugendliche Sportler mit drei vorderen Beckenringfrakturen, einer Hüftpfannenquerfraktur und drei Hüftluxationsfrakturen. Auffällig waren Reiter betroffen (Tabelle 2).

Frakturen des Beckenringes ereignen sich bei direkter oder indirekter Gewalteinwirkung, wenn die Elastizitätsgrenze dieser statischen Einheit überschritten wird. Vorzugsweise frakturieren dabei die relativ dünnen ventralen Anteile. Den drei isolierten vorderen Beckenringfrakturen der eigenen Kasuistik gingen Stürze auf die Hüfte beim Reiten und beim alpinen Skilauf voraus. Diese Frakturen, die keine gravierende Beeinträchtigung der Beckenstabilität verursachen, heilten unter dreiwöchiger Bettruhe und anschließender schrittweiser Mobilisierung folgenlos aus.

Die im Rahmen von Sportunfällen seltenen Acetabulumfrakturen entstehen infolge indirekter Gewalteinwirkung mit Fortleitung der Kräfte in der Längsachse des Femur oder des Schenkelhalses. Hierbei können je nach Stellung des Hüftkopfes und Richtung der Krafteinleitung Frakturen des Pfannengrundes, des Pfannenrandes, des dorsalen und ventralen Pfeilers sowie kombinierte Bruchformen auftreten. Zur Beurteilung des Frakturverlaufes sind neben der Beckenübersicht Röntgenaufnahmen unter Kippung des Beckens um 45 Grad zur verletzten und zur gesunden Seite erforderlich.

Das therapeutische Vorgehen richtet sich nach der Frakturlokalisation, dem Ausmaß der Dislokation und der Position des Hüftkopfes. Probleme durch eine Beteiligung der Y-förmigen Wachstumsfuge sind bei Jugendlichen nicht mehr zu befürchten [1, 2, 4, 8, 9].

Im eigenen Krankengut der letzten sechs Jahre lagen eine Querfraktur des Pfannengrundes und drei Hüftluxationsfrakturen vor.

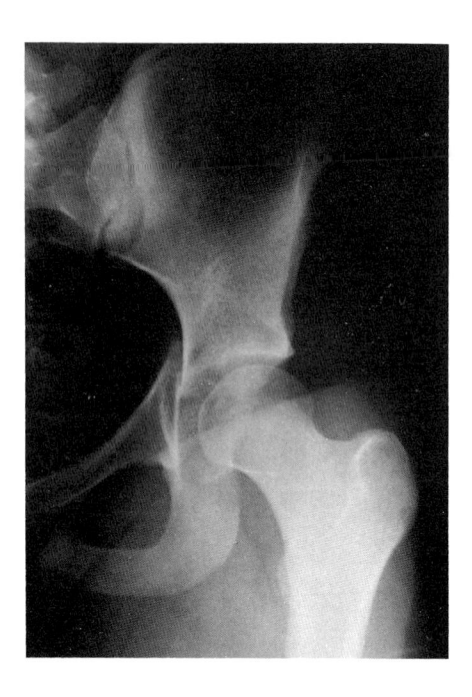

Abb. 2. Mäßig dislocierte Querfraktur des Acetabulums außerhalb der Hauptbelastungszone bei einer 16jährigen Reiterin

Den typischen Unfallmechanismus bei Querfrakturen des Acetabulums stellt eine Gewalteinwirkung in der Längsachse des Schenkelhalses bei abduziertem Bein dar. Das therapeutische Vorgehen richtet sich in erster Linie nach der Höhe der Fraktur und dem Grad der Dehiscenz [4, 8, 9].

In der eigenen Kasuistik handelt es sich um eine Fraktur außerhalb der Hauptbelastungszone bei einer 16jährigen Reiterin infolge eines Sturzes mit dem Pferd (Abb. 2). Die mäßige Dislokation ließ sich durch eine Extensionsbehandlung beheben, so daß das weitere Vorgehen konservativ erfolgen konnte.

Frakturen des dorsalen Pfannenrandes entstehen meist durch Stauchung in der Femurlängsachse bei im Hüftgelenk gebeugtem und adduziertem Bein. Sie gehen überwiegend mit einer hinteren Hüftluxation einher. Das Ausmaß der knöchernen Verletzungen läßt sich am besten auf der Obturator-Aufnahme beurteilen, da hier der hintere Pfannenrand weitgehend überlagerungsfrei abgebildet wird. Therapeutisch steht die sofortige Reposition einer luxierten Hüfte im Vordergrund. Interponierte Fragmente, die oft erst auf der Röntgenkontrollaufnahme zu erkennen sind, zwingen zur primären Revision. Bei kleinen Pfannenrandfragmenten mit erhaltener Gelenkstabilität kann die weitere Behandlung funktionell unter langfristiger Entlastung vorgenommen werden. Große Pfannenrandfragmente stellen dagegen den Gelenkschluß in Frage. Die Reposition des Hüftkopfes gelingt in diesen Fällen meist ohne Schwierigkeiten, läßt sich jedoch nur selten aufrechterhalten. Stabilität und Kongruenz des Gelenkes können daher nur operativ wiederhergestellt werden [4, 8, 9].

Im eigenen Krankengut wurden innerhalb von sechs Jahren lediglich drei jugendliche Sportler wegen einer Hüftluxationsfraktur behandelt. Betroffen waren ein 14jähriger Fußballspieler mit einem kleinen dorsocranialen Pfannenrandfragment und eine 18jährige Judoka mit einer Hüftkopfimpressionsfraktur. Bei diesen beiden Verletzungen konnte nach Reposition des Hüftkopfes eine funktionelle Behandlung erfolgen. Der klassische Unfallmechanismus in Form eines Knieanpralltraumas lag nur bei einem 17jährigen Moto-Cross-fahrer vor. Die operative Versorgung durch eine Überbrückungsosteosynthese war wegen eines großen Pfannenrandfragmentes notwendig.

Frakturen von Becken und Hüftgelenk ereignen sich beim jugendlichen Sportler nur selten. Dabei sind lediglich die Apophysenausrisse als typische Sportverletzungen anzusehen. Ihre Behandlung kann ganz überwiegend konservativ erfolgen. Frakturen mit Beteiligung des Acetabulums stellen dagegen stets schwerwiegende Verletzungen dar, die einer differenzierten Diagnostik und Therapie bedürfen.

Literatur

1. Kuner EH, Siebler G (1985) Acetabulumfrakturen – Konservative Behandlung. Hefte Unfallheilkd, Heft 174. Springer, Berlin Heidelberg New York, S 451
2. Kurock W, v. Issendorff W.-D, Bauer F (1986) Knieanpralltrauma bei motorisierten Zweiradbenutzern. Unfall- und Sicherheitsforschung Straßenverkehr 56:113
3. Plaue R (1983) Abrißfrakturen von Apophysen. Schriftenr Unfallmed. Tagg Landesverb gewerbl Berufsgenoss 52:129
4. Ritter G (1985) Ursachen und Einteilung der Acetabulumfrakturen. Hefte Unfallheilkd, Heft 174. Springer, Berlin Heidelberg New York, S 433
5. Schwöbel MG (1985) Apophysenfrakturen bei Jugendlichen. Chirurg 56:699
6. Sennerich Th, Kurock W (1986) Apophysenverletzungen beim jugendlichen Sportler. Dtsch Z Sportmed Sonderheft 48
7. Steinbrück K (1984) Epidemiologie der Sportverletzungen. Med orthop Techn 104:101
8. Weigand H, Sarfert D, Kurock W (1977) Diagnostik und Einteilung der Hüftpfannenbrüche. Unfallchirurgie 3:121
9. Weigand H, Ritter G, Schweikert CH (1978) Die operative Versorgung von Hüftpfannenbrüchen mit standardisiertem Verfahren nach anatomischen und biomechanischen Gesichtspunkten. Unfallchirurgie 4:231
10. Zilkens KW, Defrain W (1985) Apophysen-Abrißfrakturen beim Jugendlichen. Eine typische Sportverletzung. Akt Traumatol 15:260

Die hintere Schulter-Subluxation – ein wenig bekanntes Krankheitsbild beim Kampfsport

A. Ekkernkamp, K. Neumann, G. Muhr und CH. Josten

Chrirugische Universitätsklinik und Poliklinik der Berufsgenossenschaftlichen Krankenanstalten „Bergmannsheil" (Dir.: Prof. Dr. med. G. Muhr), Hunscheidtstraße 1, D-4630 Bochum

In 2 bis 4% aller Schulterluxationen geht die Verrenkung nach dorsal [10, 12, 16, 19, 21, 26, 27, 29, 30]. Die dorsocraniale, d. h. die hintere Luxation ergab sich im eigenen Krankengut unter 267 Patienten mit einer Erstluxation des Schultergelenkes in 5% der Fälle [13].

Die hintere Schulter-Subluxation ist mit einem Prozent nahezu eine Rarität.

Subluxation bedeutet, daß der Oberarmkopf auf den Rand der Gelenkpfanne tritt, von hier aus gleitet er relativ leicht in die Pfanne zurück. Die Verschiebung ist reversibel und dauert nur kurze Zeit. Der Humeruskopf bleibt also nicht – wie bei der kompletten Verrenkung – hinter dem Glenoid dislociert. Somit wird der Patient klinisch nicht in einer Luxationsposition gesehen.

Die Literatur zu diesem Thema ist spärlich. Bankart [1] beschreibt 1938 nur einen Fall einer rezidivierenden hinteren Schulter-Subluxation aus seiner großen Serie. Bateman [2] postuliert, die meisten hinteren Luxationen seien aktuell Subluxationen gewesen, welche sich erst im Laufe der Zeit zu Verrenkungen ausgebildet hätten. Hawkins [8] warnt vor dem zu großzügigen Einsatz operativer Stabilisationen. Die Ergebnisse seinen größtenteils unbefriedigend. Norwood [17] berichtet über 21 hintere Subluxationen und empfiehlt die Glenoplastik nach Scott.

Die Diagnose ist schwierig, die häufigste Fehldiagnose lautet – wie bei der hinteren Luxation – „Schulterprellung" oder „Schulterzerrung" [25]. In der Anamnese werden Stürze und Stöße als direktes Trauma angegeben. Die Krafteinwirkung erfolgt meist auf das Ellenbogengelenk oder auf den gestreckten, im Schultergelenk adduzierten und innenrotierten Arm, wobei der Humeruskopf nach hinten gedrückt wird.

Geklagt werden Beschwerden beim Werfen, Tennisaufschlag, Fauststoß, Handstand und Liegestütz. 4 der von uns behandelten 10 Patienten waren aktive Kampfsportler, die über Beschwerden beim Training oder Wettkampf klagten.

Typisch ist ein Schnappgefühl, die Patienten verspüren einen plötzlichen Schmerz und verharren sofort in ihrer Tätigkeit. Bei Eintreffen in der Klinik ist dann ein krankhafter Befund meist nicht zu erheben.

Instabilitäten des Glenohumeralgelenkes resultieren neben der Verkleinerung des knöchernen oder funktionellen Glenoids (Bankart-Läsion) hauptsächlich aus Störungen der kombinierten Innervation der Muskulatur bzw. von Rotatorenmanschette und Kapsel.

Die dorsale Kapsel ist schwächer ausgebildet als die ventrale. Die Rotatorenmanschette wird nach hinten nur durch die Mm. infraspinatus und teres minor repräsentiert, welche zusammen mit der Pars spinalis des Deltamuskels für die hintere Stabilität zu sorgen haben. Daneben findet sich ein kompliziertes Zusammenspiel aller Anteile von Rotatorenmanschette und Kapsel. In jüngster Zeit wurden subtile experimentelle Studien vorgestellt [18, 22, 28], die den Einfluß der individuellen Strukturen auf die Stabilität und damit den Pathomechanismus erklären. So kann eine dorsale Subluxation an der Leiche nach Durchtrennung des Teres minor, der Infraspinatussehne und der ganzen hinteren Kapsel ausbleiben. Erst nach zusätzlicher Durchtrennung der vorderen Strukturen, insbesondere der Subscapularissehne und der ventralen Kapsel von 12–3 Uhr kommt es zur dorsalen Subluxation des Kopfes.

Entscheidend für die Befunderhebung ist neben der exakten Anamnese die präoperative Narkoseuntersuchung. Durch die hinteren Stabilitätstests, insbesondere durch den hinteren Schubladentest [7] ist eine Abgrenzung zur vorderen oder kombinierten Instabilität möglich. Röntgenaufnahmen wie auch das Computertomogramm sind normalerweise negativ [20]. Erst die gehaltenen Aufnahmen im transaxillären – axialen, evtl. im transthorakalen Strahlengang unter Bildverstärker machen die hintere Subluxation sichtbar. In seltenen Fällen kann die funktionelle Instabilität unter arthroskopischer Sicht reproduziert werden, insbesondere wenn ein abgerissenes Labrum oder ein Defekt am hinteren Pfannenrand mit der Subluxation korrelieren [9, 14, 15].

Tabelle 1. Behandlung der hinteren Subluxation

Fried	1949
McLaughlin	1952
Severin	1953
Scott	1967
Boyd u. Sisk	1972
Chaudhuri	1974

Die Therapie der Wahl stellt in unseren Augen die Operation dar. Ausgenommen hiervon sind willkürliche hintere Subluxationen, welche am hängenden Arm vorgenommen werden. Kölbel [11] weist darauf hin, daß ein Anspannen der dorsalen Anteile des Deltoideus mit gleichzeitiger Entspannung der ventralen Muskulatur bei genügend häufiger Wiederholung die Kapsel vorne soweit dehnen kann, daß eine sehr eindrucksvolle Fehlstellung und ein ebenso wirkungsvolles Zurückschnappen möglich werden. Die meist jungen Patienten — ab etwa 10 Jahren — weisen häufig Verhaltensstörungen auf, sie sind zunächst von einer Operation auszuschließen. Solche Patienten führen wir einem gezielten Muskeltraining, in gewissen Fällen dem Psychosomatiker zu.

Zur Behandlung der hinteren Luxation und Subluxation werden in der Literatur verschiedene Verfahren angegeben (Tabelle 1): Die Subscapularis-Tenodese, die hintere Plication, die umgekehrte Putti-Platt-Operation, der lange Bicepssehnentransfer, die Rotationsosteotomie des Humerus, die hintere Glenoplastik mit offener Scapulaosteotomie und die hintere Knochenspanverriegelung.

Eigenes Krankengut

Im Zeitraum von 1978 bis 1985 wurden am „Bergmannsheil Bochum" 12 hintere Subluxationen bei 10 Patienten behandelt. Als operative Maßnahme führten wir die hintere Verblockung des Pfannenrandes mit einem autologen Knochenspan (Entnahme hinterer Beckenkamm) und gleichzeitiger hinterer Kapselraffung durch [5]. Die Begründung hierfür liegt in der hohen Reluxationsrate anderer Verfahren.

Hawkins et al. [8] fanden in einer retrospektiven Studie, daß es bei 6 von 9 Patienten mit Weichteileingriffen (umgekehrte Putti-Platt-Operation und Bicepssehnentransfer) erneut zur hinteren Verrenkung gekommen war. Daneben geben sie eine Komplikationsrate von 20% bei der Scapulaosteotomie an, in 2 Fällen konnte radiologisch sogar eine Schultergelenksarthrose nachgewiesen werden.

Alle Patienten wurden nachuntersucht.

Beispiele
23jähriger Karatesportler, beim Ausstrecken beider Arme unter entspannter Muskulatur kam es zu Subluxationsphänomenen in beiden Schultergelenken. Der Patient verspürte dabei ein deutliches Schnappen. 1983 beidseitige Spanverriegelung und Kapselraffung, heute völlige Beschwerdefreiheit (Abb. 1).

Ein weiterer Patient mit beidseitiger hinterer Subluxation war nach Knochenspaneinlagerung vollkommen beschwerdefrei und sportfähig.

28jähriger Arbeiter, 1977 traumatische Schulterluxation, wahrscheinlich nach hinten. In der Folge mehrmalige Reluxationen; wegen Verdachtes auf vordere Verrenkung 1984

Abb. 1a

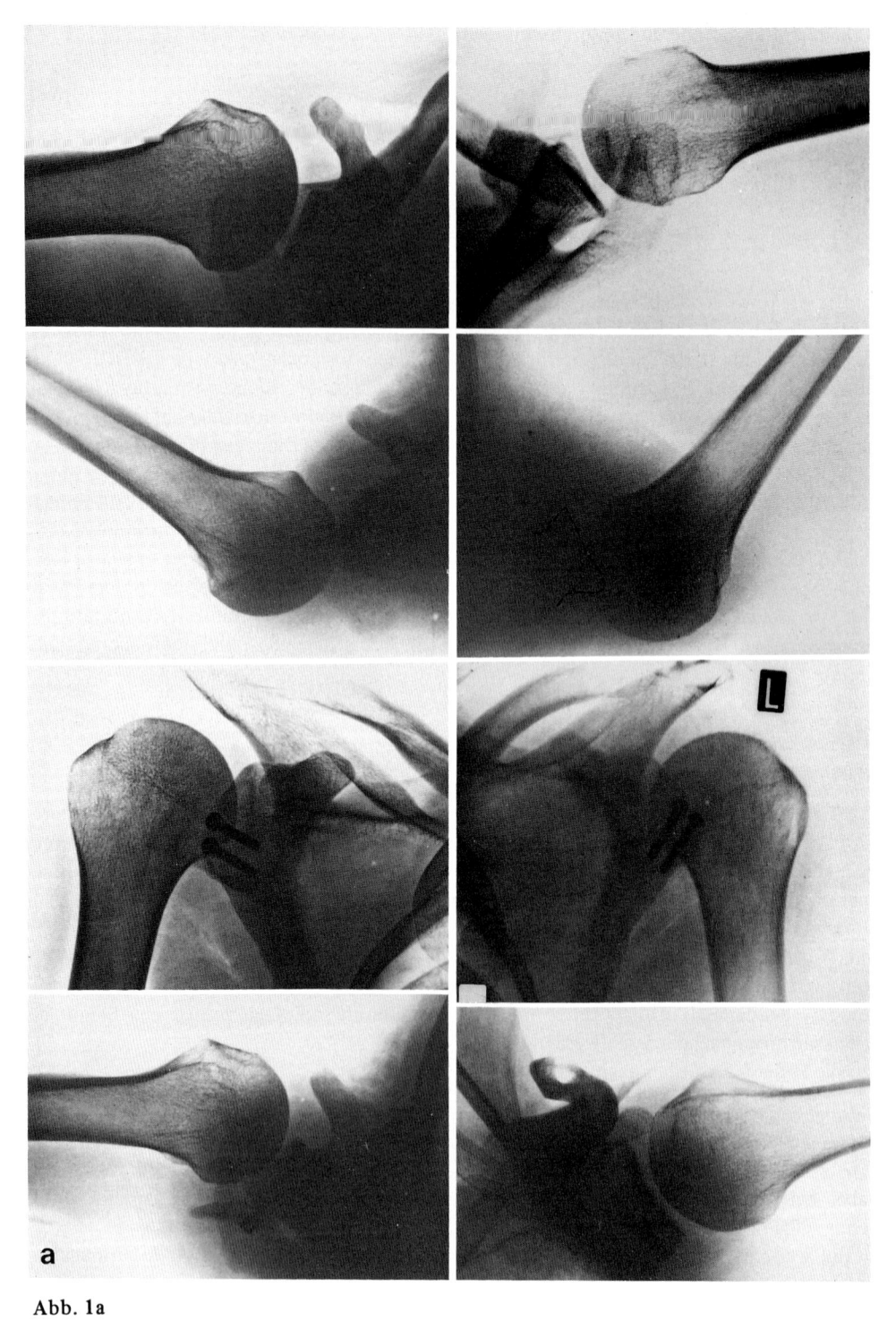

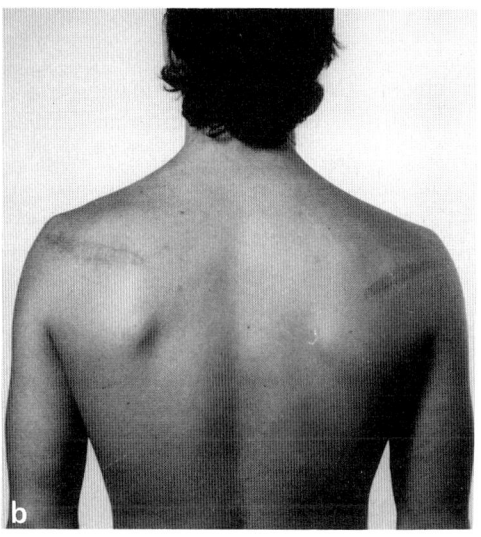

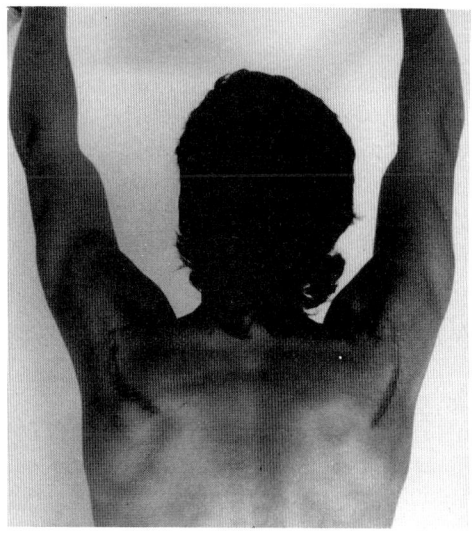

Abb. 1. b *27. 9. 1985:* Röntgenkontrolle a. p. und axial: Gut zu sehen der dorsale Knochenspan. Funktionsaufnahme 2 Jahre nach operativer Stabilisierung

auswärts Putti-Platt-Operation. Danach erneutes Schnappgefühl, Instabilität in Adduktion und Innenrotation, Beschwerden bei Zug- und Hebearbeit. Wir führten die hintere Spananlage und Kapselraffung durch. Postoperativ Ruhigstellung im Desault für 14 Tage. Danach Pendelübungen und Krafttraining, später Auftrainieren der Rotatorenmanschette (Tabelle 2).

Eine statistische Auswertung des eigenen Krankengutes verbietet sich wegen der geringen Zahl. In insgesamt 7 der 10 Fälle kam es zu sehr guten bis guten Resultaten, in den übrigen 3 Fällen konnten erneute dorsale Instabilitäten provoziert werden. In einem Fall handelte es sich um eine multidirektionale Instabilität. Ein Patient klagte über ein fortbestehendes Schnappgefühl, daneben verblieb eine eingeschränkte Abduktions- und Außenrotationsfähigkeit.

Intra- oder perioperative Komplikationen traten nicht auf, eine sekundäre Arthrose wurde nicht gesehen. Unter den als gut zu wertenden Ergebnisses mußte ein Patient den aktiven Karatesport aufgeben.

Tabelle 2. Postoperative Behandlung

2 Wochen	Desault
2 Wochen	Pendelübungen, leichtes Kraftraining
danach	Auftrainieren der Rotatorenmanschette

◀ **Abb. 1a, b.** S. C., 5. 12. 1960. Rechtes und linkes Schultergelenk axial nativ und gehalten: Dorsale Subluxation beidseits
a *18. 5. 1983:* Hintere Spanverriegelung und Kapselraffung rechts. Spanentnahme rechter hinterer Beckenkamm. *31. 8. 1983:* Dorsale Spanverriegelung und Kapselraffung links, Spanentnahme linker hinterer Beckenkamm

Diskussion

Bei der hinteren Subluxation handelt es sich um ein für den Patienten unangenehmes Krankheitsbild, das glücklicherweise selten ist. Die experimentellen Fortschritte zur Klärung der Pathomechanismen und die verfeinerte klinische Diagnostik werden zum häufigeren Erkennen der hinteren Subluxation führen.

Mit der hinteren Spananlagerung und Kapselraffung zusammen mit intensiver postoperativer Physiotherapie können zufriedenstellende bis gute Ergebnisse erzielt werden.

Zusammenfassung

Die hintere Schulter-Subluxation ist mit 1% nahezu eine Rarität. Verbesserte Kenntnisse in Biomechanik und Diagnostik des Schultergelenkes führen jetzt häufiger zur Diagnose dieses für den Patienten unangenehmen Krankheitsbildes.

Neben einem Literaturüberblick werden die eigenen Erfahrungen der operativen Therapie mit hinterer Verblockung des Pfannenrandes und gleichzeitiger Kapselraffung dargestellt. Kombiniert mit intensiver Physiotherapie können zufriedenstellende bis gute Ergebnisse erzielt werden.

Literatur

1. Bankart ASB (1938) The pathology and treatment of recurrent dislocation of the shoulder joint. Br J Surg 26:23–29
2. Bateman JE (1978) The shoulder and neck, second ed. Saunders Company, Philadelphia
3. Boyd HB, Sisk TD (1972) Recurrent posterior dislocation of the shoulder. J Bone Joint Surg [Am] 54:779–786
4. Chaudhuri GK, Sengupta A, Saha AK (1974) Rotation osteotomy of the shaft of the humerus for recurrent dislocation of the shoulder: anterior and posterior. Acta Orthop Scandinavica 45:193–198
5. Ekkernkamp A, Neumann K, Lies A (1987) Die hintere Schultersubluxation. Vortrag: 21. Jahrestagung der Österreich. Gesellschaft f. Unfallchirurgie, Salzburg 3.–5. 10. 1985. Springer, Berlin Heidelberg New York
6. Fried A (1949) Habitual posterior dislocation of the shoulder joint – a report on 5 operated cases. Acta Orthop Scandinavica 18:329–345
7. Gerber Ch, Ganz R (1984) Clinical assessment of instability of the shoulder. J Bone Joint Surg [Br] 66:551–556
8. Hawkins RJ, Koppert G, Johnston G (1984) Recurrent posterior instability (subluxation) of the shoulder. J Bone Joint Surg [Am] 66:169–174
9. Jakob RP, Johner R (1983) Indikation und Technik der Schulterarthroskopie. Hefte Unfallheilkd, Heft 165. Springer, Berlin Heidelberg New York, S 162–164
10. Kaiser AJ (1978) Die rezidivierende hintere Schulter-Luxation. Orthopäde 7:181
11. Kölbel R (1985) Instabilität des glenohumeralen Gelenkes. Hamburger Schulter-Workshop 22.–23. 2. 1985
12. McLaughlin HL (1952) Posterior dislocation of the shoulder. J Bone Joint Surg [Am] 34:584–590
13. Müller KH, Dingels WR (1984) Die Entwicklung zur habituellen Schulterluxation. Akt Traumatol 14:121–128
14. Neumann K, Seiler H, Muhr G (1983) Die Arthroskopie des Schultergelenkes. Langenbeck's Arch Chir 362:937

15. Neumann K, Muhr G (1986) Möglichkeiten und Grenzen in der Arthroskopie des Schultergelenkes. Orthop Praxis 2:91–93
16. Nobel W (1962) Posterior traumatic dislocation of the shoulder. J Bone Joint Surg [Am] 44:523–538
17. Norwood LA, Terry GC (1984) Shoulder posterior subluxation. Am J Sports Med 12:25–30
18. Ovesen J, Nielsen S. Anterior and posterior instability of the shoulder joint. Hamburger Schulter-Workshop, 22.–23. 2. 1985
19. Poigenfürst J (1976) Die hintere Schulterverrenkung. Hefte Unfallheilkd, Heft 126. Springer, Berlin Heidelberg New York, S 83–85
20. Resch H, Benedetto KP, Zur Nedden D (1985) Computertomographische Diagnostik bei habitueller Schulterluxation. Unfallchirg 88:204–207
21. Rowe CR (1956) Prognosis in dislocations of the shoulder. J Bone Joint Surg [Am] 38:957–977
22. Saha KA (1978) Rezidivierende Schulterluxationen. Bücherei des Orthopäden, Bd 32. Enke, Stuttgart
23. Scott DJ (1967) Treatment of recurrent posterior dislocation of the shoulder by glenoplasty. J Bone Joint Surg [Am] 49:471–476
24. Severin E (1953) Anterior and posterior recurrent dislocation of the shoulder. The Putti-Platt-operation. Acta Orthop Scandinavica 23:14–22
25. Spängler H, Schmid L, Fasol P (1976) Zur Problematik der veralteten sogenannten hinteren Schulterluxation. Hefte Unfallheilkd, Heft 126. Springer, Berlin Heidelberg New York, S 89–92
26. Taylor RG, Wright PR (1952) Posterior dislocation of the shoulder. J Bone Joint Surg [Br] 34:624–629
27. Tomaschewski H-K (1977) Die habituelle Schulterluxation nach dorsal. Beitr Orthop Traumatol 24:104–111
28. Turkel JL et al. (1981) Stabilizing mechanism preventing anterior dislocations of the glenohumeral joint. J Bone Joint Surg [Am] 63:1208–1217
29. Vastamäki M, Solomen KA (1980) Posterior dislocation and fracture – dislocation of the shoulder. Acta Orthop Scand 51:479–484
30. Warrich GK (1948) Posterior dislocation of the shoulder. J Bone Joint Surg [Br] 30:651–655

Ellbogenluxationen beim Sportler – Therapie und Ergebnisse

C. Kinast[1], J. Wadström[2] und K. M. Pfeiffer[3]

[1] Klinik für Orthopädie und Chirurgie des Bewegungsapparates der Universität (Dir.: Prof. Dr. med. R. Ganz), Inselspital, CH-3010 Bern/Schweiz
[2] Dr. Jonas Wadström, Dept. of Surgery, Univ. Hosp., S-751-85 Uppsala/Schweden
[3] Kantonspital Basel, Klinik für Hand-, periphere Nerven – und ambulante Chirurgie (Leiter: Prof. Dr. med. K. M. Pfeiffer), Spitalstraße 21, CH-4031 Basel/Schweiz

Verletzungen des Ellbogens beim Sport werden verursacht entweder durch unspezifische Traumata wie beispielsweise Stürze auf den Arm beim Fußball oder aber durch sportartenspezifische Verletzungsmechanismen. Ein übergroßer Valgusstreß in der Accelerationsphase kann beim Speerwerfer (Warris 1946) und beim Baseballspieler (Norwood 1981) zu Rupturen des Ligamentum collaterale ulnare führen. Zu Kapsel-Bandverletzungen am Ellbogen kommt es auch bei Ringern, Judoka und bei Turnerinnen (Strauss 1982; Steinbrück 1978; Snook 1979; Priest 1981) in Folge von Überdehnungen oder bei Luxationen des Gelenkes. Bei Turnerinnen ist nach Angaben von Snook und Priest die Ellbogenluxation die häufigste der größeren Ellbogenverletzungen. Im allgemeine wird das luxierte Gelenk nach korrekter Reposition und nach Ausschluß ossärer Begleitverletzungen in einem Oberarmgipsverband ruhiggestellt, wobei die Dauer der Immobilisation zur Diskussion steht. Ist das Gelenk nach Reposition instabil, wird von einigen Autoren die operative Revision des Ellbogens propagiert. Nachdem Kapsel-Bandverletzungen des Kniegelenkes und in letzter Zeit zunehmend auch die der Schulter primär operativ behandelt werden, stellt sich die Frage, ob diese Entwicklung auch für das Ellbogengelenk zutrifft. Berichte über die operative Therapie von solitären Rupturen des ulnaren Collateralbandes des Ellbogens scheinen in diese Richtung zu weisen. Auch am Kantonsspital Basel wurden Ellbogenluxationen mit deutlicher Instabilität nach Reposition operiert, die übrigen wurden konservativ behandelt. Wir haben die Therapieergebnisse der Sportler dieses allgemeinchirurgischen Patientengutes gesondert betrachtet, da uns aus der Literatur nur wenig bekannt war über die speziellen Aspekte der Behandlung der Ellbogenluxation beim Sportler. Zusätzlich ist bei diesem Patientengut mit einer hohen Compliance bei der Nachbehandlung zu rechnen, so daß hier mit den vergleichsweise besten funktionellen Resultaten zu rechnen ist, andererseits diese aber höhere Ansprüche an das Therapieergebnis stellen.

Material

Von 90 rein ligamentären Ellbogenluxationen ohne ossäre Belgeitverletzungen, die im Kantonsspital Basel von 1972 bis 1982 behandelt worden waren, konnten die funktionellen Ergebnisse 2–12 Jahren nach Unfall von 70 Patienten, unter ihnen 21 Sportler, persönlich nachkontrolliert werden. Von diesen 21 Patienten wird im folgenden berichtet. Die Ellbogenluxationen beim weiblichen Geschlecht (n = 5) ereigneten sich durchweg beim Turnen. Bei den Männern (n = 16) war die Verletzung am häufigsten beim Fußball (n = 8) aufgetreten, gefolgt von Ringern bzw. Judoka (n = 4). Beim Basketball, Reiten, Radfahren und Tennis ereigneten sich die übrigen Verletzungen. 13 Patienten waren konservativ, 6 primär operativ und 2 Patienten sekundär operativ behandelt. Bei letzteren handelte es sich um einen Basketballspieler, der nach 6 Monaten seine volle Beweglichkeit wiedererlangt hatte, aber teils ein schmerzhaftes Schnappen im Ellbogen verpürte. Nach einer partiellen Entfernung einer kleinen Processus coronoideus-Verkalkung war er beschwerdefrei. Sekundär wurde auch eine jugendliche Turnerin operiert, die rezidivierende Ellbogenluxationen aufwies. Eine stabilisierende und eine weitere Operation, bei der freie Gelenkskörper entfernt wurden, konnten weitere Rezidivluxationen verhindern, eine vollkommene Beschwerdefreiheit wurde nicht erzielt. Primär operiert wurde bei eindeutiger Instabilität nach Reposition zweimal auf der radialen und ulnaren Seite des Gelenkes, dreimal nur ulnar und einmal nur radial. Postoperativ erhielten die Patienten eine dorsale Schiene für 1–3 Wochen, aus der geführte Flexions – Extensionsübungen gemacht wurden. Die konservativ Behandelten wurden nach Reposition in einer dorsalen Schiene zwischen 1 und 4 Wochen immobilisiert. Patienten, die 3–4 Wochen ruhiggestellt worden waren, benötigten mit 20 Wochen bis zum Erreichen des definitiven Zustandes doppelt so lange wie die mit kürzerer Immobilisationszeit (s. Tabelle 1).

Tabelle 1. *A und B:* Patienten mit konservativer Therapie. *C:* Patienten mit operativer Therapie

	Nachbehandlung (Wochen)		
Gruppe	A	B	C
dors. Schiene	1–2	3–4	1–3
Physiotherapie	5	12	6
Endzustand	8	20	10

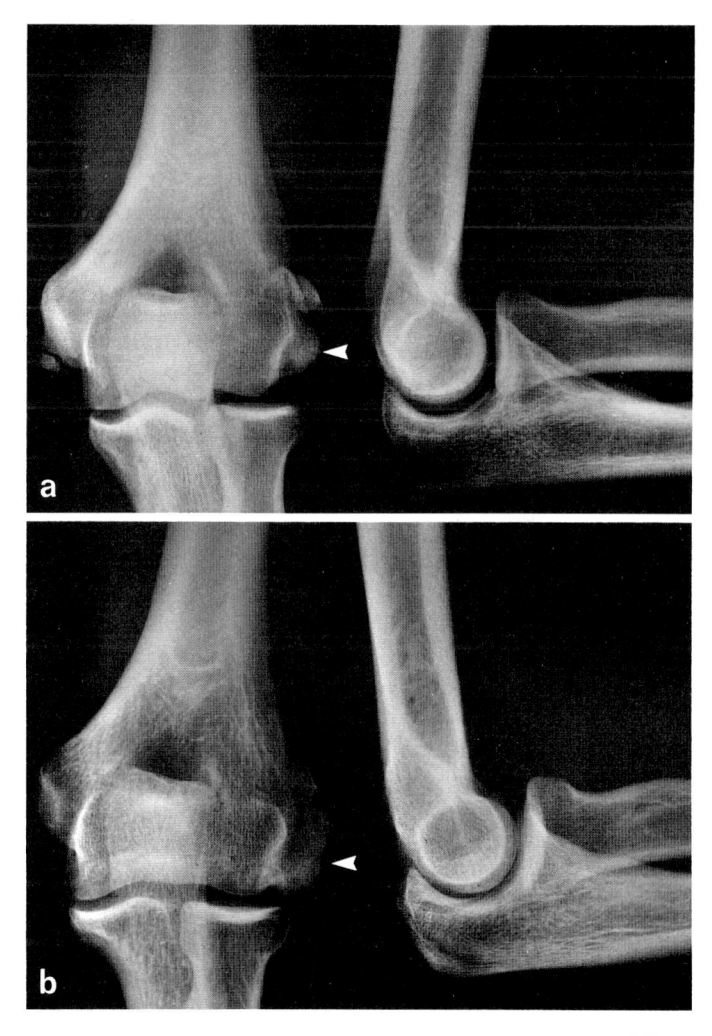

Abb. 1a, b. Große radiale, auftreibungsartige Verkalkung am Epicondylus lateralis. **a** 27jähriger Ringer, 6 Jahre nach Luxation und Operation, leichte Beschwerden beim Gewichtstraining, kein Ringen mehr, **b** 38jähriger Judoka, 5 Jahre nach Luxation und konservativer Therapie, leichte Beschwerden, weiterhin Judo

Eine Bewegungseinschränkung von mehr als 10° im Vergleich zur Gegenseite bestand nur bei je einem Patienten nach Operation und nach konservativer Behandlung. Einen Ringer störte jedoch eine Flexionseinschränkung von 5° beim Gewichtstraining. Besondere Aufmerksamkeit wurde der klinischen Testung der seitlichen Gelenksstabilität gewidmet, da uns hierüber keine Angaben aus der Literatur bekannt waren. Das unverletzte Ellbogengelenk war auf der radialen Seite bei keinem Patienten aufklappbar, 9mal wurde auf der ulnaren Seite eine Valgusaufklappbarkeit bis zu 5° gefunden. Bei den konservativ Behandelten fand sich einmal radial eine verminderte Stabilität (1+ = 5°), ulnar viermal eine 1+, zweimal eine 2+ (5–10°) verminderte Stabilität. Auch nach Operation konnte zweimal eine 1+, ein mal eine 2+ verminderte Stabilität festgestellt werden.

Radiologische Veränderungen im Sinne einer eindeutig beginnenden Arthrose zeigten sich bei keinem Patienten nach einer durchschnittlichen Nachkontrollzeit von 6 Jahren (2–12 Jahren). Die nach Ellbogenluxationen typischen Verkalkungen waren sowohl bei den konservativ als auch operativ behandelten Gelenken zu sehen. Nur 5 Patienten hatten ein radiologisch völlig unauffälliges Ellbogengelenk. Bei zwei Ringern und einem Judoka hatte sich nach der Ellbogenluxation eine auftreibungsartige Verkalkung am Epicondylus lateralis gebildet, ähnlich den Veränderungen wie sie auf der ulnaren Seite bei Judoka, Speerwerfern und Baseballspielern in Folge repetitiver Valgustraumata bekannt sind (Abb. 1). Leichte subjektive Beschwerden im Alltag oder beim Sport gaben 8 konservativ und 4 operativ behandelte Patienten an. Es handelte sich dabei um diffuse Beschwerden im Ellbogengelenk, die z. B. bei langem Schwimmen, beim Gewichtstraining oder bei langem Halten des Lenkrades beim Autofahren oder beim Hämmern auftraten. Zwei Ringer und ein Judoka hatten nach der operativ behandelten Ellbogenluxation den Sport aufgegeben. Bei dieser Entscheidung spielte ein psychischer Faktor wie Angst vor einer erneuten Verletzung mit anschließender Operation eine wesentliche Rolle. Alle konservativ behandelten Patienten betrieben weiterhin ihre Sportart. Zwei Turnerinnen verspürten zeitweise ein Schnappen im Gelenk, freie Gelenkskörper konnten radiologisch nicht nachgewiesen werden. Beschwerdefreiheit im weiteren Verlauf machte eine invasive Diagnostik überflüssig.

Diskussion

Kapsel — Bandverletzungen beim Sportler ist man im allgemeinen eher zu operieren geneigt als gleiche Verletzungen bei Patienten, die geringere funktionelle Ansprüche stellen. Rupturen der Collateralbänder des Ellbogens, wie sie bei jeder Luxation auftreten (Josefsson 1984), führen selten primär zu einer kompletten Instabilität und heilen bei konservativer Therapie mit wenigen Ausnahmen, ohne eine klinisch relevante Instabilität zu hinterlassen. Diese retrospektive Studie kann keinen Hinweis darauf geben, daß Ellbogenluxationen mit deutlicher Instabilität beim Sportler operativ behandelt werden sollten. Auch nach operativer Therapie konnte eine residuelle verminderte Stabilität beim klinischen Varus- und Valgustest gefunden werden. Periartikuläre Verkalkungen bildeten sich sowohl nach operativer wie auch nach konservativer Therapie. Ein Zusammenhang zwischen subjektiven Beschwerden, verminderter Stabilität oder radiologischem Befund konnte nicht festgestellt werden. Wesentlich scheint uns die Beobachtung, daß eine frühzeitige Mobilisation zu einer verkürzten Rehabilitationszeit führt. Wir empfehlen bei Ellbogenluxationen ohne ossäre Begleitverletzungen eine Ruhigstellung von einer Woche und für weitere zwei Wochen eine abnehmbare dorsale Schiene sowie tägliche Flexions — Extensionsübungen.

Literatur

Josefsson PO, Johnell O, Gentz CF (1984) Long-term sequelae of simple dislocation of the elbow. J Bone Joint Surg [Am] 66:6

Norwood LA, Shook JA, Andrews JR (1981) Acute medial elbow ruptures. Am J Sports Med 9:1

Priest J, Weise D (1981) Elbow injury in women's gymnastics. Am J Sports Med 9:5

Die Band- und Kapselverletzungen der Hand im Sport

K. Wilhelm, J. Bauer und J. Pfeifer

Chirurgische Klinik Innenstadt und Chirurgische Poliklinik der Ludwigs-Maximilians-Universität (Dir.: Prof. Dr. med. L. Schweiberer), Nußbaumstraße 20, D-8000 München 2

Sportler neigen zum Dissimulieren und sind schmerzgewohnter als Büromenschen. Nicht alle gehen so vorbildlich zum Arzt wie es wünschenswert wäre. Aber: Handverletzungen sind nie Bagatelltraumen!

Die Diagnostik fußt einerseits auf der klinischen, andererseits auf der radiologischen Untersuchung. Bei den Olympischen Spielen in Los Angeles wurden erstmalig tragbare Mini-C-Bögen zur Durchleuchtung auf dem Sportplatz eingesetzt.

Die Schwanenhalsdeformität tritt auf, wenn der palmare Anteil der Kapsel des proximalen Interphalangealgelenkes zerrissen ist. Es besteht OP-Indikation (Naht der Kapsel).

Die Verletzung des ulnaren Collateralbandes am Daumengrundgelenk ist eine Verletzung, die die Gebrauchsfähigkeit der gesamten Hand gefährdet. Besteht gegenüber der gesunden Seite nur eine geringe Aufklappbarkeit, so kann man mit konservativer Behandlung (4–5 Wochen Gips) gute Ergebnisse erzielen. Besteht jedoch eine Aufklappbarkeit von mehr als 20 Grad, ist die OP-Indikation gegeben, denn häufig gleitet das Band nach proximal und tritt am proximalen Rand der Adductorenaponeurose nach oben. Ein knöcherner Ausriß wird reponiert und fixiert. Nach 5 Wochen Gips wird mit der Krankengymnastik begonnen. Ohne Blutleere in Lokalanästhesie zu operieren sollte man dem Erfahrenen überlassen, weil die Übersicht nicht gut ist und man evtl. unter Zeitdruck operiert. Sicherer ist säuberliche Darstellung in Blutleere.

Bekannt sind die lang anhaltenden Beschwerdebilder im Bereich der Grundgelenke der Langfinger nach Stauchungsverletzung. Außer einer geringen Schwellung und schmerzhaften Spreizung, einer Beugehemmung mit Einsinken des Knöchels unter Niveau ist nichts festzustellen. Gehaltene Aufnahmen weisen in sinnvoller Weise die Aufklappbarkeit nach: ihre Behandlung mittels Naht des Collateralbandes am Grundgelenk ist einfach und beendet den oft jahrelang bestehenden Beschwerdezustand.

Eine ähnliche Problematik ergibt sich bei Fingerluxationen. Einfache Luxationen werden durch Zug und Druck reponiert. Gelingt die Reposition nicht, ist offen, d. h. operativ zu reponieren. Im einfachsten Fall genügen 10 Tage Immobilisierung mit anschließender Fesselung an den Nachbarfinger.

Luxationen im Daumengrundgelenk sind häufig nur operativ angehbar. Eine persistierende Luxation ergibt sich durch Interposition von Gelenkkapselanteilen, Interposition von Sesambeinen, Umschlingung des MC-Köpfchens mit Lumbricalis- oder Beugesehne. Wenn die anatomische Stellung des Gelenkes nach „Reposition" nicht ausreicht oder im Röntgenbild eine Subluxation besteht, ist die Operation indiziert.

Auch bei den Seitenbandrissen an den proximalen Interphalangealgelenken der Langfinger muß operiert werden. Die Operation im Frühstadium ist einfach und übersichtlich. Ist das proximale Interphalangealgelenk einmal dick und vernarbt, ist die Situation unübersichtlich und läßt keine guten postoperativen Ergebnisse erwarten.

Bei unkontrollierten Stürzen treten insbesondere Verletzungen des Handgelenkes auf, die komplexer Natur sind: Kapselbandverletzungen, Luxationen, Frakturen und Kombinationen der genannten Verletzungen.

Nur die standardisierten gehaltenen Aufnahmen können bei Diskrepanz zwischen Klinik und Röntgenbild weiterhelfen. Wegen des hohen Aussagewertes kann man sich nicht mit einfachen gehaltenen Aufnahmen begnügen, sie weisen Unsicherheitsfaktoren auf. Die Durchführung der standardisierten Aufnahmen wird am Beispiel eines Probanden gezeigt.

Mit dieser Spezialuntersuchung lassen sich viele sonst verkannte Verletzungen darstellen.

1. Die frische Scaphoidfraktur: sie klafft auf!

2. Die scaphoideolunäre Dissoziation. Die Untersuchungen von Palmer haben gezeigt, daß nach dem Sturz auf das Handgelenk die Bandstrukturen zwischen Scaphoid und Lunatum sowie auf der Palmar- und Dorsalseite zerreißen können. Daß eine Dissoziation erreicht wird, dazu bedarf es also umfangreicher Bandrisse, insbesondere der festen, dicken palmaren Intrinsicbänder. Die Zerreißung des äußeren Bandapparates verursacht eine Kippung und Drehung des Scaphoids gegen das Lunatum, das Scaphoid überragt mit seiner dorsalen Kante den Radius. Die Dissoziation ist eine absolute Indikation zur Operation. Diese wird als Fesselungsoperation durchgeführt mit Hilfe eines Sehneninterponates zur Fesselung von Lunatum und Scaphoid (Palmaris longus-Sehne). Man kann sagen, daß frische Dissoziationen schwer zu diagnostizieren, aber leicht zu operieren sind. Alte Dissoziationen sind leicht zu diagnostizieren, aber schwer zu reparieren.

Für die perilunäre Luxation gilt das Gleiche. Im Seitenbild verläuft die Unterarmachse durch die Mitte des Mondbeines. Bei volarer bzw. dorsaler Verschiebung des Lunatums weicht die Lunatumachse deutlich von der Unterarmachse ab, die Abweichung kann in Graden als Maß für die Luxation angegeben werden. Die frische Lunatumluxation und die perilunäre Luxation sind aufgrund unserer Erfahrungen immer operativ zu versorgen, weil die Reposition des Carpalknochens und eine Bandnaht erforderlich sind. Ebenso erfordert die transscaphoidale, perilunäre Luxationsfraktur die sofortige Operation.

Die standardisierten gehaltenen Aufnahmen erleichtern auch die Diagnose ungewöhnlicher Frakturen, z. B. der Lunatumfraktur, der Triquetrumfraktur, der Hamatumfraktur.

Die ulnare und radiale Aufklappbarkeit des Handgelenkes sind ebenfalls nur durch gehaltene Aufnahmen zu diagnostizieren. Anhand einiger Beispiele wird verständlich, was unter radialer bzw. ulnarer Aufklappbarkeit zu verstehen ist. In beiden Fällen wird diese Form der Instabilität des Handgelenkes nach Diagnosestellung konservativ behandelt, d. h. mit drei Wochen Ruhigstellung.

Die Arthrographie ist die zweite Stütze bei der Handgelenksdiagnostik. Erst mit ihrer Hilfe lassen sich Discus triangularis-Verletzungen erkennen und der operativen Versorgung mittels Direktnaht oder Exstirpation zuführen. Jahrealte ulnare Handgelenksschäden behandeln wir mittels einfacher Ulnaverkürzungsosteotomie, d. h. ohne im Bereich des Ulnaköpfchens einzugehen.

Die Handgelenks-Arthrographie erlaubt die Diagnose der Kapselbandverletzungen. Meist wird man nur ruhigstellen können, nur in ausgewählten Fällen wird man operieren können.

Als Beispiel wird der Krankheitsverlauf bei einem erfolgreich operierten Motorradsportler zitiert.

Eine Woche nach Sturz auf das rechte Handgelenk litt der Patient an persistierenden Handgelenksschmerzen mit Schonhaltung.

Arthrographisch gelang der Nachweis eines Kontrastmittelaustrittes nach palmar. Aufgrund des deutlich abgrenzbaren Befundes erfolgte der Entschluß zur Operation. Von einem KTS-Schnitt aus wurde der gelockerte Carpaltunnelboden mit vier Vicryl-Donati-Nähten gerafft. Anschließend wurde die Hand in leichter Volarflexion für drei Wochen ruhiggestellt. Dann erfolgte die Freigabe und die krankengymnastische Übungsbehandlung.

Ein Jahr später zeigte sich arthrographisch eine dichte Kapsel bei voller Funktion im Handgelenk.

Sportschäden

Frühdiagnostik stumpfer Weichteiltraumen im Sport durch Ultraschall

F. Glaser, W. Knopp und J. Bierwirth

Chirurgische Universitätsklinik und Poliklinik Berufsgenossenschaftliche Krankenanstalten „Bergmannsheil" (Dir.: Prof. Dr. med. G. Muhr), Hunscheidtstraße 1, D-4630 Bochum

Die Ultraschalldiagnostik hat in den letzten 10 Jahren in der Erkennung von Gewebestrukturen stürmische Fortschritte gemacht, vordergründig in der Inneren Medizin und Gynäkologie. Das Interesse der Chirurgie, Traumatologie und Orthopädie für dieses anwendungseinfache, nicht invasive Verfahren liegt nahe.

Vor allem drei Ziele sind es, die verfolgenswert erscheinen:
1. Die Reduktion von Aufnahmen bei verschiedenen röntgenintensiven Untersuchungen.
2. Die Verfeinerung der Diagnostik.
3. Die Möglichkeit, bisherige Untersuchungstechniken in partiellen Bereichen zu ergänzen.

Ziel der von uns durchgeführten Untersuchung war es, die Möglichkeiten der Ultraschalldiagnostik bei Weichteiltraumen im Sport im Vergleich mit der Klinik und Radiologie auszuloten.

Patientengut und Methodik

Im Zeitraum vom 1. 5. 1986 bis 1. 10. 1986 haben wir 120 Sportverletzte, 86 Männer und 34 Frauen, im Alter von 14 bis 46 Jahren (im Durchschnitt 24,6 Jahre) von der Ambulanz aus der Ultraschalldiagnostik zugeführt.
 Zur Ultraschalldiagnostik benutzten wir den LSC 7000 von Picker International entweder mit einem 5-MHz-Sector-Scanner oder einem 3,5-MHz-Parallel-Scanner.

Ergebnisse

Ursache der Verletzung war 58mal das Fußballspiel, 16mal entstand die Verletzung beim Handball.
 Volleyball und Eissport waren in je 9 Fällen verantwortlich, der Basketballsport in 22 Fällen. Judo und Surfen war mit 2 und 4 Fällen beteiligt (s. Tabelle 1).
 22mal war die obere und 98mal die untere Extremität betroffen (s. Tabelle 2).
 Durch Klinik und Ultraschall zusammen fand sich in 48 Fällen ein intramusculäres Hämatom, in 9 Fällen ein Muskelfaserriß. Die klinischen Diagnosen Muskelzerrung und Prellung wurden 10 und 13mal gestellt. 8mal fand sich eine Achillessehnenruptur oder -teilruptur. 16mal konnte bei Sprunggelenksdistorsionen mit dem Ultraschall ein intakter Bandapparat gefunden werden, 14mal war dieser gerissen. Je 1mal fand sich eine Rotatorenmanschettenruptur und Bicepssehnenruptur (s. Tabelle 3).

Tabelle 1. Verletzungsursache

Fußball	58 Fälle
Handball	16 Fälle
Volleyball	9 Fälle
Basketball	22 Fälle
Judo	2 Fälle
Eissport	9 Fälle
Surfen	4 Fälle

Tabelle 2. Verletzungsort

Obere Extremität		22 Fälle
Schulter	4 Fälle	
Oberarm	14 Fälle	
Unterarm	4 Fälle	
Untere Extremität		98 Fälle
Oberschenkel	18 Fälle	
Unterschenkel	29 Fälle	
Achillessehne	12 Fälle	
oberes Sprunggelenk	30 Fälle	
Fuß	9 Fälle	

Tabelle 3. Klinische und sonographische Diagnosen

Hämatom	48 Fälle
Muskelzerrung	10 Fälle
Prellung	13 Fälle
Muskelfaserriß	9 Fälle
Achillessehnenruptur	8 Fälle
Sprunggelenksdistorsion (ohne Bandruptur)	16 Fälle
Fibulo-talare Bandruptur	14 Fälle
Rotatorenmanschettenruptur	1 Fall
Bicepssehnenruptur	1 Fall

Tabelle 4. Klinische und sonographische Übereinstimmung

	Klinik	Ultraschall
Hämatom	25	48 Fälle
Prellung	42	– Fälle
Muskelzerrung	10	– Fälle
Muskelfaserriß	3	9 Fälle
Achillessehnenruptur und -teilruptur	5	8 Fälle
Sprunggelenksdistorsion (ohne Bandruptur)	13	16 Fälle
Fibulo-talare Bandruptur	17	14 Fälle
Rotatorenmanschettenruptur	4	1 Fall
Bicepssehnenriß	1	1 Fall

Diskussion

Vergleicht man die klinisch und sonographisch gefundenen Diagnosen, so erkennt man die verfeinernde und erweiternde Natur der Ultraschalldiagnostik. Während klinisch nur 25 intramusculäre Hämatome erkannt wurden, fanden sich im Ultraschall 48. Der Muskelfaserriß wurde klinisch 3mal sonographisch 9mal gefunden, Achillessehnenrupturen klinisch 5mal, sonographisch 8mal. Der Bicepssehnenriß wurde 1mal vermutet und im Ultraschall 1mal bestätigt. Von 4 klinisch diagnostizierten Rotatorenmanschettenrupturen fanden sich im Ultraschall nur 1mal bestätigt.

Insgesamt konnte die klinische Diagnose in 35 Fällen durch die Ultraschalldiagnostik erweitert werden (s. Tabelle 4).

Alle Sprunggelenksdistorsionen wurden nach der Ultraschalluntersuchung durch gehaltene Aufnahmen im oberen Sprunggelenk geprüft. 14 der 16 durch Ultraschall vermuteten intakten Bandapparate wurden durch die gehaltenen Aufnahmen bestätigt. 2mal zeigte sich auf den gehaltenen Aufnahmen eine Aufklappbarkeit, die für eine fibulotalare Bandruptur sprach.

Schlußfolgerungen

1. Die klinische Diagnose Prellung wird zuungunsten des Hämatoms zu häufig gestellt.
2. Der Muskelfaserriß wird klinisch oft übersehen, im Ultraschall aber erkannt.
3. Die Sonographie ist ein sicheres Verfahren zur Hämatom- und Sehnendiagnostik. Sehnenteilrupturen können damit besser erkannt und entsprechend behandelt werden.
4. Bei den fibulotalaren Bandrupturen scheint sich die Sonographie den gehaltenen Röntgenaufnahmen als ebenbürtig zu erweisen. Eine größere, bereits begonnene prospektive Studie bleibt abzuwarten.
5. Die Bicepssehne sowie die Rotatorenmanschette sind der sonographischen Diagnostik zugänglich, wobei auch hier größere prospektive Studien noch ausstehen.
6. Die Sonographie ist eine Möglichkeit „Gefährliches von Ungefährlichem" zu unterscheiden und erleichtert als nichtinvasives, jederzeit verfügbares Diagnoseverfahren die Entscheidung über die erforderlichen Behandlungsmaßnahmen.

Möglichkeiten und Grenzen der Echosonographie bei der Diagnostik von Sportverletzungen und Sportschäden des Berufssportlers

H.-J. Gronert und M. Weigert

Krankenhaus Am Urban, Abt. für Orthopädie und Traumatologie (Chefarzt: Prof. Dr. med. M. Weigert), Dieffenbachstraße 1, D-1000 Berlin 61

Für Berufssportler bedeuten Verletzungen des Bewegungsapparates eine Einschränkung ihrer professionellen Verfügbarkeit und in letzter Konsequenz eine Gefährdung ihrer Karriere. Eine frühzeitige und kurzfristige Erkennung und therapiebezogene Wertung der Verletzungen und Folgeschäden kann für diesen Patientenkreis deshalb existentielle Bedeutung erlangen.

Während für die Diagnostik der relativ seltenen knöchernen Verletzungen die Röntgentechnik in hochentwickelter, differenzierter Form zur Verfügung steht, ist die bildliche Darstellung der viel häufigeren Weichteilaffektionen bisher völlig unzureichend möglich gewesen. Es ist deshalb zwangsläufige Folge, daß die in verschiedensten Fachgebieten als leistungsfähige Weichteiltechnik bewährte Echosonographie zuletzt, nach Verbreitung der hochauflösenden Realtime-Geräte, auch Eingang in die Diagnostik der Weichteilaffektionen des Bewegungsapparates finden muß.

Langjährige Erfahrungen gibt es hier noch nicht. Die Masse der Lehrbücher spart dieses Gebiet noch nahezu völlig aus. Aktuelle Veröffentlichungen sind rar und betreffen überwiegend Knie- und Schultergelenk. So sind die Untersucher vorerst noch im wesentlichen auf die eigene Empirie angewiesen.

Durch die orthopädisch-traumatologische Betreuung verschiedener Mannschaften aus Fußball, Hockey, Eishockey und Handball sowie weiterer Sportler aus verschiedensten

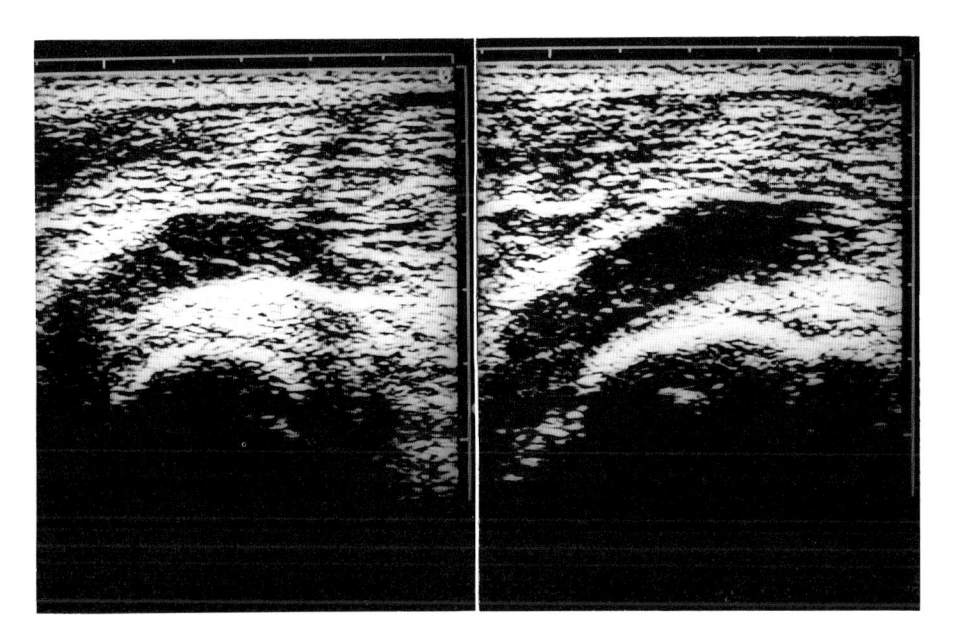

Abb. 1. M. vastus intermedius femoris: Ruptur mit Hämatom

Disziplinen in unserer Klinik wurde die Echosonographie zwangsläufig zum Helfer in vielen Verletzungsfällen.

Nach unserer Erfahrung erweitert die Ultraschalluntersuchung die Aussagemöglichkeiten für Muskulatur, Sehnen und alle nicht verknöcherten Gewebe insbesondere auch in den Fällen, die sich einer palpatorischen Untersuchung wegen tiefer Lokalisation oder wegen Schmerzen entziehen.

Gut darstellbar sind Rupturen, tiefe Hämatome, nicht palpable Cysten, Ganglien, tief liegende Vernarbungen und vergrößerte Bursen. Weichteilalterationen ohne anatomische Veränderungen sind nicht darstellbar. Hierzu gehören von den frischen Verletzungen Prellungen und Zerrungen, von den chronischen Schäden die Insertionstendopathien oder Überlastungsschäden. Ihre Diagnose ergibt sich somit per exclusionem. Muskelatrophien sind unter Umständen im Seitenvergleich durch Veränderung der Dichte fibroadipöser Septen erkennbar. Feingewebliche Veränderungen wie z. B. degenerative oder entzündliche Umbauten in kräftigen Sehnen oder in Muskeln können sonographisch gut dargestellt werden.

Die Interpretation des gewonnenen sonographischen Bildes ist somit nur möglich, wenn dem Untersucher klar ist, was er überhaupt erwarten kann. Ein sonographisches Bild aus dem Bereich des Bewegungsapparates ist deshalb nur zu interpretieren, wenn Anamnese, Funktionsstörung und Palpationsbefund bekannt sind. Bei Berufssportlern ist übrigens auch das Psychogramm von erheblicher Bedeutung. Hierzu gehört die Kenntnis seiner momentanen Leistungssituation, d. h. Verhältnis zwischen Leistungsanforderung und Leistungsfähigkeit, einfacher gesprochen: die Differenz zwischen Soll und Haben.

Auf dem Gebiet der Muskelverletzungen ist bisher, insbesondere von Trainern und Masseuren wie auch von medizinisch völlig unbedarften Vereinsfunktionären, bei Zerrungen, Verhärtungen, Faserrissen und Rupturen völlig unzureichend differenziert worden. Man kann geradezu von einem Tummelplatz für dumme Sprüche sprechen. Daraus resul-

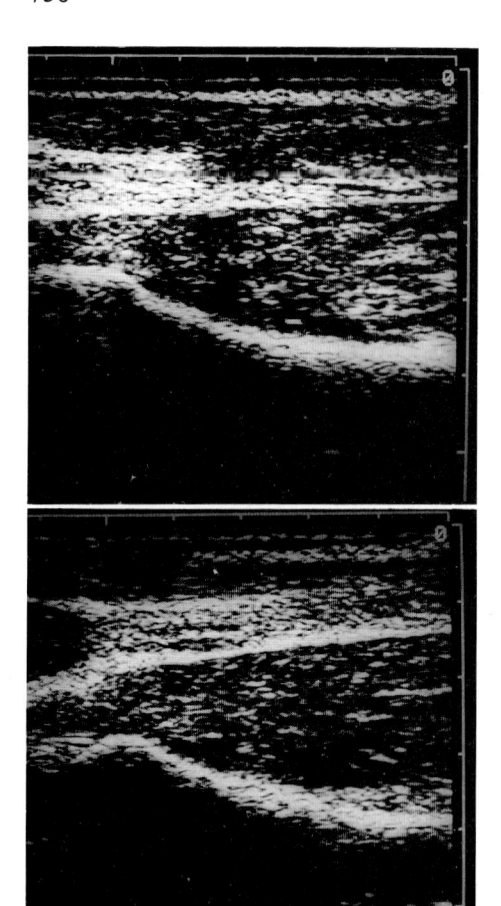

Abb. 2. Achillessehne: Teilauflösung des oberflächlichen Wandechos, Vergleich mit Gegenseite

tierte bisher eine Menge inadäquater, ja vielfach überschießender Behandlungsmaßnahmen, zum großen Teil durch medizinische Quacksalber veranlaßt. Durch Einsatz der Echosonographie haben die Sportärzte hier jetzt mehr sicheren diagnostischen Boden unter die Füße bekommen.

Im Muskelgewebe ist nach frischen Verletzungen mit geeignetem Entstehungsmodus ein echofreies Gebiet mit anschließender Schallverstärkung in der Tiefe als Kontinuitätsunterbrechung mit Hämatom zu interpretieren. So haben wir beispielsweise mehrfach in Fällen mit unklarer Quadriceps-Symtomatik ein großes Hämatom im Vastus intermedius bei Fußballern gefunden (Abb. 1).

Sind in einem echoarmen Bezirk restliche typische Gewebe-Echos fibroadipöser Septen vorhanden und fehlt eine Schallverstärkung in der Tiefe, kann auf einzelne Muskelfaser-Risse mit diffusen Einblutungen in das Gewebe gerechnet werden.

In diesem Zusammenhang ist jedoch darauf hinzuweisen, daß das gesunde Muskelgewebe verschiedener Muskeln ein unterschiedliches Echo-Grundmuster entsprechend seiner spezifischen Dichte fibroadipöser Septen aufweist. So sind beispielsweise die Gewebe-Reflexe der Adductoren sehr viel gröber und mehr dissoziiert struktuiert als die der Qua-

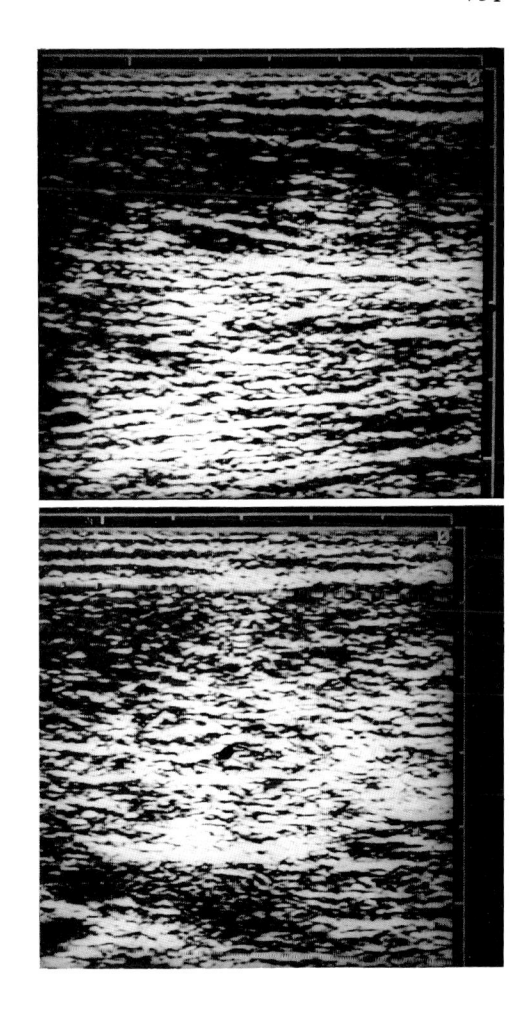

Abb. 3. M. rectus femoris: fibröse Umwandlungen in der Tiefe

driceps-Muskulatur. Objektivierbare Befunde sind deshalb nur im Seitenvergleich erzielbar. — Eine Verdeutlichung bei Zweifel über das Ausmaß einer Muskelverletzung kann durch dynamische Untersuchung erzielt werden. Das Muskel-Reflex-Muster wird unter wechselnder Muskel-Kontraktion und -Entspannung beobachtet. Die Muskelstümpfe werden deutlicher.

Liegt das Verletzungsereignis länger zurück, ist ein echofreier Raum in der Muskulatur als Serom, bei scharfer Berandung als Cyste anzusehen. Ist das Echo-Grundmuster eines Muskels herdförmig verdichtet oder auch homogener, so ist eine Vernarbung mit entsprechen Ersatz des Muskelgewebes durch fibröses Material anzunehmen; die fibroadipösen Septen sind dann in der Regel schlechter abgrenzbar.

Rupturen von Sehnen sind an der meist unscharfen Kontinuitätsunterbrechung des sogenannten ,,Vorderwand"- und des ,,Rückwand"-Echos einer Sehne erkennbar, die durch das echoreiche Peritendineum gebildet werden. Ist nur ein Wand-Echo unterbrochen, kann es sich, je nach Anamnese, um eine partielle Ruptur oder eine entzündliche bzw. degenerative Teilläsion handeln (Abb. 2).

Strukturverdichtungen im sonst weitgehend homogenen Sehnengewebs-Echo sprechen für narbige Umwandlungen. Dies hat Bedeutung bei der seitenvergleichenden Darstellung von Sehnen bei schwierig einzuordnenden funktionsabhängigen Beschwerden, wie sie sowohl nach stattgehabten Teilrupturen oder aber auch durch entzündliche Veränderungen aufteten können.

Eine sonographische Darstellung von Bandrupturen ist möglich, in den meisten Fällen jedoch nicht von entscheidender Wichtigkeit; denn sie sind ja überwiegend mit den bisher allgemein üblichen Mitteln erkennbar. Die Bedeutung der sonographischen Untersuchung hingegen liegt unseres Erachtens bei den Verletzungen, die bisher nicht ausreichend sicher einzuordnen gewesen sind.

Ein weiterer Gewinn liegt bei der Sonographie darin, daß sie sich durch Strahlenfreiheit und nicht-invasive Technik dazu eignet, bei Weichteilverletzungen Verlaufskontrollen durchzuführen und somit Wiederaufnahme und Art des Trainings von den darstellbaren geweblichen Veränderungen, insbesondere auch unter der dynamischen Sonographie-Untersuchung, abhängig zu machen (Beispiel: Abb. 3).

Die aufgezeigten Einblicke sind Ergebnisse aus der Praxis der vergangenen zwei Jahre. Zunehmende Verbreitung und fortentwickelte Standardisierung dieser diagnostischen Methode werden die Chancen insbesondere für die Sportler verbessern, die ihre Gesundheit durch berufliche Verpflichtungen in besonders hohem Maße aufs Spiel setzen, so daß sie gegen gesundheitsgefährdende Funktionärsinteressen besser geschützt sind.

Ektopische Verkalkungen nach Sportverletzungen

W. Pörschke

Orthopädische Klinik und Poliklinik der Justus-Liebig-Universität (Dir.: Prof. Dr. med. H. Rettig), Paul-Meinberg-Straße 3, D-6300 Gießen

Die Myositis ossificans circumscripta traumatica, wie sie z. B. auch nach Sportverletzungen beobachtet wird, unterscheidet sich von den anderen Formen der Myositis ossificans klinisch in erster Linie dadurch, daß sie streng lokalisiert bleibt.

Obwohl dieses Krankheitsbild als Myositis ossificans traumatica bezeichnet wird, ist dies als Fehlbezeichnung anzusehen, da im Muskel selbst histologisch keine Entzündung vorliegt, sondern der Muskel degenerativ geschädigt ist. Für die entstehenden Verkalkungen werden ursächlich Blutungen in oder um die Muskulatur angenommen, bedingt durch eine Metaplasie der pluripotenten Bindegewebszellen. Die Annahme einer Bindegewebszellenmetaplasie hat die frühere Theorie einer vom Periost ausgehenden Verkalkung abgelöst. Sicherlich spielen individuell disponierende Faktoren für das Entstehen von ektopischen Verkalkungen nach Sportverletzungen eine Rolle, denn sonst müßten bei der Häufigkeit von Muskelverletzungen im Sport eine größere Anzahl von posttraumatisch entstandenen Verkalkungen zur Beobachtung kommen.

Ebenso können Verknöcherungen ausgelöst werden durch verfrüht einsetzende Behandlungsmaßnahmen. Sei es durch intensives Massieren des Verletzungsgebietes oder sei es durch die ständige Weiterbelastung trotz auftretender Schmerzen.

Die Diagnose macht in den meisten Fällen durch das in der Anamnese eruierbare Trauma und die nach ca. 4 Wochen im Röntgenbild auftretende Weichteilverschattung keine Schwierigkeiten. Röntgenologisch findet sich zunächst nur eine Verdichtung des Weichteilschattens, begleitende Knochenveränderungen fehlen. Schleierhafte Kalkeinlagerungen sind erst 3–4 Wochen nach dem Trauma nachweisbar. Der im Zuge der nachfolgenden „Reifung" ausgebildete Knochen weist später sämtliche radiologischen Eigenschaften eines normalen Knochens auf. Die Abgrenzung zum juxtacorticalen Osteosarkom kann zuweilen schwierig sein, besonders wenn die Myositis ossificans circumscripta an den Prädilektionsstellen dieses Sarkoms vorkommt.

Das histologische Bild einer entstehenden Myositis ossificans circumscripta kann, wenn die Biopsie aus den inneren Zonen erfolgte, leicht als Sarkom fehlgedeutet werden, denn lediglich in der äußeren Zone der Läsion kommen unreife Knochengewebsbälkchen und Knorpelherde mit dazwischen liegendem proliferierenden Fasergewebe vor.

Im Zentrum findet man histologisch ein spindelzelliges, stark proliferierendes Gewebe mit Zell- und Zellkern-Polymorphien und Mitosen. Zwischen diesen beiden Zonen liegt ein Abschnitt osteoid-produzierenden Gewebes. Nur wenn die Biopsie alle drei Zonen erfaßt, wird die histologische Diagnose fehlerfrei zu stellen sein.

Im Vordergrund der therapeutsichen Maßnahmen nach Muskelverletzungen sollte initial die Reduzierung der sportlichen Belastung erfolgen. Nachfolgend kämen dann resorptionsfördernde Salben und lokale Wärmeapplikationen zur Anwendung, in Verbindung mit aktiven Bewegungsübungen. Gewebsreize setzende therapeutische Maßnahmen wie z. B. Massage und passive Moblisierung sollten unterbleiben, anderenfalls kann eine Myositis ossificans circumscripta geradezu provoziert werden.

In der Orthopädischen Universitätsklinik Gießen kamen in dem Zeitraum 1975–1986 insgesamt 13 Fälle von Myositis ossificans traumatica zur Behandlung. Alle Patienten waren männlichen Geschlechtes. Betroffen waren die Ballspielarten Fußball, Handball und Rugby. Ein Patient zog sich die Verletzung beim Jogging zu. Gemeinsam war allen Patienten, daß sie erst nach mehr oder weniger intensiv durchgeführten therapeutischen Maßnahmen zur Behandlung in unsere Klinik kamen.

Von den Verletzungen betroffen waren in 7 Fällen das Becken, wobei es sich in 6 Fällen initial um traumatisch bedingte knöcherne Ausrisse an der Spina iliaca anterior inferior handelte. 5 Patienten zeigten eine Verknöcherung im Bereiche des proximalen bzw. mittleren Drittels des Oberschenkels. Bei einem Patienten war die Verkalkung im Bereiche des proximalen Drittels des lateralen Unterschenkels lokalisiert.

Die Patienten, welche die Veränderungen im Oberschenkel- bzw. Unterschenkelbereich hatten, wurden bis auf eine Ausnahme konservativ behandelt, wobei wir bei allen Patienten nachfolgend wieder volle sportliche Belastbarkeit erreichten. Ein Patient kam zu uns, nachdem die auswärtige Voroperation wegen der Nähe der Gefäße im Adductorenbereich abgebrochen worden war.

7 Patienten wurden operativ versorgt, davon 5 in Kombination mit Diphosphonaten. 2 weitere Patienten wurden postoperativ für die Dauer des stationären Aufenthaltes mit einem Muskelrelaxans therapiert.

Wir gaben Diphosphonate 4 Wochen vor dem operativen Eingriff und für weitere 6 Monate postoperativ, um eine Schutzwirkung von Wiederverkalkungen nach operativer Ausräumung zu erreichen, wie sie von Russell et al. 1971 beschrieben wurde. In 4 Fällen lag zwischen Operationszeitpunkt und stattgehabtem Trauma mindestens ein Zeitraum von 1 Jahr, wobei 1 Patient erst nach 5 Jahren bzw. nach 10 Jahren posttraumatisch zur operativen Versorgung kam. In allen diesen operativ versorgten Fällen konnten wir bei Nachuntersuchungen nach 1/2 Jahr keinen Hinweis für ein Rezidiv finden.

Ein Patient wurde von uns 3 Monate nach erstmaligem Auftreten von Hüftschmerzen bei nachgewiesener ektopischer Verkalkung operiert, in Kombination mit Diphosphonat. Hierbei kam es jedoch im Laufe der ersten 6 Monate postoperativ erneut zu Verkalkungen, wobei dann das Ausmaß größer war als präoperativ.

Da auch bei den von uns operativ versorgten und nachfolgend mit einem Muskelrelaxans behandelten Patienten im Laufe des ersten 1/2 Jahres nach der operativen Versorgung sowohl klinisch als auch röntgenologisch kein Hinweis für eine erneute Verkalkung bestand, wobei auch hier der Zeitpunkt zwischen Operation und stattgehabtem Trauma mindestens 1 Jahr betrug, glauben wir sagen zu können, daß bei der operativen Versorgung der Myositis ossificans traumatica nicht unbedingt die Begleitmedikation eine wesentliche Rolle zur Verhütung von Rezidiven spielt, sondern daß eher der Zeitpunkt der Operation nach dem Trauma den entscheidenden Faktor darstellt. Die Operation sollte dann durchgeführt werden, wenn röntgenologisch eine Ausreifung, gegebenenfalls szintigraphisch keine Aktivitätsanreicherung in dem betroffenen Gebiet mehr nachweisbar ist.

Differentialdiagnostik des akuten Muskelschmerzes bei Hochleistungssportlern − MRI kontrolliertes Follow-up

S. Döhring[1], J. Kapellmann[1] und J. Assheuer[2], E. Hille[1], M. Goertzen[1] und K. P. Schulitz[1]

[1] Orthopädische Klinik und Poliklinik der Universität (Dir.: Prof. Dr. med. K.-P. Schulitz), Moorenstraße 5, D-4000 Düsseldorf 1
[2] Institut für Kernspintomographie (Leiter: Dr. med. J. Assheuer), Genovevastraße 24, D-5000 Köln 80

Einleitung

Immer wiederkehrende Pressemitteilungen, die über Sportler mit „schwerausheilenden Muskelzerrungen" berichten, wo sich charakteristischerweise die verletzten Sportler wiederholt scheiternden Belastungsversuchen unterziehen, betreffen fraglos fehldiagnostizierte Muskelverletzungen oder nicht völlig ausgeheilte Muskelfaserrisse.

Bei ausgeprägter Symptomatik sind Muskelzerrung und Muskelriß unschwer zu unterscheiden. Oftmals ergeben sich jedoch dann differentialdiagnostische Schwierigkeiten, wenn z. B. bei einem Muskelfaserriß die typischen Symptome wie „Stockschlag- oder Steintrefferphänomen", Bluterguß und Dehiscenz nicht feststellbar sind. Der Ausbildungsgrad der genannten Symptome ist sicher lokalisationsabhängig. Die Notwendigkeit im Hochleistungssport zwischen Muskelfaserriß und Muskelzerrung zu unterscheiden, ist einmal begründet in den therapeutischen Maßnahmen und zum andern ein Hinweis auf den sehr differenten Verlauf und dem damit verbundenen zeitlichen Aspekt hinsichtlich Reparation und Wiedereinsetzbarkeit im Hochleistungssport [7]. Muß der Athlet Training oder Wettkämpfe schmerzbedingt abbrechen, so ist die Betroffenheit groß, bei Sportlern, Vereinen und nicht zuletzt bei den Ärzten [1].

Differentialdiagnostik traumatischer Muskelerkrankungen

Die normale quergestreifte Muskulatur stellt sich im Kernspintomogramm aufgrund der langen T1-Relaxationszeit und der relativ kurzen T2-Relaxationszeit sowohl im T1- als auch im T2-gewichteten Protonendichtebild mit geringer Signalintensität dar [4, 6].

Die Erhöhung des extracellulären Wassergehaltes bewirkt eine Verlängerung beider Relaxationszeiten, so daß eine entsprechende Läsion im T2-gewichteten Bild heller und im T1-gewichteten Bild dunkler als die normale quergestreifte Muskulatur erscheint. Dieser Vorgang ist kennzeichnend für die Muskelzerrung.

Kommt es zu einer Kontinuitätsunterbrechung im Muskelgewebe wird aufgrund der begleitenden Blutung die Läsion im T1-gewichteten Bild signalintensiver. (Umwandlung von Hämoglobin in Methämoglobin, wobei Methämoglobin paramagnetische Eigenschaften hat) [2, 3, 4]. Zusätzlich läßt sich die Dehiscenz der Muskelfasern nachweisen.

Material und Methode

Die kernspinresonanzthomographische Untersuchung wurde mit einem Picker International 2035 bei 0,15 Tesla durchgeführt. In koronarer, sagittaler und transversaler Schnittführung wurden Bilder im Inversion-Recovery Verfahren (IR 2080-500) und Spinecho-Verfahren (SE 1540-40 und 2200-120) erstellt. Um den Verletzungsverlauf zu beobachten und zu dokumentieren, wurden diese Untersuchungen am 3. und 4. Tag, sowie 4 und 8 Wochen posttraumatisch wiederholt. Von 15 Profi- bzw. Hochleistungssportlern klagten 13 über Beschwerden in der Beugemuskulatur des Oberschenkels (medialer Bicepskopf) und 2 über Beschwerden im Bereich der Streckmuskulatur des Unterschenkels (M. soleus). Die von uns untersuchten Hochleistungssportler klagten bei der Untersuchung über erhebliche Beschwerden bei geringster Belastung. Am häufigsten war die Beugemuskulatur des Oberschenkels betroffen (Tabelle 1). Die Verletzungen erfolgten signifikant häufiger beim Training

Tabelle 1. Lokalisation von Muskelverletzungen bei 15 Hochleistungssportlern

	M. biceps femoris	M soleus	Total
Fußball	5	1	
Leichtathletik (Hürdenläufe)	4	1	
Volleyball	3		
Handball	1		
	13	2	15

Tabelle 2. Verletzungshäufigkeit Training — Wettkampf

	Training	Wettkampf	Total
Fußball	4	2	
Leichtathletik	5	—	
Volleyball	1	1	
Handball	1	—	
	12	3	15

(Tabelle 2). Zur Differenzierung von Muskelfaserriß und Zerrung wurde eine kernspintomographische Untersuchung veranlaßt. In dem von uns untersuchten Patientengut wurden kernspintomographisch ausschließlich Muskelfaserrisse diagnostiziert. Unter konservativer Behandlung wurde der Heilungsverlauf der oben geschilderten Weise kernspintomographisch kontrolliert.

Ergebnisse

In allen untersuchten Fällen fand sich bei der Initialuntersuchung (0,5—24 h posttraumatisch) ein Band hoher Signalintensität in dem T2-gewichteten Bild entsprechend der lädierten Muskelregionen (medialer Kopf des M. biceps femoris, n = 13, sowie im M. semimembranosus, n = 1, und im medialen Kopf des M. gastrocnemius, n = 1). Die Ausdehnung des pathologischen Substrats im Kernspintomogramm zeigte eine weit größere Ausdehnung als die angegebene Schmerzregion. In 10 Fällen konnte unabhängig von der Lokalisation im mäßiggradig T2-gewichteten Bild die Muskeldehiscenz nachgewiesen werden (Abb. 1). Es handelt sich hierbei um Defekte mit einer Ausdehnung größer als 1 cm^2. Charakteristischerweise breitete sich das Areal hoher Signalintensität nach caudal in Muskelfaserrichtung und Loge aus.

Das T2-/T1-gewichtete Bild (IR 2500-500) zeigte zumeist, wenn auch nicht mit gleicher Ausdehnung dieses Areal mit verminderter Signalgebung, wobei in den cranialen Anteilen, manchmal auch strangförmig nach caudal ziehend, eine höhere Signalintensität als Ausdruck des Hämatoms objektiviert werden konnte.

Die Heilungsdauer war naturgemäß abhängig vom Ausmaß der ursprünglichen Verletzung. Subjektiv gaben ausnahmslos alle Patienten nach ca. 4 Wochen posttraumtisch unter normaler Belastung und nach konservativer Therapie Schmerzfreiheit an. Zu diesem Zeitpunkt jedoch fanden sich im T2-gewichteten kernspintomographischen Bild weiterhin Zonen mit erhöhter Signalintensität — wenn auch nicht in ursprünglicher Ausdehnung. Das T1-gewichtete Protonendichtebild zeigte zu diesem Zeitpunkt im Verletzungsareal nur noch eine leicht veränderte Signalintensität (Abb. 2). Bei minimaler Traumatisierung der Muskulatur im Sinne eines Faserrisses war nach 4 Wochen bei subjektiver Beschwerdefreiheit auch im kernspintomographischen Bild ein pathologischer Befund nicht mehr sicher nachweisbar (Abb. 3).

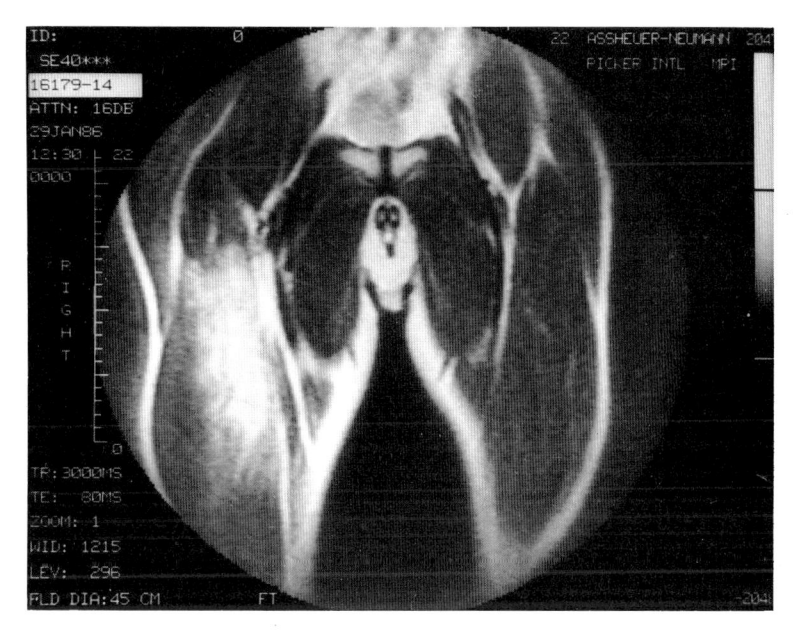

Abb. 1. Sagittaler Schnitt durch den verletzten Muskel (M. biceps femoris rechts). Die Spin-Echo-Sequenz zeigt das Ödem und das ausgetretene Blut als Zone hoher Signalintensität (SE 40)

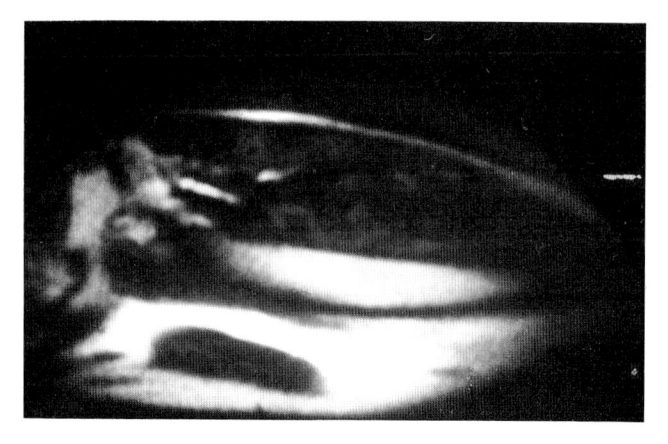

Abb. 2. Muskelfaserriß. Signalintensive Bezirke entsprechen dem begleitendem Hämatom (0,5 h posttraumatisch, IR 2500/500)

Diskussion

Eine Erhöhung der Signalintensität im Muskelgewebe im T2-gewichteten Bild kann durch Erhöhung des Wassergehaltes, Änderung der intra-extracellulären Wasserbalance, erhöhtem Fettgewebsanteil und Extravasaten einschließlich Blut hervorgerufen werden.

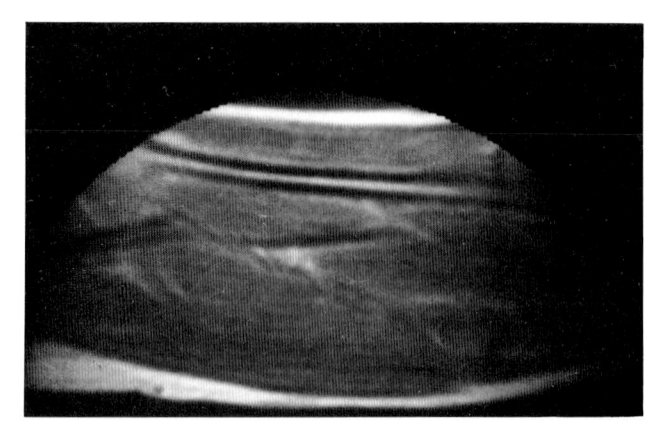

Abb. 3. Ausgeheilter Faserriß 8 Wochen posttraumatisch (IR 2500/500)

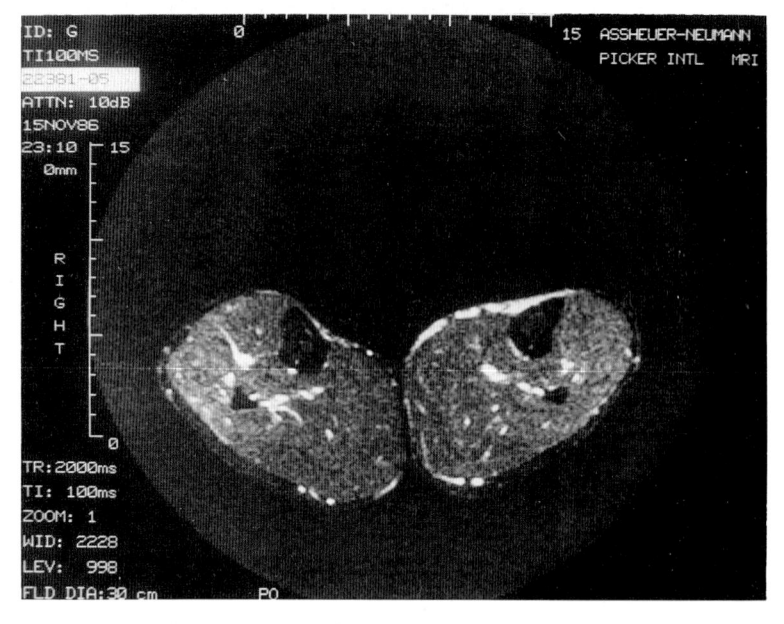

Abb. 4. STIR Sequenzen vor (Abb. 4) und nach Belastung (Abb. 5). Durch Erhöhung der venösen Flußgeschwindigkeit (Muskelpumpe) und Belastung Verminderung der Signalintensität im low-flow Gebiet

Die Unterscheidung zwischen Fett und Ödemen gelingt am ehesten durch Phasenkontrastaufnahmen (FID) oder unter Ausnutzung der verschiedenen T1-Relaxationszeiten im Short Time Inversion Recovery-Verfahren (STIR). Bluthaltige Extravasate können aufgrund der paramagnetischen Eigenschaften des Methämoglobins von Fettgewebe in ihrem Signalverhalten unterschieden werden. Blutige Extravasate sind schon als Herdbefund, (Raumforderung) morphologisch von physiologischem Fettgewebe zu trennen.

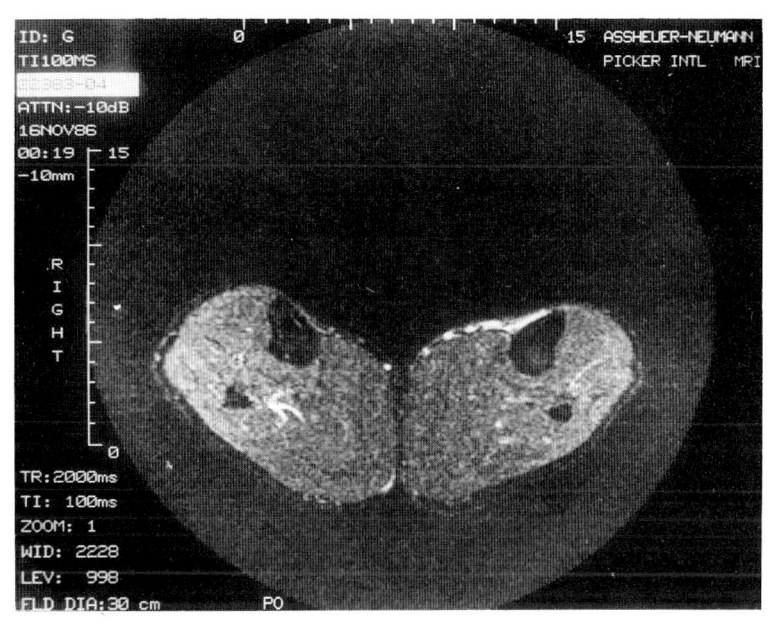

Abb. 5. S. Legende zu Abb. 4

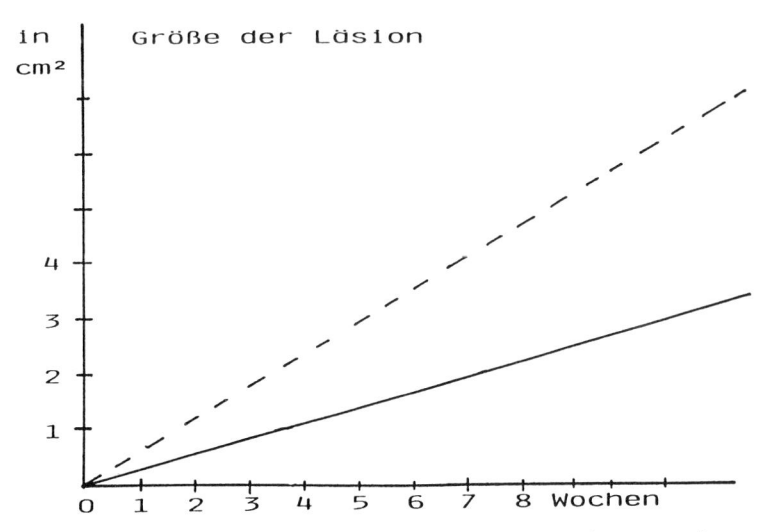

Abb. 6. Zeitliche Abhängigkeit zwischen subjektiver Beschwerdefreiheit (gestrichelt) und fehlendem Substrat im MRI (durchgezogene Linie)

Traumatisierungen von Muskelgewebe ohne Kontinuitätsverlust (Zerrung) führen pathophysiologisch immer zu einer Ödematisierung des traumatisierten Gewebes. Ähnliche Vorgänge sind bei extremer, anaerober Muskelbelastung bekannt [5], wobei es durch die besondere Stoffwechsellage zu einer Verschiebung von intra- und extracellulärem Wasser kommt (Abb. 4, 5). Aus diesen Überlegungen und aus den Ergebnissen unserer Untersuchung ist leicht verständlich, daß gerade die Differenzierung zwischen Riß und Zerrung im kernspintomographischen Bild möglich ist. Selbst wenn eine Diskontinuität im Muskel durch die Kernspintomographie nicht nachweisbar ist. Auffällig war in unseren Untersuchungen die zeitliche Diskrepanz zwischen der subjektiven Schmerzfreiheit und dem MRI-Befund (Abb. 6). Wir folgern hieraus, daß die Wiederaufnahme des vollen Trainingsprogramms und des Wettkampfes erst nach dem kernspintomographischen Nachweis der Restitutio erfolgen sollte. Diese Forderung wird unterstützt durch einen eigenen Fall, bei dem frühzeitig und wiederholt mit verfrühtem Training begonnen wurde. Hierbei kam es regelmäßig zu einer objektivierbaren Befundverschlechterung im Sinne einer Zunahme erhöhter Signalintensität im T2-Bild.

Zusammenfassung

Für den Hochleistungssportler hat die differentialdiagnostische Abklärung des akuten Muskelschmerzes weitreichende Folgen. Während bei der Muskelzerrung nur eine kurzfristige Trainings- und Wettkampfpause eingelegt werden muß, ist beim Muskelfaserriß eine Sportpause von mehreren Wochen zur Ausheilung und zur völligen Wiederherstellung der Leistungsfähigkeit notwendig.

Seit 1983 wurden an der Orthopädischen Klinik und Poliklinik der Universität Düsseldorf in Zusammenarbeit mit dem Institut für Kernspintomographie MRI in Köln 15 Profi- und Hochleistungssportler wegen eines Muskelfaserrisses behandelt und einer kernspintomographischen Verlaufskontrolle zugeführt. Hierbei zeigte sich, daß die Reparationsphase des Muskels wesentlich länger als bisher angenommen dauert.

Bei zu frühzeitigem, forciertem Trainingsbeginn resultiert eine erhebliche Volumenzunahme des Kompartments und die Ausbreitung eines reaktiven Ödems als pathophysiologisches Substrat. Es besteht somit die Möglichkeit für den Profi- bzw. Hochleistungssportler ein dem Heilverlauf angepaßtes, kernspintomographisch kontrolliertes Training – mit absoluter Wettkampfpause – bis zur völligen Ausheilung des Faserrisses durchzuführen.

Die so von uns geführten Sportler waren nach entsprechender konservativer Nachbehandlung bei Wiederaufnahme ihrer sportlichen Aktivitäten ausnahmslos beschwerdefrei.

Literatur

1. Assheuer J, Bonnekoh A, Jennissen JJ (1985) Diagnostische Möglichkeiten der Kernspinresonanztomographie bei akuter Muskelverletzung. Dtsch Z Sportmed 2:35–39
2. Bradley WG, Schmidt PG (1984) 3rd Ann Meeting Soc Magn Reson Med (NY), S 77–78
3. Brooks RA, Di Chiro G, Girton M, Caporale T, Wright D, Dwyer AJ, Horne M, Murray N (1985) 4th Ann Meeting Soc Magn Reson Med (London), S 325–326
4. Dooms GC, Fisher MR, Hricak H, Higgins CB (1985) MR imaging of intramuscular hemorrhage, J Comp Ass Tomo 9:908–913
5. Hille E (1985) Persönliche Mitteilung
6. Kaiser WA, Schalke BCG, Rohkam R (1986) Kernspintomographie in der Diagnostik von Muskelerkrankungen, Fortschr Röntgenstr 145:195–205
7. Paulsen J, Bernett P, Paar D (1984) Diagnostik und konservative Therapie der Muskelverletzungen im Sport. Dtsch Z Sportmed 9:324

Pathomechanik des Innenknöchelermüdungsbruches beim Dreispringer

E. Hille

Orthopädische Klinik und Poliklinik der Universität (Dir.: Prof. Dr. med. K.-P. Schulitz), Moorenstraße 5, D-4000 Düsseldorf 1

Der Bewegungsablauf des Dreispringers wird in die Sprungabschnitte Hop, Step und Jump unterteilt.

Die größte Sprungweite ist über eine maximale Anlaufgeschwindigkeit am Ende des Anlaufs und über eine optimale Aufteilung der Gesamtsprungweite in die Weite von Hop, Step und Jump zu erzielen. Das heißt, die Anlaufgeschwindigkeit muß in eine optimale Abfluggeschwindigkeit umgesetzt werden. Die optimale Abfluggeschwindigkeit des Körperschwerpunktes setzt sich aus einer horizontalen und vertikalen Komponente sowie der Höhenänderung des Körperschwerpunktes während des Fluges zusammen (Abb. 1).

Die Horizontale Geschwindigkeit VoX übt den dominierenden Einfluß auf die Gesamtsprungweite aus, denn jeder nachfolgende Absprung muß mit dem Restbetrag an Horizontalgeschwindigkeit ausgeführt werden, der zu Absprungbeginn noch zur Verfügung steht.

Eine zu große vertikale Abfluggeschwindigkeit (VoZ) verkleinert dagegen die Gesamtweite, denn die Landehöhe Delta Z am Ende der Flugphase von Hop und Step weist jeweils um 0,1 m kleinere Werte als die Abflughöhe zu Beginn der Flugphase auf, d. h. der Betrag der vertikalen Auftreffgeschwindigkeit ist um maximal 1–4 m/s größer als die vor-

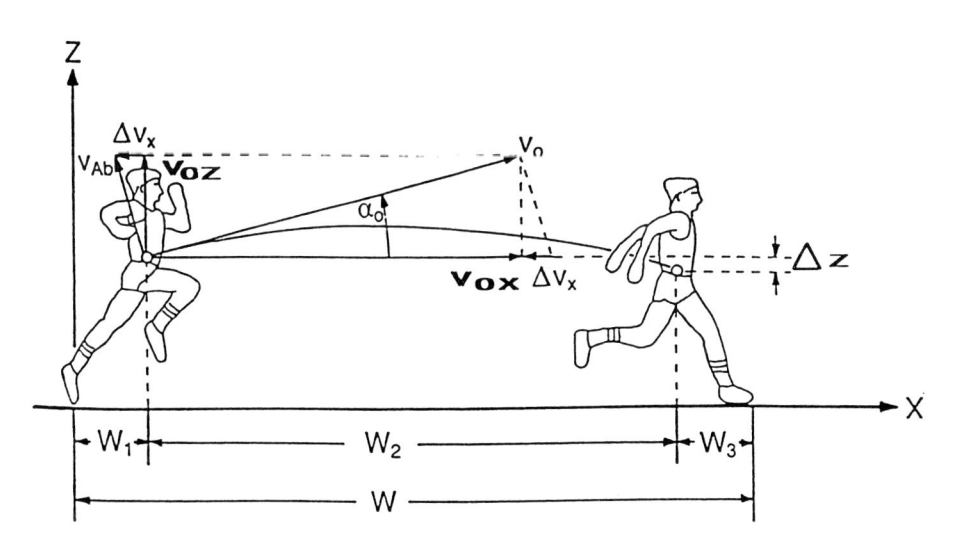

Abb. 1. Die Abfluggeschwindigkeit des Körperschwerpunktes eines Dreispringers setzt sich aus einer horizontalen (VOX) und einer vertikalen (VOZ) Komponente sowie der Höhenänderung des Körperschwerpunktes (Delta Z) während des Fluges zusammen. *W:* Teilsprungweite, W_1: Absprungspositionsweite, W_2: Flugbahnweite, W_3: Landepositionsweite. *Vo:* Abfluggeschwindigkeit des Körperschwerpunktes, *Vab:* Absprungsgeschwindigkeit, *Delta VX:* Horizontale Geschwindigkeitsabnahme, *Alpha O:* Abflugwinkel (s. Abb. E. Nixdorf: Biomechanik der Leichtathletik)

ausgegangene vertikale Abfluggeschwindigkeit. Dieser Betrag muß vom Springer amortisiert werden. Ein flacherer Sprung dagegen, d. h. eine kleinere vertikale Abfluggeschwindigkeit VoZ und damit kleinere Höhendifferenz des Körperschwerpunktes Delta Z zwischen Ende und Anfang der Flugphase, verringert den Betrag der vertikalen Auftrittsgeschwindigkeit und erleichtert deren Amortisation während des folgenden Absprunges, wodurch die horizontale Abfluggeschwindigkeit und damit die Werte von Step und Jump zunehmen können.

Wie lassen sich die technisch schwierigen Flachsprünge erzielen? Das Sprungbein soll fast gestreckt mit ganzer Sohle ca. eine Fußlänge vor der vertikalen Projektion des Körperschwerpunktes aufgesetzt werden. Dadurch wird ein Stemmvorgang fast vollständig verhindert, um eben den Verlust an Horizontalgeschwindigkeit gering zu halten.

Bei einem Weitsprung dagegen wird das Sprungbein unter leichter Rücklage vor den Körperschwerpunkt mit der Ferse aufgesetzt und über den ganzen Fuß abgerollt, um einen Stemmvorgang auszulösen. Das obere Sprunggelenk durchläuft hierbei von der Plantarflektion bis zur Dorsalflektion den gesamten Bewegungsradius. Die auftreffende Kraft wird dabei gut abgepuffert. Der Dreispringer kann dagegen nicht den gesamten Bewegungsablauf im oberen Sprunggelenk ausnutzen, wenn er seinen Fuß in aufrechter Rumpfhaltung nur eine Fußlänge vor dem Körperschwerpunkt mit der Sohle aufsetzt; d. h. eine Plantarflektion und eine Fersenabrollung findet gar nicht statt. Wird jetzt z. B. das Sprungbein bei Ermüdung des Springers nicht vor dem Körperschwerpunkt, sondern unter dem Körperschwerpunkt aufgesetzt, was bei einer Forderung zum Sohlenauftritt leicht möglich sein kann, wird der Bewegungsradius des oberen Sprunggelenkes noch weiter eingeengt. Der Fuß wird dann bereits in Supination und beginnender Dorsalflektion aufgesetzt. Dieses muß zu extremen Belastungen im Knorpelbereich und Bandbereich des oberen Sprunggelenkes führen.

Warum dabei Ermüdungsbrüche des Innenknöchels auftreten können, läßt sich mit Hilfe von biomechanischen Untersuchungen, die die funktionsabhängigen intraarticulären Belastungszonen erfassen, erklären.

Wir haben die funktionsabhängigen Druck- und Kontaktverläufe des oberen Sprunggelenkes gemessen. Als Meßmethode wählten wird Druckmeßfolien.

Zunächst zum Absprung des Weitspringers.

Wenn der Fuß mit der Ferse aufgesetzt und über die ganze Sohle abgerollt wird, durchläuft er vom Bodenkontakt bis zum Bodenabdruck eine Plantarflektions-Pronationsstellung und Supinations-Dorsalflektionsstellung.

In *Plantarflektion* ließ sich neben einer Kontaktaufnahmezone im talotibialen Gelenk auch eine Belastung am Außenknöchel beobachten. Letztere Kontaktaufnahmezone am Außenknöchel ist mit einer vertikalen Rotationskomponente des Talus im Sinne einer Außenrotation vereinbar. Die Druckspitzenverteilung betrug nur 1% der Gesamtfläche.

In *Pronation* demonstrierten die Druckmeßfolien eine hohe Beanspruchung des Innenknöchels und Außenknöchels. Die tibiotalare Gelenkfläche war auch hier geringeren Spitzenbelastungen ausgesetzt. Die Druckspitzenverteilung lag ebenso insgesamt nur bei 1,6% der Gelenkfläche.

Der Dreispringer erfährt dagegen eine ungleich größere Belastungsspitze in seinem oberen Sprunggelenk, weil in beginnender Supinations-Dorsalflektionsstellung aufgesetzt wird.

In *Supination* ließ sich sowohl im medialen Anteil des tibiotalaren Gelenkes als auch im Innenknöchel- und Außenknöchelgelenk eine ausgeprägte Druckspitze beobachten. Der Kontaktflächenausnutzungsgrad lag hier bei 35% im oberen Sprunggelenk. Der Anteil

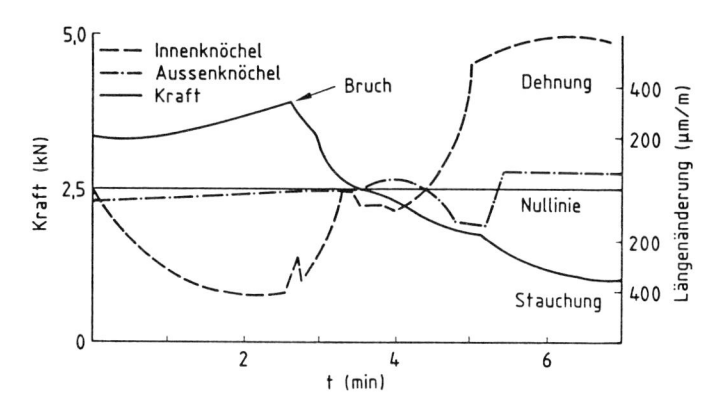

Abb. 2. Beanspruchung des Innenknöchels, gemessen mit Dehnungsmeßstreifen nach Durchtrennung der Außenbänder. Bei ca. 3 kN ist ein deutlicher Druckabfall der Kraftkurve und der Dehnungskurve am Innenknöchel entsprechend eines Bruches erkennbar

der Druckspitzenverteilung war mit 11,2% der Gelenkfläche ausgesprochen hoch. Hinzu kommt noch eine zusätzliche deutliche Druckaufnahme im Bereich des Innenknöchels bei der Dorsalflektion als Ausdruck einer Innenrotation des Talus.

Dieses Ergebnis unterstützt die Behauptung Lauge-Hansens, der in Supination eine Verspannung sämtlicher Bandstrukturen des Fußes vermutete. Dieser steife Hebelarm ließ unter axialer Belastung keine Ausgleichsbewegung der dem oberen Sprunggelenk benachbarten Gelenke zu. Die auftreffende Kraft beanspruchte das obere Sprunggelenk unabgeschwächt. Die Druckmeßfolienuntersuchung ergab ein Druckmaximum im medialen tibiotalaren Gelenkbereich sowie erhebliche Druckaufnahmen im Innenknöchel- und Außenknöchelgelenk. Die Belastungs- und vertikale Rotationsachse, die durch den Ort der Druckspitze dokumentiert wird, befand sich somit im oberen Sprunggelenk in Supinationsstellung medialseitig. Die von uns gleichzeitig eingesetzten Dehnungsmeßstreifenuntersuchungen an der Innen- und Außenknöcheloberfläche zeigten am Innenknöchel auf Grund der breitbasigen Kontaktfläche im tibiotalaren Gelenk und der der axialen Kompression entgegengesetzt wirkenden Bänderzüge kaum Längenänderungen, während die Anspannung des Ligamentum fibulocalcaneare durch die Adduktionskomponente und Innenrotation des Talus die Außenknöcheloberfläche dehnte. Sind nun die in Supination mehrbeanspruchten lateralen Bandstrukturen nach mehrfachen Distorsionen gelockert, läßt sich eine Potenzierung der medialen intraartikulären Druck- bzw. Scherbeanspruchung vermuten.

So ist uns aus der Klinik und aus der Literatur, wie Klaus Kübler, selbst Dreispringer der Weltspitze, angibt, bekannt, daß Dreispringer sehr häufig Distorsionen des oberen Sprunggelenkes erfahren. Neben schlechten Bodenverhältnissen spielt hier sicherlich die fehlerhafte Technik infolge Ermüdung die Hauptrolle.

Im Experiment konnten wir eine Belastungszunahme des Innenknöchels nach Verletzung des äußeren Bandapparates nachvollziehen. Wir belasteten in Supinationsstellung ein Fuß/Beinpräparat axial. Das intakte Präparat hielt einer Belastung von 10 KN stand und zeigte – wie bereits oben erwähnt – kaum Längenänderungen am Innenknöchel. Dagegen brach dieser nach Durchtrennung des Ligamentum fibulotalare anterius bereits bei 3 KN axialer Belastung (Abb. 2). Die mangelhafte Kapselbandführung führte hierbei zu unphysiologischen vertikalen Rotationsbewegungen des Talus und somit zu einer deutlichen Kontaktflächenabnahme, gekoppelt mit einer extremen Druckzunahme im talotibialen Gelenk und zu einer Scherbeanspruchung des Innenknöchels. Schon Willenegger konnte 1961 und 1964 feststellen, daß nach Rotation in der vertikalen Talusachse lediglich um 2 Grad die Kontaktfläche des Talus um 47% reduziert wurde.

Neben der Supination konnten wir ebenso in Dorsalflektion hohe Druckspitzen im oberen Sprunggelenk feststellen. Bereits Wirth u. Mitarb. beschrieben 1977 eine Anspannung sämtlicher Bänder des oberen Sprunggelenkes unter Dorsalflektion.

Nicht nur unsere intraarticulären Druckmessungen, sondern auch der steile Anstieg der Kraftkurve, mit der bei der Dorsalflektion belastet wurde, bestätigten die straffe Bandführung des oberen Sprunggelenkes, die Ausgleichsbewegungen nicht zulassen und somit die direkte Kraftübertragung auf das Bein/Fußpräparat widerspiegeln. Nachteilig wirkt sich hierbei offensichtlich der kurze hintere Belastungspfeiler (Talus, Calcaneus) aus, im Gegensatz zum vorderen Belastungspfeiler bei der Plantarflektion, wo die einwirkende Kraft über mehrere Gelenke und Bänder abgepuffert werden kann.

Zusammenfassend läßt sich sagen, daß der Dreisprung sehr hohe Ansprüche an den Athleten hinsichtlich der technischen Sprungausführung stellt. Treten hierbei Fehler auf bzw. wird die fehlerhafte Technik womöglich noch durch Forcierung der physischen Eigenschaften, wie Kraft und Schnelligkeit, auszugleichen versucht, treten zunächst leichtere, später schwerere obere Sprunggelenksdistorsionen auf. Die Folge ist eine Instabilität des oberen Sprunggelenkes, die dann die Knorpelstruktur, insbesondere den Innenknöchel, mehr in die Belastung zieht.

Literatur

1. Lauge-Hansen N (1967) Knöchelbrüche und Bandverletzungen des Sprunggelenkes: Entstehung und Erkennung. Hefte Unfallheilkd 92:3
2. Willenegger H (1961) Die Behandlung der Luxationsfrakturen des oberen Sprunggelenkes nach biomechanischen Gesichtspunkten. Helv Chir Acta 1/2:225
3. Willenegger H (1964) Zur Problematik bei der Versorgung von Malleolarfrakturen. In: Ungelöste Probleme der Chirurgie. Thieme, Stuttgart

Überlastungsbrüche des proximalen Schienbeinendes bei Sportlern

H.-W. Szembek

Orthopädische Klinik und Poliklinik der Justus-Liebig-Universität (Dir.: Prof. Dr. med. H. Rettig), Paul-Meinberg-Straße 3, D-6300 Gießen

Überlastungs- und Ermüdungsbrüche werden mit sportlicher Betätigung weiter Bevölkerungskreise in zunehmender Anzahl festgestellt. Die knöchernen Umbauzonen liegen hauptsächlich im Bereich der dauerbeanspruchten unteren Gliedmaßen. Ihre Lokalisation ist im Einzelfall abhängig von Sportart, Bewegungsablauf und anatomischen Besonderheiten.

Häufiger als Überlastungsbrüche des proximalen Tibiaschaftes und Tibiakopfes sind Ermüdungsfrakturen der Metatarsalia II, III oder V und des Schenkelhalses zu beobachten. In einer Nachuntersuchung von Metatarsale V-Frakturen wurde in der Orthopädischen Universitätsklinik Gießen festgestellt, daß hauptsächlich Fußballspieler mit Hohl-Spreizfuß und Vorfußadduktion sowie innenrotiertem Gangbild von der Knochenveränderung betroffen sind. Die Mehrzahl der proximalen Tibiafrakturen wird dagegen offensichtlich durch chronische Sprungbelastungen bei ansonsten normalen anatomischen Verhältnissen hervorgerufen. Je nach Art und Ausmaß der Beanspruchung können sie in ventralen oder dorsalen Anteilen der Tibiacorticalis gelegen sein.

Differentialdiagnostisch müssen Loosersche Umbauzonen bei verminderter mechanischer Festigkeit des Knochens durch Osteomalacie, Morbus Paget, renale oder stoffwechselbedingte Osteopathien und Knochennekrosen ausgeschlossen werden.

Der Fall eines 12jährigen Mädchens mit Albright-Syndrom: Beim schnelleren Laufen trat ohne akutes Verletzungsereignis ein Schmerz unterhalb des linken Kniegelenkspaltes auf. Röntgenologisch wurde eine schleichende Fraktur am dorsalen Übergang des Schaftes zum Schienbeinkopf festgestellt. Unter Schonung heilte die pathologische Umbauzone ohne Ruhigstellung des linken Beines spontan aus.

Ein Mißverhältnis zwischen Beanspruchung und Stabilität des Knochens kann andererseits auch durch Achsenfehler der unteren Gliedmaßen mit lokaler Überlastung des Stützskelets entstehen: Klassische Beispiele sind congenitale Tibia vara und angeborene oder erworbene Coxa vara.

Die Überlastungsfraktur der Tibia beim Sportler kann mit folgenden Merkmalen charakterisiert werden:
— Sie ist eine echte Streßfraktur und wird nicht durch einmalige Anprall- oder Verdrehtraumen verursacht. Nach genügend häufiger Wiederholung tritt der Bruch bei einer eigentlich inadäquat kleinen Biegebeanspruchung auf.
— Wesentliche Beinachsenfehler sind im allgemeinen nicht vorhanden.
— Die Umbauzone ist im proximalen bis mittleren Abschnitt der Tibia gelegen.
— Wichtige statisch-biomechanische Komponenten wie
  — Ansatz von Führungselementen des Knochens (Pes anserinus, Ligamentum patellae, Gelenkkapsel)
  — Knochenstrukturwandel mit geänderter Trabekelgestaltung und Dünnerwerden der Corticalis und
  — Beanspruchung der Tibia nicht nur auf Stauchung, sondern auch auf Biegung
  beeinflussen die Lokalisation der Knochenermüdung.

Überlastungsbrüche des oberen Schienbeinendes betreffen hauptsächlich jugendliche Sportler, oft noch in der Wachstumsphase. Das Ereignis trat bei den von uns behandelten Sportlern zwischen dem 10. und 22. Lebensjahr auf. Wir fanden Streßfrakturen der proximalen Tibia überwiegend bei Ausdauersportlern in Laufdisziplinen. Auffällig war, daß die geklagten Schmerzen oft erstmals nach intensiviertem Training verspürt wurden.

Eine 19jährige Handball-Bundesligaspielerin, Rechtshänderin, bemerkte bei Sprungbelastungen während des 4mal wöchentlichen Trainings Schmerzen im linken Schienbein und eine Schwellung im mittleren Bereich. Aufgrund geänderter Trainingsabläufe war eine Steigerung des Sprungkrafttrainings mit erhöhter Belastung kurz vor Auftreten erster Beschwerden erfolgt.

Eine auffällige Häufung ist erkennbar im Zusammenhang mit geänderten Spielgewohnheiten bei Schulkindern: Mehrere Überlastungsbrüche des oberen Schienbeines ereigneten sich nach intensiver Ausübung von Spielsportarten wie „Gummitwist" oder „Sprungball". Ständig wiederkehrende, bis zur Erschöpfung durchgeführte Sprungbelastungen rufen eine Überbeanspruchung der biomechanischen Knochenstabilität hervor.

Meist besteht im Anfangsstadium klinisch eine umschriebene lokale Druckschmerzhaftigkeit. Anamnestisch wird ein belastungsabhängiger Schmerz geklagt, welcher dem eigentlichen Frakturereignis zum Teil wochenlang vorausgeht. Unter Beibehaltung der sportlichen Belastung nehmen Schmerzen und Druckempfindlichkeit zu, zusätzlich ist bei Lokalisation an der vorderen Schienbeinkante eine derbe periostale Schwellung im Frakturbereich tastbar.

Röntgenologisch sieht man einen kleinen corticalen Defekt. Der Knochen reagiert sofort mit deutlicher Callusbildung. Der dichte Callus kann auch das erste und einzige röntgenologische Zeichen der Überlastungsfraktur sein, die kleine Infraktion ist manchmal kaum sichtbar. Schonung führt in diesem Stadium rasch zu einer vollständigen Ausheilung, in deren Verlauf der Callus sogar überschießend weiter wachsen kann. Fortbestehen der Dauerbelastung kann hingegen eine tiefere Knochenspalte am Ort der größten Beanspruchung hervorrufen.

Die Szintigraphie läßt frühzeitig eine Mehreinlagerung der radioaktiven Isotope am Ort der Umbauzone erkennen. Neuere bildgebende Verfahren wie CT (oder NMR) bedürfen vorsichtiger Interpretation: Ausreichende Kenntnisse und Erfahrungen liegen vor allem hinsichtlich differentialdiagnostischer Abgrenzung bei diesem Krankheitsbild noch nicht vor. Im Gegensatz zum konventionellen Röntgenbild, das eine sehr umschriebene Knochenveränderung zeigt, weist das CT eine ausgedehnte Strukturänderung des Knochenmarkes und der angrenzenden Corticalis auch in proximal und distal gelegenen Schnittebenen nach.

Erhebliche Schwierigkeiten kann die Abgrenzung eines malignen medullären Geschehens (hauptsächlich Ewing-Sarkom) dann bereiten, wenn die Deutung der computertomographischen Aufnahmen aufgrund
   ungenügender Erfahrung,
   Nichtbeachtung des Röntgenbildes und
   größerer Abstände der CT-Schnitte mit Nichterfassung des Corticalisdefektes
in hohem Maße erschwert wird.

Die Differentialdiagnose besteht in erster Linie gegenüber dem Osteoidosteom, in zweiter Linie gegenüber bestimmten Formen der primär chronischen Osteomyelitis und periostalen Reaktionen nach Einmaltrauma.

Therapeutisch ist eine Unterbrechung des Pathomechanismus zu fordern. Die ständige Beanspruchung mit hoher Anzahl von Lastwechseln muß verringert werden. In unserer Sportambulanz hat sich in der Regel eine mehrwöchige Trainingspause mit Reduzierung sportlicher Belastung des betroffenen Beines bewährt. Reparationsvorgänge werden hierdurch unterstützt, die Ermüdungsfraktur heilt rasch und die verbleibende Callusverdickung verstärkt die geschwächte Stelle.

Treten stärkere Schmerzen schon bei physiologischer Beanspruchung auf, lassen wir anfangs eine Teilentlastung durch Gehen mit Stockstützen durchführen. Vorteilhaft ist die erhaltene Übungsfähigkeit. Temporäre Gipsruhigstellung mußten wir nur selten anwenden. Diese sollte an der Tibia fortgeschritteneren Fällen mit Gefahr der kompletten Corticalisunterbrechung vorbehalten bleiben. Bei erheblichen Achsabweichungen ist eine operative Korrektur der biomechanischen Situation anzustreben.

Die durchschnittliche Dauer bis zur Ausheilung und Wiederherstellung mit Beschwerdefreiheit betrug 4–8 Wochen. Zunehmende sportliche Belastungsfähigkeit ist nach röntgenologischen Kontrollen ca. 4 Wochen später möglich.

Diagnostik und Therapie des Impingement-Syndroms

R. Kujat[1] und H. Tscherne[2]

[1] Klinik Veerssen (Leiter: Priv.-Doz. Dr. med. R. Kujat), Celler Straße 26a, D-3110 Uelzen
[2] Unfallchirurgische Klinik der Medizinischen Hochschule (Dir.: Prof. Dr. med. H. Tscherne), Konstanty-Gutschow-Straße 8, D-3000 Hannover 61

Das Impingement-Syndrom bezeichnet einen chronischen, meist bewegungsabhängigen Schmerzzustand der Schulter, der pathophysiologisch auf die Enge des subacromialen Raumes zurückzuführen ist. Hier liegen zwischen Acromion und Lig. coracoacromiale einerseits und dem Humeruskopf andererseits die Bursa subacromialis sowie die lange Biceps- und die Supraspinatussehne, deren nutritive Situation aufgrund der Anatomie grenzwertig ist.

Sturz auf die Schulter mit Quetschung der für die Reibungsminderung unter dem Acromion verantwortlichen Bursa subacromialis sind beim jüngeren Patienten Hauptursache der Beschwerdesymptomatik. Berufliche Überkopfarbeit oder Leistungssport in schulterintensiven Sportarten führt durch rezidivierende Mikrotraumatisierung der Weichteile infolge stereotyper Wiederholung von Bewegungsabläufen zu chronischen Schulterschmerzen.

Bei älteren Patienten wird die gleiche Symptomatik allein auf degenerativer Basis ausgelöst, häufig aber auch klinisch erstmals manifestiert durch ein Bagatelltrauma. Hieraus resultiert eine erhebliche versicherungsrechtliche Unsicherheit insbesonders bei Patienten mittleren Alters, bei denen nach einem Bagatelltrauma der Schulter arthrographisch ein Rotatorendefekt nachweisbar ist.

Für Stadium I mit Ödem der Weichteile im subacromialen Raum sind Bewegungsschmerzen im mittleren Flexionsbereich typisch. Unterhalb und oberhalb dieses Bewegungsradius besteht Schmerzfreiheit.

Nachts werden die Patienten häufig wach durch unerträgliche Schulterschmerzen. Häufig imponieren aber auch in den Sulcus ulnaris oder Carpaltunnel ausstrahlende Schmerzen.

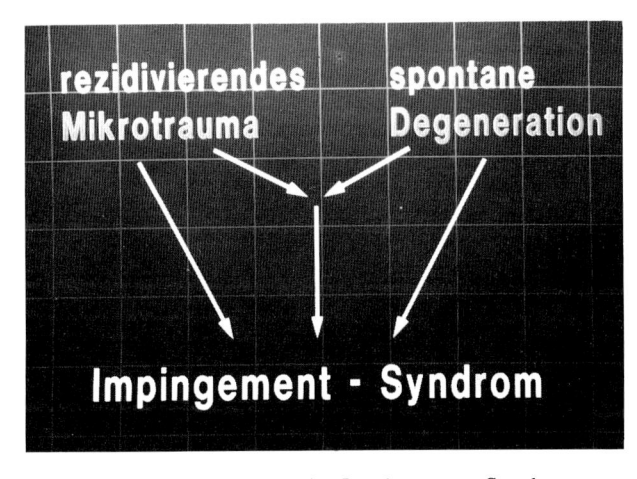

Abb. 1. Pathophysiologie des Impingement-Syndroms

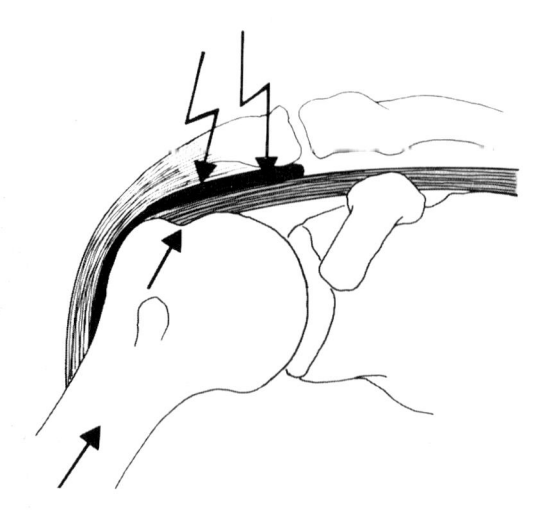

Abb. 2. Sturz auf die Schulter oder subacromiale Osteophyten führen zur Irritation der Bursa subacromialis und des Rotatorencuffs

Weitere Mikrotraumatisierung lassen Stadium I fließend in Stadium II mit allmählich irreversibler Fibrose der Sehnen übergehen. Klinisch imponiert eine Zunahme der Beschwerdesymptomatik.

Schließlich kommt es zum Substanzdefekt der Rotatorensehnen und auch der langen Bicepssehne. Bei älteren Patienten ist die Ruptur der langen Bicepssehne in über 80% der Fälle Folge eines Impingement-Syndroms und eines bereits vorliegenden asymptomatischen Rotatorendefektes. Der Bewegungsumfang kann auch bei komplettem Rotatorendefekt und Abriß der langen Bicepssehne normal sein. Jüngere Patienten zeigen eher eine Pseudoparalyse.

Wie ist eine differentialdiagnostische Abgrenzung des Impingement-Syndroms möglich?

Wichtig ist neben einer exakten Anamneseerhebung unter Einschluß der sportlichen Aktivität und erlittener Schultertraumen die klinische Untersuchung, die präzise Schmerzpunkte über dem Tuberculum majus, dem Sulcus bicipitalis oder der Akromionspitze lokalisieren läßt. Infolge Kommunikation der Bursa subacromialis mit der Bursa subdeltoidea werden die Schmerzen häufig auf den Ansatz des M. deltoideus projiziert. Die typischen Schmerzen können aber auch durch passive Flexion des Armes ausgelöst werden.

Wichtigste diagnostische Maßnahme ist die Injektion von Lokalanästhetikum in den subacromialen Raum, die impingementbedingte Schmerzen innerhalb weniger Minuten beseitigt. Dadurch wird eine Differenzierung von schmerzbedingter Einschränkung der Schulter und einer echten Einsteifung des Gelenkes möglich.

Technische Untersuchungen sind in den Frühstadien mit Ausnahme der Sonographie oder der Kernspintomographie wenig ergiebig. Im Stadium III können Defekte mit den gleichen Techniken nachgewiesen werden oder aber konventionell arthrographisch. Röntgennativbilder zeigen in diesem Stadium Osteophyten an der Akromionspitze, Schleifspuren unter dem Akromion, Exostosen oder Geröllcysten am Tuberculum majus, einen Hochstand des Oberarmkopfes oder auch eine AC-Gelenksarthrose.

Welche therapeutischen Möglichkeiten bestehen beim Impingement-Syndrom?

Je nach Alter und Beschwerdesymptomatik muß individuell vorgegangen werden, in der Regel zunächst konservativ. Neben Unterbrechung des sportlichen Trainings oder der Überkopfarbeit wird intensiv antiphlogistisch behandelt mit oralen Antiphlogistica, täglicher Iontophorese, Bewegungsbad, feuchter Wärme (selten Kryo-Therapie), außerdem bei Therapieresistenz mit subacromialer Injektion von Dexametason.

Bei anhaltenden Beschwerden wird operativ eine Erweiterung des subacromialen Raumes mit Resektion der Akromionspitze und des Lig. coracoacromiale durchgeführt. Durch sparsame Ablösung des Deltoideus vom Akromion wird eine frühfunktionelle Nachbehandlung möglich. Diese Operation ist selten vor dem 40. Lebensjahr erforderlich.

Im eigenen stationären Krankengut mit insgesamt 75 Patienten, die operativ behandelt wurden, zeigte sich, daß dieses Vorgehen überwiegend zwischen dem 40. und 60. Lebensjahr erforderlich wurde.

Bei den operierten Patienten im Alter unter 40 Jahren handelte es sich um Sportler aus den schulterintensiven Sportarten. Die geringe Zahl operierter Patienten über 60 Jahren resultiert meines Erachtens aus einer Verkennung des Krankheitsbildes als rheumatisches Geschehen und Beschränkung auf eine Schmerzbehandlung.

Unter konsequenter antiphlogistischer und physiotherapeutischer Therapie können die Frühstadien des Impingement-Syndroms zur Ausheilung gebracht werden. Aber auch die Spätstadien können durch adäquate Therapie erträglich gestaltet werden, vorausgesetzt dieses Krankheitsbild wird diagnostiziert.

Methodische Untersuchungen zur Prävention von Verletzungen beim Kunstturnen

J. Gebauer[1], W. Siebels[2], C. Huyer[1], G. Wasmer[1] und P. Bernett[3]

[1] Staatliche Orthopädische Klinik der Ludwig-Maximilians-Universität (Dir.: Prof. Dr. med. H.-J. Refior), Harlachinger Straße 51, D-8000 München 90
[2] Institut für Experimentelle Chirurgie der Technischen Universität (Dir.: Prof. Dr. med. G. Blümel), Ismaninger Straße 22, D-8000 München 80
[3] Klinik und Poliklinik für Sportverletzungen (Dir.: Prof. Dr. med. P. Bernett), Connollystraße 32, D-8000 München 40

Einführung

Im Rahmen der Erforschung von adäquaten Methoden zur Prävention von Sportunfällen gilt es u. a. die Effektivität der einzelnen Präventivmaßnahmen zu beurteilen. Eine derartige Maßnahme beim Kunstturnen stellt die Sicherheitsstellung durch den Trainer dar. Grundsätzlich weist jede turnerische Übung ihre biomechanischen Besonderheiten auch bezüglich des Eingreifens eines Sichernden auf. Dennoch lassen sich aus der Analyse einzelner

Übungen auch allgemeingültige Aussagen ableiten. Im folgenden soll die Effektivität der Sicherheitsstellung – nicht der Hilfestellung – beim Pferdsprung der Frauen: Handstandüberschlag mit $1\,^1/_2$ fachem Salto vorwärts untersucht werden. Auf dem Hintergrund eines Unfalls mit hoher Querschnittlähmung wegen zu langsamer Drehung in der 2. Flugphase nach Verlassen des Pferdes sollte überprüft werden, ob ein Sicherheitsstellungsleistender – zwischen Pferd und Aufsprungstelle stehend – einen Sprungfehler in der 2. Flugphase erkennen und verletzungsverhindernd beeinflussen kann. Daraus resultiert die spezielle Frage nach den Reaktionszeit- und Kraftbedingungen für den Sichernden bezüglich einer Verletzungsverhinderung.

Methodik

Zur Beurteilung der Zeitbedingungen können experimentelle Untersuchungen mit Eingreifversuchen des Trainers während der vollständigen Übungsausführung erwogen werden. Die Methode beinhaltet jedoch gleichermaßen eine nicht kalkulierbare Gefährdung des Turners wie des Sichernden. So kommen eher Simulationstechniken der Übung in Frage, die von mathematischen Modellrechnungen bis zur Simulation mit Verssuchspuppen reichen können. Im gegenständlichen Fall wurde zur Imitation des Erkennungs- und Entscheidungsprozesses des Sichernden eine Lichtzeichenanlage mit zufällig wechselnden Leuchtkombinationen konzipiert, mit der die Grenzen der Reaktionsfähigkeit des Sichernden bezüglich der Ausführung von Schutzmaßnahmen an einer stationären Versuchspuppe in ungefährlicher Weise analysiert werden konnten. Ausgehend von streng definierten Simulationsansätzen kann so eine Abschätzung der verletzungsverhindernden Eingriffsmöglichkeiten aus zeitlicher Sicht vorgenommen werden.

Zur Analyse der Kraftbedingungen wäre eine Simulation mit sich aktiv bewegendem Dummy nötig, um zumindest die Gefährdung des Turners zu eliminieren. Diese technisch kaum verwirklichbare Lösung kann aber ersetzt werden durch eine einfachere Simulation mittels Versuchspuppe, die sich mit stationärer Haltung auf der bekannten Flugbahn bewegt, wenn die Folgerungsansätze aus diesbezüglichen Ergebnissen adäquat bleiben. Bei der ausgewählten Simulation hatten die einzelnen Trainer die Aufgabe, der von einem Katapult geschleuderten Puppe in Hockstellung mit Rundrücken bzw. geradem Rücken einen zusätzlichen Drehimpuls zu geben, um den Kopf aus der Gefahrenzone zu drehen.

Ergebnisse

Die umfangreichen Untersuchungen mit der Lichtzeichenanlage zeigten, daß die Zeitdauer des Erkennens einer speziellen Farbkombination und einer anschließenden Zuführbewegung von nur 30 cm mit bereitgehaltenem Arm zur Versuchspuppe größer ist als die Dauer der Flugphase vom Verlassen des Pferdes bis zum Aufsprung. Daraus konnte abgeleitet werden, daß dem Sichernden unter Trainings- oder Wettkampfbedingungen beim spezifischen Pferdsprung nicht genügend Zeit zur aktiven Verletzungsverhinderung zur Verfügung steht.

Die mit einer Hochgeschwindigkeitskamera aufgezeichneten Versuche der geworfenen Versuchspuppe zeigten deutlich, daß die durch die Trainer induzierten zusätzlichen Drehimpulse vernachlässigbar klein waren. Unter den vereinfachten Simulationsbedingungen der stationären „Turnerhaltung" reichte also die Kraft nicht aus, um eine Verletzung durch zusätzlichen Rotationsimpuls des Trainers zu verhindern.

Diskussion

Die Simulationsuntersuchungen haben verdeutlicht, daß die Reaktionszeit- und Kraftbedingungen des Sichernden beim speziellen Fall des Pferdsprunges der Frauen mit $1^1/_2$-fachem Salto vorwärts keine Verhinderung einer Verletzung aufgrund zu langsamer Drehung zulassen. Die Präventivmaßnahme der Sicherheitsstellung zwischen Pferd und Aufsprungstelle bei der spezifischen Kunstturnübung muß deshalb als ineffektiv beurteilt werden. Derartige Aussagen, die auf zeitlich ähnlich determinierte Übungsabläufe transponiert werden können, erscheinen zulässig, wenn bei der methodischen Nachahmung der sportphysiologischen Bedingungen die Simulationsansätze die Schlußfolgerung rechtfertigen.

Änderungen in Diagnostik und Therapie von Sportverletzungen

W. Pförringer

Staatliche Orthopädische Klinik der Ludwig-Maximilians-Universität (Dir.: Prof. Dr. med. H. J. Refior), Harlachinger Straße 51, D-8000 München 90

Das Patientengut der Staatlichen Orthopädischen Klinik München in den Jahren 1968 bis Mitte 1986 wurde nach Art und Anzahl von Sportverletzungen und -schäden untersucht. Von insgesamt ca. 30000 betroffenen Patienten fanden sich auswertbare Daten bei 50% der Fälle.

Änderungen der einzelnen Sportarten ließen sich in diesem zu untersuchenden Zeitraum mit entsprechenden Auswirkungen darstellen. Es zeigt sich eine Zunahme der Racketspiele (Tennis, Squash, Badminton) mit den daraus resultierenden typischen Verletzungen und Schäden, aber auch dem Auftreten neuer Schäden, die sportartspezifisch, beispielsweise bei Squash mit Kopfverletzungen und Schlagverletzungen durch das gegnerische Racket gesehen werden.

Die Zunahme der Laufsportarten vor allen Dingen des Joggings führte zu einer erhöhten Anzahl von Überlastungsfrakturen, aber auch Kniegelenksbeschwerden.

Passagere Sportarten sind beispielsweise Skateboard und ähnliches, die über einige Jahre ein entsprechendes Patientenmaterial liefern, danach aber in ihrer Bedeutung sehr schnell zurückgehen. Zahlenmäßig gering aber neu aufgekommen sind Drachenfliegen, Fallschirmspringen, Wasserskifahren und in neuester Zeit Golf. Resumiert bleiben Skifahrer und Fußballspieler nach wie vor mit etwa 60% aller Sportverletzungen und -schäden an der Spitze.

Änderung der technischen Ausrüstung und am Sportinstrument haben ebenfalls Auswirkungen gezeigt. Beim Skifahren hat die neueste Generation der Sicherheitsbindungen und ihre weite Verbreitung Frakturen der unteren Extremität ebenso zurückgehen lassen, wie auch die vollständige Änderung der Skistiefel. Andererseits resultiert hieraus eine ständige Zunahme der Kniebandverletzungen. Die neuen Bodenmaterialien in Sporthallen und auf Laufstrecken wie beispielsweise Tartan, Nadelfilze oder ähnliches führen ebenfalls zu einer Änderung, vor allen Dingen der Sportschäden. Positiven Einfluß hat die deutliche

Änderung im Sportschuhbau, da hier erheblich mehr nach funktionellen anatomischen Gesichtspunkten mit größerem Aufwand im Sinne der Prävention von Verletzungen und Schäden vorgegangen wird.

In der Diagnostik von Sportverletzungen und -schäden ist an erster Stelle die Arthroskopie und arthroskopische Chirurgie zu nennen. Deutlich verbesserte Einblicksmöglichkeiten ins Kniegelenk ermöglichen frühere und genauere Erkennung etwaiger Kapselband-, Meniscus- oder auch Knorpelschäden, mit den sich daraus ergebenden Konsequenzen. Auch die Arthrographie, als der weniger belastende Eingriff, hat vor allen Dingen die Diagnostik von Meniscusverletzungen erleichtert. In Kombination mit der Computertomographie haben vorübergehende Erscheinungsformen Ansätze gemacht, beispielsweise Kreuzbandrupturen besser zu diagnostizieren. Auch die Kernspintomographie bei der Diagnostik von Weichteilverletzungen ist hilfreich und steht sicher erst am Anfang der Entwicklung, Ultraschalluntersuchungen sind sehr vielversprechend.

In der durch die geänderte Diagnostik logischerweise auch erweiterten Palette der Therapiemöglichkeiten ist die arthroskopische Chirurgie, wiederum vor allen Dingen am Kniegelenk, an erster Stelle zu nennen. Verkürzte Rehabilitationszeiten, verringerte Traumatisierung und schnellere Wiederherstellung der Sportfähigkeit stehen an erster Stelle. Verschwunden ist auch weitgehend die früher geübte klassische totale Meniscektomie durch Reinsertion von Menisci und in letzter Stufe sogar durch Meniscustransplantation. Eine weitere Entwicklung wurde mit der Einführung künstlicher Bandstrukturen (Goretex, Carbon, Polyäthylen und ähnliches) eingeleitet, auch hier ist es zu früh, endgültige Aussagen zu machen.

Die großflächige Einführung postoperativer Bewegungsschienen für die meisten Gelenke verkürzt ebenfalls die Rehabilitation, die potentielle Gefahr des Auftretens von Verklebungen nach operativen Eingriffen. Die Rehabilitation wird durch spezielle Geräte, beispielsweise das Cybex-Gerät, dosierter, genauer und damit ebenfalls schneller durchgeführt.

Die uns zur Verfügung stehenden Pharmaka gerade im Verletzungsbereich sind sowohl bei oraler wie bei parenteraler Anwendung vielfältiger und effektiver aber auch mit geringeren Nebenwirkungen belastet. Wiederentdeckungen wie beispielsweise des DMSO oder die breite Akzeptanz von pflanzlichen Wirkstoffen, wie beispielsweise Aescin sind hier hilfreich.

Zuletzt soll auch noch die Kombination des Sportschuhs mit der gewünschten teilweisen Bewegungseinschränkung, wie dies vor allen Dingen im adimed-stabil-Schuh und seinen verschiedenen Variationen der Fall ist, als besonders bedeutend für den Sportsektor genannt werden.

Prospektive experimentelle Skiunfallstudie

W. Hauser

Technischer Überwachungs-Verein Bayern e. V., Fachbereich Mensch und Technik (Leiter: Dr. med. W. Hauser), Westendstraße 199, D-8000 München 21

Ziel der Untersuchung

Die heute häufig veröffentlichten, sogenannten beschreibenden (deskriptiven) oder epidemiologischen Skiunfallstatistiken haben nur einen begrenzten Aussagewert (Hauser und Gläser [2], Shealy [4]). Bestimmte Einflüsse auf das Skiunfallgeschehen können mit solchen Studien nicht bewertet werden. Aus diesem Grund wurde von der Stiftung Sicherheit im Skisport (SIS) des Deutschen Skiverbandes (DSV), vom Internationalen Arbeitskreis Sicherheit beim Skilauf e. V. (IAS), vom Bayerischen Landesinstitut für Arbeitsschutz und vom Technischen Überwachungs-Verein Bayern e. V. (TÜV) im Winter 1984/85 die erste prospektive experimentelle Skiunfallstudie begonnen.

Ziel der Studie ist es, neben detaillierten Angaben über Verletzungsrisiken, Sturzhäufigkeiten und Skigewohnheiten vor allem den Einfluß einer korrekten bzw. nicht korrekten Bindungseinstellung und verschiedener Skistockgriffe im Hinblick auf Verletzungsrisiken möglichst exakt zu bewerten. Auch sollen alle leichteren Verletzungen erfaßt werden, die bei Krankenhausstatistiken durch den sogenannten By-pass-Effekt verlorengehen. Mit dieser Vorgehensweise kann das gesamte Unfallgeschehen beim alpinen Skilauf zuverlässig beurteilt werden.

Experimentell bedeutet in diesem Fall: Die Skifahrer werden nach einem Zufallsschlüssel vor der Skisaison einer Kontroll- und einer Versuchsgruppe zugeordnet. Diese randomisierte Zuteilung stellt sicher: Die beiden Gruppen unterscheiden sich *nur* in den *Merkmalen*, deren Einflüsse man bewerten will. In der Studie sind dies die Bindungseinstellung und bestimmte Skistockgriffe. In allen anderen Einflußfaktoren — wie z. B. Altersstruktur, Skierfahrung, Trainingszustand etc. — unterscheiden sich die beiden Gruppen nicht. Sie gleichen sich somit in allen anderen Faktoren, die auch das Skiunfallgeschehen beeinflussen könnten und deren Einflüsse herkömmliche retrospektive Studien verfälschen können. Die statistische Gleichheit wird durch die Zufallszuteilung in die beiden Gruppen erreicht. Unterschiede, die also in der Sturzhäufigkeit oder Verletzungshäufigkeit o. ä. zwischen beiden Gruppen auftreten, können damit nur durch die unterschiedliche Bindungseinstellung bzw. Skistockgriffform bedingt sein.

Methodik

Die Studie wurde mit Skifahrern aus dem Großraum München durchgeführt. Nach mehreren Presseaufrufen in Münchner Zeitungen und Skizeitschriften meldeten sich die zukünftigen Teilnehmer beim DSV. Sie erhielten einen ausführlichen Fragebogen, durch den individuelle Merkmale und bisherige Skierfahrungen analysiert werden konnten. Durch *Losverfahren* wurden die Skifahrer bestimmt, die im Bayerischen Landesinstitut für Arbeitsschutz vor Beginn der Wintersaison eine exakte Bindungseinstellung nach den derzeit in der Bundesrepublik Deutschland gültigen Richtlinien kostenlos vornehmen lassen sollten. Alle Skifahrer erhielten ferner Antwortpostkarten, die portofrei an den Deutschen Skiverband nach jeweils 10 Skitagen eingesandt werden sollten. In diesen Antwortpostkarten wurden die Anzahl der Stunden auf der Piste, die Skiorte, die Anzahl der Stürze, die Zahl der Fehlauslösungen und ggf. Verletzungen erfaßt.

Damit die Motivation für alle Teilnehmer möglichst hoch war und akzeptable Rückantwortquoten erzielt wurden, nahmen alle Skifahrer, die vollständig ausgefüllte Antwortpostkarten zurücksandten, jedes Jahr an einer großen Verlosung mit zahlreichen Preisen teil.

Die Daten sind in einer umfassenden EDV-Datenbank abgespeichert. Deshalb können beliebige Verknüpfungen zwischen allen erfaßten Merkmalen gezogen werden. Damit lassen sich jederzeit spezifische Fragen recherchieren und statistisch auswerten. Die wichtigsten Ergebnisse sollen im folgenden dargestellt werden.

Ergebnisse und Diskussion

Montage-, Funktions- und Einstellungsmängel bei den überprüften Skibindungen

Insgesamt wurden bei Testfahrern im Landesinstitut für Arbeitsschutz 460 Paar Bindungen überprüft und eingestellt. Bei der Auswertung ist zu berücksichtigen, daß alle Skifahrer aus dem Großraum München stammten. Die Mängelquoten können deshalb nicht ohne weiteres auf das gesamte Bundesgebiet hochgerechnet werden. Hier dürfte das Ergebnis noch etwas ungünstiger ausfallen.

Montagemängel

Um optimale Fahreigenschaften des verwendeten Skis zu erzielen, sollte die Mittenmarkierung des Schuhs mit derjenigen des Skis übereinstimmen. Aus IAS-Studien (Vogel [5]) ist bekannt, daß eine genaue Bindungsmontage in dieser Hinsicht die Leichtigkeit und den Genuß beim Skifahren erheblich verbessern kann, während eine in dieser Hinsicht unkorrekte Montage einen erhöhten Kräfteaufwand erfordert und damit wahrscheinlich auch die Sturzhäufigkeit mit beeinflussen wird.

Die Häufigkeit der vorgefundenen Montagemängel ist hoch: Der Versatz der Mittenmarkierung überschritt in 14% die Toleranzgrenze, lose Befestigungsschrauben fanden sich in 39% der Fälle. Erhöhung der Sturzhäufigkeit bzw. Fehlauslösungen sind deshalb in der Kontrollgruppe, die nicht zur Bindungseinstellung geschickt wurde, allein aufgrund der Montagemängel zu erwarten.

Anpassungsmängel

Schwerwiegender als die Montagemängel sind die Anpassungsmängel zu werten. Diese dürften dazu führen, daß die vom Hersteller gedachte Bindungsfunktion kaum oder nicht mehr gewährleistet ist. Besonders die zu niedrigen Sohlenhalter, die fast bei 39% der Bindungen vorgefunden werden, beeinträchtigen ganz erheblich die Bindungsfunktion. Dazu gehört auch der zu niedrige bzw. zu hohe Andruck, der bei 14% bzw. 23% der untersuchten Bindungen zu finden ist.

Einstellungsmängel

Der Vergleich der vorgefundenen Ist-Werte mit den eigentlichen Sollwerten zeigte bei über 50% der Bindungen erhebliche Abweichungen. Im Regelfall wird das Fersenelement eher zu niedrig eingestellt, während der Vorderbacken deutlich zu hohe Werte aufweist. Unterteilt man diese Abweichungsanalyse nach dem Geschlecht, so fällt beim Vorderbacken auf, daß hier heute noch bei Frauen deutlich zu hohe Einstellwerte zu finden sind. Dies korreliert sehr gut mit der höheren Häufigkeit von sogenannten ausrüstungsbedingten Verletzungen im Beinbereich bei Frauen. Bessere Bindungseinstellungen könnten dieses Risiko wahrscheinlich deutlich vermindern.

Mängelübersicht

Die letzte Bindungseinstellung bzw. Bindungsmontage vor der Überprüfung im Landesinstitut für Arbeitsschutz ließen 85% der Skifahrer im Sportgeschäft, 15% durch Bekannte durchführen oder legten selbst dabei Hand an.

Die letzte Bindungseinstellung lag bei 45% der Skifahrer nicht mehr als ein Jahr zurück. Eine nur mangelhafte Wartung war bei knapp 20% der Skifahrer zu erkennen. Sie ließen seit der letzten Bindungskontrolle mindestens drei Jahre verstreichen.

Die durchschnittliche gefundene Fehleranzahl bei jedem Skifahrer lag bei 3,4 Fehlern pro Bindungseinheit. Insgesamt hatten 95% aller überprüften Bindungen Fehler, nur 5% waren fehlerfrei. Dabei ist kein Unterschied zwischen der Fehlerhäufigkeit von Sportgeschäften und der Fehlerhäufigkeit bei Selbsteinstellung bzw. -montage erkennbar.

Vergleichskollektive

460 Skifahrer mit korrekter Bindungseinstellung standen als Vergleichsgruppe zur Verfügung, 690 als Kontrollgruppe. Die Kontrollgruppe fuhr mit ihrer gewohnten Bindungseinstellung. Durch die Zufallsauswahl entspricht die in der Kontrollgruppe vorhandene Fehlerhäufigkeit bei der Bindungseinstellung den vorab genannten Kenngrößen. Damit kann unterstellt werden: 95% der Skifahrer in der Kontrollgruppe wiesen einen oder mehrere Fehler in ihrem Funktionssystem Ski – Bindung – Schuh auf.

Erfaßt wurden 17778 Skitage und insgesamt 88814 h auf den Skipisten. Bei allen Testfahrern zusammen traten 15761 Stürze auf; dies bedeutet eine durchschnittliche Sturzhäufigkeit von 0,89 pro Skitag.

Einfluß auf Verletzungsraten

Erst die Häufigkeit der deutlich unzureichend eingestellten Bindungen macht den gefundenen Unterschied bei den Verletzungsrisiken plausibel. Betrachtet man alle Verletzungen, auch die sehr leichten, so zeigt sich folgendes:

Von den Skifahrern ohne Bindungseinstellung verletzten sich 24,5%. Von den Skifahrern mit korrekter Bindungseinstellung verletzten sich 17,6%. Dieser Unterschied ist auf dem 99%-Niveau signifikant und zeigt den positiven Effekt einer korrekten Bindungseinstellung. Nicht nur die sogenannten typischen Skiverletzungen werden durch korrekte Bindungseinstellung reduziert, auch die atypischen, die u. a. durch Fehlauslösungen verursacht werden können, gehen deutlich zurück.

Betrachtet man die sogenannten ausrüstungsbedingten Verletzungen, typische oder lower extremity equipment related = LEER-Verletzungen (Johnson [3]), so zeigt sich folgendes: In der Kontrollgruppe fanden sich 5,8%, in der Versuchsgruppe 1,7% typische Skiverletzungen. Damit liegt das Risiko einer typischen Skiverletzung mit einer korrekt eingestellten Skibindung um das *3,5-fache niedriger* als bei einer durchschnittlichen Bindungseinstellung, wie sie heute auf den Skipisten verbreitet ist.

Bezieht man das Verletzungsrisiko einer typischen Skiverletzung auf die Stürze, so liegt es mit korrekter Bindungseinstellung bei 0,7 pro 1000 Stürze, in der Kontrollgruppe bei 2,4 pro 1000 Stürze. Auch hier findet sich ein ähnlicher Risikounterschied vom 3,4-fachen, wie bei der Kenngröße bezogen auf Skifahrer.

Skidaumen

Skidaumenverletzungen erlitten 3,7% aller Testfahrer. Dies ergibt ein Risiko von 1,3 pro 1000 Skitage. Damit ist die Skidaumenverletzung, nach Carr et al. [1] zu 85% eine Distorsion des ulnaren Seitenbandes, heute die häufigste Skiverletzung überhaupt.

Die Kontrollgruppe zeigt eine Häufigkeit von 4%, die Versuchsgruppe mit dem speziellen Stockgriff eine von 2,8%. Da die unterschiedlichen Skistöcke bei der Studie erst ab der zweiten Saison in einer Anzahl von 230 Paar zur Verfügung standen, muß die dritte Wintersaison abgewartet werden, um endgültige Aussagen über den Einfluß dieser Griffform machen zu können. Eine Reduktion der häufigsten Skiverletzung um ein Drittel wäre ein großer Erfolg und könnte mithelfen, auch das Gesamtrisiko beim alpinen Skisport deutlich zu reduzieren.

Gesamtrisikobetrachtung

Bundesdeutsche Skifahrer fahren pro Wintersaison nach einer unteren Schätzung (Hauser, Gläser [2]) 50 Mio. Skitage. Dabei kann von 80000 Verletzungen, die ärztlich versorgt werden müssen, ausgegangen werden. Durch heute technisch mögliche, einwandfreie Ausrüstung und Bindungseinstellung ließen sich mindestens 30000 dieser Verletzungen vermeiden. 20000 davon sind sogenannte typische Skiverletzungem, die restlichen 10000 sind durch eine Verringerung atypischer Verletzungen, z. B. durch Verhindern von Fehlauslösungen, vermeidbar. Setzt man pro Unfall Kosten für die ärztliche ambulante bzw. stationäre Behandlung und den Arbeitsausfall von DM 5000,— an, so ergibt sich eine Gesamtsumme von 150. Mio. DM, die jährlich an Unfallfolgekosten eingespart werden könnte.

Vor allem eine ergonomische Gestaltung der Ausrüstung und Qualifizierung des Sportfachhandels neben der Intensivierung der Aufklärung der Skifahrer könnten eine solche deutliche Reduktion von Skiverletzungen herbeiführen.

Die restlichen 50000 Verletzungen dürften vor allem verhaltensbedingt sein und über andere Sicherheitsbemühungen nur teilweise beeinflußbar sein. Eine Schulung in Gefahrenlehre in Skikursen und eine breite Aufklärung der Skifahrer über spezielle Risikofaktoren wären ein solcher Ansatz.

Literatur

1. Carr D, Johnson RJ, Pope MH (1981) Upper extremity injuries in skiing. Am J Sports Med, 6:378–383
2. Hauser W, Gläser H (1985) Alpine Skiunfälle und Verletzungen. Schriftenreihe des Deutschen Skiverbandes, München
3. Johnson RJ, Ettlinger CF, Campbell RJ, Pope MH (1980) Trends in skiing injuries, Am J Sports Med, 2:106–113
4. Shealy JE (1985) Use of statistics in identifying in ski injury research. In: Johnson M, (ed): Skiing trauma and safety. American Society for Testing and Materials (ASTM), Special Technical Publication 860. Philadelphia, pp 285–292
5. Vogel A (1986) Untersuchung des Einflusses der Fahrerposition auf den Ski. Internationaler Arbeitskreis Sicherheit beim Skilauf e. V. (IAS) München

Ursachen und Folgen alpiner Skiunfälle

H. L. Lindenmaier und E. H. Kuner

Zentrum Chirurgie der Albert-Ludwigs-Universität, Abt. für Unfallchirurgie (Dir.: Prof. Dr. med. E. H. Kuner), Hugstetter Straße 55, D-7800 Freiburg/Brsg.

Obwohl die Zahl der Skiläufer in den letzten 10 Jahren enorm zugenommen hat, ist die Anzahl der Verletzungen beim Skisport rückläufig, wie mehrere Untersuchungen bestätigt haben [4, 7, 9, 10, 11, 12, 16]. Dies ist auf mehrere Faktoren zurückzuführen:

So wurde die Skiausrüstung in den letzten Jahren erheblich verbessert, die neuen Skimodelle sind leichter zu steuern, die Skisicherheitsbindungen und die Skischuhe haben wesentliche technische Verbesserungen erfahren, eine große Anzahl der Skischuhe entspricht sicherheitstechnischen Richtlinien. Weiterhin wurde die Skitechnik in den letzten Jahren verbessert, zunehmend werden gut präparierte und damit risikoärmere Skipisten befahren.

Das Verletzungsmuster nach Skisportverletzungen hat sich in den letzten 15 Jahren deutlich geändert. Ist die Unterschenkelfraktur immer noch die häufigste Fraktur des Skifahrers, so haben die Malleofrakturen beim alpinen Skisport erheblich abgenommen. Die schwerwiegenden Bandverletzungen der Kniegelenke sind in den letzten Jahren erheblich angestiegen [3, 4, 5, 9, 10, 12, 16, 18]. Auch haben schwere atypische Skiverletzungen in den Alpenländern, wo auf steilen Pisten höhere Geschwindigkeiten möglich sind, zugenommen [4, 7, 11, 12, 15, 17]. Diese Verletzungen werden im wesentlichen auf höhere Geschwindigkeit mit Anpralltraumen zurückgeführt.

Die Ursache dafür, daß nicht jeder Sturz beim alpinen Skifahren Verletzungen zur Folge hat, und in den allermeisten Fällen harmlos ausgeht, ist neben den Begleitumständen auf die Funktion der Einheit Skischuh-Skibindung zurückzuführen. Diese Skibindungen können in ihrem Auslösewert entsprechend dem Knochenbau eingestellt werden [1], jedoch ist eine regelmäßige Kontrolle und Wartung zur einwandfreien Funktion notwendig. Die Skibindungsindustrie propagiert einen problemlosen Skilauf, der den Gedanken an eine Verletzung gar nicht aufkommen läßt [3, 13, 15, 16]. Es sind jedoch experimentelle Untersuchungen bekannt, die nachweisen, daß eine sichere Auslösung der Skibindungen in Abhängigkeit von der Skidurchbiegung und der Konstruktion der Sohle nicht immer gegeben ist [14, 18]. Dies wird auch durch klinische Untersuchungen bestätigt [3, 7, 8, 13, 15, 16]. Auch konnte gezeigt werden, daß bei Skisportverletzungen die Skibindungen häufig falsch eingestellt waren, die Wartung vernachlässigt wurde oder die Schuhsohlen eine unzulässig hohe Reibung auswiesen und so eine Ursache der Verletzung ist [3, 6, 8, 12, 13, 16].

Kasuistik

Unsere Erhebungen beruhen auf der Auswertung von Begleitumständen, Unfallursachen und Verletzungsmuster von 408 alpinen Skisportlern, welche von 1977 bis August 1986 an der Abteilung für Unfallchirurgie der Chirurgischen Universitätsklinik stationär behandelt wurden. 206 davon waren männlichen Geschlechts (Tabelle 1).

Häufigste Verletzung war in diesem Krankengut die Unterschenkelfraktur mit 35,3%, gefolgt von den komplexen Kniegelenksverletzungen mit 32,8%, Knöchelfrakturen waren mit 13,5% deutlich seltener (Tabelle 2). Die verletzten Skiläufer selbst beurteilten ihre sportliche Qualifikation zu 41,8% als geübte, zu 33,8% als fortgeschritten, nur 19,5% stuf-

Tabelle 1. Geschlechtsverteilung alpiner Skifahrer

Zeitraum	1977–1986
verletzte Skifahrer	408 (100%)
männliche Skifahrer	206 (50,5%)
weibliche Skifahrer	202 (49,5%)

Tabelle 2. Verletzungsmuster bei alpinen Skisportlern

Zeitraum	1977–1986
Unterschenkelfrakturen	144 (35,3%)
komplexe Kniegelenksverl.	134 (32,8%)
Knöchelfrakturen	55 (13,5%)
Oberschenkelfrakturen	9 (2,2%)
Oberarmfrakturen	14 (3,4%)
Wirbelfrakturen	9 (2,2%)
Schultergelenksverletzungen	8 (1,9%)
Beckenfr./Symphysenr.	7 (1,7%)
Achillessehnenrupturen	3 (0,7%)
Unterarm-/Handfrakturen	7 (1,7%)
andere Verletzungen	18 (4,4%)
Gesamt	408 (100%)

Tabelle 3. Selbstbeurteilung der sportlichen Qualifikation bei alpinen Skiläufern

Zeitraum	1977–1986
Anfänger	78 (19,5%)
Fortgeschrittene	135 (33,8%)
Geübte	167 (41,8%)
Rennläufer	19 (4,8%)
Gesamt	399 (100%)

Tabelle 4. Vorbereitung auf Skisport mit Skigymnastik

Zeitraum	1977–1986
regelmäßig	118 (29 %)
unregelmäßig	144 (35,5%)
überhaupt nicht	144 (35,5%)
Gesamt	407 (100%)

Tabelle 5. Sportliche Betätigung alpiner Skiläufer

Zeitraum	1977–1986
regelmäßig Sport	309 (76%)
selten Sport	98 (23%)
Gesamt	407 (100%)

ten sich als Anfänger ein (Tabelle 3). Eine Vorbereitung auf die Skisaison durch Skigymnastik erfolgte überhaupt nicht bzw. unregelmäßig bei jeweils 35,5% der Verletzten. Nur 29% bereiteten sich regelmäßig mit Skigymnastik auf den Skisport vor (Tabelle 4), jedoch trieben 76% der Verletzten regelmäßig Sport (Tabelle 5).

Am häufigsten ereigneten sich die Skiunfälle bei sonnigem Wetter (51,4%), eine schlechte Sicht bzw. Schneetreiben oder Nebel wurden deutlich seltener als Begleitumstand angegeben (Tabelle 6).

Die Schneeverhältnisse waren im wesentlichen gut, zu jeweils 1/3 lag Wechselschnee bzw. Pulverschnee zum Zeitpunkt des Unfalles vor, schlechte Schneeverhältnisse wie Pappschnee oder Bruchharsch waren wesentlich seltener (Tabelle 7). Häufigstes Transportmittel vor der Abfahrt war der Schlepplift, welcher von 3/4 der verunfallten Skifahrer benutzt wurde, gefolgt vom Sessellift. Ein selbständiger Aufstieg zu Fuß oder mit Steigfellen ging dem Unfall sehr selten voraus (Tabelle 8).

Tabelle 6. Wetterlage bei alpinen Skiunfällen

Zeitraum	1977–1986
Sonne	206 (51,4%)
bedeckt	127 (31,6%)
Nebel	12 (2,9%)
schlechte Sicht	12 (2,9%)
Schneetreiben	29 (7,2%)
Schneesturm	1 (0,2%)
Dämmerung	14 (3,5%)
Gesamt	401 (100%)

Tabelle 7. Schneeverhältnisse bei alpinen Skiunfällen

Zeitraum	1977–1986
Wechselschnee	129 (33,3%)
Pulverschnee	125 (32,3%)
Pappschnee	72 (18,6%)
Firn	27 (6,7%)
Bruchharsch	34 (8,8%)
Gesamt	387 (100%)

Tabelle 8. Transportmittel/Aufstieg bei alpinen Skiunfällen

Zeitraum	1977–1986
Schlepplift	281 (73,9%)
Sessellift	41 (10,7%)
Seilbahn	33 (8,9%)
Bergbahn	4 (1,05%)
zu Fuß	15 (3,9%)
mit Steigfellen	6 (1,6%)
Gesamt	380 (100%)

Die Unfallstelle war zu 1/3 eine normale Piste, 12,5% der Unfälle ereigneten sich am Pistenrand, 15,7% auf einer Buckelpiste, 8,1% abseits der Piste im Tiefschnee (Tabelle 9).

Bei 52,7% der Verletzten bestanden keine ungünstigen Faktoren zum Zeitpunkt des Sturzes, bei fast 1/4 lag jedoch eine Buckelpiste vor, bei 1/8 eine Eisplatte (Tabelle 10).

Als Fahrgeschwindigkeit zum Zeitpunkt des Skiunfalles wurde am häufigsten (41,9%) eine mittlere Geschwindigkeit angegeben, 26% fuhren langsam, nur 24% schnell (Tabelle

Tabelle 9. Unfallstelle bei alpinen Skiunfällen

Zeitraum	1977–1986
normale Piste	103 (33,9%)
gepflegte Piste	52 (13,2%)
Pistenrand	49 (12,5%)
Buckelpiste	62 (15,7%)
Tiefschnee	32 (8,1%)
Steilhang	33 (8,3%)
Ziehweg	12 (3,1%)
Engpaß	14 (3,5%)
Tour	7 (1,7%)
Sonstiges	29 (7,4%)
Gesamt	393 (100%)

Tabelle 10. Ungünstige Faktoren bei alpinen Skiunfällen

Zeitraum	1977–1986
keine	213 (52,7%)
Buckel	92 (22,7%)
Eisplatte	52 (12,8%)
ausgeaperte Piste	21 (5,2%)
Hindernis (Stein, Wurzel, o. ä.)	13 (3,2%)
andere	13 (3,2%)
Gesamt	404 (100%)

11). Beim Sturzmechanismus, welcher zur Verletzung geführt hatte, wurde am häufigsten ein typischer Drehsturz mit 51,3% angegeben, gefolgt von Schräg- und Frontalsturz. Ein Zusammenprall mit einem anderen Skifahrer lag bei 6,3% der Fälle vor.

Bei der Skiausrüstung wurden verschiedene Parameter erfragt. 66,4% der Verletzten fuhren zum Unfallzeitpunkt Normalski, 31,2% Kompaktski, Kurzski wurden selten verwendet (2,3%) Tabelle 13).

Zu 95% wurden moderne Bindungskombinationen verwendet. Zu 29% waren sie höchstens 1 Jahr alt, zu etwa einem Drittel 2–3 Jahre alt und zu knapp 40% über 3 Jahre alt und älter.

Knapp 30% der Skibindungen waren nicht mit dem Prüfgerät eingestellt worden, 70,4% jedoch waren mit dem Prüfgerät eingestellt worden, 14,5% kurz vor dem Unfallereignis und 37% vor der Skisaison, in der sich der Unfall mit der Verletzung ereignete. 18,8% der Bindungen wurden vor der Skisaison oder früher eingestellt (Tabelle 14).

Trotz einer relativ hohen Einstellquote der meist modernen Skibindungen war die Rate der Fehlfunktionen, welche letztendlich zu einer Verletzung führte, relativ hoch. Zu 69% löste die Bindung nicht aus, zu 2% entstand der Sturz durch unnötiges Aufgehen der Bin-

Tabelle 11. Fahrgeschwindigkeit bei alpinen Skiunfällen

Zeitraum	1977−1986
mittel	164 (41,9%)
schnell	94 (24,0%)
langsam	102 (26,1%)
Stand	16 (4,1%)
Sprung	15 (3,8%)
Gesamt	391 (100%)

Tabelle 12. Sturzmechanismus bei alpinen Skiunfällen

Zeitraum	1977−1986
Drehsturz	195 (51,3%)
Schrägsturz	81 (21,3%)
Frontalsturz	80 (21,0%)
Zusammenprall	24 (6,3%)
Gesamt	380 (100%)

Tabelle 13. Skimodell bei alpinen Skiunfällen

Zeitraum	1977−1986
Normalski	259 (66,4%)
Kompaktski	122 (31,2%)
Kurzski	9 (2,3%)
Gesamt	390 (100%)

dung, zu 3,4% löste bei einem eindeutigen Drehsturz nur die Fersenautomatik aus mit einer Verletzungsfolge. Das bedeutet, daß in fast 3/4 der Fälle die Verletzung beim Skiunfall auf eine Fehlfunktion der Bindung zurückzuführen ist (Tabelle 15).

Zusammenfassung

Die Analyse von 408 stationär behandelten Verletzungen beim alpinen Skisport von 1977 bis 1986 zeigt, daß sich die meisten Skisportverletzungen bei relativ gutem Wetter und relativ guten Schneeverhältnissen und häufig bei mittlerer und geringerer Geschwindigkeit ereignen. Häufigster Sturzmechanismus ist der Drehsturz und der Diagonalsturz, ein Auf-

Tabelle 14. Bindungseinstellung und Zeitpunkt bei alpinen Skiunfällen

Zeitpunkt	1977–1986
Einstellung mit Prüfgerät	276 (70,4%)
kurz vor dem Unfall	57 (14,5%)
vor der Skisaison	145 (37%)
Zeit unbekannt (vor Saison oder früher)	74 (18,8%)
keine Einstellung mit Prüfgerät	116 (29,6%)
Gesamt	392 (100%)

Tabelle 15. Funktion/Fehlfunktion der Bindung bei alpinen Skiunfällen

Zeitraum	1977–1986
keine Bindungsauslösung	265 (69%)
Auslösung der Vorderbacken	38 (9,9%)
Auslösung d. Fersenautomatik	51 (13,3%)
Auslösung v. Vorderb. u. Fersenaut.	30 (7,8%)
Sturz entstand durch unnötiges Aufgehen der Bindung	8 (2,0%)
Auslösung d. Fersenautomatik bei Drehsturz	13 (3,4%)
Gesamt	384 (100%)

prall oder Zusammenprall als Ursache wird selten angegeben. Es ist bemerkenswert, daß trotz einer relativ hohen Einstellquote der Sicherheitsbindung eine Fehlfunktion der Skibindung zu 75% Ursache der Verletzung war. Dies zeigt, daß trotz aller Verbesserungen der Skischuhe und Skibindungen in diesem Bereich die Sicherheit noch zu erhöhen ist, sei es durch technische Änderungen des Systems Skischuh/Skibindung mit Verminderung des Einflusses der Schuhsohlenreibung oder der Skidurchbiegung auf den Auslösewert. Gerade bei älteren Bindungsmodellen ist eine gute Funktion nur gewährleistet, wenn eine regelmäßige Einstellungskontrolle, Wartung und Pflege erfolgt, wie sie auch vom Deutschen Skiverband mit Nachdruck empfohlen wird.

Literatur

1. Asang E (1975) Biomechanik des Beins in der Skitraumatologie. Monatsschr Unfallheilkd. 78:58
2. Bätzner K (1957) Verletzungen beim Skilauf. DMW 82, 8:276
3. Baumgartner W (1960) Die Sicherheit der Skiabfahrt. Münch Med Wochenschr 102: 2220
4. Becker V (1964) Skiverletzungen. Inaugural-Dissertation, Freiburg
5. Bernett P, Gelehrter G, Kuner EH, Matter P (1978) Änderung des Verletzungsbildes bei Skiunfällen. Ärztl Praxis XXX; 20, 615

6. Bernett P (1973) Ursachen schwerer Skiverletzungen. Ärztl Praxis XXV; 95, 4389
7. Forster H, Stomenger M (1984) Das geänderte Bild des Skiunfalles. Akt, Traumatol 14:1
8. Hauser W, Glaser H (1985) Alpine Skiunfälle und Verletzungen. Schriftenreihe d. Deutschen Skiverbandes, Heft 14
9. Lindenmaier HL (1980) Verletzungsmuster bei Skiunfällen. Sporttraumatolog. Sitzung der Medizin, Garmisch-Partenkrichen
10. Lindenmaier HL, Kuner EH, Huber W (1981) Der Unterschenkelbruch, immer noch die häufigste Skifraktur? Akt Traumatol 11:52
11. Mark G, Scharplatz D, Ruedi Th (1981) Entwicklung des Skiunfalls von 1969 bis 1979 am Zentralspital eines Bergkantons. Helv Chir Acta 48:35
12. Matter P (1985) Skitraumatologie und Unfallprophylaxe.
13. Maurer G (1968) Typische Skiunfälle und Sicherheitsbindung. Hefte Unfallheilkd 94:89
14. Menke W, Bodem F, Brüggemann GP, Kasel I (1983) Biomechanische Gesichtspunkte zur gutachterlichen Beurteilung des Unterschenkeldrehbruches im alpinen Skisport. Unfallheilkd. 86:337
15. Neff G (1979) Unfallgefährdung beim Skilauf. Therapiewoche 29:2181
16. Ott W (1974) Zur Prophylaxe von Skiverletzungen. Akt Traumatol 4:7
17. Steinbrück K, Krahl H (1976) Wintersportverletzungen an Sprunggelenk und Unterschenkel. Dt Ärzteblatt 53:3399
18. Vogel H (1984) Die richtige Einstellung zur Sicherheit. Ski 10:57
19. Weller S (1962) Der Wandel der typischen Skiverletzungen. 5. Internat. Kongreß Ges. Skitraumatologie

Diagnostik und Therapie des funktionellen Kompartiment-Syndromes (KS)

V. Echtermeyer und R. Sambale

Klinik für Unfallchirurgie der Philipps-Universität (Dir.: Prof. Dr. med. L. Gotzen), Baldingerstraße, D-3550 Marburg/Lahn

Einteilung des Kompartiment-Syndromes (KS)

Nach dem klinischen Schweregrad unterscheiden wir das drohende und das manifeste KS [3]. Neben diesen traumatisch- oder operationsbedingten Komplikationen gibt es das übungsbedingte funktionelle KS, das wiederum in eine akute und chronische Form unterteilt werden kann. Diese Differenzierung hat sich im Hinblick auf die Frühdiagnose und das therapeutische Vorgehen als außerordentlich hilfreich erwiesen [4].

Historischer Rückblick

„To Dr. Wilson goes, perhaps, the honour of writing the first clinical account" schreibt Freedman 1953 [6], aufgrund der Tagebucheintragungen von Dr. Wilson auf Scotts Südpol-Expedition, an der er 1911, 39 Jahre alt, teilnahm. An anderer Stelle schreibt Freedman: „Since the syndrom was unknown at that time (and indeed is not widely known even today) ..." Worum handelt es sich also beim funktionellen Kompartiment-Syndrom?

Klinik

Eine funktionell bedingte Muskelischämie nach musculärer Betätigung wurde vor allem in der Tibialis anterior-Loge [13], am zweihäufigsten in der Peronaeusloge [5], aber auch im tiefen und oberflächlichen Unterschenkel-Kompartiment [7] und als Rarität im M. tensor-fasciae-latae-Bereich [14] beschrieben und kann in eine akute und eine chronische Form unterteilt werden.

Es soll im folgenden nur über fünf Patienten berichtet werden, die unter dem am häufigsten auftretenden Tibialis anterior-Syndrom litten. Das akute funktionelle Tibialis anterior Syndrom entsteht bei jungen gesunden Menschen häufig nach Märschen, weshalb es auch die Bezeichnung „March gangrene" trägt [1]. Die Beschwerden treten entweder unmittelbar nach dem Übungsprogramm oder bis zu 12 h später auf, wenn der Patient zur Ruhe kommt [1, 2, 8].

Das *chronische* funktionelle Tibialis anterior-Syndrom tritt nach anstrengenden Betätigungen, wie Marschieren oder Laufen, nicht aber beim gewöhnlichen Gehen auf [8, 13]. Die chronische Form ist wesentlich häufiger als die akute Form des funktionellen KS und tritt nach Reneman [13] in 95% der Fälle bilateral auf. Die chronische Form entsteht, weil der zur Verfügung stehende Raum zu eng ist, um die funktionell bedingte Schwellung der Muskulatur aufnehmen zu können. Das Muskelvolumen kann nach intensiver Betätigung um mehr als 20% akut ansteigen [17]. Klinisch findet sich bevorzugt im Bereich der Tibialis anterior-Loge beim funktionellen KS eventuell unter Ruhebedingungen eine vermehrte Konsistenz, aber immer nach funktioneller Belastung eine schmerzhafte Schwellung der Muskelgruppe. Dementsprechend ergibt der Palpationsbefund eine Verhärtung der Muskelloge. Subjektiv wird von dem Patienten eine Limitierung der Laufstrecke bzw. der ausgeübten Sportart angegeben. Bei Belastung über die Schmerzgrenze hinaus können neurologische Störungen auftreten.

Diagnostik und Differentialdiagnose

Die Diagnose des funktionellen KS ist wesentlich schwieriger als die des traumatischen oder postoperativen KS. Gewebsdruckmessungen unter Ruhebedingungen können gering erhöhte Werte ergeben, aber auch im Normbereich liegen. Subfasciale Gewebsdruckmessungen müssen vor, möglichst während, in jedem Fall aber nach einem standardisierten Provokationstest gemessen werden. Differentialdiagnostisch müssen eine Tendosynovitis der Extensoren, Streßfrakturen der Tibia und ein Muskelkater ausgeschlossen werden.

Therapie

Die *akute* Form des funktionellen KS verlangt die sofortige Dekompression, wie das manifeste KS anderer Ätiologie.

Bei der *chronischen* Form ist die Indikation zur Dekompression nicht dringend. Therapeutisch ergeben sich zwei Möglichkeiten:
1. Der Patient muß über die Möglichkeit der Reduzierung seiner sportlichen Aktivitäten aufgeklärt werden. Aufgrund persönlicher Erfahrung ist dem Patienten dieses Phänomen der Schmerzlinderung meistens bekannt.
2. Besteht ein unveränderter Wunsch nach sportlicher Aktivität oder ist diese berufsbedingt vorgegeben, ist die Fasciotomie indiziert. Je nach Befall des vorderen, evtl. auch seitlichen Kompartiments erfolgt der Zugang über limitierte Hautincisionen im mittleren Unterschenkeldrittel. Nach Identifizierung des Septum intermusculare laterale erfolgt zunächst die Querincision, dann die Längsincision der Fascie, wie bei der bilateralen prophylaktischen Fasciotomie. Peroperativ wird der subfasciale Gewebsdruck dokumentiert. Er sollte zum Schluß der Operation unter 10 mmHg liegen. Da mit keiner postischämischen Schwellung zu rechnen ist, wird die Haut primär verschlossen. Findet sich präoperativ eine Muskelhernie im Bereich der Austrittstelle des N. peronaeus superficialis, sollte die Hautincision über der Hernie liegen sowie der Fasciendefekt in die Fasciotomie mit einbezogen werden. Ein Verschluß der Hernie ist kontraindiziert [8, 9, 10, 11, 15, 16].

Die Dekompression der Tibialis anterior-Loge unmittelbar vor dem Septum intermusculare ist aus drei Gründen einer tibianahen Fascienspaltung vorzuziehen:
1. Die Hautincision liegt weiter lateral und ergibt ein besseres kosmetisches Resultat.
2. Die Fascie ist über dem Muskelbauch nahe dem Septum wesentlich leichter zu incidieren als knochennah. Damit ergibt sich die Möglichkeit der Dekompression des lateralen Kompartiments.
3. Es besteht ein geringes Infektionsrisiko für den Knochen, wenn die Dekompression ausschließlich über den Weichteilen erfolgt.

Nach kurzer Hospitalisation wird der Patient angehalten, einen Stützverband für 14 Tage zu tragen. 3 Wochen postoperationem können leichte sportliche Aktivitäten wieder aufgenommen werden. Nach 6 Wochen ist keinerlei Beschränkung mehr notwendig. Wenn der Patient nicht beschwerdefrei geworden ist, sollten Kontrollen der Gewebsdruckmessung in Ruhe und unter Belastung erfolgen.

Ergebnisse

Unter 242 Kompartiment-Syndromen, die über einen Zeitraum von 10 Jahren dokumentiert wurden (Abb. 1a), fanden sich 7 funktionelle KS (Abb. 2). Die Verteilung der Altersgruppen ist aus Abb. 1b zu ersehen. In einem Fall handelte es sich um die akute Form eines funktionellen KS, in den anderen 6 um die chronische Form. Von den 6 chronischen Formen waren 2 Polizisten durch das bilateral auftretende KS der Tibialis anterior-Loge so sehr behindert, daß sie am Außendienst nicht mehr teilnehmen konnten. Sie wurden durch die Operation völlig beschwerdefrei und wieder uneingeschränkt einsatzfähig. In 2 weiteren Fällen mit einseitigem KS der Tibialis anterior-Loge handelte es sich um Freizeitsportler. Ein Mann wurde durch die Fasciotomie so beschwerdefrei, daß er wieder Mittelstrecken laufen, eine Frau ihr Hobby als Bergsteigerin wieder aufnehmen konnte.

In dem Fall der akuten Form des funktionellen KS handelte es sich um einen 20jährigen Mann, der 8 h nach Beendigung eines normalen Kegelsportes stärkste Schmerzen einseitig in der rechten Tibialis anterior-Loge entwickelte, die zunächst als Folge eines arteriellen

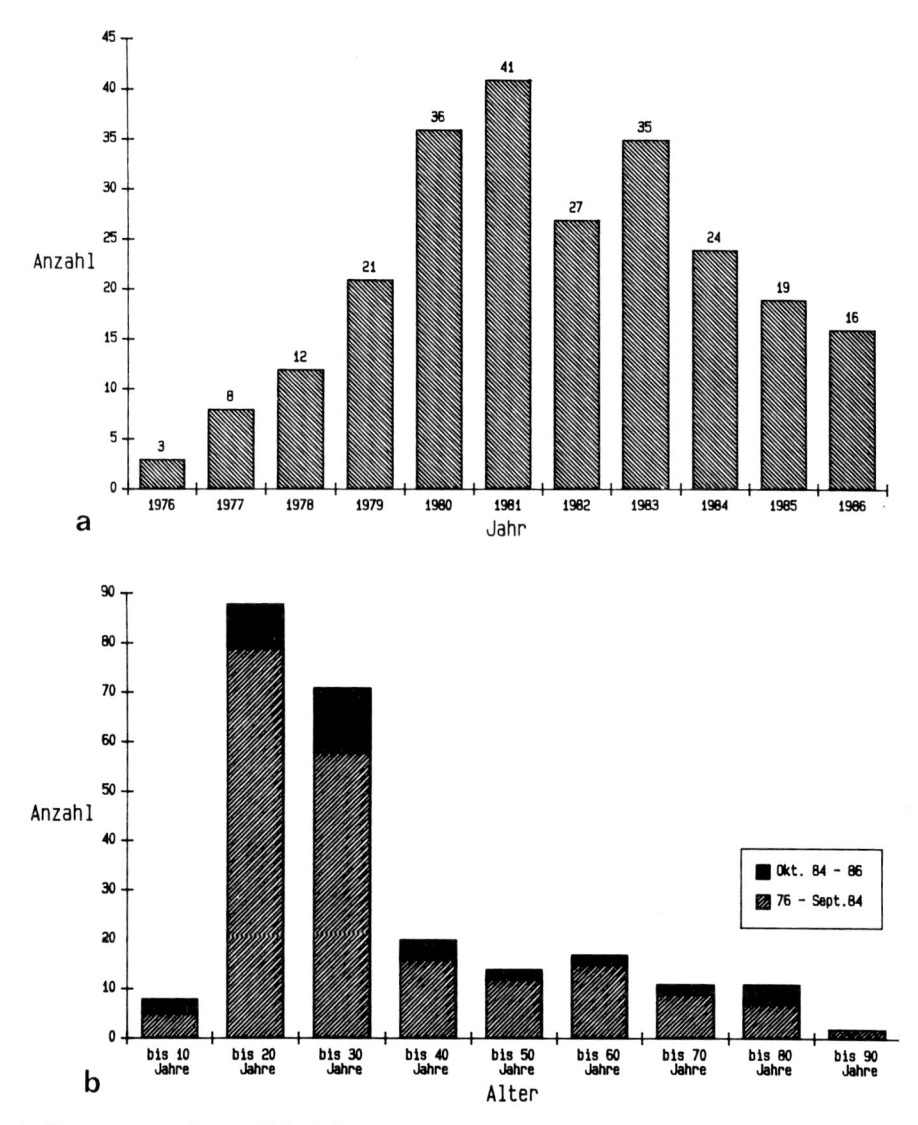

Abb. 1. Zusammenstellung 242 dokumentierter Kompartiment-Syndrome von 1976 bis 1986 (**a**). Altersgruppenverteilung der 242 Kompartiment-Syndrome (**b**), von denen 203 (schraffierte Säulen) in der Unfallchirurgischen Klinik der Medizinischen Hochschule Hannover behandelt wurden

Spasmus interpretiert und behandelt wurden. Trotz medikamentöser Therapie einschließlich Sympathicolyse wurde der Patient nicht beschwerdefrei, so daß die Weiterverlegung erfolgte. Bei der Aufnahme fanden sich hochpathologische Gewebsdruckwerte, so daß sich die notfallmäßige Fasciotomie in Lokalanästhesie anschloß. 6 Monate nach der Fasciotomie war der Patient wieder uneingeschränkt sportfähig. Die zum Zeitpunkt der Aufnahme bereits manifesten neurologischen Ausfälle hatten sich komplett zurückgebildet.

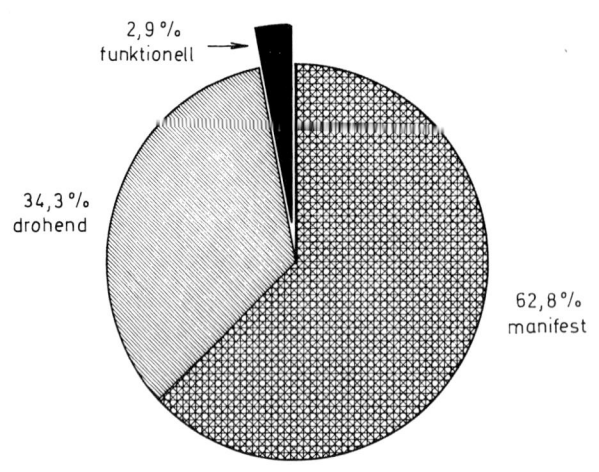

Abb. 2. Häufigkeit manifester, drohender und funktioneller Kompartiment-Syndrome unter 242 KS.

In Versuchen an sechs freiwilligen Probanden wurde der Gewebsdruck in der Tibialis anterior-Loge in Ruhe, während eines 400m-Laufes und bis 60 min nach Beendigung des Belastungstestes gemessen (Abb. 3a)[1].

Bei allen Patienten wurde prä- und postoperativ der Gewebsdruck dokumentiert. Die Abb. 3b zeigt den Verlauf des subfascialen Gewebsdruckes in der Tibialis anterior-Loge eines Patienten mit funktionellem KS vor und nach Dekompression.

Resümee

Wilson war gezwungen, trotz der sich anbahnenden ischämischen Nekrose der Tibialis anterior-Muskeln den Rückmarsch auf der Südpol-Expedition fortzusetzen. Anhand seiner Tagebucheintragungen litt er 27 Tage unter den heftigen Schmerzen, die ihn zwangen, den Rückmarsch größtenteils ohne Skier bis zu seinem Tode fortzusetzen [6].

Aufgrund einfacher, heute zur Verfügung stehender Meßtechniken sollte bei Patienten mit entsprechender Symptomatik rechtzeitig die Diagnose gestellt und je nach Befund eine adäquate Therapie eingeleitet werden.

Literatur

1. Blandy JP, Fuller R (1957) March gangrene. J Bone Joint Surg [Br] 39:679–693
2. Blum L (1957) The clinical entity of anterior crural ischaemia. Arch Surg 74:59–64
3. Echtermeyer V, Muhr G, Oestern H-J, Tscherne H (1982) Chirurgische Behandlung des Kompartment-Syndroms. Unfallheilkunde 85:144–152

---

[1] Solid-state Transducer Intra Compartmental Monitor System S.T.I.C., STRYKER Deutschland, 8024 Oberhaching b. München

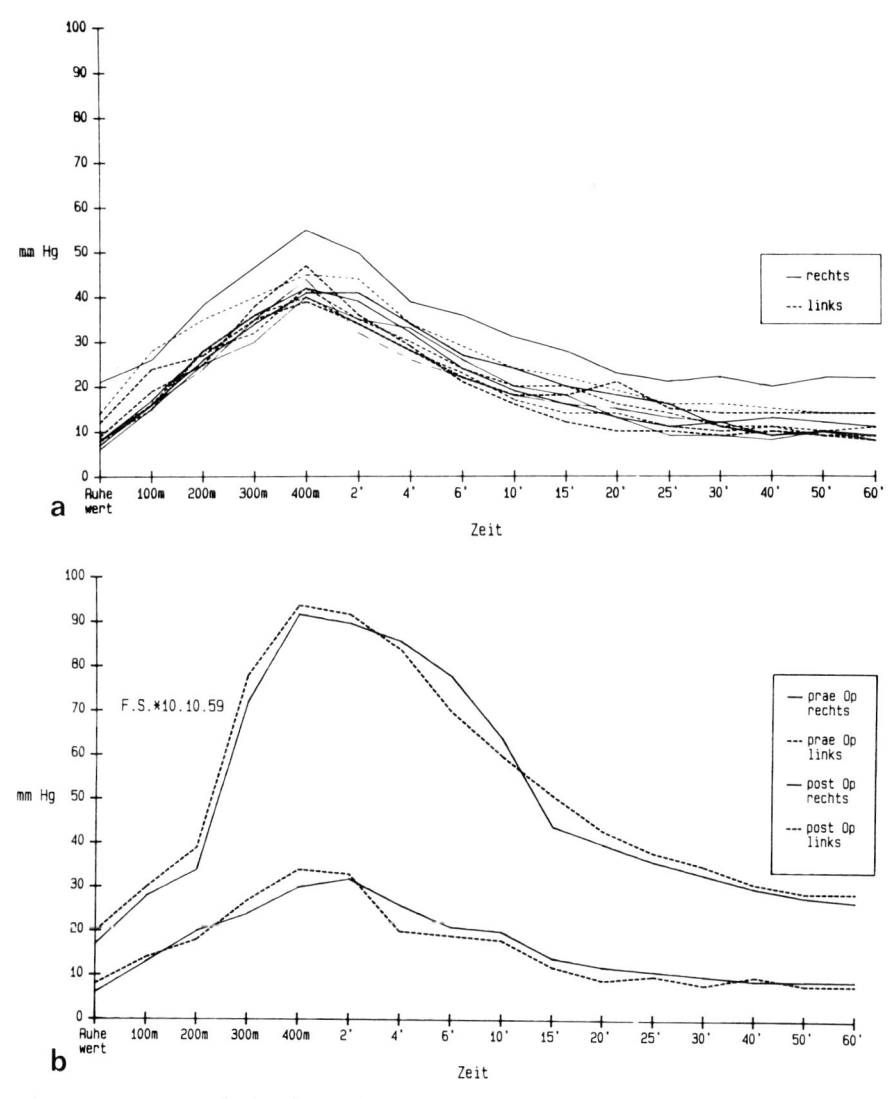

Abb. 3. Subfascialer Gewebsdruck in der Tibialis-anterior-Loge in Ruhe, während eines 400-m-Laufes und nach der Belastung bei 6 gesunden Probanden (**a**) und bei einem Patienten mit einem chronischen funktionellen Tibialis-anterior-Syndrom prä- und postoperativ (**b**)

4. Echtermeyer V (1985) Das Kompartment-Syndrom. Hefte Unfallheilkd, Heft 169. Springer, Berlin Heidelberg New York Tokyo
5. Edwards PW (1969) Peroneal compartment syndrome. J Bone Joint Surg [Br] 51: 123–125
6. Freedman BJ (1953) Dr. Edward Wilson of the Antarctic; a biographical sketch, followed by an injury into the nature of his last illness. Proc R Soc Med 47:7–13
7. Kirby NG (1970) Exercise ischaemia in the fascial compartment of soleus. J Bone Joint Surg [Br] 52:738–740

8. Leach RE, Hammond G, Stryker WS (1967) Anterior tibial compartment syndrome. J Bone Joint Surg [Am] 49:451–461
9. Matsen FA (1980) Compartmental syndromes. Grune & Stratton, New York London Toronto Sydney San Francisco
10. Mau H (1982) Kompartment-Syndrome der unteren Extremitäten. Z Orthop 120: 202–206
11. Paton DF (1968) The pathogenesis of anterior tibial syndrome. J Bone Joint Surg [Br] 50:383–385
12. Puranen J (1974) The medial tibial syndrome. J Bone Joint Surg [Br] 56:712–715
13. Reneman RS (1975) The anterior and the lateral compartment syndromes of the leg due to intensive use of muscles. Clin Orthop 113:69–80
14. Rydholm U, Brun A, Ekelund L, Rydholm A (1983) Chronic compartmental syndrme in the tensor fasciae latae muscle. Clin Orthop 177:169–171
15. Sirbu AB, Murphy MJ, White AS (1944) Soft tissue complications of fractures of the leg. Calif West Med 60:53–56
16. Wolfort FG, Mogelvang LC, Filtzer HS (1973) Anterior tibial compartment syndrome following muscle hernia repair. Arch Surg 106:97–99
17. Wright S (1965) Applied physiology. Oxford University Press, London New York Toronto

Ermüdungsfrakturen bei Mittelstreckenläufern. Diagnostik – Therapie – Ergebnisse

R. Wolff

Orthop. Klinik und Poliklinik der Freien Universität Berlin im Oskar-Helene-Heim (Dir: Prof. Dr. G. Friedebold), Clayallee 229, D-1000 Berlin 33

Die Dauerbelastung des Knochens führt zu Anpassungsvorgängen wie Corticalisverdickung und Ausrichtung der Spongiosabälkchen. Wird die individuelle Belastungstoleranz überschritten, finden sich im Bereich mechanischer Spannungsspitzen Strukturveränderungen und Umbauvorgänge, die unter dem Begriff „Ermüdungsfraktur" (stress-fracture) bekannt sind.

Breithaupt [5] berichtete 1855 erstmals über Ermüdungsbrüche im Bereich der Mittelfußknochen bei preußischen Rekruten. Die Häufigkeit derartiger Frakturen beim Militär wird heute mit 3–31% angegeben [10, 22].

Seit Anfang der 60er Jahre – erstmals 1958 von Devas [8] – wird zunehmend über derartige Brüche nach wiederholter submaximaler Belastung in unterschiedlichen Sportarten berichtet. Im Bereich der oberen Extremität (Ulna, Radius) handelt es sich dabei eher um Einzelbeobachtungen: Tennis [28, 29], Gymnastik [27], Softball [24], Volleyball [24], Gewichtheben [23], Speerwerfen [16]. Bei Mittel- und Langstreckenläufern treten Ermüdungsbrüche im Bereich von Wirbelsäule [1, 32], Sacroiliacal-Gelenk [11], Becken (Schambein; [25]), Schenkelhals [4, 10, 18], Femur [6, 20, 21], Tibia [8], Fibula [33, 36], Os naviculare [34] und Mittelfuß [15, 33] auf. Femur, Becken und Schenkelhals scheinen eher bei Langstreckenläufern, Tibia, Mittelfuß und Os naviculare dagegen bei Mittelstrecklern mit geringerem Kilometerumfang und höherem Anteil an Sprung- und Schnelligkeitstraining betroffen zu sein.

Bei einem Trainingsumfang von durchschnittlich 80 bis 120 Kilometern wöchentlich im Mittelstreckenlauf (Langstreckenlauf bis 200 km), werden die Knochen der unteren Extremität mit jährlich über 1000000 Kraftstößen vom Mehrfachen des Körpergewichts belastet.

Als morphologisches Substrat des Ermüdungsbruches lassen sich im Tiermodell [19] (Kaninchen, die durch Stromstöße zum Sprung und Lauf gebracht wurden) zunächst osteoclastische Resorptionen im Bereich von Spannungsspitzen an der Tibia (7. Tag) nachweisen. Schließlich zeigen sich Mikrofrakturen (10. Tag) – Risse und Sprünge im Bereich der Zementlinie des Haversschen Systems – im histologischen Präparat. Der röntgenologische Nachweis von Knochenresorptionen ist nach 14 Tagen möglich, periostale knöcherne Reaktion zeigt sich nach 3 Wochen. Die initialen pathologischen Veränderungen sind also osteoclastische Resorptionen als Folge der Überlastung, vorher finden sich bereits lokale Zirkulationsstörungen im Haversschen System mit Thrombosen [19]. Ischämie und Anoxie werden als Ursache der vermehrten osteoclastischen Aktivität angeschuldigt. Die Knochenneubildung durch Osteoblasten erfolgt verzögert, so daß zunächst eine verminderte Belastbarkeit resultiert. Periostale Proliferation und Knochenneubildung sind stets erst Folge auf eine Knochenresorption. Radiologisch muß eine definitive Frakturlinie nicht sichtbar sein, eine periostale Callusmanschette ist oft einziges röntgenologisches Zeichen. Diese Ergebnisse stimmen mit den Untersuchungen von Johnson u. Mitarb. [17] überein, die Biopsien von Ermüdungsfrakturen der Tibia untersuchten. Rubin u. Mitarb. [30] fanden ebenfalls nach wiederholter cyclischer Belastung Resorptionen im Corticalisbereich. Die eventuelle Fraktur ist dann eher eine Folge des adaptiven Remodelings (Abnahme des effektiven lasttragenden Querschnitts) als ein Materialfehler des Knochens infolge von Ermüdung.

Nach Clement [7] spielt die Ermüdung des musculären Systems eine wesentliche Rolle bei der Entstehung der Fraktur, da der stoßabsorbierende Effekt der Muskulatur fortfällt.

Stanitski u. Mitarb. [31] sehen in den wiederholten Muskelanspannungen eher eine zusätzliche schädliche Belastung. Nach Baker u. Mitarb. [3] führt zunehmende Belastung zur Muskelermüdung, verändertem Laufbild und damit zu einer veränderten Belastungsverteilung am Knochen. Normalerweise sorgt die Muskulatur in ihrem meist breiten Ursprungsgebiet für eine gleichmäßige Verteilung der Zugspannungen, nicht aber die erschöpfte.

Diagnose

Die Diagnose ergibt sich aus der Anamnese, lokalem Druckschmerz, (wiederholten!) Röntgenaufnahmen und Szintigraphie (99 m Technetium diphosphonat). Szintigraphische Untersuchungen zeigen bereits drei bis zehn Tage [35] nach Einsetzen der Beschwerden deutliche Mehranreicherungen [26], röntgenologische Veränderungen sind erst nach 2–3 Wochen sichtbar [13]. Eine einmalige Röntgenaufnahme – und auch eine zweite nach 10–14 Tagen – schließt einen Ermüdungsbruch nicht sicher aus und führt zu Fehldiagnosen wie „Insertionstendopathie", Knochenhautentzündung u. ä. Schichtaufnahmen können insbesondere bei Fraktur des Os naviculare die Diagnose sichern. Thermographie und Schmerzprovokation durch Ultraschall können weitere Hinweise geben [9].

Differentialdiagnostisch sind bei positivem Röntgenbefund vor allem Osteoid-Osteom (Nidus-Nachweis?), Osteomyelitis (Senkung, Blutbild?) und Osteosarkom auszuschließen. Eine subcorticale Strukturauflockerung mit als periostal fehldeutbarer Mineralisierung muß an ein Sarkom denken lassen, es weist jedoch eine unterschiedliche Altersverteilung und Lokalisation auf. Die Insertion von Sehnen kann ein spiculaähnliches Bild erzeugen, zeigt aber im Gegensatz zum Sarkom keinen Strukturverlust der Corticalis.

Im eigenen Krankengut sahen wir im Berliner Raum von 1981 bis 1986 insgesamt 17 Ermüdungsfrakturen bei 16 Mittelstrecklern im Alter von 17 bis 24 Jahren. 13 männlichen Athleten standen lediglich 3 Frauen gegenüber — vielleicht wegen des oft geringeren Trainingsumfanges.

Lokali-sation	Name	Alter	Intervall Schmerz-Diagnose	Therapie	Ergebnis
Tibia	M. H. (m)	18	2½ Wo.	Pause 10 Wo.	
	R. N. (m)	17	8 Wo.	Pause 6 Wo.	
	A. S. (m)	17	6 Wo.	Pause 10 Wo.	
	J. P. (m)	18	8 Wo.	Pause 6 Wo.	beschwerdefrei
	C. S. (m)	20	4 Wo.	Pause 10 Wo.	
	B. J. (m)	19	4 Wo.	Pause 12 Wo.	
	S. Z. (w)	18	3 Wo.	Pause 12 Wo.	
Fibula	I. P. (m)	17	3 Wo.	Pause 4 Wo.	beschwerdefrei
	I. C. (w)	20	2 Wo.	Pause 4 Wo.	
Os navi-culare	A. S. (m)	22	3 Wo.	Op, Gips 8 Wo.	Beschwerden
	V. B. (m)	20	12 Wo.	Gips 10 Wo.	bei starker
	H. L. (m)	19	8 Wo.	Gips 8 Wo.	Belastung
	N. K. (m)	24	6 Wo.	Gips 8 Wo.	beschwerdefrei
Os meta-tarsale	I. A. (m)	18	2 Wo.	Pause 6 Wo.	
	F. T. (m)	19	3 Wo.	Pause 6 Wo.	beschwerdefrei
	T. V. (m)	19	2 Wo.	Pause 6 Wo.	
	S. N. (w)	17	2 Wo.	Pause 2 Wo.	

Interessant ist der teilweise lange Zeitraum zwischen Beginn der Beschwerden und Diagnose (2–8 Wochen).

Therapie

Bei Ermüdungsfrakturen im Bereich von Tibia, Fibula und Mittelfuß reicht ein Trainingsverbot von 4 (Fibula) – 10 Wochen (Tibia) ohne weitere medikamentöse Maßnahmen zur völligen knöchernen Durchbauung. Das Training wurde dann langsam gesteigert wieder aufgenommen. Alle Athleten wurden hier völlig beschwerdefrei, die vorherigen Trainingsumfänge wurden überschritten ohne Refraktur (bei einem Athleten Ermüdungsfraktur an einem anderen Knochen). Auch heute wird ein Teil der Ermüdungsfrakturen sicherlich nicht

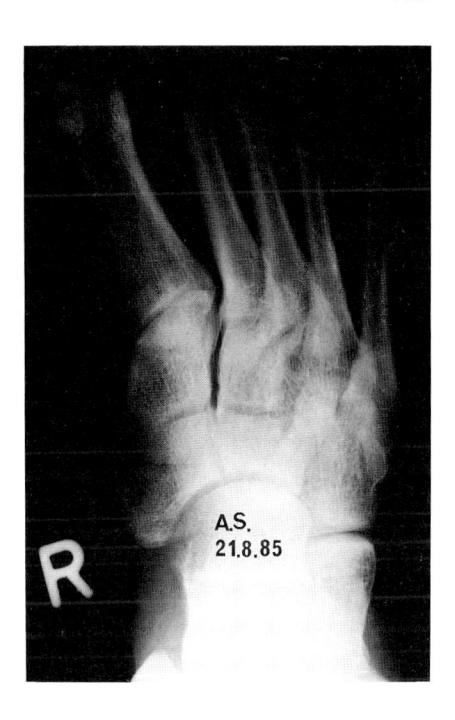

Abb. 1. A. S., 22 Jahre. Ermüdungsbruch des Os naviculare

erkannt und unter alleiniger Belastungsreduzierung ausheilen. Problematischer sind Ermüdungsfrakturen des Os naviculare (Abb. 1). Hier erfolgte eine Ruhigstellung im Unterschenkelliegegips für 4 Wochen, anschließend Gehgips für weitere 4–6 Wochen. Auch zwei Jahre nach der Fraktur läßt sich in zwei Fällen der Bruchspalt noch nachweisen, die Athleten betreiben zwar wieder Leistungssport, klagen aber nach vermehrter Sprintbelastung über Fußbeschwerden. Ein Athlet lehnte eine sofortige Ruhigstellung des Fußes ab, er wollte die Saison noch weitere 6 Wochen fortsetzen. Wegen des dann deutlich verbreiteten Bruchspaltes erfolgte Osteosynthese mit einer Zugschraube. 1 Jahr nach der Operation wird ein Kilometerumfang von 80 km pro Woche zwar toleriert, vermehrte Sprintbelastung führt aber zu Fußschmerzen. In der Literatur wird hier über Pseudarthrosen, die operative Spongiosaauffüllungen erfordern, berichtet.

Diskussion

Bei normalen Remodeling des Knochens besteht ein Gleichgewicht zwischen osteoclastischer und osteoblastischer Aktivität. Wiederholte submaximale Krafteinwirkungen führen über eine vermehrte Osteoclastenaktivität zur lokalen Osteoporose und schließlich zu Mikrofrakturen im Bereich der spongiösen Trabekel sowie des Haversschen Systems. Vermehrte osteoblastische Aktivität läßt sich nach 3 Tagen szintigraphisch nachweisen, beginnende endostale Callusbildung nach 2–3 Wochen im Röntgenbild. Bei fortgesetzter Belastung zeigen sich Fissuren in der Corticalis.

Alle hier aufgeführten Ermüdungsbrüche fanden sich bei sehr jungen – fast ausschließlich männlichen – Athleten (Alter: 17–24 Jahre). Erste Beschwerden traten zum Abschluß des Wintertrainings sowie während oder kurz nach einem Trainingslager im Früh-

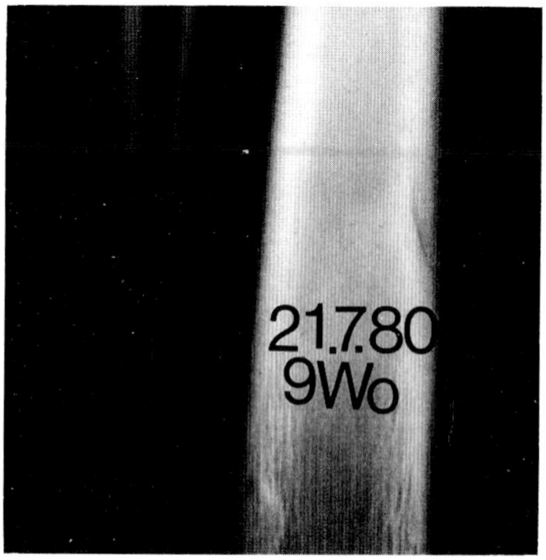

Abb. 2. A. S., 17 Jahre. Ermüdungsbruch der Tibia. Corticalisfissur im Röntgenbild 9 Wochen nach Beginn der Beschwerden (gleicher Athlet wie in Abb. 1!)

jahr auf, also in einer Periode, wo eine ohnehin hohe Trainingsintensität bzw. ein hoher Kilometerumfang nochmals gesteigert wurden.

Häufige Lokalisationen waren Tibia und Os naviculare, Frakturen im Bereich von Femur und Schenkelhals fehlen, sie treten eher bei Langstrecklern auf [2, 6, 20, 24]. Auffallend ist der lange Zeitraum zwischen ersten Beschwerden und der Diagnose. Ermüdungsbrüche werden also zunächst nicht richtig diagnostiziert. Gerade bei Leistungssportlern kann durch frühzeitige Szintigraphie ein vermehrter Knochenumbau frühzeitig erfaßt und durch entsprechende Therapie (Trainingspause) die Ausbildung röntgenologisch sichtbarer Corticalisfissuren (Abb. 2) vermieden [17] und der Krankheitsablauf verkürzt werden. Eine positive Szintigraphie sollte bei adäquater Anamnese bereits ohne positiven Röntgenbefund zur Diagnose einer Ermüdungsfraktur führen. Nach dieser Definition finden sich allerdings auch asymptomatische Ermüdungsbrüche – also positive Szintigramme bei beschwerdefreien Personen [22]. Röntgenaufnahmen, wenn auch weniger empfindlich, lassen oft spezifische Aussagen über die Art der Knochenläsion zu [26].

Wird die Belastung zeitig reduziert, entwickelt sich an Röhrenknochen lediglich eine spindelförmige periostale Callusbildung, die zur Stabilisierung beiträgt (Vergrößerung des Flächenträgheitsmoments).

An der Tibia sind Prädilektionsstellen für Streß-Frakturen die Abschnitte mit dünnster Corticalis. Bei Jugendlichen besteht ein Schwachpunkt im Übergangsbereich von Metaphyse zur Diaphyse. Hier endet die innere Schienung durch die Trabekel des metaphysären spongiösen Knochens, die endgültige Stabilität des erwachsenen Knochens ist noch nicht erreicht [17].

Während Ermüdungsfrakturen an der Fibula und Tibia nach entsprechender Trainingspause folgenlos ausheilen und beschwerdefreies Hochleistungstraining ermöglichen, sind Frakturen des Os naviculare problematischer. Auch Torg u. Mitarb. [34] weisen hier auf den langen Zeitraum zwischen Beschwerdebeginn und Diagnose (1 Monat bis 38 Monate!) hin. Gute Therapieergebnisse werden nur bei anfänglicher Ruhigstellung im Liegegips für 6–8 Wochen erzielt. Mikroangiographische Studien der Blutversorgung des Os naviculare zeigten eine relative Avascularität im mittleren Drittel, Fußdeformitäten mögen ebenfalls für die Ätiologie bedeutsam sein.

Prophylaktische Maßnahmen sind nur bedingt möglich. Prophylaktische szintigraphische Untersuchungen scheiden aus, wieweit thermographische Untersuchungen [9] auch präventiv eingesetzt werden können, ist noch ungeklärt. Letztlich läßt sich die Belastung nur durch geeignetes Schuhwerk (höhere Dämpfung) und Trainingsgelände sowie einen sorgfältigen, langfristigen Trainingsaufbau reduzieren, so daß dem Knochen ausreichend Zeit zur Adaptation bleibt.

Zusammenfassung

Bei Mittel- und Langstreckenläufern treten Ermüdungsbrüche im Bereich der unteren Extremität auf. Die Belastungstoleranz des Bewegungsapparates wird durch wiederholte Kraftstöße überschritten, osteoclastische Resorptionen im Bereich von Spannungsspitzen und schließlich Fraktur sind die Folge. Bei lokalen, therapieresistenten Beschwerden sollte an diese Diagnose gedacht werden, die oft erst im weiteren Verlauf zu stellen bzw. zu sichern ist. Ein positiver szintigraphischer Befund ist nach 3–10 Tagen, ein positiver Röntgenbefund oft erst nach 3 Wochen zu erwarten. Während Ermüdungsbrüche im Bereich von Tibia und Fibula unter alleiniger Sportpause ausheilen, erfordern Frakturen des Os naviculare eine längere Ruhigstellung im Gips und in Einzelfällen operative Eingriffe. Differentialdiagnostisch müssen Osteomyelitis und Knochentumoren (Osteoid-Osteom, Osteosarkom) ausgeschlossen werden.

Literatur

1. Abel MS (1985) Jogger's fracture and other stress fractures of the lumbo-sacral spine. Skeletal Radiol 13 (3):233–238
2. Baer S, Shakespeare B (1984) Stress fracture of the femoral neck in a marathon runner. Br J Sports Med 18 (1):42–43
3. Baker J, Frankel H, Burstein A (1972) Fatigue fractures: biomechanical considerations. J Bone Joint Surg [Am] 54:1345–1346
4. Blecher A (1905) Über den Einfluß des Parademarsches auf die Entstehung der Fußgeschwulst. Med Klin 1:305–306
5. Breithaupt MB (1855) Zur Pathologie des menschlichen Fußes. Med Zeit 24:169–171, 175–177
6. Butler JE, Brown SL, McConnell BG (1982) Subtrochanteric stress fractures in runners. Am J Sports Med 10:228–232
7. Clement DB (1974) Tibial stress syndrome in athletes. J Sports Med 2:81–85
8. Devas MB (1958) Stress fractures of the tibia in athletes or "skin splints". J. Bone Joint Surg [Br] 40:227–239
9. Devereaux MD, Parr GR, Lachmann SM, Page-Thomas P, Hazleman BZ (1984) The diagnosis of stress fractures in athletes. JAMA 252 (4):531–533
10. Erne P, Burckhardt A (1980) Femoral neck fatigue fracture. Arch Orthop Traumat Surg 97:213–220
11. Fink-Bennett DM, Benson MT (1984) Unusual exercise – related stress fractures. Two cases report. Clin Nucl Med 9 (8):430–434
12. Graff KH, Krahl H, Kirschberger R (1986) Stressfrakturen des Os naviculare pedis. Z Orthop 124 (2):228–237
13. Hallel T, Amit S, Segal D (1976) Fatigue fractures of tibial and femoral shaft in soldiers. Clin Orthop 118:35–43

14. Hamilton-Kendall H (1982) Stress fracture of the ulna in a body builder. Am J Sports Med 10:365–367
15. Hulkko A, Orava S, Nikula P (1985) Stress fracture of the fifth metatarsal in athletes. Ann Chir Gynaecol 74 (5):233–238
16. Hulkko A, Orava S, Nikula P (1986) Stress fractures of the olecranon in javelin throwers. Int J Sports Med 7:210–213
17. Johnson LC, Stradford HT, Geis RW, Direen JR, Kerley E (1983) Histogenesis of stress fractures. J Bone Joint Surg [Am] 45:2
18. Kaltsas D-S (1981) Stress fractures of the femoral neck in young adults. J Bone Joint Surg [Br] 63 (1):33–37
19. Li G, Zhang S, Chen G, Chen H (1985) Radiographic and histiologic analyses of stress fracture in rabbit tibias. Am J Sports Med 13 (5):285–294
20. Lombardo SJ, Benson DW (1982) Stress fractures of the femur in runners. Am J Sports Med 10:219–227
21. Luchini MA, Sarokhan AJ, Micheli LJ (1983) Acute displaced femoral-shaft fractures in long-distance runners. J Bone Joint Surg [Am] 65:5
22. Milgrom C, Giladi M, Stein M, Kashtan H, Margulies JY, Chisin R, Steinberg R, Aharonson Z (1985) Stress fractures in military recruits. J Bone Joint Surg [Br] 67:732–735
23. Mukund RP, Irizarry J, Stricevic M (1986) Stress fracture of the ulnar diaphysis: Review of the literature and report of a case. J Hand Surg [Am] 11:443–445
24. Mutoh Y, Mori T, Suzuki Y, et al. (1982) Stress fractures of the ulnar in athletes. Am J Sports Med 10:365–367
25. Noakes TD, Smith JA, Lindenberg G, Wills CE (1985) Pelvic stress fractures in long-distance runners. Am J Sports Med 13 (2):120–123
26. Prather JL, Nusynowitz ML, Snowdy HA, Hughes AD, McCartney WH, Bagg RJ (1977) Scintigraphic findings in stress fractures. J Bone Joint Surg [Am] 59:869–874
27. Read MT (1981) Stress fractures of the distal radius in adolescent gymnasts. Br J Sports Med 15:272–276
28. Rettig AC (1983) Stress fracture of the ulna in an adolescent tournament tennis player. Am J Sports Med 11:103–106
29. Rettig AC, Beltz HF (1985) Stress fracture in the humerus in an adolescent tennis tournament player. Am J Sports Med 13:55–58
30. Rubin CT, Harris JM, Sweet D, Jones B, Lanyon LE: Stress fractures: An alternative etiology. Vortrag Biomechanik-Kongreß, Berlin 1986. Veröffentlichung im Druck (Kongreßband)
31. Stanitski CL, McMaster JH, Swanton PE (1978) On the nature of stress fractures. Am J Sports Med 6:391–396
32. Stohr A (1986) Zur Diagnostik und sportlichen Belastbarkeit von Spondylodesen und Spondylolisthesen mit geringer Gleitstrecke. Med Sport 26:3
33. Sullivan D, Warren RF, Pavlov H, Kelman G (1984) Stress fracture in 51 runners. Clin Orthop 187:188–192
34. Torg JS, Pavlov H, Cooley LH, Bryant MH, Arnoczky SP, Bergfeld J, Hunter LY (1982) Stress fractures of the tarsal navicular, a retrospective review of twenty-one cases. J Bone Joint Surg [Am] 64:700–712
35. Wilcox J, Moniot A, Green J (1969) Bone scanning in the evaluation of exercise – related stress injuries. Radiology 123:699–703
36. Wolff R (1981) Beitrag zur Kasuistik: Ermüdungsbrüche am Unterschenkel bei jugendlichen Sportlern (Mittelstrecklern). Dtsch Z Sportmed, Jg. 32, Heft 7:182–185

Röntgenologische Längsschnitt-Reihenuntersuchungen von Speerwerfern der Spitzenklasse

E. Neusel[1], D. Arza[1], G. Rompe[1] und K. Steinbrück[2]

[1] Orthopädische Universitätsklinik (Dir.: Prof. Dr. med. H. Cotta), Schlierbacher Landstraße 200a, D-6900 Heidelberg
[2] Sportklinik Stuttgart-Bad Cannstatt (Dir.: Prof. Dr. med. K. Steinbrück), Taubenheimer Straße 8, D-7000 Stuttgart 50

Wir berichten über eine klinische und röntgenologische Längsschnittuntersuchung von 20 Speerwerfern der nationalen und internationalen Spitzenklasse. Der durchschnittliche Nachuntersuchungszeitraum betrug 10 Jahre, das Durchschnittsalter der Werfer bei der letzten Untersuchung war 33 Jahre.

Speerwerfen gehört zu den Sportarten, bei denen Lendenwirbelsäule und Ellenbogengelenk des Wurfarmes gleichförmigen unphysiologischen Belastungen ausgesetzt werden.

Speerwerfer entwickeln auf einer Anlaufbahn von 30 Metern eine Geschwindigkeit von 6–8 Metern pro Sekunde. Diese Horizontalgeschwindigkeit wird beim Abwurf plötzlich mit dem Stemmbein abgebremst und eine maximale Bogenspannung mit lordosiertem und torquiertem Rumpf erzeugt.

Gleichzeitig wird der weit nach hinten gestreckte Wurfarm unter vorübergehender Anwinkelung im Ellenbogengelenk vorgebracht und schließlich dem Speer durch Streckung und Pronation des Unterarmes die endgültige Beschleunigung erteilt (Abb. 1).

Jährlich führt ein Athlet der Spitzenklasse bis zu 6000 Würfe aus. Einschließlich der Imitationsübungen an Krafttrainingsgeräten kommt der Spitzenathlet während seiner aktiven Laufbahn auf ca. 200000 solcher stereotyper Bewegungsabläufe. Da die Belastungs-

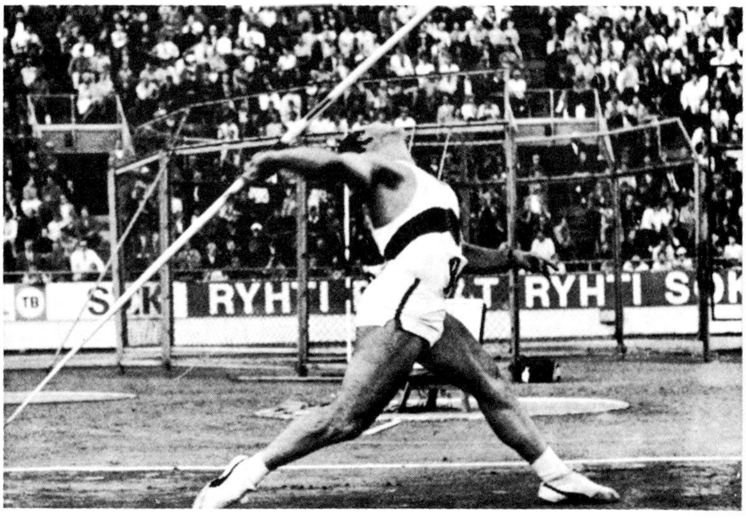

Abb. 1. Typische Hyperlordosierung des Rumpfes bei gleichzeitiger Rotation, Valgusstreß des Ellenbogengelenkes bei 90-Grad-Beugung

Hefte zur Unfallheilkunde, Heft 189
Redigiert von A. Pannike

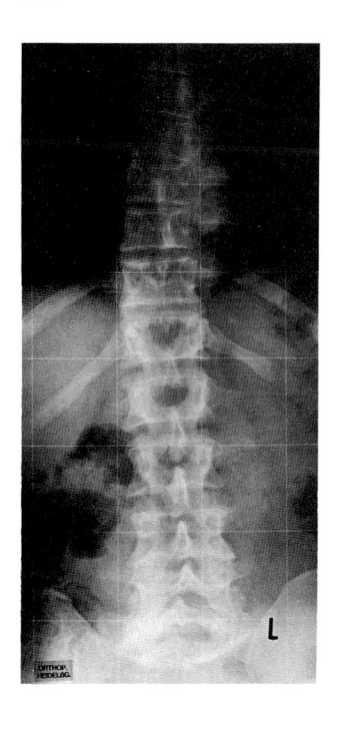

Abb. 2. Typische großbogige c-förmige Skoliose bei Seitenausbiegung der Brustwirbelsäule konkav zur Wurfarmseite

schwerunkte am Lendenkreuzbeinübergang – wegen der Reklination und Torsion des Rumpfes – sowie am Ellenbogengelenk – wegen des Valgusstreß – liegen, finden wir hier röntgenomorphologische Veränderungen.

Skoliotische Fehlhaltung

75% der 20 Speerwerfer dieser Untersuchungsreihe weisen auf Röntgenstandaufnahmen eine skoliotische Haltung mit einem Cobb-Winkel von weniger als 15 Grad auf.

10 Speerwerfer haben eine s-förmige, 5 eine große c-förmige Seitausbiegung der Wirbelsäule. Im Laufe von 10 Jahren ist es nicht zu einer Verschlechterung der röntgenologisch dokumentierten skoliotischen Haltung gekommen (Abb. 2).

Aufgrund vergleichbarer Befunde hatten wir in früheren Mitteilungen (Rompe 1972; Steinbrück 1978) vermutet, daß die häufige Wiederholung der einseitigen Rumpfbewegung beim Speerwerfen über eine fixierte Gewohnheitshaltung zur Skoliose führe. Diese Vermutung hat sich bisher nicht bestärkt. Bis heute ist der Nachweis nicht erbracht, daß durch Speerwurf eine Skoliose verursacht wird. Zwar nimmt der Werfer eine skoliotische Haltung ein, doch bleibt diese offensichtlich weitgehend ausgleichbar.

Ohnehin hat sich in der Zwischenzeit auch das Wissen um die Skoliosehäufigkeit verändert. Mit zunehmender Häufigkeit der Röntgenuntersuchung im Stehen hat sich gezeigt, daß im Stehen nur wenige Wirbelsäulen gerade aufgebaut sind. Aus Reihenuntersuchungen an jugendlichen Luftwaffenbewerbern folgerte Menge (1981), daß ein Skoliosewinkel zwischen 6 und 10 Grad statistisch gesehen normal ist. Nur 3% seines Kollektivs hatte eine Wirbelsäulenseitausbiegung von mehr als 15 Grad. Dies deckt sich mit den Angaben über eine durchschnittliche Skoliosehäufigkeit zwischen 0,2 und 4% (Götze 1978).

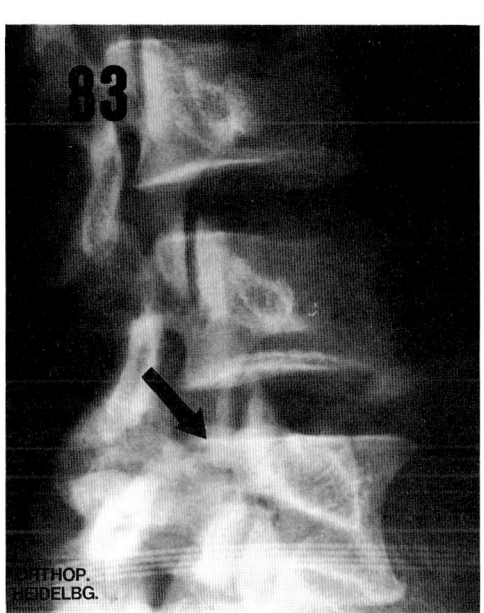

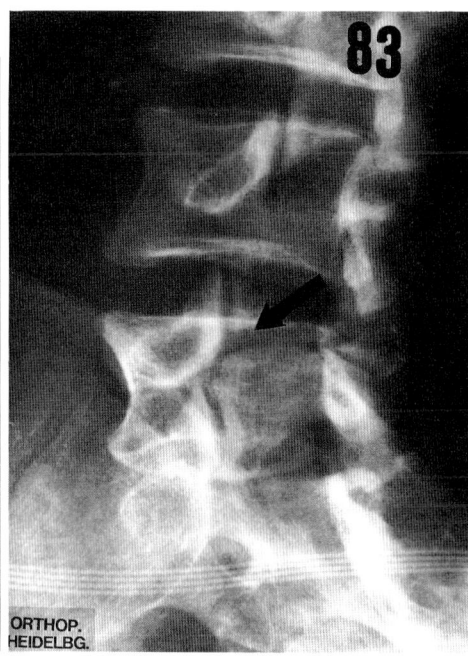

Abb. 3. Unterbrechung der Interarticularportionen L5 beidseits im Sinne einer Spondylolyse

Spondylolyse

Angesichts einer besonderen Spondylolyschäufigkeit in bestimmten Sportdisziplinen haben zahlreiche Autoren die Bedeutung mechanischer Faktoren für die Spondylolyseentstehung unterstrichen und dabei auf die Bedeutung extremer Hyperlordosierung und gleichzeitiger Rumpftorquierung hingewiesen.

Während die Spondylolysehäufigkeit im Durchschnitt zwischen 5 und 7% beträgt (Junghanns 1985), fanden Jäger (1969) 25% Spondylolysen bei Turnern, Groher (1969) 29% bei Turmspringern, Rompe (1969) 40% bei Speerwerfern, Ishikawa (1973) 42% bei Judokas.

Längsschnittuntersuchungen mit einer Zunahme der Spondylolyserate sind von Steinbrück (1985) bei Speerwerfern und von Schwerdtner (1980) bei Leistungsturnerinnen veröffentlicht worden. Schmidt (1979) hat bei Röntgenreihenuntersuchungen von 2000 Sportlern verschiedener Sportarten 10mal eine Spondylolyseentstehung beschrieben.

Inwieweit Sportarten mit extremer Hyperlordosierung, wie Speerwerfen, Turnen, Turmspringen, Delphinschwimmen die Spondylolyseentstehung fördern, läßt sich nach unseren Erfahrungen nur klären anhand von Röntgenschrägaufnahmen, die vor Aufnahme des absoluten Leistungstrainings in den erwähnten Sportdisziplinen angefertigt werden sollten. Derart eindeutige Befunde sind unseres Wissens bisher nicht veröffentlicht worden. Deshalb läßt sich die Annahme, die Häufung von Spondylolysen in den genannten Sportarten mit extremen reklinierenden Rumpfbewegungen sei zufällig, bisher nicht wider-

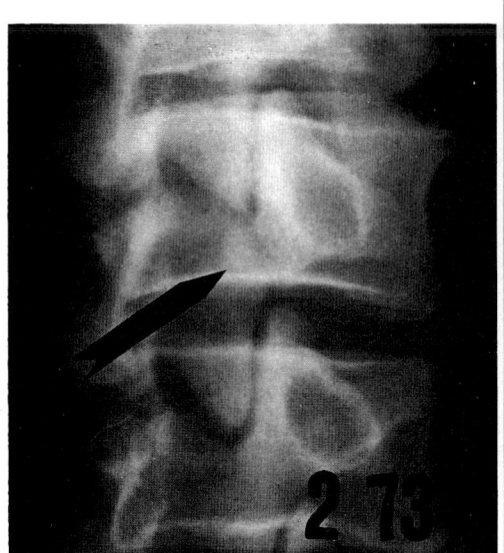

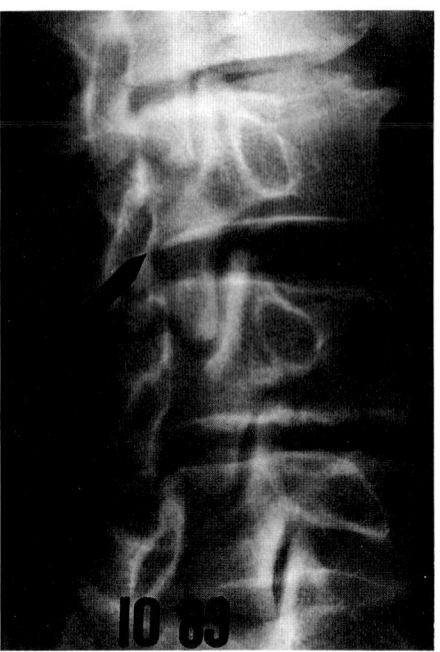

Abb. 4. Konsolidierung einer Ermüdungszone im Bereich der Interarticularportion L3 linksseitig

legen, ja es wird sogar die Frage erörtert, ob mit der Spondylolyse nicht eine besondere Reklinationsfähigkeit verbunden ist, die als Auslesefaktor gelten kann.

Wir fanden in dieser Untersuchungsreihe bei 20 Speerwerfern 4 Spondylolysen in den Segmenten L_4 oder L_5, das sind 20%. In 2 Fällen besteht die Spondylolyse beiderseits, in den beiden anderen einseitig links (Abb. 3).

Bei weiteren 4 Athleten sahen wir Umbauvorgänge im Bereich der Interarticularportion, die sich im Beobachtungszeitraum zurückbildeten und knöchern konsolidierten. Eine Spondylolyse ist in keinem Fall entstanden. Auch eine Spondylolisthesis haben wir in diesem Kollektiv nicht gesehen (Abb. 4).

Die im Verhältnis zu früheren Untersuchungen (Steinbrück 1985) günstigeren Ergebnisse erklären wir uns durch eine Verbesserung der Vorsorgeuntersuchungen, aufgrund derer den jugendlichen Athleten mit Spondylolyse vom Speerwurf abgeraten wird und durch eine Verbesserung des Techniktrainings, welches die ballistischen Eigenschaften des Speeres verstärkt nutzt.

Degenerative Wirbelsäulenveränderungen

Osteochondrosen der Wirbelsäulen sind bereits bei Turnern und Trampolinspringern beschrieben. Wir fanden entsprechende Veränderungen bei 4 unserer Werfer (20%) und zwar in

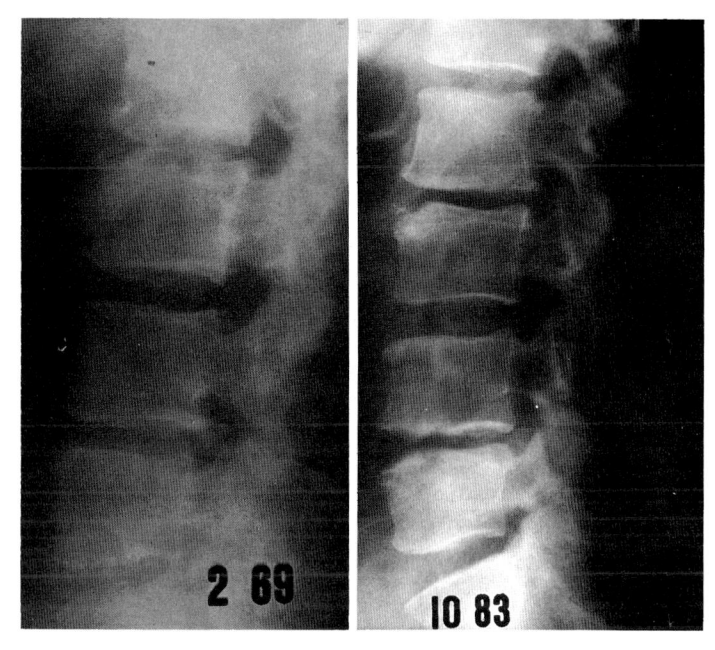

Abb. 5. Deutliche Zunahme der spondylotischen und osteochondrotischen Veränderung im Bereich der Lendenwirbelsäule

den Segmenten L_3 bis S_1 (Abb. 5). Eine Arthrose der kleinen Wirbelgelenke fanden wir bei 12 Werfern, das sind 60%, allerdings war eine eindeutige Zunahme dieser Befunde nicht auszumachen.

Arthrose des Ellenbogengelenkes

In der Endphase des Wurfes kommt es zu einer unphysiologischen Beanspruchung des Ellenbogengelenkes, das bei 90-Grad-Beugung einem extremen Valgusstreß ausgesetzt wird. Daraus entwickelt sich der sprichwörtliche Werferellenbogen.

Entsprechend sahen wir in unserem Kollektiv ausgeprägte arthrotische Veränderungen des Ellenbogengelenkes, welche vom humero-ulnaren Anteil des Gelenkes ausgehen. Röntgenologisch zeigen sich reaktive Veränderungen am ulnaren Olecranonrand, beginnende Gelenkspaltverschmälerungen, Knochenspornbildungen am ulnaren Collateralband oder am Tricepssehnenansatz. Im Spätstadium greifen die Veränderungen auch auf das humero-radiale Gelenk über. Alle Werfer dieses Kollektivs zeigen eine deutliche Zunahme der arthrotischen Veränderungen des Ellenbogengelenkes am Wurfarm (Abb. 6).

Zusammenfassung

Am Beispiel des Speerwerfers läßt sich aufzeigen, daß ein unphysiologischer Bewegungsablauf am Ellenbogengelenk (Valgusstreß) mit der Summation derartiger Beanspruchun-

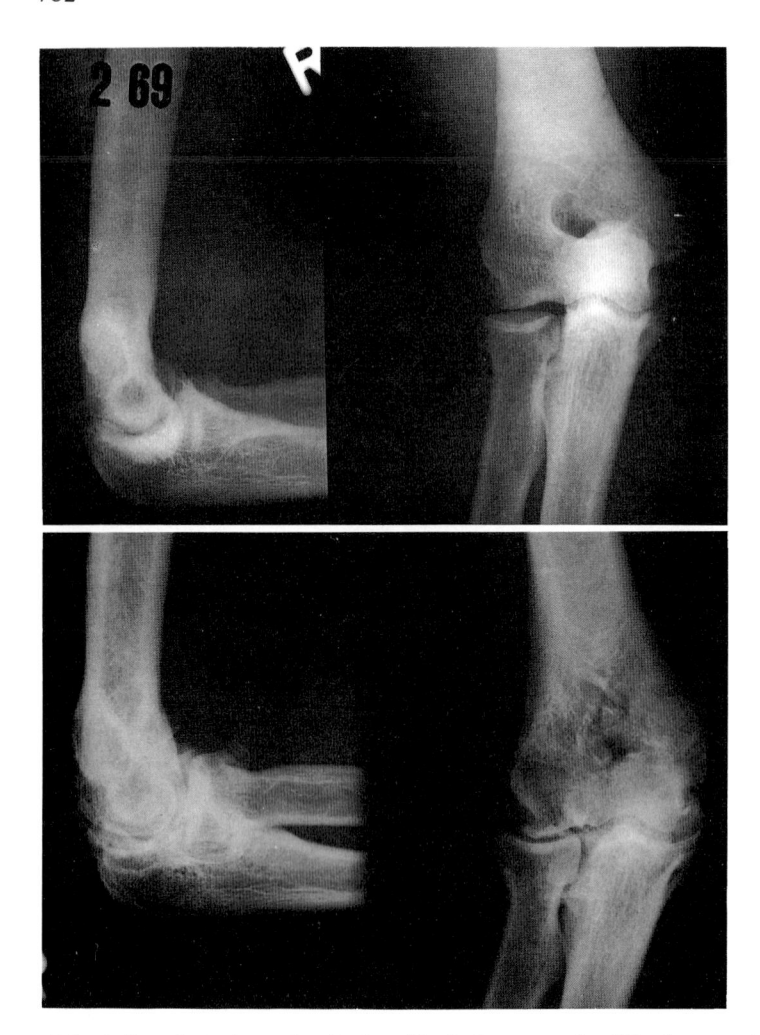

Abb. 6. Zunahme der arthrotischen Veränderungen des Ellenbogengelenkes

gen mit Regelmäßigkeit zu arthrotischen Veränderungen führt, die als Werferellenbogen bekannt sind.

Ob es darüberhinaus durch die ruckartige Hyperlordosierung und Rumpfdrehung zur Erzeugung der Bogenspannung des Werfers vermehrt zu degenerativen Veränderungen in der Lendenwirbelsäule kommt, ob die überdurchschnittliche Häufung von Spondylolyseträgern im Kollektiv der Leistungsspeerwerfer zufällig ist, ob die Umbauvorgänge in der Interarticularportion Ermüdungszonen darstellen, und ob die einseitige Rumpfbelastung ohne Einfluß auf die skoliotische Haltung bleibt, bedarf weiterer Beobachtungen.

Literatur

Dolenko FL, Abdullaew IN (1973) Die Verletzungen des Ellenbogengelenkes beim Speerwerfen. Med Sport 13:241
Götze HG (1978) Humangenetische Aspekte der Skoliose. Z Orthop 116:572
Groher W (1969) Kreuzschmerzen und Wirbelsäulenveränderungen bei Kunst- und Turmspringern. Sportarzt 20:444
Ishikawa N, Koshimune M, Yoshii T (1973) Spinal injuries in athletes – especially referring to the athletes who practises a lifting-up style. In: Grupe O u. Mitarb Sport in unserer Welt, Berlin 1973
Junghanns H (1985) Die Wirbelsäule unter den Einflüssen des täglichen Lebens, der Freizeit, des Sports. Hippokrates, Stuttgart
Rompe G, Rieder H (1971) Beziehungen zwischen Sportpädagogik und Sporttraumatologie, dargestellt am Beispiel typischer Befunde bei Speerwerfern. Sportarzt 22:239
Rompe G, Dreyer J (1972) Wirbelsäulenschäden bei Speerwerfern. Z Orthop 110:745
Rompe G, Steinbrück K (1980) Wirbelsäulenschaden durch Sport. Aus: Cotta H, Krahl H, Steinbrück K (Hrsg) Die Belastungstoleranz des Bewegungsapparates. Thieme, Stuttgart, S 215
Schmidt H (1979) Spondylolisthesis und Sport – Übersicht. Z Med Sport 19:73
Schwerdtner HP (1980) Röntgenologische Verlaufskontrollen der Wirbelsäule bei Kunstturnern und Turnerinnen nach langjährigem Training. Aus: Cotta H, Krahl H, Steinbrück K (Hrsg) Die Belastungstoleranz des Bewegungsapparates. Thieme, Stuttgatz, S 232
Steinbrück K (1985) Leichtathletik: Kopositorische Disziplinen. Aus: Pförringer W, Rosemeyer B, Bähr H.-W (Hrsg) Sport, Trauma und Belastung. Perimed, S 40
Steinbrück K, Krahl H (1978) Sportschäden und Sportverletzungen an der Wirbelsäule. Deutsches Ärztebl 75:1139

Tod beim Sport – Rechtsmedizinische Aspekte

W. Eisenmenger und H. Bratzke

Institut für Rechtsmedizin der Ludwig-Maximilians-Universität (Dir.: Prof. Dr. med. W. Spann), Frauenlobstraße 7a, D-8000 München 2

Sport, Medizin und Recht können, für sich allein gesehen, in sich abgeschlossen betrachtet werden. In der Praxis gibt es aber nicht nur Überschneidungen zwischen Sport und Medizin und Sport und Recht, sondern auch einen Bereich, in dem alle drei Komponenten zusammentreffen. In diesem Überschneidungsbereich geht es vor allem um Sportunfälle mit juristischen Konsequenzen.

Verlaufen solche Unfälle tödlich, so ist häufig die Rechtsmedizin eingeschaltet, weil durch eine Obduktion primär die Todesursache geklärt werden muß, um den Unfallcharakter des Todes beurteilen zu können. Aus den autoptischen Befunden ergeben sich zusätzlich Hinweise zur Unfallanalytik sowie zur sportspezifischen Verletzungsgefahr und damit zur Unfallprophylaxe. Gegenwärtig ist ein zunehmendes Interesse der Strafjustiz an Sportunfällen zu verzeichnen. Das ist nicht verwunderlich, wenn man bedenkt, daß z. B. allein 11% aller Skiunfälle auf Fremdverschulden zurückzuführen sind.

Das Interesse der Strafjustiz spiegelt sich auch in der Statistik des Instituts für Rechtsmedizin in München wider. Hatten Tröger u. Mitarb. in den 10 Jahren von 1968 bis 1977 71 Todesfälle im Zusammenhang mit sportlicher Betätigung analysiert, so stieg die Zahl in den darauffolgenden 8 Jahren auf 110 Fälle an. Bei diesen Fällen ergaben sich die unterschiedlichsten Fragestellungen und Befunde, von denen hier nur einige exemplarisch vorgestellt werden können.

Als typischer Routinefall erwies sich der einer 15jährigen Skifahrerin, die am Setzberg bei Rottach-Egern tot in einer Steilwand gefunden worden war. Weil die Eltern Vorwürfe gegen den Liftbetreiber erhoben, dieser habe die Hangkante nicht abgesperrt, mußte primär geklärt werden, ob der Tod Folge eines Absturzes oder der Absturz Folge eines vorangegangenen Unfalles, eines Verbrechens oder gar eines natürlichen Leidens war. Die Sektion ergab ein subdurales Hämatom und massives Thoraxtrauma und damit erwartungsgemäß einen Tod als reine Sturzfolge, so daß dem Vorwurf der Eltern juristisch nachgegangen werden mußte. Nebenprodukt unserer Untersuchungen ist, daß bei der autoptischen Analyse tödlicher Skiunfälle in den letzten Jahren häufiger festgestellt wurde, daß auch ein Sturzhelm, wie in diesem Fall, den Tod nicht verhindert hätte und damit die Forderung nach Helmpflicht auf der Piste überzogen erscheint.

Um gleich beim Sturzhelm zu bleiben: In einem anderen Fall war ein Bergsteiger durch Steinschlag am helmgeschützten Kopf getroffen worden. Todesursache war ein Schädel-Hirntrauma. Der Helm selbst war schwer beschädigt. Wir mußten gutachtlich die Frage beantworten, ob nicht ein Fehler der Helmkonstruktion vorlag und die Verletzungen hätten vermieden werden können, ob also dem Helmproduzenten ein Vorwurf zu machen war. Diese Frage konnte von unseren Physikern auf der Grundlage des Sektionsbefundes und der Biomechanik verneint werden. Nebenprodukt dieser Untersuchung: Überlegungen zu den Mindestanforderungen, denen ein solcher Schutzhelm genügen muß.

Lehrreich aus notärztlicher Sicht erscheint der Todesfall eines 19jährigen Skiläufers, der mit einem anderen zusammenprallte. Der Unfall ereignete sich gegen 15.15 Uhr. Nach dem Unfall waren beide zunächst bewußtlos, dann kam der später Verstorbene zu sich und klagte über Schmerzen am linken Bein und der Hand und blutete aus dem Mund. Er wurde zunächst in das örtliche Krankenhaus verbracht. Dort wurde in Narkose ein tiefgreifender Zungenbiß genäht und wegen eines kompletten Unterschenkelbruchs links eine Calcaneusdrahtextension angelegt. Während der Narkose trat ein Herzstillstand ein, die Reanimation war erfolgreich. Da man nun zu der Auffassung kam, es könne ein Schädel-Hirn-Trauma vorliegen, wurde der Verletzte zur Anfertigung eines CT mit dem Hubschrauber nach München geflogen. Schon während des Transportes kam es zu einem zweiten Herzstillstand und bei der Landung um 18.20 Uhr wurde der klinische Tod festgestellt.

Bei der Obduktion fand sich ein inneres Verbluten mit 2,8 l Blut in der Bauchhöhle. Ausgangspunkt der Blutung war eine völlige Zertrümmerung der Milz, zusätzlich lagen Nierenrupturen links und eine Endothelläsion der Arteria renalis links vor. Das Gehirn und seine Häute waren vollständig unverletzt. Wie es zu dieser Fehldiagnose und dem unnötigen Transport kam, konnten wir den uns zugänglichen Unterlagen nicht entnehmen. Strafrechtliche Ermittlungen gegen den anderen Skifahrer und den Liftbetreiber wurden nach umfänglichen juristischen Auseinandersetzungen eingestellt.

Die Notwendigkeit der Weiterbildung auch auf sportmedizinischem Gebiet belegen Verletzungsbilder, die eng mit neuen Sportarten verknüpft sind: ein 48jähriger Drachenflieger stürzte wegen eines Bedienungsfehlers ab, zog sich hierbei eine Schulterblatt- und Handgelenksfraktur rechts zu und war 2 Tage stationär. Danach blieb er 10 Tage mit starken Kopfschmerzen zu Hause und wurde dann erneut stationär aufgenommen. Nach Diagnose einer Contusio wurde er in eine Spezialklinik verlegt und starb 14 Tage nach dem Unfall unter der Diagnose: Hirnschwellung.

Bei der Sektion fand sich eine beginnende Nekrose einer Großhirnhälfte, hervorgerufen durch einen thrombotischen Verschluß der Arteria carotis interna infolge eines traumatischen Wandeinrisses. Zwischenzeitlich konnten wir bei tödlichen Hängegleiterunfällen mehrfach feststellen, daß die Kopfgelenke und die benachbarten großen Gefäße häufig in Mitleidenschaft gezogen wurden. Dies erklärt sich durch das Impakt-Trauma beim Aufschlag unter den speziellen Bedingungen der Körperhaltung der Drachenflieger. So kann die Obduktion beitragen, sportspezifische Verletzungen bei neuen Sportarten und Sportgeräten aufzudecken.

Abschließend sei auf das Problem der leichtfertigen Ausstellung von Tauglichkeitsattesten für bestimmte Sportarten hingewiesen. Zwar wird nach § 278 StGB nur die Ausstellung eines falschen Attestes zum Gebrauch bei einer Behörde unter Strafe gestellt. Läßt sich aber ein Sportunfall auf eine vorbestehende Krankheit zurückführen, die der Arzt fahrlässig oder gar vorsätzlich im Attest nicht berücksichtigt hat, so haftet er u. U. straf- und zivilrechtlich. Hierzu ein Beispiel:

Ein 34jähriger Mann nahm im Rahmen eines Tauchkurses an einer Notaufstiegsübung teil. An der Wasseroberfläche machte er plötzlich unkontrollierte Bewegungen, stieß unverständliche Laute aus und verstarb binnen kurzem. Die Obduktion ergab eine Gasembolie als Todesursache, ferner ein Hautemphysem an Hals und Thorax bei negativer Pneumothoraxprobe. Es konnte nicht geklärt werden, ob es sich um ein Barotrauma oder einen Dekompressionsunfall handelte. Der Tauchschule lag ein ärztliches Attest vor, daß keine Bedenken gegen die Tauchtauglichkeit vorlägen. Die strafrechtlichen Ermittlungen ergaben, daß der Taucher wegen rezidivierender Duodenalulcera, Fettleber, Hyperuricämie, subklinischem Diabetes und labilem Hypertonus bei dem Arzt, der das Attest ausgestellt hatte, in Behandlung gestanden hatte. Das Attest widersprach also sämtlichen tauchmedizinischen Richtlinien zur Feststellung der Tauchtauglichkeit. Nur weil die Kausalität zwischen den Vorerkrankungen und dem Tod nicht autoptisch nachgewiesen werden konnte, wurde der Arzt nicht bestraft.

Diese kleine Auswahl von Fällen sollte belegen, daß auch für die klinischen Belange und Prophylaxe aus der rechtsmedizinischen Untersuchung tödlicher Sportunfälle Folgerungen gezogen werden können. Gegenwärtig verzeichnen wir allerdings leider ein zunehmendes Interesse der Juristen und ein nachlassendes Interesse der Kliniker an unseren Befunden.

V. Amputation der unteren Extremität

Die Amputation als Behandlungsprinzip der Wiederherstellung

J. Probst

Berufsgenossenschaftliche Unfallklinik Murnau (Dir.: Prof. Dr. med. J. Probst), Prof.-Küntscher-Straße 8, D-8110 Murnau/Obb

Bis weit über den Eintritt der Chirurgie in die Moderne hinaus blieb die Amputation, was sie seit altersher gewesen war: ein Notfalleingriff, eine Verstümmelung, letztendlich ein Opfer für das Leben, zumindest das Eingeständnis der ultima ratio. Auch noch in der Blüte der Wiederherstellungschirurgie im ersten Drittel dieses Jahrhunderts führte die Amputation ein stiefmütterliches Dasein. Die in diese Zeit fallenden zweimaligen großen kriegerischen Auseinandersetzungen förderten nur die Notamputation und diese hinterließ ein Heer unzureichend versorgter Behinderter.

In der Amputationschirurgie hat es wenige, aber entscheidende Sternstunden gegeben: die (Wieder-)Entdeckung der Gefäßligatur durch Ambroise Paré, die Forderung der Langstumpfamputation von Martin Kirschner im 2. Weltkrieg, die Ausarbeitung der plastischen und myoplastischen Stumpfversorgung, schließlich die Anwendung der Mikrogefäßchirurgie zur Herstellung gestielter oder freier Lappentransfers. Die orthopädisch-technische Entwicklung ist diesen Etappen gefolgt, hat sie indessen nicht hervorgerufen, vielmehr ist sie zum Nutzer neuer chirurgischer Erkenntnisse geworden.

Kaum denkbar wäre der Weg zum heutigen Standard ohne die intensive Behandlung und Schulung des Amputierten mit den Mitteln der Physikalischen Therapie einerseits, ohne den hohen Aufwand sozialer Sicherheit andererseits.

Erst das Zusammenwirken aller dieser Komponenten ermöglichte die Wegführung der Amputation von einer allein kausal beherrschten Augenblickshandlung zu einer final bestimmten Zwecksetzung. An die Stelle der bloßen Befreiung von einem hinderlichen oder auch gefahrbringenden Körperteil ist die Wiederherstellung der Nutzbarkeit der Gliedmaße, der Fortbewegungsleistung und der Integrität der Person getreten.

Selbstverständlich bleibt diese der Indikation zur Amputation nachgeordnet. Eine umgekehrte Reihenfolge ist nicht vorstellbar. Doch zwingen gerade die Fortschritte der Wundbehandlung, der Knochen- und Gelenkchirurgie, der Gefäßchirurgie dazu, auch die Grenzen der Erhaltung zu erkennen, nicht auf den Irrweg der Erhaltung einer Osteosynthese, die nur noch einen technischen Wert vorspiegelt, in Wirklichkeit ihren biologischen Wert längst eingebüßt hat, zu kommen. Das gilt mutatis mutandis für Gefäßversorgungsprobleme und für die kombinierten Knochen-Weichteil-Gefäß-Nervenschäden posttraumatischer Zustände, prototypisch etwa im Replantationsfall zusammengefaßt. Hieran wird deutlich, daß die Erhaltung eines Beines an sich kein Vorteil sein muß. Bein und Arm unterscheiden sich insoweit wesentlich, als die alles beherrschende Aufgabe eines Beines, die paarige

Stütz- und Fortbewegungsfunktion, stets ihre erste Rangstelle behält; demgegenüber kann am Arm auch ein erhaltene Teilfunktion noch von maßgeblichem Wert sein.

Da die primären Amputationen äußerst selten geworden sind und auch die Indikationen aus vitaler Indikation nur mehr Ausnahmefälle unter der Überzahl der posttraumatischen Zustände darstellen, fällt der Entschluß zur Amputation sowohl von seiten des Behandlers auch des Patienten naturgemäß um so schwerer, als erhaltende Maßnahmen, ggf. in steigender Zahl, erfolgreich zu sein scheinen, wenngleich die Gebrauchsfähigkeit doch nicht erreicht wird, vielmehr wie eine fata morgana am Horizont unerreichbar bleibt.

Unseren chirurgischen Vätern und Vorvätern fiel die Entscheidung leichter, weil ihre Ressourcen rascher erschöpft waren und die Amputation sich als der einzige mögliche Abschluß einer desolaten Entwicklung eher in den Vordergrund schob.

Freilich sollen und müssen die jetzt zur Verfügung stehenden Mittel der Gliedmaßenerhaltung voll ausgeschöpft werden. Die für die obere Gliedmaße geltende Höhe der Schwelle des Erhaltungsversuchs „bis an die Grenze der vitalen Zumutbarkeit" muß für die untere Gliedmaße jedoch viel stärker unter finalen Gesichtspunkten gesehen und dementsprechend niedriger angesetzt werden.

Die Gesamtentwicklung der Unfallchirurgie der letzten 25 Jahre läuft grundsätzlich auf Erhaltung bzw. Rekonstruktion hinaus; dazu haben Osteosynthese, Gefäß- und Weichteilersatz, periphere Nervenchirurgie beigetragen. Die so bestimmte chirurgische Erziehung darf nicht in Frage gestellt werden, sie hat ihren hohen Wert längst bewiesen. Aber es ist auch immer schwieriger geworden, die Grenzen des sinnvoll Machbaren – und nur das Sinnvolle verdient gemacht zu werden – zu erkennen. Es kommt hinzu, daß seitens des Patienten fortlaufend in den ärztlichen Entwicklungsprozeß eingegriffen wird, obwohl ihm die Voraussetzungen zur Sachentscheidung ganz und gar fehlen; Individualrecht und bloße Anspruchsausschöpfung werden dabei wider alle Vernunft verwechselt, das vorschnell strapazierte Recht auf Aufklärung kann in Wirklichkeit nicht realisiert werden.

Die an sich begrüßenswerte Seltenheit der Amputation im traumatologischen Krankengut – selbst in einem Zeitraum bleibt sie weit unter der 1%-Grenze – führt naturgemäß auch bei den geeigneten Behandlungsfällen dazu, daß einerseits der nur an einer größeren Zahl vergleichbarer Fälle zu gewinnende Überblick nicht zu bekommen ist und andererseits die sich ständig wiederholende Erfahrung des Operations- und Rehabilitationsvorganges nicht zu erreichen ist.

Dies ist die Hauptbegründung dafür, daß Patienten mit Wahlindikationen nicht vor Ort, sondern in einem Amputiertenzentrum behandelt werden sollen. Indikation, Operation, Stumpfbehandlung, physikalische Therapie, prothetische Versorgung, insgesamt die Arbeit hin auf einen neu zu erwerbenden Funktionszustand bleiben solchermaßen eine Einheit, die dem Betroffenen das bestmögliche Ergebnis verheißt und ihm weitere bittere Rückschläge ersparen hilft.

Der bisherige Behandler soll sich mit der Abgabe eines solchen Patienten nicht einem Werturteil über seine Therapie ausgesetzt sehen; eine derartige Reflexion ist abwegig. Behandlungszentren jedweder Aufgabenstellung verstehen sich nicht als Anstalten der Besserwisserei, wohl jedoch als solche mit erweiterten und weiterreichenden Möglichkeiten. Es liegt kein Sinn darin, die Amputation selbst vorzunehmen, die danach nötige Behandlung jedoch unter der falsch aufgezogenen Flagge Rehabilitation anderweitig in Auftrag zu geben. Damit wird nicht dem Patienten gedient und auch nicht dem Prinzip Wiederherstellung, sondern allenfalls der eigenen Reputation ein allerdings schlechter Dienst erwiesen.

Das Prinzip Wiederherstellung zielt gerade in der maßgeblich vom morphologischen Denken mitbestimmten Chirurgie auf die Rückgewinnung des Verlorengegangenen, Veränderten, Verformten ab mit der insgeheim erhofften restitutio ad integrum morphologice. Die aber ist im Falle des Gliedverlustes gar nicht mehr erreichbar. Hier handelt es sich vielmehr darum, etwas Neuartiges zu schaffen, das vorher nicht gewesen ist und für das der natürliche Zustand auch nur annäherungsweise ein Vorbild abgibt. Die Amputation, so sie funktionell-wiederherstellend verstanden wird, und das sollte bei posttraumatischen Zuständen die Regel sein, wendet sich vom vorgegebenen Gebilde ab und versucht mit anderen Mitteln die vorherige Funktion wiederzugewinnen.

Sehr maßgebliche Operateure haben stets betont, die Amputation sei kein Eingriff für Anfänger. In der Tat kann sie es nicht sein, wenn das schwierige Werk der anatomischen und physiologischen „Gestaltung" gelingen, d. h. durch die Zusammenführung technischer Hilfsmittel mit einem Gliedmaßenstumpf die Hauptfunktionen eines Beines – sicheres, ausdauerndes, schmerzfreies Gehen und Stehen sowie Verrichtung körperlicher Arbeit – wieder ermöglicht werden sollen.

Weil durch die Amputation die Ursache einer Behinderung oder ein Krankheitsherd entfernt wird und auch psychisch der Patient dadurch nicht mehr belastet wird, besteht Aussicht auf eine innige Anpassung an das Kunstglied. Bei diesem aus zahlreichen Komponenten gespeisten Vorgang müssen indessen – wie überall in der Therapie – Fehler tunlich vermieden werden, soll mehr als nur die Amputation erreicht werden.

Literatur

Probst J (1984) Indikationen und Technik der Unterschenkelamputation. Orthopädie 13: 324–337

Probst J (1986) Amputationen. In: Probst J (Hrsg) Unfallheilkunde Demeter, München

Die Technik der Amputation der unteren Gliedmaße – Allgemeine Richtlinien

J. Poigenfürst und R. Ofner

Unfallkrankenhaus Lorenz Böhler (Dir.: Prof. Dr. med. J. Poigenfürst), Donaueschingenstraße 13, A-1200 Wien

Einleitung

Das akut traumatisierte oder posttraumatisch infizierte Bein konfrontiert den Chirurgen mit einer völlig anderen Situation, als eine durch Gefäßkrankheit minderdurchblutete oder von Tumor befallene Extremität.

Die unfallchirurgische Amputationstechnik leidet unter dem Dilemma, daß sie in höchstem Maße von Situation und Indikation abhängt. Nicht immer kann nach den Regeln der Kunst am Ort der Wahl abgesetzt und der Stumpf sofort für eine optimale prothetische Versorgung zugerichtet werden. Somit müssen oft aus der Situation heraus Kompromisse geschlossen werden. Allgemeine Richtlinien können nur nach dem Grundsatz des geringsten Risikos für den Verletzten empfohlen werden. Als Kriterien gelten die klinischen Erfahrungen, weil es kein experimentelles Modell gibt, an dem verschiedene Amputationstechniken gegeneinander abgewogen werden könnten. Durch operationstechnische Fortschritte der letzten Jahre wird dieses Bild noch verschärft. Glatt abgetrennte Gliedmaßen werden der Makroreplantation zugeführt und auch schwerstverletzte Extremitäten können durch neue Osteosyntheseverfahren und mikrovasculär gestielte freie Lappen noch erhalten werden. Die Indikation zur Amputation trifft daher im unfallchirurgischen Krankengut nur mehr eine negative Auslese.

Indikation und Amputationsarten

Die Anzeige zur Amputation besteht bei lokalen oder allgemeinen Notsituationen und dient der Rettung des Lebens oder der Verhütung lebensbedrohlicher Komplikationen. Sie kann daher einerseits schon präklinisch für Bergung und Transport, nach der Einlieferung als Folge der Verletzung bzw. später als Folge einer Komplikation notwendig sein. Je nach Situation handelt es sich dann um eine Notamputation oder um eine geplante Amputation. Jede ist als primäre oder sekundäre Maßnahme möglich.

Notamputation. Nach der Definition stellt sie eine in dringenden Fällen angezeigte primäre Amputation dar, die mit *einzeitigem* Zirkelschnitt durchgeführt wird. Die Wunde bleibt offen, die definitive Stumpfbildung erfolgt sekundär. Beim einzeitigen Zirkelschnitt werden Haut- und Weichteile simultan in einer Ebene und in einem Zug durchtrennt. Er unterscheidet sich damit vom *zweizeitigen* Zirkelschnitt, bei dem die Schichten einzeln präpariert werden.

Geplante Amputation. Sowohl für die primäre als auch für die sekundäre geplante Amputation können die Kriterien und Indikationen von S. Russe herangezogen werden (Tabelle 1, 2). Sie zeigen die Abhängigkeit der Amputationstechnik vom Allgemeinzustand, vom

Tabelle 1. Kriterien für die Indikation zur primären Amputation

---
1. Ausdehnung der Gewebsschädigung an Gefäßen, Nerven, Knochen, Muskulatur und Haut
2. Lokalisation untere oder obere Extremität
3. Schockgeschehen und Begleitverletzung
4. Zeitspanne zum Unfallereignis
5. Alter des Verletzten
6. Beruflicher und sozialer Hintergrund

S. Russe 1985

Tabelle 2. Indikationen zur sekundären Amputation

1. Exacerbation eines Infektes
2. Verlust der Weichteildeckung
3. Rethrombosierung nach Revascularisierung
4. Renale Insuffizienz nach Revascularisierung

S. Russe 1985

Traumaindex, von lokalen Verhältnissen und vom weiteren Verlauf. Besonders vorbestehende Erkrankungen der Gefäße oder des Stoffwechsels müssen berücksichtigt werden. Je schwerer die Verletzung ist, umso eher ist die Amputation indiziert. Vor allem bei Ausfall von zwei oder mehr Organsystemen, etwa von Lunge und Niere ist rascher zur Amputation zu schreiten, als bei zusätzlicher Verletzung nur eines einzelnen Organs, etwa des Gehirns. Die Beurteilung der lokalen Verhältnisse muß auch die Gefährdung des Allgemeinzustandes im weiteren Verlauf berücksichtigen. Im besonderen Maße trifft dies auf massive Nekrosenbildung und septische Komplikationen zu.

Übliche Technik der geplanten primären Amputation

Amputationshöhe. Beim traumatisierten Bein ist diese im wesentlichen von der Weichteilsituation vorgegeben. Der Hautschnitt erfolgt an der distalsten Stelle des geschädigten Gewebes unter möglichster Erhaltung von Haut und Muskulatur. Auch weiter proximal liegende Frakturen gehen mit Weichteilquetschungen einher. Besonders trifft dies beim Wadenbeinköpfchen zu (Abb. 1, 2). Bei Amputation durch gequetschtes oder kontaminiertes Gewebe ist fast immer mit einer Wundheilungsstörung zu rechnen (Tabelle 3).

Form der Lappenbildung. Die Notwendigkeit, möglichst viel Weichteile zu erhalten, führt fallweise zu bizarren Lappenbildungen, die erst sekundär korrigiert werden können. Generell wird jedoch eine Lappenbildung in der Frontal- oder Sagittalebene angestrebt. Die frontale Lappenbildung wurde früher am Unter- und Oberschenkel bevorzugt, wobei der ventrale Lappen bestenfalls gleich groß wie der dorsale aber keinesfalls länger sein darf. Günstiger ist ein kürzerer ventraler Lappen. Die sich daraus ergebende Narbe kommt beim Prothesengang häufig unter Zugspannung und führt deshalb zu Schwierigkeiten. Aus diesem Grund wurde 1966 die sagittale Schnittführung angegeben (1). Die Autoren hatten damit bei Gefäßkranken wesentlich weniger Heilungsprobleme als mit dem Zirkelschnitt (Tabelle 4). Im Vergleich dazu sind die eigenen Ergebnisse bei Verletzungen nicht so eindeutig (Tabelle 5). Es besteht ein annähernd gleiches Verhältnis von Stumpfheilungsstörungen bei frontaler oder sagittaler Lappenführung. Der Grund dürfte in der Amputationshöhe liegen. Während die Befürworter der sagittalen Lappenführung als günstigste Stelle für die Amputation den Übergang vom vorletzten zum distalsten Viertel der Strecke zwischen Schienbeinplateau und Sehnenspiegel des Quadriceps angeben [2], liegt in unserem Verletzungsgut die Amputationshöhe bei 4/5 der Fälle etwas höher (Abb. 3). Wie jedoch der Querschnitt des Unterschenkels zeigt, besteht bei der cranial verlaufenden sagittalen Narbe viel eher die Gefahr, daß sie durch den Schienbeinstumpf auseinan-

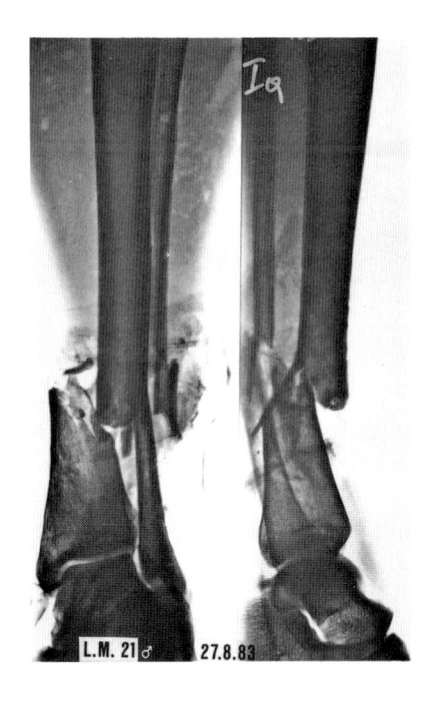

Abb. 1. L. M., 21a. Verkehrsunfall mit subtotaler Unterschenkelamputation. Primäre Amputation mit sagittaler Lappenbildung in annähernd typischer Höhe. Osteosynthese des Wadenbeinköpfchens. Naht. Massive Nekrosenbildung – Wundinfektion. Nach 3 Wochen Reamputation um 4 cm – offene Wundbehandlung. Nach einer weiteren Woche spontan Nekrosenabstoßung von lateral. Stationärer Aufenthalt 45 Tage, dann Rehabilitationszentrum zur prothetischen Versorgung. Diese dauerte etwa 3 Monate

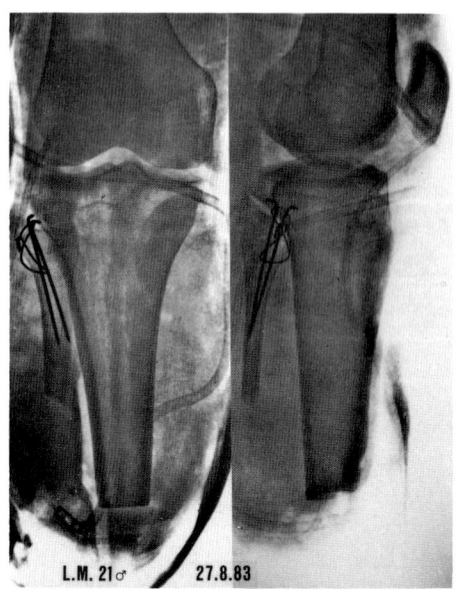

Abb. 2. Legende s. Abb. 1

dergetrennt wird, als bei der weiter distalen Amputation. Wir glauben daher, daß bei einem Kurzstumpf des Unterschenkels die frontale Lappenführung günstigere Verhältnisse schafft, während weiter distal die sagittale Lappenführung besser ist.

Bei der Knieexarticulation wird die sagittale Schnittführung bevorzugt, bei der Amputation im Oberschenkelschaft sind sagittale und frontale Lappenführung gleichwertig. Sehr

Tabelle 3. 30 primäre und 20 sekundäre Unterschenkelamputationen (U XX 1968)

		Davon Heilung	
		gestört	ungestört
Amputationen weit im Unverletzten	37	10	27
Amputationen nahe Gewebeschäden	13	12	1
(davon Weichteilschaden: 8, Knochenbruch: 5)			

Tabelle 4. Ergebnisse der Wundheilung

	Zirkulärer Schnitt (14)	Sagittaler Schnitt (17)
Primäre Wundheilung	4	12
Sekundäre Wundheilung	8	4
Sekundäre Revision	4	1

Alter et al (1978) Clin Orthop 131:1985–2001

Tabelle 5. 11 primäre Unterschenkelamputationen (LBK 1983–1985)

	Zirkulärer Schnitt (3)	Sagittaler Schnitt (8)
Primäre Wundheilung	0	2
Sekundäre Wundheilung	3	6

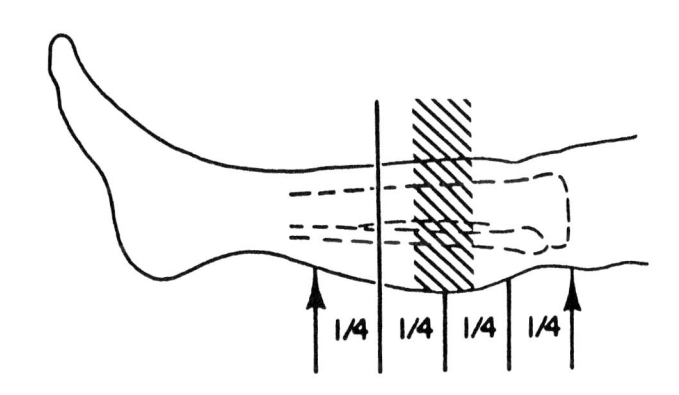

Abb. 3. Günstigste Amputationshöhe nach Angaben der Literatur und häufigste Amputationshöhe im Lorenz Böhler Unfallkrankenhaus

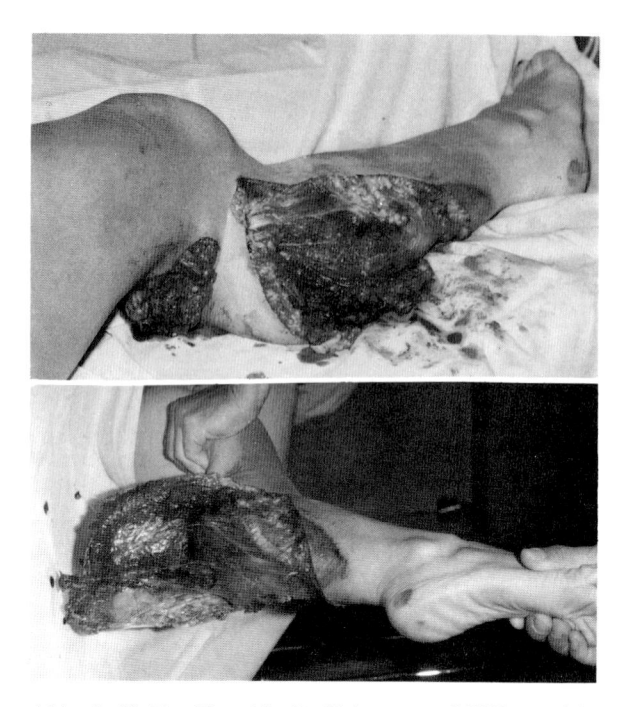

Abb. 4. K. E., 29a. Als Radfahrer von LKW angefahren worden. Primäre Knieexarticulation nach schwerer drittgradig offener Unterschenkelfraktur und Arterienzerreißung. Atypische Lappendeckung

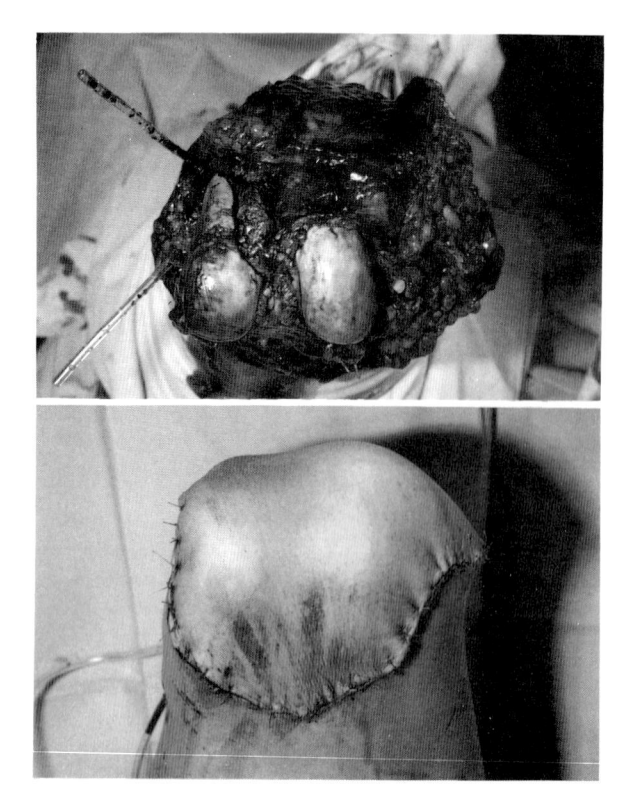

Abb. 5. Legende s. Abb. 4

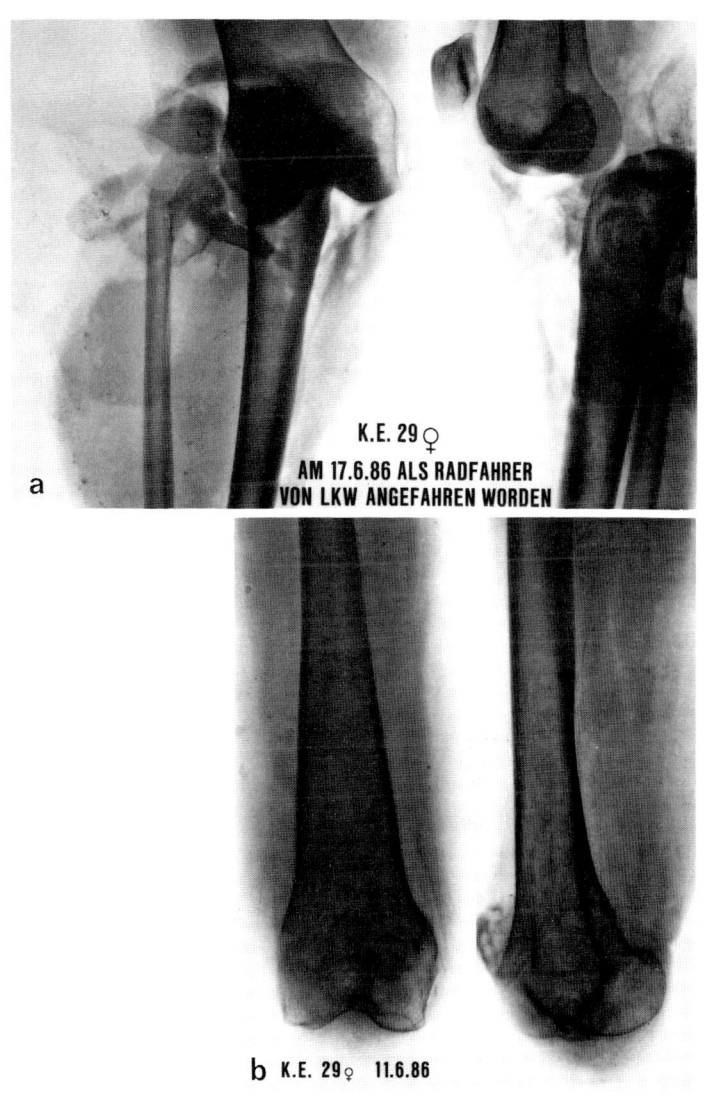

Abb. 6a, b. Röntgen zu Abb. 4, 5 vor und nach der Exarticulation

oft sind jedoch atypische Lappenbildungen erforderlich, um noch eine Kniegelenksexarticulation zu ermöglichen oder einen möglichst langen Stumpf erhalten zu können (Abb. 4, 5, 6).

Versorgung der Weichteile. Die Erfahrung bei der Behandlung schwer offener Frakturen und bei Notamputation hat gezeigt, daß mehr gewagt werden kann, wenn die Wundnaht aufgeschoben wird. Auch die Erfahrung mit der Makroreplantation hat gezeigt, daß bei zweifelhaften Weichteilverhältnissen die offene Wundbehandlung und ausgiebige Fasciotomie günstigere Verhältnisse schaffen [3]. Nicht nur die eigene Erfahrung spricht dafür,

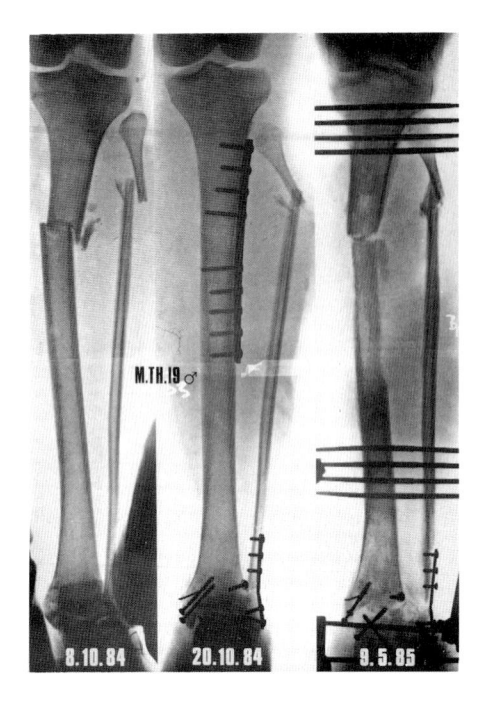

Abb. 7. M. Th., 19a. Schwere offene Kettenverletzung am linken Bein durch Motorradsturz. Primärversorgung im lokalen Krankenhaus durch Verriegelungsnagelung des Oberschenkels, Verplattung des Schienbeines, Wiederherstellung der arteriellen Zirkulation durch Veneninterponat in die Arteria poplitea und Osteosynthese am oberen Sprunggelenk. Massive Infektion aller Frakturen. Bei Behandlungsübernahme: scheinbar beherrschter Infekt am Oberschenkel, Osteomyelitis des Schienbeines, Sprunggelenksempyem mit pathologischer Subluxation des Talus. Gefühlloser, nicht beweglicher Fuß. Knieexarticulation und offene Wundbehandlung. Die Infektion am Oberschenkel konnte durch mehrfache Eingriffe beherrscht werden und die Fraktur heilte. Die Spongiosaverpflanzung ist noch ausständig

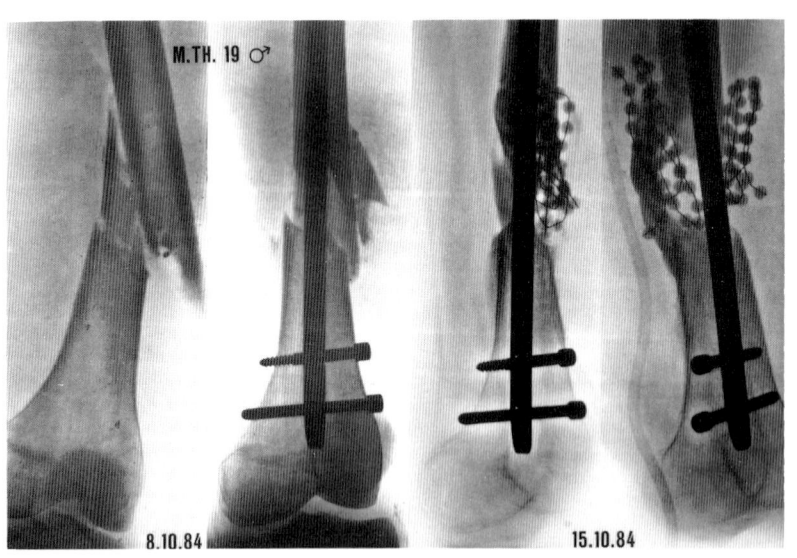

Abb. 8. Legende s. Abb. 7

daß man durch offene Wundbehandlung und Sekundärnaht nichts verliert. Die offene Wundbehandlung ist die Voraussetzung dafür, daß durch Einsatz des Prinzips der externen Fixation längere Extremitätenabschnitte erhalten werden und sekundär durch plastische Maßnahmen in gute Stümpfe umgewandelt werden können. Das gleiche gilt auch für die sekundäre Amputation (Abb. 7, 8, 9, 10, 11). Die Verwendung von Kunsthaut zur temporären

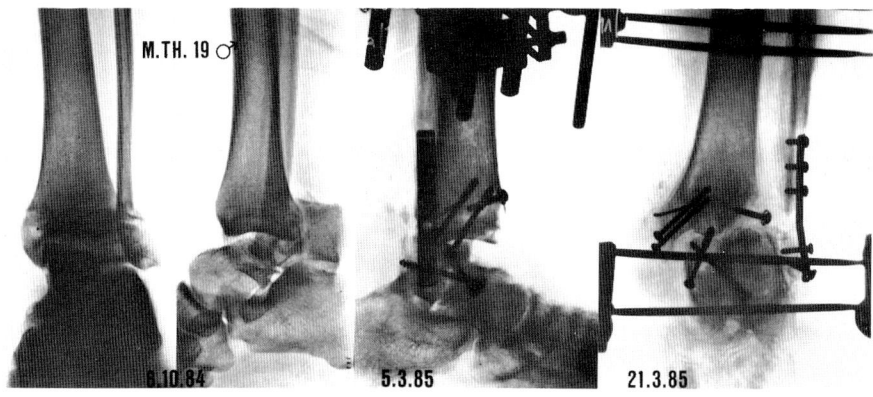

Abb. 9. Legende s. Abb. 7

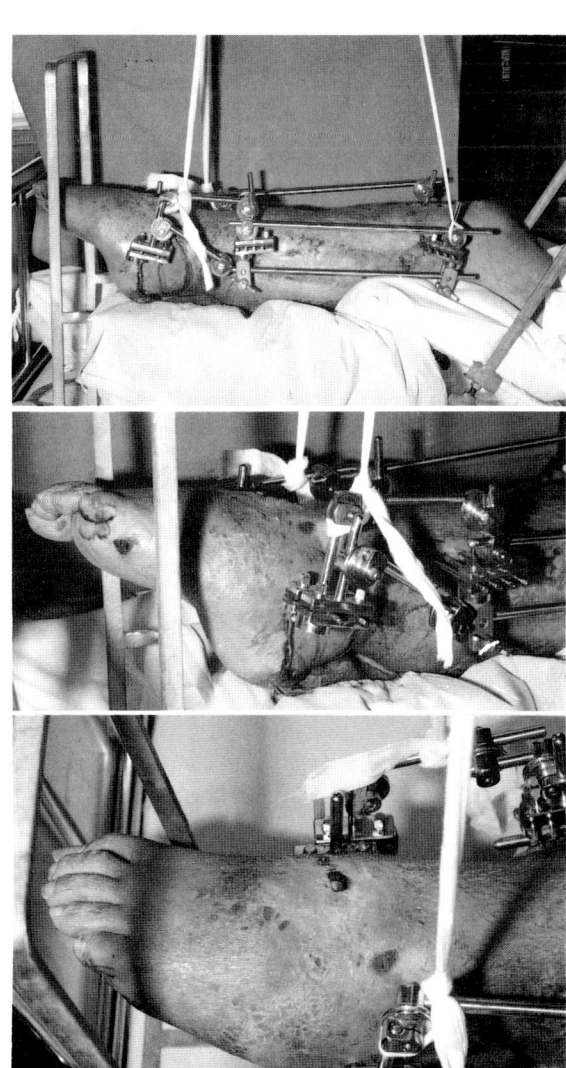

Abb. 10. Legende s. Abb. 7

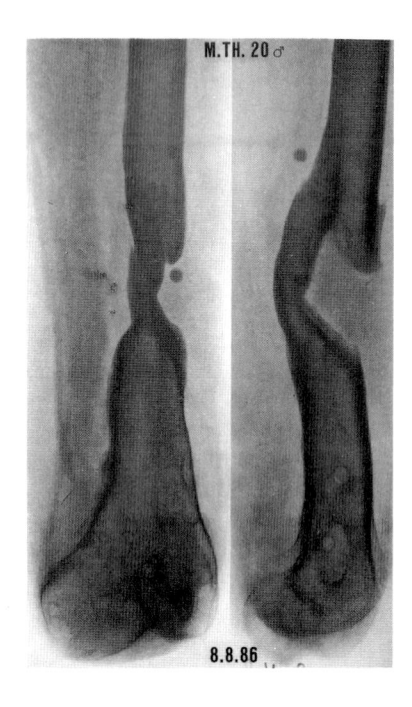

Abb. 11. Legende s. Abb. 7

Wunddeckung scheint keine negativen Auswirkungen auf den Verlauf zu haben. Hingegen enden fast alle Manipulationen an der Muskulatur mit langwierigen Nekrosenbildungen und Wundheilungsstörungen.

Schlußfolgerungen

Es zeigt sich, daß die Amputation nach schweren Verletzungen anderen Kriterien folgt, als die Amputation wegen Erkrankung oder die Spätamputationen. Um schwerwiegende Komplikationen zu vermeiden, müssen aus unfallchirurgischer Sicht folgende Richtlinien für die Amputation an der unteren Extremität gegeben werden:
  Die primäre Amputation bei einer schwer offenen Fraktur ist immer als Notamputation zu werten. Das heißt:
Hautschnitt an der distalsten Grenze der ernährten Zone.
Amputationshöhe des Knochens im unverletzten Muskelgewebe, nicht am „Ort der Wahl".
Zweizeitiger Zirkelschnitt mit Deckung der Muskulatur durch die Haut.
Offene Wundbehandlung, eventuell Kunsthautdeckung.
Keine vorgelegten Nähte.
Erster Verbandwechsel in Narkose, eventuelle Rückkürzung der Hautlappen.
Günstigster Zeitpunkt für Sekundärnaht: 3.–5. Tag.

Literatur

1. Alter AH et al (1978) Below-knee amputation using the sagittal technique. Clin Orthop 131:195–201
2. Mooney V et al (1976) The below-knee amputation for vascular disease. J Bone Joint Surg [Am] 58:365–368
3. Piza H et al (1984) Kritische Betrachtungen der Makroreplantation. Act Chir Austriaca [Suppl] 60:5–6
4. Russe S (1985) Die Indikation zur Amputation. Unfallchirurg 88:385–389

Indikation und spezielle Amputationstechnik am Fuß

G. Neff

Orthopädische Universitätsklinik (Dir.: Prof. Dr. med. H. Mau), Abt. Technische Orthopädie und Biomechanik, Calwer Straße 7, D-7400 Tübingen

Orientiert man sich an Amputationsschemata, wie sie in der ersten Hälfte dieses Jahrhunderts entstanden sind und zum Teil heute noch zitiert werden, dann ist am Fuß offenbar nur die transmetatarsale Amputation erfolgversprechend; Stümpfe in der Nachbarschaft werden als „minder wertvoll", die Erhaltung der Zehen als „unwichtig" und Rückfußstümpfe als „hinderlich" abqualifiziert. Dem ist jedoch keineswegs so! Auch für Amputationen am Fuß gilt der Grundsatz, daß der längere Stumpf der bessere ist, – wenn auch mit einigen Einschränkungen, da nicht die Länge allein, sondern die Funktion des Fußstumpfes für den Betroffenen entscheidend ist.

Die *Funktion* ergibt sich aus der *Belastbarkeit* und der *Beweglichkeit* des Restfußes.

Die *Belastbarkeit* ist abhängig vom Zustand der Weichteile, – insbesondere von der *Deckung des Stumpfes* und der Auftrittsfläche mit ortsständiger Fußsohlenhaut, die aufgrund ihrer Feinstruktur von Natur aus für die Belastung am besten geeignet ist, – und vom *Skelet des Stumpfes*, wobei Exarticulationen mit Erhaltung des für die Stumpfendbelastbarkeit wichtigen Knorpels der Vorzug gegenüber Amputationen im Verlauf knöcherner Strukturen zu geben ist; hier besteht immer die Gefahr der Spornbildung durch Periostreste und auf lange Sicht die Spitzenbildung durch Rarefizierung der ohnehin schlanken Diaphysen bis hin zur Perforation der Weichteile. Deshalb muß bei transmetatarsalen und -phalangealen Amputationen eine basisnahe Absetzung empfohlen werden. Schließlich ist eine intakte *Sensibilität* der Belastungs- und der Stumpfzone eine wesentliche Voraussetzung für eine auf Dauer zufriedenstellende Funktion.

Die *Beweglichkeit* ist abhängig einerseits von der Gelenksituation, respektive dem Bewegungsumfang – andererseits von der Muskulatur mit Sehnen sowie einer intakten Motorik.

Die *Gelenksituation* betreffend ist unbedingt die Erhaltung oder Wiederherstellung eines einigermaßen plantigraden Auftritts mit dem verbliebenen Rest des Fußes anzustreben.

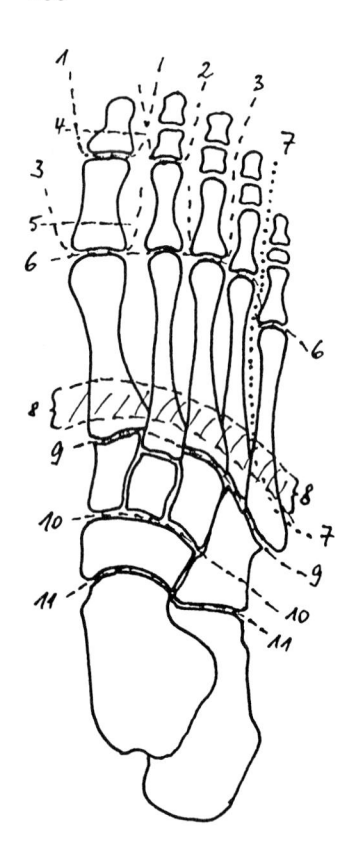

Abb. 1. Schema zweckmäßiger Exarticulationen und Amputationen am Fuß (nach Baumgartner): *1–3:* Exarticulation im End-, Mittel- oder Grundgelenk; *4, 5:* Basisnahe Amputationen der End- bzw. Grundphalanx der Großzeh; *6:* Exarticulation aller Zehen im Grundgelenk; *7:* Longitudinale subtotale Amputation des V. Strahles; *8:* Basisnahe transmetatarsale Amputation; *9:* Lisfranc-Exarticulation; *10:* Bonna-Jäger-Exarticulation/Amputation; *11:* Chopart-Exarticulation

Pronations- und mehr noch Supinationskontrakturen verursachen häufig erhebliche Druckbeschwerden, — bis hin zur Belastungsunfähigkeit des betroffenen Beines.

Eine schmerzhaft eingeschränkte Funktion beruht nicht selten auf einem ungünstigen *Verhältnis* der *Länge* zum verbliebenen *Bewegungsumfang* — insbesondere im oberen Sprunggelenk und im Chopart-Gelenk! Selbst bei Neutralisierung mit plantigradem Auftritt, erst recht aber mit zunehmender Spitzfußkontraktur gerät der Stumpf während der dynamischen Belastung in der Abrollphase unter wachsenden Druck und Schub, je länger der Stumpf und je schlechter die Dorsalextension ist — mit entsprechenden Folgen!

Ebenso muß der Zustand von *Muskeln* und *Sehnen* in die Indikationsstellung zur Amputation miteinfließen; denn das Ergebnis tenomyoplastischer Verfahren ist hiervon abhängig — und von einer ungestörten *Motorik*!

Aus diesen zunächst theoretisch erscheinenden Vorbemerkungen ergeben sich Konsequenzen für die Indikationsstellung zur Amputation am Fuß und deren Durchführung. Neben der *Beherrschung spezieller Amputationstechniken* sind jedoch auch hinlängliche technische *Kenntnisse für* eine *optimale, funktionelle orthopädie-technische bzw. -schuhtechnische Versorgung* erforderlich; ohne diese *untrennbar miteinander verbundenen Voraussetzungen für die Gesamttherapieplanung* bleibt die Amputation — auch am Fuß! — eine „operative Einzelleistung", aber letztlich doch oft Stückwerk im Hinblick auf das Rehabilitationsergebnis als Ziel dieser Bemühungen.

Die wesentlichen Gesichtspunkte der Amputationstechnik sollen deshalb nachfolgend systematisch dargestellt werden (Abb. 1).

Zehenamputationen

Zehen werden zweckmäßigerweise im End-, Mittel- oder Grundgelenk exarticuliert; lediglich an der End- und Grundphalanx der Großzehe kann zur Erhaltung der Sehneninsertionen eine basisnahe Teilamputation anstelle der Exarticulation durchgeführt werden, — mit Deckung durch Fußsohlenhaut.

Werden einzelne Zehen amputiert, darf auf keinen Fall eine Tenoplastik mit Fixierung oder Naht der zugehörigen Beuge- und Strecksehnen durchgeführt werden, da dies zu einer erheblichen Einschränkung der aktiven Bewegung in den benachbarten Zehen führt durch das von Verdan so treffend als „Quadriga-Syndrom" an der Hand beschriebene Phänomen einer Verminderung der Gleitamplitude der betroffenen Sehnen mit gemeinsamer Muskulatur.

Mittelfußamputationen

Longitudinale Mittelfußamputationen ergeben sich meist aus dem Befund nach Verletzung — zum Beispiel nach einer typischen, durch Rasenmäher verursachten Teilamputation des IV. und V. Strahles.

Bei ausgedehnten longitudinalen Defekten muß wenigstens der Großzehenstrahl medial oder zwei laterale Zehenstrahlen als absolutes, noch belastbares Minimum erhalten werden.

Transmetatarsale Amputationen sollten auf das proximale Viertel der Mittelfußknochen beschränkt bleiben mit einer kufenförmigen Abrundung der plantaren Osteotomiekanten. Immer ist auf einen ausreichend langen Fußsohlenhautlappen zu achten: Nach dorsal über die knöchernen Stümpfe und die reinserierten Zehenstrecksehnen geschlagen und streckseitig vernäht, bleiben dem Patienten später unliebsame Schmerzen und Funktionseinschränkungen erspart.

Lisfranc-Amputation

Die Lisfrancsche Gelenklinie bietet sich als von der Natur vorgezeichnete Amputations- respektive Exarticulationshöhe an; dabei sollte die Basis des Metatarsale II teilweise erhalten bleiben, um das Os cuneiforme II auszugleichen und einen gleichmäßig gerundeten Stumpf zu schaffen. Die Peronaeus brevis-Sehne sollte auf das Cuboid, die Tibialis anterior- und der Pernaeus longus-Sehnen von der Basis des Metatarsale I auf das Cuneiforme I zurückverlagert werden, um einer Supinations- bzw. Pronationskontraktur vorzubeugen. Auch die Reinsertion der Zehenstrecksehnen wirkt der diesen Stümpfen immer drohenden Spitzfußkontraktur entgegen.

Bonna-Jäger-Amputation

Das nächst proximal gelegene klassische Amputationsniveau verläuft in der Gelenklinie zwischen den drei Ossa cuneiformia und dem Os naviculare, harmonisch abgerundet durch eine Teilresektion des Os cuboid, womit die Insertionen beider Peronaeussehnen und der Tibialis anterior-Sehne vollständig verlorengehen — mit gleichzeitigem Verlust an Hebelarmlänge; deshalb kann auch die Reinsertion der genannten Sehnen die Entwicklung einer Spitz-Klumpfußfehlstellung oft nicht verhindern.

Chopart-Amputation

Dies trifft noch mehr zu für die klassische Chopart-Amputation zwischen Rückfuß und Fußwurzel, die nach vollständigem Verlust aller Fußheber und kürzestmöglichem Hebelarm sowohl aktiv als auch passiv der ungebremsten Kraft des Triceps surae nichts entgegenzusetzen hat: Innerhalb kürzester Zeit nach der Amputation gerät der Chopart-Stumpf in Spitzfußposition mit relativer Verlängerung des betroffenen Beines; schmerzhaftem Druck, nachfolgender Ulcerationen und schließlich *Belastungsunfähigkeit*, was dieses *Originalverfahren* zurecht in Mißkredit gebracht hat.

Dennoch kann der volle aktive Bewegungsumfang im oberen Sprunggelenk und damit ein schmerzfreier, voll belastungsfähiger plantigrader Auftritt mit einem Chopart-Stumpf auf Dauer mit der *tenomyoplastischen Amputationstechnik nach Marquardt* erhalten bleiben.

Die Indikation hierfür ist allerdings nur dann gegeben, wenn ein langer, bis zu den Metatarsalia reichender Fußsohlenhaut-Muskellappen und alle Fußhebersehnen verfügbar sind, – wie beispielsweise bei dem ersten, 1970 auf diese Art und Weise versorgten Patienten nach einer Quetsch-Abscherverletzung mit Zertrümmerung des Fußrückens einschließlich des distalen Fußskelets.

Da dieses Verfahren einerseits sehr effektiv, andererseits leider immer noch nicht die Verbreitung erfahren hat, die nach unseren Erfahrungen wünschenswert ist, seien die wichtigsten Schritte dieser Operation detailliert dargestellt: In den Gelenkknorpel des Taluskopfes werden zwei, in die Gelenkfläche des Processus anterior calcanei eine Führungsrille mit dem Lüer geschnitten; in diesen werden – von medial nach lateral – die Sehnen der Mm. tibialis anterior, extensor hallucis longus und extensor digitorum communis, gegen seitliches Abrutschen gesichert, nach plantarwärts gezogen und dort mit den Resten des Kapsel-Band-Apparates fest vernäht; der Rückfuß wird dazu passiv in Hackenfußstellung gehalten. Mit diesem Vorgehen wird die maximal verfügbare Hebellänge vor der Drehachse des oberen Sprunggelenkes für die langen Dorsalextensoren genutzt. Als entscheidende weitere Kraftquelle wird nun der plantare Fußsohlenhaut-Muskellappen über den Stumpf nach oben geschlagen und die kurze Zehenbeugermuskulatur an der Kapsel vor dem oberen Sprunggelenk und der Unterschenkelfascie vernäht, wodurch die Dorsalextension kraftvoll unterstützt wird.

Pirogoff-Amputationen

Sind die für eine tenomyoplastische Chopart-Amputation geforderten Voraussetzungen – erhaltene Fußhebersehnen plus langer Fußsohlenhaut-Muskellappen – nicht gegeben, so sollte bereits primär eine der bewährten Pirogoff-Modifikationen nach Lefort, Spitzy oder – meist nach veralteten spitzfußkontrakten Verhältnissen – nach Günther durchgeführt werden, – immer mit dem Ziel, endbelastbare Rückfußsohlenhaut in die Hauptbelastungszone beim Auftritt mit dem Pirogoff-Stumpf zu bringen. Aus diesem Grund ist der *Origi-*

nal-Pirogoff *kontraindiziert*; denn statt geeigneter Rückfußsohle wird hier druckempfindliche Fersenhaut belastet — mit allen nachteiligen Folgen für die Betroffenen.

Auch für Stumpfkorrekturen — zum Beispiel wegen nicht belastbarer kontrakter Chopart-Situationen — sind diese *Priogoff-Modifikationen bestens geeignet*, um volle Endbelastbarkeit und Schmerzfreiheit wiederherzustellen.

Von einem vorderen Zugang aus wird der Talus schrittweise herausgelöst, wobei medialseitig auf keinen Fall die A. tibialis posterior verletzt werden darf, da sie die Rückfußsohlenhaut versorgt.

Beim *Pirogoff-Spitzy* werden nunmehr die beiden Knöchel verschmälert und verkürzt, die Knöchelgabel entknorpelt und der Calcaneus so zugerichtet, daß er möglichst formschlüssig in die Malleolengabel eingepaßt werden kann. Zur sicheren Fixierung genügen zwei gekreuzte Kirschner-Drähte, die nach proximal für die spätere Extraktion bis in die Subkutis vorgeschoben und unten soweit gekürzt werden, daß eine frühzeitige Belastung — am besten in einem Sofort- oder Frühversorgungsgips — ohne Beschwerden zu verursachen möglich ist.

Nach *LeFort* wird die Knöchelgabel in toto reseziert und der plan osteotomierte Calcaneus der queren Tibiaosteotomiefläche unterstellt und ebenfalls mit zwei Kirschner-Drähten fixiert. Durch eine Fixierung der breit ausgezogenen Tibialis anterior-Sehne wird zum einen die spongiöse Frontalfläche des zurechtgeschnittenen Calcaneus gedeckt, zum anderen gewinnt dieser Muskel dadurch eine neue Insertion und atrophiert deshalb in geringerem Maße. Diese Technik verwenden wir vorzugsweise bei Frauen und Mädchen, da der Stumpf nach Pirogoff-Spitzy durch die teilweise erhaltene Knöchelgabel doch deutlich plumper wirkt, (obwohl letztlich die Knöchelgabel des Fußes vor der Operation eher breiter gewesen war).

Bei sehr kontrakten Verhältnissen kann durch jeweils schräge Osteotomie supramalleolär und des Calcaneus doch noch eine befriedigende, gut belastbare Stumpfbildung in der Technik nach *Günther* erreicht werden.

Syme-Amputationen

Auch wenn Syme-Amputationen fraglos am häufigsten wegen Durchblutungsstörungen — insbesondere bei diabetischer peripherer Mikroangiopathie — ausgeführt werden, so kann auch nach Trauma im Individualfall — insbesondere bei posttraumatischen Infektionen — dieses hierzulande wenig bekannte Verfahren für eine zumindest teilbelastbare Stumpfbildung Verwendung finden.

Die Indikation ist immer dann gegeben, wenn eine Pirogoff- oder Chopart-Amputation nicht mehr in Frage kommt, andererseits aber das Rückfußsohlenpolster noch erhalten und gut durchblutet ist und damit zur Stumpfbildung verwendet werden kann.

Von einem vorderen Zugang werden die Rückfußknochen mit der Knöchelgabel dargestellt. Tibia und Fibula können nunmehr subchondral osteotomiert oder — wegen der besseren Endbelastbarkeit nach unseren Erfahrungen besser — lediglich der Innen- und Außenknöchel reseziert werden unter Erhaltung des Knorpels der horizontalen Tibiagelenkfläche. Danach erfolgt die Exstirpation von Talus und Calcaneus in toto aus den Weichteilen. Die Rückfußsohlenhaut sollte mit einigen Situationsnähten zentral unter dem Tibiastumpf fixiert und durch einen Stumpfgips gegen Verrutschen gesichert werden.

Die „Ziehharmonika" der Hautfalten retrahiert sich innerhalb weniger Wochen zu einem völlig glatten Stumpf.

Diesem einzeitigen Vorgehen sollte bei Infektionen ein *zweizeitiges Verfahren*, wie von *Wagner* beschrieben, vorgezogen werden: Primär werden lediglich Calcaneus und Talus exartikuliert, die Malleolengabel bleibt jedoch unversehrt, um die Infektion lokal einzugrenzen. Über zwei Redon-Drains muß während der ersten postoperativen Tage die Wundhöhle gespült werden. Nach ca. sechs bis acht Wochen steht dann in einer zweiten Sitzung die Resektion des Innen- und Außenknöchels sowie überschüssiger Hautzipfel an.

Die kritische Indikationsstellung zur Amputation am Fuß unter Beachtung der hier nur summarisch skizzierten, differenzierten Amputationstechniken kann aufgrund eigener Erfahrungen und gestützt auf die Ergebnisse anderer, auf diesem Gebiet erfahrenen Autoren nachdrücklich zur breiten Anwendung empfohlen werden; daß dies mit einem radikalen Abrücken von den eingangs erwähnten „tradierten Normen" für die Festlegung der Amputationshöhe am Fuß und die damit zu erzielende Stumpfqualität aufs engste verbunden ist, bedarf keiner ausdrücklichen Erläuterung. Wird die Indikationsstellung zur Amputation in der vorstehend beschriebenen Weise gehandhabt, so ist zwar im Individualfall das Risiko für eine Nachamputation höher, als bei der landläufig geübten Festlegung des Amputationsniveaus im Unter- oder gar im Oberschenkel; die überwiegende Mehrzahl der zu Amputierenden wird jedoch von einem gut belastbaren und lege artis versorgten Stumpf im Bereich des Fußes – einschließlich einem Syme-Stumpf – mehr profitieren, als von einem noch so perfekt gelungenen Unter- oder Oberschenkelstumpf und der damit verbundenen prothetischen Versorgung.

Literatur

Baumgartner R (1973) Beinamputationen und Prothesenversorgung bei arteriellen Durchblutungsstörungen. Enke, Stuttgart
Baumgartner R (1977) Amputation und Prothesenversorgung beim Kind. Enke, Stuttgart
Dederich R (1970) Amputationen der unteren Extremität. Thieme, Stuttgart
Marquardt E (1973) Die Chopart-Exartikulation mit Tenomyoplastik. Z Orthop 111:584–586
Marquardt E (1979) Amputationen im Bereich des Fußes und deren orthopädische Versorgung. In: Imhäuser G (Hrsg) Der Fuß. Vordruck, Bruchsal
Neff G, Winkler E, Waigand H (1977) Die modifizierten Stumpfformen nach Chopart, Pirogoff und Syme: ihre Indikation, Operationstechnik und die orthopädie-technische Versorgung. Orthop Techn 28:1–4
Neff F (1984) Amputationstechnik und Prothesenversorgung. In: Reichmann W (Hrsg) Mikrochirurgie – Handchirurgie. Fischer, Stuttgart New York
Neff G (1986) Rückfußstumpfbildung bei peripheren Durchblutungsstörungen. Z Orthop 124:426–430
Neff G (1986) Amputationen am Kinderfuß. Orthopädie 15:264–272
Neff G (1986) Allgemeine Amputationslehre. In: Jäger M, Wirth CJ (Hrsg) Praxis der Orthopädie. Thieme, Stuttgart
Neff G (1986) Spezielle Stumpfformen. In: Jäger M, Wirth CJ (Hrsg) Praxis der Orthopädie. Thieme, Stuttgart
Verdan Cl (1972) Die Eingriffe an Muskeln, Sehnen und Sehnenscheiden. In: Wachsmuth W, Wilhelm A (Hrsg) Operationslehre Bd X/3, Die Operationen an der Hand. Springer, Berlin Heidelberg New York
Zur Verth M (1935) Die biologische Absetzung der menschlichen Gliedmaßen. Münch Med Wochenschr 82:525–529

Wagner FW (1979) A classification and treatment program for diabetic neuropathic and dysvascular foot problems. In: AAOS (ed) Instructional Course Lectures, vol 28. Mosby, St. Louis

Wagner FW (1984) Amputation am Fuß bei Gefäßpatienten. Med Orthop Techn 104:10–13

Indikation und Technik der Amputation am Unterschenkel

H. Winkler

Berufsgenossenschaftliche Unfallklinik Ludwigshafen (Dir.: Dr. med. W. Arens), Ludwig-Guttmann-Straße 13, D-6700 Ludwigshafen

Die Entwicklung der chirurgischen Technik ist ohne die Erfahrungen der Amputationschirurgie nicht denkbar. Die Blutleere, die adäquate Behandlung der Weichteile, die Gefäßligatur, die sekundäre Wundnaht zur Vermeidung von Infektionen und die Erkenntnis über die Wichtigkeit der Sauberkeit gehen zum großen Teil auf die Amputationschirurgie zurück. Namen wie Ambroise Paré, James Syme, Lisfranc und Pirogoff sollen hier stellvertretend genannt werden.

Die Amputation des Unterschenkels ist wohl im allgemeinchirurgischen wie auch im traumatologischen Bereich die meist durchgeführte Absetzung einer Gliedmaße. Aufgrund des vorliegenden statistischen Zahlenmaterials werden Amputationen der unteren Extremität zu 51% wegen Gefäßleiden, zu 31% wegen Unfallfolgen, zu 30% wegen Tumoren und zu 5% wegen angeborener Fehlbildungen durchgeführt. Entscheidend für die Indikationsstellung ist der Funktionszustand der Extremität, Alter und Allgemeinzustand des Patienten sowie Grund- und Nebenerkrankungen. Die Indikationsstellung zur Unterschenkelamputation ist unter Berücksichtigung des reinen Funktionszustandes der unteren Extremität durch unterschiedliche Bedeutung und Dringlichkeit gekennzeichnet.

Wir unterscheiden zwischen absoluten und relativen Indikationen.

Als absolute Indikationen gelten:

1. Verletzungen mit ausgedehnten Weichteil- und Knochenzerstörungen („Amputationsverletzungen")
2. Arterielle Durchblutungsstörungen
3. Erfrierungen
4. Verbrennungen mit tiefer Gewebezerstörung
5. Tetanus
6. Foudroyant verlaufende Osteomyelitis
7. Maligne Tumoren.

Als relative Indikationen werden angesehen:

1. Die chronisch destruierende Osteomyelitis.
2. Schwere Funktionsstörungen durch Lähmungen oder Kontrakturen

Zur Indikationsstellung gehört aber auch im Hinblick auf die Rehabilitationsmöglichkeiten eine strenge Auswahl der Patienten vorzunehmen. Patienten mit cerebro-vasculärem Insult und verbliebener Spastizität, mit schweren Knieflexionskontrakturen, mit herabgesetzter funktioneller Kapazität im Rahmen einer allgemeinen Arteriosklerose, mit Verlust des Gegenbeines, mit präoperativ bereits eingeschränkter Gehfähigkeit sind sicherlich nur sehr schwer zu rehabilitieren und prothetisch zu versorgen. In diesen Fällen sollte von vorne herein auf die Handhabung eines Rollstuhles hingeschult werden.

Mit Hinblick auf die Rehabilitationsmöglichkeiten sind daher Kinder und Erwachsene im leistungsfähigen Alter die Patienten, die sich gut in das tägliche Leben wieder eingliedern lassen.

Um das Ziel der Funktionswiederherstellung unter veränderten Bedingungen zu erreichen, denn als solche sollte die Amputation betrachtet werden, bedarf es eines gut gepolsterten, belastungsfähigen Stumpfes. Seine Form sollte möglichst gleichmäßig und seine Oberfläche glatt sein.

Die Formung guter Beinstümpfe wird einerseits bestimmt durch Art und Ausmaß der Verletzung bzw. Gewebeschädigung, zweitens die Operationstechnik und andererseits durch die Übungsbehandlung und Prothesenversorgung sowie die nachfolgende Gehschulung. Aus den zuvor genannten Gründen ist eine primäre Stumpfbildung anzustreben, aber nicht zu erzwingen.

Mit Hinblick auf die optimale spätere prothetische Versorgung ist die Wahl der günstigsten Amputationshöhe entscheidend. Numerische Bewertungen sind nicht empfehlenswert. Diese könnten dazu führen, daß große Menschen einen zu kurzen und kleine Menschen einen zu langen Unterschenkelstumpf erhalten würden. Von einigen Autoren wird als günstigste Amputationshöhe am Unterschenkel der Bereich oberhalb der Schaftmitte unter dem Übergang vom mittleren zum proximalen Drittel beschrieben. Andere Autoren orientieren sich unter Berücksichtigung der erforderlichen Stumpfdeckung an der Ausdehnung der Wadenmuskulatur. In der Berufsgenossenschaftlichen Unfallklinik, Ludwigshafen hat sich am Unterschenkel der Zweifünftelstumpf sowohl unter Berücksichtigung der prothetischen Versorgung wie auch im Hinblick auf die erforderliche Stumpfdeckung bewährt. Entscheidend ist jedoch immer die Durchblutungssituation und der Zustand der Weichteile.

Bei der Amputation im Wachstumsalter, also bei erhaltenen Epiphysenfugen, sollte auch am Unterschenkel mit allen Mitteln versucht werden, die Amputation im Schaftbereich zu vermeiden. Erhebliche Störungen des Längenwachstums sind die Folge und dies um so schlimmer, je früher amputiert wird. In diesen Fällen sind Hautplastiken zur vorübergehenden Deckung sicherlich gerechtfertigt.

Bei schweren traumatischen Schädigungen mit mehrfachen Schäden von Gefäßen und/oder Nerven, die keine Rekonstruktion mehr zulassen, hat die Amputation bei gleichzeitig bestehendem schwerem Schock unter der Devise „life before limb" zu erfolgen. In diesen Fällen ist häufig die ideale Stumpflänge nicht einzuhalten. Durch Verschmutzungen und Weichteilschädigungen ist es dann erforderlich, auch kürzere Unterschenkelstümpfe zu bilden. Es sollte, wenn irgend möglich versucht werden, das Kniegelenk zu erhalten.

Wir sind mit den heutigen prothetischen Verfahren auch in der Lage einen Kurzstumpf bis zum Ansatz des Ligamentum patellae zu versorgen und auf diese Weise einen recht guten Gebrauchswert der Extremität zu erreichen.

In den zuletzt genannten Fällen ist eine primäre Stumpfbildung häufig nicht möglich. Die zwei- und dreizeitige Amputation, welche nach Säuberung der Wundflächen und eventueller Nachresektion sowie Abgrenzung und Demarkierung der ernährungsgestörten Weichteile erst zum Wundschluß kommt, ist insbesondere bei traumatischen Amputationen mit stark zerstörten und verschmutzten Weichteilen erforderlich. Auch wenn dann nach Abheilung kein idealer Stumpf zu bilden ist, bleibt immer noch die Möglichkeit eine spätere Stumpfplastik durchzuführen.

Die gute Polsterung des Stumpfendes ist für eine optimale prothetische Versorgung sicherlich Voraussetzung. Andererseits sollte diese Polsterung aber auch nicht übertrieben werden, sogenannte „Weichteilpseudarthrosen" erschweren sonst die Führung der Prothese.

Bei intakten aseptischen Hautverhältnissen hat sich die Schnittführung nach Burgess weitgehend durchgesetzt. Empfehlenswert ist vor Beginn des Eingriffs das vorherige Anzeichnen der Schnittführung. Hierbei wird auf der Vorderseite des Unterschenkels ein semizirkulärer Schnitt gelegt und nach distal hin ein dorsaler Lappen mit Hilfe der Wadenmuskulatur gebildet. Die Schnitte sollten nur mit dem Amputationsmesser oder dem Skalpell durchgeführt werden. Bei Benutzung der Schere, insbesondere im Bereich der Muskulatur, entstehen Randnekrosen, welche die Wundheilung gefährden können. Die Tibia wird dann auf der gewünschten Höhe mit einer Säge durchtrennt. Im Hinblick auf die spätere prothetische Versorgung ist die Abschrägung der Tibiavorderkante erforderlich. Um Ernährungsstörungen des knöchernen Stumpfes zu vermeiden, sollte nach unserer Erfahrung, das Auslöffeln der Markhöhle zur Vermeidung von Exostosen nur sparsam durchgeführt werden. Weiter sollte die Stumpfglättung sehr schonend vorgenommen werden, da durch eine mögliche Periostschädigung die Gefahr der Durchblutungsstörung am knöchernen Stumpfende erhöht wird, andererseits aber durch zu lange Periostlappen wiederum die Gefahr der Exostosenbildung besteht. Die Fibula wird etwa 2 cm oberhalb der Tibia durchtrennt. Nach Bildung der knöchernen Stümpfe erfolgt mit dem breiten Amputationsmesser die Bildung des dorsalen Muskellappens. Hierbei ist zu berücksichtigen, daß der Lappen am distalen Ende nicht zu schmal wird, um beim Umschlagen der Weichteile nach ventral eine spannungsfreie Deckung zu erreichen. Der Nervus tibialis, der Nervus peronäus profundus und der Nervus suralis werden mit einer Klemme hervorgezogen und gekürzt. Sie rutschen hiernach in die Weichteile zurück. Zur Verhinderung von Neuromen wurden bisher schon viele Methoden beschrieben. Alle bekannten Verfahren bringen jedoch keinen wesentlichen Erfolg. Die großen Gefäße des Unterschenkels, Arteria tibialis posterior und anterior sowie die Vena saphena magna und Vena saphena parva werden getrennt und doppelt ligiert. Über den Gefäßverlauf auf den unterschiedlichen Amputationshöhen sollte vorher Klarheit bestehen. Wir empfehlen die Verwendung von resorbierbarem Nahtmaterial. Im übrigen sei darauf hingewiesen, daß so wenig Nahtmaterial wie möglich benutzt werden sollte. Die Blutstillung der Muskulatur hat subtil zu erfolgen. Bei sehr muskulösen Patienten behindert der Musculus soleus gelegentlich beim Umschlagen des myocutanen Lappens. Er sollte in diesen Fällen reseziert werden, um einen einwandfreien Wundschluß zu erreichen. Vor dem Wundschluß hat das Einlegen von weichen Drainagen oder auch von Saugdrainagen zu erfolgen, um hämatombedingte Wundheilungsstörungen vermeiden zu helfen. Die Muskeldeckung des Stumpfes ist mit Berücksichtigung der Retraktion der Muskulatur anzustreben. Die Deckung sollte spannungsfrei und locker möglich sein. Wir unterscheiden zwischen nicht-stumpfplastischen und stumpfplastischen Operationsverfahren. Die muskelplastische Stumpfbildung gehört zu den anspruchsvollen und zeitlich aufwendigen Operationsmethoden. Ziel ist die Herstellung antagonistischer Muskelsysteme, Zug und Gegenzug sollen nachgeahmt werden und ein System des Gleichgewichts herstellen.

Der postoperative Verband sollte zur Vermeidung des Wundödems stützend, aber nicht fest sein. Dies kann durch elastische Stumpfbandagierung oder durch das Anlegen eines Gipses unmittelbar postoperativ erfolgen.

Die in der Literatur beschriebenen Spanplastiken, also die Verblockung von Fibula- und Tibiastumpf, oder die Periostlappenplastiken werden in unserer Klinik nicht durchgeführt. Wir haben mit diesen Verfahren keine besseren Ergebnisse sehen können. Lediglich bei zerstörter Membrana interossea sollte die Verblockung von Fibula und Tibia erwogen werden.

Bei der Erwähnung der Technik der Unterschenkelamputation soll auch die unmittelbar postoperative Lagerung angesprochen werden. Der Operateur selbst sollte schon im Operationssaal die Lagerung vornehmen und überwachen. Zur Vermeidung von Beugekontrakturen des Kniegelenkes ist es erforderlich, eine weitestmögliche Extension anzustreben, das heißt, das Kniegelenk, wenn möglich in Streckstellung, zu lagern.

In vielen Fällen ist der Patient, insbesondere bei unfallbedingter Schädigung, nicht in der Lage sich an dem Entscheidungsprozeß zu beteiligen, der mit der Indikation zur Amputation verbunden ist. Häufig befindet er sich bei schweren Verletzungen im Schock oder ist bewußtseinsgetrübt oder bewußtlos.

Die publizierten Erfolge der Replantationschirurgie machen es dem Chirurgen immer schwerer, sich unter dem Druck einer oft nicht gerechtfertigten Erwartungshaltung des Patienten oder seiner Angehörigen für eine Amputation zu entscheiden. Diese ist aber keine Bankrotterklärung der Chirurgie, sondern sollte als Beginn eines Rehabilitationsprozesses unter veränderten Bedingungen aufgefaßt werden.

Literatur

1. Arens W (1955) Beurteilung von 500 Amputationsstümpfen. Langenbecks Arch 282: 278
2. Baumeister RGH, Becker HM (1985) Amputation bei Durchblutungsstörungen. Chirurg 55:306
3. Bürkle de la Camp H (1956) Amputation. In: Handbuch der gesamten Unfallheilkunde, Bd II. Enke, Stuttgart
4. Flach H (1975) Voraussetzungen für leistungsfähige Beinstümpfe. In: Schriftenr Unfallmed Tag 22:57
5. Holz U, Jenninger W (1985) Notamputationen. Chirurg 55:301
6. Kuner EH (1980) In: Baumgartl F, Kremer K, Schreiber HW (Hrsg) Spezielle Chirurgie für die Praxis, Bd III, 2. Thieme, Stuttgart New York, S 726
7. Marquardt E (1984) Prothetische Versorgung nach Amputation. Chirurg 55:311
8. Marquardt W (1985) Amputationen. In: Witt AN, Rettig H, Schlegel KG (Hrsg) Orthopädie in Praxis und Klinik, Bd VII, 2. Thieme, Stuttgart New York
9. Neuburg K, Kristen H (1985) Ergebnisse nach Amputationen an der unteren Extremität bei älteren Patienten. Med Orthop Technik 104:2
10. Probst J (1984) Indikationen und Technik der Unterschenkelamputationen. Orthopädie 13:324

11. Schönberger A, Mehrtens G, Valentin H (1981) Arbeitsunfall und Berufskrankheit. E. Schmidt-Verlag, Berlin
12. Waddell JP (1985) Die Unterschenkelamputation. In: Kostuik JP, Gillespie R (Hrsg) Amputationschirurgie und Rehabilitation. Springer, Berlin Heidelberg New York Tokyo

Indikation und spezielle Amputationstechnik am Oberschenkel

E. Marquardt

Stiftung Orthopädische Universitätsklinik Heidelberg (Dir.: Prof. Dr. med. H. Cotta), Abteilung für Dysmelie und technische Orthopädie (Leiter: Prof. Dr. med. E. Marquardt), Schlierbacher Landstraße 200 a, D-6900 Heidelberg

Die Indikation zur Absetzung einer oder beider unteren Gliedmaßen in Höhe des Oberschenkels ist in Anlehnung an H. Winkler (1985) gegeben, wenn einerseits die Exarticulation im Kniegelenk nicht mehr möglich ist und andererseits die Exarticulation im Hüftgelenk vermieden werden kann. Als absolute Indikationen führt Winkler die folgenden an:

„1. traumatischer Teilverlust eines Beines" – über Indikation und Kontraindikation der Replantation ist gesondert zu diskutieren,

„2. schwere Gewebeschädigungen,

3. Gasbrand,

4. maligne Tumoren,

5. foudroyant verlaufende Osteomyelitis,

6. fortschreitende Nekrose bei arteriellen Durchblutungsstörungen," wobei ich anfügen möchte – falls eine Unterschenkelamputation oder Knieexarticulation nicht mehr möglich sind.

„Als relative Indikationen werden 1. die chronisch destruierende Osteomyelitis und 2. schwere Funktionsstörungen durch Lähmungen oder Kontrakturen angesehen".

Die von Poigenfürst genannten Kriterien für die Indikation zur primären und sekundären Amputation (S. Russe 1985) verdienen uneingeschränkte Beachtung.

Beim jungen unfallverletzten Menschen ist eine Knieexarticulation oder zumindest die Bildung eines breiten Condylenstumpfes auch dann noch anzustreben, wenn die Weichteile für die Deckung der Femurcondylen nicht mehr ausreichen, und zwar durch primäre oder sekundäre supracondyläre Verkürzungsosteotomie (Abb. 1).[1]

Die beim Unfallverletzten zumeist gute allgemeine Durchblutung – von traumatisch und AVK-bedingten Störungen abgesehen – ermöglicht über Debridement, Antibioticaschutz und Meshgraft bzw. Thierschlappen Stumpflängen zu erhalten, um sekundär einen

---

[1] Bei der Verkürzungsosteotomie ist die Verletzung der Arteria superior medialis und der Arteria genu superior lateralis peinlich zu vermeiden

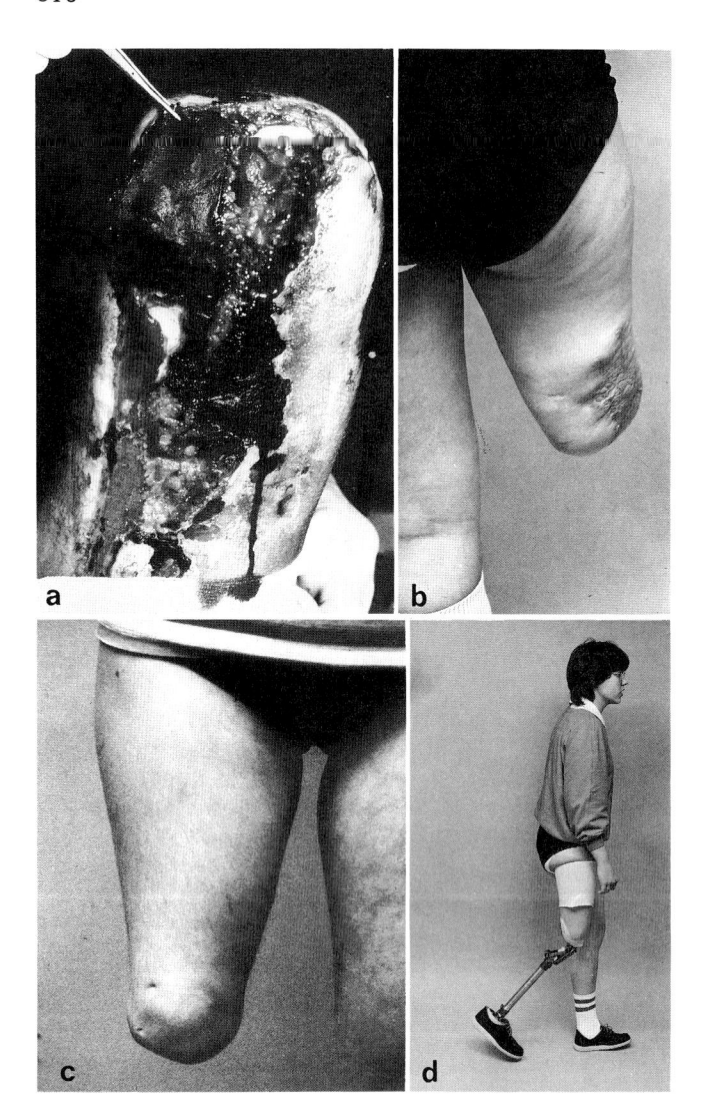

Abb. 1. a Z. n. Knieexarticulation infolge Verkehrsunfalls mit ausgedehnten Weichteilzerstörungen, insbesondere im Bereich der Kniekehle. Der anteriore gut durchblutete Hautlappen wurde am Ligamentum cruciatum fixiert, zunächst vom Unterschenkel entnommene Vollhautlappen wurden wegen Hämatoms nekrotisch, **b** Nach Debridement und Vollhauttransplantaten (zum Teil Reverdin-Läppchen) und supracondylärer Verkürzungsosteotomie konnte die Narbe verkleinert und ein endbelastbarer Stumpf erreicht werden, **c** Der gleiche Stumpf von anterior, **d** Die prothetische Versorgung entspricht voll der einer Knieexarticulation mit nach proximal hin weich gegossenem Schaft mit Weichwandinnentrichter, voller Endbelastbarkeit des Stumpfes, Suspensionsfähigkeit und Rotationsstabilität. Hier die noch unverkleidete Prothese im Rohbau

gesunden und leistungsfähigen Stumpf zu schaffen. Somit richtet sich primär die Schnittführung nach den durch die Verletzung gegebenen Bedingungen.

Mit Ausnahme der AVK hat die Oberschenkelamputation in Blutsperre oder Blutleere zu erfolgen. Im allgemeinen stimmen wir H. Winkler (1985) zu, daß sich der Fischmaulschnitt bei der Amputation des Oberschenkels geradezu anbietet. Wird jedoch zur raschestmöglichen Absetzung die Guillotine-Amputation notwendig, so hat man direkt danach in der gleichen Operation im allgemeinen wieder Zeit und hat mit Hilfe je eines lateralen und medialen proximalwärts längsverlaufenden Schnittes die Möglichkeit, zuerst die Muskulatur und dann den Knochen entsprechend zu kürzen, Gefäße und Nerven korrekt zu versorgen, eine Myoplastik anzuschließen oder den Stumpf offen weiter zu behandeln.

Besteht keine Möglichkeit, die nicht mehr oder nur teilweise von Weichteilen gedeckten Femurcondylen zu erhalten bzw. primär oder sekundär zu proximalisieren, so sollte im distalen Oberschenkeldrittel keine Längenerhaltung um jeden Preis betrieben werden, vorausgesetzt, daß die Verletzung die primäre Bildung eines myoplastischen Oberschenkelstumpfes im mittleren oder optimal zwischen mittlerem und unterem Drittel erlaubt. Ein solches Vorgehen läßt die frühestmögliche Prothesenversorgung und Schulung zu und erlaubt eine zügige medizinische, berufliche und soziale Rehabilitation.

Voraussetzung für sämtliche myoplastischen Operationstechniken ist eine gute Durchblutung, das Gewebe muß frei von Infekten sein, Nekrosen dürfen nicht vorliegen.

Im einzelnen kommen bei derartig günstigen Verhältnissen die folgenden Operationsverfahren in Frage:

1. Die Myoplastik nach Mondry (1952 und deren Weiterentwicklung nach Dederich (1956, 1957, 1963, 1970): Nach Kürzung des Knochens und Bildung eines oder zweier Periostlappen werden die Muskeln in vier Gruppen getrennt (Adductoren, Abductoren, Strecker und Beuger). Die Markhöhle wird mit Periost verschlossen, die Adductoren werden über dem Knochenstumpf mit tiefen durch das Periost oder durch den Knochen (Myodese) geführten Nähten mit den Abductoren vereinigt (Abb. 2a u. b). Mit Hilfe von zusätzlichen ventral und dorsal des Knochenstumpfendes gelegten Muskelnähten wird das Abgleiten der Muskelkappe verhindert. Darüber folgt zur Komplettierung des Muskelkreuzes die Vereinigung der Beuger und Strecker (Abb. 2c). Dederich reseziert, wie Hepp empfohlen hatte, zusätzlich die Fascie und vernäht den Tractus ilio-tibialis lateral mit den Muskelschlingen. Es folgen das Einlegen einer Redondrainage, die Hautnaht und normalerweise ein Gipsverband, bei uns mit Beckenring bzw. bei älteren Personen ein Zinkleimverband. Diese Myoplastik ist das Grundmodell jeglicher muskelplastischer Oberschenkelamputation. Sie wird von Burgess grundsätzlich in Kombination mit der Myodese angewandt (zitiert von Gerhardt et al. 1982). W. Marquardt (1985) weist zurecht darauf hin, daß neben den Adductoren auch die ischio-crurale Muskulatur und von den streckseitigen Muskeln der Rectus femoris einwandfrei gefaßt werden müssen.

2. Die Myodese nach Weiss (1966): Durch das knöcherne Stumpfende werden dünne Kanäle gebohrt. Adductoren und Abductoren, Beuger und Strecker werden mit Hilfe dünner Stahlnähte am Knochen verankert. Die Markhöhle wird mit einem zuvor präparierten Periostlappen verschlossen. Die am Knochen fixierten Muskeln werden sämtlich in Höhe der Amputationsfläche am Femur durchtrennt. Redondrainage, Hautnaht, steriler Verband, Gipsköcher mit sterilem Stumpfkissen sowie mit Tubersitz zwecks prothetischer

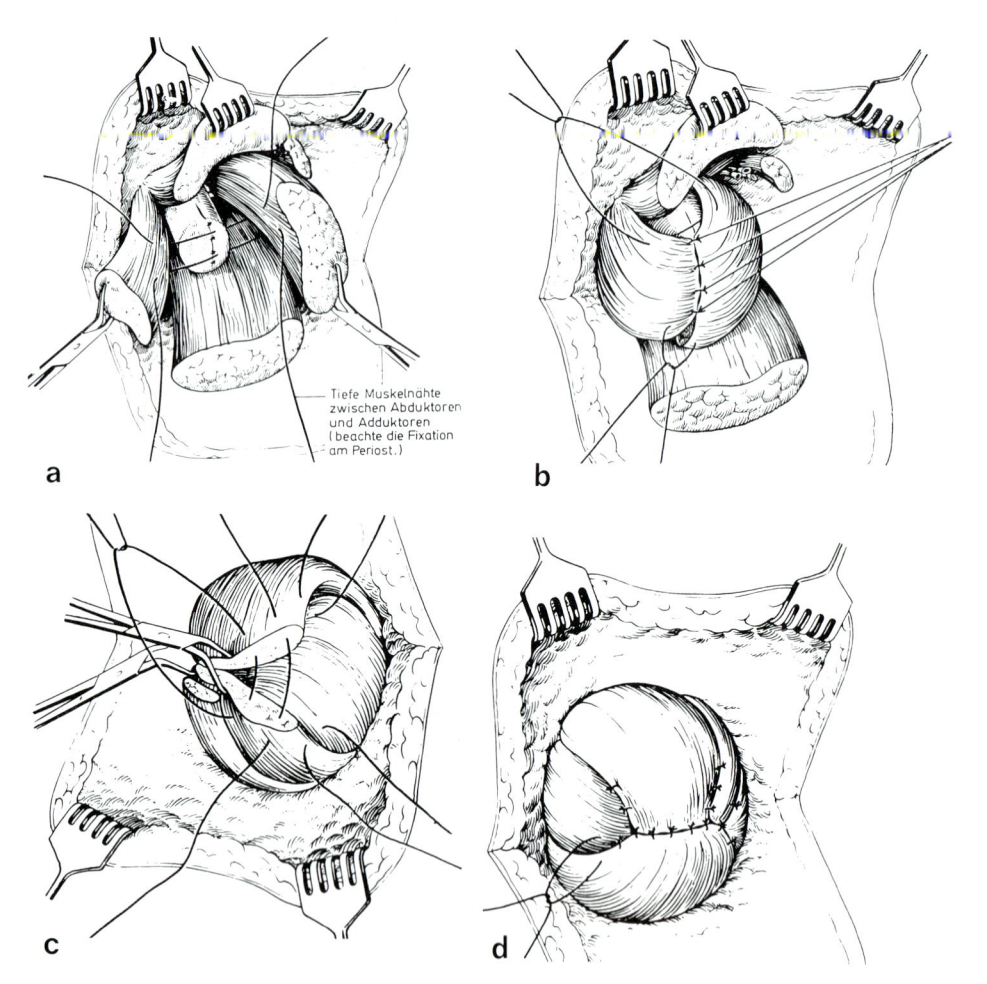

Abb. 2a–c. Aus: Dederich R (1970) Amputationen der unteren Extremität, Thieme, Stuttgart. **a** Das Periost ist über dem Knochenstumpf vernäht; es folgt die Fixation der Adductoren und Abductoren am Periost oder mit Hilfe von Bohrkanälen am Knochen, **b** Adductoren und Abductoren werden vor und über dem Knochenstumpf miteinander vernäht, **c** Naht der Beuger und Strecker über der Muskelschlinge der Adductoren und Abductoren, **d** Die Myoplastik ist komplettiert

Sofortversorgung schließen sich an. Diese Amputationstechnik führt zu schlankeren Stümpfen als die erstgenannte. Über die anschließende prothetische Sofortversorgung sollte gesondert diskutiert werden.

3. Die Kombination von Myodese und Myoplastik nach Murdoch (1968): Dabei wird zusätzlich zur Weisschen Myodese ein Quadricepslappen gebildet und unter optimaler Spannung mit den posterioren und medialen Muskeln vernäht (Abb. 3). Als Nahtmaterial benutzt Murdoch langsam resorbierbare Fäden. Das weitere Vorgehen entspricht weitgehend demjenigen von Weiss.

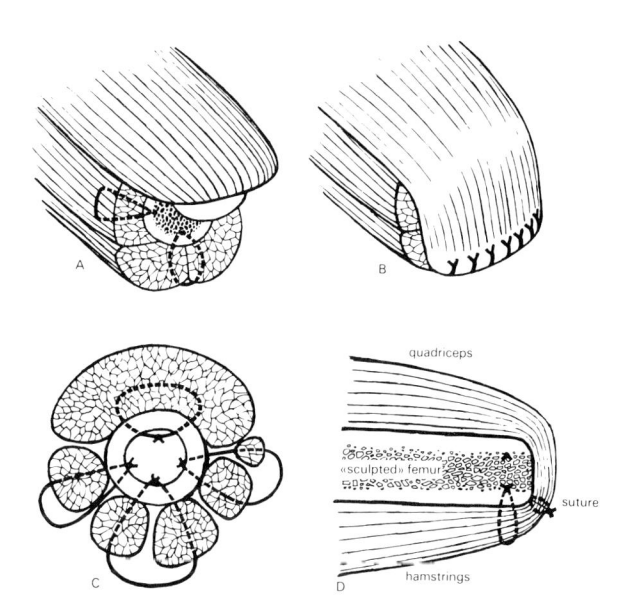

Abb. 3. Die Oberschenkelamputation nach Murdoch stellt eine Kombination von Myodese und Myoplastik dar. (Die Abbildung ist dem Buch von J. J. Gerhardt, P. S. Kind, und J. H. Zettl, Amputations immediate and early prosthetic management, Huber, Bern Stuttgart Vienna (1982) entnommen)

4. Die Kombination von Myodese und Myoplastik nach Mooney (1981): Die Myodese erfolgt wie bei Weiss und Murdoch, jedoch mit Bildung eines medio-posterioren Muskellappens, der anterior mit dem Musculus quadriceps vernäht wird und auf diese Weise den Knochen bedeckt und abpolstert. Danach weiteres Vorgehen wie bei Murdoch oder Weiss.

Nach Burgess (zitiert von Gerhardt et al. 1982) ist die Myodese für die Oberschenkelamputation eine zwingende Notwendigkeit. Ob man dem Vorgehen nach Murdoch oder Mooney den Vorrang gibt, wird nicht nur von der unfallbedingten Situation sondern auch davon abhängen, ob ein mehr oder weniger schlanker Stumpf gebildet werden soll. Sämtliche Myoplastiken oder Myodesen müssen bei gestrecktem und leicht adduziertem Hüftgelenk erfolgen, damit nicht iatrogen Beuge- und Abduktionskontrakturen vorprogrammiert werden. Die Myoplastik bzw. Myodese sollte beim jungen Menschen im Stumpfgips mit Beckenring gesichert werden (Abb. 4). Am ungesicherten bzw. gewickelten Stumpf reicht allein die Schwere des postoperativen Ödems aus, um die Muskelnähte insuffizient werden zu lassen. Zusätzlich dient der Gipsverband der Ödemkontrolle und verhindert die postoperative Entstehung einer Abduktionsbeugekontraktur.

Optimale Verhältnisse werden bezüglich der späteren prothetischen Versorgung dann hergestellt, wenn durch die Myoplastik oder Myodese das unnötige Flottieren des Femurstumpfes innerhalb der Weichteile verhindert wird und wenn die Stumpfkappe tragfähig oder zumindest belastungsfähig ist (W. Marquardt 1985). Das Flottieren des knöchernen Stumpfes in den Stumpfweichteilen vermehrt die ungünstige sogenannte Pseudarthrose zwischen Stumpf und Prothese. Eine teilweise Belastungsfähigkeit wird mit der Myoplastik und Myodese erreicht. Die volle Tragfähigkeit besitzt der gesunde Knieexarticulations-

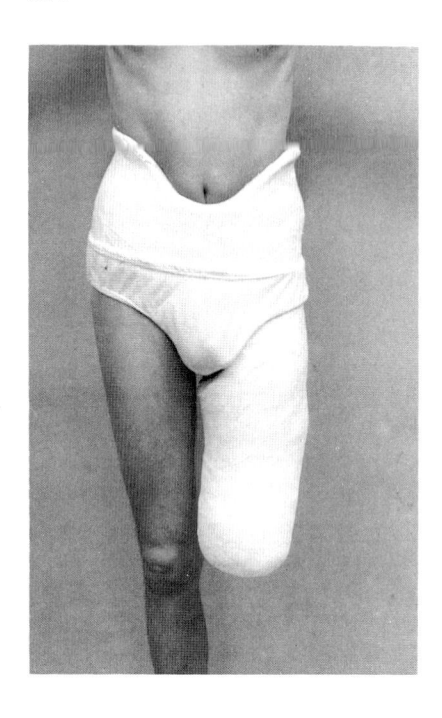

Abb. 4. Zweiter postoperativer Stumpfgips mit Beckenring. Der Gipsverband wurde am 2. postoperativen Tag mit dem Entfernen der Drainagen und mit Erneuern des sterilen Verbandes gewechselt

stumpf, eine teilweise bis volle Tragfähigkeit erreicht der Oberschenkelstumpf mit Hilfe einer autologen Stumpfkappenplastik unter Verwendung von einem dem Amputat oder sekundär dem Darmbeinkamm entnommen und mit zwei gekreuzten Kirschner-Drähten am Stumpfende T-förmig fixierten 6 bis 7 cm breiten Knorpelknochentransplantat (E. Marquardt 1974, 1984, 1985) (Abb. 5a–e). Ist die Entnahme eines autologen Transplantats nicht möglich, so kann die Endbelastbarkeit des Stumpfes mit Hilfe der alloplastischen Mecron-Stumpfkappe wesentlich verbessert werden (Abb. 6). Sowohl die autologe als auch die alloplastische Stumpfkappenplastik wird mit einer Myodese und Myoplastik kombiniert. Ziel ist dabei, die zwischen Tuber ossis ischii und Tubersitz der Prothese auftretenden Drücke zu vermindern bzw. vollständig abzubauen, den gesamten Stumpf, besonders aber das nunmehr in seiner Endbelastung deutlich verbesserte Stumpfende zur Aufnahme des Körpergewichts in der Belastungsphase besser, als es bisher möglich war, heranzuziehen. Anstelle eines Tubersitzes reicht eine Glutaealanstützung aus; zur Rotationsstabilität muß die quadrolaterale bzw. querovale Schaftform beibehalten werden (Abb. 7).

In der oberen Hälfte des Oberschenkels läßt sich ein leistungsfähiger Stumpf oft erst durch einen Kampf um jeden Zentimeter erreichen. Wichtig ist hierbei die Erhaltung gut durchbluteter und kontraktiler Muskulatur und sensibler Haut. Muß z. B. der Knochen im subtrochanteren Bereich proximal des Ansatzes des Musculus glutaeus maximus abgesetzt werden, so würde der resultierende Oberschenkelkurzstumpf zwangsläufig eine therapeutisch unbeeinflußbare Abduktionsbeugekontraktur erleiden. Könnte aber der Glutaeus maximus temporär am distalen Stumpfende reinseriert werden, könnten darüberhinaus Anteile der Adductoren, der ischio-cruralen Muskeln und des Quadriceps sowie, wenn irgend möglich, ein Überschuß an Haut erhalten bleiben, so wird es wahrscheinlich möglich sein, nach Wundheilung den knöchernen Stumpf zu verlängern und die Muskulatur entsprechend wieder zu inserieren.

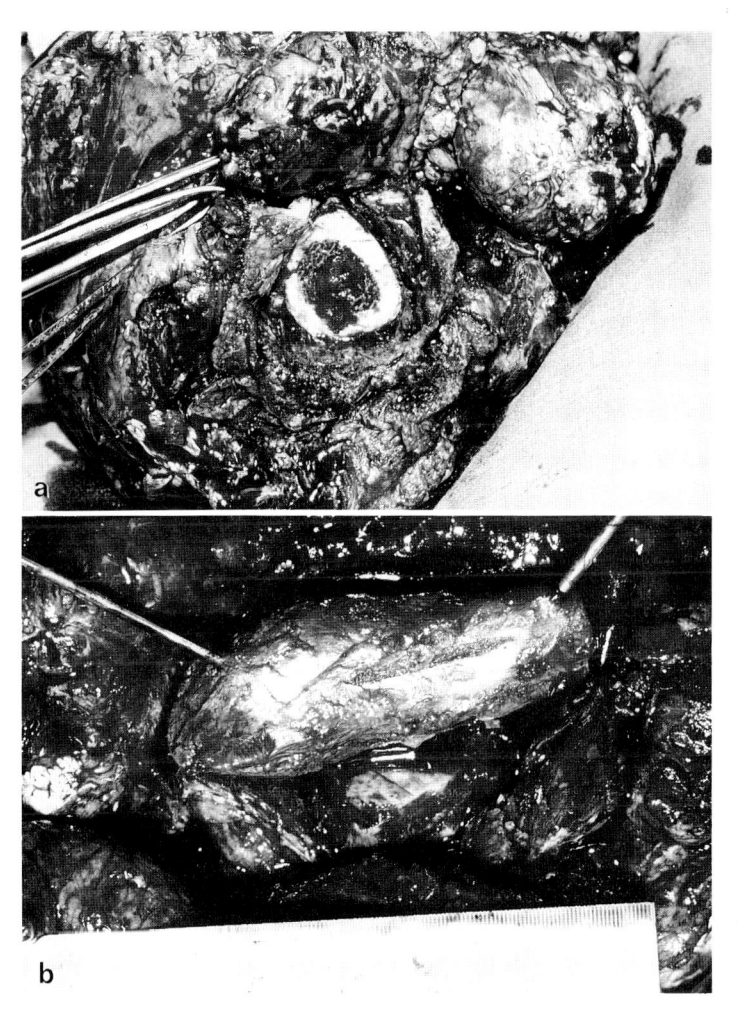

Abb. 5a–e. Stumpfkappenplastik mit autologem Beckenspan, hier am posttraumatischen Femurstumpf, **a** Aus dem Periost und von der Corticalis sowie mit dem Periost verbundenen Knochenchips wird ein Zelt gebildet. Der Femurstumpf ist der Größe des Zeltes und des Transplantates entsprechend zu kürzen. Das Zelt ist anterior geöffnet, **b** Der corticospongiöse Beckenspan ist mit zwei gekreuzten Kirschner-Drähten am Femurstumpf fixiert. Periostzelt und Muskulatur werden am Transplantat angenäht. Das Periostzelt wird mit Becken-Spongiosa aufgefüllt

Vor dem Einsatz einer mikrochirurgischen Transplantation von Haut mit nervalem und Gefäßanschluß sollte feststehen, ob ein für den effektiven Gebrauch eines Oberschenkelkunstbeins geeigneter Stumpf überhaupt gebildet werden kann. Diese Frage hängt im wesentlichen von der Beschaffenheit bzw. der Erhaltung des Musculus glutaeus maximus ab. Ein noch so gut transplantierter Musculus latissimus dorsi kann auf Dauer einen ausgefallenen Musculus glutaeus maximus für die Streckung und Standsicherung des Oberschenkelkunstbeins nicht ersetzen. Für derartige Indikationsstellungen bedarf es dringend

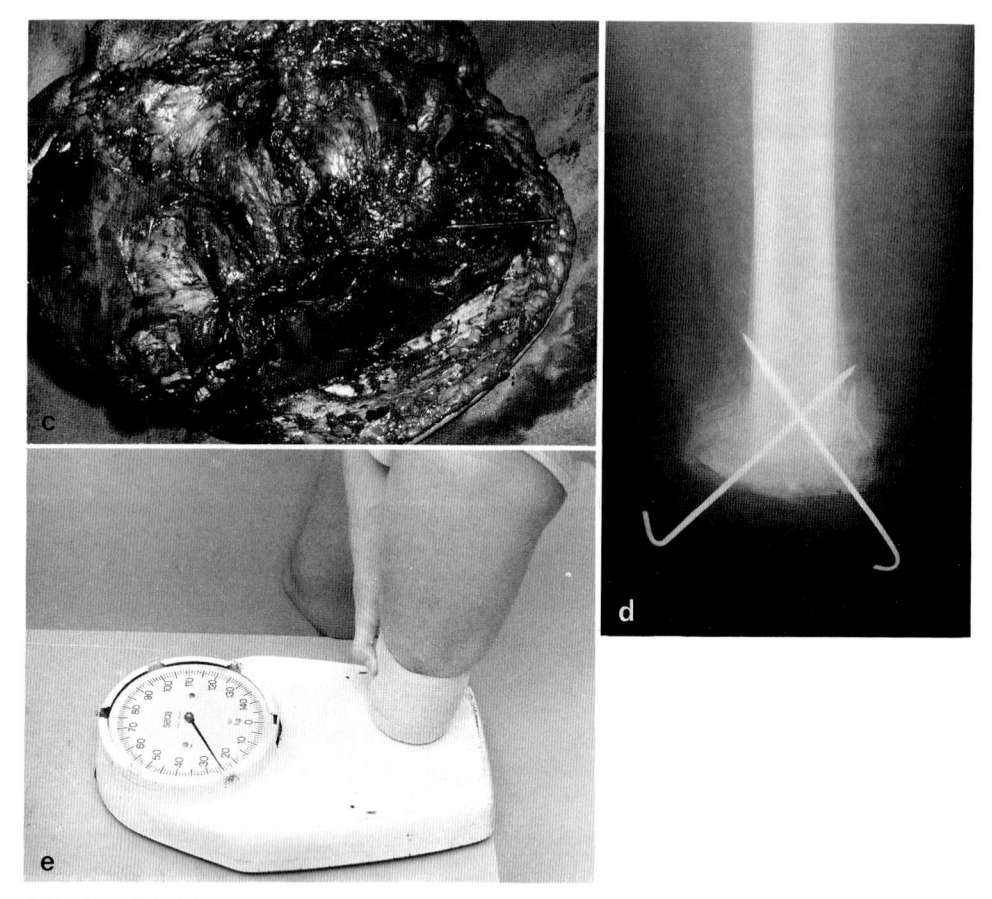

Abb. 5. c Die Myodese der tiefen Muskelschichten am Transplantat wird mit einer Myoplastik kombiniert. Die vordere Öffnung des Periostzeltes wurde zuvor von Muskulatur verschlossen, **d** Postoperative Röntgenaufnahme der Stumpfkappenplastik 4 Wochen nach der Operation (aus dem „Bericht über die unfallmedizinische Tagung in Baden-Baden am 19.–20. 10. 1985, Schriftenreihe: Unfallmedizinische Tagungen der Landesverbände der gewerblichen Berufsgenossenschaften, Hrsg. vom Hauptverband der gewerblichen Berufsgenossenschaften e. V. Bonn, Heft 58), **e** 3 Monate postoperativ ist das Transplantat eingeheilt. Der Amputierte beginnt nach Entfernung der Kirschner-Drähte mit dem Training der Endbelastung des Stumpfes

der Zusammenarbeit zwischen dem mikrochirurgischen und dem Amputations- und Prothesenteam.

Über das positive Resultat der Stumpfverlängerung einer unfallverletzten jungen Frau hatten wir auf der 19. Jahrestagung der Deutschen Gesellschaft für Plastische und Wiederherstellungschirurgie 1981 in Würzburg berichtet (E. Marquardt, A. K. Martini, U. Banniza von Bazan). Der prä- und postoperative Verlauf ist so beispielhaft, daß er hier nochmals vorgestellt werden soll (Abb. 8a–d). Auch im folgenden Fall eines 1968 geborenen und 1971 unfallverletzten Jungen hat sich die Verlängerung einer subtrochanteren Oberschenkelamputation voll bewährt. Im vergangenen Jahr plante ich die gleiche Operation bei einem 1952 geborenen und im August 1984 unfallverletzten Mann mit 12 cm medial

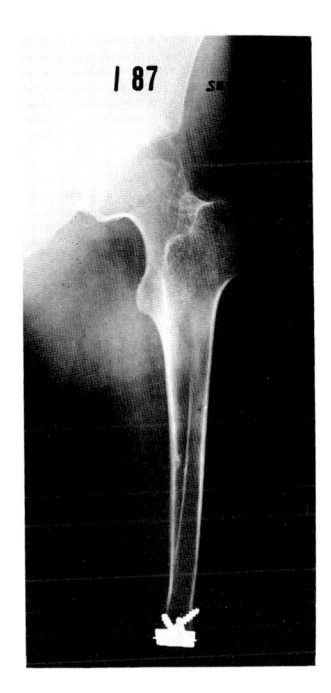

Abb. 6. Alloplastische MECRON-Stumpfkappe mit angeschraubtem Titanium-Kern und übergestülpter Polyethylen-Kappe (letztere auf der Röntgenaufnahme nicht zu erkennen)

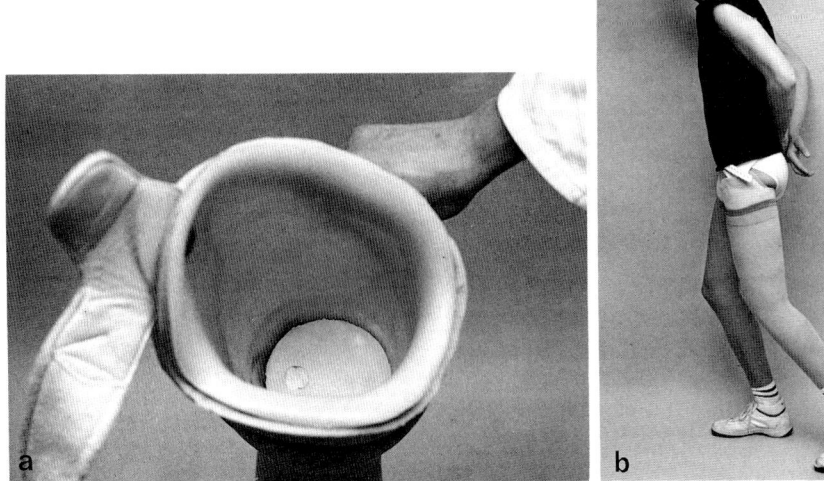

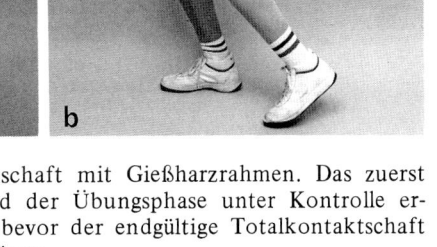

Abb. 7. a Blick in den Polyethylen-Weichwandschaft mit Gießharzrahmen. Das zuerst weiche Stumpfendbelastungskissen wird während der Übungsphase unter Kontrolle erhöht und gegen festeres Material ausgetauscht, bevor der endgültige Totalkontaktschaft angefertigt wird, **b** Nahezu unauffälliges Gehvermögen

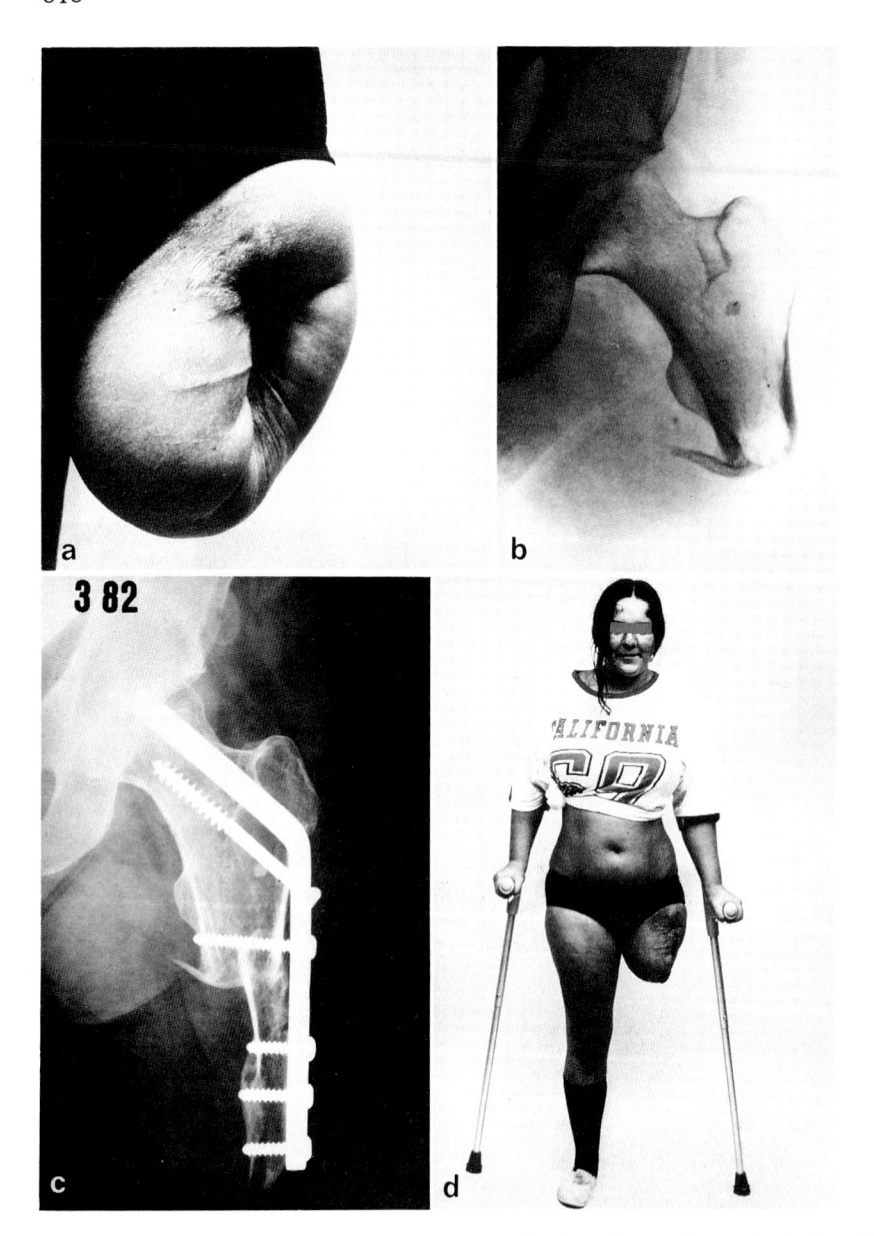

Abb. 8. a Oberschenkelstumpf mit weit über das knöcherne Stumpfende herabhängenden Weichteilen nach einem Motorradunfall. Die Erhaltung der Weichteile bei Sekundärheilung hat sich später als sinnvoll erwiesen, **b** Das zu 8a gehörige Röntgenbild, **c** Stumpfverlängerung um 7,5 cm mittels Verschiebespans, cortico-spongiösen Beckenspans und Beckenspongiosa kombiniert mit Myodese und Myoplastik, **d** Nach Excision der Narbe, Verlängerung, Myodese und Myoplastik jetzt gut prothetisch zu versorgender Oberschenkelstumpf

distal über den subtrochanteren Oberschenkelstumpf herabhängenden Weichteilen. Die bereits vorhandene Beugekontraktur im Hüftgelenk hätten wir operativ überwinden können; da aber eine Reinsertion des in seinem distalen Bereich zerstörten Musculus glutaeus maximus nicht möglich war, hätte die technisch machbare Verlängerung des Stumpfes gegenüber der bestehenden Stumpflänge eine Verschlechterung der Situation bedeutet. Liegt ein derartiger Befund mit einem am Oberschenkelstumpf nicht mehr zur Verfügung stehenden Musculus glutaeus maximus vor, so ergibt die Exarticulation im Hüftgelenk funktionell und kosmetisch bessere Resultate als weitere rekonstruktive Eingriffe am Oberschenkelstumpf, so auch bei diesem Patienten, der sich über die Hüftexarticulation und die Versorgung mit einem kanadischen Hüftexarticulationsbein in Modulartechnik vom ausschließlichen Krückengeher zum fast unauffälligen Benutzer seines Kunstbeins entwickelte.

Literatur

1. Burgess EM (s. Gerhardt et al)
2. Dederich R (1970) Amputationen der unteren Extremität. In: Blohmke F (Hrsg) Technische Orthopädie. Thieme, Stuttgart
3. Gerhardt JJ, King PS, Zettl JH (1982) Amputations immediate and early prosthetic management. Huber, Bern Stuttgart Wien
4. Marquardt E Der derzeitige Stand der prothetischen Versorgung von Gliedmaßenverlusten. Heft 23 (über Tagung in Mainz, Nov. 1974) der Schriftenreihe Unfallmedizinische Tagungen der Landesverbände der gewerblichen Berufsgenossenschaften. Herausgegeben vom Hauptverband der gewerblichen Berufsgenossenschaften e. V., Bonn, S 85–94
5. Marquardt E (1985) Stumpfkappenplastiken am Oberschenkelstumpf. Heft 58 (über Tagung in Baden-Baden Oktober 1985) der Schriftenreihe Unfallmedizinische Tagungen der Landesverbände der gewerblichen Berufsgenossenschaften. Herausgegeben vom Hauptverband der gewerblichen Berufsgenossenschaften e. V., Bonn, S 229–234
6. Marquardt E, Correll J (1984) Amputations and prostheses for the lower limb. Internat Orthop (SICOT) 8:139–146
7. Marquardt E, Martini AK, Banniza von Bazan U (1983) Stumpfkappenplastik und Stumpfverlängerung bei traumatischen Amputationen. In: Kley W, Naumann C (Hrsg) Regionale plastische und rekonstruktive Chirurgie im Kindesalter. Springer, Berlin Heidelberg New York, S 190–199
8. Marquardt W (1985) Amputationen der unteren Extremität. In: Witt AN, Rettig H, Schlegel KF (Hrsg) Orthopädie in Praxis und Klinik, Bd VII, Spezielle Orthopädie, Teil 2. Thieme, Stuttgart New York, S 7.1–7.36
9. Mondry F (1952) Der muskelkräftige Ober- und Unterschenkelstumpf; Beitrag zur osteoplastischen Unterschenkelamputation nach Bier. Chirurg 23:517
10. Mooney V (1981) Above-knee amputations. In: Atlas of limb prosthetics. American Academy of Orthop. Surgeons. C. V. Mosby, St. Louis Toronto London, S 378–401
11. Murdoch G (1968) Myoplastic techniques. Bulletin of Prosthetic Research 10/9:4
12. Russe S (1985) Die Indikation zur Amputation. Unfallchirurg 88:385–389
13. Weiss M (1966) The prosthesis on the operating table from the neurophysiological point of view. In: Report on the Workshop Panel on Lower Extremity Prosthetic Fitting. Comm. on Prosthetics Research a. Developm., National Academy of Sciences, February
14. Winkler H (1985) Heft 58 (über Tagung in Baden-Baden Oktober 1985) der Schriftenreihe Unfallmedizinische Tagungen der Landesverbände der gewerblichen Berufsgenossenschaften. Herausgegeben vom Hauptverband der gewerblichen Berufsgenossenschaften e. V., Bonn, S 223–227

Indikation und spezielle Amputationstechnik der Hüftexarticulation und Hemipelvektomie

H. Reilmann

Unfallchirurgische Klinik der Medizinischen Hochschule (Dir.: Prof. Dr. med. H. Tscherne), Konstanty-Gutschow-Straße 8, D-3000 Hannover 61

Indikation

Die stammnahe Amputation der unteren Gliedmaße ist für den betroffenen Patienten eine besonders entstellende und seine Lebensqualität beeinträchtigende Operation.

Der Rahmen der Indikation ist insgesamt eng begrenzt. Im Vordergrund stehen maligne Tumoren des proximalen Oberschenkels und des Beckens, die nicht oder nur unzureichend auf alternative Therapieformen wie Chemotherapie oder Bestrahlung ansprechen, so daß die Chirurgie die Methode der Wahl darstellt. Eine Zusammenstellung von Higinbotham bei 100 Hemipelvektomien zeigt, daß Sarkome des Knochens und der Weichteile in der Indikationsliste dominieren [5]. Dies weisen auch unsere Diagnosen bei 15 Hüftexarticulationen und 5 Hemipelvektomien aus (14 Sarkome) (Abb. 1).

Eine weitere, wenn auch seltenere Indikation, ist der akute oder chronische Infekt.

Im eigenen Krankengut wurde eine Hemipelvektomie und drei Hüftexarticulationen aus diesem Grund durchgeführt (einmal wegen Thorotrast induziertem Infekt des Beckens, einmal wegen Gasbrand, einmal wegen Streptokokkeninfekt, einmal wegen chronisch infiziertem Oberschenkelstumpf auf den Boden einer AVK).

Verletzungsbedingt stellt sich die Indikation nur in Ausnahmesituationen. Das Trauma, das einen stammnahen Verlust einer Gliedmaße zur Folge hat, ist in der Regel so ausgedehnt, daß die akute Verletzung meist nicht überlebt wird. Bei insgesamt 2514 Polytrauma-

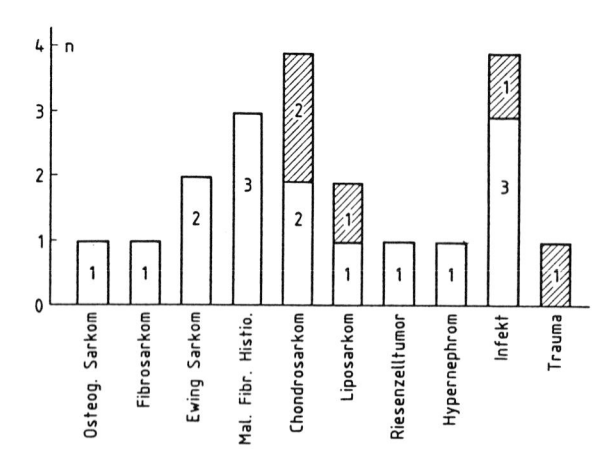

Abb. 1. Diagnosen bei Hüftgelenksexarticulation (n = 15). Hemipelvektomie (n = 5)

tisierten in unserer Klinik in 14 Jahren mußten wir die Indikation nur einmal bei einem 12jährigen Jungen mit offener Beckenluxationsfraktur nach einem Überrolltrauma durch einen Panzer und vergeblichem primären Erhaltungsversuch stellen. Lipkowitz konnte 1985 18 Fälle erfolgreicher Hemipelvektomien nach Trauma aus einem Zeitraum von 20 Jahren dokumentieren [7].

Operative Technik

Für die operative Technik lassen sich nach Trauma keine Regeln aufstellen. Sie ist durch die Art der Verletzung vorgegeben und verlangt wegen fast immer vorhandener Begleitverletzungen der Abdominal- und Beckenorgane eine interdisziplinäre Zusammenarbeit.

Ein standardisiertes Operationsverfahren kann deshalb nur anhand der elektiven Eingriffe dargestellt werden: [1, 3, 4, 6, 10].

a) Hüftexarticulation

Das *Amputationsexarticulationsverfahren* der Hüfte wurde zuerst von Jordan angegeben und später von Kocher modifiziert. Es stellt eine Kombination von hoher Amputation mit anschließender Exarticulation dar. Durchführbar ist dieses Verfahren, wenn die ventralen und dorsalen Weichteile weitgehend erhalten sind.

Hierbei wird im ersten Schritt der Operation eine hohe Oberschenkelamputation durch einen Zirkelschnitt durchgeführt. Nach Versorgung von Gefäßen und Nerven wird der gelenknahe Knochenstumpf ausgelöst. Anschließend wird lateral ein über den Trochanter nach oben ziehender Schnitt senkrecht auf die Amputationsfläche gesetzt. Nach ausgiebiger Drainage werden schließlich Beuge- und Streckmuskulatur adaptiert, so daß ein myoplastischer Stumpf resultiert.

Das *Exstirpationsverfahren en bloc* geht auf Larrey zurück und wurde von anderen Autoren (Cooper, Verneuille, Beck, Rose) modifiziert. Beim malignen Tumor mit Befall der Weichteile ist dies die Methode der Wahl.

Die Schnittführung ist fischmaulartig angelegt und berücksichtigt die erkrankten Gebiete, d. h. je nach Tumorausdehnung wird ein mehr dorsaler oder mehr ventraler Lappen gebildet.

Die Operation wird in Seitenlage durchgeführt, die Extremität ist beweglich abgedeckt. Es wird zunächst ventral incidiert und das Gefäß-Nervenbündel versorgt. Nach Eröffnen der Kapsel und Durchtrennung der Muskulatur von ventral wird das Femur mobilisiert. Anschließend erfolgt die dorsale Durchtrennung der Weichteile und der Stumpfverschluß durch einen großen dorsalen Hautmuskellappen (Abb. 2).

b) Hemipelvektomie

Der Eingriff wurde erstmals 1889 von Billroth und mit Erfolg zuerst 1898 von Girard ausgeführt. Die angegebenen Operationsverfahren unterscheiden sich nur wenig voneinander und gehen in der heutigen Technik im wesentlichen auf Bardenheuer und Ravitch zurück.

Der Patient befindet sich in Seitenlage, das Bein ist beweglich abgedeckt. Die Lagerung muß Drehung des Patienten auf den Rücken und auf den Bauch erlauben.

Ventral beginnt der Hautschnitt über der Crista iliaca anterior superior, folgt dem Leistenband und biegt dann perinealwärts um. Dorsalwärts folgt er dem Darmbeinkamm,

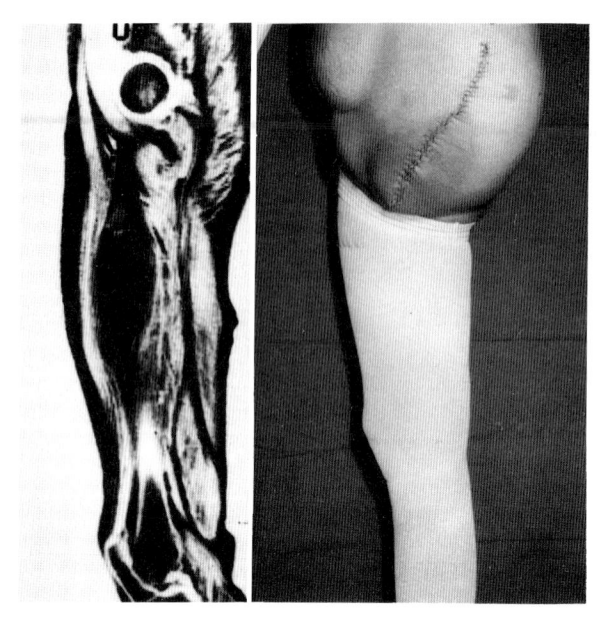

Abb. 2. Hüftexarticulation bei malignem fibrösen Histiocytom. Ausgedehnter Tumor auf der Ventralseite des Oberschenkels (NMR-Bild). Zust. 12 Tage postop

lädt dann nach lateral aus und verläuft im Bereich des proximalen Oberschenkels in der Glutealfalte zur perinealen Region.

Der erste Teil der Operation wird von ventral ausgeführt. Nach Absetzen des Leistenbandes wird die Bauchmuskulatur abgelöst und die Fossa iliaca zwischen Peritoneum und M. iliacus eröffnet. Sodann wird das Peritoneum nach medial abgeschoben. Es folgt die Darstellung der Iliacalgefäße. Hinsichtlich der Höhe der Ligatur ist es zweckmäßig, sich nach der Ausdehnung des Prozesses zu richten.

Nach Hochhalten des Beines wird die Vene versorgt und anschließend der N. femoralis durchtrennt. Nach Perinealwärts wird soweit präpariert, bis die Muskulatur zur Darstellung kommt. Dann kann im Bereich der Symphyse durchtrennt werden.

Der zweite Akt der Operation erfolgt von dorsal. Die durchtrennte Haut wird nach medial präpariert. Der M. glutaeus sollte – wenn immer möglich – erhalten werden, da dies für die spätere Weichteildeckung günstig ist. Anderenfalls muß er von seinen Ursprüngen im Bereich der Beckenschaufel gelöst und mit amputiert werden.

Nach Abtrennung des M. glutaeus maximus werden unterhalb von ihm der M. piriformis, Vasa supra-und-infra piriformia und N. ischiadicus versorgt. Nach Durchtrennung der restlichen Außenrotatoren werden die bandförmigen Verbindungen dorsal abgelöst. Es kann jetzt die Osteotomie im hinteren Beckenring erfolgen. Bei Abduktion des Beines spannen sich die Muskeln im Beckenbodenbereich an (Lävatorschenkel, M. ischiocavernosus). Nach ihrer Durchtrennung kann das Bein vom Rumpf abgesetzt werden.

Letztlich wird der große Hautmuskellappen von dorsal nach ventral geschlagen. Der M. glutaeus maximus wird mit der vorderen Bauchwandmuskulatur und dem Psoas vereinigt und die Wunde verschlossen.

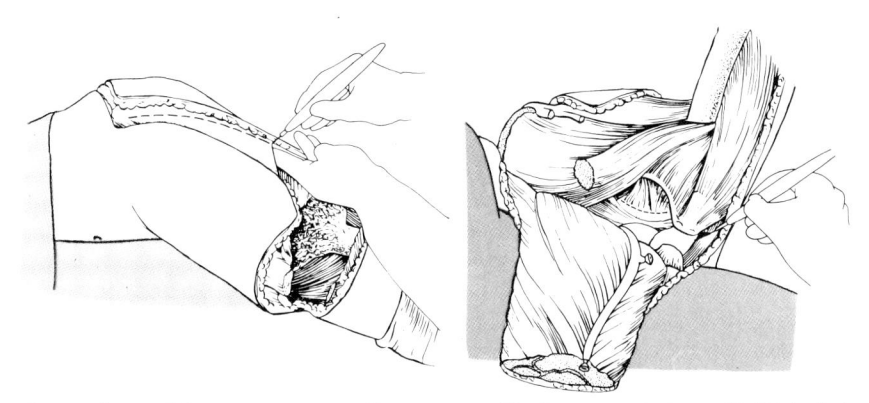

Abb. 3. A. femoralis-gestielter myocutaner Lappen zur Deckung posteriorer Defekte bei Hemipelvektomie. (Nach: Sugarbaker et al [9])

Probleme können sich bei einem großen tumorbedingten posterioren Defekt hinsichtlich der Stumpfdeckung ergeben. Sugarbaker und Coautoren beschreiben hierzu ein Operationsverfahren. Dabei wird durch einen A. femoralis gestielten myocutanen Lappen der Quadricepsfemurmuskulatur eine Deckung der posterioren Defekte ermöglicht [9], (Abb. 3).

Die Gefahren des Eingriffs liegen vor allem im schweren Operationsschock und Blutung, so daß anfangs die Mortalität bei 60% lag. Durch bessere prä- und postoperative Behandlung konnte die Operationsmortalität deutlich gesenkt werden. So gibt Higinbotham in seiner Arbeit bei 100 Hemipelvektomien eine Operationsmortalität von 7% an [5].

In jedem Fall ist ein großer Blutverlust zu berücksichtigen, der auf 3–4 Liter einzuschätzen ist [3].

Rehabilitation

Die modernen Möglichkeiten in der Prothesentechnik erlauben es, Patienten nach Hemipelvektomie oft Hüftexarticulation adäquat prothetisch zu versorgen. Da es sich häufig um jüngere Patienten handelt wird in den meisten Fällen eine Gehfähigkeit wieder erreicht.

Der Prothesenhalt wird durch einen Beckenkorb mit Abstützung auf dem Sitzbein gegeben. Durch die schräg abfallende Stumpffläche ist nach Hemipelvektomie zusätzlich eine Schultergurtung erforderlich.

Ergebnisse

Die Indikation zur Hüftexarticulation oder Hemipelvektomie muß sich schließlich an den längerfristigen Ergebnissen orientieren. Loon gibt 1957 bei 184 Hüftexarticulationen (94% wegen Carcinom) eine 5-Jahres-Überlebensrate von 15% an [8]. Higinbotham konnte 1966 bei 60 Hemipelvektomierten wegen Tumor immerhin eine 5-Jahres-Überlebensrate von 35% und bei 35 Patienten eine 10-Jahres-Überlebensrate von 34% erreichen [5].

Von den 16 Tumorpatienten unserer Klinik sind 5 verstorben. (3 nach 1 Jahr, 2 nach 2 Jahren, 1 nach 5 Jahren.) Bei 11 Patienten beträgt die Beobachtungszeit 1–8 Jahre, davon bei 4 Patienten mehr als 3 Jahre.

Zusammenfassung

Gemessen am Gesamtspektrum der Operationen des Stütz- und Bewegungssystems ist die Hüftexartikulation oder Hemipelvektomie ein vergleichsweise seltener großer chirurgischer Eingriff mit relativ hohem Risiko. Ob durch Tumor, Infektion oder Trauma bedingt, stellt sich die Indikation nur, wenn dies quoad vitam gerechtfertigt ist.

Insbesondere bei Tumorpatienten sollte heute die Möglichkeit einer Gliedmaßenerhaltung z. B. durch innere Hemipelvektomie mit prothetischem Ersatz bedacht werden.

Literatur

1. Baumgartl E, Kremer K, Schreiber HW (1980) Spezielle Chirurgie für die Praxis, Bd III/2. Thieme, Stuttgart
2. Burri C, Claes L, Gerngroß H, Mathys R Jun (1979) Total „internal" hemipelvectomy. Arch Orthop Traumat Surg 94:219
3. Campbell WC (1980) Campbell's operative orthopaedic's 6th ed, vols 1–2. Morby, St Louis
4. Dederich R (1970) Amputationen der unteren Extremität. Thieme, Stuttgart
5. Higinbotham NL, Marcove RC (1966) Hemipelvectomy: a clinical study of 100 cases with five-year follow up on 60 patients. Surgery 59:706
6. Lawrence W Jr, Neifeld JP, Terz JJ (1983) Manual of soft tissue surgery. Springer, New York Berlin Heidelberg
7. Lipkowitz G, Phillips T, Coren C, Spero C, Glassberg K, Tolete-Velcek F (1985) Hemipelvectomy, a life saving operation in severe open pelvic injury in childhood. J Trauma 25:823
8. Loon HE (1957) The past and present medical significance of hip disartication. Artif Limbs 4
9. Sugarbaker PH, Chretien PA (1983) Helmipelvectomy for buttock tumors utilizing and anterior myocutaneous flap of quadriceps femoris muscle. Ann Surg 179:106
10. Wachsmuth W (1956) Die Operationen an den Extremitäten. Springer, Berlin Göttingen Heidelberg

Amputationen der unteren Extremität bei schweren Infektionen

G. Hofmann und H. J. Steinig

Berufsgenossenschaftliche Unfallklinik Murnau (Dir.: Prof. Dr. med. J. Probst), Prof. Küntscher-Straße 8, D-8110 Murnau/Obb.

Von den Amputationen an der unteren Extremität werden im breiten Durchschnitt 51% wegen Gefäßerkrankungen, 13% wegen Tumoren, 5% wegen nicht zu beseitigender Fehlstellungen vorgenommen. Nur etwa einem Drittel liegen Unfallfolgen zugrunde, darunter auch ein beträchtlicher, aber nicht genau bekannter Anteil wegen posttraumatischer Infektionen (Kuner 1980).

In den großen Unfallkliniken, die mit einer septischen Abteilung ausgestattet sind, stellt sich ein völlig anderes Bild der Indikationen dar: 9/10 betreffen traumatologische Indikationen mit einem minimalen primären oder aseptischen Anteil, in der hohen Mehrzahl posttraumatische bzw. postoperative Infektionen.

Von 90 in der Unfallklinik Murnau zwischen 1980 und 1984 durchgeführten Amputationen an der unteren Extremität konnten 65 Fälle zuverlässig ausgewertet werden. Bei diesen wurde die Indikation zur Amputation 59mal = 90,8% wegen Unfallfolgen gestellt. Der Anteil der Infektionen betrug daran 88%.

Diese große Anzahl der nach Infekt durchgeführten Amputationen mag erstaunlich sein angesichts sonstiger Fortschritte, die in den letzten Jahren in den traumatologischen Zentren erreicht werden konnten. Gelang es doch, vermehrt durch großzügiges chirurgisches Debridement der Infektbereiche in Knochen und Weichteilen und unter zusätzlicher Antibioticabehandlung sowie Verwendung des Fixateur externe Ergebnisse, die früher nicht denkbar waren, zu erzielen. In der BG-Unfallklinik Murnau liegt die Fünfjahres-Sanierung nach solchermaßen geschildertem Vorgehen bei etwa 87%.

Die Tatsache, daß dennoch bei den zwischen 1980 und 1984 in unserer Klinik vorgenommenen 785 septischen Operationen an der unteren Extremität 79mal wegen Infektionen amputiert werden mußte, hat uns veranlaßt, dieses Krankengut auf die Ursachen, die in 52 auswertbaren Fällen zur Amputation führten, zu untersuchen.

Dazu folgende Zahlen:

Das Durchschnittsalter der zu 92% männlichen Amputierten lag etwa bei 45. Lebensjahren, also wesentlich niedriger, als dies für Amputierte mit anderen Indikationen – AVK, Diabetes mellitus gilt.

Der letztendlich zur Amputation führende Infekt ließ sich in 80% aus den primär erlittenen offenen Frakturen herleiten; doch in 20% der Fälle hatte es sich um primär geschlossene Frakturen gehandelt. Daraus muß man auch für einen Teil der offenen Frakturen ableiten, daß das operative Vorgehen an der Infektentstehung nicht vollkommen unbeteiligt war.

Betrachtet man die Gruppe der operativ versorgten Patienten, so fällt auf, daß die operationsbedingte Durchtrennung der Weichteile bei Verplattung und Versorgung mit Einzelschrauben und Cerclagen den weitaus größeren Anteil am Infektgeschehen hatte (75%) (Tabelle 1).

Auffällig ist, daß die Infektion bei 27% der Fälle bereits in der ersten Woche, im Durchschnitt jedoch erst 15 Wochen nach dem Unfallereignis eintrat. Diese Zahlen und Verhältnisse beziehen sich nur auf die Amputationsfälle, nicht auf andere Heilungsausgänge (Abb. 1).

Tabelle 1. Amputationen untere Extremität bei Infektionen

1980–1984	n = 52
Operiert	n = 41
Mit Platte	20 = 47,5%
Verschraubung + Cerclagen	11 = 27,5%
Fixateur externe	7 = 17,3%
Nagel	3 = 7,7%

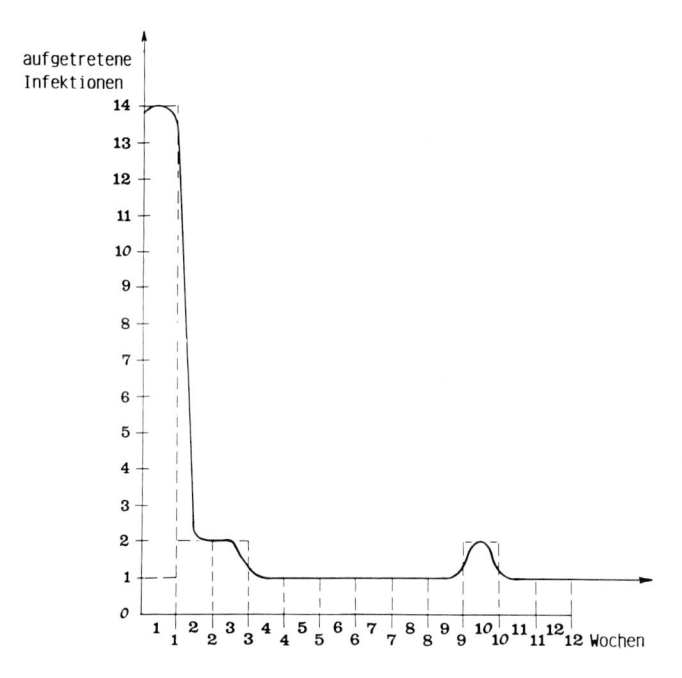

Abb. 1. Amputationen an unteren Gliedmaßen bei Infektionen 1980–1984. Zeitraum zwischen Unfalltag und Auftreten der Infektion (n = 52)

Weichteile und Knochen waren anteilig gleichermaßen infektbetroffen. Als Infektionserreger fanden wir in 90% Staphylokokken, in 22% Pseudomonas und 14% B. Coli, oft lag eine Mischinfektion vor.

Bemerkenswert ist, daß 74% dieser ausgetesteten Keime gentamycinresistent waren, woraus sich erklärt, daß in diesen Fällen trotz gründlichem chirurgischem Vorgehen und lokaler Behandlung mit Gentamycin-Pallacos-Ketten die Erhaltungsversuche letztendlich zum Scheitern verurteilt waren.

Wesentlich erscheint, daß bei 90,4% unseres Krankengutes Mehrfachfrakturen vorlagen, die oft lange Liegezeiten auf der Intensivstation bedingten. 20% der Amputierten litten zusätzlich an unfallunabhängigen Gefäßerkrankungen und/oder Diabetes mellitus.

Verlassen wir nun die Statistik und wenden uns den praktischen Fragen bei den Amputationen nach Infekten der unteren Extremitäten zu:

Die Gründe, die beim Infekt zur Amputation zwingen, sind mehrgestaltig.

Zum sofortigen Handeln zwingt die sich foudroyant entwickelnde Allgemeininfektion auf der Basis eines schweren Infekts an Ober-, Unterschenkel oder Fuß. Der Zeitpunkt des Auftretens dieser Komplikation ist unterschiedlich, beim Polytraumatisierten oder beim infektabwehrschwachen Patienten kann diese schon alsbald nach dem Unfall erfolgen.

Meist entwickelt sich das akut dramatische Geschehen jedoch erst später, in unserem Krankengut zwischen 1 Woche und 3 Jahren, im Mittel nach etwa 15 Wochen. In den 70er Jahren haben wir diesen Verlauf häufiger, danach deutlich seltener beobachtet, ohne eine Erklärung hierfür geben zu können (Abb. 2).

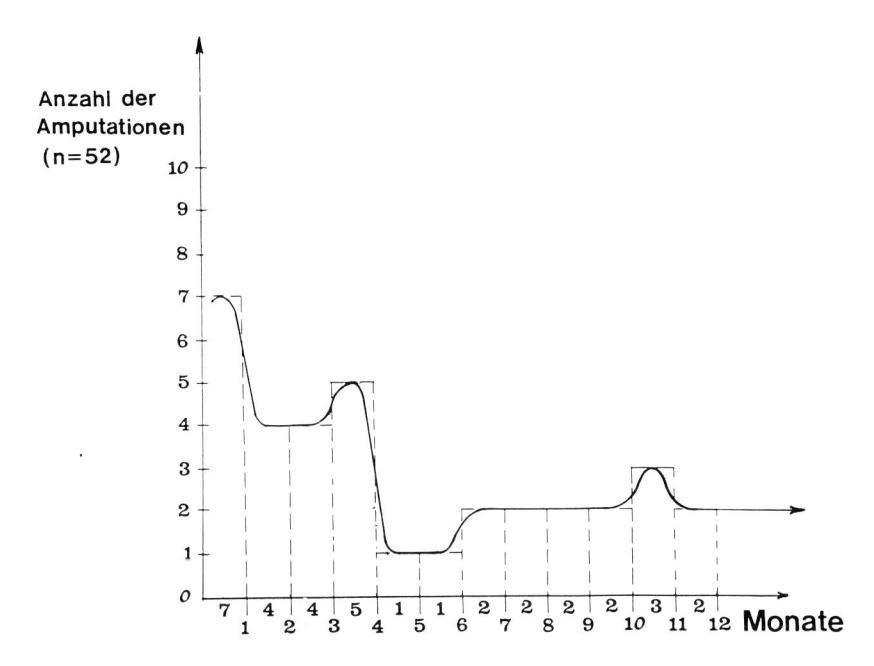

Abb. 2. Amputationen an unteren Gliedmaßen 1980–1984 bei Infektionen (n = 52). Zeitraum zwischen Unfalltag und Amputation

Schon allein zahlenmäßig stehen jedoch die chronischen Infekte der Knochen und Weichteile im Vordergrund. Nach mehrfachen Eingriffen an Knochen und Weichteilen sind Durchblutung und Funktion irreparabel beeinträchtigt, örtliche Regenerationskräfte sind erschöpft, eine sinnvolle Wiederherstellung der Gebrauchsfähigkeit erscheint aussichtslos. So stellt die Amputation das einzig erfolgversprechende Behandlungsprinzip dar. Damit stellt sich die Frage des „idealen" Zeitpunkts zur Amputation.

Bei der drohenden oder bereits eingetretenen Allgemeininfektion ist sie leicht zu beantworten. Hier kann es kein Zögern geben.

Es sei der ergänzende Hinweis erlaubt, daß ein Schockzustand wegen Kompartiment-Syndroms nicht mit einem infektiösen Schock verwechselt werden darf. Im Falle des Kompartiment-Syndroms greifen andere Maßnahmen.

Andere dagegen ist die Frage beim schweren chronischen Infekt zu beantworten. Das Problem der „Verstümmelung" sollte hier nicht aufkommen; denn die Wiederherstellung der Gebrauchsfähigkeit durch Amputation ist ihrem Wesensinhalt nach keine Verstümmelung. Auf der anderen Seite sollen erhaltende Maßnahmen, wenn sie überzeugend aussichtsreich sind, nicht vorzeitig aufgegeben werden. Abzuwägen ist auch, daß die aus falscher Hoffnung oder bloß zaudernd aufgeschobene Amputation zu erheblichen örtlichen und körperlichen, sozialen und familiären Problemen für den Patienten führt, mitunter auch zu juristischen für den Arzt.

Um die richtige Entscheidung treffen zu können, bedarf es großer, an einer erheblichen Zahl gleichartiger Fälle geschärfter Erfahrung, über die regelmäßig nur der erfahrene Chirurg eines Zentrums für Osteomyelitis verfügt. In der Katastrophensituation der offensichtlich schwierigen posttraumatischen Osteomyelitis kommt es auch nicht auf die Ret-

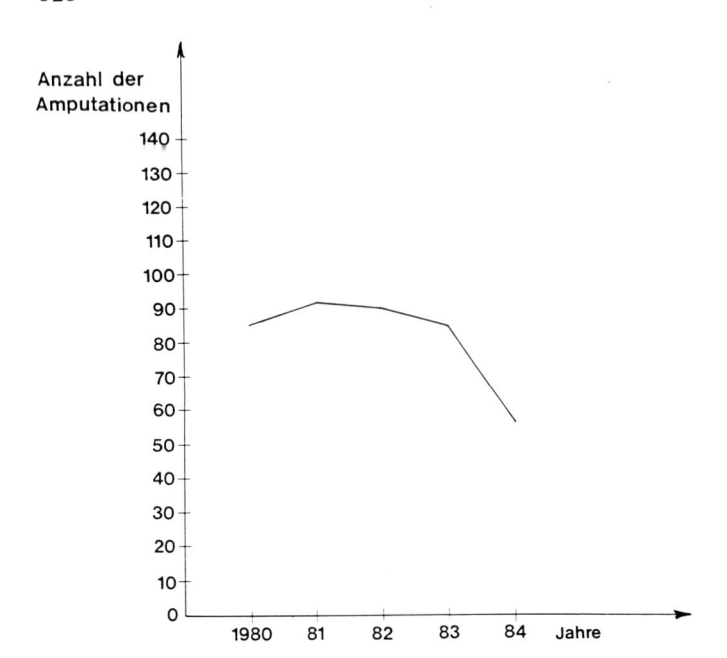

Abb. 3. Gesamtzahl der Amputationen an allen BG-Kliniken 1980–1984. Oberschenkel

tung einer Osteosynthese, sondern auf eine final bestimmte Entscheidung an, die das nötige Durchsetzungsvermögen erfordert.

Zu unserem Vorgehen bei Amputationen nach Infekten sei vermerkt, daß sich dieses nach den vorliegenden Verhältnissen des Einzelfalles richten muß: Die offene Amputation mit Verzicht auf exakte Muskeldeckung wird dann vorgenommen, wenn der Patient zusätzlich an einer Gefäßerkrankung leidet, und wenn es sich um eine örtliche ausgedehnte Infektion handelt. Im Vordergrund steht der Versuch, den Stumpf primär so lang wie möglich zu gestalten. Unter günstigeren Bedingungen kann zu einem späteren Zeitpunkt eine korrekte endgültige Stumpfversorgung durchgeführt werden.

Bei jungen, sonst gesunden Patienten, ist bei infektionsbedingten Amputationen die geschlossene Stumpfbildung anzustreben. In vielen Fällen gelingt hier auch die myoplastische Versorgung. Dies kann erreicht werden unter großzügiger Drainage des Stumpfes und parenteralem Antibioticaschutz, immer vorausgesetzt ein zuverlässiges Debridement.

Die mehrmalige tägliche Kontrolle des Stumpfes und des Patienten ist wichtigster Bestandteil der Nachbehandlung, um im Falle einer Durchblutungsstörung sofort Entlastung schaffen und das Gewebe vital erhalten zu können.

Zum Schluß noch etwas Erfreuliches: Die Computerabfragung in den BG-Unfallkliniken hat ergeben, daß die Zahl der Amputationen an den unteren Extremitäten seit 1981 rückläufig ist. Dies geht einher mit der ebenfalls rückläufigen Anzahl der Verletzungen, wohl aber auch mit den für den Infektfall sich allmählich durchsetzenden Behandlungsverfahren (Abb. 3, 4).

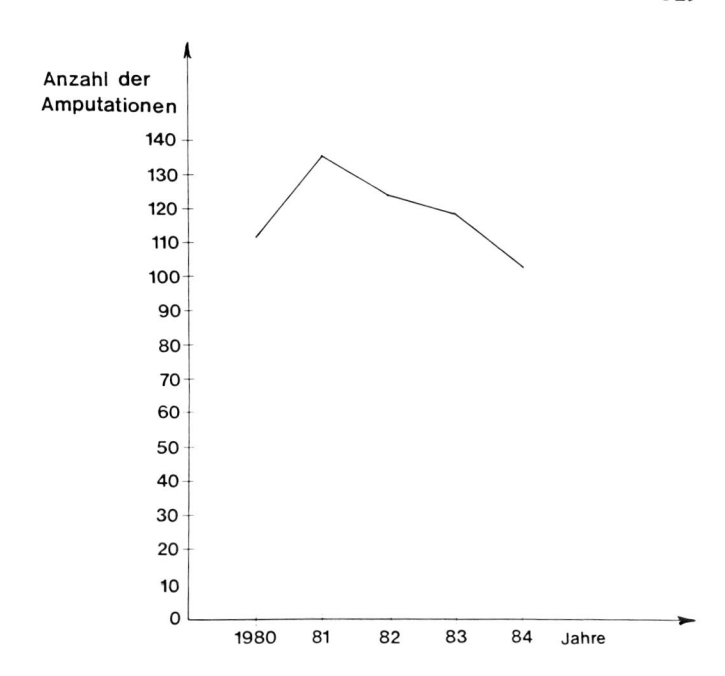

Abb. 4. Gesamtzahl der Amputationen an allen BG-Kliniken 1980–1984. Unterschenkel

Zusammenfassung

Amputationen an der unteren Extremität werden in den Unfallzentren mit septischen Abteilungen zu 9/10 wegen Traumafolgen durchgeführt. In 88% erfolgen sie dabei wegen schwerer Infektionen an Knochen und Weichteilen.

Die Analyse des diesbezüglichen Krankenguts der BG-Unfallklinik Murnau (1980–1984, 52 ausgewertete Fälle) ergab, daß sich 27% der Infektionen bereits in der ersten Woche ausbilden, der Rest in Monaten und Jahren, im Durchschnitt nach 15,5 Wochen. Die Keimerreger waren: Staphylokokken 90%, Pseudomonas 22% und E. Coli 14%. Dabei bestand in 74% Resistenz gegen Gentamycin.

Bei den den Amputationen vorangegangenen Operationen lagen Verplattungen, Verschraubungen und Cerclagen mit 75% weit an der Spitze. Bei 90,4% der Fälle lagen Mehrfachverletzungen vor, bei ca. 20% bestanden unfallunabhängige Gefäßleiden und oder Diabetes mellitus.

Bei den akut foudroyant verlaufenden Fällen erwies sich die sofortige Amputation als lebensrettend. Bei den chronisch verlaufenden Infektionen sollte der erfahrene Chirurg eines Osteomyelitiszentrums in Zusammenschluß mit dem Patienten den Operationstermin festlegen.

Die Amputationen nach schweren Infektionen erfolgten offen, unter Verzicht auf myoplastisches Vorgehen bei örtlich ausgedehnten Infekten und bei Patienten mit Gefäßleiden, sonst geschlossen mit Muskeldeckung des Stumpfes.

Die Tendenz der Amputationsraten erweist sich in den 7 BG-Unfallkliniken in den letzten Jahren als rückläufig.

Literatur

1. Kuner EH (1980) Amputationen und Nachamputationen im Unterschenkelbereich. In: Spezielle Chirurgie für die Praxis, Bd III, Teil 2. Thieme, Stuttgart, S 635–640
2. Albrecht F (1982) Die Indikation zur Sekundäramputation nach Erhaltungsversuch bei offener Unterschenkelfraktur. Orthop Praxis, 5, S 404–408
3. Böhm E (1983) Die Bedeutung von Durchblutungsstörungen für den Verlauf der chronischen posttraumatischen Osteomyelitis. Unfallheilkunde 86:482–488
4. Dederich R (1983) Indikationen zur Amputation sowie die Stumpfversorgung beim Knocheninfekt der unteren Extremität. Orthopädie 12:235–255
5. Fasol P (1981) Erhaltungsversuch oder Amputation schwerstverletzter Extremitäten – Überlegung zur Indikation. In: Hefte Unfallheilkd, Heft 153. Springer, Berlin Heidelberg New York, S 271–276
6. Neff G (1982) Amputationen infolge von Infektionen. Z Orthop 120:615
7. Probst J (1984) Indikationen und Technik der Unterschenkelamputation. Orthopäde 13:324–337
8. Schäfer K (1983) Mehrfachfrakturen der unteren Extremität. Akt Traumatol 13:65–71
9. Stuhler T (1982) Oberschenkelamputationen, eine Langzeit-Verlaufsanalyse. Zentralbl Orthop 120:612

Amputationen im Wachstumsalter

Th. Leonhard und E. Marquardt

Orthopädische Universitätsklinik Heidelberg (Dir.: Prof. Dr. med. H. Cotta), Schlierbacher Landstraße 200 a, D-6900 Heidelberg

Besonderheiten bei der traumatischen Amputation des Kindes veranlaßten bereits Aitkens zu sagen: „Kinder sind keine kleinen Erwachsenen". Man findet folgende für die Amputation wichtigen Besonderheiten.
1. Es handelt sich um einen dynamisch wachsenden Organismus mit hauptsächlich longitudinaler Wachstumspotenz. Ausdruck hierfür sind die noch offenen Epiphysenfugen. Daraus folgt, daß sich der Stumpf während des Wachstums noch vielfach ändern wird, eine ideale Amputationshöhe gibt es nicht.
2. Die gute Durchblutung mit optimalem Weichteilstoffwechsel ermöglicht eine weite Indikationsstellung zur Hauttransplantation.

Muß man sich zur Amputation entschließen, so gelten ähnliche Zielsetzungen wie beim Erwachsenen:
a) Die Erhaltung größtmöglicher Länge des Amputationsstumpfes,
b) die Erhaltung eines möglichst teilendbelastbaren, gut geformten, funktionstüchtigen Stumpfes, mit dem die Prothese in optimaler Weise geführt werden kann.

Im folgenden soll nun
1. auf die Häufigkeit,
2. auf die Besonderheiten bei der Erstversorgung,

Tabelle 1. Analyse der Unfallursachen

Trauma:	sonstige Ursachen	→ 2:1
eine Extr.:	mehrere Extr.	→ 9:1
unt. Extr.:	obere Extr.	→ 6:4
männlich:	weiblich	→ 2:1

3. auf Komplikationen,
4. auf spezielle Probleme in Abhängigkeit der Amputationshöhe
eingegangen werden.

Hauptursache der Amputation im Kindesalter von einem oder mehrerer Gliedmaße ist das Trauma. Die traumatische Amputation ist doppelt so häufig wie die Amputation bei angeborenen oder erworbenen Erkrankungen. Das Kraftfahrzeug liegt an der Spitze der Unfallursachen, unmittelbar gefolgt von landwirtschaftlichen Geräten, Explosionen und Eisenbahnverletzungen. In über 90% ist eine Extremität betroffen, Verletzungen der unteren Extremität überwiegen, das Geschlechtsverhältnis von männlich zu weiblich beträgt 3:1 (Tabelle 1).

Über Fixateur externe und Debridement wird zunächst versucht die Extremität zu erhalten, wobei auch die Möglichkeit der Replantation geprüft wird. Ist keine primäre Stumpfbildung möglich, dann gilt als erste Maßnahme das Wunddebridement. Hier werden bereits die Weichen für maximale Stumpflänge und Stumpffunktion gestellt. Häufig erfordert der vorhandene Situs die offene Wundbehandlung. Es sollten nur Gewebsbestandteile entfernt werden, die sicher als nekrotisch zu identifizieren sind. Auf diese Weise können zwar mehrere Eingriffe erforderlich werden, man läuft aber niemals Gefahr, durch zuviel Radikalität für Stumpfdeckung erforderliches gesundes Gewebe zu entfernen.

Besonderheiten ergeben sich bei Explosions- und insbesondere bei Hochvoltverletzungen. Die Identifikation des nekrotischen Gewebes gelingt durch Vitalfärbung. Dabei zeigt sich, daß die Wundstraßen häufig bis weit nach zentral reichen, so daß eine gründliche Revision notwendig wird.

In vielen Fällen hat sich heutzutage unterstützend zum Wunddebridement die Anwendung eines Fixateur externe bewährt. Er garantiert bestmögliche Ruhigstellung und Vermeidung von Kontrakturen.

Bei sekundärer Stumpfbildung führen wir die Resektion der ossären Strukturen erst nach vollständiger Demarkation durch. Die Resektionshöhe wird erst dann bestimmt, wenn endgültige Sicherheit über die Wundverhältnisse besteht. Auf die Schonung distaler Epiphysenfugen ist zu achten. Bei Resektion oder Verletzung kann es zu signifikanten Fehlstellungen oder zu Wachstumsreduktion kommen. Der endgültige Wundverschluß erfolgt nach den üblichen Amputationskriterien wie tenomyoplastische Deckung des knöchernen Endes oder Einbettung der Nervenstümpfe in die Muskulatur, um Druckbelastungen durch die Prothese zu verhindern.

Bei größeren Hautdefekten sollte auch beim Kind wenn möglich am Stumpfende keine freie Transplantation erfolgen; hier eignet sich zum Wundverschluß der Schwenklappen, wobei der dadurch entstandene Defekt durch Meshgraft oder Thiersch-Lappen gedeckt werden kann.

Wir entnehmen das freie Transplantat nur selten von der Amputationsseite, um spätere Komplikationen bei der Prothesenversorgung zu vermeiden.

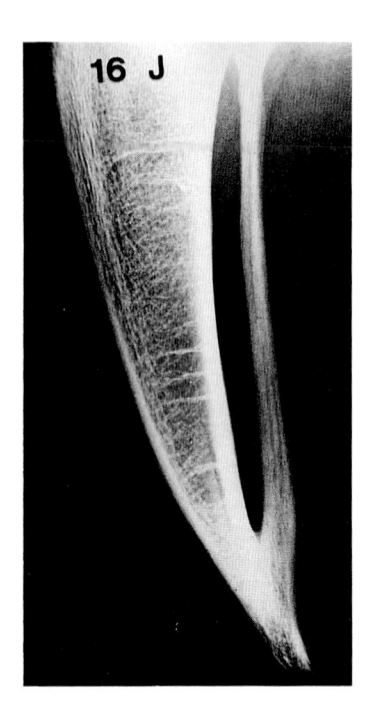

Abb. 1. Sogenanntes „terminal osseous overgrowth" (Aitken)

Bei ausgedehnten Weichteilzertrümmerungen oder infizierten Wundverhältnissen, die eine weit nach proximal reichende Resektion erforderlich machen würden, kann unter Berücksichtigung stufenförmiger Weichteilresektionen Stumpflänge erhalten werden. Die Wunde granuliert in der Regel schnell zu und hinterläßt einen belastungsfähigen Stumpf mit guter Weichteil- und Hautdeckung.

Zur postoperativen Wundbehandlung legen wir zunächst Gipsverbände, nach 3 Wochen postoperativ Zinkleimverbände zur antiödematosen Therapie und Stumpfformung an.

Die Mobilisierung erfolgt unmittelbar postoperativ durch eine Bypass-Prothese mit Abstützung am Tuber ossis ischii und Entlastung des frischversorgten Stumpfes. Wichtige Weichteilreserven können durch Hauttraktionen gewonnen werden, die durch Mastix an die Haut geklebten Trikotschläuche können auch in der Bypass-Prothese ständig Zug ausüben.

Häufigste und wichtigste Komplikation bei der Amputation im Wachstumsalter ist das sogenannte terminal osseous overgrowth (Aitken). Es handelt sich hierbei um eine Kombination von endständigem appositionellen sowie epiphysärem Wachstum, hinzu kommen Abbauprozesse von den Randzonen des Knochens, dieses kann schließlich zur Stumpfdurchspießung führen (Abb. 1). Besonders häufig treten diese Komplikationen am Unterschenkel und dem Humerus auf, am Femur kommt es häufig zur Zuspitzung ohne Durchspießung. Unbehandelt führte dies über Jahrhunderte zu ständigen Nachamputationen, die häufig in einer Frequenz von 2–3 Jahren erfolgen mußten. Um diese Komplikationen zu vermeiden, wurden erstmals in den späten 60er Jahren Kappen entwickelt, die nach Resektion der Knochenspitze korkenartig in das knöcherne Stumpfende eingepflockt wurden (Swanson-Kappen). Diese Maßnahmen brachten nicht den gewünschten Erfolg, da es zu Zerstörung des Endostes und zur Ausbildung eines Kronensequesters kam.

Von Ernst Marquardt wurde daraufhin die Stumpfkappenplastik entwickelt, bei der nach transdiaphysärer Amputation ein Knorpel-Knochentransplantat von dem amputierten Teil entnommen wird. Das Transplantat wird mit seinem spongiösen Anteil mit dem knöchernen Stumpfende verbunden und in eine Periostmuskelmanschette eingebettet. Es entsteht somit ein dem Exarticulationsstumpf ähnlicher Situs. In neuerer Zeit wurden auch alloplastische Kappen entwickelt, die gewebeschonend am knöchernen Stumpfende angeschraubt werden (Fa. Mecron, Ernst Marquardt und Philipp). Die Indikation stellt sich, wenn beim Kind ein autologes Transplantat nicht gewonnen werden kann.

Als weitere Komplikation kann es beim Kind aufgrund der unterschiedlichen Wachstumspotenz der Epiphysenfugen zu fehlgesteuertem Wachstum kommen. So trifft man häufig bei der Amputation des Unterschenkels mit fibula-tibialer Fusion auf eine Varusdeformität. Diese Fehlstellung läßt sich durch die Resektion des Fibulaköpfchens und gleichzeitiger Fixation auf der Tibia als Stumpfkappe verhindern. Tritt am Amputationsstumpf eine Bursa auf, so kann diese zunächst für die Endbelastbarkeit von Vorteil sein, ist sie reizlos, wirkt sie als hydraulisches Kissen. In der Regel aber kommt es zur Inflammation des Prozesses, die eine Resektion des Knochens und in manchen Fällen eine primäre Stumpfkappenplastik erforderlich macht. Neurombeschwerden sind im Kindesalter selten, treten sie auf, kann man sie durch Revision, Kürzung und ggf. Histoacrylverschweissung mit gutem Erfolg behandeln.

Spezielle Probleme bei der kindlichen Amputation

1. Hüftexarticulation und Hemipelvektomie
Bei der traumatischen Hemipelvektomie und Hüftexarticulation lassen sich keine eindeutigen operationstechnischen Richtlinien geben, da das operative Vorgehen vom posttraumatischen Situs abhängig ist. Bei der Versorgung ist die Zusammenarbeit mit Urologen und Chirurgen erforderlich, um dem Patienten eine möglichst gute adäquate Versorgung zukommen zu lassen.

Auffallend ist bei der Hemipelvektomie eine statische Fehlhaltung der Wirbelsäule, deren Ursachen in dem völligen Verlust der Ansätze der Rückenstreckmuskulatur sowie der Bauchmuskulatur zu suchen ist. Es sollte deshalb, wenn immer möglich, eine posteriore Darmbeinkammleiste zur Fixation der Muskulatur belassen werden.

2. Oberschenkelamputation
Bei der Oberschenkelamputation sollte man darauf achten, daß, wenn möglich, der Verlust der distalen Epiphysenfuge vermieden wird. Dies gelingt in manchen Fällen durch die supracondyläre Resektion unter Erhaltung der Epiphysenfuge (Ernst Marquardt). Ist eine Oberschenkelamputation erforderlich, dann sollte eine primäre Stumpfkappenplastik durchgeführt werden. Vor diesen Maßnahmen sollte jedoch die Möglichkeit der Knieexarticulation geprüft werden.

3. Unterschenkelamputation
Bei der Unterschenkelamputation soll noch einmal auf die Möglichkeit der Resektion des Fibulaköpfchens unter gleichzeitiger Verwendung als Stumpfkappenplastik hingewiesen werden. Bezieht man dies in die operative Überlegung mit ein, so kann durch das autologe

Transplantat in manchen Fällen die drohende Stumpfdurchspießung vermieden werden. Ist die Resektion des Fibulaköpfchens nicht möglich, so empfehlen wir bei den häufig auftretenden Varusfehlstellungen die frühzeitige Tibiakopf-Umstellungsosteotomie.

4. Fußamputation

Im anglo-amerikanischen Sprachraum wird die Syme-Amputation oder modifizierte Syme-Amputation am häufigsten durchgeführt. Sie ist beim Kind der Unterschenkelamputation vorzuziehen. Es wird durch sie in der Regel ein belastungsfähiger Stumpf erreicht. Im Gegensatz zum Pirogoff-Stumpf ist in manchen Fällen jedoch zu beobachten, daß die zunächst im ventralen Bereich gut liegende Narbe im Verlauf des Längenwachstums in das Belastungsgebiet wandert und somit ungünstige Endbelastungsverhältnisse auftreten können.

Nicht gerechtfertigt erscheint uns die Warnung vor der Bildung eines Chopart- oder eines Lisfranc-Stumpfes. Bei myotenoplastischer Deckung erhält man gute Stümpfe, die kosmetisch optimal zu versorgen sind. Der Lisfranc-Stumpf erfordert eine tenoplastische Deckung, der Chopart-Stumpf eine tenomyoplastische Deckung. Die Resektionshöhe beim Metatarsalstumpf sollte immer im Bereich der Metaphyse, niemals im Bereich der Diaphyse liegen. In Abhängigkeit der Weichteilverhältnisse sollte in der Reihenfolge der Metatarsal-, Chopart-, Pirogoff- und Syme-Stumpf vorgegangen werden.

Bei der Amputationschirurgie handelt es sich insbesondere im Kindesalter nicht um eine Wegwerfchirurgie, sondern um plastische Operationen. Das Vorgehen im OP ist bereits entscheidend für das weitere Schicksal des Patienten. Sie stellt den Beginn der Rehabilitation dar. Das ganze Bemühen sollte darauf zielen, dem amputierten Kind mit operativen Maßnahmen und prothetischer Versorgung eine ungezwungene Jugend und optimale berufliche Chance zu ermöglichen.

Der schmerzhafte Stumpf und der Problemstumpf

H. Bilow

Berufsgenossenschaftliche Unfallklinik Tübingen (Dir.: Prof. Dr. med. S. Weller), Abt. für Orthopädie und Querschnittlähmungen (Ltd. Arzt: Dr. med. H. Bilow), Rosenauer Weg 95, D-7400 Tübingen

Die Amputationstechniken à la Guillotine unserer Altvorderen mögen zu jener Zeit praktikabel gewesen sein, da anschließend Heilige unter Assistenz von Engeln offenbar erfolgreich den Verlust durch Beintransplantationen zu ersetzen vermochten. Zumindest bezeugt dies ein Altarbild in der Kirche des schwäbischen Ortes Ditzingen, das die Heiligen Kosmas und Damian darstellt, wie sie einem Kirchendiener der Basilika am Forum romanum das von einem Tumor befallene Bein durch ein Mohrenbein ersetzten. Damit umgingen sie die Gefahr, als Leichenschänder verfolgt zu werden, denn Mohren galten nicht als Menschen.

Indes müssen wir uns wohl oder übel an die gültigen Regeln der Amputationstechnik halten. Diese werden von der

- Anatomie,
- Operationstechnik und
- *Orthopädietechnik*

bestimmt. Sie schaffen einen prothesengerechten Stumpf.

Hinterläßt das Trauma sehr ungünstige anatomische Gegebenheiten, so sind Operation- und Orthopädietechnik besonders gefordert, um trotzdem das Endziel zu erreichen. Das allzu auf anatomische Gegebenheiten ausgerichtete Zurverthsche Schema, das schon in früheren Jahren in Frage gestellt wurde, verliert nun dank der weiter entwickelten Prothesentechnik vollends seine Gültigkeit.

Doch selbst die verbesserten technischen Möglichkeiten lassen uns insbesondere bei posttraumatischen Amputationen immer wieder zweifeln, ob sich beispielsweise das Erhalten eines ultrakurzen Stumpfes lohnt, d. h. ob er bei schlechten Narbenverhältnissen noch so viel funktionelle Vorteile bietet oder ob besser eine Amputation in der nächst höheren Etage, aber mit vorschriftsmäßiger Weichteildeckung erfolgt Wir haben uns zumeist für die bessere Funktion bei ansonsten problematischer Weichteildeckung entschieden.

Amputationen im Schenkelhals- oder pertrochantären Bereich gelten allgemein als ungünstig. Vorgezogen wird eine Exarticulation im Hüftgelenk. Abstützung und Fixierung der Prothese können nur über Beckenkorb oder Halbschale durchgeführt werden. Dies führt zu vielfältigen zusätzlichen Beeinträchtigungen des Verletzten. Günstiger erscheint uns die Schaffung eines Weichteilstumpfes, an dem die Prothese haften kann. Das Herausrutschen in maximaler Beugestellung verhindert der Kippschaft. Das Vordringen der Prothese erfolgt über den Tubersitz. Die Akzeptanz des orthopädischen Hilfsmittels wird durch diese Versorgungsart erhöht.

Nicht selten hinterläßt die traumatische Amputation einen ausreichend langen knöchernen Stumpf, die umgebende Haut jedoch ist weitgehend zerstört. Bei regelrechter Stumpfversorgung bliebe nur ein funktionsarmer Oberschenkelstumpf. In solchen Fällen sollte der Versuch einer Meshgraft-Deckung unternommen werden. Voraussetzung ist, daß die belasteten Hautpartien im Bereich des oberen Prothesenringes intakt sind und der knöcherne Stumpf in einen Muskelmantel eingebettet werden kann. Die prothetische Versorgung erfolgt dann mit einer Sitzspange zur Aufnahme des Tuberdrucks. Der Stumpf selbst wird in einem durchsichtigen Weichwandschaft mit Vollkontakt gebettet. Dadurch werden Druckspitzen auf der empfindsamen transplantierten Haut vermieden.

Während eine Vollkontaktbettung des Oberschenkelstumpfes infolge einer vollständigen Weichteildeckung ohne größere Schwierigkeiten möglich ist, bereiten die knöchernen Vorsprünge wie Tuberositas, Schienbeinkante usw. für eine Vollkontaktbettung des Unterschenkelstumpfes erhebliche Schwierigkeiten. Botta gelang es mittels subtiler ausgefeilter Technik, Vollkontaktschäfte zu formen, die wegen ihrer größtmöglichen Haftung selbst kurze Stümpfe mit ausreichendem Weichteilmantel versorgen läßt. Bei den Ultrakurzstümpfen von 4–6 cm Länge steht allerdings das verbliebene Wadenbeinköpfchen einer notwendigen engen Kontaktbildung zwischen Stumpf und Schaft im Wege und sollte daher entfernt werden. Das für einen reibungslosen Einstieg in den Außenschaft geglättete äußere Profil des Weichwandschaftes verbirgt die scharfe Nachmodellierung der Knie- und Stumpfform im Innern. Der Weichwandschaft nach Botta läßt dies im Längsschnitt an den Hinterschneidungen und Schattierungen deutlich erkennen. Eine zusätzliche Polsterung erlaubt selbst der empfindlichen Stumpfspitze die Last mitzutragen.

Auch im Unterschenkelbereich sieht sich der erstversorgende Operateur leider gar nicht so selten vor die Alternative gestellt, bei geschädigter oder gar fehlender Haut zur Stumpfdeckung entweder im Knie zu exarticulieren oder aber einen funktionsfähigen Unterschenkelkurzstumpf mit Hauttransplantaten zu decken. Auch hier haben wir uns in den letzten 2 Jahren immer für den Unterschenkelkurzstumpf entschieden. Die prothetische Versorgung mit einem Vollkontaktschaft nach Botta kann bereits zu einem Zeitpunkt erfolgen, wenn die Abheilung des Stumpfes noch nicht vollständig ist. Es zeigt sich allerdings auch, daß zuweilen die für eine Kurzprothese notwendige Haftung im Bereich transplantierter Haut vermindert ist, d. h. Kurzstümpfe mit nur kleinen transplantierten Hautbereichen können mit einer Kurzprothese versorgt werden. Dagegen verlangen vollständig mit Hauttransplantaten gedeckte Stümpfe zur Stabilisierung einen kurzen Oberschaft. Unter vorsichtig zunehmender Belastung heilen verbliebene Hautdefekte an der Stumpfspitze selbst in der Prothese ab. Der gute Sitz des Schaftes zeigt sich jedoch nur in der Funktion. Eine derartig funktionsfähige Stumpffassung ist in konventioneller Bauweise nicht zu erreichen. Der Kurzstumpf kann aktiv eingesetzt werden, ohne bei Beugung über den Hinterrand herauszuheben.

Eine weitere Möglichkeit der Stumpfdeckung stellen die musculo-cutanen Lappen mit mikrovaskulärem Anschluß dar. Ein Beispiel möge dies verdeutlichen:

Ein 11jähriger Knabe erlitt eine traumatische Vorfußamputation mit Abscherung der Fußsohle. Der Erhaltungsversuch schlug fehl. Die Fußsohlenhaut mußte entfernt werden. Um bei dem sehr lebhaften Kind eine Fehlstellung des Fußes zu vermeiden und der großflächigen Wunde Ruhe zu verschaffen, wurde vorübergehend ein Fixateur externe angelegt und gleichzeitig die Transplantation eines Latissimus dorsi-Lappens als Fußsohlenersatz durchgeführt. Der Fußrücken wurde mit Meshgraft gedeckt. Alle Transplantate heilten primär ein. Der Junge kann den Fuß im orthopädischen Schuh, aber auch ohne Schuh voll belasten. Zwischenzeitlich übt er sein über alles geliebtes Hobby Fußball wieder aus.

Die vordergründig so wichtige Wiederherstellung der Funktion gelingt jedoch nur dann, wenn das orthopädische Hilfsmittel vom Verletzten auch angenommen wird, d. h. es muß leicht zu handhaben sein und es muß damit auch ein kosmetischer Ausgleich einer sichtbaren Behinderung erreicht werden. Es ist viel zu wenig bekannt, daß jede Körperbehinderung, so auch insbesondere die Amputation, als Stigma vom Betroffenen erlebt wird. Ein rein funktionaler Ersatz verlangt eine zusätzliche Abdeckung durch Kleidung und geschlossenes Schuhwerk. Dies gelingt bei der derzeitigen Herrenmode einfacher als bei der Damenmode. Sollen demnach Frauen in ihrer modischen Entfaltung nicht eingeschränkt werden, so müssen Körperersatzstücke nicht nur aus ästhetischen Gesichtspunkten schön sein, sondern sie müssen auch aus psychologischen Gründen zur Bewältigung der Behindertenproblematik beitragen. Erst dann wird das künstliche Bein zu einem Kunstbein und als solches vom Behinderten akzeptiert.

Die krankengymnastische Behandlung des Amputierten

E. Borlinghaus

Berufsgenossenschaftliche Unfallklinik Murnau (Dir.: Prof. Dr. med. J. Probst), Abt. Krankengymnastik, Prof. Küntscher-Straße 8, D-8110 Murnau/Obb.

Sauerbruch soll einmal gesagt haben, es gäbe keine Krankheit oder Läsion, für die die Natur nicht eine geeignete Heilungs- und Kompensationsmöglichkeit anzubieten hätte. Wir seien nur viel zu dumm, dies zu erkennen.

Dabei hat Sauerbruch vermutlich nicht an die Amputierten gedacht. Denn auch die modernste prothetische Versorgung ist und bleibt nur eine mühsame Nachbildung dessen, was die Natur geschaffen hat.

Es braucht nicht viel Phantasie, um sich vorzustellen, daß der Verlust einer Extremität für den Betroffenen eine Reihe von psychischen und physischen Problemen mit sich bringt. Das veränderte äußere Erscheinungsbild, familiäre, gesellschaftliche und berufliche Aspekte spielen eine nicht zu unterschätzende Rolle in der Entstehung seelischer Konflikte des Amputierten. Er muß daher zeitig lernen, seine physische Einschränkung anzunehmen, d. h. sachlich mit ihr umzugehen und sie entsprechend auszugleichen.

Die Rehabilitation des Beinamputierten bedarf daher einer guten Führung und Koordination, denn sie besteht aus einer Reihe wichtiger Abschnitte und Maßnahmen, die lückenlos ineinandergreifen müssen. Fehlt einem Abschnitt das notwendige Niveau oder fehlt er überhaupt, dann wird die Rehabilitation zwangsläufig erschwert oder sogar ganz unmöglich gemacht.

Schon lange nicht mehr ist die Behandlung des Amputierten nur allein die Aufgabe des Arztes und des Orthopädie-Technikers. Das ganze Rehabilitationsteam ist gefordert, wobei alle gemeinsam und kooperativ die auftretenden Probleme ordnen, nacheinander angehen und lösen müssen.

Insgesamt erscheint eine organisatorische Verbesserung der Behandlung und Versorgung von Amputierten in Zentren, ähnlich wie bei Querschnittgelähmten und Brandverletzten, angezeigt und möglich. Nur ein eingearbeitetes Team, das weniger an einer spektakulären als konsequenten und ausgereiften, vor allem aber menschlich sehr anspruchsvollen Arbeit interessiert ist, kann auf Dauer den Erfolg bei der Behandlung Amputierter gewährleisten. Neben dem Arzt und dem Orthopädie-Techniker kann nicht auf die Mitarbeit von motiviertem, mit der Behandlung Amputierter vertrautem Pflegepersonal verzichtet werden. Ebenso wichtig ist die Integration der Beschäftigungstherapie, des Sozialdienstes und der Berufshilfe von Anfang an.

Nicht zur egozentrischen Darstellung, sondern als Erfüllung des mir aufgegebenen Themas darf ich hier die krankengymnastische Behandlung in den Vordergrund stellen, zumal ich immer wieder die Erfahrung mache, daß dem Krankengymnasten häufig die Rolle des Koordinators zufällt: vielleicht weil der Krankengymnast in jeder Phase der Rehabilitation seine Aufgabe hat und den Patienten zeitlich gesehen auch am längsten betreut.

Ganz entschieden muß der weitverbreiteten Meinung entgegengetreten werden, die krankengymnastische Behandlung solle erst nach Abschluß der Wundheilung einsetzen. Neben dem postoperativen Atem- und Kreislauftraining und der Thromboseprophylaxe ist der Lagerung des Amputationsstumpfes von Anfang an besondere Aufmerksamkeit zu schenken. Auf Kardinalfehler hierbei muß immer wieder hingewiesen werden; denn diese werden beharrlich weiterhin begangen, und nach wie vor werden Stümpfe in Beugestellung der erhaltenen Gelenke gelagert. Dies muß unweigerlich zur Verkürzung der Muskulatur und zu nachfolgenden Beugekontrakturen führen, die sich oft sehr schwierig und häufig genug gar nicht mehr beseitigen lassen. Sie bereiten dann bei der prothetischen Versorgung erhebliche, manchmal unüberwindliche Schwierigkeiten und beeinflussen das Gangbild negativ.

Als weiteres wichtiges Ziel muß das durch die Amputation entstandene neue, von der Natur nicht vorgesehene Endorgan auf seine zukünftigen Aufgaben entsprechend vorbereitet werden. Dazu gehört von Anfang an das konsequente Wickeln des Stumpfes mit dauerelastischen Binden. Dadurch soll das postoperative Stumpfödem in Grenzen gehalten und frühzeitig beseitigt werden.

Neben dem Wickeln ist die Abhärtung und Pflege des Stumpfes von entscheidender Bedeutung für seine gute Durchblutung und seine Belastbarkeit. Diese Maßnahmen müssen dem Amputierten als Teil seiner täglichen Hygiene und als eigene Bemühungen, den Stumpf auf Dauer gesund und leistungsfähig zu erhalten, erklärt werden.

Eine Amputation verändert nicht nur das äußere Erscheinungsbild, in der Folge nimmt durch Inaktivität sehr schnell auch die gesamte Muskelkraft ab, ebenso geht die Fähigkeit zur Dauerleistung verloren. Wenn man sich vor Augen führt, daß der Energiebedarf pro Meter Wegstrecke beim Oberschenkelamputierten doppelt so hoch ist wie beim Nicht-Amputierten, dann leitet sich daraus wie von selbst die Forderung nach einem leistungsfördernden Training ab. Dieses Ziel kann neben der Einzelbehandlung auch in der Gruppe erreicht werden. Denn in der Gruppe hat der Amputierte zusätzlich noch Vergleichsmöglichkeiten mit anderen „Schicksalsgefährten", und er lernt auf diesem Wege sich und seine Leistungsfähigkeit richtig einzuschätzen.

Ein regelmäßiges Training und geeignete sportliche Betätigung helfen nicht nur, angestaute Aggressionen abzubauen, sondern können die Leistungsfähigkeit auf Dauer erhalten. Unterstützend wirkt hierbei auch die allgemeine Lebensführung des Amputierten. Er ist frühzeitig von der Notwendigkeit einer vernünftigen Lebensweise zu überzeugen, die sich in einem gesunden Gleichmaß von Beruf, Ruhepausen, Freizeitgestaltung sowie einer gesunden Ernährung ausdrückt.

Verständlicherweise beansprucht jeder Amputierte für sich die beste und modernste prothetische Versorgung. Dabei muß immer in ausreichendem Maß seiner allgemeinen Situation Beachtung geschenkt werden. Alter, Konstitution, Mobilität, die psychische Einstellung zur Behinderung sowie das häusliche und soziale Milieu und das technische Verständnis geben deshalb den Ausschlag für die beabsichtigte prothetische Versorgung.

Krankengymnasten, die in die spezielle Problematik des Amputierten eingearbeitet und in der Lage sind, ein konsequentes Stumpf- und Selbsthilfetraining durchzuführen sowie die psychische Situation des Amputierten richtig einschätzen können, sind durchaus geeignete Partner, den Arzt in seinen Entscheidungen hinsichtlich einer prothetischen Versorgung ausreichend zu unterstützen. Denn der Arzt soll allen Forderungen gerecht werden, denen des Patienten und auch denen des Kostenträgers, und er muß die technischen Gegebenheiten berücksichtigen.

Nicht im Sinne einer optimalen Rehabilitation des Amputierten ist die heute leider noch immer von manchen Ärzten praktizierte Methode, den Patienten mit der Verordnung „ein Kunstbein nach Maß" zu entlassen. Die Behandlung des Amputierten ist *nicht* abgeschlossen, wenn die Wunde reizlos verheilt ist! Denn es geht um mehr als nur den Stumpf!

Die Probleme, die sich für den Amputierten ergeben, die Handhabung und der Umgang mit der Prothese, die Neuverteilung der Gewichte, das Erlernen eines möglichst unauffälligen Gangbildes, die Vermeidung von Folgeschäden, werden leider noch viel zu wenig erkannt und daher nicht berücksichtigt. Die Prothese ist als ein hochwertiges technisches Hilfsmittel zu verstehen, das den Amputierten in eine bessere, auf keinen Fall aber in eine schlechtere Zukunft „gehen" lassen soll. Deshalb muß der Stellenwert der Gehschule im Rehabilitationsprogramm von Beinamputierten richtig eingeschätzt werden. Kein Amputierter, der prothetisch versorgt wurde, darf sich selbst überlassen werden. Die Versorgung ohne entsprechende Schulung und Hilfestellung ist unvollständig. Daher bedeutet die Verordnung einer Prothese gleichzeitig die Übernahme der Verantwortung dafür, daß der Amputierte im Rahmen einer Gehschule den Funktionsgerechten und ökonomischen Einsatz des orthopädischen Hilfsmittels erlernen kann.

Denn die Versorgung des Amputierten ist erst dann als gelungen anzusehen, wenn er ohne seine Prothese nicht auskommt, sie als echte Hilfe ansieht und ganz selbstverständlich in seinen Alltag integriert.

Der Erfolg der Behandlung von Amputierten ist immer abhängig von der Kommunikation, also dem Gespräch zwischen Arzt, Krankengymnast, Orthopädie-Techniker, Sozialhelfer und dem Patienten, dem eigenen Verhalten des Patienten, also seinem Leistungswillen, seiner Mitarbeit und seiner Ausdauer sowie den Therapiemöglichkeiten, also der räumlichen und technischen Ausstattung, die vorgegeben sind.

Alle diese Voraussetzungen zu schaffen und entsprechend zu nutzen, die bestehenden Möglichkeiten dabei voll auszuschöpfen, sind Grundvoraussetzungen für die krankengymnastische Behandlung des Amputierten. Nur so können wir ihn in die Lage versetzen, sich frei und unauffällig in seiner Umgebung zu bewegen und mit der bestehenden körperlichen Einschränkung weiterhin ein sinnvolles Leben zu führen.

Orthopädie-Technik, Ergebnisse und Entwicklungen

H. Habermann

Orthopädische Universitätsklinik Friedrichsheim, Abt. Technische Orthopädie (Leiter: H. Habermann), Marienburgstraße 5, D-6000 Frankfurt/M 71

In den letzten Jahren sind Technologien, Konstruktions- und Meßverfahren sowie Materialien in der technischen Orthopädie zur Anwendung gekommen, die die Grundlage dafür geschaffen haben, daß die orthopädie-technische Versorgung mit Entwicklungen in der mit ihr zusammenarbeitenden Disziplinen Schritt halten konnte.

In meinen Ausführungen möchte ich keine prophetischen Voraussagen machen, sondern Ihnen aktuelle, derzeit realisierbare Ergebnisse aus dem Bereich der Prothetik der unteren Extremität aufzeigen und abschließend auf mögliche Entwicklungen hinweisen.

Schon lange werden Bauteile von Prothesen und Orthesen aus Kunststoffen hergestellt. Moderne Technologien mit ihren hohen Ansprüchen an Festigkeit, geringes Gewicht und kleines Volumen der Bauteile leiten eine neue Entwicklung bezüglich der zur Anwendung kommenden Materialien ein.

Zu den bekannten Armierungsgeweben wie Perlon- und Glasfasergeweben, kam als neues Material die Carbonfaser hinzu, wodurch die Herstellung von sehr leichten Kunststoff-Prothesen (und auch Orthesen) möglich wurde.

Die vorgegebene Vortragszeit läßt es leider nicht zu, alle modernen Versorgungsmöglichkeiten an der unteren Extremität darzustellen.

Gestatten Sie mir daher, Ihnen gegliedert nach den verschiedenen Amputationsebenen beispielhaft einen Überblick über den derzeitigen Stand der Technik zu geben.

Über die Verbesserung der prothetischen Versorgung durch Verlagerung der Absetzungslinie nach distal wird u. a. auch morgen berichtet werden. Ziel dieser Bemühungen sollte es immer sein, der Orthopädie-Technik einen optimal prothetisierbaren Stumpf zur Verfügung zu stellen.

Hierzu ein Beispiel, wie durch eine entsprechende, extrem auf die individuellen Verhältnisse abgestimmte Versorgung ein für den Patienten optimales Ergebnis erzielt werden kann.

Basis für das Gelingen dieser Versorgung war zum Einen das Wissen des Operateurs um die Bedeutung eines tragfähigen Stumpfes und zum Anderen die enge Zusammenarbeit zwischen Arzt und Techniker bei der Versorgung.

Um dem Patienten das Anziehen unter Erhalt der optimalen Funktion der Prothese zu ermöglichen waren die hinteren Klappen erforderlich. In der Anfangsphase der Versorgung war eine Teilentlastung in der Prothese gewünscht.

Die Indikation der sogenannten Kurzprothesen, d. h. Verzicht auf seitliche Schienen und Oberschenkelhülse ist inzwischen klar definiert, die Versorgung mit einer Prothese mit Oberschenkelhülse sollte die Ausnahme sein. Voraussetzung für das Gelingen der Versorgung sind jedoch entsprechende Justier- und Übertragungsgeräte, um einen den Bandapparat des Kniegelenkes nicht unphysiologisch belastenden Aufbau der Prothese zu garantieren.

Die Vorteile der Knie-Exarticulation als endbelastungsfähiger Amputationsebene gegenüber einer weiter proximalen Absetzung können, nachdem die entsprechenden Gelenkkonstruktionen vorliegen, die eine konstruktionsbedingte Überlänge ausschließen, auch prothetisch umgesetzt werden. Diesem Patienten ist durch den endbelastungsfähigen Knieexarticulationsstumpf links ein Standbein gegeben worden. Die Stumpfendbettung aus Silikon war am Anfang aufgrund der Stumpfverhältnisse notwendig, grundsätzlich ist die Bettung durch den Weichwandinnenschaft ausreichend und — da weniger Pseudarthrose zwischen Stumpf und Prothese — auch funktioneller.

Mit der Verwendung von vorgefertigten Maßschaftringen für den Oberschenkelstumpf sind objektive Kriterien für die Gestaltung des Oberschenkelschaftes geschaffen worden. Die Realisierung der optimalen anatomisch-biomechanischen Form wird unter Ausschaltung der Fehlerquellen, die bei der Formung des Gipsabdruckes möglich sind, erreicht. In Verbindung mit modernen Kopiergeräten ist eine den biomechanischen Richtlinien entsprechende Versorgung gewährleistet.

Die Versorgung mit Übungsprothesen war — insbesondere im Zusammenhang mit der sogenannten Sofortversorgung — sicherlich ein Fortschritt bei der Therapie nach Oberschenkelamputationen.

Die Sofortversorgung hat inzwischen nur noch einen beschränkten Indikationsbereich, doch konnten die Vorteile der möglichst frühen prothetischen Versorgung durch eine neue Interim-Technik optimiert werden.

Aus der Erfahrung mit den Maßschaftringen wurden Sitzringe entwickelt, die durch entsprechende Adapter mit einem Modularprothesen-System verbunden werden können. Somit ist der Patient von Anfang an mit einem funktionell der definitiven Prothese entsprechenden System versorgt.

Die Kunststoffeinsätze aus Pedilon werden durch Erwärmung am Patienten dem Stumpf angeformt. Die bei Erstversorgungen auftretenden Stumpfveränderungen können ohne großen Aufwand durch Nachschrumpfen des Schaftes berücksichtigt werden. Bei extremen Volumenschwankungen erfolgt die Anschrumpfung eines neuen Schaftrohlings.

Im Verlauf der Versorgung mit der Interims-Modularprothese können mühelos verschiedene Fuß- und Kniegelenkkonstruktionen am Patienten direkt erprobt werden.

Der letzte Interim-Oberschaft dient als Vorlage für die endgültige Versorgung, die Modularprothesenpaßteile sind Komponenten der Definitiv-Prothese.

Nachdem nun auch für die Modular-Prothesentechnik Gelenkkonstruktionen zur Verfügung stehen, die in ihren Konstruktionsprinzipien und damit auch in ihrer Funktion den konventionellen Konstruktionen nahezu entsprechen, können die kosmetischen Vorteile dieser Versorgung ohne funktionelle Nachteile für den Patienten genutzt werden.

Hier eine Gegenüberstellung des von Prof. Schede und Alfred Habermann 1921 vorgestellten ersten polyzentrischen Kniegelenkes und des Otto-Bock-Habermann-Kniegelenkes 3R20 — ebenfalls ein polyzentrisches Kniegelenk, für das wir uns — dies sei aber nur am Rande bemerkt — eine hydraulische Schwungphasensteuerung wünschen.

Insbesondere für Versorgungen nach Hüftexarticulation oder Hemipelvektomie hat das Modularsystem erhebliche Vorteile gebracht — nicht nur im Erscheinungsbild. Die Vielzahl der zur Verfügung stehenden Konstruktionen mit ihren Kombinationsmöglichkeiten lassen auch hier funktionell befriedigende Ergebnisse erzielen.

Der Vollständigkeit halber sei hier die Umstellungsosteotomie nach Borggreve erwähnt, ein sehr funktionelles endbelastungsfähiges Operationsergebnis, dem die Orthopädie-Technik entsprechende Versorgungen zur Verfügung stellen kann.

Der Wunsch der Orthopädie-Technik und natürlich auch des Patienten an die mit ihr zusammenarbeitenden Disziplinen ist, daß man um die Möglichkeiten der technischen Orthopädie bei der prothetischen Versorgung der unteren Extremität weiß und z. B. durch operative Maßnahmen auch die Voraussetzung zur Anwendung moderner Versorgungsmöglichkeiten schafft — natürlich unter Berücksichtigung der medizinischen Notwendigkeiten.

Beispielhaft sei hier noch die postoperative Behandlung des Patienten sowie die intensive Beratung im Hinblick auf die prothetische Versorgung erwähnt.

Hier ist die viel zitierte „Teamarbeit" gefordert und kann einen wertvollen Beitrag zum Gelingen der Rehabilitation des Patienten leisten.

Ein weiterer Schritt der Versorgungsoptimierung ist die Verwendung von superleichten Werkstoffen. Diese Materialien wie Kohlenstoffverbindungen, Aluminium sowie hier beispielhaft TITAN werden die Prothesen der Zukunft — verbunden mit weiterhin verbesserter Kosmetik — zu Produkten werden lassen, die dem Mode-Wort „High-Tech" durchaus gerecht werden.

Natürlich gibt es Zukunftsperspektiven – teils Wunschträume – teils Technologien, die in Forschungslaboratorien bereits ihre praxisorientierte Modifikation erfahren.

Die Begriffe „CAD": ist gleich computer aided design und „CAM": ist gleich computer aided manufacturing sind im Bereich der technischen Orthopädie nicht nur Zukunftsvision.

Sicher ist aber auch, daß der Orthopädie-Techniker mit seiner inzwischen hochqualifizierten Ausbildung immer seinen Stellenwert haben wird – und ich darf Ihnen versichern, daß wir ständig bemüht sein werden, durch praxisorientierte Aktualisierung unserer Ausbildung und Fortbildung ein gleichwertiger Partner im Rehabilitationsteam zu sein.

Ergänzende Vorträge zum Hauptthema V
(Amputation der unteren Extremität)

Die Wertigkeit der transcutanen Sauerstoffpartialdruckmessung zur präoperativen Festlegung der Amputationshöhe bei großer Gliedmaßenabsetzung

H. Kogel, S. Cyba-Altunbay und J. F. Vollmar

(Manuskript nicht eingegangen)

Die Kniegelenksexarticulation bei Verletzung und Gefäßschaden

H. Rudolph und V. Studtmann

Diakoniekrankenhaus Rotenburg, II. Chirurgische Klinik für Unfall-, Wiederherstellungs-, Gefäß- und Plastische Chirurgie (Chefarzt: Dr. med. H. Rudolph), Elise-Averdieck-Straße 17, D-2720 Rotenburg/Wümme

In unserer Klinik wurden seit dem 1. Oktober 1975 764 Amputationen an der unteren Gliedmaße durchgeführt. Wir berichten hier über 37 Oberschenkelamputationen und 16 Kniegelenksexarticulationen im Zeitraum von Dez. 1984 bis Juli 1986.

Alters- und Geschlechtsverteilung dieser 53 Patienten können Sie aus den nachfolgenden Tabellen 1 und 2 ersehen.

Außer einer leichten Häufung bei den Männern waren sie annähernd gleich.

Die Grunderkrankung zur Amputation war in der überwiegenden Mehrzahl eine arterielle Verschlußkrankheit. Sehr häufig haben dabei jedoch Bagatellverletzungen zur Dekompensation der Durchblutungsverhältnisse mit gangränösen Veränderungen geführt.

Auf der entsprechenden Seite waren knapp die Hälfte der Patienten voroperiert, 16 vor Oberschenkelamputation und 8 vor Kniegelenksexarticulation. 15mal eine Sympathekto-

Tabelle 1. Altersverteilung

Oberschenkel- amputation	Kniegelenks- exarticulat.
51–90 J. $\bar{x} = 75{,}8$ J.	56–82 J. $\bar{x} = 72{,}3$ J.

Tabelle 2. Geschlechtsverteilung

Oberschenkel-amputation		Kniegelenks-exarticulat.	
männl.	weibl.	männl.	weibl.
21	16	9	7

mie, 14mal eine Dilatation oder Embolektomie und 8mal ein peripherer Bypass. In 6 Fällen war mit distaler Teilamputation vergeblich eine lokale Sanierung versucht worden.

Durchschnittlich lag die Zahl der Vor-OP's vor Kniegelenksexarticulation mit 2,5 deutlich über denen vor Oberschenkelamputation.

Eine komplikationslose Wundheilung, d. h. Fädenentfernung bei reizloser, geschlossener Wunde nach 2,5 Wochen, beobachteten wir bei 62% der Oberschenkelamputationen und bei 31% der Kniegelenksexarticulationen. Bei den Oberschenkelamputationen traten leichte Wundheilungsstörungen I–II° bei 5 Patienten auf (14%). Bei weiteren 5 (14%) beobachteten wir schwerere II°-III°ige Wundheilungsstörungen, die in 4 Fällen (11%) zur Nachamputation zwangen.

Bei den Kniegelenksexarticulationen war die Rate an Wundheilungsstörungen und Nachamputationen deutlich höher.

5 leichte I–II°ige Wundheilungsstörungen (31%) konnten konservativ zur Ausheilung gebracht werden.

In 6 weiteren Fällen (38%) mit infizierten II- und III°igen Wundheilungsstörungen mußte sekundär eine Oberschenkelamputation durchgeführt werden.

Innerhalb von 30 Tagen postoperativ verstarben 7 Patienten nach Oberschenkelamputation (19%), 4 aufgrund septischer Komplikationen und 3 aufgrund eines allgemeinen Marasmus bei schon präoperativ stark reduziertem Allgemeinzustand.

Nach Kniegelenksexarticulation verstarb kein Patient.

Ein vermehrtes Auftreten von Wundheilungsstörungen bei Kniegelenksexarticulation nach vorheriger Gefäß-OP mit der Gefahr der teilweisen Ligatur eines Collateralkreislaufes beobachteten wir nicht.

2 der 6 Nachamputierten nach Kniegelenksexarticulation waren am arteriellen Gefäßsystem der gleichen Seite voroperiert. 4 andere jedoch, ebenfalls voroperiert, verheilten primär.

Zum Beispiel ein 69jähriger Mann mit langstreckigem Superficialisverschluß li. Anlage eines peripheren Bypasses im Juli 85, danach zweimalige Embolektomie, zuletzt erfolglos im Dez. 85. Dann erfolgte Kniegelenksexarticulation mit komplikationsloser Wundheilung.

Ob eine offene A. profunda femoris Voraussetzung zur Kniegelenksexarticulation sein muß, kann bei unserem Patientengut nicht eindeutig beantwortet werden. Bei den vor Kniegelenksexarticulation angiographierten Patienten, 12 von 16, lag in keinem Fall eine vollständig verschlossene Profunda vor.

Lediglich bei dieser 75jährigen Frau war die Profunda zwar stenosiert, aber noch durchgängig. Trotz Hämatombildung postoperativ verheilte die Wunde nach Kniegelenksexarticulation primär.

Wie zu erwarten, fanden wir eine Häufung von Wundheilungsstörungen bei vorbestehendem lokalen Infekt.

Eine prothetische Versorgung war wegen reduziertem Allgemeinzustand nach 14 Oberschenkelamputationen nicht möglich. 1 Patient wollte von vornherein keine Prothese. In der poststationären Phase legten weitere 6 Patienten nach Oberschenkelamputation ihre Prothese wieder beiseite und gingen zurück in den Rollstuhl. Letztendlich konnten also lediglich 9 Patienten nach Oberschenkelamputation vollständig mobilisiert werden. Dies entspricht nur 30% (der Überlebenden).

Bei den Kniegelenksexarticulationen erwies sich lediglich bei einem Patienten die prothetische Versorgung als nicht sinnvoll. Alle anderen kamen gut mit der Prothese zurecht.

Der Zeitraum vom Anpassen der Prothese bis zum Erreichen eines ausreichenden Gangbildes mit Treppensteigen sowie selbständigem An- und Ablegen der Prothese betrug nach Oberschenkelamputation durchschnittlich 5,5 Wochen, nach Kniegelenksexarticulation 4 Wochen.

Lassen Sie mich zusammenfassen:
1. Trotz des durchschnittlich besseren Allgemein- und Lokalzustandes unserer Patienten zur Kniegelenksexarticulation ist die Rate an Wundheilungsstörungen und Nachamputationen deutlich höher als nach Oberschenkelamputation.
2. Die Oberschenkelamputation ist also der sichere Weg und insbesondere dann zu bevorzugen, wenn dem Patienten weitere Eingriffe nicht zuzumuten sind oder eine prothetische Versorgung nicht sinnvoll erscheint.
3. Nach erfolgreicher Kniegelenksexarticulation ist jedoch die prothetische Versorgung des Patienten und damit seine Rehabilitation weitaus häufiger und sicherer möglich als nach Oberschenkelamputation.

Literatur

Baumgartner RF (1979) Knee disarticulation versus above-knee amputation. Prosthet Orthot Int 3:15–9
Baumgartner RF (1986) Die Kniegelenksexarticulation bei arteriellen Durchblutungsstörungen der unteren Extremität. Langenbecks Arch Chir 367:85–6
Helmig L (1978) Amputation of the knee joint in vascular diseases. Chirurg 49:228–33
Klaes W, Eigler FW (1985) Eine neue Technik der transgenikulären Amputation. Chirurg 56:735–40
Krause U, Schmidt G, Littmann K (1984) Die Kniegelenksexarticulation – Alternative zur distalen Oberschenkelamputation bei arterieller Verschlußkrankheit, Stadium III und IV. Zbl Chir 109:436–40
Meyer HH, Walterbusch G, Brenner P (1986) Die Kniegelenksexarticulation bei arteriellen Durchblutungsstörungen der unteren Extremität. Langenbecks Arch Chir 367:87–98
Stirnemann P, Althaus U (1983) Die transgenikuläre Amputation: Eine Alternative zur Oberschenkelamputation? Chirurg 54:170–4

Die Exarticulation im Kniegelenk – Indikation, operative Technik, Nachbehandlung sowie klinische Ergebnisse unter Berücksichtigung der verbesserten Prothetik mittels MDG-Modularsystem[*]

H. O. Dustmann

St.-Josef-Krankenhaus, Klinik für Orthopädie und Traumatologie (Chefarzt: Prof. Dr. med. H. O. Dustmann), Wohlandstraße 18, D-5250 Engelskirchen/Köln

Amputationen und Exarticulationen wurden schon vor Jahrhunderten von Wundärzten, Barbieren, Feldscheren und Scharfrichtern oft meisterhaft beherrscht. Weniger meisterhaft waren in früheren Zeiten die prothetischen Versorgungen, wofür sich ebenfalls Zeugnisse in der bildenden Kunst finden. Mit erbärmlichen Stöcken, Stützen, Gehbänkchen und Stelzen schleppten sich die Amputierten meist bettelnd durch ihr Leben.

Wir führen heute eine Exarticulation im Kniegelenk durch, wenn es keine Möglichkeit mehr gibt, zumindest einen kurzen funktionstüchtigen und schmerzfreien Unterschenkelstumpf zu erhalten. Muß die Extremität höher abgesetzt werden, ist die Knieexarticulation einer Oberschenkelamputation weit überlegen (Baumgartner 1979, 1984; Dustmann und Munny 1984a, 1984b, 1985, 1986). Als *Vorteile der Knieexarticulation im Vergleich zur Oberschenkelamputation* sind zu nennen:
— Geringeres Operationstrauma,
— keine Knochendurchtrennung,
— Oberschenkelmuskulatur und distale Femurepiphysenfuge bleiben erhalten,
— es wird ein langer kräftiger Stumpf mit vortrefflichen Tragflächen gebildet,
— der Patient empfindet einen optimalen Bodenkontakt,
— es entsteht keine Hüftbeugekontraktur, wie so oft nach Oberschenkelamputationen, d. h die Hüfte bleibt frei beweglich,
— es ist eine rasche Versorgung mit der endgültigen Prothese möglich,
— die Exarticulationsprothese kann problemlos an- und abgelegt werden,
— ein positiver psychologischer Effekt führt zu einer leichteren und rascheren Rehabilitation.

Kurz zur Operationstechnik: Mehrere Schnittführungen wurden angegeben: der Zirkelschnitt, der seitliche und der vordere Lappenschnitt. Wir bevorzugen den Zirkelschnitt, wobei ca. 4 bis 5 Qf distal des Tibiaplateaus die Haut zirkulär inzidiert wird. Die Haut kann später hinter den Femurcondylen in der Medialinie vereinigt werden und so eine längs verlaufende Narbe zwischen beiden Condylen bilden.

Die Tuberositas tibiae wird präpariert und das Kniegelenk von ventral eröffnet. Bei Gefäßpatienten ist besonders darauf zu achten, daß die Weichteillappen nicht kantig oder unsacht manipuliert oder umgeschlagen werden. Die brüchigen Gefäße können allzu leicht geschädigt werden, woraus zwangsläufig Nekrosen resultieren (Dustmann 1986). Das Ligamentum patellae wird durchtrennt. Die Kniescheibe lassen wir hochrutschen. Kreuz- und Seitenbänder sowie Menisci werden reseziert. Es ist wichtig, eine weitgehend vollständige

---
[*] MDG = Munny-Dustmann-Giessler

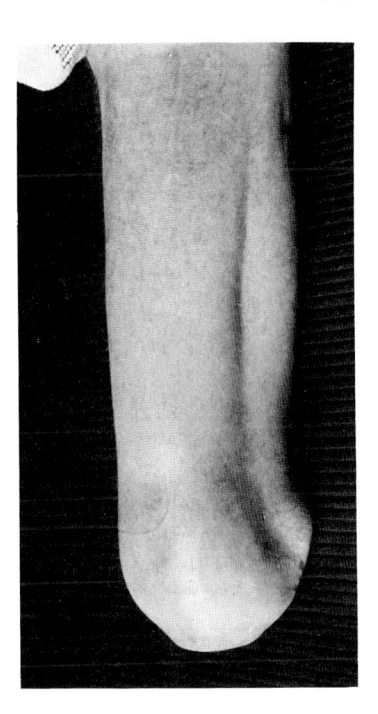

Abb. 1. Komplikationslos verheilte Wunde nach Knieexarticulation. Der Stumpf ist atrophiert und jetzt ideal für die definitive Prothesenversorgung, die in der Regel ca. 6 Wochen nach Exarticulation erfolgt

Synovektomie durchzuführen, um Wundheilungsstörungen und persistierende Synovialsekretion zu vermeiden. Der Gelenkknorpel bleibt erhalten. Das Gefäßbündel in der Fossa poplitea wird präpariert und ca. 6 cm weiter proximal ligiert. Dann werden mehrere kräftige Redondrainagen eingelegt, die 48 bis 52 h belassen werden und einwandfrei funktionieren müssen. Schließlich wird die Haut spannungsfrei mit einschichtigen lockeren Einzelknopfnähten verschlossen. — Ein gut gepolsterter sachgerechter Verband ist entscheidend, da der Exarticulationsstumpf außerordentlich decubitusgefährdet ist. Und so sollte ein guter Exarticulationsstumpf nach Wundheilung aussehen (Abb. 1). Hier das dazugehörige Röntgenbild, auf dem deutlich die Gefäßalteration zu erkennen ist.

Nach dem ersten Verbandwechsel und nach Entfernung der Redondrainagen versorgen wir unsere Exarticulierten mit einer vorgefertigten *Bypass- oder Interimsprothese*. Diese besteht aus einem Rohrskelet und einem Oberschenkelring mit Tubersitz. Mit dieser Stelze können die Patienten rasch gut laufen, der Stumpf wird vollständig entlastet und kann mühelos verbunden und gewickelt werden.

Die häufigste *Komplikation* nach Knieexarticulationen sind Wundheilungsstörungen und Nekrosen, die vor allem bei geriatrischen Gefäßpatienten auftreten können. Nach Häring (1984) sowie nach eigenen Ergebnissen werden derartige Hautnekrosen in ca. 20 bis 25% beobachtet. Allerdings muß nur in 5 bis 10% derartiger Fälle eine Nachamputation im Oberschenkelniveau vorgenommen werden. Auch ausgedehnte Nekrosen und freiliegende Knorpelflächen sind noch nicht unbedingt eine Indikation zur sofortigen Nachamputation. Durch Nekrosenabtragung und chirurgischer Wundanfrischung und durch Abtragen freiliegender Knorpelanteile bleibt häufig auch bei Sekundärheilung das Operationsziel gewahrt (Häring 1984; Dustmann 1986). Abschließend soll man sich zum Thema Wundheilungsstörung zwei Sätze einprägen:

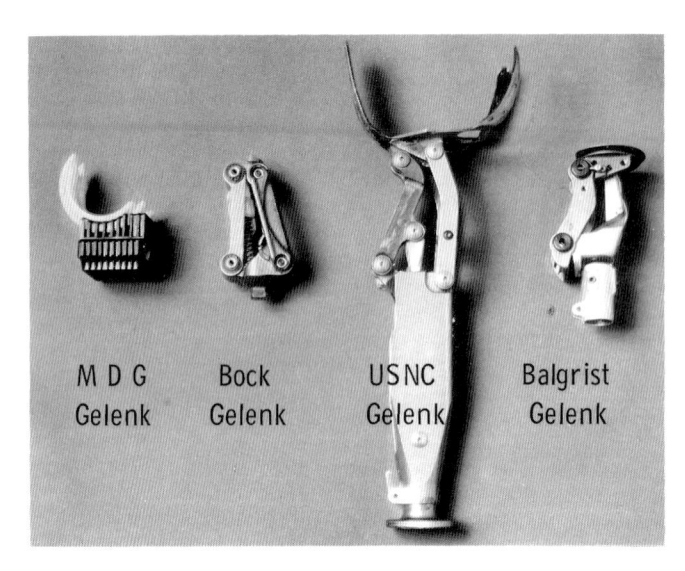

Abb. 2. Zur Versorgung der Exarticulations-Prothesen stehen verschiedene Kniemodelle zur Verfügung. Links das von uns konzipierte MDG (Munny/Dustmann/Giessler)-Drehgleitgelenk, das um 75% leichter ist als die bisher gebräuchlichen Stahlgelenke

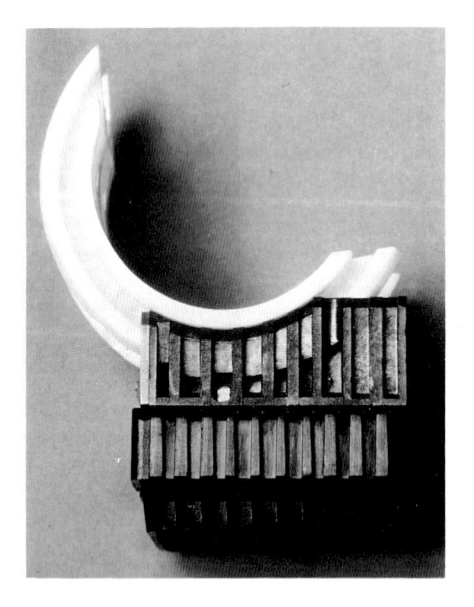

Abb. 3. Das MDG (Munny/Dustmann/Giessler)-Modularsystem ist aus dem hochqualifizierten Kunststoff Polyamid 6.6 gefertigt. Das wartungsfreie Drehgleitgelenk hat eine hohe Gleitfähigkeit

1. Wer annähernd 100% Primärheilungen nach Amputationen am Gefäßpatienten hat, amputiert zu hoch!
2. Wer mehr als 50% der Gefäßpatienten im Oberschenkelbereich amputiert, macht was falsch!

Die endgültige *Prothesenversorgung* erfolgt bei uns in der Regel nach ca. 6 Wochen. Während die Anfertigung eines Prothesenschaftes keine wesentlichen Schwierigkeiten bereitet,

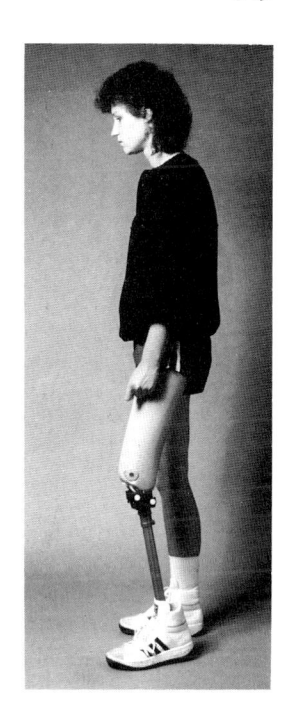

Abb. 4. 20jährige Patientin, die nach einem Autounfall exarticuliert werden mußte. Mit dem MDG-Gelenk ist ein sicheres Stehen und Gehen auch ohne Tuberaufsitz und Feststellknie möglich

war die Versorgung der Prothesen mit Exarticulationsknien oft schwierig. Verschiedene Modelle liegen vor. Gebräuchlich sind das Bock-Gelenk und das Balgrist-Gelenk, während das USNC-Gelenk schon wegen seiner Größe nicht vorteilhaft erscheint (Abb. 2). Die meisten dieser Gelenke sind relativ schwer und erfüllen unsere Vorstellungen von einer möglichst leichten Exarticulationsprothese nicht. Auch unsere Forderung nach einem Knie ohne jede Überlänge erfüllte keines der auf dem Markt erhältlichen Gelenke. Wir haben deshalb ein eigenes Drehgleitgelenk konzipiert und entwickelt, das die natürliche Funktion beim Gehen nachahmt, wartungsfrei und ca. 75% leichter ist als alle bisher üblichen Stahlgelenke (Abb. 3). So kann bei der endgültigen Prothesenversorgung auf einen Tuberaufsitz verzichtet werden. Ein Feststellknie ist nicht mehr notwendig. Sie sehen hier das MDG-Gelenk in der Funktion. Hier nochmal die prothetische Versorgung bei einer jüngeren Patientin, die nach einem Autounfall exarticuliert werden mußte (Abb. 4), während Abb. 5 einen älteren Patienten mit arterieller Verschlußkrankheit zeigt.

Abschließend unsere Ergebnisse: Wir haben in den letzten 10 Jahren 97 Knieexarticulationen durchgeführt. Es handelt sich zu 85% um geriatrische Patienten mit arteriellen Verschlußkrankheiten (AVK), die entweder an einem Diabetes mellitus litten oder zeitlebens starke Raucher waren. Das Durchschnittsalter lag bei 68 Jahren, die Letalität betrug 5%. In etwa einem Fünftel aller Fälle, also in 20% hatten wir Wundheilungsstörungen, die jedoch lediglich 6mal eine Nachamputation erforderlich machten. Von den 97 Exarticulierten konnten 85 mit unserem MDG-Gelenk versorgt werden. Von diesen waren 71 mit der prothetischen Versorgung sehr und 9 mittelmäßig zufrieden. Bei 5 Patienten mußte das Gelenk wieder ausgetauscht werden, da in der Anfangsphase der Modularblock gebrochen war.

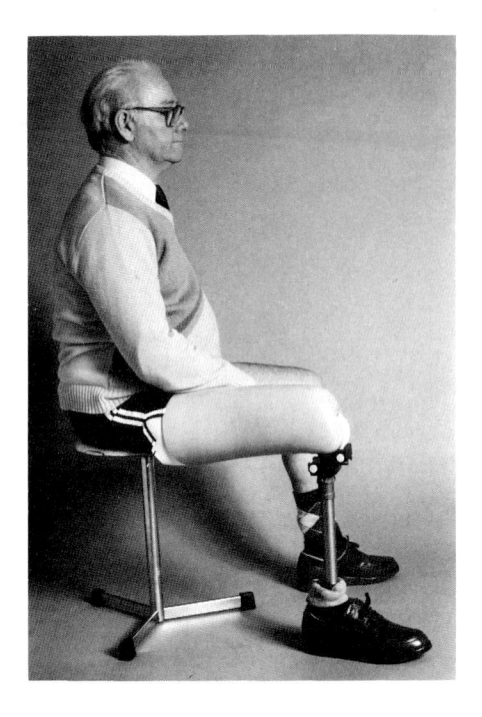

Abb. 5. Das MDG-Drehgleitgelenk ermöglicht ein bequemes Sitzen

Literatur

Baumgartner R (1979) Knee disarticulation versus above-knee amputation. Prosthet Orthotics Int 3 : 15

Baumgartner R (1984) Die Exarticulation im Kniegelenk bei geriatrischen Patienten: Indikation, operative Technik und Nachbehandlung. Med Orthop Techn 1 : 16

Dustmann HO, Munny G (1984a) Neue Gesichtspunkte zur Indikation der Kniegelenksexarticulation durch die verbesserte Prothetik mittels des MDG-Drehgleitgelenkes. Orthop Praxis 6 : 507

Dustmann HO, Munny G (1984b) Die Exarticulation im Kniegelenk und ihre Vorteile im Vergleich zur Oberschenkelamputation — Indikation, operative Technik und Nachbehandlung sowie klinische Ergebnisse unter Berücksichtigung der verbesserten Prothetik mittels MDG-Modularsystem. Orthopädie-Technik 9 : 500

Dustmann HO, Munny G (1985) Die Vorteile der Kniegelenksexarticulation im Vergleich zur Oberschenkelamputation — Klinische Ergebnisse unter Berücksichtigung des neuartigen MDG-Drehgleitgelenkes nach Kniegelenksexarticulation. Orthop Praxis 11 : 883

Dustmann HO Die Exarticulation im Kniegelenk. 13. Fortbildungskongreß für Angiologie, Frankfurt, 24./25. Jan. 1986

Häring R, Konradt J (1984) Die Amputation. In: Draese K (Hrsg) Periphere Durchblutungsstörung der unteren Extremität. TM-Verlag, Bad Oeynhausen

Die Indikation zur Amputation der unteren Extremität aus unfallchirurgischer Sicht

S. Russe und E. Ludolph

Berufsgenossenschaftliche Unfallklinik Duisburg-Buchholz (Dir.: Prof. Dr. med. G. Hierholzer), Großenbaumer Allee 250, D-4100 Duisburg 28

Amputationen aus unfallchirurgischer Indikation können — bezogen auf den Unfallzeitpunkt — in primäre, sekundäre und Spät-Amputationen eingeteilt werden.

Waren bis zu Beginn des 20. Jahrhunderts offene Frakturen absolute Indikationen zur primären Amputation, um das Leben des Patienten zu erhalten, so müssen heute bei drittgradig offenen Bruchschädigungen, sieht man von thermischen Traumen ab, die Kriterien zum Erhaltungsversuch gegen die Kriterien der primären Amputation abgewogen werden [1]. Neben lokalen müssen ebenso allgemeine Faktoren berücksichtigt werden.

Die *lokalen* Faktoren stellen keine absolute Amputationsindikation dar. Es handelt sich um abwägbare Kriterien [2]: Knochendefekte über 20 cm, mehrsegmentale Gefäßverletzungen sowie der Verlust der Schutzsensibilität, insbesondere an der Fußsohle, sind Kriterien, die eine primäre Amputation ratsam erscheinen lassen. Ebenso erscheint die primäre Amputation sinnvoll, wenn trotz primärer Maßnahmen weitstreckig Knochen freiliegen würde bzw. wenn Nerven und Gefäße nicht mit Haut zu decken sind.

Allgemeine Faktoren

Beim Polytraumatisierten mit Körperhöhlenblutung ist ein Erhaltungsversuch der Extremität mit Revascularisation nicht angezeigt. Arteriosklerotische Veränderungen im Bereich des kontralateralen Beines können bei einer drittgradig offenen Fraktur die Indikation zur primären Amputation angezeigt erscheinen lassen. Ebenso ist die erreichte oder überschrittene 6-Stunden-Grenze für eine Revascularisation unverändert gültig [3].

Die Amputationshöhe bei der *primären* Amputation muß sich anhand des Zustandes der Weichteile und deren Vitalität an der Amputationsgrenze richten. Die primäre Amputationshöhe wird daher in der Höhe anzusetzen sein, unterhalb derer kein für einen Amputationsstumpf verwendbares Gewebe mehr vorhanden ist. Die Vitalität der Muskulatur an einer schwerverletzten Extremität ist primär nicht immer mit letzter Sicherheit zu beurteilen, insbesondere wenn, wie häufig, sich noch ein Kompartiment-Syndrom anschließt, im Rahmen dessen eventuell noch mit weiterem Muskelverlust zu rechnen ist. Die Amputationstechnik wird daher bei der primären Amputation immer eine offene sein, um im Rahmen des mindestens täglichen Verbandwechsels die Vitalität des Gewebes beurteilen zu können. Im Rahmen eines Zweiteingriffs wird dann zum Zeitpunkt der Wahl ein prothesenversorgungsfähiger Amputationsstumpf angestrebt, wobei der primäre Wundschluß im Rahmen dieser sekundären Amputation jedoch nur selten möglich ist und nicht erzwungen werden darf.

Sekundäre Amputationen werden unterteilt in frühsekundäre Not-Amputationen im Rahmen eines mißlungenen Erhaltungsversuches, wobei der klinische Verlauf den Zeitpunkt der notfallmäßigen frühsekundären Amputation erzwingt und in sekundäre Amputationen der Wahl nach notfallmäßiger primärer Amputation [4].

Eine frühsekundäre Amputation nach Erhaltungsversuch ist angezeigt, wenn es zur Exacerbation eines Infektes kommt. Ebenso zwingt der Verlust der Weichteildeckung durch Nekrose, die zum Unfallzeitpunkt nicht abschätzbar war, zur frühsekundären Absetzung der Extremität. Bei Rethrombosierungen nach Revascularisation kann die Thrombektomie zwar versucht werden, muß aber immer im Rahmen der Gesamtsituation des Patienten gesehen werden. Bei isolierten Gefäßtraumen bei einem sonst gesunden und jungen Patienten kann, wenn die Rethrombosierung rasch erfaßt wird, durchaus der Versuch einer Thrombektomie durchgeführt werden. Die Thrombektomie ist jedoch nicht angezeigt beim Polytraumatisierten bzw. beim im protrahierten Schock befindlichen Patienten. Hier ist ebenso wie bei der manifesten renalen Insuffizienz nach Revascularisation die notfallmäßige frühsekundäre Amputation angezeigt.

Frühsekundäre Not-Amputationen werden ebenso wie die primären Amputationen als Grenzzonenamputationen durchgeführt, um nach Beherrschung der zur Amputation führenden Komplikation die Absetzung auf einer Höhe durchzuführen, die dann einen prothesenfähigen Stumpf erwarten läßt [5].

Die Indikation zur *Spät-Amputation* besteht zweifelsfrei beim histologischen Nachweis eines Fistelcarcinoms. Ebenso ist sie angezeigt bei der therapieresistenten chronischen Osteomyelitis, zumal dann, wenn eine knöcherne Konsolidierung nicht erfolgt (Pseudarthrose) oder gar eine knöcherne Defektsituation besteht. Knochendefekte im distalen diaphysären Anteil des Unterschenkels sind chirurgisch weit schlechter zu sanieren als im mittleren oder proximalen Tibiabereich.

Die Führung der Patienten mit diesen posttraumatischen Komplikationen ist schwierig. Beratung und Aufklärung müssen ausführlich erfolgen, damit der Patient in die vorgeschlagene Amputation einwilligt.

Die Amputationshöhe ist bei diesen Spät-Amputationen so zu wählen, daß alsbald ein gut prothesenfähiger Stumpf erzielt wird. Operationstechnisch wird man allerdings auch hier über eine offene Amputation mit frühsekundärer Wundnaht gehen, da auch bei deutlichem Abstand zum infizierten Gebiet es in Amputationshöhe zu Frühinfektionen des Stumpfes kommen kann.

Mag der chirurgische Fortschritt bei Osteosynthesen, Nerven- und Gefäßnähten heute eine weitaus höhere Anzahl von Extremitäten erhaltbar machen, so führen zu langwierige Erhaltungsversuche, die sich teilweise über Jahre hinweg erstrecken, zum sozialen und persönlichen Abstieg des Patienten. Ein gut prothetisch versorgter Patient kann wenige Wochen nach seinem traumatischen Ereignis wieder seinen sozialen und beruflichen Platz in der Familie und am Arbeitsplatz einnehmen.

Zusammenfassung

Die Indikation zur Amputation hat sich in den letzten Jahrhunderten aufgrund des medizinischen Fortschrittes deutlich gewandelt und konnte dank der umfassenden Kenntnisse über Asepsis, Mikrochirurgie, Labor- und Intensivmedizin enger gestellt werden. Die Indikation zur primären, sekundären und Spätamputation in der Traumatologie wird dargestellt.

Summary

The indications for amputations have changed in the last few centuries as a result of advances in aseptic surgery, microscopic surgery, intensive care and laboratory techniques. Due to this, the indications for amputation have become less frequent. The indications for primary, secondary and delayed amputation are presented.

Literatur

1. Ficarra BI (1943) Amputations and protheses through the centuries. Med Rec 156:94, 154, 239
2. Harris WR (1985) Grundsätze der Amputationschirurgie. In: Kostuik BI (Hrsg) Amputationschirurgie und Rehabilitation, Erfahrungen der Torontogruppe. Springer, Berlin Heidelberg New York Tokyo
3. Kostuik JP, Fillespie R (Hrsg) (1985) Amputationschirurgie und Rehabilitation, Erfahrungen der Torontogruppe. Springer, Berlin Heidelberg New York Tokyo
4. Probst J (1984) Indikationen und Technik der Unterschenkelamputation. Orthopädie 13:324
5. Winkelmann DW, Marquardt E, Banniza von Bazan U (1984) Die Amputation und prothetische Versorgung bei chronischer Osteomyelitis. Orthop Prax 10/XIV:773

Verbesserung der prothetischen Versorgung durch Verlagerung der Absetzungslinie nach distal bei traumatischen Amputationen mit Hilfe der freien Lappenplastik

A. Betz, W. Stock, D. Wilker, D. Nast-Kolb, E. Sebisch und L. Schweiberer

Chirurgische Klinik Innenstadt und Poliklinik der Ludwig-Maximilians-Universität
(Dir.: Prof. Dr. med L. Schweiberer), Nußbaumstraße 20, D-8000 München 2

Nach traumatischen Amputationsverletzungen an der unteren Extremität – welche zu einer Replantation ungeeignet waren oder bei denen die Replantation mißlang –, kann die Stumpfdeckung große Probleme aufwerfen, wenn ein nicht genügend großer Weichteilmantel vorhanden ist oder wenn es sinnvoll erscheint einen von Weichteilen denudierten Knochen zu erhalten.

Bei der traumatischen Amputation muß i. d. R. nachamputiert werden, da sonst eine spannungsfreie Stumpfversorgung nicht möglich ist. Generell läßt sich sagen, daß der längere Stumpf der bessere ist. Deshalb sollte, wenn möglich, jede Nachamputation vermieden werden, die zu einer Weichteildeckung erforderlich wäre.

Ein kurzer Oberschenkelstumpf ist so gut wie nicht prothesenfähig. Je distaler die Absetzungslinie liegt, desto besser und ansprechender kann die prothetische Versorgung für den Patienten sein. Man wird sich deshalb öfter des Problems der schlecht gedeckten Stümpfe nach traumatischer Amputation annehmen müssen.

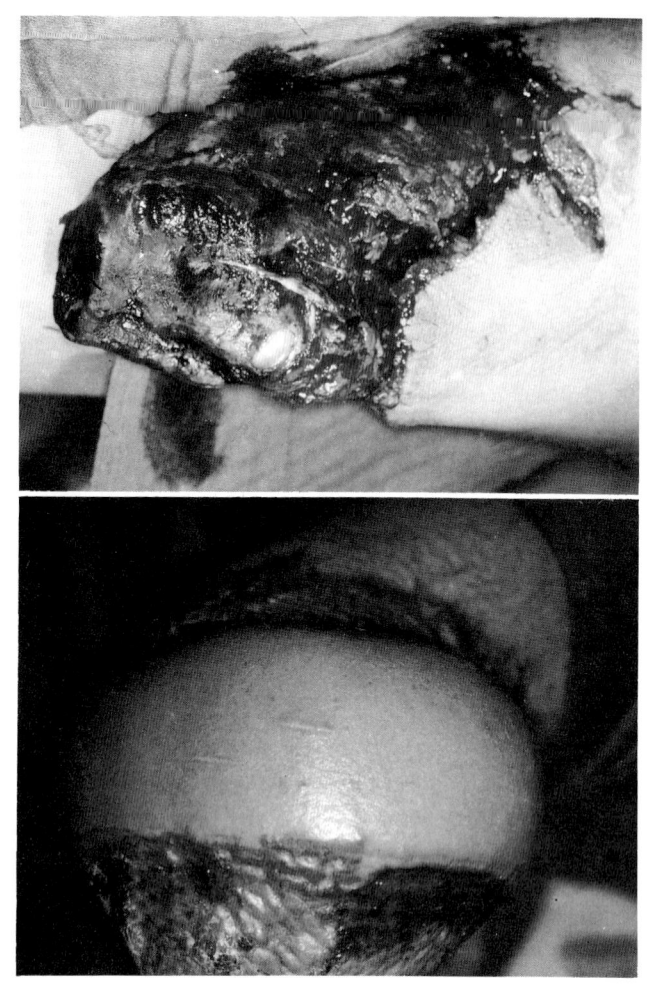

Abb. 1. Traumatische proximale Unterschenkelamputation. *Oben:* nach Unfall; *unten:* nach Deckung und Einheilung des freien gefäßgestielten Musculus latissimus dorsi-Lappentransplantates, angeschlossen an die A. poplitea

Die mikrovasculär gestielte Lappentransplantation hat sich dabei als eine sehr elegante und effektive Methode herausgestellt. Durch den definierten eigenen Gefäßstiel ist eine Unabhängigkeit von der Vascularisation des Wundgrundes gegeben.

Durch die gestielten Lappentransplantate kann ein Stumpf spannungsfrei verschlossen werden. Dies beugt den infizierten, chronischen Ulcerationen am Stumpfende vor.

Mit diesem Verfahren haben wir u. a. eine etwa 10 cm unterhalb des Kniegelenkes gelegene traumatische Amputation, bei der der Weichteildefekt bereits im distalen mittleren Drittel des Oberschenkels begann und der distale Knochen freilag, den Unterschenkelstumpf mit Hilfe des Musculus latissimus dorsi-Lappens unterschenkelprothesefähig erhalten. Die Absetzungslinie konnte so um zwei Etagen nach distal verschoben werden (Oberschenkelstumpf – Kniegelenksexarticulation – Unterschenkelstumpf) (Abb. 1).

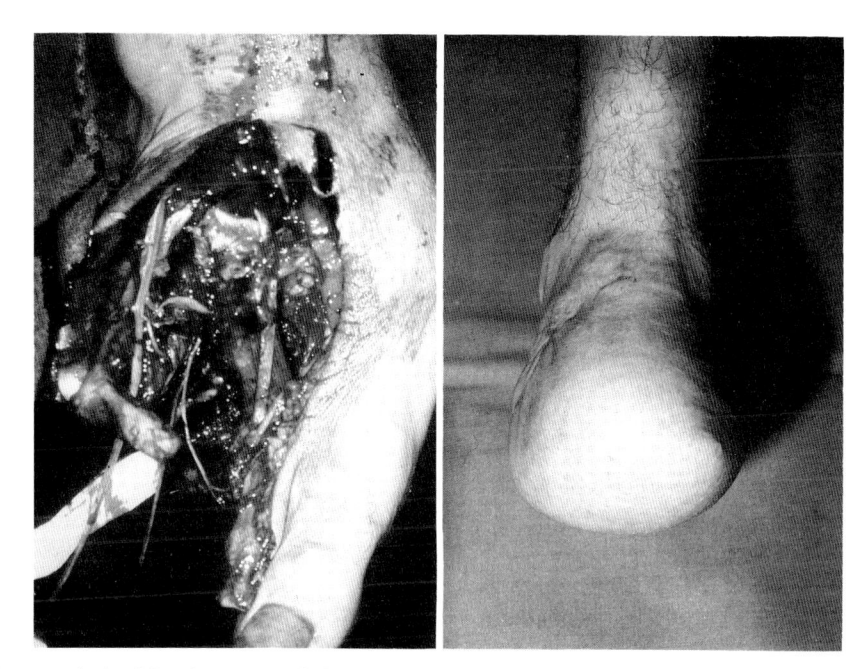

Abb. 2. Traumatische Mittel- und Vorfußamputation, *li:* nach Unfall, *re:* das Ergebnis nach Einheilung eines freien gefäßgestielten Musculus latissimus dorsi-Lappentransplantates, angeschlossen an die A. tibialis posterior

Bei einer Amputation des Fußes im Bereich der Lisfrancschen Linie konnte mit dieser Methode der Restfuß erhalten werden. Der Patient ist nach Versorgung durch einen mikrovasculär gestielten Lappen in der Lage mit einer Vorfußpelotte und handelsüblichem Schuhwerk beschwerdefrei zu gehen (Abb. 2).

Auch Infektkomplikationen konnen mit Hilfe der Lappenplastik (insbesondere Myocutanlappen) saniert werden, wodurch sich eine Nachamputation häufig vermeiden läßt.

Mit Hilfe des Musculus latissimus dorsi-Lappens wird ein dickes Weichteilpolster – optimal vasculariert – in das Amputationsgebiet transferiert. Bei entsprechender Pflege des Stumpfes durch den Prothesenträger ist ein sensibel versorgtes Transplantat nicht erforderlich. Uns liegen keine negativen Erfahrungen vor. Allenfalls unmittelbar an der Fußsohle scheint ein sensibel versorgtes Transplantat sinnvoll.

Der mikrovasculär gestielte Lappen schafft durch optimale Haut- und Weichteildeckung belastbare Stümpfe.

Eine Verbesserung der Prothesenfähigkeit unter Erhalt der Stumpflänge kann durch dieses Verfahren erreicht werden. Dies wirkt sich äußerst günstig auf die Rehabilitation des Verletzten aus.

Deshalb empfehlen wir nach traumatischen Amputationen den Längenerhalt der Extremität unter Verwendung mikrovasculär gestielter freier Lappentransplantate.

Die modifizierte Pirogoff Amputation

A. J. M. Karthaus und E. L. F. B. Raaymakers

Chirurgische Univ.-Klinik AMC (Dir. Prof. Dr. med. W. H. Brummelkamp),
Meibergdreef 9, NL-1105 AZ Amsterdam

Leichteres Material und die Einführung der PTB-Prothese haben die Popularität der Unterschenkelamputation bei schweren Fußverletzungen vergrößert.

Obwohl die prothetische Versorgung eines Amputationsstumpfes im Rückfuß nie dem kosmetischen Resultat einer Unterschenkelamputation gleichkommen kann, bietet diese Amputation mit einer guten Belastbarkeit und einer fast gleichen Beinlänge eine funktionell bessere Lösung.

Welche Forderungen stellen wir an einen Rückfußstumpf? Der Stumpf soll genügend lang sein, damit der Amputierte ohne Prothese gehen kann und genügend kurz, um Raum zu bieten für eine Prothese. Der Stumpf muß voll belastbar sein. Die eigene, sensible Fußsohlenhaut ist die einzige Haut, welche wirklich belastbar ist. Spitzfuß und Supinationsstellung des Rückfußes durch das fehlende Muskelgleichgewicht müssen vermieden werden.

Unter den 3 klassischen Amputationen des Rückfußes hat die von Chopart im 18. Jahrhundert beschriebene den Nachteil, daß relativ viel intakte Plantarhaut gebraucht wird. Das Problem der Equinovarusdeformität ist nur durch eine zusätzliche talo-crurale Arthrodese zu lösen.

Bei der von Syme im 19. Jahrhundert beschriebenen Exarticulation im oberen Sprunggelenk ist eine Verkürzung von 4–8 cm nicht zu vermeiden. Durch die Länge der dorsalen Lappen sind Wundheilungsstörungen häufig. Die Lappen müssen im belasteten Gebiet eine gewisse Dicke haben und zeigen dadurch eine Gleittendenz.

Nikolai Iwanowitsch Pirogoff's Konzept für die Rückfußamputation hat als technische Schwierigkeit, daß das Calcaneusfragment über 90° gegen die Zugkräfte des Musculus Triceps surae gekippt werden muß.

Die später von Günther beschriebene schräge Calcaneusosteotomie vereinfacht das Vorgehen. Wenn die Osteotomie etwas weiter distal durchgeführt wird, ist der Beinlängenverlust minimal. In dieser Modifikation entspricht die Amputation nach Pirogoff allen obengenannten Anforderungen. Durch die Benützung von äußeren Spannern ist die Heilung der tibiocalcanearen Arthrodese kein Problem mehr. Als Beispiel werden die postoperativen Bilder eines 38jährigen Mannes gezeigt, bei dem durch Drehung des Calcaneusfragments die erhaltene solide Fußsohlenhaut in belastetes Gebiet umgelagert wird. Der verbleibende Defekt wurde mit Spalthaut gedeckt. Nach 8 Wochen geht der Patient dann an einem Krückstock. Vier Wochen später wird der Fixateur entfernt. Ein Jahr später hatte er ein voll belastbares linkes Bein, das nur 1,5 cm kürzer war. Prothesenbauer und Rehabilitationsarzt waren nach anfänglichem Zögern über die Möglichkeiten, einen so langen Stumpf beschuhen zu können, begeistert.

Zwischen 1979 und 1984 haben wir diese Operation 2mal akut und 2mal elektiv durchgeführt. Alle Patienten belasten jetzt voll und schmerzlos. Die letzte Patientin, eine 33jährige Frau, erlitt 3 Jahre vorher eine traumatische transmetatarsale Amputation, da sie mit ihrem linken Fuß zwischen Zug und Bahnsteig geraten war. Bei der chirurgischen Versorgung wurde zunächst eine Amputation im Lisfranc-Gelenk durchgeführt. Der teilweise plantar lokalisierte Defekt wurde mit Spalthaut gedeckt. Trotz aufwendiger Schuhversorgung ist der Stumpf nie belastbar gewesen. Die Patientin mußte an zwei Krückstöcken gehen. Die Versorgung der Familie mit 5 Kindern war unmöglich.

Bei der Untersuchung ergab sich eine Varuskontraktur im unteren Sprunggelenk. Die Ferse war eigentlich die einzige Stelle, an der die Fußsohle nicht schmerzhaft war. Andernorts wurde der Patientin eine Unterschenkelamputation empfohlen. Auch hier hat die Rückfußamputation nach Pirogoff eine ausgezeichnete Alternative geboten.

Postoperative Behandlungsmaßnahmen nach Amputation der unteren Extremität

G. Neff und K. Fischer

Orthopädische Universitätsklinik Tübingen (Dir.: Prof. Dr. med. H. Mau), Abt. Technische Orthopädie und Biomechanik, Calwer Straße 7, D-7400 Tübingen

Mit der letzten Naht nach einer Amputation scheint auch heute noch die Arbeit für manchen Operateur erledigt zu sein; Verband, Lagerung und postoperative Nachsorge bleiben dem Pflegepersonal und bestenfalls den Krankengymnasten überlassen mit dem Ziel, den Amputierten möglichst rasch aus dem Akutkrankenhaus in die „Peripherie" zu verlegen, wo es häufig sowohl an qualifiziertem Personal als auch an den nötigen Kenntnissen fehlt, um den Amputierten bestmöglich und rasch zu rehabilitieren.

Eine optimale Rehabilitation ist aber nur möglich, wenn die Amputation und die postoperative Behandlung nahtlos ineinander übergehen und zum richtigen Zeitpunkt die richtigen Maßnahmen getroffen werden – abhängig vom individuellen Zustand des Betroffenen.

Stumpfgips/semirigider Verband

Im allgemeinen wird unmittelbar im Anschluß an die Amputation nach steriler Abdeckung des Wundbereichs ein steriler Schlauchverband über den Stumpf und das nächst proximal gelegene Gelenk übergestreift, dann das distale Ende durch ein dem Stumpfdurchmesser entsprechendes Schaumstoffkissen durchgezogen, umgeschlagen und als zweite Schicht über den Stumpf nach oben gezogen. Es schließt sich eine Polsterung mit steriler Watte von ausreichender Dicke besonders über den druckempfindlichen Partien an; durch eine doppelte Lage Papierbinden – jeweils in Achtertouren und nicht zirkulär angebracht – kann das Polstermaterial individuell anmodelliert werden.

Nur ausnahmsweise wird jetzt ein Bindenverband aus elastischen oder besser Zinkleimbinden angelegt; wir bevorzugen meist einen korrekt angewickelten zirkulären Gips unter Einschluß des nächst proximalen Gelenks in orthograder Gelenkstellung, den sogenannten Stumpfgips.

Falls hierzu Anlaß besteht, kann dieser Stumpfgips gespalten oder geschalt werden, beispielsweise für eine regelmäßige Wundkontrolle bei kritischen Durchblutungsverhältnissen oder latenter Infektionsgefahr.

Dieser Stumpfgips ist gleichzeitig Kontrakturprophylaxe und Ruhigstellung — zum Beispiel nach einer muskelplastischen Stumpfdeckung —, dient jedoch zu allererst der Begrenzung des postoperativ meist unvermeidlichen Wundödems.

Sofortversorgung

Nur in ausgewählten Fällen mit ungestörter Durchblutung, straffen Weichteilen und gutem Allgemeinzustand legen wir unmittelbar nach der Amputation einen belastbaren, am Körper verbleibenden Gipsverband mit der oben beschriebenen Polsterung einschließlich Schaumstoff-Stumpfkissen an; um die Amputationswunde und die in diesen Fällen immer durchgeführte Tenomyoplastik nicht zu gefährden, ist eine sehr präzise Modellierung des Gipses am Tuber ossis ischii, in der Leistenbeuge und im Schritt sowie in der Umgebung des Trochanter major bei Oberschenkelamputation und Knieexarticulation entscheidend für eine korrekte Entlastung; wenn dies nicht möglich ist, sollte lediglich eine Stumpfgipsversorgung erfolgen. Bei Unterschenkel- und Rückfußstümpfen erfolgt die Anmodellierung des Sofortversorgungsgipses in den druckverträglichen Regionen des Schienbeinkopfes und der Patellarsehne mit entsprechendem Gegenhalt in der Kniekehle durch den Gochtschen Handgriff; gleichzeitig modelliert ein zweiter Helfer die supracondyläre Region des Oberschenkels, womit dieser Sofortversorgungsgips selbsttragend ohne zusätzliche Gurte und Bandagen benutzt werden kann; nach Rückfußstumpfbildung genügt die alleinige Abstützung des Gipsschaftes an der Patellarsehne und am Schienbeinkopf unter Freilassen des Kniegelenks.

Mit dem getrockneten Sofortversorgungsgips können erste Steh- und Gehübungen am Tag nach der Amputation durchgeführt werden, sobald der Gips durch Prothesenteile ergänzt ist; diese werden entweder mit einem handelsüblichen Adapter und Klebeband oder zusätzlichen Gipsbinden am Gipsschaft fest angebracht oder mit einem Kunststoffadapter aus eigener Entwicklung verbunden, der mit einigen wenigen Handgriffen an- bzw. abgelegt werden kann.

Frühversorgung

Als Frühversorgung bezeichnen wir das Anlegen eines belastbaren Gipsschaftes während der Phase der Wundheilung bis zu deren Abschluß am nicht narkotisierten Patienten, sobald die Wundheilung nicht mehr gefährdet erscheint. Der Unterschied zur Sofortversorgung besteht darin, daß jetzt der Amputierte aktiv mithelfen kann, — zum Beispiel indem das Anmodellieren des Gipsschaftes nach Oberschenkelamputation im Stehen wesentlich einfacher ist und besser gelingt als am narkotisierten liegenden Patienten.

Übungsprothesenversorgung

Nach Abschluß der Wundheilung etwa zwei bis drei Wochen nach der Amputation schließt sich nahtlos die Übungsprothesenversorgung an. Hierzu verwenden wir einen thermoplastischen Kunststoffschaft, der individuell nach Stumpfabdruck angefertigt, dann aber im Laufe der Zeit entsprechend den Stumpfvolumenschwankungen auf einfache Weise nachgearbeitet werden kann und damit immer einen korrekten Sitz ermöglicht. Funktionell entspricht die Übungsprothese bereits der definitiven Versorgung; entsprechend den Kräfteverhältnissen und dem Sicherheitsbedürfnis werden jetzt schon freibewegliche, sperrbare oder Sicherheits-Bremskniegelenke, unbewegliche, ein- oder mehrachsige Prothesenfüße etc. verwendet.

Erst nach Konsolidierung der Stumpfverhältnisse, — daran erkennbar, daß über mindestens vier bis sechs Wochen keine wesentlichen Stumpfschwankungen mehr aufgetreten sind und die Schaftform nicht mehr nachgebessert werden mußte —, wird die Versorgung mit der definitiven, auf Dauer zu benutzenden Prothese in die Wege geleitet.

Krankengymnastik

Die vielfältigen Möglichkeiten der krankengymnastischen postoperativen Betreuung sind ein wichtiges Element auf dem Wege zur Rehabilitation des Amputierten.

Bereits präoperativ kann durch das Gehen an Stöcken unter Entlastung der zu amputierenden Extremität der Patient auf die Situation nach der Amputation vorbereitet werden.

Post operationem sind die korrekte Lagerung zur Vermeidung von Kontrakturen, isometrische Anspannungsübungen mit der amputierten Gliedmaße sowie Kräftigungsübungen für alle nicht betroffenen Körperabschnitte und eine allgemeine Atem- und Stoffwechselgymnastik der raschen Mobilisierung des Amputierten dienlich.

Sobald der Patient das Bett verlassen kann, beginnt die Phase der Gehschulung, die zunächst mit Steh-, dann mit einzelnen Schrittübungen im Barren, später im Gehwagen und schließlich mit Unterarmgehstöcken mit und ohne die jeweilige prothetische Versorgung erfolgt.

Mit dem Übergang auf die abnehmbare Übungsprothese ist der Stumpf frei für Abhärtungsmaßnahmen, zum Beispiel durch Einreibungen mit Franzbranntwein oder Streichmassagen mit einer weichen Bürste zur Verbesserung der Durchblutung und zur Abhärtung der Haut als Vorbereitung auf die ungewohnte neue Situation mit dem Ziel, möglichst ganztägig eine Prothese tragen zu können. Eventuell bevorstehende oder nach der Amputation entstandene Kontrakturen können jetzt einer forcierten, vornehmlich aktiven Behandlung zugeführt werden.

In dieser Phase müssen die meisten Stümpfe bandagiert werden, um der noch bestehenden Ödemneigung entgegenzuwirken. Eine korrekte Anlage der elastischen Binden mit vom Stumpf nach proximal abnehmender Zugwirkung, in Achtertouren über das nächst proximal gelegene Gelenk — beim Oberschenkelamputierten über das Hüftgelenk um das Becken herum reichend — verhindert ebenso eine Fehlhaltung im Hüftgelenk wie ein Anschwellen des Stumpfes, der sonst schlimmstenfalls nicht mehr ohne Probleme in den Prothesenschaft gezogen werden kann. Anstelle der Bindenbandagierung können auch gummielastische Kompressionsstumpfstrümpfe — bei Oberschenkelamputierten immer mit Hüftteil — getragen werden, wobei die Kompressionsklasse auf die Durchblutungsverhältnisse abzustimmen ist.

Im Zuge der Gehschulung muß der Patient auch lernen, seine Prothese korrekt selbständig an- und abzulegen; sofern er hierzu nicht in der Lage ist, muß diese Aufgabe von einem zu Hause möglichst ständig verfügbaren Familienangehörigen noch während des Klinikaufenthaltes erlernt und mehrfach unter krankengymnastischer Aufsicht geübt werden.

Die unmittelbare postoperative Behandlung findet mit der Entlassung aus dem Krankenhaus ihren vorläufigen Abschluß; Voraussetzung ist jedoch, daß der Patient mit und ohne Prothese sicher stehen und gehen, Treppen auf- und abwärtssteigen und seine Hilfsmittel sicher an- und ablegen kann. Im allgemeinen wird dies bei gesunden jüngeren Patienten nach frühestens drei bis vier Wochen, bei älteren entsprechend später erreicht.

Als Alternative bietet sich eine unmittelbar an die vorzeitige stationäre Entlassung nachfolgende Anschlußheilbehandlung bzw. die Verlegung in eine für die Schulung von Amputierten qualifizierte Einrichtung an, um dort die postoperative Behandlung fortzusetzen bis zur Erlangung der bestmöglichen Selbständigkeit im täglichen Leben.

Die hier skizzierten Maßnahmen nach Amputation führen nur dann zu einem befriedigenden Endergebnis für den Amputierten, wenn die damit verbundenen Aufgaben von einem engagierten Team — bestehend aus Arzt, Krankengymnast, Orthopädie-Techniker und ggf. weiteren Fachkräften — durchgeführt werden. Dieses Team hat auch die Aufgabe, den Amputierten langfristig nach seiner Entlassung in einer Amputierten-Sprechstunde zu betreuen und den Betroffenen die Sicherheit zu geben, daß sie im Bedarfsfalle mit ihren Sorgen und Nöten sich auf die Kenntnisse und Fähigkeiten eines qualifizierten interdisziplinären Teams verlassen können.

Literatur

Baumgartner R (1979) Knee disarticulation versus above-knee amputation. Prosth Orthot Int 3:15–19

Burgess EM, Romano RL, Zettl JH (1969) Amputation management utilizing immediate postsurgical prosthetic fitting. Prosth Int 3:28–37

Dederich R (1970) Amputationen der unteren Extremität. Thieme, Stuttgart

Marquardt E, Correll J (1984) Amputations and protheses for the lower limb. Int Orthop 8:139–146

Mooney V, Harvey JP, McBride E, Snelson R (1971) Comparison of postoperative stump management: plaster versus soft dressings. J Bone Surg [Am] 53:241–249

Neff G, Winkler E, Waigand H (1977) Die modifizierten Stumpfformen nach Chopart, Pirogoff und Syme: Ihre Indikation, Operationstechnik und die orthopädie-technische Versorgung. Orthop Techn 28:1–4

Neff G (1980) Postoperative Behandlung von Amputationsstümpfen einschließlich Sofort-, Früh- und Übungsprothesenversorgung. Orthop Techn 31:181–184

Neff G (1980) Übungsprothesen mit Kunststoffschäften. Med Orthop Techn 100:67–72

Neff G (1981) Amputationen und Prothesen. In: Zenker R, Deucher F, Schink W (Hrsg) Chirurgie der Gegenwart, Bd V, Bewegungsorgane. Urban & Schwarzenberg, München Wien Baltimore

Neff G (1984) Amputationstechnik und Prothesenversorgung. In: Reichmann W (Hrsg) Mikrochirurgie – Handchirurgie. Fischer, Stuttgart New York

Neff G (1986) Allgemeine Amputationslehre. In: Jäger M, Wirth CJ (Hrsg) Praxis der Orthopädie. Thieme, Stuttgart

Neff G (1986) Spezielle Stumpfformen. In: Jäger M, Wirth CJ (Hrsg) Praxis der Orthopädie. Thieme, Stuttgart

Neff G (1986) Orthopädietechnische Versorgung. In: Jäger M, Wirth CJ (Hrsg) Praxis der Orthopädie. Thieme, Stuttgart

Neff G (1986) Rückfußstumpfbildung bei peripheren Durchblutungsstörungen. Z Orthop 124:426–430

Weiss M (1968) Physiologic amputation, immediate prosthesis and early ambulation. Prosthet Int 3:28–37

Die Unterschenkelkurzschaftprothese PTK

M. Roesgen, J. Münch und G. Hierholzer

Berufsgenossenschaftliche Unfallklinik Duisburg-Buchholz (Dir.: Prof. Dr. med. G. Hierholzer), Großenbaumer Allee 250, D-4100 Duisburg 28

Um das Verlustsyndrom der Gliedmaßenamputation möglichst gering zu halten, ist jeder Operateur bemüht, eine körperferne Absetzung vorzunehmen. Diese kann nur dann in einen Funktionsgewinn umgesetzt werden, wenn die prothetische Versorgung physiologisch und komfortabel vorgenommen wird. Dies gilt insbesondere für die statisch und dynamisch belastete untere Extremität.

Die Intention, eine mechanisch einfache, angrenzende Extremitätenteile freilassende Versorgung anzustreben, die gleichzeitig die Kniegelenksbeweglichkeit nicht beeinträchtigt, führte zur Entwicklung der Kurzschaftprothese am Unterschenkel. Erste Versuche wurden im 18. Jahrhundert vorgenommen, als Wilson in Schottland eine solche Prothese inaugurierte. Entwicklungsschritte waren 1814 in Deutschland durch Brünninghausen die Zugabe eines beweglichen Fußes, 1958 durch Radcliffe und Foort in USA der Gebrauch von Gießharz für die Schaftformung sowie der Gebrauch des Sachfußes, 1960 verzichtete Fajal in Frankreich erstmals auf den Knieriemen, Kuhn in Deutschland erkannte die entscheidende Abstützung der medialen Condyle und konstruierte einen herausnehmbaren Condylenteil. Die

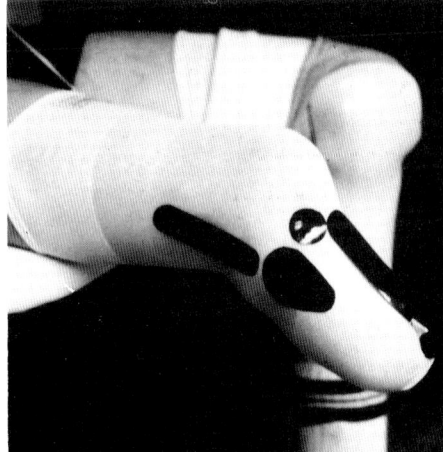

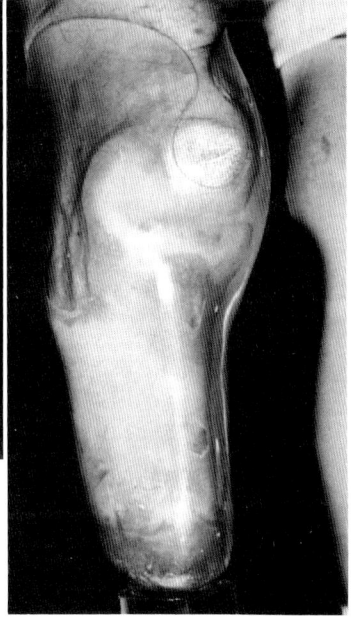

Abb. 1. Vor dem Gipsabdruck Polsterstreifen über den Stellen, an denen Auflage vermieden wird: Tractus ileotibialis, Fibulaköpfchen, Tuberculum Gerdyi, Schienbeinvorderkante. Stand im Plexiköcher unter Belastung: Entlastete Stellen dunkel, tragende Gewebe hell durchscheinend

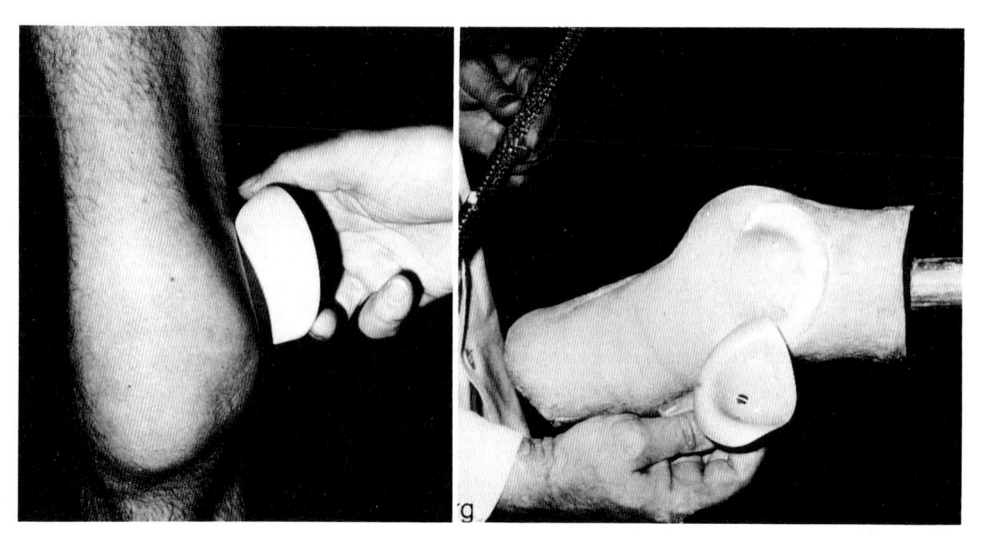

Abb. 2. Mediale Condylenkappe vor dem Gipsabdruck und nach Entformung des Gipsmodells

letzte Entwicklung zum heutigen Standard wurde von Kegel in Frankreich geschaffen, der ein mediales Condylenbett fest einformt und die Condylenzange federnd gestaltete.

Die Indikation zur PTK: „Prothese-tibiale-Kegel", besteht im Prinzip bei allen Unterschenkelamputierten mit konsolidierten Stumpfverhältnissen. Eine Endbelastungsfähigkeit ist vorteilhaft. Die Stumpflänge muß knöchern 13 cm mindestens betragen. Die Kniegelenksbeweglichkeit muß eine volle Streckung beinhalten, eine Beugung bis 100 Grad. Die Muskulatur muß in einem ausreichenden Trainingszustand sein oder aber unter Mitarbeit des Verletzten durch ein Trainingsprogramm aufgebaut werden. Die Weichteildeckung des Stumpfendes schließlich soll möglichst sparsam sein.

Die Endbelastungsfähigkeit des Stumpfes wird auf einer Personenwaage unter Aufsetzen der Stumpfspitze und Abdrücken des maximal erreichbaren Gewichtes geprüft. Zusätzlich überprüft der Orthopädiemechaniker vor dem Gipsabdruck mit der flachen Hand die Belastungsfähigkeit der Stumpfspitze und ertastet Schmerzpunkte. Zum Gipsabdruck wird ein Trikotschlauch übergezogen. Entscheidend ist, die für die spätere Entlastung vorgesehenen Punkte zu unterpolstern. Dieses sind: Verlauf des lateralen Seitenbandes; Fibulaköpfchen; Vorderkante des lateralen Tibiaplateaus; Schienbeinvorderkante einschl. der Knochenspitze. Um einen sicheren medialen Condylenschluß zu erreichen, wird ein Condylenkeil unter Druck auf die mediale Condyle aufgesetzt. Diese Keile sind in verschiedenen Größen konfektioniert. Sofern keine passende Keilform vorhanden ist, wird mit der Unterlage von Polyurethan-Schaumstoff eine ideale Adaptation erreicht. Anschließend wird der Gipsabdruck genommen. Nach Anfertigen der Positivform wird an typischen Meßpunkten am Unterschenkel minus 1 cm, über der Tuberositas minus 0,5 cm, über der Kniescheibe plus/minus 0 cm und am Oberschenkel minus 4 cm Material abgenommen. Über dieser Positivform wird nun das Soft-Socket aus Pferdeleder angefertigt. Dies hat gegenüber einem Schaumstoff-Socket den Vorteil, die Schwitzreaktion zu verhindern und evtl. Schwitzwasser aufzunehmen.

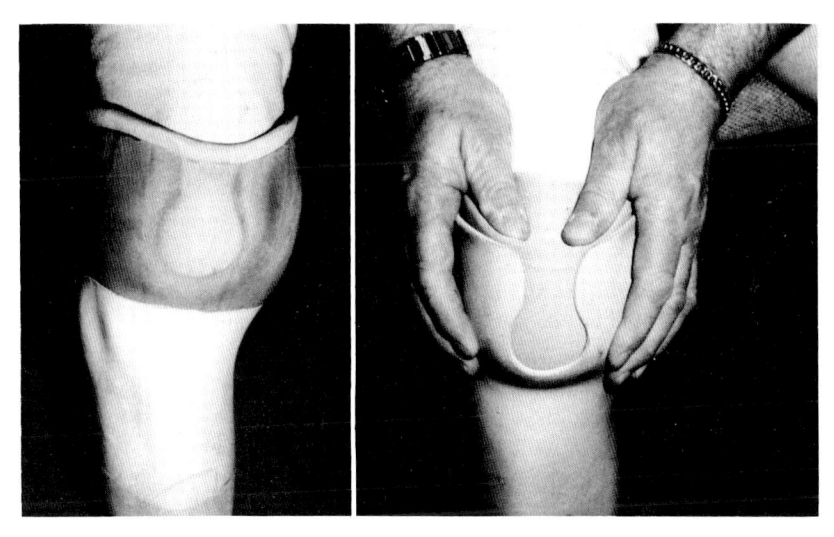

Abb. 3. „Soft Socket" über Tricotstrumpf aus Spezialleder, Einschlupfen in die PTK unter Nachfedern des Prothesenköchers

In einem aus Plexiglas gezogenen Probeschaft können die Auflagepunkte wie die Entlastungspunkte optisch kontrolliert werden.

Charakteristikum der PTK ist, daß das Condylenteil straff elastisch gefertigt ist. Dieses geschieht in glasfaserverstärkter Kunststofftechnik. Diese straffe Elastizität erlaubt, daß beim An- und Ausziehen das Condylenteil auseinander gedrängt wird, um die Breite der Condylen durchtreten zu lassen. Der Oberrand legt sich danach paßgenau an die Oberschenkelweichteile unter straffer Condylenumfassung wieder an.

Die Kniegelenksbeweglichkeit ist unter dieser Versorgung für die Streckung gar nicht, für die Beugung endgradig eingeschränkt. Der Vorteil der Kurzprothese ist, daß die physiologische Kniegelenksbewegung erhalten bleibt. Die aktive Kniegelenksverspannung kann weiter trainiert werden. Die Oberschenkelmuskulatur wird gekräftigt. Durch die Elastizität des Condylenteiles ist in jeder Gelenkstellung ein paßgenauer Hautkontakt und die angestrebte Abstützung erreichbar. Schließlich handelt es sich um eine leichte, ästhetisch ansprechende Prothese, die ein freies Gangbild erlaubt. Nachteile der PTK sind, daß die Herstellung technisch anspruchsvoll ist. Es muß ein konsolidierter Stumpf mit genügender Länge vorliegen. Sportfähigkeit kann u. U. begrenzt sein, insbesondere für Grätsch- und Ausfallschritte, bei denen von den Patienten eine bessere Führung unter Anwendung der Oberschaftprothese beschrieben wird. Wird von der Ober- auf die Kurzschaftprothese umgestellt, ist eine neue Eingewöhnungszeit erforderlich.

Die Vorteile der einfacheren Versorgung mit der Oberschaftprothese werden jedoch durch deren Nachteile aufgehoben. Dies gilt insbesondere für die Kniegelenksmechanik, da eine Einachsführung in die Prothese eingebaut ist. Um dennoch genügende Kniegelenksbeweglichkeit zuzulassen, ist ein gewisses Bewegungsspiel im Prothesenköcher Voraussetzung zur Funktion. Dies wiederum bedingt Pumpbewegungen in der Prothese, die das Unsicherheitsgefühl steigern und als sehr unangenehm empfunden werden. Das Gewicht der Prothese ist erheblich höher, durch das Oberschaftmaterial und die eingebaute Schiene medial und lateral bedingt. Schließlich wird durch die halb passive Führung des Kniegelenkes eine Atrophie der Oberschenkelmuskulatur bewirkt, die wiederholte Nachpassungen erforderlich macht und zur Schwächung des Beines insgesamt wie zur Reduzierung der Durchblutung beiträgt.

Ein unbestechlicher Parameter für die Qualität einer Prothesenversorgung ist deren Rücklaufquote. Bei über 300 in den vergangenen 4 Jahren in Zusammenarbeit mit unserer Orthopädietechnik der Firma Münch & Hahn stattgehabten Versorgungen ist der Rücklauf mit ca. 5% gering. Bei 103 Erstversorgungen, die zwischen der 6. Woche und dem 3. Monat nach Amputation begonnen werden konnten, lag diese Quote zunächst bei 10%. Dies insbesondere wegen der noch nicht konsolidierten Stumpfverhältnisse, die weitere Korrekturen am Köcher erforderlich machten. Letztendliche Umstellung auf eine Oberschaftprothese war lediglich bei 5 Patienten erforderlich, bei denen die Versorgung mit der Kurzschaftprothese als fehlgeschlagen angesehen werden muß.

208 Patienten mit einer primären Versorgung einer Oberschaftprothese wurden auf eine Kurzschaftprothese umgestellt. Bei diesen betrug die Rücklaufquote 5,2%, d. h. 13 Patienten konnten keine ausreichende Gangsicherheit mit der PTK erreichen und mußten wiederum mit einer Oberschaftprothese endgültig versorgt werden. Die übrigen 195 Patienten konnten erfolgreich umgestellt werden und wußten die Vorteile der Kurzschaftprothese zu nutzen.

Literatur

1. Kegel W (1981) Die Unterschenkelprothese im Jahre 1981: Bilanz, Analyse und Perspektive. Die P.T.K. Orthop Technik 5:65
2. Marten G (1983) Ist die Umstellung von konventioneller Prothese auf Unterschenkelkurzprothese sinnvoll? Orthop Technik 1:3
3. Münch J (1981) Unsere Erfahrung mit dem Einsatz von P.T.K.-Prothesen. Orthop Technik 5:69
4. Reiner D (1976) Vakuumstransparentschaft als Testschaft. Orthop Technik 7:53
5. Poetz R (1977) Condylenbettung-Münster. Orthop Technik 6:84

Traumatische Amputationen der unteren Extremitäten bei Kindern — Ursachen, Operations- und Prothesenversorgungsprobleme

I. Wośko, T. Karski und M. Okoński

Orthopädische Universitäts-Kinderklinik (Leiter: Prof. Dr. med. habil. Ignacy Wośko), Staszic Straße 11, 20-081 Lùblin/Polen

Einleitung

In der Orthopädischen Univ.-Kinderklinik in Lublin wurden 28 Kinder mit traumatischen Amputationen der Extremitäten behandelt. Die Hälfte davon erlitt Unfälle durch Landmaschinen, u. a. traumatische Amputationen der Unterschenkel.

In die Orthopädische Univ.-Kinderklinik wurden die Patienten zur Prothesenversorgung oder zur sekundären osteomyoplastischen Formung des Stumpfes aufgenommen. Primär wurden die Patienten in den chirurgischen Abteilungen versorgt, wo gegen Schock und allgemein schwerem Zustand die Wunde bearbeitet worden war. Nach Verheilung des Stumpfes bekamen die Kinder einen Gipspylon. Dieser wurde belassen, bis sie mit individuell angepaßten Prothesen versorgt wurden. Unser klinisches Material zeigt Tabelle 1.

Sekundäre rekonstruktive Eingriffe

Der Unterschenkelstumpf ändert sich beim Kind gemäß den Wachstumsregeln der Extremität. Deswegen weichen die Grundlagen der operativen Stumpfformung bei Kindern von den bei Erwachsenen angewandten ein wenig ab [1, 2, 5, 6, 8, 9].

Intensives periostales, appositionelles Wachstum an der Spitze der Tibia und Fibula bewirkt die Bildung von Osteophyten, die die Weichteile durchbrechen, Geschwüre und Liegewunden sowie lokale Infektionen hervorrufen. Das macht den Gebrauch einer Prothese unmöglich.

Bei schnellerem Wachstum der Tibia wurde diese bei osteomyoplastischen Eingriffen über der Fibula reserziert. Dies verhinderte die Perforation der Weichteile und der Haut an der Spitze des Stumpfes sowie die Bildung eines Klumpes.

In der Orthopädischen Univ.-Kinderklinik in Lublin wurden bei 28 Patienten 78 senkundäre rekonstruktive Operationen durchgeführt (Tabelle 2).

Tabelle 1. Klinisches Material

28 Kinder	Knaben	19		
	Mädchen	9		
35 Stümpfe	Unterschenkel		einseitig	17
	Schenkel	4	beiderseitig	14

Tabelle 2. Typen der sekundären Operationen (78 Eingriffe)

Art des Eingriffs	Zahl
1. Gleichzeitige Stumpfresektion der Tibia und Fibula	21
2. Brückung der Tibia mit Fibula	18
3. Myoplastische Rekonstruktion der Weichteile	14
4. Resektion des Fibula-Kopfes	9
5. Resektion des Fibula-Stumpfes	7
6. Resektion des Tibia-Stumpfes	5
7. Korrektive Osteotomie der Tibia	4

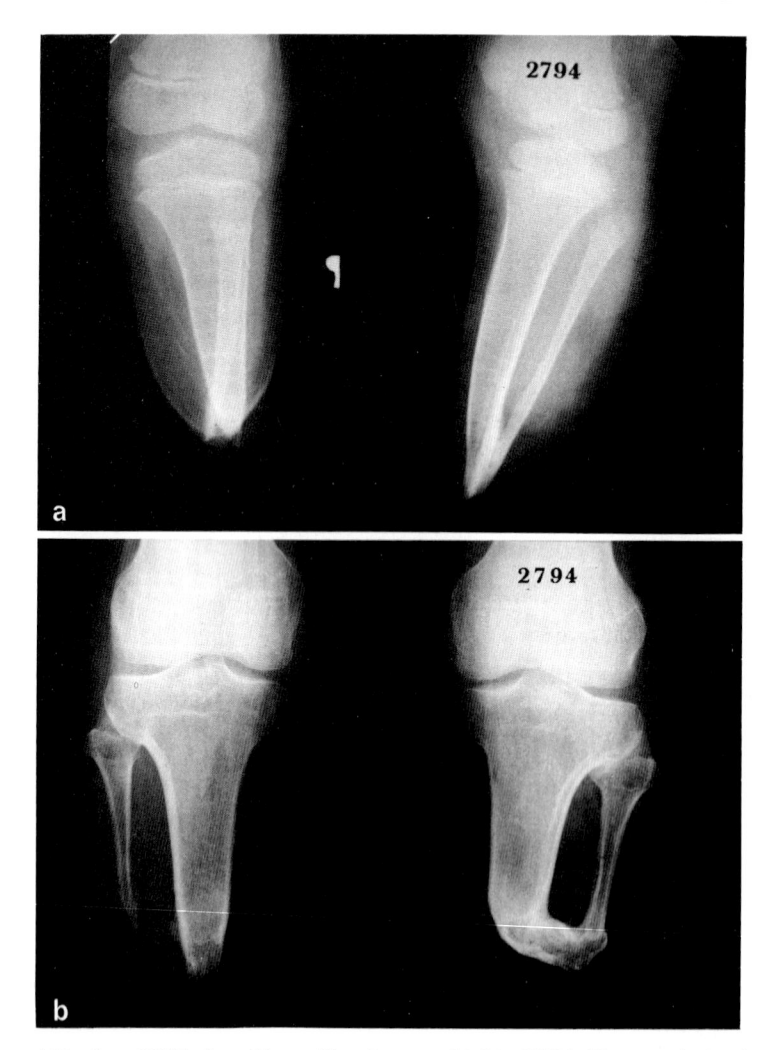

Abb. 1. a 29jähriger Mann, Krankengeschichte 2794. Traumatische Amputation beider Unterschenkel im 3. Lebensjahr. Nach 9 Jahren Perforation der Haut. Resektion und „Brückkung" der Knochen des linken Unterschenkels, b Radiogramm des Unterschenkels nach 17 Jahren. Stumpf schmerzlos, Prothesenversorgung, treibt Skisport

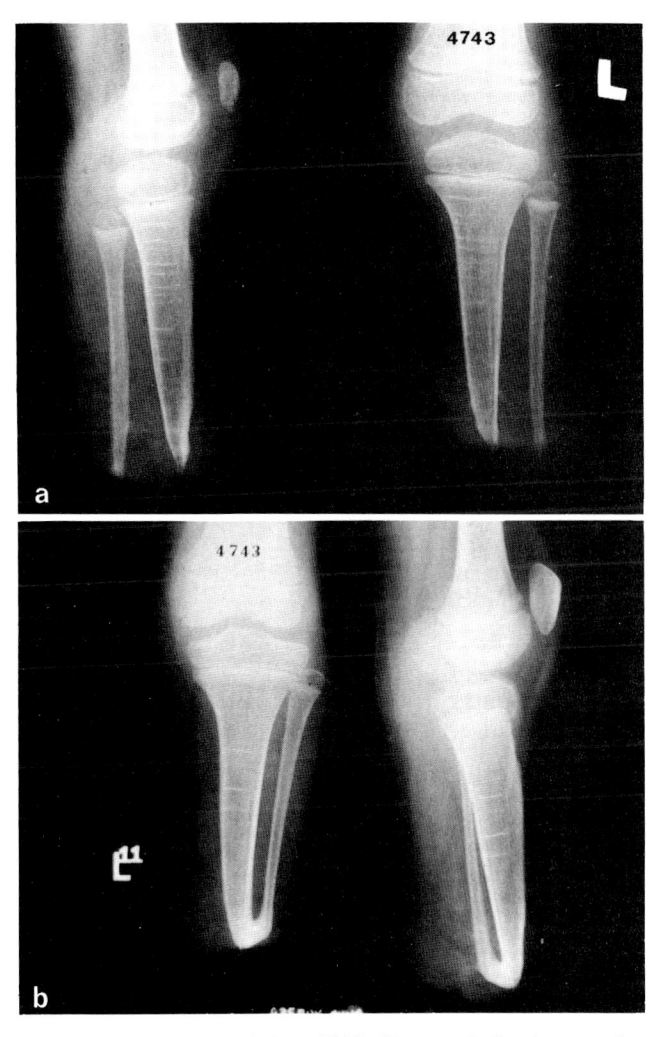

Abb. 2. a 11jähriges Mädchen, A. G., Krankengeschichte 4743. Traumatische Amputation des linken Unterschenkels im 2. Lebensjahr. Nach 5 Jahren appositionelles Wachstum der Tibia und Fibula mit Perforation der Haut, **b** Nach 6 Jahren seit der „Brückung" der Knochenenden ist der Stumpf schmerzlos. Mit Prothese guter Gang

Die Knochen-„Brückung" zwischen Tibia und Fibula verhindert das appositionelle Wachstum und schützt die Weichteile vor Perforation (Abb. 1, 2).

Ein Stumpf mit Walzenform paßt sich dem Prothesenköcher besser an als ein konischer mit Knochenteilen direkt unter der Haut. Ein solcher ist leicht verletzbar und muß reoperiert werden. Die Narbe am Stumpfende schränkte seine Statik bedeutend ein. Daher ist es zweckmäßiger, die postoperative Narbe außerhalb der Stelle der Achsenbelastung zu verlegen.

Die Wirksamkeit der Prothesenversorgung

Am häufigsten meldeten die Patienten: ungenaue Ausführung und unzulängliche Qualität der einzelnen Prothesenelemente. Fast jede Prothese mußte einige Male in den Orthopädischen Werkstätten repariert werden. Von den 28 untersuchten Personen (35 Stümpfe) wurden bis jetzt 154 Prothesen gebraucht.

Die lokomotorische Leistungsfähigkeit der Personen mit Unterschenkelamputationen ist stark von richtiger Stumpfformung und stumpfgerechter Prothese abhängig, ferner von der „Lebensaktivität" des Patienten, vom Training und sogar von der Temperatur seiner Umwelt. Es ist hervorzuheben, daß die Prothesen trotz unzulänglicher Ausführung von Kindern zu 100% kontinuierlich getragen werden, während Erwachsene, z. B. mit Amputationen wegen Kreislaufstörungen ihre Prothesen kaum zu 20% [3, 4] gebrauchen.

Probleme der Berufstätigen mit Amputationen

Ein Teil der von uns beurteilten Patienten mit Amputationen der Unterschenkel hat schon das Alter der beruflichen Aktivität erreicht oder besucht Mittel- und Oberschulen. Obwohl eine so große Behinderung ihre berufliche Aktivität beeinträchtigt, verrichten manche von ihnen schwierige berufliche Tätigkeiten und auch fast alle Arbeiten, die im Alltag auf sie zukommen. Manche treiben trotz Amputation beider Unterschenkel Leistungsskisport. Diese bilden eine Amputiertengruppe, die im Kindesalter einen hohen Grad der Bewegungsfertigkeit erreicht hat, wie z. B. Laufen, Springen, und sogar Baumklettern mit Prothesen! Die von uns bewerteten Invaliden gebrauchen nur im geringen Maße Kraftfahrzeuge, die ihrer Behinderung gerecht würden. Die übrigen klagten über die Lästigkeit des Pendelns mit öffentlichen Verkehrsmitteln. Kaum ein Teil der Knaben pendelt zur Schule mit dem Moped.

Diskussion

Eine Gruppe von 28 Patienten mit Unterschenkelamputationen bildete die Grundlage zu mehreren Feststellungen, z. B. Physiopathologie des Stumpfes im Entwicklungsstadium, Methode und Wirksamkeit sekundärer korrektiver Operationen sowie zur Zweckmäßigkeit der Prothesenversorgung.

Die Berufstätigen lieferten wesentliche Informationen über ihre soziale Stellung, den Familien- und Milieu-Status, über ihre Leistungen im Beruf und über lokomotorische Probleme.

Schlußfolgerungen

1. Die operative Formung des Stumpfes erfordert bei Kindern andere Grundlagen als bei Erwachsenen.
2. Perforationen infolge Wachstums der Tibia und Fibula verursachen Hautperforationen und Entzündungen, so daß der Kinderstumpf häufiger reoperiert werden muß.
3. Die osteomyoplastische Formung des Stumpfes aus der Knochen-„Brücke" zwischen Tibia und Fibula ist eine wirksame operative Behandlung.

4. Klumpdeformitäten des Unterschenkelstumpfes und der Konflikt zwischen Tibia-Kopf- und Prothesenköcher erfordern korrektive Osteotomie und Resektion des Tibia-Kopfes.
5. Die Kinderprothese sollte leichter, dauerhafter und stumpfgerechter sein. Zweckmäßig wäre die Entwicklung einer solchen Prothese, die ohne Wechsel des tragenden Köcherteiles und evtl. des Fußes zu verlängern wäre.

Literatur

1. Karski T, Bak E (1980) Amputationen der unteren Extremitäten bei Landkindern – Ursachen, Behandlungsprobleme, Prophylaxe (poln.) Medycyna Wiejska 3:205
2. Kozak J (1973) Technische Probleme der Prothesenversorgung nach Amputationen der unteren Extremitäten. Poln. Chir Narz Ruchu i Ortop Pol 38:479
3. Kozak J (1961) Bewertung der Stümpfe und Prothesen bei 260 Amputationen aus dem Lubliner Bezirk. Poln Chir Narz Ruchi i Ortop Pol 6:797
4. Kozak J, Zbański H (1972) Ursachen der Mißerfolge bei der Prothesenversorgung der unteren Extremitäten. Rehabilitation nach Amputationen der unteren Extremitäten. Poln. Materialien der wissenschaftlichen Tagung, Warszawa, S 79–81
5. Loth F (1962) Probleme der Prothesenversorgung der unteren Extremitäten bei Kindern. Poln Chir Narz Ruchi i Ortop Pol 27:10
6. Marciniak W (1962) Physiologie des Stumpfes und Grundlagen der Amputationen bei Kindern. Poln Chir Narz Ruchi i Ortop Pol 27:2
7. Piatkowski S (1970) Ursachen und Auswirkungen der traumatischen Schädigungen des Bewegungsapparates bei der Landbevölkerung im Lubliner Land. Poln Medycyna Wiejska, S 107–111
8. Weiss M (1972) Physiologische Amputation. Poln PZWL Warszawa
9. Wierusz S (1962) Amputationen und Prothesenversorgung im Kindesalter. Poln Chir Narz Ruchu i Ortop Pol 21:5

VI. Fragen der Allergologie und Immunologie in der Unfallchirurgie

Klinische Relevanz von Metallallergien in der Unfallheilkunde

S. Hierholzer und G. Hierholzer

Berufsgenossenschaftliche Unfallklinik Duisburg-Buchholz (Dir.: Prof. Dr. med. G. Hierholzer), Großenbaumer Allee 250, D-4100 Duisburg 28

Einleitung

Auf der Suche nach weiteren Ursachen und damit möglichen Ansatzpunkten für die Therapie einer Knocheninfektion nach Osteosynthesen haben wir versucht abzuklären, ob ein Zusammenhang zwischen Infektionsmorbidität und Allergien gegen implantatspezifische Metalle besteht. Obwohl der für die Fertigung von Osteosyntheseimplantaten verwendete V4A-Stahl als sehr korrosionsfest gilt, können bei der Metallentfernung regelmäßig Oberflächenveränderungen festgestellt werden [13]. Dabei ist das Metallkontaktgewebe metallotisch verändert, es muß mit allen implantatspezifischen Metallen angereichert sein.

Erfolgt nun eine solche Metallfreisetzung bei einem Patienten mit einer Allergie gegen ein implantatspezifisches Metall, so sind in der Umgebung des Implantates Abläufe zu erwarten, die denjenigen einer allergischen Kontaktdermatitis entsprechen [1, 2, 3, 5, 7, 8, 9]. Die pathophysiologischen Abläufe spielen sich wie folgt ab [4]:

Metallionen werden nach Bindung an vermutlich insbesondere in der Haut assoziierte, noch nicht genau definierte Eiweiße als Antigen erkannt. Über antigen-reaktive T-Lymphocyten, nach Freisetzung von Lymphokinen und unter Mitwirkung weiterer Subspecies von Lymphocyten und insbesondere aktivierter Makrophagen kommt es zur Überempfindlichkeitsreaktion Typ IV, der zellgebundenen Immunreaktion. Diese Abläufe haben eine lokale Entzündung zur Folge.

Um die Voraussetzungen für die Hypothese: ursächlicher Zusammenhang zwischen Allergie gegen implantatspezifische Metalle und Infektion nach Osteosynthesen zu prüfen, erfolgten Gewebekonzentrationsbestimmungen implantatspezifischer Metalle im Bereich von Osteosynthesen mit unauffälligen, aseptischen und septischen postoperativen Verläufen. In einer retrospektiven Studie wurde zusätzlich die Allergierate bei den entsprechenden Patientengruppen bestimmt.

Material und Methode

Lokalkonzentrationsbestimmungen im Implantatkontaktgewebe

Die Belastung des Implantatkontaktgewebes mit implantatspezifischen Metallen wurden bei folgenden Patientengruppen durchgeführt:

Tabelle 1. Für die Hautteste verwendete Aufbereitungen

Intracutan-Test Substanzen in HB33 (steril)		Epicutan-Test Substanzen in Vaseline	
$CoCl_2$	0,01%	$CoCl_2$	1%
$K_2Cr_2O_7$	0,01%	$K_2Cr_2O_7$	0,5%
$NiSO_4$	0,01%	$NiSO_4$	2,5%
$MnCl_2$	0,01%	$MnCl_2$	0,5%
$(NH_4)_6Mo_7O_{24} \cdot 4H_2O$	0,0005%	$MoCl_2$	1%

1. Patienten ohne Implantate (N = Kontrolle), n = 7
2. Patienten mit Osteosynthesen und unauffälligen postoperativem Verlauf (MP), n = 10
3. Patienten mit Osteosynthesen und verzögerter Bruchheilung nach Osteosynthesen (MPK), n = 11
4. Patienten mit infizierten Osteosynthesen (IP), n = 19

Die Metalle Chrom, Nickel, Molybdän und Kobalt wurden in Zusammenarbeit mit dem Max-Planck-Institut für Eisenforschung, Düsseldorf, mit der Atomabsorptionsspektroskopie bestimmt. Die statische Analyse erfolgte mit der Regressionsanalyse.

Prüfung der Allergierate

In definierten Zeiträumen wurde jeder Patient der folgenden Gruppen getestet:
1. Patienten, die zur Metallentfernung kamen, n = 208
2. Patienten mit aseptischen Komplikationen nach Osteosynthesen, n = 66
3. Patienten mit septischen Komplikationen nach Osteosynthesen, n = 267

Die Testung erfolgte zunächst (etwa die Hälfte der Patienten) intracutan, bei positivem Ergebnis epicutan zur Kontrolle unter Verwendung der in der Tabelle 1 dargestellten Aufbereitungen. In zwei Fällen wurde eine unterschiedliche Reaktion festgestellt (derzeit etwa 100 Doppeltestungen) [10].

Die statistische Analyse erfolgte mit dem χ^2-Test.

Ergebnisse

Die Metallkonzentrationsbestimmungen im Implantatkontaktgewebe ergaben folgende Ergebnisse:

Nickel wird bei Osteosynthesen ohne Komplikationen in Abhängigkeit von der Implantatliegezeit im Kontaktgewebe angereichert. Mit einem Koeffizienten von 0,75 ist diese Korrelation statistisch signifikant (Abb. 1, Regressionsgerade —— mit 95%igem Vertrauensbereich). Dagegen wurden im Kontaktgewebe infizierter Osteosynthesen erheblich höhere Werte gemessen (Abb. 1).

12 von 19 Proben (● in Abb. 1.) aus infizierten Osteosyntheseimplantatlagern lagen außerhalb der 95%igen Vertrauensgrenze der Werte bei Osteosynthesen mit aseptischen Verläufen. Auch dieser Unterschied ist signifikant. Für Chrom war eine ähnliche Tendenz zu erhe-

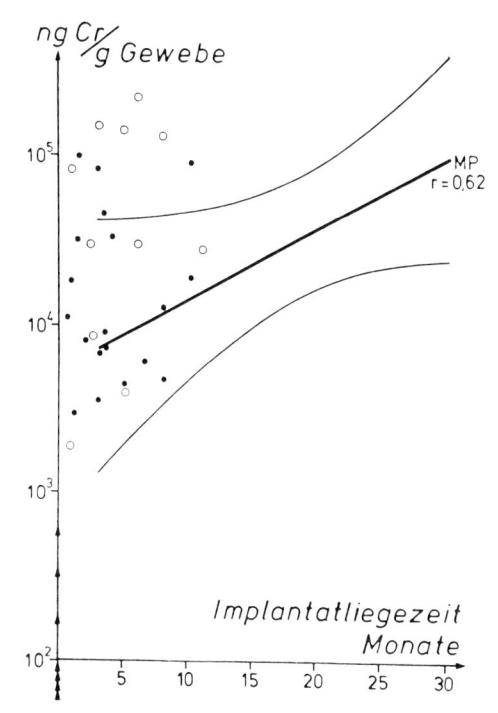

Abb. 1. Nickelkonzentrationen im Implantatkontaktgewebe von Osteosynthesen in Abhängigkeit von der Implantatliegezeit. ▲: Kontrollwerte (n = 7); ———: Regressionsgerade mit 95%igen Vertrauensgrenzen im Bereich unauffälliger Osteosynthesen, $r \geq 0{,}75$ = statistisch zu sichernde Korrelation, n = 10. ○: Osteosynthesen mit aseptischen Komplikationen, n = 11. ●: Infizierte Osteosynthesen, n = 19

ben, eine statistische Sicherung ergab sich nicht (Abb. 2). Der gleiche Befund wie für Nickel konnte auch für Molybdän erhoben werden (Abb. 3).

Patienten mit aseptischen Komplikationen nach Osteosynthesen (○ in Abb. 1–4), also Patienten mit verzögerten Bruchheilungen und Implantatlockerungen, zeigten vergleichbare Werte, wie diejenigen mit infizierten Osteosynthesen.

Ein weiterer wichtiger Gesichtspunkt ergibt sich bei der Korrelation der Nickel-Chrom-Konzentration im Implantatkontaktgewebe (Abb. 4). Die Freisetzung dieser beiden Metalle erfolgt streng in Abhängigkeit voneinander, der Korrelationskoeffizient ist 0,88 und damit statistisch signifikant. Im Bereich infizierter Osteosynthesen erfolgt im Gegensatz hierzu eine statistisch zu sichernde höhere Nickelfreisetzung, was einerseits für die Allergierate gegen Nickel von Bedeutung ist.

Die retrospektive Studie der Testung einer Allergie gegen implantatspezifische Metalle ergab folgende Ergebnisse (Tabelle 2):
1. Patienten, die unauffällige Verläufe nach Osteosynthesen hatten (n = 208), Allergierate: 3,9% (Tabelle 2).
2. Patienten mit aseptischen Komplikationen nach Osteosynthesen (n = 66), Allergierate: 9,6% (Tabelle 2).
3. Patienten mit septischen Komplikationen nach Osteosynthesen (n = 267), Allergierate: 10,1% (Tabelle 2).

Nach dem χ^2-Test und bei $p < 0{,}01$ ist die Allergierate bei Patienten mit aseptischen und septischen Komplikationen nach Osteosynthesen signifikant höher als bei Patienten mit unauffälligem Verlauf nach Osteosynthesen. D. h. bei der retrospektiven Studie besteht

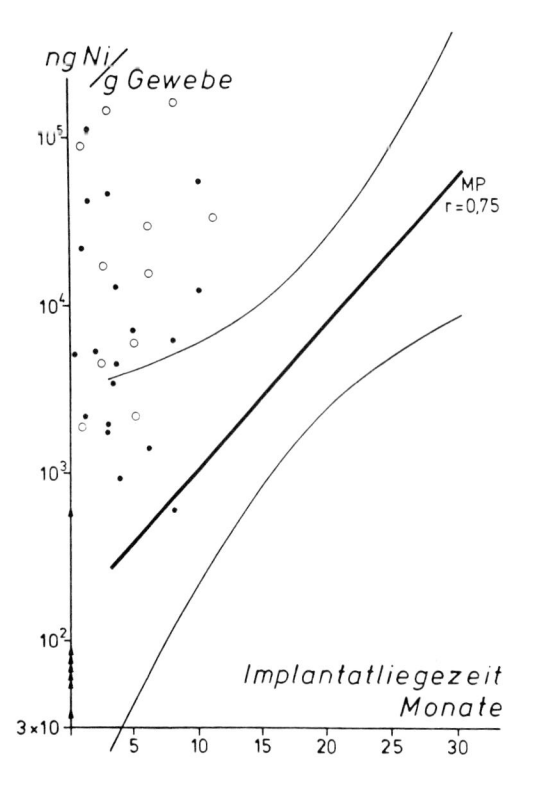

Abb. 2. Chromkonzentrationen in Abhängigkeit von der Implantatliegezeit. ▲: Kontrollwerte (n = 7). ———: Regressionsgerade mit 95%igen Vertrauensgrenzen im Bereich unauffälliger Osteosynthesen, r ≙ 0,62 = Tendenz ohne statistisch zu sichernde Korrelation, n = 10. ○: Osteosynthesen mit aseptischen Komplikationen, n = 11. ●: Infizierte Osteosynthesen, n = 19

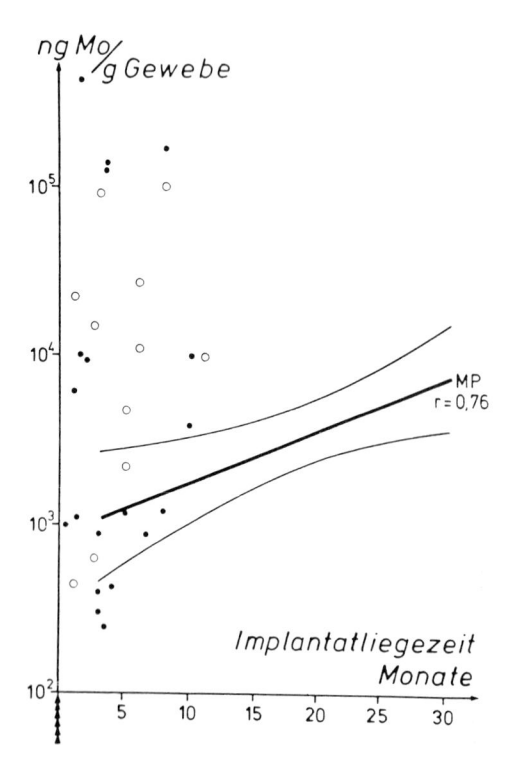

Abb. 3. Molybdänkonzentrationen in Abhängigkeit von der Implantatliegezeit. ▲: Kontrollwerte (n = 7). ———: Regressionsgerade mit 95%igen Vertrauensgrenzen im Bereich unauffälliger Osteosynthesen, r ≙ 0,76 = statistisch zu sichernde Korrelation, n = 10. ○: Osteosynthesen mit aseptischen Komplikationen, n = 11. ●: Infizierte Osteosynthesen, n = 19

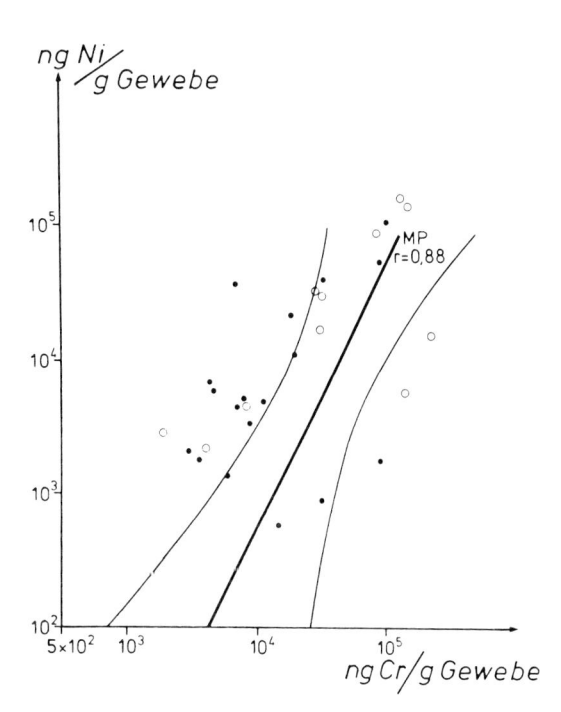

Abb. 4. Freisetzung implantatspezifischer Metalle im Kontaktgewebe von Osteosynthesen. Nickel-/Chrom-Relation. ——: Regressionsgerade mit 95%igen Vertrauensgrenzen im Bereich unauffälliger Osteosynthesen, r $\hat{=}$ 0,88 = statistisch zu sichernde Korrelation, n = 10. ○: Osteosynthesen mit aseptischen Konplikationen, n = 11. ●: Infizierte Osteosynthesen, n = 19

Tabelle 2. Allergierate bei unterschiedlichen Patientengruppen mit besonderer Berücksichtigung der Geschlechtsverteilung u. der Verteilung auf die einzelnen Metalle

Verlauf nach Osteosynthesen	n	Metall-Allergie						
		Rate, %	(n)	♀	♂	Ni	Co	Cr
o. B.	208	3,9	(8)	8		7	3	
Aseptische Komplik.	66	9,6	(7)	4	3	8	1	1
Septische Komplik.	267	10,1	(27)	13	14	26	2	4

Tabelle 3. Zum zeitlichen Ablauf der Entstehung einer Metall-Allergie

1. Eine präexistente Metall-Allergie wird nach Metall-Implantation reaktiviert
2. Eine Metall-Allergie entwickelt sich während der Implantatliegezeit
3. Eine bestehende Infektion disponiert zur Ausbildung einer Metall-Allergie

ein Zusammenhang zwischen Komplikationen nach Osteosynthesen und bestehender Allergie gegen implantatspezifische Metalle.

Die Allergie war am häufigsten gegen Nickel, weniger häufig gegen Chrom und Kobalt ausgeprägt (Tabelle 2). Gegen Molybdän oder Mangan sahen wir bisher keine Allergie, die

Beschreibung derartiger Reaktionen ist uns auch aus der Literatur nicht bekannt. Auffällig ist die Häufung der beteiligten Frauen.

Bei der prospektiven Studie, die wir derzeit durchführen, zeigt sich allerdings, daß etwa 1/3 bis 1/4 der Allergiker — hier wiederum insbesondere Männer — eine hinsichtlich der Metallallergie leere dermatologische Anamnese hat. Dieses ist wohl mit der verminderten Exposition beim männlichen Geschlecht zu erklären.

Diskussion

Die Diskussion der Ergebnisse und die sich daraus ergebende Konsequenz für die Therapie einer Infektion nach Osteosynthesen beinhaltet zunächst die Frage: Ist die Metallallergie Ursache oder Folge einer Infektion? Damit ist der Zeitpunkt der Allergieentstehung zu analysieren. Hierfür bieten sich 3 Möglichkeiten (Tabelle 3):

1. Die Metallallergie ist präexistent, sie besteht bereits vor der Osteosynthese: Soweit korrekt analysierbar, hatten bereits vor der Osteosynthese mit nachfolgender septischer Komplikation 17 von 25 Frauen und 7 von 17 Männern mit Nickelallergie eine auf eine Metallallergie hinweisende Anamnese (Tabelle 4).

Wir konnten 2 Patienten beobachten, die in der hiesigen Klinik bei bereits vorbestehender ausgetesteter Nickelallergie nach einer Osteosynthese eine Komplikation bekamen. Bei ihnen trat etwa 10 Tage postoperativ ohne Fieber, ohne Leukocytose ein Wundaufbruch auf, ein Keimnachweis war zunächst nicht positiv. Wie vielschichtig das Problem allerdings ist, zeigt der Verlauf der einen Patientin: Sie hatte nach einer Radius- und Ulnaosteosynthese bei einer Nickelallergie nur eine Komplikation im Bereich der Radiusosteosynthese.

2. Eine Metallallergie entwickelt sich während der Implantatliegezeit: Wie wir nachgewiesen haben, kommt es zu einer erheblichen Metallanreicherung auch im Kontaktgewebe von Osteosynthesen mit unauffälligen postoperativen Verläufen. Daß die Allergisierungsrate mit dem Ausmaß der Exposition zusammen zu korrelieren ist, weiß man aus der Dermatologie. Es gibt berufstypische Kontaktallergien. Weiterhin tritt gerade in den letzten Jahren eine Häufung von Nickel- und Chromallergien bei jungen Mädchen auf, die beginnen, Modeschmuck zu tragen. Eine Untersuchung in Schweden zeigt, daß eine Allergisierungsrate bis zu 20 bis 25% der jungen Mädchen besteht und offensichtlich nicht überschritten wird. Schließlich wurden erhöhte Allergieraten gegen implantatspe-

Tabelle 4. Allergiker mit Hinweis auf eine bereits präoperativ existente Allergie (dermatologische Anamnese)

Allergiker (n)		Metall-Allergie, Anamnese	
		+	−
Frauen	25	17	8
Männer	17	7	10

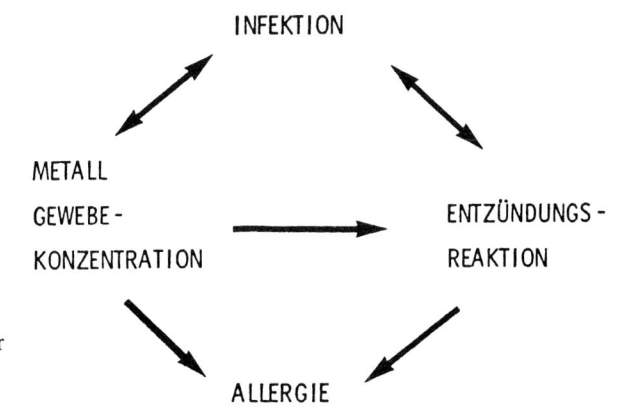

Abb. 5. Circulus vitiosus der pathogenetischen Faktoren, die zur posttraumatischen Knocheninfektion führen

Tabelle 5. Zusammenstellung der Allergieraten gegen Kobalt, Chrom und Nickel bei Normalpersonen (6), bei Patienten mit gelegentlicher (12) und bei Patienten mit deutlicher Dermatitis (11) aus der Literatur

	Normal (Gschwend)		Dermatits				
			Gelegentlich (Wilkinson)				Gehäuft (Span. Contact Derm. Group)
			Distrikt 1		Distrikt 2		
	F	M	F	M	F	M	
Ni	4,8	3,0	12,6	1,1	13,1	2,7	18,8
Cr	0,4	1,8	5,7	5,4	2,1	4,3	17,5
Co	2,1	1,9	5,3	2,9	6,4	3,5	13,4

zifische Metalle bei jenen Patienten nachgewiesen, die z. B. Metall-auf-Metallknieprothesen mit hohem Metallabrieb hatten.

Die Ursache für die erhöhte Metallfreisetzung bei Osteosynthesen mit aseptischen bzw. septischen Komplikationen kann zunächst einmal darin gesehen werden, d. h. bei den genannten Osteosynthesen die Implantate gelockert sind. Bei infizierten Geweben kann zusätzlich die Veränderung des pH-Wertes und insbesondere die Erhöhung der Chlorionenkonzentration eine vermehrte Oberflächenschädigung des Implantates zur Folge haben.

3. Eine bestehende Infektion disponiert zur Ausbildung einer Metallallergie: Unsere Untersuchungen zeigten, daß es insbesondere bei infizierten Osteosynthesen zu einer rasch ansteigenden Metallkonzentration im Implantatkontaktgewebe kommt. Da sich bei der Infektion gerade in diesen Bereichen gehäuft immunkompetente Zellen befinden, ist diese auch diese dritte Hypothese denkbar, derzeit aber nicht nachweisbar.

So läßt sich ein Circulus vitiosus (Abb. 5) darstellen, in dem die Infektion durch erhöhte Metallanreicherung im Implantatkontaktgewebe gestützt wird und ihrerseits die Häufigkeit

zur Allergisierung erhöht. Hier sind auch die Angriffspunkte zur Therapie einer Knocheninfektion nach Osteosynthesen zu suchen:
1. Eine Behandlung besteht zunächst einmal in der Prophylaxe einer möglichen allergiebedingten Infektion nach einer Osteosynthese. Wir empfehlen zunächst die Erhebung einer exakten dermatologischen Anamnese trotz Bestehens einer leeren Symptomatik in etwa 1/3 bis 1/4 der Patienten (Tabelle 4).
   Hinzuzufügen sei, daß ein hoher Prozentsatz eines durchschnittlichen dermatologischen Krankengutes Allergien gegen Nickel und Chrom hat (Tabelle 5). Ist eine Allergie nachgewiesen, wird zur Osteosynthese ein Implantat aus Titan verwendet unter Berücksichtigung der unterschiedlichen biomechanischen Eigenschaften. Besteht bei fehlendem Nachweis der dringende Verdacht einer Metallallergie (z. B. bei ausgeprägten Reaktionen gegen Modeschmuck oder Uhrbänder) und sollte eine Operation nicht aufgeschoben werden, so empfehlen wir auch hier die Verwendung von Titanimplantaten.
2. Ist eine Infektion eingetreten, sollte eine Metallallergie ausgeschlossen werden. Mit der Entfernung des Allergens wird *eine* Ursache der Entzündung entfernt.
3. Schließlich ist nach den vorgelegten Untersuchungen zur Behandlung einer Knocheninfektion diejenige Maßnahme von Vorteil, die mit der geringsten zusätzlichen Metallbelastung des Gewebes einhergeht. Diese Voraussetzung wird geschaffen mit dem möglichst frühzeitigen Übergang auf die externe Fixationstechnik.

Literatur

1. Benson MKD, Goodwin PG, Brostoff J (1975) Metal sensitivity in patients with joint replacement arthrosplasties. Brit Med J 4:374–375
2. Borelli S, Citronenbaum C, Düngemann H, Mayenburg J, Rakoski J, Diepold B, Mayer S, Biel T, Erd A, Hofmann G, Neiß A (1984) Metallallergien in der Chirurgie. Hefte Unfallheilkd, Heft 164. Springer, Berlin Heidelberg New York, S 479–486
3. Carlsson AS, Magnusson B, Möller H (1980) Metal sensitivity in patients with metal-to-plastic total hip arthroplasties. Acta Orthop Scand 51:57–62
4. Cottier H (1980) Resistenz und Immunität: Störungen und krankmachende Reaktionen. Entzündliche Reaktionen. In: Cottier H (Hrsg) Pathogenese. Springer, Berlin Heidelberg New York, S 1097
5. Elves MW, Wilson JN, Scales JT, Kemp HBS (1975) Incidence of metal sensitivity in patients with total joint replacements. British Med J 4:376–378
6. Gschwend N, Scherer H (1977) Allergologische Probleme in der Orthopädie. Orthopäde 6:197
7. Hierholzer S, Hierholzer G (1984) Metallallergie als pathogenetischer Faktor für die Knocheninfektion nach Osteosynthesen. Unfallheilkunde 87:1–6
8. Jones DA, Keith H, Lucas M, O'Driscoll M, Price HG, Wibberley (1975) Cobalt toxicity after McKee hip arthroplasty. J Bone Joint Surg [Br] 57:289–296
9. Merrit K, Mayor MB, Brown A (1980) Metal allergy and implants: Concept and clinical significance. In: Uhthoff HK (Hrsg) Current concepts of internal fixation of fractures. Springer, Berlin Heidelberg New York, p 165–173
10. Perren SM, Tamage M, Citronenbaum C, Hoch J (1984) Klinische Testung auf Metallallergie: Epicutantest, Leukozytenmigration und Lymphozytentransformation im Vergleich. In: Hefte Unfallheilkd, Heft 164. Springer, Berlin Heidelberg New York, S 487–490
11. Spanish Contact Dermatitis Research Group (1979) First epidemiological study of contact dermatitis in Spain – 1977. Acta Derm.-Venerol 59:33–37

12. Wilkinson DS, Wilkinson JD (1979) Comparison of patch test results in two adjacent areas of England. Acta Derm.-Venerol 59:189–192
13. Zilkens J (1978) Spurenelementanalysen von Geweben nach Implantation metallischer Kraftträger mit Hilfe der Neutronenaktivierungsanalyse. Habilitationsschrift aus der Abteilung Orthopädie der Medizinischen Fakultät an der Technischen Hochschule Aachen

Prospektive Untersuchungen zur Bedeutung der Metallallergie bei Hüftgelenksprothesen

J. Rakoski[1], H. Düngemann[1], S. Borelli[1], R. Götze[1] und G. Wasmer[2]

[1] Dermatologische Klinik und Poliklinik der Technischen Universität (Dir.: Prof. Dr. Dr. S. Borelli), Biedersteiner Straße 29, D-8000 München 40
[2] Staatliche Orthopädische Klinik der Ludwig-Maximiliansuniversität (Dir.: Prof. Dr. med. H. J. Refior), Harlachinger Straße 51, D-8000 München 90

Die Therapie von Hüftgelenkserkrankungen mit Endoprothesen ist ein etabliertes Verfahren. Heute werden bei Totalendoprothesen zumeist Implantate eingesetzt, bei denen der Kopf und der Schaft der Prothese aus Metall und die Pfanne aus Kunststoff bestehen. Bei einem Teil der Patienten treten im postoperativen Verlauf Besonderheiten auf. Die Abweichungen vom idealen Heilungsverlauf haben sehr unterschiedliche Ursachen, die zum Teil bekannt, zum Teil in ihrer Pathogenese noch unklar sind. Als mögliche Ursache der Komplikationen wird seit vielen Jahren eine Allergie des Patienten gegen das Implantatmaterial diskutiert. Es liegen zu diesem Thema eine ganze Reihe von kasuistischen Beobachtungen und auch kleinere retrospektive und prospektive Untersuchungen an kleineren Patientenkollektiven vor. Ein Teil der Autoren findet einen Zusammenhang zwischen Metallallergie und Komplikationen, andere schließen Metallallergien als Komplikationsursache aus (Tabelle 1). Eine endgültige Aussage zu dieser Fragestellung ist aufgrund dieser Daten nicht möglich.

Wir haben deshalb mit einer eigenen prospektiven Studie zu diesem Thema begonnen. Über die ersten Ergebnisse an 67 Patienten mit Endoprothesen soll hier berichtet werden.

Patienten, Implantatmaterial, Untersuchungsmethoden

67 Patienten, 28 Männer und 39 Frauen im Alter zwischen 38 und 84 Jahren und einem Durchschnittsalter von 63,7 Jahren wurden mit Totalendoprothesen des Hüftgelenkes behandelt. Die Operationsindikation ist in Tabelle 2 dargestellt. Die verwandten Prothesentypen sind in Tabelle 3 dargestellt. Die Einzelmetallbestandteile der Prothesen sind in Tabelle 4 zusammengestellt. Bei 47 Patienten wurde die Hüftgelenksendoprothese mit Knochenzement Palacos fixiert, die restlichen Endoprothesen wurden zementfrei implantiert. Alle Patienten wurden vor und 6 Monate nach der operativen Implantation mit dem glei-

Tabelle 1. Literatur zum Zusammenhang zwischen Metallallergie und Komplikationsrate bei Endoprothesen

Autor	Pat.	Chirurgische Komplikationen	Dermatologische Komplikationen	Metallallergie als Ursache
Retrospektive Studien				
Benson et al. 1975	77	+		+
Munro-Ashman, Müller 1976	35	+		+
Nater 1976	66			+
Prospektive Studien				
Elves 1975	66		+	+
Rooker 1980	54			+
Waterman, Schrik 1985	85	+		−
Baars, Buchholz 1984	16			−

Tabelle 2. Indikation zur Endoprothesenimplantation

Endoprothesen	Frauen	Männer	Gesamt
Coxarthrose	21	14	35
Hüftkopfnekrose	4	11	15
chronische Polyarthritis	8	1	9
Schenkelhalsfraktur	2	1	3
TEP-Wechsel wg. Lockerung	4	−	4
Tumor	−	1	1
Gesamt	39	28	67

Tabelle 3. Endoprothesenmaterial

Verwendete Materialien	
Aesculap-Standard/Weller mit Palacos-Zement	42
Aesculap PM	20
Allo-Pro Huggler Hemiprothese	1
Aesculap Tumor Prothese	1
GSB-Knieprothese Allo-Pro	3
Gesamt	67

Tabelle 4. Zusammensetzung der Endoprothesen

	ISO 5832-4	ISO 5832-3
Cr	26,5–30,0	–
Fe	1,0	–
Mn	1,0	–
Mo	4,5–7,0	–
Ni	2,5	–
Co	Rest	–
Ti	–	Rest
Vd	–	3,5–5,5
Al	–	5,5–6,75

Tabelle 5. Zusammenstellung der Testsubstanzen

Standardreihe

Neomycinsulfat	20%	Nickelsulfat	2%
Kaliumdichromat	0,5%	Epoxydharze	1%
Mafenid	10%	Mercaptobenzthiazol	1%
Adeps lanae	10%	Chlorjodhydroxychinolin	5%
Formalin	2%	Benzocain	5%
p-Phenylendiamin	1%	p-Aminodiphenylamin	0,5%
Sublimat	0,1%	Tetramethylthiuramdisulfid	1%
Kolophonium	20%	Terpentin	10%
Kobaltsulfat	1%	Perubalsam	25%
Eucerin	100%	Vaseline	100%

Metallreihe

Berylliumsulfat	1%	Manganchlorid	0,5%
Cadmiumsulfat	2%	Molybdänchlorid	0,00025%
Kupfersulfat	2%	Zinksulfat	2%

Tabelle 6. Störungen des Heilungsverlaufs bei Endoprothesen

Art der Komplikationen	n	%
Starke Schmerzen bei Belastung	6	9
Infektion	1	1
Länger anhaltende Schwellung im OP-Gebiet	4	6
starke Schmerzen dauernd	2	3
schwere Funktionsbeeinträchtigung	1	1
oberflächliche Wundheilungsstörung	2	3
passagere unklare Temperaturerhöhung	6	9
Lysesaum-Rö	2	3

Ein Patient kann mehrere Symptome haben

Tabelle 7. Verteilung der Besonderheiten im Heilungsverlauf

Metallallergie vor OP n = 6	Keine Metallallergie vor OP n = 61
Besonderheiten 3 (50%)	Besonderheiten 14 (22,9%)

chen Testprogramm (Tabelle 5) nach den Richtlinien der ICDRG epicutan getestet. Bei den Patienten mit titanhaltigen Implantaten wurde Titan mitgetestet. Über den gleichen Zeitraum wurde der postoperative Verlauf vom behandelnden Chirurgen erfaßt.

Ergebnisse

Bei den allergologischen Ergebnissen sollen nur die dargestellt werden, bei denen eine Allergie gegen die Metalle aus dem Implantatmaterial gefunden wurde. Bei 2 Patienten wurde präoperativ eine Allergie Kaliumdichromat gefunden, bei 3 Patienten eine Allergie gegen Nickelsulfat und bei 1 Patienten eine Allergie gegen Kobaltchlorid. Bei der postoperativen Nachuntersuchung war nur noch eine Allergie bei einem Nickel-Allergiker nachweisbar, bei den anderen Patienten blieb der Epicutan-Test bei der Kontrolluntersuchung negativ. Beim postoperativen chirurgischen Verlauf wurden bei 17 der 67 Patienten (25,3%) Abweichungen beobachtet (Tabelle 6). Vergleicht man die Ergebnisse der präoperativen Allergietestung mit den postoperativen Störungen des Heilungsverlaufes, so kommt man zu folgendem Ergebnis: 6 von 67 Patienten (8,9%) hatten präoperativ eine Metallallergie gegen Legierungsbestandteile aus dem Implantatmaterial. Von diesen 6 Patienten hatten 3 (50%) eine Besonderheit. Bei den restlichen 61 Patienten ohne Metallallergie präoperativ zeigten 14 von ihnen (29,9%) eine Abweichung zum Heilungsverlauf auf. Es wurden alle Normabweichungen von einem kurzzeitigen Temperaturanstieg oder temporäre Beschwerden bei tiefem Infekt dokumentiert (Tabelle 7).

Diskussion

In der Literatur wird die Gesamtkomplikationsrate für Endoprotheseneingriffe mit 27—32% angegeben. In unserem Patientenkollektiv fanden wir bei 25% der Patienten Komplikationen, also relativ wenige (Tabelle 8).

Die Zahl der Metallallergiker in unserer präoperativen Ausgangsgruppe ist zu klein, um eine endgültige Aussage über die Bedeutung der Metallallergie für postoperative chirurgische Verläufe bei Endoprothesen zu machen. Trotzdem erscheint uns der Unterschied der Komplikationshäufigkeit zwischen der Allergie- und Nichtallergiegruppe so bedeutsam, daß wir einen Zusammenhang zwischen Metallallergie und Nebenwirkungsrate für wahrscheinlich halten. Wir werden die Untersuchungen fortsetzen, um größere, aussagekräftigere Untersuchungsergebnisse zu bekommen.

Tabelle 8. Literatur zur Komplikationsrate bei Endoprothesen

Untersucher	Anzahl der Pat. Prothesenart	Frühkomplikationen – frühe Komplikationen			pauschale Angabe über Rate von Komplikationen in %
		lokale Kompl., z. B. Wundheilungsstörung, Schwellung, Überwärmung	Infekt	funktionelle Komplikationen, z. B. Instabilität, Pseudarthrose	
Schultz 1976	1200 Totalendoprothesen		2,7%		
Müller 1981	1012 Totalendoprothesen (Müller-Charnley)	29% (davon starke Schmerzen 15%)	6,9%	5,5% (asept. Lockerungen)	32%
Bortz 1984	283 Totalendoprothesen			8,8% (nur asept. Lockerung)	30,49%
Neuhaus 1980	1096 Totalendoprothesen	29,8%	1,8% (nur Spätinfekte)		

Literatur

Baars W, Buchholz K (1984) Möglichkeiten der alloplastischen Gelenkversorgung bei Metallallergie. In: Hefte Unfallheilkd, Heft 164. Springer, Berlin Heidelberg New York, S 507–513
Benson MKD, Goodwin PG, Brostoff J (1975) Metal sensitivity in patients with joint replacement arthroplasties. Brit Med J 4:374–375
Borelli S, Citronenbaum C, Düngemann H, v. Mayenburg J, Rakoski J, Diepold B, Mayer S, Biehl T, Erd A, Hofmann G, Neiss A (1984) Metallallergien in der Chirurgie. In: Hefte Unfallheilkd, Heft 164. Springer, Berlin Heidelberg New York, S 479–486
Bortz W (1984) Aseptische Komplikationen des totalen Hüftgelenkersatzes. Innaug Diss FU Berlin
Elves MW, Wilson JN, Scalls JT, Kemp HBS (1975) Incidence of metal sensitivity in patients with total joint replacements. Brit Med J 4:376–378
Müller KH, Müller EM (1981) Lokale Komplikationen nach totalem Hüftgelenkersatz. Unfallheilkunde 84:444–457
Munro-Ashman D, Miller AJ (1976) Rejection of metal-to-metal prosthesis and skin sensitivity to cobalt. Contact Dermatitis 2:65–67
Nater JP, Brian RG, Deutman R, Mulder ThJ (1976) The development of metal hypersensitivity in patients with metal-to-plastic hip arthroplastics. Contact Dermatitis 2: 259–261
Neuhaus R-K (1980) Komplikationen nach Totalendoprothese der Hüfte. Inaug.-Diss. Universität Frankfurt/Main
Rooker GD, Wilkinson JD (1980) Metal sensitivity in patients undergoing hip replacement. T J Bone Joint Surg [Br] 62:502–505
Schneider R (1980) Die Armierung der Pfanne bei der Totalendoprothese der Hüfte. Unfallchirurgie 83:482–488
Schultz KP, Dustmann HO (1976) Komplikationen der Totalendoprothese. Archiv Orthop Unfallchir 85:35–50
Waterman AH, Schrik JJ (1985) Allergy in hip arthroplasty. Contact Dermatitis 13:294–301

Allergien bei Patienten vor und nach Osteosyntheseoperationen

H. Düngemann, S. Borelli, J. Rakoski, R. Götze und W. Simma

Dermatologische Klinik und Poliklinik der Technischen Universität München (Direktor: Prof. Dr. med. Dr. phil. S. Borelli), Biedersteiner Straße 29, D-8000 München 40

Die Implantation von Metallen ist ein bewährtes Standardverfahren in der Unfallchirurgie und Orthopädie. Nach den Implantationsoperationen treten in manchen Fällen Komplikationen auf. Als eine mögliche Komplikationsursache wird eine Allergie des Patienten gegen das Implantatmaterial diskutiert. Es gibt zu dieser Frage ein große Zahl von kasuistischen Mitteilungen und wenige retro- und prospektive Studien (Tabelle 1, 2). Wir fanden bei der Untersuchung von drei Patientengruppen – eine unbehandelte präoperative Gruppe, eine Gruppe von Patienten nach komplikationsfreier Osteosynthese und eine Gruppe von Patienten mit Komplikationen im Gefolge der Osteosynthesebehandlung – eine erhöhte Aller-

Tabelle 1. Kasuistiken zum Zusammenhang von Osteosyntheseeingriffen und chirurgischen Komplikationen

Kasuistiken
Halpin 1975
Kubba et al. 1981
Pegum 1974
Roed-Petersen et al. 1979
Tilsey et al. 1980

Tabelle 2. Studien zum Zusammenhang von Osteosyntheseeingriffen und chirurgischen Komplikationen

Studien
Evans 1974
Brown, Lockskin 1977
Hierholzer 1984

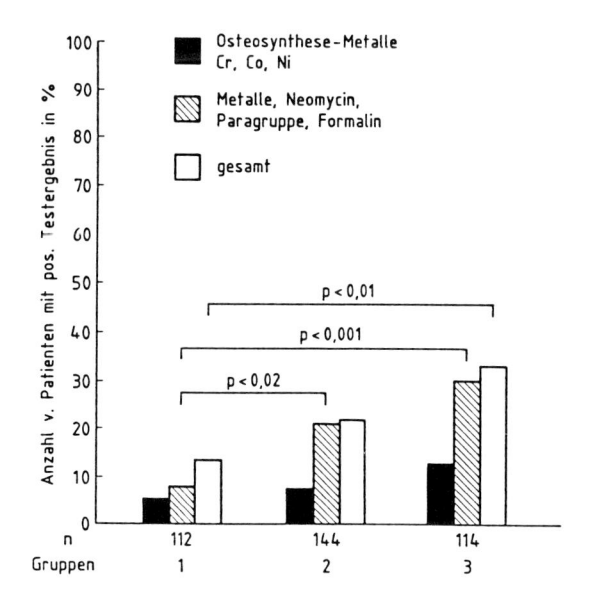

Abb. 1. Häufigkeit positiver Testergebnisse (in %) bei Patienten vor Implantation (Gruppe 1), nach Implantation (Gruppe 2) und mit Komplikationen (Gruppe 3)

giehäufigkeit in der Gruppe von Patienten mit Komplikationen (Abb. 1) (Borelli et al.). Die bisher vorliegenden Daten gestatten keine endgültige Aussage zu der Fragestellung. Wir haben aus diesem Grunde eine Untersuchungsreihe begonnen, bei der präoperativ und nach Abschluß der Osteosynthesebehandlung eine Allergietestung durchgeführt wurde und gleichzeitig der chirurgische Verlauf von den operierenden Kollegen beurteilt wurde.

Tabelle 3. Zusammenstellung der Testsubstanzen

Standardreihe

Neomycinsulfat	20%	Nickelsulfat	2%
Kaliumdichromat	0,5%	Epoxydharze	1%
Mafenid	10%	Mercaptobenzthiazol	1%
Adeps lanae	10%	Chlorjodhydroxachinolin	5%
Formalin	2%	Benzocain	5%
p-Phenylendiamin	1%	p-Aminodiphenylamin	0,5%
Sublimat	0,1%	Tetramethylthiuramdisulfid	1%
Kolophonium	20%	Terpentin	10%
Kobaltusulfat	1%	Perubalsam	25%
Eucerin	100%	Vaseline	100%

Metallreihe

Berylliumsulfat	1%	Manganchlorid	0,5%
Cadmiumsulfat	2%	Molybdänchlorid	0,0025%
Kupfersulfat	2%	Zinksulfat	2%

Tabelle 4. Indikationen zur Osteosynthese-Operationen

Varisierungsosteotomie	5
Varisierungsosteotomie und Beckenosteotomie nach Chiari	2
Valgisierungsosteotomie	2
Schenkelhalsfraktur	6
obere Sprunggelenksfraktur (geschlossen)	8
sonstige geschlossene Frakturen	12
offene Frakturen	8
Polytrauma mit multiplen Frakturen	2
Sonstige	9
Summe	54

Tabelle 5. Implantiertes Material

AO-Platten (Winkelplatte + DCP)	41
AO-Drähte	4
AO-Kleinfragmente	2
Dynamische Hüftschraube	2
Fixateur externe	1
Harrington Stäbe	1
Sonstige	3
Gesamt	54

Tabelle 6. Zusammensetzung des Osteosynthesematerials

DIN 4441

Cr	16,5–18,5%
Ni	12,5–15,0%
Mo	2,5– 3,0%
Ma	Spuren
Fe	Rest entspricht ca. 65%

Tabelle 7. Störungen im postoperativen Heilungsverlauf

	n
starke Schmerzen bei Belastung	8
tiefe Infektion	5
längere Schwellung im OP-Gebiet	6
starke Schmerzen dauernd	6
schwere Funktionsbeeinträchtigung	7
oberflächliche Wundheilungsstörung	4
passagere unklare Temperaturerhöhung	2
Lysesaum-Rö	1
notwendige vorzeitige Metallentfernung	3
Pseudoarthrose und verzögerte Konsolidierung	3
Fehlstellung	1
Refraktur	1

Patienten, Material und Methoden

54 Patienten (28 Männer, 26 Frauen) im Durchschnittsalter von 38,2 Jahren wurden präoperativ und zwischen 6 und 18 Monaten nach der operativen Implantation mit einem Standardprogramm nach den Empfehlungen der ICDRG (Tabelle 3) getestet.

Die Indikation zur Osteosyntheseoperation ist in Tabelle 4 dargestellt. Das Implantatmaterial ist in Tabelle 5 abgebildet. Die Zusammensetzung des Implantatmaterials ist in Tabelle 6 ersichtlich. Die behandelnden Chirurgen dokumentierten im postoperativen Verlauf alle aufgetretenen Besonderheiten von der passageren Temperaturerhöhung ohne ersichtlichen Grund bis zum tiefen Infekt.

Ergebnisse

5 Patienten hatten vor und nach der Osteosynthesetherapie eine Allergie gegen die Metalle, die im Implantatmaterial enthalten sind. Bei 2 Patienten war die vorbestehende Allergie nach Therapie nicht mehr nachweisbar. Bei 6 Patienten wurde nach Therapie eine Metallallergie gefunden, die vor der Therapie noch nicht bestand. Aus chirurgischer Sicht traten bei 17 Patienten (31,4%) Abweichungen vom idealen Heilungsverlauf auf (Tabelle 7). Be-

Tabelle 8. Metallallergie und Heilungsstörungen

Pat. mit Metallallergie n = 14	Pat. ohne Metallalergie n = 40
Besonderheiten 10 (71,4%)	Besonderheiten 7 (17,5%)

trachtet man die allergologischen Ergebnisse und die chirurgischen Ergebnisse gemeinsam, so fällt folgendes auf (Tabelle 8): Bei Patienten ohne Allergie traten bei 7 von 40 Patienten (17,5%) Besonderheiten auf. Bei Patienten mit prä- oder postoperativer Metallallergie traten bei 10 von 14 Patienten (71,4%) Besonderheiten auf. Der Unterschied zwischen den beiden Patientengruppen ist im Fischer-Test für kleine Zahlen signifikant.

Diskussion

Der Begriff der chirurgischen Komplikationen ist nicht einheitlich definiert. Wir definieren als Komplikation alle Abweichungen vom Idealheilungsverlauf. Im Vergleich zum chirurgischen Schrifttum (Tabelle 9) liegen unsere „Komplikationsraten" etwas oberhalb der Norm. Das hat wahrscheinlich seine Ursache in der exakten Erfassung auch kleiner Abweichungen vom Idealverlauf wie z. B. kurzzeitige Temperaturerhöhungen ohne faßbare Ursache oder persistierende Beschwerden bei orthostatischen Veränderungen.

Unsere Ergebnisse zur Frage Metallallergie/Komplikationen bestätigen die Untersuchungen, die einen Zusammenhang zwischen Metallallergien und Störung beim Heilungsverlauf annehmen. Die bis jetzt vorliegenden Zahlen sind auch unter Hinzufügen unserer Untersuchungsergebnisse zu klein, um endgültige Aussagen zu machen. Wir möchten diese interessante fachübergreifende Fragestellung weiter verfolgen.

Literatur

Brown GC, Lockshin MD, Salvati EA, Bullough PG (1977) Sensitivity to metal as a possible cause or sterile loosening after cobalt-chromium total hip-replacement arthroplasty. J Bone Joint 59:164–q68

Ecke H, Neubert Chr, Neeb W (1980) Analyse der Behandlungsergebnisse von 1127 Patienten mit Oberschenkelfrakturen aus der Bundesrepublik Deutschland und der Schweiz. Unfallchirurgie 6:38–43

Evans EM, Freeman MAR, Miller AJ, Vernon-Roberts B (1974) Metal sensitivity as a cause of bone necrosis and loosening of the prosthesis in total joint replacement. J Bone Joint [Br] Surg 56:626–642

Halpin DS (1975) An unusual reaction in muscle in association with a vitallium plate: a report of possible metal hypersensitivity. J Bone Joint Surg [Br] 57:451–453

Hierholzer S, Hierholzer G (1984) Allergie gegen metallische Implantate: Ursache oder Folge einer Knocheninfektion. In: Hefte Unfallheilkd, Heft 164. Springer, Berlin Heidelberg New York, S 498–501

Kubba R, Taylor JS, Marks KE (1981) Cutaneous complications of orthopedic implants. Arch Dermatol 117:554–560

Tabelle 9. Komplikationen nach Osteosynthesen (chir. Literatur)

Untersucher	Anzahl der Pat. Diagnose	Frühkomplikationen – frühe Spätkomplikationen			pauschale Angabe über Rate von Komplikationen in %
		lokale Komplikation, z. B. Wundheilungsstör., Schwellung, Überwärmung	Infekt	funktionelle Komplikationen z. B. Instabilität, Pseudoarthose, Refraktur, Lockerung	
Ecke 1980	1127 Femurfrakturen div. Operationsverfahren		3%	10–15%	
Matter 1985	787 Unterschenkelfrakturen, Plattenosteosynthesen	7–11%	4–6%	1,9–9%	
Rommens 1986	124 offene Tibiaschaftfrakturen		5–7%	8–15%	
Strömquist	152 Schenkelhalsfrakturen, div. Operationsverfahren				26,9%

Matter P (1985) Ergebnisse der operativen Knochenbruchbehandlung am Beispiel der Unterschenkelfraktur nach Plattenosteosynthese. In: Hefte Unfallheilkd, Heft 174. Springer, Berlin Heidelberg New York Tokyo, S 619–623
Pegum JS (1984) Nickel allergy. Lancet 674
Rakoski J, v Mayenburg J, Düngemann H, Borelli S (1986) Metallallergien bei Patienten mit Metallimplantaten im Knochen. Allergologie 4:160–163
Roed-Petersen B, Roed-Petersen J, Dreyer Jorgensen K (1979) Nickel allergy and osteomyelitis in a patient with metal osteosynthesis of a jaw fractur. Contact Determatitis 5:108–112
Strömquist B, Hannsson LJ, Nilsson LT, Thorngren KG (1984) Two-year follow-up of femoral neck fractures. Acta Orthop Scand 55:521–525
Tilsley DA, Rotstein H (1980) Sensitivity caused by internal exposure to nickel, chrome and cobalt. Contact Dermatitis 6:175–178

In Vitro Tests on Patients with Metal Allergies

M. Yamage

Klinik für Orthopädie und Chirurgie des Bewegungsapparates der Universität, Forschungslabor für Biomaterial, Inselspital, CH-3010 Bern, Schweiz

Metal allergy is one of the contact dermatitides which is estimated to affect up to 10% of the general population in Europe. Among metals, nickel is thought to be the most common sensitizer. In the United States of America the frequency has also been reported to be around 10% [18]; in Japan the frequency is lower (5.6%, [8]). What is noticeable from the geographical distribution is a high incidence in the northern part of Europe, especially in Sweden (Fig. 1). The highest occurrence has been observed in females (21.2%, [5]). This is a peculiarity of nickel allergy. According to Edman and Möller [5], the incidence is increasing. They pedict an alarming tendency based on a regression analysis.

Those items which are commonly suspected to have sensitized patients include earrings, necklaces, coins, metallic buttons, and other cheap jewelery. This might explain the differences in frequency between the sexes.

Diagnosis depends conventionally on the direct application of metal salts in the form of a skin test, the epicutaneous test or so-called path test. The results are read on the 2nd and 3rd days after the application of the patch. This traditional method is cheap, easy to perform, quick, and reliable. There are, however, patients who have a history of very severe contact dermatitis. Under this circumstance, the direct application of metal salts is not recommended or could prove dangerous by exacerbating the symptoms or causing a flare up of dermatitis. The multiple testing might cause sensitization of patients to the materials employed. Patients have to be requested to attend the clinic repeatedly. Thus, in vitro correlates are of great importance.

In contact dermatitis induced by metals, antibodies seem not to play a major role, if any. The metal allergies are manifested as a delayed type hypersensitivity according to classification by Coombs and Gell [4] in which sensitized T-lymphocytes are important, along

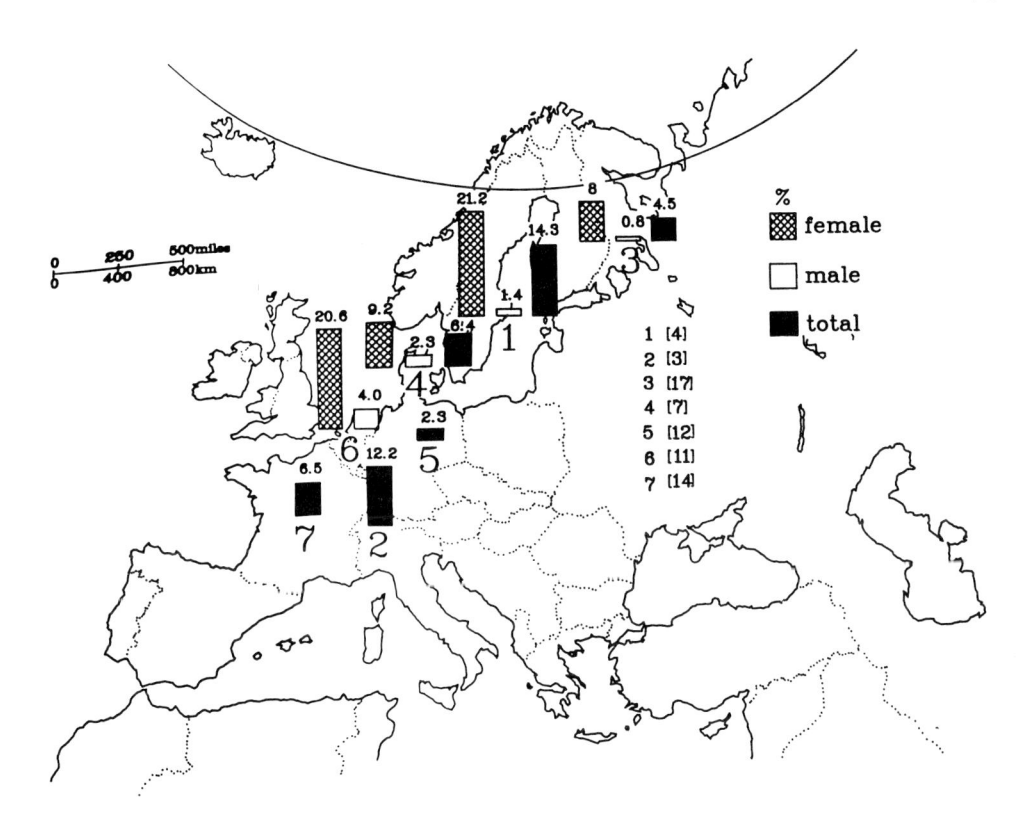

Fig. 1. Epidemiology of nickel allergy. The highest incidence of nickel allergy was documented in Sweden. It is noted that females are more susceptible than males

with macrophages. In the dermatological field, Langerhans' cells are considered the most relevant macrophages, and they act as a very efficient antigen-presenting cell. Figure 2 illustrates possible cellular interactions when patients have intimate contact with a sensitizing agent. The metal, which is a hapten, binds protein to form an antigen. Nickel is known to have a very strong affinity to lysine. This foreign body is engulfed by Langerhans' cells in the epidermis and presented to memory T cells in association with MHC-encoded class II molecules. By this antigen specific stimulation and in the presence of IL-1 secreted from macrophages, the T4 lymphocytes, which normally stay in a quiescent phase G0, are activated into the mitotic cycle which begins with the GI phase, in which proteins are synthesized, and various lymphokines are secreted including IL-2 (Fig. 3). During the S phase DNA is synthesized, and during the M phase cells undergo mitosis and divide into small lymphocytes. This clonal propagation of lymphocytes enhances and maintains the state of hypersensitivity.

The various in vitro diagnostic methods depend on the demonstration of one of the phenomena accompanying these cellular events such as incorporation of [^{3}H]-thymidine or production of lymphokines including macrophage migration inhibition factor, leukocyte migration inhibition factor, IL-2, chemotactic factor, etc.

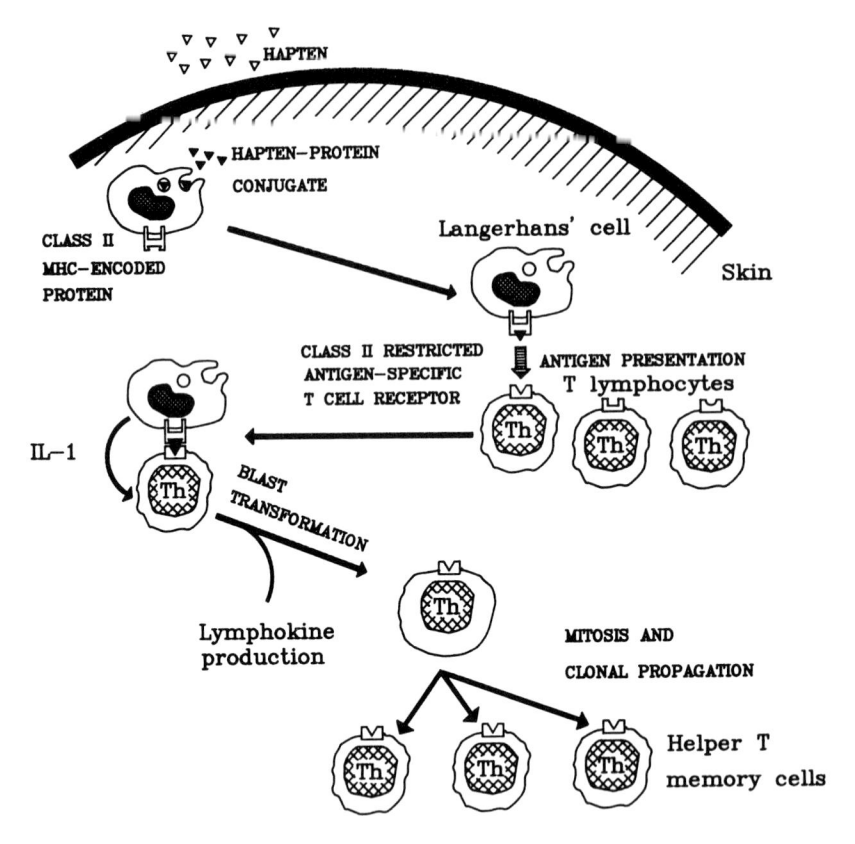

Fig. 2. Possible cellular interactions when metal-allergic patients have an intimate contact with the corresponding metals

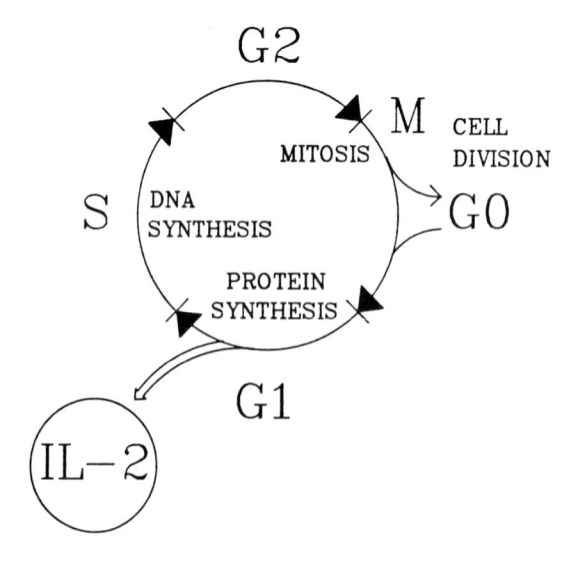

Fig. 3. Mitotic cycle of lymphocytes

Table 1. Comparison of the lymphocyte tranformation test (LTT) and leukocyte migration inhibition test (LIF) between a nickel-allergic group and a nonallergic group as defined by the patch test. For each individual a dose-response curve was made in LTT and the maximum values were given. The results were expressed as mean SI ± SE. In LIF the lower values were given

Patient	Age/sex	Maximum SI in LTT	Minimum MI in LIF
Nickel-positive in patch test			
1	27/F	2.6 ± 0.5	0.72
2	51/M	2.5 ± 0.3	0.83
3	40/M	4.4 ± 0.3	1.34
4	20/M	5.3 ± 0.5	1.36
5	43/F	1.8 ± 0.0	0.32
6	26/M	4.8 ± 0.1	0.78
7	25/F	9.6 ± 1.1	0.96
8	57/M	2.8 ± 0.4	1.17
9	21/F	1.0 ± 0.1	0.88
Control group			
10	19/M	1.4 ± 0.2	0.85
11	43/M	1.4 ± 0.0	0.94
12	38/F	1.9 ± 0.4	ND
13	73/F	1.1 ± 0.2	1.19
14	29/M	0.9 ± 0.2	1.06

ND, not done

Table 2. Comparison of the lymphocyte transformation test (LTT) and the leukocyte migration inhibition test (LIF) between a chromium-allergic group and a nonallergic group as defined by the patch test

Patient	Age/sex	Maximum SI in LTT	Minimum MI in LIF
Chromium-positive in patch test			
1	48/F	1.6 ± 0.4	0.94
2	47/F	1.5 ± 0.3	0.00
3	52/F	3.2 ± 0.6	1.04
4	18/M	1.4 ± 0.1	0.00
5	57/M	1.5 ± 0.2	1.05
Control group			
6	19/M	1.1 ± 0.2	0.78
7	43/M	1.8 ± 0.3	1.12
8	38/F	1.5 ± 0.5	ND
9	73/F	1.3 ± 0.5	1.06
10	29/M	1.3 ± 0.7	0.38

ND, not done

Table 3. Comparison of the lymphocyte transformation test (LTT) and the leukocyte migration inhibition test (LIF) between a cobalt-allergic group and a nonallergic group as defined by a patch test

Patient	Age/sex	Maximum SI in LTT	Minimum MI in LIF
Cobalt-positive in patch test			
1	43/M	1.0 ± 0.1	0.40
2	51/F	1.4 ± 0.2	0.89
3	40/M	0.8 ± 0.2	0.70
4	47/F	1.7 ± 0.1	1.05
5	52/F	1.7 ± 0.3	0.07
6	18/M	0.8 ± 0.1	0.94
7	57/M	0.8 ± 0.2	0.86
Control group			
8	19/M	1.2 ± 0.4	1.01
9	43/M	1.4 ± 0.1	0.49
10	38/F	1.3 ± 0.2	ND
11	74/F	0.7 ± 0.1	1.17
12	29/M	1.1 ± 0.3	0.00

ND, not done

Leukocyte Migration Inhibition Test Using Agarose

This method is based mainly on that of Merritt et al. [15] with some modifications. Briefly, leukocytes are isolated by 5% dextran sedimentation from heparinized blood of metal-allergic patients as defined by a positive patch test) and of healthy control individuals. The cells are washed with Ringer's solution, and 20 µl of the cell pellets are supplemented with 10 µl of inactivated fetal calf serum and either 10 µl of Ringer's solution for the negative controls or 10 µl of phytohemagglutining for the positive controls, and metal salt ($NiCl_2$, $CrCl_2$, $CoCl_2$) solution for testing. The concentrations of the mental salts are 2×10^{-4} M and 4×10^{-4} M. The cultures are preincubated for 30 min at 37 °C. After incubation, 10 µl of each cell suspension is placed into wells cut in 1% agarose mixed with RPMI-1640 supplemented with 10% inactivated fetal calf serum, L-glutamine, and sodium bicarbonate. Duplicate cultures are incubated for 18 h at 37 °C in water-saturated air containing 5% CO_2. The cultures are then fixed with methanol and stained with Giemsa solution. The epicentric migrating area of the cells is projected by a profile projector, traced onto paper, and measured by computerized planimetry. The results are expressed by the migration index (MI) which is obtained by dividing the mean areas of duplicate cultures by those of the controls.

The results, shown in the right column of Tables 1–3, indicate a poor correlation between the in vivo test and the leukocyte migration inhibition test. This might be attributable to the difficulty in distinguishing the inhibition of cell migration due to the lowered viability of cells in the presence of toxic metals from that induced by the leukocyte migration inhibition factor.

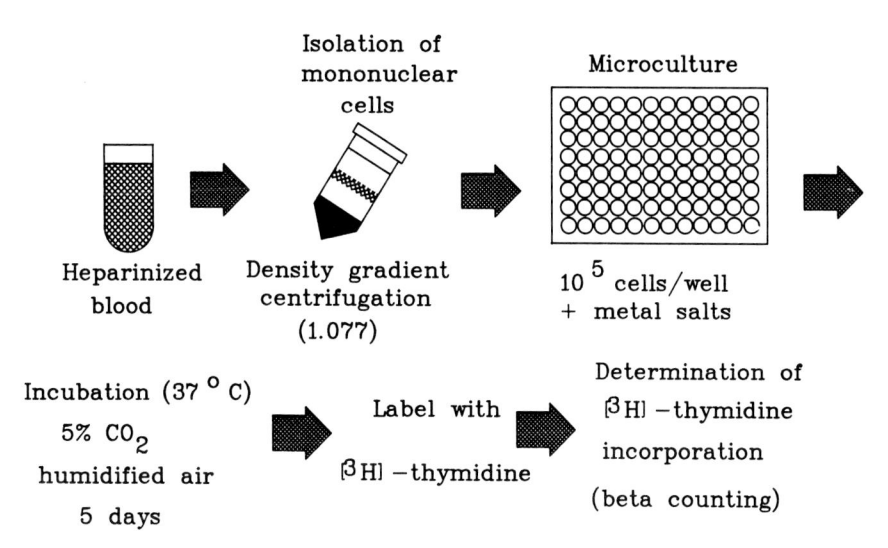

Fig. 4. Procedure for lymphocyte transformation test

Lymphocyte Transformation Test

Mononuclear cells are isolated from heparinized blood by Ficoll-Paque gradient centrifugation (density = 1.077). After washing, the cells are resuspended in RPMI-1640 supplemented with 25 mM Hepes, L-glutamine, 10% fetal calf serum (inactivated), 100 units/ml penicillin, 100 µg/ml streptomycin, and 5×10^{-5} M 2-mercaptoethanol. The cells are then cultured either at 10^5 cells/200 µl or 5×10^5 cells/200 µl in microculture wells in the presence or absence of metal salts ($NiCl_2$, $CrCl_2$, $CoCl_2$). The concentration of metal salts ranges from 10^{-3} M (which is obviously toxic in the case of Ni and Co) to 10^{-7} M. For the positive control, concanavalin A, phytohemagglutinin, and poke weed mitogen are added. Triplicate cultures are incubated for 5 days at 37 °C in humidified air containing 5% CO_2. On the 5th day, 0.5 µCi of [^{3}H]-thymidine is added. Following 4 h of further incubation, cells are harvested on glass fiber discs. After drying, 5 ml of scintillation liquid is added, and the incorporation of radioactivity is quantified by a liquid scintillation counter. These procedures are depicted schematically in Fig. 4. To study the kinetics of [^{3}H]-thymidine incorporation induced by nickel salt, cultures are harvested daily. The results are expressed either in counts per minute (CPM) or as a ratio (stimulation index SI) of mean CPM of test cultures to CPM of control cultures. The dose-response curves are given in Figs. 5–7. The maximum SI are shown in the middle column of Tables 1–3. The kinetics are shown in Fig. 8.

The comparative study indicates that the lymphocyte transformation test correlates with the patch test as far as nickel allergy is concerned. This is in accordance with previous results by other investigators [1, 2, 6, 9, 10, 13, 16, 19–23]. In the case of chromium and cobalt salts, the difference between the allergic and nonallergic groups is not so clear. It should be noted that hexavalent chromium found in a standard patch test for chromium allergy could not be used here due to its high toxicity; only di- or trivalent chromium is employed. This could be one reason for the discrepancy.

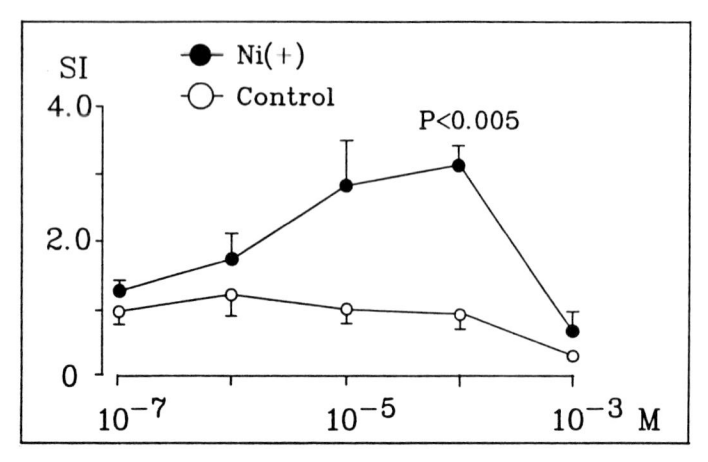

Fig. 5. Dose-response curves of [^{3}H]-thymidine incorporation by nickel-allergic lymphocytes and nonallergic lamphocytes in the presence of nickel salts. At a concentration between 10^{-5} M and 10^{-4} M, the [^{3}H]-thymidine incorporation by nickel-allergic lymphocytes reaches its maximum value, while the SI of nonallergic lymphocytes remains around 1.0 or below. At a toxic concentration (10^{-3} M), [^{3}H]-thymidine incorporation is suppressed

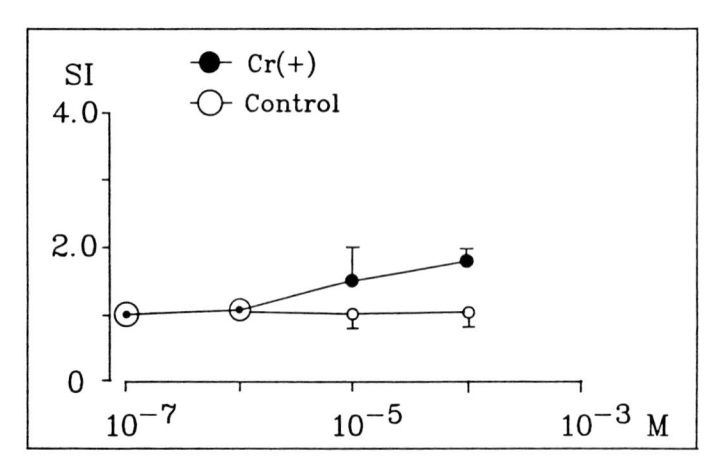

Fig. 6. Dose-response curves of [^{3}H]-thymidine incorporation by chromium-allergic lymphocytes and nonallergic lymphocytes in the presence of chromium salt

In summary, the inherent toxicity of metals seems to be a limiting factor in the application of in vitro methods. Despite the simplicity, the short period required, and the low cost of the leukocyte migration inhibition testing method, the interpretation of the results requires caution, keeping the possibility ever mind that cell mobility is easily inhibited by the toxicity of metals. For the discrimination of nickel-allergic patients from nonallergic indiciduals the lymphocyte transformation test seems to have an advantage over the leukocyte migration inhibition test.

Acknowledgement. This work was funded by a grant from the Swiss National Science Foundation (NF 3.974–0.84) and the AO/ASIF Foundation.

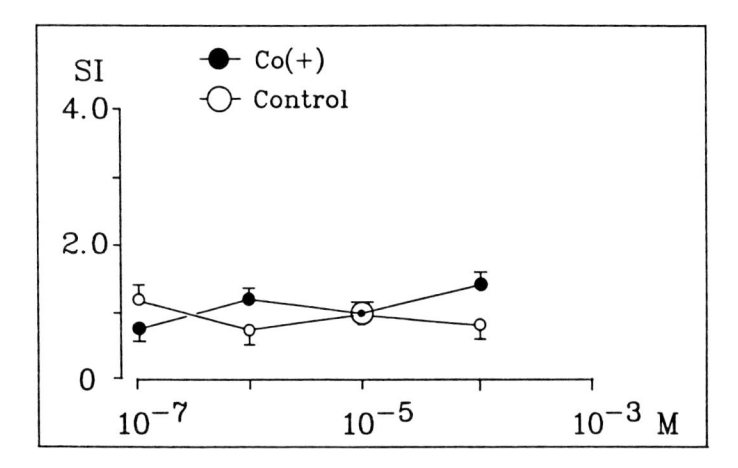

Fig. 7. Dose-response curves of [^{3}H]-thymidine incorporation by cobalt-allergic lymphocytes and nonallergic lymphocytes in the presence of cobalt salt

Fig. 8. Kinetics of lymphocyte stimulation as defined by [^{3}H]-thymidine incorporation in the presence or absence of nickel salt. The in vitro incorporation of [^{3}H]-thymidine by nickel-allergic lymphocytes reaches its peak on the 6th or 7th day of culture in the presence of nickel salt. In the test, a culturing period of 5 days is employed because enough stimulation has already occurred by then. In the absence of nickel salt, nickel-allergic lymphocytes remain in a quiescent phase as evidenced by a low count per minute reading

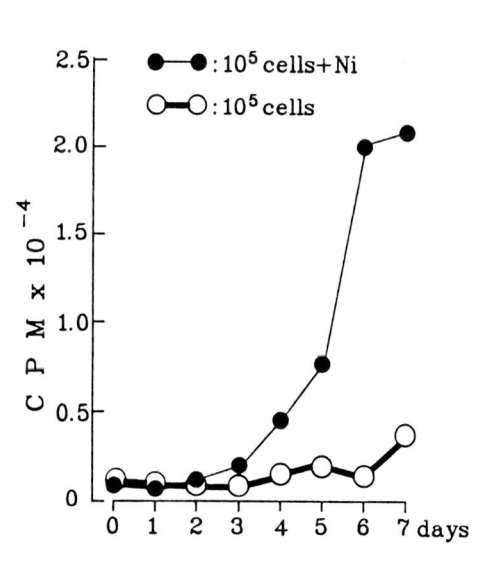

References

1. Al-Tawil NG, Marcussen JA, Möller E (1981) Lymphocyte transformation test in patients with nickel sensitivity: an aid to diagnosis. Acta Derm Venereol (Stockh) 61:511–515
2. Braathen LR (1980) Studies on human epidermal Langerhans' cells III. Induction of T lymphocyte response to nickel sulphate in sensitized individuals. Br J Dermatol 103: 517–526
3. Brun R (1975) Epidemiology of contact dermatitis in Geneva (1000 cases). Contact Dermatitis 1:214–217
4. Coombs RRA, Gell PGH (1975) Classification of allergic reactions responsible for clinical hypersensitivity and disease. In: Gell PGH, Coobs RRA, Lachman PJ (eds) Clinical aspect of immunology. Blackwell, Oxford, p 761

5. Edman B, Möller H (1982) Trends and forecasts for standard allergens in 12-year patch test material. Contact Dermatitis 8:95–104
6. Forman L, Alexander S (1972) Nickel antibodies. Br J Dermatol 87:320–326
7. Hammershoy O (1980) Standard patch test results in 3225 consecutive Danish patients from 1973 to 1977. Contact Dermatitis 6:263–268
8. Hirano S, Yoshikawa K (1982) Patch testing with European and American standard allergens in Japanese patients. Contact Dermatitis 8:48–50
9. Hutchinson F, Raffle EJ, MacLeod TM (1972) The specificaty of lymphocyte transformation in vitro by nickel salts in nickel sensitive subjects. J Invest Dermatol 58: 362–365
10. Kim CW, Schöpf E (1976) A comparative study of nickel hypersensitivity by the lymphocyte transformation test in atopic and non-atopic dermatitis. Arch Dermatol Res 257:57–65
11. Lachapelle JM, Tennstedt D (1979) Epidemiological survey of occupational contact dermatitis of the hands in Belgium. Contact Dermatitis 5:244–248
12. Lämmer D (1979) Testergebnisse von 1008 Patienten mit Kontaktallergie. Z Hautkr 54:517–579
13. MacLeod TM, Hutchinson F, Raffle EJ (1970) The uptake of labelled thymidine by leucocytes of nickel sensitive patients. Br J Dermatol 82:487–492
14. Malten KE, Spruit D (1969) The relative importance of various environmental exposures to nickel in causing contact hypersentivity. Acta Derm Venereol 49:14–19
15. Merritt K, Mayor MB, Brown SA (1980) Metal allergy and implants: concept and clinical significance. In: Uhthoff HK (eds) Current concepts of internal fixation of fractures. Springer, Berlin Heidelberg New York, p 165–173
16. Millikan LE, Conway F, Foote JE (1973) In vitro studies of contact hypersensitivity: lymphocyte transformation in nickel sensitivity. J Invest Dermatol 60:88–90
17. Peltonen L (1979) Nickel sensitivity in the general population. Contact Dermatitis 5:27–32
18. Rudner EJ, Clendenning WE, Epstein E, Fisher AA, Jillson OF, Jordan WP, Kanof N, Larsen W, Maibach H, Mitchel JC, O'Quinn SE, Schorr WF, Sulzberger MB (1973) Epidemiology of contact dermatitis in North America: 1972. Arch Dermatol 108: 537–540
19. Silvennoinen-Kassinen S (1980) Lymphocyte transformation in nickel allergy: amplification of T-lymphocyte responses to nickel sulphate by macrophages in vitro. Scand J Immunol 12:61–65
20. Sinigaglia F, Scheidegger D, Garotta G, Scheper R, Pletscher M, Lanzavecchia A (1985) Isolation and characterization of Ni-specific T cell clones from patients with Ni-contact dermatitis. J Immunol 135:3929–3932
21. Svejgaard E, Morling N, Svejgaard A, Veien NK (1978) Lymphocyte transformation induced by nickel sulphate: an in vitro study of subjects with and without a positive nickel patch test. Acta Derm Venereol 58:245–250
22. Veien NK, Svejgaard E (1978) Lymphocyte transformation in patients with cobalt dermatitis. Br J Dermatol 99:191–196
23. Vein NK, Svejgaard E, Menne T (1979) In vitro lymphocyte transformation to nickel: a study of nickel-sensitive patients before and after epicutaneous and oral challenge with nickel. Acta Derm Venereol 59:447–451

AIDS — Aktuelle Aspekte für die Chirurgie

D. Petzoldt

Universitäts-Hautklinik, Abt. Dermatologie I (Dir.: Prof. Dr. med. D. Petzoldt), Voßstraße 2, D-6900 Heidelberg 1

Das Wesen der Erkrankung AIDS wird verständlich, wenn man sich 3 Dinge vergegenwärtigt: Die Virologie, die Cytopathogenese und die Immunpathogenese.

Auf 3 Abbildungen läßt sich das Basiswissen über AIDS zusammenfassen.

Das AIDS-Virus ist ein Retrovirus (Abb. 1). Gemeinsam ist den Retroviren das Enzym Reverse Transcriptase, das der Gruppe den Namen gab. Unterschiedlich ist die Wirkung der Viren. Einige von ihnen sind oncogen: Sie rufen bösartige Tumoren beim Tier und Lymphome beim Menschen hervor. Andere sind cytopathisch und verursachen degenerative Erkrankungen. Das bekannteste von ihnen war bislang das Visnavirus. Visnavirus ruft eine epidemische zentralnervöse Erkrankung bei Schafen hervor. Sie beginnt mit Freßunlust und führt schließlich zum Tode. Das HTLV-III-Virus gehört in die Gruppe der cytopathischen Retroviren. HTLV-III ist synonym mit der Bezeichnung HIV „Humanes Immundefizienzvirus", eine Bezeichnung, auf die man sich vor einigen Monaten international geeinigt hat.

HIV wird von Receptoren der Wirtszelle adsorbiert (Abb. 2). Es erfolgt die Penetration, die Umwandlung von RNS und DNS, also die Reverse Transkription und schließlich der Einbau in das Chromosom der Wirtszelle, die Integration. Hier im Chromosom des Zellkerns kann die Virus-DNS liegenbleiben und eine latente Infektion bedingen. Das Leben der Zelle bleibt unangetastet. Zu einem cytopathischen Effekt kommt es erst beim Eintritt einer Virusexpression, was über Transkription und Translation vonstatten geht. Die hauptsächliche Wirtszelle für HIV ist die T-Helferzelle (Abb. 3). Sie hat eine zentrale Stellung im Ablauf einer Immunreaktion. Sie wird von dem Makrophagen, der Antigen präsentierenden Zelle stimuliert und aktiviert ihrerseits sowohl die natürliche Killerzelle, als auch die cytotoxische T-Zelle, also die Akteure der Cellulären Immunität. Über den B-Lymphocyten wird die Plasmazelle zur Freisetzung von Antikörpern angeregt, d. h. daß die T-Helferzelle

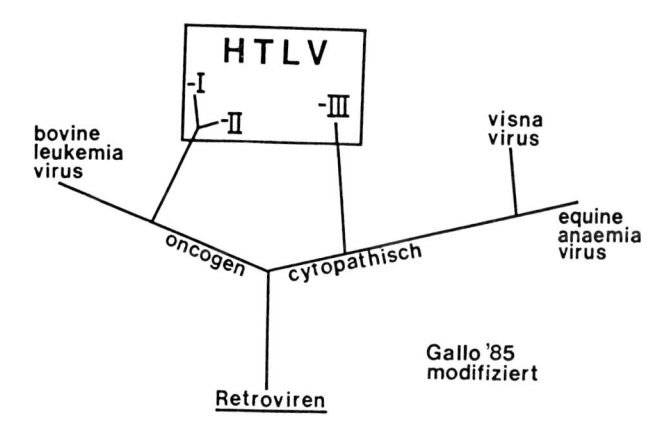

Abb. 1. Retroviren. Eigenschaften und wichtigste Vertreter

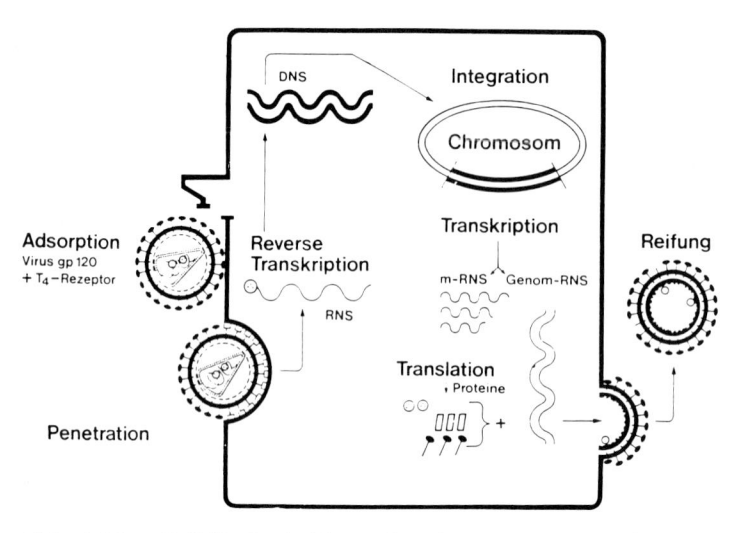

Abb. 2. Virus-Zell-Wechselwirkung, (mod. nach Gelderblom)

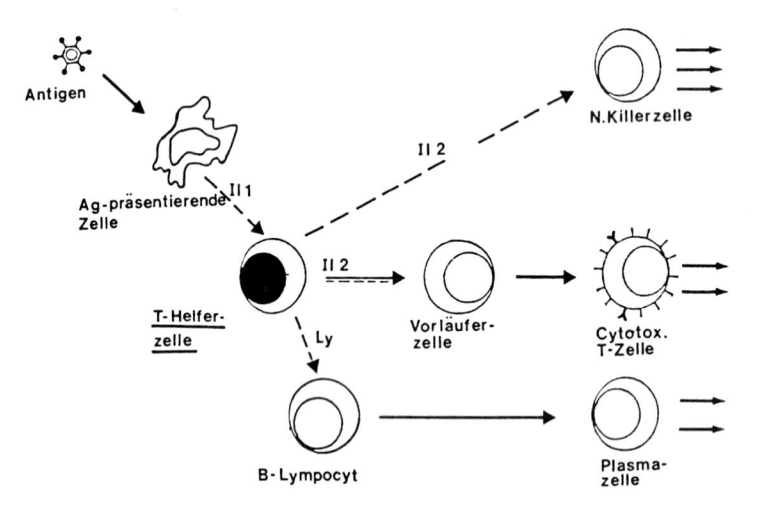

Abb. 3. Schema der Immunreaktion. Schwarz: HIV-Befall

auch die humorale Immunität aktiviert. Ein Ausfall der T-Helferzelle muß somit schwere Folgen für die celluläre und humorale Immunität haben.

Die schwere Schädigung der Immunität führt schließlich zum Vollbild von AIDS und manifestiert sich in 70% der Fälle in opportunistischen Infektionen (Abb. 4) und in 30% im Kaposi-Sarkom (Abb. 5).

Drei Erkenntnisse haben in den letzten Monaten das Verständnis der Erkrankung AIDS wesentlich erweitert:

Montagnier konnte ein Virus aus westafrikanischen AIDS-Patienten isolieren, das insgesamt gesehen, dieselben biologischen Eigenschaften hat wie HIV, dessen Hüllprotein aber

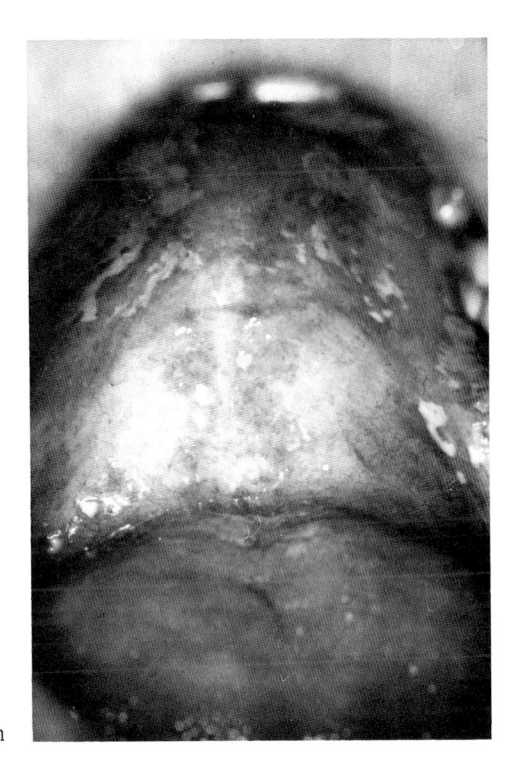

Abb. 4. Candidamykose am harten Gaumen

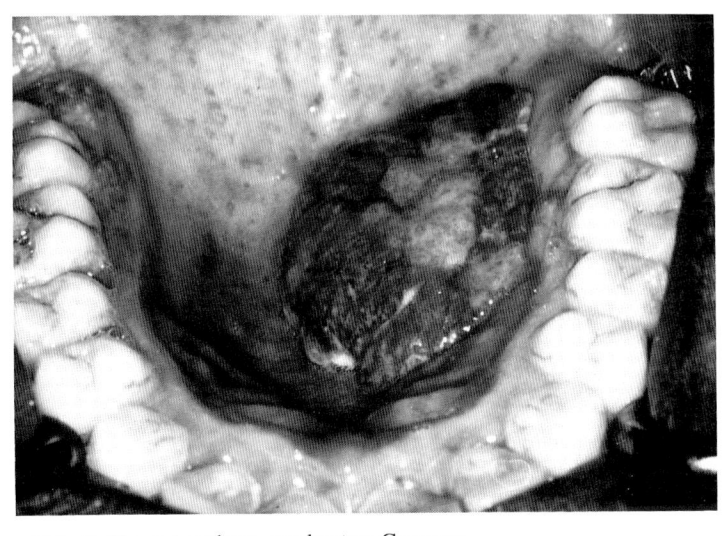

Abb. 5. Kaposi-sarkom am harten Gaumen

unterschiedlich war. Er nannte dieses Virus LAV-II. Klinisch wichtig ist, daß LAV-II von HIV-Antikörpern nicht mehr erkannt wird.

Essex fand – ebenfalls in Westafrika – ein Virus bei Gesunden, das eine enge genetische Beziehung zum Affenvirus STLV aufwies.

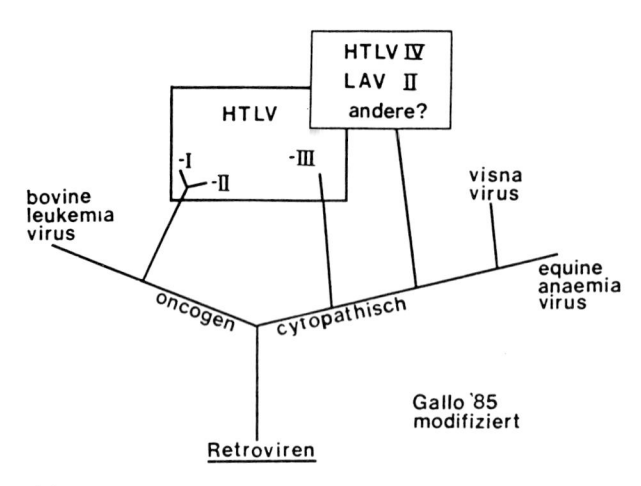

```
                    ┌─────────┐
                    │ HTLV IV │
            ┌───────┤ LAV II  │
            │ HTLV  │ andere? │
            │  -I   └─────────┘
            │   -II    -III          visna
bovine      └──────┬──────┘          virus
leukemia           │                   │
virus              │                   │  equine
   │               │                   │  anaemia
   │               │                   │  virus
   └───oncogen──┬──cytopathisch────────┘
               │
               │         Gallo '85
               │         modifiziert
           Retroviren
```

Abb. 6. Retroviren. Aktueller Stand

Die hohe Potenz von HIV zu Mutationen ist bekannt. Wird das Virus beispielsweise von der Mutter auf das Kind übertragen, so unterscheiden sich die genetischen Eigenschaften — die Schnittmuster — der Viren bei der Mutter einerseits und beim Kind andererseits bereits nach 3 Monaten in zumindest einer Bande. Es könnte sein, daß verschiedene Mutanten für verschiedene Verläufe der Erkrankung verantwortlich sind. Das weite Spektrum der klinischen Verläufe von der vacuoligen Myelopathie über die Thrombocytopenie bis hin zur Slim-disease mit seiner fulminanten Gewichtsabnahme kann vielleicht durch Virusmutation erklärt werden.

Das Schema der Retroviren muß also schon heute erweitert werden (Abb. 6).

Eine wichtige Erkenntnis auf dem Gebiete der Cytopathogenese ist die Entdeckung eines Gens, das die Gefährlichkeit des AIDS-Virus ausmacht. Es handelt sich um das Transaktivatorgan, abgekürzt tat-gen.

Tat-gen wird in tat-protein übersetzt und steigert die Proteinsynthese des Virus um das Tausendfache (Abb. 7). Vielleicht führt es sogar zum Tod der infizierten Zellen. Tat-protein ist deshalb ein neues Ziel für eine antivirale Therapie.

Die dritte wichtige Erkenntnis schließlich betrifft die Immunpathogenese der Erkrankung. Es ist heute bekannt, daß AIDS-Viren nicht nur die T-Helferzelle, sondern auch den Makrophagen und den B-Lymphocyten befallen. Die eingangs gezeigte Abbildung muß entsprechend geändert werden (Abb. 8).

Nun ist aber bekannt, daß bei allen AIDS-Ptienten speziell die Zahl der T-Helferzellen stark absinkt. Die Ursache dafür wurde jüngst aufgeklärt. Das Hülleiweiß von HIV führt zu Verklebungen der Zellmembran von T-Helferzellen, zur Bildung von Syncytien und nachfolgendem Zelltod. Die Bildung von Syncytien gelingt nicht mit Membranen von Makrophagen oder B-Lymphocyten. Das auffällige Absinken der Zahl von T-Helferzellen beim AIDS-Patienten ist damit erklärt.

Der rasche Zuwachs an Detailwissen über die Erkrankung AIDS ist beeindruckend. Auch unser Wissen um praktische wichtige Dinge, wie die Kontagiosität von AIDS ist angewachsen, besser gesagt, hat sich stabilisiert. Glücklicherweise gilt nach wie vor, daß HIV ein sehr empfindliches Virus ist. Ursachen sind seine einsträngigen RNS und seine lipidhaltige Hülle,

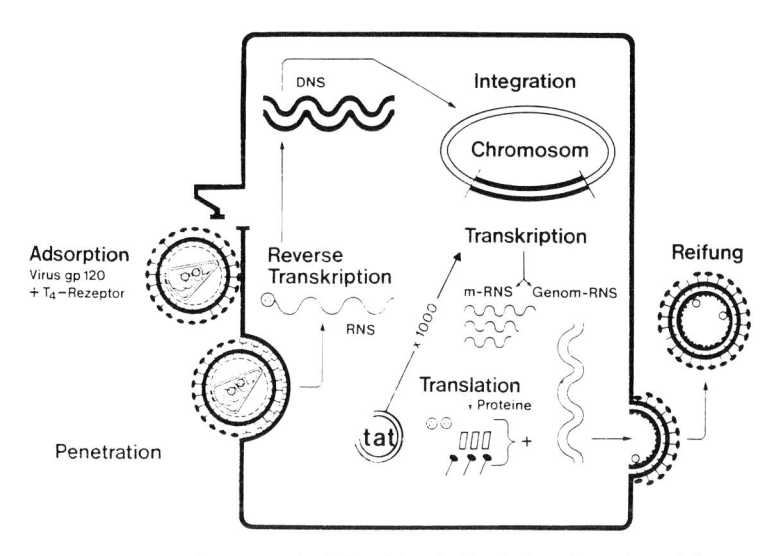

Abb. 7. Virus-Zell-Wechselbeziehung (mod. nach Gelderblom). Funktion des tat-protein

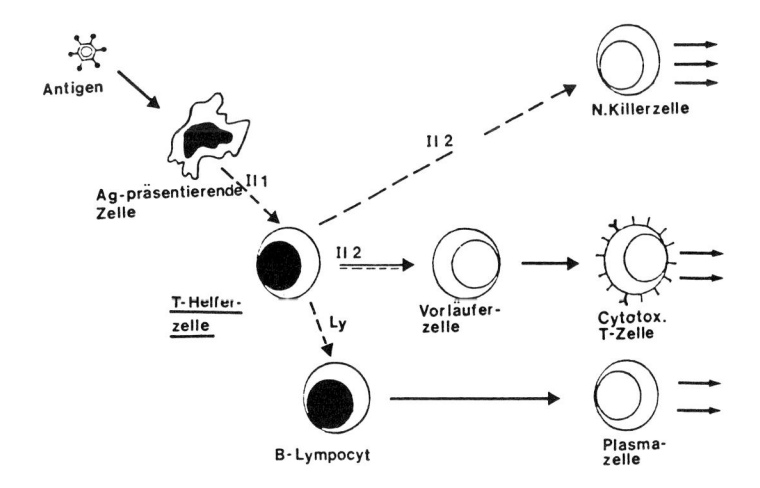

Abb. 8. Schema der Immunreaktion. Schwarz: HIV-Befall. Aktueller Stand

die es sogar empfindlich gegen Tenside macht. HIV wird von allen Maßnahmen zur Entsorgung virushaltigen Materials abgetötet, wie sie üblich und im Bundesgesundheitsblatt Nr. 27 vom 3. März 1984 aufgelistet sind. Zusätzliche, AIDS-spezifische Maßnahmen sind nicht erforderlich. Das gilt auch für die Desinfektion von Endoskopen. Sämtliche Maßnahmen, die sich hier bisher im Hinblick auf die Inaktivierung des Hepatitis-B-Virus bewährt haben, führen mit Sicherheit auch zur Abtötung von HIV.

Gleiches gilt für die Hämodialyse: Bei ordnungsgemäßer herkömmlicher Desinfektion besteht für den Dialysepatienten kein erhöhtes Risiko durch kontaminierte Apparate oder Schläuche.

Freilich darf keine Sorglosigkeit aufkommen, denn die Überlebenszeit von HIV außerhalb des Körpers ist doch länger als zunächst angenommen. Unter experimentellen Bedingungen konnte bei Zimmertemperatur in feuchtem Milieu noch nach 7 Tagen Virusaktivität gemessen werden. Sogar in trockenem Milieu hielt sich Virusaktivität bei Raumtemperatur länger als 3 Tage. Zu diesen Untersuchungen ist allerdings einschränkend zu sagen, daß sie mit sehr hohen Viruskonzentrationen durchgeführt wurden, wie sie kaum unter klinischen, nicht experimentellen Bedingungen zu erwarten sind. Zudem verlief der Abfall der Virusaktivität logarithmisch. Bei geringen Viruskonzentrationen muß deshalb damit gerechnet werden, daß die Virusaktivität wesentlich rascher als unter den gewählten experimentellen Bedingungen gegen Null geht.

Die große Empfindlichkeit von HIV gegenüber Desinfektionsmaßnahmen steht im Einklang mit der offenbar geringen Übertragungsfähigkeit der Erkrankung. Innerfamiliäre Übertragungen auf Angehörige von AIDS-Patienten sind bisher praktisch nicht vorgekommen, wenn man von sexuellen Übertragungen absieht. Auch das medizinische Pflegepersonal ist nur in sehr geringem Maße gefährdet, wie die bisher durchgeführten Reihenuntersuchungen zeigen. Freilich sollte man sich stets dessen bewußt sein, daß AIDS-Viren auch im Schleim und in Sekreten enthalten sein können. Bei möglichem Kontakt der Hände mit Schleim und Sekreten, sollten deshalb Handschuhe getragen werden. Bei engem Kontakt mit hustenden Patienten, beispielsweise im Rahmen der Anästhesie oder Reanimation — sollte man das Tragen einer Schutzmaske nicht scheuen.

Das Hauptrisiko für Arzt und Pflegepersonal besteht naturgemäß in der Verletzung mit Instrumenten und Kanülen, die mit Blut von HIV-Patienten kontaminiert sind. Hier hat es bereits Infektionen gegeben. Nadelstichverletzungen im Umgang mit AIDS-Patienten sind häufig — wie auch die Erfahrung aus der eigenen Klinik lehrt — Übertragungen von HIV-Viren bei Nadelstichverletzungen sind dagegen glücklicherweise selten. Weltweit wurde bisher über weniger als 5 Fälle berichtet. Das amerikanische Center for Disease Control (CDC) übersieht ca. 1000 Fälle von Nadelstichverletzungen. In nur 2 Fällen trat eine Serokonversion auf. Das Risiko, daß eine Nadelstichverletzung zu einer Infektion führt, errechnet sich somit auf unter 1%.

Ein Risiko sich auf nicht-sexuellem Wege mit HIV zu infizieren, liegt offenbar bei der Bluttransfusion. Die serologische Testung auf HIV, der jede Blutkonserve unterzogen wird, ist leider nicht absolut zuverlässig. Wenn die in Deutschland durchgeführten diesbezüglichen Untersuchungen von Hunsmann und Helmann zutreffen, so erkennen die serologischen Tests bei Blutkonserven nur 95% der mit HIV kontaminierten Blutkonserven. 5% werden nicht als infiziert erkannt und gelangen zur Transfusion. Damit ergibt sich folgende Rechnung: Die Häufigkeit von HIV in Blutkonserven liegt in der Bundesrepublik bei 1–2 pro 10000 Konserven, das sind 0,01–0,02%. Davon 5% bedeutet: 1 von 100000–200000 Konserven enthalten HIV trotz negativen Testergebnisses. Bei einem Verbrauch in der Bundesrepublik von 3–4 Mill. Konserven pro Jahr würde das bedeuten, daß jährlich 15–40 HIV enthaltende Konserven unwissentlich zur Übertragung gelangen. Das wäre eine beängstigend hohe Zahl. Bisher sind 8 Patienten in der Bundesrepublik als transfusionsbedingte AIDS-Patienten gemeldet. Die Zahl derjenigen Patienten, die über die Transfusion bereits infiziert wurden, bei denen die Erkrankung AIDS jedoch noch nicht ausgebrochen ist, dürfte um mindestens eine Zehnerpotenz höher liegen. In den USA waren im Juni 1986 358 transfusionsbedingte AIDS-Fälle registriert, das waren allerdings nur 2% der Gesamtzahl der AIDS-Patienten. Betrachtet man gesondert die Gruppe der Frauen, so waren von 1409 weiblichen AIDS-Patienten immerhin 130 über kontaminierte Blutkonserven infi-

Tabelle 1. Zahl der dem Bundesgesundheitsamt bekanntgewordenen Erkrankungsfälle (AIDS Bundesrepublik Deutschland am 31. 10. 1986)

	männl.	weibl.	%
Homo-/bisexuelle Männer	552	–	77
I.v.-Drogenabhängige	28	20	7
Hämophile	46	0	6
Heterosexueller Partner und Kinder der Risikogruppen	16	13	3
Transfusionsempfänger	6	2	1
Nicht bekannt/andere	28	3	4
	677	38	
Gesamt		715	

ziert worden, d. h. 9% der AIDS-Erkrankungen bei amerikanischen Frauen gehen zu Lasten infizierter Blutkonserven.

In der Bundesrepublik waren am 31. Okt. 1986 38 Frauen als AIDS-erkrankt gemeldet. Zwei von ihnen waren durch Transfusionen erkrankt, eine absolute Zahl: Aber auch bei uns gehen die 5% der AIDS-Erkrankungen bei Frauen zu Lasten der Bluttransfusion.

Freilich haben die Blutspendezentralen große Anstrengungen unternommen, um das Risiko zu verringern. Die Auswahl der Spender erfolgte kritischer, Aufklärungsschriften machen dem Spendewilligen das Risiko deutlich, ein Gesundheitsfragebogen mit Angabe der Ausschlußkriterien, die der Spender unterschreiben muß, bringt zusätzliche Sicherheit. Diese Maßnahmen tragen dazu bei, daß die Zahl der HIV-kontaminierten Konserven in den letzten beiden Jahren auf ein Zehntel zurückgegangen ist. Immerhin: Die Gefahr der unerkannten HIV-Übertragung durch Blutkonserven besteht. Eine Expertengruppe der WHO gab deshalb im April Empfehlungen heraus, die sich in 3 Punkten zusammenfassen lassen:
1. Strengere Indikationsstellung und damit Einsparung von Transfusionen.
2. Wenn möglich, Ersatz durch sichere Derivate.
3. Aufklärung der spendenden Bevölkerung und strengere Auswahl der Spender.

Die gegenwärtige epidemiologische Situation in der Bundesrepublik Deutschland zeigt die Tabelle 1.

Es handelt sich um die Zahlen des Bundesgesundheitsamtes in Berlin am 31. Oktober 1986. Die Tahl der bereits Infizierten in der Bundesrepublik Deutschland wird auf 30–100000 geschätzt, weltweit auf 5–10 Millionen.

Gegenwärtig besonders besorgniserregend ist, daß
— die Zahl der Infizierten und der AIDS-Patienten weltweit ständig zunimmt. Eine Verdoppelungszeit der Patientenzahl von 8–12 Monaten wird angenommen.
— die Durchseuchung der Drogenabhängigen in besonderem Maße zunimmt, was die Gefahr der Ausbreitung der Erkrankung auf heterosexuellem Wege begünstigt,
— die Prognose eines Infizierten schlechter ist als bisher angenommen, d. h. daß die Entwicklung des Vollbildes von AIDS offenbar häufiger eintritt als bisher erhofft. Gegenwärtig wird die Umschlagswahrscheinlichkeit von der HIV-Infektion in das Vollbild AIDS auf 40–70% geschätzt. Gegenwärtig als positiv zu bewertenden Faktoren sind.

- daß die Kampagne „Aufforderung zum safer sex" offensichtlich von einem großen Teil der Angehörigen der Risikogruppen befolgt wird. Indizien dafür sind die vielerorts stark zurückgehenden Erkrankungsziffern von Syphilis und Gonorrhoe. Natürlich ist nicht zu erwarten, daß diese Kampagne von allen Angehörigen der Risikogruppe befolgt wird. Jene 5–15% der Homosexuellen, deren Sexualverhalten nach Sigusch suchtartige Züge trägt, werden durch jedwede Kampagne schwer zu erreichen sein.
- daß es gelungen ist, in ein Pockenvirus Hüllantigen von HIV einzuschleusen und das Pockenvirus zur Expression von HIV-Hüllantigenen zu bringen. Bei bestimmten Affen konnte auf diese Weise sowohl eine Celluläre als auch eine humorale Immunreaktion erzeugt werden: Vorläufer eines Impfstoffes. Auf ihm ruht letztendlich unsere Hoffnung auf die Bewältigung des Problems AIDS.

Experimentelle Befunde zur Makrophagen-Migration im Eletronenmikroskop

K. Draenert und U. Draenert, München

(Vortrag wurde nicht gehalten)

Anwendung, Wertigkeit und Probleme allogener kältekonservierter Spongiosa. Klinische und experimentelle Untersuchungen

R. Ascherl[1], M.-L. Schmeller[1], K. Geißdörfer[1], M. Schindele[1], P. Gerl[1], M. Morgalla[1], E. Lenz[1], F. Lechner[2] und G. Blümel[1]

[1] Institut für Experimentelle Chirurgie der Technischen Universität (Dir.: Prof. Dr. med. G. Blümel), Ismaninger Straße 22, D-8000 München 80
[2] Kreiskrankenhaus Garmisch-Partenkirchen (Dir.: Prof. Dr. med. F. Lechner), Auenstraße 6, D-8100 Garmisch-Partenkirchen

Wenn Konservierungsmaßnahmen den Erhalt von natürlicher Form, Struktur und Funktion von Geweben des passiven Bewegungsapparates erreichen, so muß dieser biologische Ersatz alloplastischen Materialien als überlegen betrachtet werden. Grundsätzlich bieten Chemie (Konditionierung) und Physik (Gefriertechniken) gleichermaßen alle theoretischen Voraussetzungen, dieses Ziel zu erreichen: Der Vorteil chemischer Präparationen liegt in einer weitgehenden Reduktion der Antigenität, wodurch auch xenogene Gewebe (Kieler Knochen) klinisch anwendbar werden. Gerade unter dem Aspekt der Konservierung von Spongiosa und physikalische Methoden ganz besonders geeignet, Struktur und biologische Funktion zu konservieren.

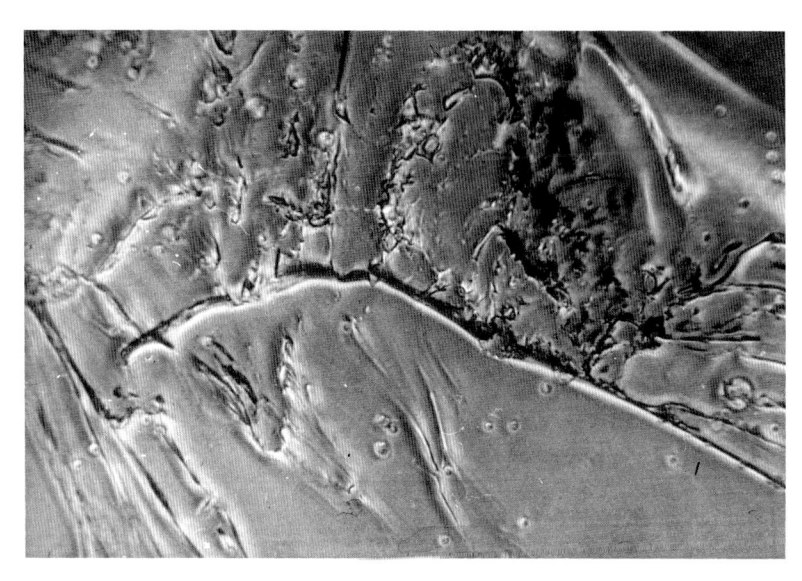

Abb. 1. Auswachsen von spongiosaassoziierten Zellen in der Gewebekultur als Vitalitätskriterium einer mit Gefrierschutzlösung maschinell eingefrorenen Spongiosa

Überlegungen zur Optimierung der Kältekonservierung

Schonende Einfrier- und Auftautechnik sowie die Applikation von Gefrierschutzlösung bieten die grundsätzliche Möglichkeit, auch Knochengewebe über längere Zeiträume vital zu konservieren (Abb. 1). Bezüglich der Überlegungen von Axhausen [1] und Levander [7] sind dann beide Heilungsphasen von Knochentransplantaten denkbar: Die Osteogenese als Syntheseleistung vitaler Osteoblasten und die Osteoinduktion als Metaplasie des Wirtsgewebes durch das Transplantat.

Faktoren, die Vitalität und Wertigkeit eines allogenen, kältekonservierten Knochentransplantates beeinflussen, sind neben Einfrier- und Auftautechnik, Lagerungstemperatur und -Zeit sowie Sterilisationsmaßnahmen. Sowohl in vitro als auch in vivo wurden diese Parameter auf das Einheilen von autologen und allogenen Transplantaten am Kaninchenmodell untersucht:

Bei 349 Transplantationen gleicher Mengen Spongiosa in standardisierte Defekte der proximalen Tibia sollten szintigraphische, mikromorphologische und mikroradiologische Untersuchungen Aufschlüsse über die Heilungsvorgänge geben. Szintigraphisch ergeben sich die besten Resultate bei niedrigen Temperaturen ($-70\,°C$, $-196\,°C$) über einen Zeitraum von ca. 90 Tagen. Die Effekte der beschriebenen Einflußgrößen werden am autologen Transplantat dargestellt (Abb. 2), weil hier immunologische Faktoren unberücksichtigt bleiben können. Auffällig erscheint die Überlegenheit der avitalen Transplantate (ohne Gefrierschutz) gegenüber dem autologen Frischtransplantat. Die Applikation von Gefrierschutzlösungen erreicht zwar eine optimale Konservierung, auch der ultramikroskopischen Struktur, und in gewissen Grenzen der Vitalität von Zellen, ist aber den Transplantaten ohne Kryoprotektivum deutlich unterlegen. Nicht ganz unberechtigt erscheint in diesem Zusammenhang der Zweifel am Stellenwert der Osteogenese, wenn doch das autologe,

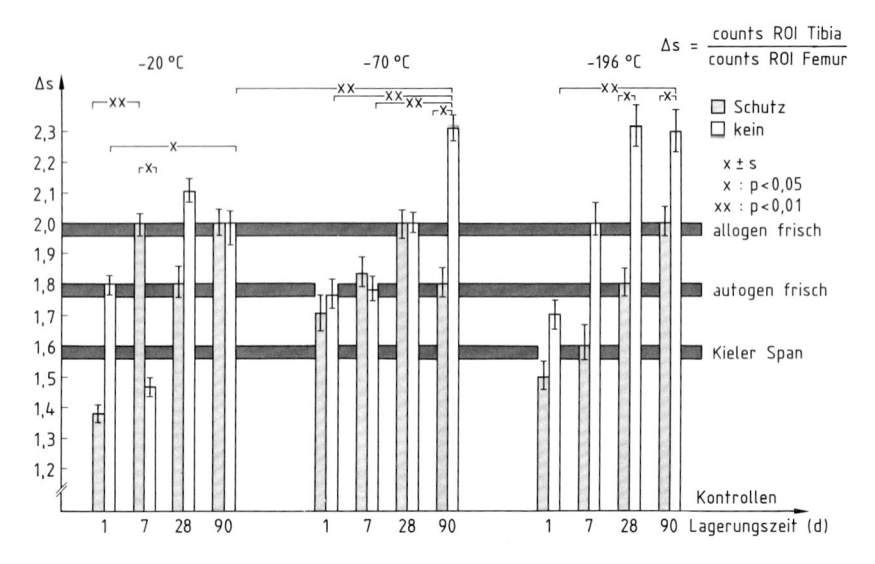

Abb. 2. Szintigraphische Befunde in der „region of interest" — Technik bei autologen, verschieden kältekonservierten Spongiosatransplantaten

kältekonservierte, avitale Transplantat eine bessere Knochenneubildung erreicht als das frische autologe Gewebe. Einjährige Lagerung schwächt die osteoinduktive Kapazität der Transplantate empfindlich. Auch die Strahlensterilisation (1,5 und 2,5 Mrad) reduziert ebenso die Osteoinduktivität der allogenen Transplantate. Gleiche Beobachtungen stammen von Lance [5].

Auch wenn es, wie Untersuchungen an der Gewebekultur aufzeigen konnten, durch maschinelles Einfrieren und Applikation von Gefrierschutzlösungen (z. B. Humanalbumin) möglich ist, die Vitalität der Transplantate zu erhalten, erscheint angesichts der vorbeschriebenen experimentellen Befunde dieses Ziel nicht erstrebenswert.

Einheilen von allogenem Bankknochen

In Hartschnitten sowie an entkalkten Präparaten zeigen die transplantierten Knochen zumindest in der Frühphase kaum Zeichen einer Resorption. Die induzierte Knochenneubildung erfolgt an den Transplantatoberflächen, ein cellulärer Abbau tritt, wenn überhaupt, erst verspätet und nie simultan mit dem Maximum der Knochenneubildung auf (Abb. 3). Bei Reoperationen bot sich uns die Gelegenheit zu histologischen Untersuchungen:

Auch bei längeren Beobachtungszeiten bleiben Transplantatreste von neuem Knochen umgeben, eine vollständige Resorption wurde bislang nicht beobachtet (Abb. 4). Bei allogener Spongiosa findet sich, deutlicher als erwartet, das Phänomen des „toten Einheilens".

Immunologische Aspekte

Eine deutliche Reduktion der Antigenität von Knochengewebe nach Kältekonservierung können wir nicht beobachten. Sowohl experimentell als auch klinisch findet sich im Leuko-

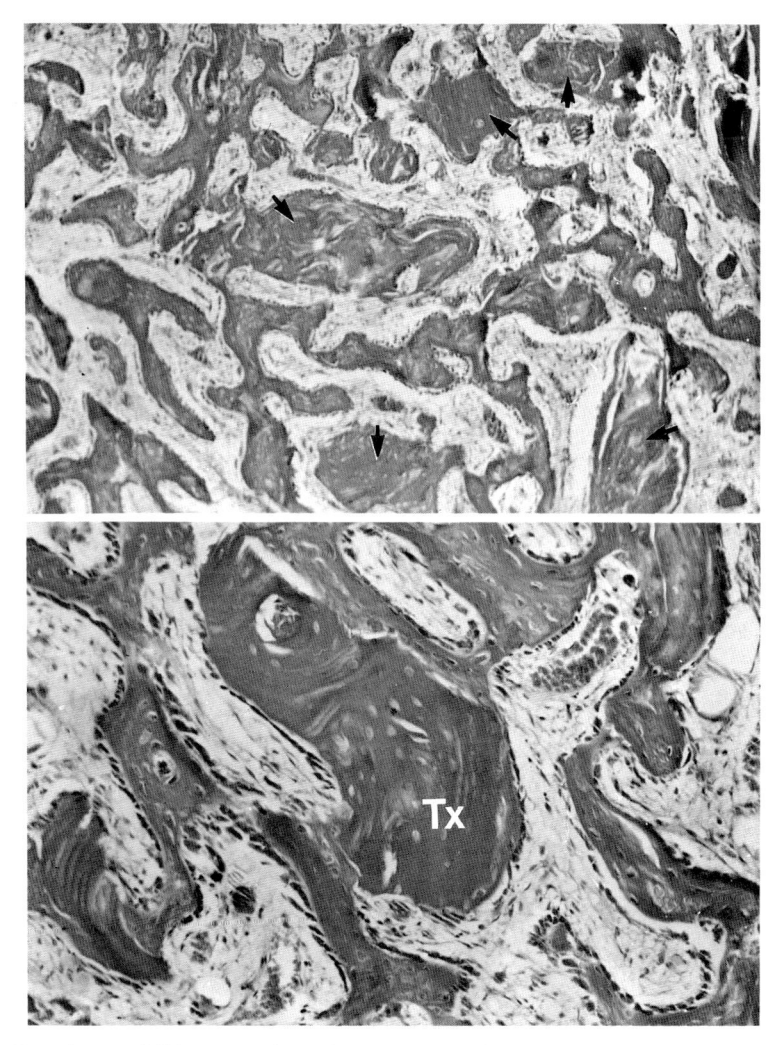

Abb. 3. Induzierte Knochenneubildung um die avitalen, nicht gefriergeschützten Spongiosatransplantate (*Pfeile, Tx*) 14d p.o. (HE, oben: 20x; unten: 50x)

cytenmigrationshemmtest (LMI) eine vermehrte celluläre Antwort (type IV hypersensitivity). Langer et al. [6] und Elves [2] haben diesen Test zur Abschätzung der Immunogenität von Knochentransplantaten vorgeschlagen. Friedlaender [3] rechnet mit einer Abnahme der Antigenität durch Maßnahmen der Kältekonservierung und erwartet auf corticalen Knochen kaum Reaktionen. In diesem Zusammenhang stimmen unsere Ergebnisse eher mit den Mitteilungen von Heiple et al. [4] überein: Die extracelluläre Knochenmatrix muß auch nach Kältekonservierung als immunogen betrachtet werden. Aufgrund von Resten von Markgewebe sind im experimentellen Modell die Reaktionen auf Spongiosa etwas ausgeprägter als nach Transplantation von corticalem Knochen (Abb. 5). Inwieweit die mittelfristige Resorption von Transplantaten unter dem Gesichtspunkt einer regelrechten, immunologischen Abwehrreaktion zu sehen ist, kann noch nicht eindeutig gesagt werden.

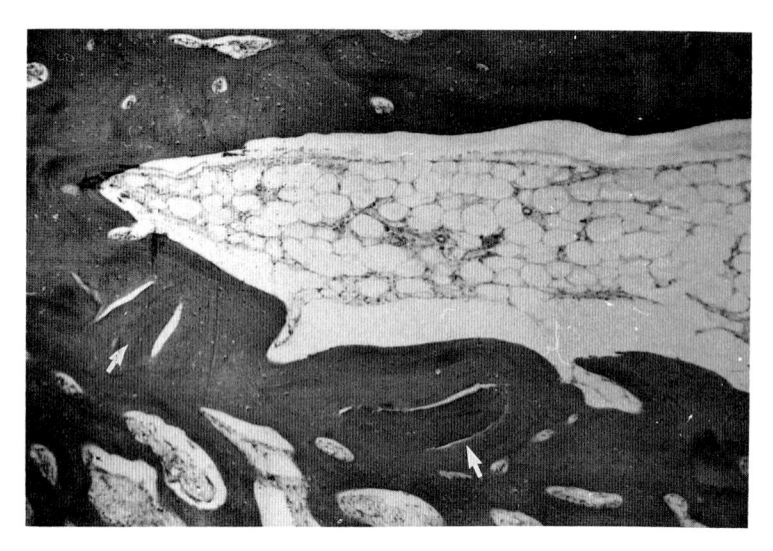

Abb. 4. Integrierte, kältekonservierte Spongiosa (Pfeile), 4 Mo p. o. bei einer Patientin mit zweizeitigem Prothesenwechsel (HE, 20x)

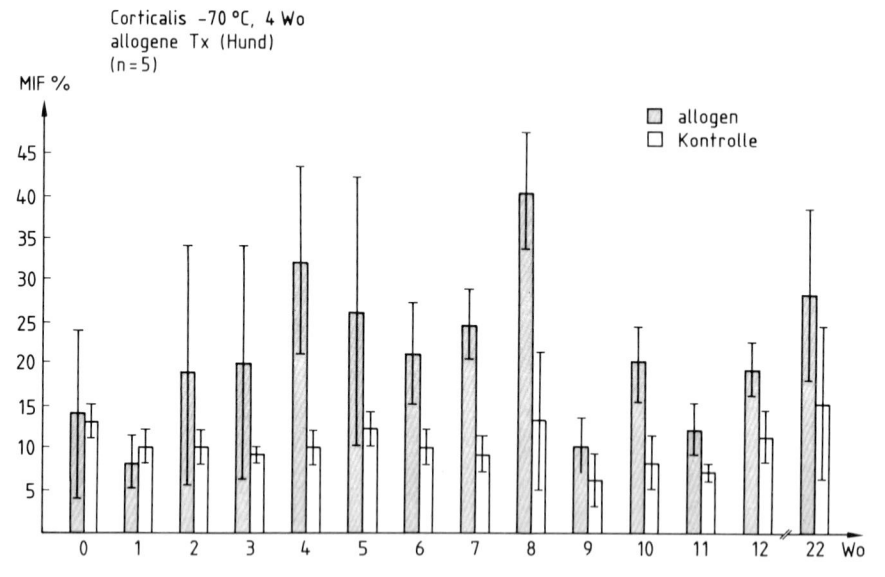

Abb. 5. Migration-Inhibiting-Factor (MIF %) nach Transplantation von kältekonservierter, allogener Corticalis. Linke Säulen: Transplantat, rechte Säulen: Kontrolle

Mögliche Konsequenzen für die Klinik

Die vorliegenden experimentellen Ergebnisse sehen wir mit aller Zurückhaltung hinsichtlich der grundsätzlichen Übertragbarkeit des Experimentes am gesunden, vitalen und reaktionsfähigen Transplantatlager auf die klinische Situation. Eine gegenüber dem autologen Trans-

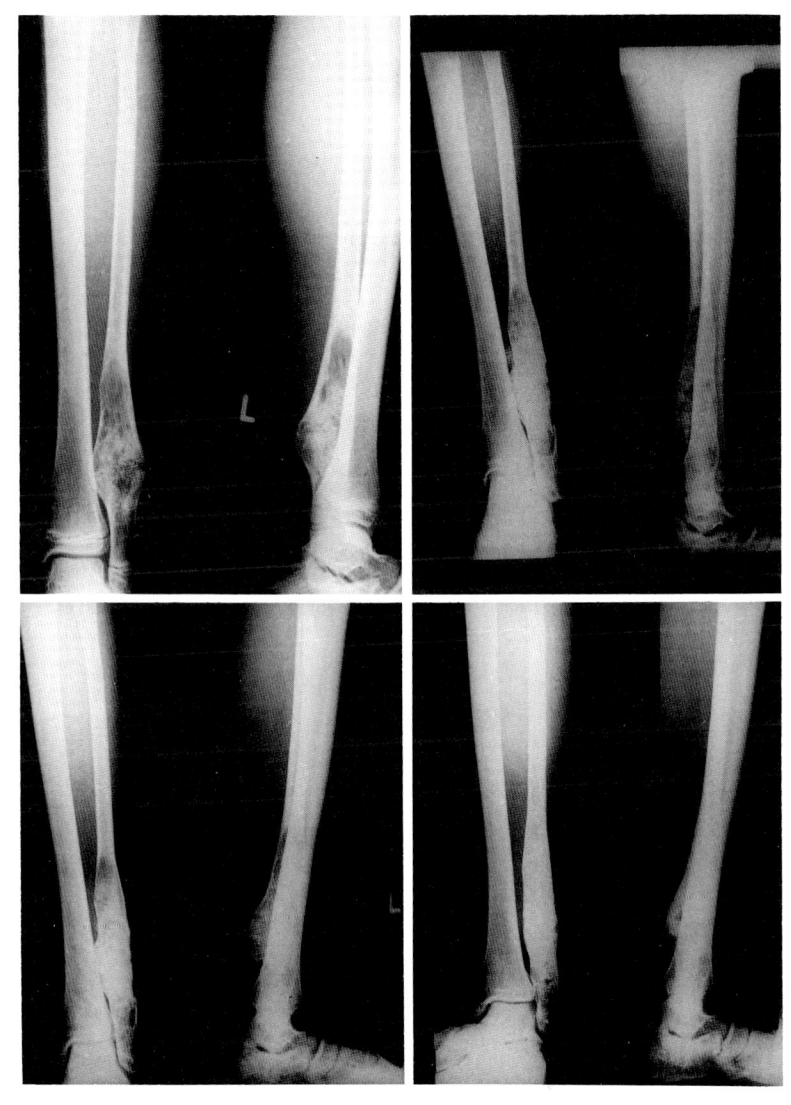

Abb. 6. Radiologischer Heilverlauf einer mehrfach mit autologen Transplantaten voroperierten juvenilen Knochencyste im Bereich der distalen Fibula nach Transplantation allogener Bankspongiosa

plantat stets postulierte Zweitklassigkeit von allogenem Bankknochen halten wir aber für nicht mehr berechtigt, mittelfristige Lagerungszeiten und tiefe Temperaturen ergeben zumindest eine Gleichwertigkeit des Bankknochens. Auch die klinischen Ergebnisse bei bislang über 600 Transplantationen mit allogenen Transplantaten aus Schenkelhalsresekaten ($-90\,°C$, trockene Lagerungszeiten, bis 90d) zeigen ein Einheilung, die im Endergebnis dem autologen Knochen nicht grundsätzlich unterlegen ist (Abb. 6). Der allogene Bankknochen ist mehr als ein „Implan-tat" oder „Werkstoff"; diese Begriffe führen zur Unbedenklichkeit im Umgang mit einem noch immunogenen Gewebe.

Kältekonservierter, spongiöser Knochen ist leicht handhabbar, seine Wertigkeit hinsichtlich Osteoinduktion vorzüglich und seine Anwendung, auch in kleineren und mittleren Abteilungen leicht möglich. Gerade unter diesem Aspekt sind Standardisierung, Empfehlungen und Richtlinien dringend erforderlich.

Literatur

1. Axhausen W (1952) Die Knochenregeneration – ein zweiphasiges Geschehen. Zbl Chir 77:435–442
2. Elves MW (1978) Cell mediated immunity to allografts of fresh and treated bone. Int Orthop 2:171–175
3. Friedlaender GE (1983) Immune response to osteochondral allografts. Clin Orthop Rel Res 174:58–68
4. Heiple KG, Chase W, Herndon CH (1963) A comparative study on the healing process following different types of bone transplantation. J Bone Jt Surg 45:1593–1616
5. Lance EM (1985) Some observations on bone graft technology. Clin Orthop Rel Res 200:114–124
6. Langer FA, Czitron A, Pritzner KP, Gross AE (1975) The immunogenicity of fresh and frozen allogeneic bone. J Bone JT Surg 57A:216–220
7. Levander G (1934) On the formation of new bone in bone transplantation. Acta Chir Scand 74:425–426

Immunologische Veränderungen bei Trauma und posttraumatischer Osteitis

G. Lob und E. Faist

Chirurgische Klinik und Poliklinik, Klinikum Großhadern der Universität München (Dir.: Prof. Dr. G. Heberer) Abt. Unfallchirurgie (Leiter: Prof. Dr. G. Lob)

Die posttraumatische Osteitis ist auch heute noch die gefürchtetste Komplikation in der Knochenbruchbehandlung. Mit einer realen Rate von 3,5–7% posttraumatischer Osteomyelitiden muß nach Probst [16] gerechnet werden.

In fast allen klinischen Arbeiten über die Osteitisbehandlung wird auf die besondere Bedeutung der körpereigenen Infektabwehr hingewiesen [1, 2, 9, 11]. Eine klare Definition dieses Begriffes für das Organ Knochen steht jedoch aus. So wird es verständlich, daß trotz zahlreicher pathophysiologischer Einzeldaten bisher kein entsprechendes Therapiekonzept entwickelt werden konnte. Nach schweren Verletzungen ist die Sepsis die wesentliche Ursache für die Spätletalität. Bis zu 85% aller nicht auf Schädel-Hirn-Trauma zurückzuführenden Todesfälle nach Polytrauma sind sepsisbedingt [12]. Zahlreiche Untersuchungsergebnisse zeigen, daß die erhöhte Incidenz septischer Komplikationen bei Schwerverletzten hervorgerufen wird, durch die traumainduzierte Herabsetzung der Immunabwehr [4, 13].

Tabelle 1. Unspezifisches inflammatorisches Immunabwehrsystem

1. mechanische Barrieren (Haut, Schleimhäute, Periost)
2. Phagocytierende Zellen
    a) zirkulierend – Granulocyten ⟨ neutrophile / eosinophile
        Monocyten (Mϕ)
        Makrophagen
    b) fixiert – RES
3. Complementkomponenten
4. Coagulationssystem
   Fibrinolysesystem
5. Fibronectin
6. Interferon

Es ist daher naheliegend, zu prüfen, ob die Ursache für die posttraumatische Osteitis in einer ähnlichen traumainduzierten Abwehrschwäche zu suchen ist.

Immunabwehr kann definiert werden, als die Fähigkeit des Organismus einer Infektion zu widerstehen. Nach Fauci unterscheiden wir zwei Komponenten des Immunabwehrmechanismus: das spezifisch celluläre- und humorale-, sowie das unspezifisch-inflammatorische-System. Die meisten unspezifischen Mechanismen dienen der Entfernung von Bakterien aus dem Körper und der Zerstörung dieser Organismen. Die Komponenten des inflammatorischen Abwehrsystems bestehen aus mechanischen Barrieren, phagocytierenden Zellen und unspezifischen humoralen Faktoren (Tabelle 1).

Das spezifische Immunsystem setzt sich aus drei interagierenden cellulären Komponenten zusammen. Das sind der unter Thymus-Einfluß differenzierte Lymphozyt (T-Zelle), der allgemein als Träger der spezifischen cellulären Immunabwehr betrachtet wird. Die spezifische humorale Immunabwehr wird durch Antigen-spezifische Antikörper vermittelt. Der immunkompetente B-Lymphocyt steuert die Antikörperproduktion. Die Differenzierung dieser Zellen findet beim Menschen wahrscheinlich im Knochenmark statt, bei den Vögeln in der Bursa fabricii, daher der Ausdruck B-Lymphocyt. Die heterogene Monocytenpopulation (Mϕ) ist die dritte Zellkomponente. Die Monocyten sind die antigenpräsentierenden Zellen. Diese nehmen Antigene auf, verarbeiten sie und präsentieren sie auf ihrer Zelloberfläche zusammen mit dem Zelloberflächenmolekül IA (immune response associated) den T-Zellen. Die T-Zellen werden nur dann aktiviert, wenn ihr Antigen-Receptor den von den Makrophagen präsentierten Komplex aus Antigen und IA erkennt.

Spezifische und unspezifische Immunmechanismen haben zahlreiche Wechselwirkungen, sie sind voneinander abhängig und wirken koordiniert zusammen. So besteht z. B. die initiale Immunantwort auf pyogene Bakterien in der Produktion spezifischer humoraler Antikörper, die den Eindringling fixieren. Für sich allein genommen, ist die Reaktion gewöhnlich nicht ausreichend effektiv, um den infektiösen Mikroorganismus abzutöten, mit dem produzierten Antikörper jedoch wird die Fixierung von Komplement-Komponenten auf der Bakterienoberfläche verbessert, wodurch dann Phagocytose und Abtötung des Bakteriums durch Neutrophile beschleunigt und erleichtert wird. Es muß angenommen werden, daß die Mϕ zentralen Anteil für das reibungslose Zusammenspiel von spezifischen

Tabelle 2. Makrophagen-Monocyten (Mϕ) — Funktionen

1. Abtötung von Pathogenen
2. Phagocytose von cellulärem Debris, Plasmaproteinen
3. Tumorzellcytotoxizität
4. Antigenpräsentation → T-Lymphocyten
5. Synthese von Mediatoren der Entzündung und Immunantwort
    a) Complementkomponenten
    b) Monokine (Interleukin 1)
    c) Prostaglandine und Leukotriene
    d) Interferon
    e) Colony Stimulating Factor
    f) Plasminogenaktivator
6. Immunsuppression

und unspezifischen Abwehrmechanismen haben. Wichtige Mϕ-Funktion neben der Ag-Präsentation, der Synthese von löslichen Faktoren (IL-I), und Phagocytose von Debris, ist der regulatorische Einfluß auf möglicherweise überschießende Immunantworten, wobei der Mϕ auch als Suppressorzelle wirken kann (Tabelle 2).

Normaler Ablauf der Immunantwort

Wenn T-Lymhocyten durch Antigen stimuliert werden, erfolgt die Transformation in T-Lymphoblasten. Es kommt dann zur Proliferation und Differenzierung zu Effektorzellen verschiedener Wirkungsweise. Im T-Zell-System sind die definitiven Effektorzellen kleine Lymphocyten. Verschiedene Subpopulationen dieser Zellen haben unterschiedliche Funktionen wie Helfer-, Inducer-, Suppressor- und Cytotoxizitäts-Aktivitäten. Helfer-Inducer-Lymphocyten signalisieren den B-Zellen zu reagieren und potenzieren die Aktivitäten anderer T-Lymphocyten. Cytotoxisch wirksame T-Zellen können bestimmte Zielzellen direkt abtöten, wie z. B. Tumorzellen oder viral infizierte Zellen. Eine weitere Gruppe der T-Zellen, die Suppressor-Zellen (T_S), natürliche Antagonisten der T_H, agieren als Inhibitoren der Immunantworten. Diese Subpopulation hat eine wichtige regulatorische Rolle bei der Begrenzung von zell- und humoral vermittelten Immunantworten zu spielen. Die T-Lymphocyten produzieren auch lösliche Mediatorsubstanzen, Lymphokine, welche die Aktivitäten anderer Zellen wiederum regulieren. Die Produktion von Interleukin 2 (IL-2) durch Helfer-Zellen dient der Aufrechterhaltung von adäquater Funktion und Menge, sowohl dieser selben Zelle, als auch der Ausbildung von Antigen sensibilisierten T-Zellen zu cytostatisch wirksamen Effektor-Zellen. Bei der T-Zell-Mϕ-Interaktion werden z. B. MIF (Migrationsinhibitionsfaktor), als auch MAF (Makrophagen-Aktivierungs-Faktor = δ-Interferon) sezerniert, um Monocyten für die zellabhängigen Immunreaktionen zu rekrutieren.

Die initialen Phasen der B-Zell-Reaktion sind ähnlich der des T-Systems. Der Hauptunterschied liegt in den cellulären Erfordernissen für die Aktivierung. Der Anstoß für viele B-Zell-Antworten erfolgt über eine Instruktion von T_H und Mϕ. Transformierte B-Zellen unterziehen sich der proliferativen Expansion, und die Tochter-Zellen reifen zu Plasmazellen, die Antikörper synthetisieren und sezernieren. Die normalen physiologischen Funktionen des spezifischen cellulären und humoralen Immunsystems sind in Abb. 1 darge-

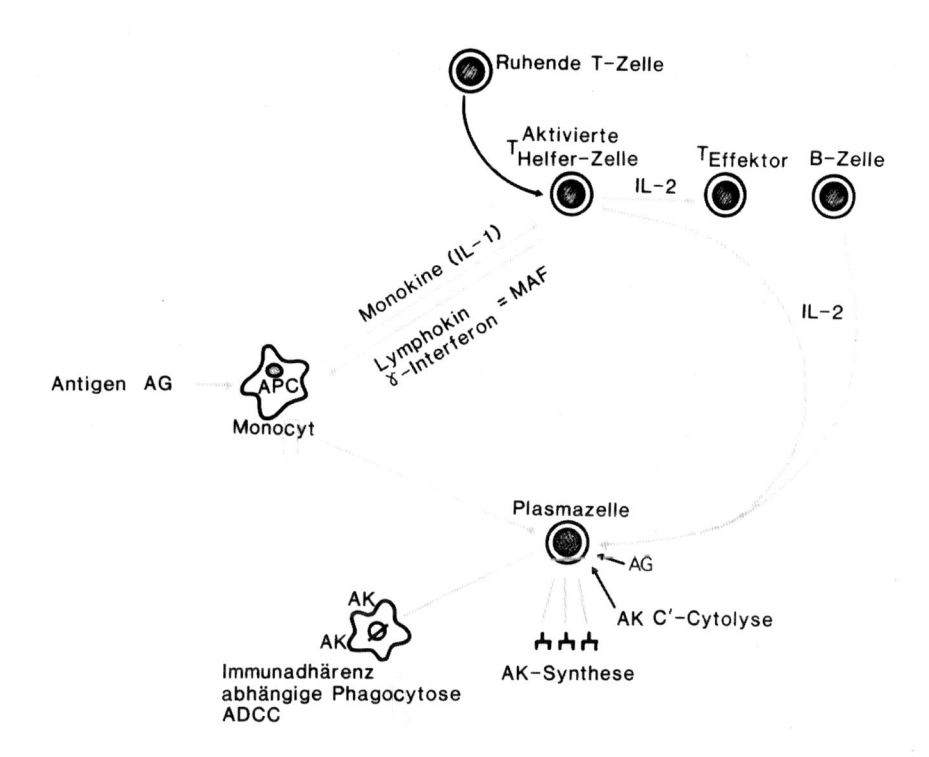

Abb. 1. Zellkooperation bei der spezifischen Immunantwort — positive Regulation

stellt. Wichtigste Aktivität des cellulären Systems ist es, Immunresistenz gegen intracelluläre Organismen bereitzustellen. Unter diesen pathogenen Keimen befinden sich neben vielen Bakterien und den meisten Viren, Protozoen und Pilze. Untersuchungen an Patienten mit schweren Störungen der cellulären Immunität haben eindrücklich die Wichtigkeit des Systems für das Überleben aufgezeigt. Patienten mit defizienter T-Zell-Funktion unterliegen sehr schnell Infektionen, ausgelöst von Keimen von eigentlich geringer Pathogenität. Das T-Zell-System ist auch entscheidend für den Mechanismus der Abstoßung von histoinkompatiblen Organ- und Gewebstransplantaten. T-Lymphocyten scheinen auch eine wichtige Rolle in der Abwehr gegen bestimmte Tumortypen zu spielen. T-Zellen, welche mit tumorspezifischen Antigen sensibilisiert sind, können in vitro neoplastische Zellen, welche diese Determinanten tragen, abtöten.

Die physiologische Aktivität des humoralen Systems besteht hauptsächlich in der Schutzwirkung gegen abgekapselte pyogene Bakterien. Das klinische Korrelat dazu sind Patienten mit Agammaglobulinämie, mit Neigung zu wiederholten Infektionen mit einem bestimmten Spektrum von Erregern. Die bei den Patienten mit humoraler Immundifferenz auftretenden Infektionen werden hauptsächlich durch St. pneumoniae, N. Meningitis und H. Influenzae hervorgerufen.

Zirkulierende Antikörper sind ebenfalls für die Neutralisierung von löslichen Toxinen verantwortlich und bieten Schutz gegen bestimmte Viren, besonders während der Inkubationsphase. Die B-Lymphocyten, Träger der humoralen Abwehr, sind durch ihre Fähigkeit

Tabelle 3. Monitoring spezifischer Immunfunktion

in vivo:	Antigen-Hauttest standardisiert (Multitest Merieux)
in vitro:	Lymphocytentransformationstest/3 H-Thymidineinbau

- Mitogen (PHA, Con A, PWM)
- Antigen
- MLR (Allogene)
- Nachweis der aktiven cellulären Suppression / passiven Serumsuppression

Quantitative Subpopulatonsmarkierung
- Monoklonale Anitkörper

Pan T	– OKT3		Tac	– IL-2RI
TH	– OKT4		NK	– Leu 1
TS	– OKT8			
B	– B1			
Mφ	– Leu M3			

Lymphokin-, Monokinsynthese

TH — Il-2 / δ-Interferon

Mφ — IL-1 / PGE2

Immunglobulinsynthese:

(B-) Plasmazelle — IgG / IgA / IgM

---

der IG-Synthese characterisiert. Immunglobuline finden sich in der B-Zell-Membran, sie können durch **Anti-IG-Reagentien** identifiziert werden. Es muß noch erwähnt werden, daß jede B-Zelle eine monoklonale ist, d.h., daß sie nur AK mit der Spezifität gegen ein einziges AG produziert.

Messung der spezifischen Immunität

Die Messung der Lymphocytenproliferationskapazität im sogenannten Lymphocytentransformationstest (LTT) gehört zu den gebräuchlichsten immunologischen Funktionstests. Dabei werden die über das Separationsmedium Ficoll-Hypaque isolierten mononucleären Leukocyten mit Mitogenen, Antigenen oder allogenen histoinkompatiblen Lymphocyten (MLR) stimuliert und die Zellkultur über 72 bis 110 Stunden inkubiert. Die Proliferation der Zellen wird nach Zugabe von 3-H-Thymidin als Einbau der Radioaktivität in die Zell-DNA ermittelt. Die funktionelle Suppressorzellaktivität kann über eine zweidirektionale MLR bestimmt werden.

Mit Hilfe monoklonaler Antikörper können unter dem Flourescenzmikroskop die Subpopulation des mononucleären Konzentrats ermittelt werden. Weitere gebräuchliche in-vitro-Tests im eigenen Labor umfassen die Messung der IG-Zellsynthese mittels Elisa, sowie die Bestimmung von IL-1, IL-2 und δ-Interferon als Bioassay mit abhängigen Zielzellen, wie auch die Messung der Prostaglandin (PG)-Synthese aus den Monocyten. Der Einfluß von Patientenserum auf Zellkulturen mit Probandenzellen wird als Serum-Suppressionskapazität ausgedrückt. Wichtiger in-vivo-Test zur Bestimmung der Immunitätslage des Patienten ist der Ag-Hauttest, der die Hautreaktion vom verzögerten Typ (DCH) gegenüber Recall-Antigen messen kann. Der Test soll orientierend Auskunft geben über das Funktionieren der Interaktionen von spezifischen und unspezifischen Immunsystemen. Man kann ihn vor großen operativen Eingriffen verwenden, als auch bei Unfallpatienten den Wiedereintritt einer normalen Reaktionslage bestimmen (Tabelle 3).

Gestörter Ablauf der Immunantwort nach Schock und Trauma

Die Identifizierung der auslösenden Mechanismen, die zu Immundefizienz nach Trauma führen, ist eine zentrale Frage der chirurgischen Immunologie. Primär ist es das Trauma selbst, welches durch Gewebszerstörung die Depression der Immunantwort bewirkt. Es wurde gezeigt, daß mit zunehmendem Traumaschweregrad auch die Lymphocytenproliferation proportional supprimiert wird. Durch die Weichteilzerstörung gelangen große Mengen von Gewebsnekrosen in die Zirkulation, wodurch das unspezifische Phagocytose-Abwehrsystem (reticuloendotheliale Clearence) überlastet wird. Durch die Menge dieser als Antigen wirksamen Partikel werden auch die Kapazitäten der Ag-präsentierenden Monocyten überfordert. Dadurch wird die Aktivierung eines gegenregulatorisch wirksamen Suppressorsystems induziert. Durch Gewebszerstörung und lokale Entzündungsreaktionen werden auch suppressiv wirksame Mediatorsubstanzen freigesetzt, die ebenfalls das Suppressorzellsystem aktivieren. Aus der Suppressorzellaktivierung resultiert eine Schwächung der Immunkompetenz, die sich dann beim Traumapatienten klinisch durch Zunahme der Sepsisanfälligkeit manifestiert (Tabelle 4a, b).

Als Mediatoren, welche das Immunsystem beeinflussen, seien besonders die Produkte des Arachidonsäuremetabolismus, -Prostaglandine und Leukotriene sowie Histamin und Serotonin genannt. Prostaglandine und Leukotriene sind definitiv als Produkte der Weichteilverletzung zu betrachten. Sie haben eine dokumentierte immunologische Aktivität.

Tabelle 4a. Immunsuppression nach Schock und Trauma

- Relative Mangelernährung
- Patientenalter (> 60 Jahre)
- Vorbestehende metabolische Störungen und Erkrankungen
  (Diabetes, Lebercirrhose, Alkoholabusus, maligne Tumoren)
- Iatrogene Faktoren
  - Anästhesie
  - Bluttransfusion
  - Medikamente (Antibiotica)
  - Polyvidon

Tabelle 4b. Immunsuppression nach Schock und Trauma

Auslösende Faktoren:
- Gewebszerstörung (Traumaschweregrad)
  Freisetzung von   — Zellnekrosen
                      — Mediatoren: Serotonin
                                     Histamin
                                     Prostaglandin E
                                     Complementfaktoren
                                     Peptidfraktionen (MG < 10000 Dalton)
- Hohe Serumendotoxinkonzentration
  - Zerstörung mechanischer Barrieren
  - Darm als Schockorgan
- Streß   Catecholamine ↑
             Corticosteroide ↑
             Endorphine ↑

Prostaglandin E kann die Überlebenszeit von allogenen Transplantaten erhöhen und die mitogeninduzierte Lymphocytenproliferation unterdrücken. PGE_2 inhibiert auch die celluläre Cytotoxizität und induziert die Suppressorzellaktivität. Seren von Verbrennungspatienten haben hohe Konzentrationen von Prostaglandinen, insbesondere PGE_2 gezeigt, mit bis zu 30fach erhöhten Konzentrationen gegenüber Normalpersonen [14]. Neben den PG-Effekten werden immunologische Defekte auch durch Endotoxine hervorgerufen. Sei es durch die schockbedingte Erhöhung der Darmpermeabilität für intestinale Keime, oder auch durch die Überschwemmung des Organismus mit Keimen bei zerstörter Integrität der Hautbarriere. Endotoxin in hoher Serum-Konzentration aktiviert T_S über Endotoxin-Rezeptoren an der Zelloberfläche und supprimiert dadurch die in-vitro-Lymphocyten-Proliferation. Weitere, die posttraumatische Immundefizienz unterstützende Faktoren sind z. B. ein relatives Ernährungsdefizit und die Ausschüttung von Streßhormonen. Auch die notwendige Intensivtherapie selbst verstärkt die traumainduzierte Immunsuppression. Exzessive Antibiotikatherapie, bestimmte Narkotika, Fremdblut und Plasmaexpander können dafür angeführt werden. Die Verwendung der angesprochenen Therapeutika ist sicherlich unvermeidlich innerhalb der operativen Intensivmedizin, jedoch sollten wir uns auch ihres negativen Potentials bewußt sein, da das Immunsystem bei instabiler Homöostase extrem vulnerabel ist.

Immunologische Dysfunktion bei Traumapatienten

Das T-Lymphocytensystem wird durch das Trauma deutlich stärker beeinflußt als das B-Zell-System. In der Übersichtstabelle 5 sind wesentliche Abnormalitäten des cellulären Immunsystems dargestellt. Auffällig ist zunächst die T-Zell-Lymphopenien mit maximaler Reduktion der zirkulierenden T-Zellen bis etwa Tag 7 nach dem Unfall. Gleichzeitig kommt es zu einer deutlichen Monocytose. Die Monocytenzahl am Ende der ersten Woche nach dem Unfall ist nicht selten $\geq 40\%$ aller mononucleären Zellen im peripheren Blut. Die Zahl der OKT_4+-T-Zellen ist deutlich vermindert, die Anzahl der OKT_8+-Zellen bleibt in etwa gleich. Für eine Reduktion der Immunkompetenz spricht auch die Tatsache, daß die

Tabelle 5. Abnormitäten des spezifischen Immunsystems nach Trauma

1. Cutane Anergie
2. Lymphopenie (T-Zellen OKT_4+)
3. Monocyten ↑↑↑
4. in vitro: Lymphocytenproliferation vermindert bei Stimulation mit löslichen Antigenen, Mitogenen und allogenen Zellen (MLR)
5. Excessive Suppressorzellaktivität (T_S und $M\phi_{in}$)
6. Verminderte IL-2 und y-IFN-Synthese
7. Verminderte in vitro Ig-Synthese
8. Suppression durch Serumfaktoren

Anzahl der Pan-T-Zellen (OKT_3+) bei unseren Untersuchungen häufig geringer ist, als die OKT_4+-Zellen. Die in vitro Lymphocytenproliferation ist vermindert bei Stimulation der mononucleären Zellen mit löslichen Antigenen, Mitogenen und allogenen Zellen. Die in vitro Lymphocytenproliferation im LTT ist vermindert bei Stimulation der mononucleären Zellen mit löslichen Antigenen, Mitogenen und in der MLR. Die maximale Reduktion der Proliferationskapazität der Zellen dauert ungefähr bis Tag 10 nach dem Trauma. Weiterhin wurde gezeigt, daß die Zellen von Traumapatienten eine verminderte Cytotoxität in vitro zeigen. Ein wichtiger Faktor bei der Begutachtung der T-Zell-Defizienz scheint die gerade jetzt aufgeklärte Tatsache der verminderten IL-2-Synthese [6, 20] der T-Helfer-Zellen zu sein, mit fast völligem Sistieren der Syntheseleistung ab Tag 5 nach dem Unfall. Das Monokin PGE_2 supriniert die Interleukin-2 Synthese. Cyclooxygenase-Hemmer, z. B. Indometacin, können die Interleukin-2-Synthese in vitro signifikant verbessern [6]. Nicht alle Mechanismen, welche für die Depression der T-Zell-Reaktivität verantwortlich sind, sind bisher aufgeklärt. Es handelt sich wohl um eine dynamisch celluläre Suppression durch die T_S und die inhibitorisch aktiven $M\phi$ mit $PG-E_2$ (Abb. 2), also durch zirkulierende suppressive Serumfaktoren. Die Besonderheit des inhibitorisch wirksamen $M\phi$ ist, daß er nicht nur $PG-E_2$ synthetisiert, sondern auch durch zirkulierendes $PG-E_2$ aktiviert wird. Gegenwärtige Untersuchungen versuchen aufzuklären, ob traumabedingt, die $M\phi$-Syntheseleistung regulatorisch beeinflußt wird, und sich dies ausdrückt durch ein Ungleichgewicht in der Syntheseleistung von inhibitorisch regulatorischen Monokinen z. B. $PG-E_2$ gegenüber aktivierenden Monokinen wie z. B. IL-1. Obwohl wir wissen, daß eine T-Lymphocyten-Monocyten Interaktion für die Suppression der Immunantwort verantwortlich ist, besteht über den zeitlichen und funktionellen Ablauf des Zusammenspiels noch Unklarheit. So ist es z. B. möglich, daß an verschiedenen posttraumatischen Tagen, die für die Suppression der Lymphocytenproliferation verantwortlichen T-Zellen in ihren Merkmalen unterschiedlich sind. Von Ninnemann und Mitarb. [15] wurden sogenannte „short-lived" T_S beschrieben, deren Aktivität unter dem Einfluß von zirkulierendem Endotoxin entsteht, ungefähr 24 h anhält und dann seinen Effekt der T-Zell-Proliferationshemmung wieder verliert. Eine ähnliche T_S-Kurzlebigkeit konnte auch von uns bei einer lowdose Cyclophosphamid sensitiven Suppressorzelle [4] nach Trauma beobachtet werden, deren Nachweisbarkeit und Aktivität an den einzelnen Tagen nach Trauma, wie auch bei einzelnen gesunden Probanden stark differiert. Es besteht Übereinstimmung, daß das B-Lymphocytensystem nach Trauma [19] weniger beeinflußt wird, als das T-Zell-System. Die Anzahl der zirkulierenden B-Zellen wird durch das Trauma nicht wesentlich reduziert,

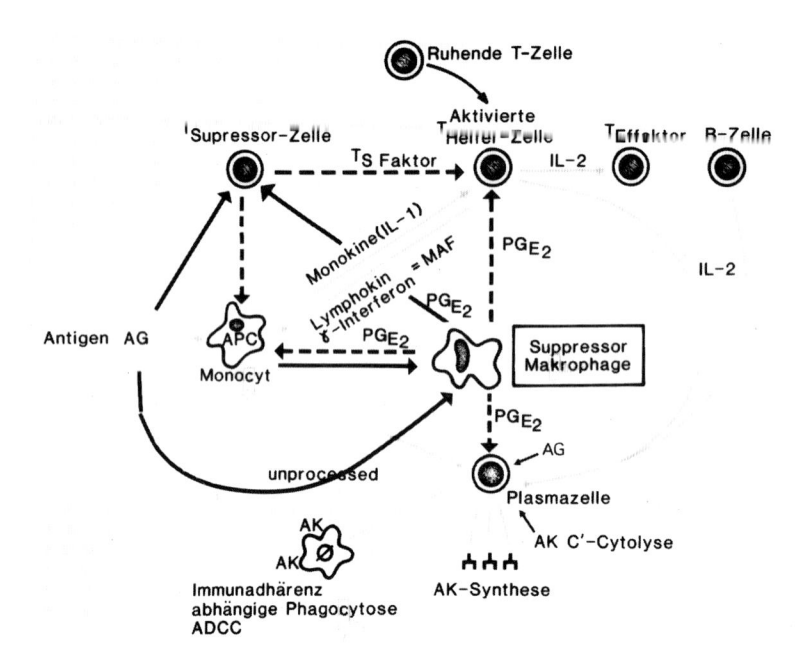

Abb 2. Zellkooperation bei der spezifischen Immunantwort – Positiv- und Negativregulation

der Traumaeinfluß auf die Antikörpersynthese der B-Zellen wird noch abgeklärt. Eine Reduktion der IG-Synthese in vitro ist beschrieben worden. Die IG-Konzentration im Serum für IGA, IGG und IGM ist unmittelbar nach dem Trauma deutlich vermindert mit einer Rückkehr zu Norm bei Patienten mit unkompliziertem Verlauf ab Tag 10.

Schließlich soll noch berichtet werden, daß bei 95% aller von uns bislang untersuchten polytraumatisierten Patienten der Ag-Hauttest während der ersten 14 Tage eine komplette Anergie zeigt. Neben traumabedingten Veränderungen der spezifischen Immun-Abwehrmechanismen sind auch eine Vielzahl von Veränderungen des unspezifischen, vor allem des phagocytären Systems gefunden worden [19]. Sowohl Neutrophile als auch Makrophagen sind in ihrer Funktion beeinträchtigt. Funktionsabnormalitäten wie neutrophile Chemotaxis, verändertes Chemiluminescenzverhalten, Degranulation, veränderter Sauerstoffverbrauch, Produktion von Sauerstoffradikalen sind beschrieben worden. Als auslösende Faktoren für die posttraumatische Osteitis und besonders für die chronische Form sind Immunabwehrveränderungen beschrieben worden [7, 8, 17]. Auffallend ist, daß von allen Autoren mitgeteilt wird, daß sowohl eine verminderte wie auch eine vermehrte Immunantwort auf die Infektion bestehen kann. Bisher gelang es jedoch nicht, eine klare Gruppenzuordnung auszuarbeiten; dies ist sicherlich auch der Grund warum bisher die Behandlung der immunologischen Abwehrveränderungen bei posttraumatischer Osteitis nur in Einzelfällen erfolgreich war [3, 21].

Tabelle 6. Möglichkeiten der Immunmodulation

Abnormitäten	Mögliche Therapie
Suppressive Serumfaktoren	Plasmaaustausch
Mϕ (PGE$_2$)-abhängige Suppression	NSAID (PG-Inhibitoren)
	z. B. Indometacin, Ibuprofen
OKT$_4$+ T$_H$ Lymphocyten Defizienz	– Thymopentin (TP$_5$)
	– δ-Interferon (MAF)
	– Interleukin 2
	– Isoprinosine
	– Vitamin A
Excessive T$_S$ precursor (OKT$_4$+) Aktivität	Low dose Cyclophosphamid
T$_S$-Endotoxinreceptoraktivierung	Low dose Polymyxin B
T$_S$-Histaminreceptoraktivierung	H$_2$-Histaminantagonist
Fibronectinmangel	Fresh Frozen Plasma
Endotoxinämie	Ig-Fraktionen

Möglichkeiten der immunmodulatorischen Behandlung

Die Aufklärung der cellulären Mechanismen, die zur Verschlechterung der Immunabwehrlage führen, soll uns helfen, Therapieschemata zu erarbeiten, mit deren Hilfe es möglich ist, das geschwächte Immunsystem zu stärken, bzw. zu normalisieren. Immunmodulation sollte resultieren in der Fähigkeit des Organismus lebensbedrohliche septische Episoden erfolgreich zu bekämpfen und die Überlebungschance nach schwerem Trauma zu erhöhen. Eine ideale immunmodulatorisch wirksame Substanz ist charakterisiert durch:
a) raschen Wirkungseintritt,
b) weites Wirkungsspektrum,
c) Inaktivität gegenüber Suppressorzellpopulationen und
d) minimale Nebenwirkungen.

Eine Vielzahl von immunmodulatorisch wirksamen Substanzen wurde bisher in vitro und in vivo Tiermodellen ausgetestet, um die posttraumatische Immunsuppression reversibel zu gestalten oder zumindest abzumindern. Neben der medikamentösen Immunmodulation wurde vor allem bei Verbrennungspatienten der Plasmaaustausch als therapeutische Modalität angegeben, um dadurch toxisch wirksame suppressive Serumfaktoren aus dem System zu entfernen. In der Tabelle 6 sind einige therapeutische Möglichkeiten aufgezeigt. Indometacin und Ibuprofen, als nicht steroidale antiinflammatorische Substanzen sollen die erhöhte Suppressoraktivität der inhibitorisch wirksamen Makrophagen durch Unterdrückung der PG-Synthese modulieren. Eigene in vitro Untersuchungen bei Traumapatienten zeigen eine hervorragende Ansprechbarkeit der Zellkulturen auf Indometacin [4]. Thymopentin (TP-5), das bioaktive Pentapeptid des natürlichen Hormons Thymopoetin stellt ebenfalls eine interessante immunmodulatorische Substanz dar. Die Thymopentin Wirksamkeit scheint auf der Beeinflussung des intracellulären Metabolismus cyclischer Nucleotide zu beruhen, wodurch dann die Ausbildung von differenzierten Oberflächenreceptoren beschleunigt induziert wird. In einer eigenen Pilotstudie [5] konnten wir zeigen, daß Patienten, die sich großen chirurgischen Eingriffen (z. B. Bauchaortenersatz) unterziehen mußten, und mit einer einmaligen subcutanen Gabe von 50 mg Thymopentin behandelt wurden, verglichen

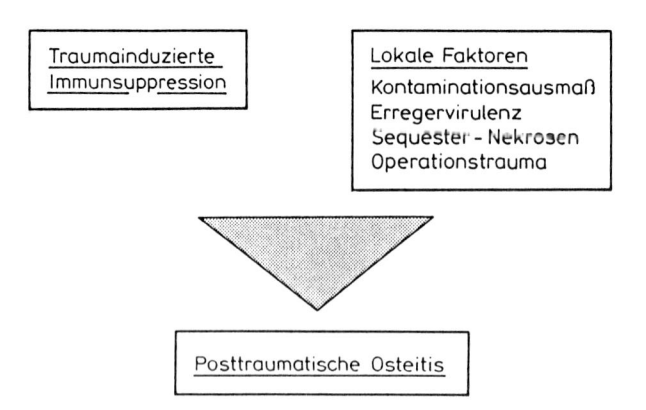

```
┌─────────────────┐      ┌─────────────────────┐
│ Traumainduzierte│      │ Lokale Faktoren     │
│ Immunsuppression│      │ Kontaminationsausmaß│
└─────────────────┘      │ Erregervirulenz     │
                         │ Sequester-Nekrosen  │
                         │ Operationstrauma    │
                         └─────────────────────┘

                    ▽

         ┌─────────────────────────┐
         │ Posttraumatische Osteitis│
         └─────────────────────────┘
```

Abb. 3. Entstehungsfaktoren der posttraumatischen Osteitis

mit einer unbehandelten Kontrollgruppe, keine oder nur unwesentliche Lymphocyten-Proliferationsdepression zeigten. Weitere, in der experimentellen Erprobung sich befindliche, mit unterschiedlichen Zielvorstellungen eingesetzte immunmodulatorische Substanzen für den traumatisierten Organismus umfassen Isoprinosine [8], Interleukin 2 [4], Vitamin A, Low-dose Polymyxin B, H_2 Histamin-Antagonisten, um nur einige zu nennen. Mit zunehmendem Wissen über die komplexen Zellinteraktionen, welche letztendlich zur Reduktion der Immunabwehr führen, werden sich auch die Möglichkeiten des prophylaktischen und kurativen Einsatzes von immunmodulatorischen Substanzen erweitern. Ihr tatsächlicher Stellenwert bei der Behandlung von polytraumatisierten Patienten muß durch sorgfältig kontrollierte Studien bestimmt werden.

Nach Verletzungen des Skeletsystems ist mit einer realen Rate von 3,5–7% posttraumatischer Osteitis zu rechnen. Neben der Wichtigkeit der traumainduzierten Immunsuppression, als ätiologischem Faktor, soll schließlich auch nochmals an die lokalen Faktoren erinnert werden, die für die Entstehung der Osteomyelitis sicherlich mitverantwortlich sind (Abb. 3). In den berufsgenossenschaftlichen Unfallkliniken wurden nach Angaben von Probst [16] in den letzten Jahren im Durchschnitt 420 Patienten mit chronisch posttraumatischer Osteitis aufgenommen. Bei vorsichtiger Schätzung der Zahlen aus Arbeits- und Privatunfällen ist daher mit einer Zahl weit über 1000 Neuerkrankungen pro Jahr zu rechnen. Diese verursachen hohe Behandlungs- und Rentenkosten. Klemm [10] gibt an, daß bei einem Ober- oder Unterschenkelbruch mit anschließender Osteomyelitis Folgekosten von mehr als 1 000 000,– DM entstehen können, wobei allein die Rentenkosten, die dieser Berechnung zugrunde lagen, zwischen 104- und 848 000,– DM schwankten.

Vor dem Hintergrund dieser Zahlen scheint der hohe Arbeits- und Finanzaufwand bei der Suche nach traumainduzierten sekundären Immundefizienzen und deren Behandlung gerechtfertigt zu sein.

Literatur

1. Eibl MM, Passl R (1982) Immunologische Vorgänge beim posttraumatischen Knocheninfekt. Hefte Unfallheilkd, Heft 157. Springer, Berlin Heidelberg New York, S 48–53

2. Eid AM, Issa H, Deif AI (1980) Some immunological aspects of staphylococcal hämatogenous osteomyelitis. Arch Orthop Traumat Surg 96:221–224
3. Cloninger P, Thrupp LD, Granger GA, Novey HS (1974) Immunotherapy with transfer factor in disseminated concidiodal osteomyelitis and arthritis. West J Med 120, 4: 322–325
4. Faist E, Kuppert T, Baker CC, et al (1986) Depression of cellular immunity after major injury: its association with post-traumatic complications and its reversal with immunomodulation. Arch Surg 121:1000–1005
5. Faist E, Riedel A, Rieber P, et al (1986) Preventive immunomodulation with Thymopentin (TP-5) in patients with major surgery. Abstract Volume IX Int Congr of Infect and Paras Diseases
6. Faist E, Mewes A, Baker CC, et al (0000) Prostaglandin E_2 (PGE_2) dependent suppression of Interleukin 2 (IL-2) production patients with major trauma. J Trauma (in press)
7. Fleischer E (1982) Immunologische Aspekte der Infektionsprophylaxe, Zbl Chirurgie 107:655–663
8. Hierholzer S, Hierholzer G (1984) Metallallergie als pathogenetischer Faktor für die Knocheninfektion nach Osteosynthese. Unfallheilkunde 87:1–6
9. Josten Ch, Muhr G (1984) Qualitative und quantitative Untersuchungen der cellulären Immunreaktion bei posttraumatischer Osteomyelits. Hefte Unfallheilkd, Heft 174. Springer, Berlin Heidelberg New York, S 126–131
10. Klemm K, Junghanns H (1976) Bchandlungs- und Folgekosten bei posttraumatischer Osteomyelitis des Ober- und Unterschenkels. Berufsgenossenschaften 6:3–7
11. Lob G (1980) Chronische posttraumatische Osteomyelitis. Hefte Unfallheilkd 145. Springer, Berlin Heidelberg New York
12. Miller CL (1981) Secondary immunodeficiency in burns and after surgical trauma. Clinics In Imm Allergy 1(3):641–667
13. Miller CL, Baker CC (1979) Changes in lymphocyte activity after thermal injury: the role of suppressor cells. J Clinic Investig 63:202–210
14. Ninnemann JL (1984) Prostaglandins and immunity. Immunology Today 5 (6):170–176
15. Ninnemann JL, Stockland AE, Condie JT (1983) Induction of prostaglandin synthesis-dependent suppressor cells with endotoxin: occurrence in patients with thermal injuries. J Clin Immun 3 (20:142–150
16. Probst J (0000) Häufigkeit der Osteomyelitis nach Osteosynthesen. Chirurg 48:6–11
17. Seifert J, Ring J, Lob G, v Thiel D, Stickl H, Ernst S, Probst J, Brendel W (1975) Humorale und zellgebundene Immunreaktion bei chronischen Knocheninfektionen. Verk. Deutschen Ges Innere Med 81:1185–1187
18. Tsang KY, Ludenberg H, Gillian MP et al (1900) Partial restoration of impaired Interleukin-2 production and Tac antigen expression in AIDS patients by isoprinosine treatment in vitro. New Engl J Med (in press)
19. Winkelstein A (1984) What are the immunological alterations induced by burn injury? J Trauma 24/9[suppl]:72–81
20. Wood JJ, Rodrick ML, O'Mahony JB, et al (1984) Inadequate Interleukin 2 production: a fundamental immunological deficiency in patients with major burns. Ann Surg 200:311–320
21. Zielinski Ch, Savioni E, Chiotti M, Orani R, Königswieser H, Eible MM (1984) Dialysable leukocyte extract (transfer factor) in the treatment of superinfected fistulating tuberculosis of the bone. Cell Immun 84:200–205

Häufigkeit chirurgischer Infektionen bei Hypo-, Norm- und Hyperergie

J. Seifert

Klinikum der Christian-Albrechts-Universität, Zentrum der Chirurgie − Klinik für Allgemeinchirurgie (Dir.: Prof. Dr. med. H. Hamelmann), Abt. Experiment. Chirurgie, Hospitalstraße 40, D-2300 Kiel 1

Postoperative Komplikationen wie Sepsis oder chronische Infektionen konnten in den letzten Jahren weder durch verbesserte chirurgische Techniken, neuere Erkenntnisse der Intensivbehandlung, verbesserte parenterale Ernährung noch durch neu entwickelte Antibiotica wesentlich beeinflußt werden. Die entscheidende Bedeutung bei diesen infektiösen Komplikationen scheint die individuelle Abwehrlage der chirurgischen Patienten, besonders nach Operationen, zu sein. Die zellvermittelte Immunantwort, die mit einem Intracutantest mit Recall-Antigenen geprüft werden kann, gibt nach den Untersuchungen von Meakins und Mitarb., aber auch Düring et al. [1, 2] Hinweise auf die Infektabwehrlage der Patienten bzw. postoperative Komplikationsrate.

Deswegen sollte zunächst mit Hilfe des standardisierten Intracutantestes der Firma Merieux. Multitest genannt, an 146 Patienten getestet werden, wieviel Patienten sich präoperativ in einer normergen bzw. hypo- oder sogar anergen Abwehrlage befanden. Dann wurde das Ergebnis mit der tatsächlichen postoperativen Infektionsrate verglichen.

Bei dem Multitestsystem werden 7 verschiedene Antigene (Tetanus, Diphterie, Streptococcus, Tuberculin, Candida, Trychophyton und Proteus) intracutan verabreicht und die Hautreaktion nach 48 h abgelesen. Als Kontrolle dient Glycerin, welches auch das Lösungsmittel der Antigene ist. Gemessen wird der Durchmesser der Hautinduration aller positiven Reaktionen und als Summe angegeben. Diese Summe aller mittleren Durchmesser der positiven Reaktionen wird als „Score" bezeichnet. Tabelle 1 zeigt Untersuchungen an einem großen gesunden Kollektiv von Kontrollpersonen. Für Männer und Frauen ist dieser Score normalerweise unterschiedlich. So gilt für Männer ein Score von > = 15 mm und für Frauen > = 10 mm als normal. Untersuchungen unserer Patienten haben gezeigt, daß männliche Patienten ohne eine Infektion einen durchschnittlichen Score von 22,5 mm aufweisen, während Frauen im Durchschnitt 13 mm zeigten. Tatsächlich sank dieser Score bei Patienten mit einer Infektion unter den Normalwert. So hatten Männer einen durchschnittlichen Wert von 12 mm, während Frauen durchschnittlich 7 mm aufwiesen.

Tabelle 1. Ergebnis des Hauttestes (Multitest, Fa. Merieux) bei normalen Kontrollpersonen, bei Patienten mit und ohne Infektion. Der „Score" ergibt sich aus der aufaddierten Induration bzw. Rötung, die an der Auftragsstelle der Testantigene in mm gemessen wird

	Normal Score	Patienten ohne Inf. Score1	Patienten mit Inf. Score
Männer	15 ± 1 (n = 441)	22,5 ± 2,3 (n = 72)	12 ± 1,1 (n = 16)
Frauen	10 ± 1 (n = 401)	13 ± 1,2 (n = 50)	7 ± 0,8 (n = 8)

Tabelle 2. Fehlerbetrachtung des Hauttestergebnisses

Normerge Testpersonen	n = 88	Hypoerge Testpersonen	n = 58
Mit Infektion	n = 5	Ohne Infektion	n = 5
Fehler 5,7%		Fehler 8,6%	

Tabelle 3. Verlaufsbeobachtungen des Hauttestergebnisses (Multitest, Fa. Merieux) nach der Operation bei Patienten mit und ohne Infektion. Angegeben ist der Unterschied vom prae- zum postoperativen „Score"

	Patienten ohne Inf. Δ prae/4. p. Op.	Patienten mit Inf. Δ prae/4. p. Op.
Männer	0,2 ± 0,01	−3,1 ± 0,1
Frauen	0,1 ± 0,01	−2,9 ± 0,2

Tabelle 4. Verteilung der IgE-Werte bei Patienten mit chronischer Knocheninfektion

IgE normal	≤ 200 U/ml	n = 68	94%
IgE erhöht	> 400 U/ml	n = 4	6%

Um die Zuverlässigkeit der Testaussage zu überprüfen, wird untersucht, wieviele der normergen Testpersonen eine Infektion bekamen und wieviel der hypo- bzw. anergen Testpersonen keine Infektion bekamen. Wie die Tabelle 2 zeigt, liegt der Fehler in beiden Gruppen zwischen 5% und 10%. Normerge Testpersonen bekommen in 5,7% eine Infektion und hypo- bzw. anerge Testpersonen bleiben in 8,6% gesund, d. h. ohne Infektion. Somit kann man davon ausgehen, daß bei Anwendung des Testes in über 85% eine richtige Aussage zu bekommen ist.

Wird nun der Verlauf der Immunitätslage bei einer Operation betrachtet, d. h. das Testergebnis vor der Operation mit dem Testergebnis 4 Tage nach der Operation verglichen, so zeigt sich, daß bei allen Patienten, die an einer Infektion litten oder sie später bekamen, postoperativ der Score abnahm und zwar durchschnittlich um 3 mm. Bei Patienten, die ohne Infektion waren und auch postoperativ ohne Infektion blieben, veränderte sich der Score nicht signifikant (s. Tabelle 3). Das bedeutet, daß auch für die Verlaufsbeobachtung der Hauttest eine relativ sichere Aussage zuläßt.

Unberücksichtigt blieb bislang die hypererge Reaktionslage. Diese kann mit Recall-Antigenen nicht einwandfrei beurteilt werden. Um abschätzen zu können, welche Bedeutung die hypererge Reaktionslage bei chirurgischen Infektionen hat, wurden Patienten mit einer chronischen Knocheninfektion untersucht. Zielparameter war dabei das IgE, weil man anhand einer IgE-Erhöhung am besten eine hypererge Reaktionslage beurteilen kann. Wie die Tabelle 4 zeigt, haben nur 6% der 72 untersuchten Patienten ein stark erhöhtes IgE. Die überwiegende Mehrheit der Patienten zeigt normale IgE-Werte. Ein Versuch, den Verlauf der chronischen Infektion mit den IgE-Werten zu korrelieren, hat kein verwertbares Ergebnis erbracht, d. h. Patienten mit sehr hohen IgE-Werten haben weder einen sehr hartnäckigen Verlauf der chronischen Infektion noch ist der Verlauf als besonders gutartig zu bezeichnen. Die hypererge oder allergische Reaktionslage scheint somit keinen Einfluß auf eine chirurgische Infektion zu nehmen.

Literatur

1. Düring M, Heberer M, Harder F (1982) Technik und Bedeutung des Intracutantestes mit Recall-Antigenen in der Allgemeinchirurgie. Chirurg 53:427–430
2. Meakins JL, Superina R (1984) Delayed hypersensitivity, anergy, and the surgical patient. J Surg Res 37:151–174

Ergänzende Vorträge zum Hauptthema VI
Fragen der Allergologie und Immunologie in der Unfallchirurgie

Prämedikation mit Histamin-H_1- und H_2-Receptorantagonisten bei anaphylaktischen und anaphylaktoiden Reaktionen am Beispiel von Röntgenkontrastmittelallergien

H.-J. Reimann[1], J. Gmeinwieser[2], U. Schmidt[1], M. Reiser[2] und G. Blümel[3]

[1] II. Medizinische Klinik der Technischen Universität (Dir.: Prof. Dr. med. M. Classen), Ismaninger Straße 22, D-8000 München 80
[2] Institut für Röntgendiagnostik der Technischen Universität (Dir.: Prof. Dr. med. P. Gerhard), Ismaninger Straße 22, D-8000 München 80
[3] Institut für Experimentelle Chirurgie der Technischen Universität (Dir.: Prof. Dr. med. G. Blümel), Ismaninger Straße 22, D-8000 München 80

Zusammenfassung

Bei insgesamt 500 Patienten, die in zwei Gruppen eingeteilt wurden (Gruppe 1 = Kontrollgruppe, n = 220; Gruppe 2 = Prämedikationsgruppe, n = 280), wurde eine Röntgenkontrastmitteldarstellung der ableitenden Harnwege mit Telebrix durchgeführt.

Aufgenommen in die Studie wurden Patienten mit erhöhtem Risiko für Kontrastmittelnebenwirkungen wie Patienten, die bereits früher eine Nebenreaktion auf Kontrastmittel gezeigt hatten, oder Patienten, die anamnestisch eine allergische Diathese aufwiesen.

Bei allen Patienten wurden klinische Zeichen der Kontrastmittelunverträglichkeit beobachtet sowie Pulsfrequenz und Blutdruck untersucht. Darüber hinaus erfolgte die Bestimmung der Plasmahistaminspiegel vor und 3 min nach Gabe von Antihistaminika bzw. des Kontrastmittels sowie am Ende der Untersuchung.

Nach Gabe von Röntgenkontrastmitteln kommt es zu einer signifikanten Freisetzung von Histamin, die im Plasma nachweisbar wird.

Die Gabe von H_1- und H_2-Receptorantagonisten in Kombination führt ebenfalls zu einer passageren, jedoch nicht signifikanten Histaminfreisetzung. Nach Applikation von Röntgenkontrastmittel im Anschluß an die Prämedikation kommt es zu einem signifikanten Plasmahistaminanstieg, der größenmäßig der Gruppe ohne Prämedikation gleichzusetzen ist.

Anhand der klinischen Symptomatik zeigten jedoch in der Gruppe, die mit H_1- und H_2-Receptorantagonisten vorbehandelt wurde, signifikant weniger Patienten eine Kontrastmittelreaktion als in der nicht prämedizierten Gruppe.

Einleitung

Die modernen Röntgenkontrastmittel zeigen gegenüber den ursprünglichen verwendeten Jodnatriumharnstoffverbindungen verbesserte diagnostische Eigenschaften, haben aber als Pharmaka weiterhin Nebenwirkungen. Diese Nebenwirkungen konnten durch die Entwicklung nicht-ionischer Kontrastmittel deutlich reduziert werden, treten aber auch bei diesen mit unterschiedlicher Häufigkeit und Intensität auf.

Das klinische Bild der Röntgenkontrastmittelzwischenfälle zeigt ein großes Spektrum (Littner et al. 1977): es reicht von Übelkeit, Brechreiz und Hautausschlägen bis hin zu Druckgefühl im Thorax, schwerer Atemnot und Blutdruckabfällen.

Der Verlauf der Zwischenfälle läßt an eine allergische Reaktion denken (Ansell 1970; Leite et al. 1975; Thuengertal 1980). Es ist aber bis heute nicht geklärt, ob Patienten mit anamnestisch gesicherter Allergie vom Soforttyp bezüglich Kontrastmittelzwischenfällen gefährdeter sind als Patienten, die keine allergische Disposition aufweisen. Von einigen Autoren (Ring 1978; Thuengertal 1980) wurden als Ursache von Kontrastmittelnebenwirkungen immunulogische Reaktionen diskutiert. Andere Autoren (Leite et al. 1975; Lorenz et al. 1970–1982) zeigten, daß analog ablaufende anaphylaktoide Reaktionen beim Menschen nach Applikation von Anästhetika mit erhöhten Plasmahistaminspiegeln einhergingen. Eine entsprechende Histaminfreisetzung im Plasma konnte auch für Röntgenkontrastmittel nachgewiesen werden (Lasser et al. 1968–1977; Rockow et al. 1979; Reimann et al. 1986).

In der vorliegenden Arbeit sollte untersucht werden, inwieweit Kontrastmittel-Nebenwirkungen, die auf eine Histaminwirkung zurückzuführen sind, durch die Prämedikation mit H_1- und H_2-Receptorantagonisten in Kombination reduziert werden können.

Patientengut und Methodik

Bei insgesamt 500 Patienten wurde das Röntgenkontrastmittel Megluminioxithalamat (Telebrix) zur Darstellung der ableitenden Harnwege als Kurzinfusion verabreicht.

Untersucht wurden speziell Patienten mit Risikofaktoren wie Kontrastmittelnebenwirkungen oder allergischer Diathese in der Anamnese.

Die Patienten wurden nach Random-Tabelle zwei Gruppen zugeteilt: in Gruppe 1 wurden 220 Patienten untersucht (114 männlich und 106 weiblich, Durchschnittsalter 54 ± 16 Jahre), Kollektiv 2 umfaßte 280 Patienten (135 weiblich und 145 männlich, Durchschnittsalter 56 ± 17 Jahre).

Die Patienten der Gruppe 1 erhielten zur Untersuchung 100 ml des Kontrastmittels Telebrix über eine am Unterarm liegende Braunüle innerhalb von 3 min infundiert.

Die Patienten der Gruppe 2 erhielten unmittelbar vor Gabe des Kontrastmittels zusätzlich den H_1-Receptorantagonisten Dimetindenmaleat (Fenistil) in einer Dosierung von 0,1 mg/kg KG und den H_2-Receptorantagonisten Cimetidin (Tagamet) in einer Dosierung von 5 mg/kg KG verabreicht.

Bewertet wurden während des gesamten Untersuchungsablaufes bei allen Patienten Pulsfrequenz und Blutdruck. Darüber hinaus wurde auf klinische Zeichen einer Unverträglichkeitsreaktion geachtet.

Zu Beginn der Untersuchung und 2–3 min nach Applikation des Röntgenkontrastmittels bzw. zusätzlich 2–3 min nach Verabreichung der Antihistaminika sowie am Ende der Untersuchung nach 35 min wurde über eine am anderen Unterarm plazierte Braunüle Blut für Plasmahistaminbestimmungen entnommen.

Die Plasmahistaminbestimmungen erfolgten blind nach Numerierung.

Die statistische Auswertung der Daten wurde nach dem parameterfreien Testverfahren von Wilcoxon-Man-Whitney für unabhängige Stichproben und dem Testverfahren von Wilcoxon-Wilcox für parameterfreie multiple Vergleiche unabhängiger Stichproben durchgeführt.

Ergebnisse

Patienten mit anamnestisch bekannter allergischer Diathese zeigen ein erhöhtes basales Plasmahistamin gegenüber einem Normalkollektiv.

3 min nach Applikation des Röntgenkontrastmittels kommt es zu einem signifikanten Anstieg des Plasmahistamins.

Nach Gabe der H_1- und H_2-Receptorantagonisten kommt es ebenfalls zu einem Anstieg des Plasmahistamins, der jedoch nicht signifikant ist.

Die anschließende Applikation von Röntgenkontrastmittel ergab bei den Patienten der Gruppe 2 entsprechend der Gruppe 1 einen signifikanten Anstieg des Plasmahistamins.

Die klinische Bewertung der Kontrastmittelnebenwirkungen zeigte eine deutliche Reduktion derselben durch die Histamin-Receptorantagonisten-Prophylaxe von 10% auf 3%.

Diskussion

Auch Röntgenkontrastmittel der neuen Generation können anaphylaktische und anaphylaktoide Reaktionen auslösen. Die Nebenreaktionen reichen von Hautreaktionen bis zu Herzrhythmusstörungen, Bronchospasmus und Blutdruckabfällen.

Die beschriebenen Nebenwirkungen sind offensichtlich nicht nur auf eine direkte toxische Wirkung des Kontrastmittels auf einzelne Organe zurückzuführen, sondern vielmehr Folge einer Mediatorstoffwirkung des biogenen Amins Histamin, wie dies von Lorenz et al. und Doenicke et al. bereits für Anaesthetika-Nebenwirkungen nachgewiesen werden konnte.

Für die Freisetzung von Histamin aus Histamin-speichernden Zellen durch die Applikation von Röntgenkontrastmitteln gibt es mehrere Erklärungsmöglichkeiten: Die Histaminfreisetzung aus den Mastzellen kann IgE-vermittelt erfolgen, wobei allerdings Antikörper gegen Kontrastmittel bisher nicht nachgewiesen werden konnten (Lasser et al. 1977). Kontrastmittel können zu einer Aktivierung von Komplementfraktionen führen, die die Oberfläche von basophilen Granulocyten und Mastzellen für die Mediatorstoffe durchlässig machen und damit zur Histaminfreisetzung führen. Histamin seinerseits ist selbst in der Lage, die wichtigen Komplementfraktionen C_3 und C_{5a} zu aktivieren und kann damit eine lebensbedrohliche anaphylaktische Kettenreaktion in Gang setzen (Lasser et al. 1965–1977). Möglicherweise spielt auch ein direkter pharmakologischer Effekt des Röntgenkontrastmittels für die Histamin-typischen Nebenwirkungen eine Rolle, indem die Kontrastmittel direkt an der Mastzelloberfläche reagieren und Histamin und andere Mediatoren freisetzen.

Histaminreceptorantagonisten blockieren entsprechend ihrer Definition lediglich die verschiedenen Histaminreceptoren, verhindern jedoch die Freisetzung des Mediators aus seinen Speichern, den Mastzellen, nicht.

Dementsprechend war bei unseren Untersuchungen auch in der Gruppe mit Prämedikation ein signifikaner Anstieg des Plasmahistamins nach Kontrastmittelapplikation unverändert nachweisbar. Analog den Ergebnissen von Ring und Rothenberger 1984, konnte jedoch die klinische Manifestation der Histamin-typischen Kontrastmittelnebenwirkungen durch Prämedikation mit Antihistaminika fast vollständig mit dem im Überschuß vorhandenen Histamin im Plasma zur Vergügung stehen.

Die Bedeutung der neutrophilen Granulocyten für die Entstehung des posttraumatischen Lungenversagens

G. Regel[1], A. Dwenger[2], J. A. Sturm[1], M. Maghsudi[1] und M. L. Nerlich[1]

Unfallchirurgische Klinik der Technischen Hochschule (Dir.: Prof. Dr. med. H. Tscherne)[1], Abt. für Klinische Biochemie[2], Konstanty-Gutschow-Straße 8, D-3000 Hannover 60

Einleitung

Die Letalität polytraumatischer Patienten ist im Zeitraum zwischen 1972 und 1984 im Krankengut der Unfallchirurgischen Klinik der Medizinischen Hochschule Hannover deutlich zurückgegangen. Wo 1972 noch über 50% an den Folgen ihrer Verletzungen verstarben, waren es zwischen 1980 und 1984 nur noch ca. 20%.

Grund für das Versterben dieser Patienten, läßt man die Akutphase außer Acht, war in über 90% ein Multiorganversagen, d. h. ein zunehmender Funktionsverlust lebenswichtiger Organsysteme, wie insbesondere Niere, Leber und Lunge. Das Nierenversagen ließ sich durch verbesserte therapeutische Maßnahmen in den 80er Jahren zunehmend beherrschen. Das respiratorischen Versagens hingegen bleibt weiterhin ein ungelöstes Problem.

Wie entsteht nun der Funktionsverlust der Lunge im Rahmen des Traumas?

Das Lungenversagen wird durch eine Flüssigkeitsanreicherung im interstitiellen Raum hervorgerufen, welches nach Trauma durch erhöhte Capillardurchlässigkeit und gestörte Lymphdrainage in der Lunge entsteht. Dieses Ödem führt sowohl zur Verbreiterung der capillo-alveolären Diffusionsstrecke für Sauerstoff als auch zu Störungen der Perfusion und Ventilation in der Lunge.

Unklar bleibt weiterhin was zu diesem Permeabilitätsschaden führt.

Bei Trauma werden im Rahmen des Schocks und den entstandenen Knochen- und Weichteilverletzungen, Substanzen in den Kreislauf freigesetzt, die vermutlich das unspezifische Immunsystem erheblich stimulieren [1]. Gerade die neutrophilen Granulocyten sollen dabei eine wesentliche Rolle spielen. Diese Blutzellen werden dabei chemotaktisch in die Lunge angezogen, adhärieren, d. h. verkleben mit der Capillarwand und penetrieren anschließend in das Interstitium. Im angeregten Zustand zeigen diese Zellen eine vermehrte

Aufnahme (Phagocytose) und Abbau (Killing) von durch das Trauma entstehenden Substanzen. Gesteigerter Umsatz soll eine pathologische Freisetzung von intracellularen Verdauungsenzymen, wie z. B. die Elastase hervorrufen. Dies wird als „frustrane Phagocytose" bezeichnet [2]. Diese Substanzen können zur Zerstörung körpereigener Strukturen, wie Capillarwand und Interstitium führen [3].

Die meisten Untersuchungen basieren jedoch auf labor- und tierexperimentellen Ergebnissen. Klinische Daten, die diese Hypothese bestätigen könnten, existieren kaum.

Methode

Aus diesem Grunde untersuchten wir bei einem Kollektiv von 30 nach strengen Kriterien ausgewählten Patienten, in einem Zeitraum von 14 Tagen schwerpunktmäßig die Granulocytenfunktion in Blut und bronchoalveolärer Flüssigkeit (BAL). Die bronchoskopische Spülung isolierter Lungenanteile ermöglicht die Gewinnung von alveolären Zellen und die Messung von Enzymkonzentrationen (u. a. Elastase) in diesem Milieu. Zusätzlich wurde durch die Messung des interstitiellen Lungenwassers (Doppelindikator-dilutionsverfahren) die Flüssigkeitsanreicherung im Lungengewebe beurteilt.

Ergebnisse

In unseren Ergebnissen wurden die Patienten mit (EVLW) und ohne (EVLW) interstitiellem Ödem getrennt beurteilt.

Bei der Auswertung zeigt sich eine Abnahme der Zellaktivität, gemessen anhand der Chemiluminescenz (CL), beim Vergleich von Blut und BAL. Das sog. peak maximum (CLPM) ist dabei ein Maß für die metabolische Aktivität, die peak time (CLPT) deutet auf Veränderungen der Receptoroberfläche auf den Granulocyten (Abb. 1).

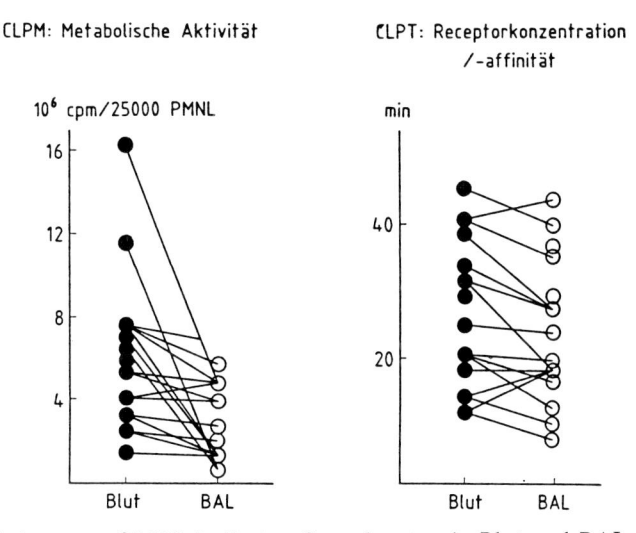

Abb. 1. Chemiluminescenzverhalten von 25 000 isolierten Granulocyten in Blut und BAL mit eingezeichnetem Normbereich

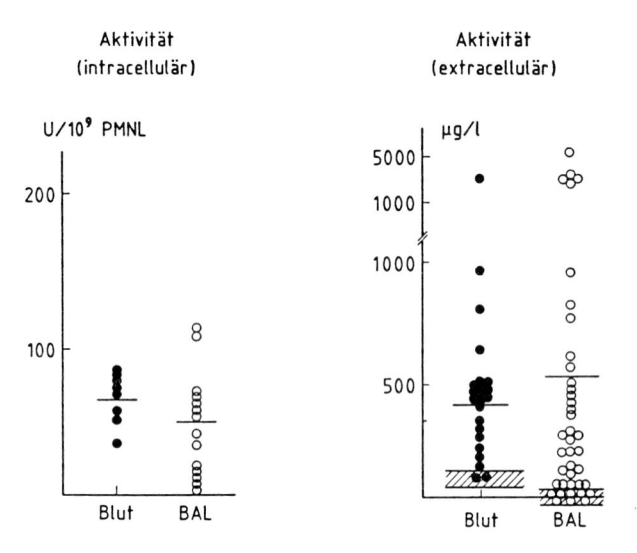

Abb. 2. Intracelluläre und extracelluläre Elastase in Blut und BAL im Vergleich zur Norm

Tabelle 1. Spezifische Funktionen der Granulocyten nach Trauma

Tag		0.	1.	2.	4.	8.	12.
Adhärenz (%)	+	51,0	53,4	51,2	53,5	51,4	46,0
	–	49,3	53,2	–	54,2	56,5	50,3
Chemotaxis	+	1,4	1,3	–	1,2	1,3	1,4
	–	1,6	1,6	–	1,6	1,7	1,7
Phagocytose	+	2,2	2,1	–	1,9	1,9	2,0
	–	2,5	2,4	–	2,1	2,3	2,1
Killing	+	1,2	1,1	–	0,9	0,8	0,8
	–	1,3	1,3	–	1,2	1,2	1,1

(+ = Patienten mit, – = Patienten ohne Lungenwasseranstieg)

Intracellulär und extracellulär gemessene Elastase deuten auf eine verstärkte Enzymausschüttung des Granulocyten beim Übergang von der Capillare zur Alveole. Die reduzierte intracelluläre Elastase in den BAL-Zellen wird vermehrt extracellulär vorgefunden (Abb. 2).

Betrachtet man die Funktion dieser Zellen nach Trauma, so zeigt sich ein signifikanter Unterschied zwischen der Gruppe mit Lungenversagen (EVLW) und derjenigen ohne. Die Adhärenz der Granulocyten ist in beiden Gruppen erhöht, die Chemotaxis, die Phagocytose und das Killing ist in der Gruppe mit Lungenversagen deutlich reduziert (Tabelle 1).

Schlußfolgerung

Diese Ergebnisse bestätigen die Annahme, daß aktivierte TMNL im Rahmen des Traumas vermehrt durch erhöhte Adhärenz die Capillarwand und das Interstitium durchwandern. Dabei geben sie kontinuierlich intracelluläre Enzyme, wie Elastase ab. Die Penetration durch den capillo-alveolären Abschnitt führt allmählich zum Funktionsverlust dieser Zellen, welches sich in den spezifischen Funktionstests und auch in der Abnahme der metabolischen Aktivität (CLPM) widerspiegelt. Damit ist wahrscheinlich die Ausschüttung von Enzymen und gleichzeitig zunehmender Funktionsverlust der Granulocyten Ausdruck der gesteigerten Schädigung der Capillarmembran der Lunge welches unter Ödembildung zum Versagen der respiratorischen Funktion führt. Dies weist aus unserer Sicht auf zwei therapeutische Wege zur Verhinderung des posttraumatischen Lungenversagens: Erstens sollten die Zellen an der Auswanderung gehindert werden. Zweitens sollte die Ausschleusung von intracellulären Substanzen unterdrückt werden. Diese Möglichkeiten sollen in der Zukunft in weiteren Untersuchungen abgeklärt werden.

Literatur

1. Miller SE, Miller CL, Trunkey DD (1982) The immune consequences of trauma. Surg Clin North Amer 62:167–79
2. Hammerschmidt DE (1983) Leukocytes in lung injury. Chest 83:16S–19S
3. Shasby MD, Shasby SS, Sullivan JM, Peach MJ (1983) Granulocytes alter endothelial cell cytoskeletons. Chest 83:12S–13S

In vitro-Bestimmung der Leukotrienfreisetzung aus Granulocyten Schwerbrandverletzter

G. Erbs[1], M. Köller[2], F. E. Müller[1] und W. König[2]

[1] Chirurgische Universitätsklinik und Poliklinik der Berufsgenossenschaftlichen Krankenanstalten „Bergmannsheil" (Dir. Prof. Dr. med. G. Muhr), Abt. für Verbrennungskrankheiten (Leiter: Prof. Dr. Dr. F. E. Müller), Hunscheidtstraße 1, D-4630 Bochum
[2] Lehrstuhl für Medizinische Mikrobiologie und Immunologie der Ruhr-Universität (Dir.: Prof. Dr. med. W. Opferkuch), Arbeitsgruppe für Infektabwehrmechanismen (Leiter: Prof. Dr. med. W. König), D-4630 Bochum 1

Einleitung

Die mit der Einführung neuer Chemotherapeutica und Antibiotica verbundenen Hoffnungen auf eine grundlegende Verbesserung der Therapiemöglichkeiten und damit Überlebenschancen von Schwerbrandverletzten konnten bisher nicht erfüllt werden. Regelmäßig gelang es den Mikroorganismen innerhalb weniger Monate — ja Wochen — wirksamste Resistenz-

ARACHIDONSÄURE

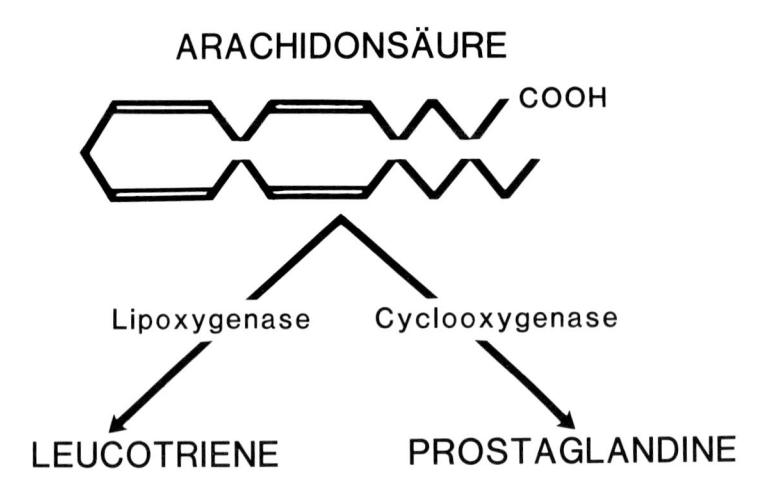

Abb. 1. Bildung der Leukotriene und Prostaglandine im Arachidonsäurestoffwechsel

mechanismen gegen die Antibiotica aufzubauen, die zu entwickeln Forscherteams Jahre und Jahrzehnte benötigt hatten. Aus dieser Erkenntnis heraus ist in den letzten Jahren das Interesse an den körpereigenen Infektabwehrmechanismen ständig gewachsen.

Eine bedeutende Rolle kommt bei der Infektabwehr den Makrophagen und polymorphkernigen Granulocyten zu. Es konnte nachgewiesen werden, daß ihre antimikrobielle Potenz, der Schwere der Verbrennungskrankheit entsprechend, bei Brandverletzten gestört ist [1, 2, 14].

Die Funktion der Granulocyten besteht neben der Fähigkeit zur Phagocytose in der Generierung von Entzündungsmediatoren: Histamin, Prostaglandinen und Leukotrienen. Die beiden letztgenannten sind Abkömmlinge der Arachidonsäure, einer Fettsäure.

Durch das Enzym „Cyclooxygenase" entstehen aus der Arachidonsäure die Prostaglandine; unter Einfluß der „Lipoxygenase" werden über die Zwischenstufe der 5-Hydroxyperoxyeicosatetraensäure die Leukotriene gebildet [4, 5, 10] (Abb. 1).

Diese Stoffgruppe erhielt ihren Namen, weil sie zunächst aus weißen Blutkörperchen isoliert wurde. Im Molekül der Leukotriene sind drei konjugierte Doppelbindungen enthalten. In der Reihenfolge ihrer Entstehung im Stoffwechsel werden die Leukotriene alphabetisch mit A bis E bezeichnet. Die Zahl 4 im Index weist auf eine weitere, nicht konjugierte Doppelbindung hin [3] (Abb. 2).

Es konnte nachgewiesen werden, daß es sich bei den Leukotrienen um biologisch höchst aktive Substanzen handelt [9].

Das Leukotrien B_4 übt eine starke chemotaktische Wirkung auf polymorphkernige Granulocyten aus. Es fördert ihre Aggregation, bewirkt die Ausschüttung lysosomaler Enzyme, trägt zur Bildung von Superoxiden bei und verstärkt so das Entzündungsgeschehen [7].

Ein Gemisch aus Leukotrien C_4, D_4 und E_4 ist identisch mit dem bereits seit 1940 bekannten „slow reacting substance of anaphylaxis" (SRS-A) [12, 13]. Diese Leukotriene verstärken die Wirkung von Histamin und den Prostaglandinen [11].

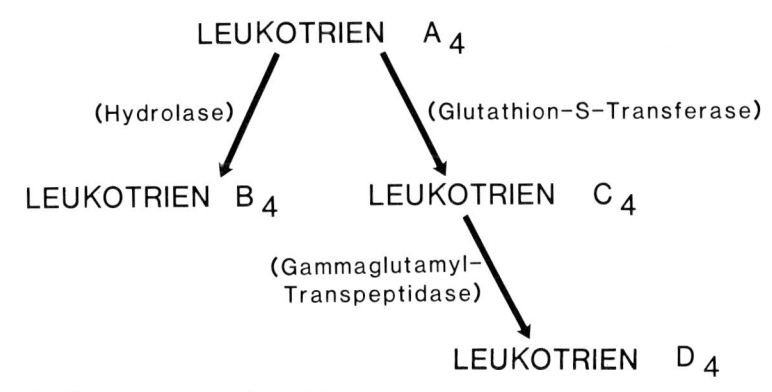

```
                    LEUKOTRIEN  A₄
         (Hydrolase)/        \(Glutathion-S-Transferase)
       LEUKOTRIEN B₄      LEUKOTRIEN C₄
                   (Gammaglutamyl-\
                   Transpeptidase) \
                                    LEUKOTRIEN  D₄
```

Abb. 2. Entstehung der Leukotriene B_4, C_4 und D_4 aus dem Leukotrien A_4

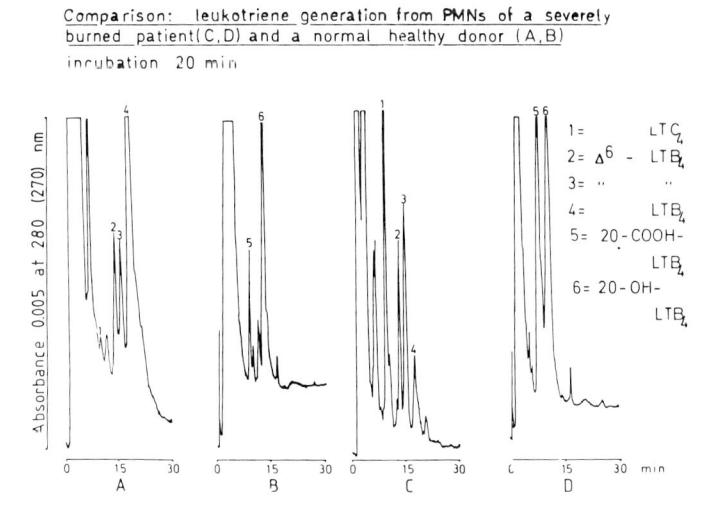

Comparison: leukotriene generation from PMNs of a severely burned patient (C,D) and a normal healthy donor (A,B)
incubation 20 min

1 = LTC₄
2 = Δ⁶ - LTB₄
3 = "   "
4 = LTB₄
5 = 20-COOH-LTB₄
6 = 20-OH-LTB₄

Abb. 3. Mit der HPLC gewonnene Chromatogramme des quantitativen Nachweises von LTC_4 und LTB_4 mit seinen Omegaoxydationsprodukten

Material und Methodik

Wegen ihrer großen Bedeutung für das Entzündungsgeschehen und die Infektabwehr bestimmten wir die Leukotrienkonzentrationen im Serum der Patienten, die in der Abteilung für Schwerbrandverletzte der Berufsgenossenschaftlichen Krankenanstalten „Bergmannsheil Bochum", Universitätsklinik, behandelt wurden.

Mit Hilfe der Hochdruckflüssigkeitschromatographie konnten wir die Leukotriene C_4 und B_4 im Serum Schwerbrandverletzter quantifizieren. Die Abb. 3 zeigt beispielhaft wie durch die Hochdruckflüssigkeitschromatographie gewonnenen Extinktionskurven für LTC_4 und LTB_4 und die weniger wirksamen Omegaoxydationsprodukte von LTB_4 am 13. und 60. Tag bei einem Patienten mit Verbrennungen von 47% der Körperoberfläche.

RP-HPLC - SYSTEM

COLUMN	: NUCLEOSIL C_{18} (5 μM) 4.6 x 2oo MM
SOLVENT	: METHANOL/WATER/PHOSPHORIC ACID/EDTA
	64 / 36 / 0.03 / 0.01
	pH 5.9 ADJUSTED WITH AMMONIA
FLOW	: 1 ML/MIN
DETECTOR	: SPECTROMONITOR D (LDC-MILTON ROY)
	ADJUSTED TO 280 NM
PUMP	: CONSTAMETRIC III G (LDC-MILTON ROY)
SAMPLE INJECTION	: AUTOMATIC (WISP 710B , WATERS)
DATA PROCESSING	: COMPUTING INTEGRATOR 301 (LDC-MILTON ROY)

Abb. 4. Charakteristika des verwendeten Hochdruck-Flüssigkeitschromatographie-Systemes

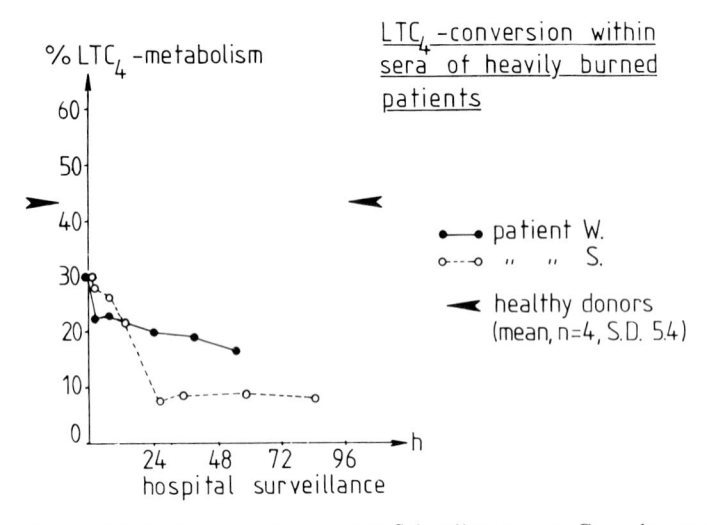

Abb. 5. LTC_4-Nachweis bei in-vitro-Stimulierung von Granulocyten Brandverletzter

Verwendet wurde eine Nucleosil-C_{18}-Säule. Das Lösungssystem bestand aus einem Methanol-Wasser-Gemisch, das auf eine pH-Wert von 5,9 eingestellt war. Der Substanznachweis erfolgte mit einem Spectromonitor bei einer Wellenlänge von 280 nm (Abb. 4).

Für LTB_4 haben wir Kontrollmessungen vergleichsweise mit der Methode des Radioimmunoassay durchgeführt [6].

Ergebnisse

Exogen zugeführte LTC_4 und LTD_4 wurden in vitro von den Granulocyten der Brandverletzten in der Initialphase der Verbrennungskrankheit im Vergleich mit den Zellen aus Blut gesunder Spender regelmäßig nur stark vermindert umgesetzt.

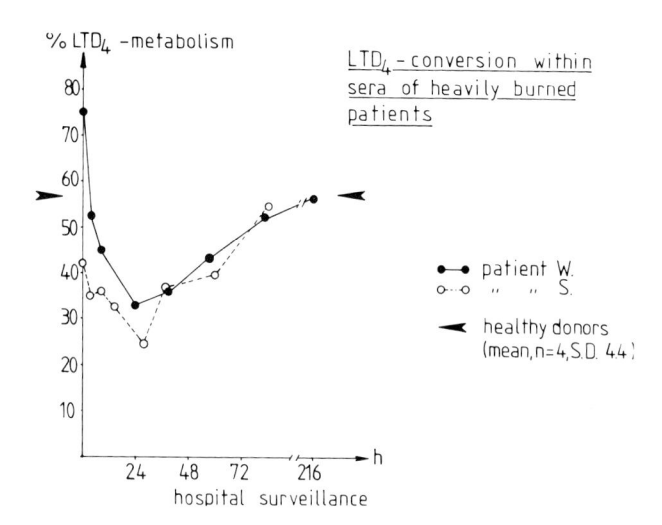

Abb. 6. LTD$_4$-Nachweis bei in-vitro-Stimulierung von Granulocyten Brandverletzter

Für das LTD$_4$ stellten sich nach etwa neun Tagen bei zwei Patienten, die die Verletzung überlebten, Normalwerte ein (Abb. 5 und 6).

Da dem LTB$_4$ durch seine vasoaktiven und chemotaktischen Effekte eine zentrale Rolle bei der Infektabwehr zukommt [7], haben wir auf dieses Arachidonsäurederivat besonderes Augenmerk gerichtet.

Während der ganzen Zeit in der die Patienten intensiv behandelt werden mußten fanden wir eine stark erniedrigte LTB$_4$-Freisetzung aus den Granulocyten. Bei kritisch kranken Patienten erreichten die LTB$_4$-Werte noch nach 6 Wochen nicht den Normbereich. Ein Patient, der am 40. Krankheitstag verstarb, zeigte im Gegensatz zu einem weiteren Patienten, der überlebte und dessen Granulocytenfunktion sich von der zweiten Woche an meßbar besserte, während der gesamten Krankheitsdauer LTB$_4$-Were, die unter 30% der Norm lagen.

Daß durch die Brandverletzung die Funktion der Granulocyten gestört wird zeigt die Abb. 7: Trotz einer – nach dem mikroskopischen Bild – normalen Zahl reifer Granulocyten ist eine LTB$_4$-Freisetzung aus diesen Zellen in den ersten Tagen nicht möglich und erreicht auch noch nach Wochen nicht die Werte, die man bei gesunden Probanden mißt.

Diese Ergebnisse ließen sich durch unterschiedliche Nachweismethoden erzielen: durch Stimulierung der isolierten Granulocyten mit dem Calcium-Ionophor A23187 und mit opsoniertem Zymosan. Die Messungen erfolgten mit der Hochdruckflüssigkeitschromatographie und parallel dazu mit dem Radioimmunoassay (Abb. 8).

Vergleicht man diese bei in-vitro-Bestimmungen gefundenen Ergebnisse mit den klinischen Verlaufdaten der brandverletzten Patienten, Befunden der quantitativen Keimzahlbestimmungen in der Verbrennungswunde und bakteriellen Blutkulturen, finden sich Korrelationen zwischen dem vermuteten Zeitpunkt für das Auftreten einer „burn-wound-sepsis" [15] bzw. dem generellen Erliegen der körpereigenen Infektabwehrkräfte.

Bereits jetzt deuten sich Möglichkeiten an durch die Beeinflussung der Leukotrienmetabolisierungssequenz und Leukotrienfreisetzung aus den Granulocyten immunologische Vorgänge günstig zu beeinflussen [8].

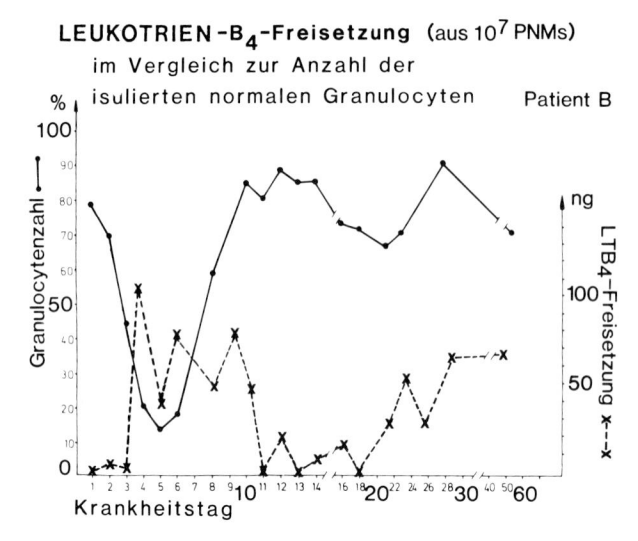

LEUKOTRIEN-B$_4$-Freisetzung (aus 10^7 PNMs)
im Vergleich zur Anzahl der
isulierten normalen Granulocyten   Patient B

Abb. 7. Vergleich der Zahl der im mikroskopischen Bild reif erscheinenden Granulocyten mit der Menge des aus diesen Zellen freigesetzten LTB$_4$

LEUKOTRIEN-B4-Freisetzung (aus 1×10^7 PMNs)

Patient A

Vergleich der Zellstimulierung
mit Ca-Ionophor   ● (HPLC)
und Zymosan   △ (RIA)

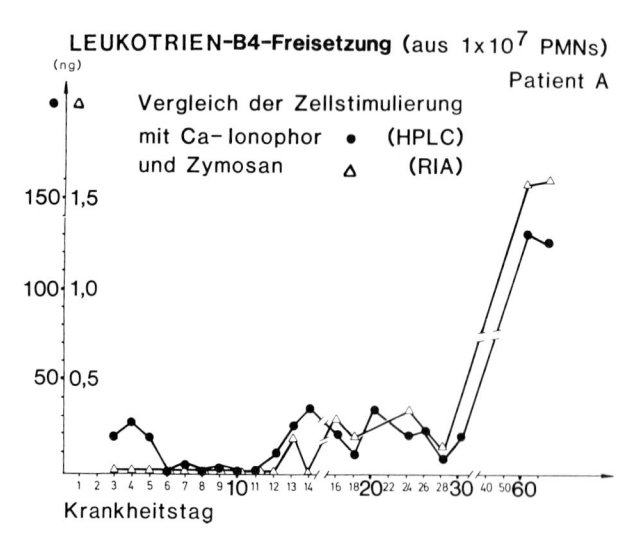

Abb. 8. Vergleich der bei in-vitro-Stimulierung von Granulocyten Brandverletzter mit dem Ca^{++} Ionophor und Zymosan freigesetzten Mengen an LTB$_4$

Zusammenfassung

Die Granulocyten generieren Substanzen, die sowohl im Rahmen des Entzündungsgeschehens als auch bei der unspezifischen Infektabwehr von herausragender Bedeutung sind, die Leukotriene. Sie werden durch das Enzym 5-Lipoxygenase aus der Arachidonsäure gebildet. Das Leukotrien B$_4$ wirkt u. a. chemotaktisch auf weiße Blutkörperchen, während die Peptido-Leukotriene C_4, D_4 und in geringerem Maße auch E_4 die Permeabilität der Gefäßwände beeinflussen und die glatte Muskulatur konstringieren.

Wir führten in-vitro-Bestimmungen der Leukotrienfreisetzung aus Granulocyten bei Stimulierung mit dem Calcium-Ionophor A23187 und mit Zymosan sowie Leukotrienmessungen im Serum Schwerbrandverletzter durch.

Die gewonnenen Meßergebnisse wurden mit Patientendaten verglichen, die den klinischen Verlauf dokumentierten. Es fand sich eine Korrelation zwischen der Menge der generierten Leukotriene (speziell LTB_4) und der bakteriologischen Abwehrlage des Patienten ten, so daß Prognosen über den Verlauf der Erkrankung aber auch neue Therapieansätze möglich erscheinen.

Literatur

1. Alexander JW, Wixon D (1970) Neutrophil dysfunction and sepsis in burn injury. Surg Gynecol Obstet 130:431
2. Arturson G (1985) Neutrophil granulocyte functions in severely burned patients. Burns 11:309
3. Bach MK (1982) Mediators of anaphylaxis and inflammation. Ann Rev Microbiol 36:371
4. Brogeat P, Samuelsson B (1979) Metabolism of arachidonic acid in polymorphonuclear leucocytes. Structure analysis of novel hydroxylated compounds. J Biol Chem 254:7865
5. Borgeat P, Sirois P (1981) Leucotrienes: a major step in the understanding of immediate hypersensitivity reactions. J Med Chem 24:121
6. Brom J, König W, Köller M, Gross-Weege W, Erbs G, Müller FE Metalolism of leucotriene B_4 by polymorphonuclear granulocytes of severely burned patients (im Druck)
7. Ford-Hutchinson AW, Bray MA (1980) Leucotriene B, a potent chemotactic and aggregating substance released from polymorphonuclear leucocytes. Nature 286:264
8. Hagemann W, Keppler D (1982) Leucotriene antagonists prevent endotoxin lethality. Naturwissenschaften 69:594
9. Hammarström S (1983) Leucotrienes. Ann Rev Bioch 52:355
10. König W (1982) Comparison of the eosinophil chemotactic factor with the endogeneous hydroxyeicosatetraenic acids. In: International symposium on leucotrienes and other lipoxygenaseproducts. Raven Press, New York, pp 301–314
11. König W, Bohn A, Theobald K, Bremm KD, Knöller J (1983) Die Mastzelle – zentraler Effktor bei allergischen Reaktionen. Klinikarzt 12:753
12. Patterson NAM, Burka JF, Craig ID (1982) Release of slow-reacting substance of anaphylxis from dispersed guinea pig lung cells. Effect of cyclo-oxygenase and lipoxygenase inhibitor. J All Clin Imm 67:426
13. Samuelsson B (1980) The leucotrienes: a new group of biological active compounds including SRS-A. Trends Pharmac Sci 67:227
14. Stratta RJ, Warden GD, Ninnemann JL, Saffle JR (1986) Immunologic parameters in burned patients: effect of therapeutic interventions. J Trauma 26:7
15. Teplitz C (1969) The pathologie of burns and the fundamentals of burn wound sepsis. In: Artz CP, Moncrief JA (eds) The treatment of burne. WB Saunders Co, Philadelphia

Klinische und morphologische Untersuchungen zur Frage der Sensibilisierung des Organismus durch die implantatspezifischen Materialien bei Patienten mit Hüftgelenkstotalendoprothesen

F. Löer, K. W. Zilkens, K. H. Schleupner und K. H. Bigalke

Orthopädische Klinik der RWTH (Dir.: Prof. Dr. med. J. Ohnsorge), Pauwelsstraße 1, D-5100 Aachen

Einleitung und Problemstellung

Allergische Phänomene als Ursache des Versagens einer Totalendoprothese (TEP) werden heute noch vielfach diskutiert. Verschiedene Autoren berichteten über epicutane Testungen bei TEP-Trägern mit den Bestandteilen der TEP-Legierungen (Literaturzusammenstellung bei Schleupner 1986). Von den insgesamt in der Literatur beschriebenen 699 Patienten mit ungestörten Implantaten wurde dabei in 9,5% eine Sensibilisierung des Organismus gegen einen oder mehrere der eingebrachten Werkstoffe gefunden. Bei insgesamt 296 Patienten mit einer aseptischen Endoprothesenlockerung wurde in 30,4% eine Sensibilisierung beschrieben.

Diese Befunde stehen im Vergleich zur Sensibilisierungsrate bei s. g. Normalkollektiven, welche eine Sensibilisierung insbesondere gegen die Metalle Nickel und Kobalt zwischen 1 und 4% aufweisen (Literaturzusammenstellung bei Schleupner 1986).

Über histologische Untersuchungen aus den Implantatlagern von Patienten mit TEP-Lockerungen und positiven Epicutantests wurden von Evans et al. (1974); Jones et al. (1975); Vernon-Roberts u. Freeman (1976) berichtet. Bei diesen Patienten wurden besonders ausgeprägte Gewebenekrosen und reichlich Makrophagen sowie Riesenzellen beschrieben. Als besonderer Befund wurden lymphocytäre Vasculitiden, fibrinoide Nekrosen und fibröse Intimaproliferationen hervorgehoben, da es sich hierbei um histologische Korrelate allergischer Gewebereaktionen handelt.

Bislang wurde die Sensibilisierung der TEP-Träger durch das eingebrachte Biomaterial nur retrospektiv festgestellt. Daher wurden in der vorliegenden Arbeit erstmals systematisch an einem größeren, randomisierten Patientengut anamnestisch und klinisch unauffälliger Patienten über eine hinreichend lange Beobachtungszeit ausgedehnte Allergietestungen vorgenommen, bei denen erstmals alle Substanzen der Metallegierungen, Knochenzemente und des Polyäthylens getestet wurden. Von den 4 immunologisch verschiedenen Reaktionstypen (Coombs u. Gell 1963) ist bezüglich der Materialien mit einer cellulären Allergie (Spätreaktionstyp) zu rechnen. Sie stellen dabei Haptene dar, die sich mit einem körpereigenen Protein zum Vollantigen verbinden. Die durch Lymphokine vermittelte Antikörperantwort erfolgt durch Immunocyten, deren Auftreten klinisch mit einer Hautreaktion nachgewiesen werden kann (Coombs u. Gell 1975).

Eigene Untersuchungen

Bei 114 Patienten (32 männl., 82 weibl.) im Alter zwischen 37 und 91 Jahren (x = 70 J.), die mit einer TEP versorgt worden waren, wurden epicutane Allergietestungen durchgeführt. Bei den untersuchten Endoprothesen handelte es sich in 98 Fällen um Kobaltbasislegierungen und in 16 Fällen um eine Titan-Aluminium-Vanadiumlegierung. Die Hüftgelenkpfannen waren aus hochmolekularem Niederdruckpolyäthylen, die verwendeten Knochenzemente waren Refobacin-Palacos und Sulfix 6. In 8 Fällen wurde die TEP zementlos implantiert. Bei 102 Patienten wurden bei der Hautnaht Metallclips verwendet. Bei allen Patienten wurde eine Anamnese bezüglich familiärer Belastung mit Allergien, früherer beruflicher Dispositionen und Voroperationen mit metallischen Implantaten erhoben. Die epicutanen Allergietestungen wurden vor der TEP-Implantation und zwischen 7 und 42 Monaten (n = 20,3 Monate) durchgeführt. Als Testpflaster wurde Leukotest verwendet; alle in den implantierten Endoprothesen und Knochenzementen verarbeiteten Materialien wurden in Salbenform bzw. flüssiger Form appliziert, zusätzlich wurden Orginalknochenzementzubereitungen der Hersteller in Form von Pellets aufgebracht. Nach 48 h wurden die Testpflaster entfernt und es erfolgte die 1. Ablesung, nach 72 h und nach 96 h erfolgte die 2. und 3. Ablesung. Als Kriterien der eindeutig positiven Reaktionen galten: Jucken, Brennen, Erytheme über den Patch hinaus gestreut, Follikulitiden, Pflasterreaktionen. Die Stadieneinteilung für die Intensität der Reaktion war: Keine Reaktion, zweifelhaftes Erythem, Erythem mit Infiltrat, Erythem mit Papulo-Vesikeln, Erythem mit Blasen.

Als *Ergebnis* ergab sich bei 2 Patienten eine eingetretene Sensibilisierung:

Fall 1: Sensibilisierung auf Nickel; 63 J. weibl., Nadelfabrikarbeiterin (!), Zustand nach AO-Plattenosteosynthese vor 9 Jahren, Material nicht entfernt, jetzt TEP aus Kobaltbasislegierung, ungestörtes Implantat; Nachtestung nach 28 Monaten, Hautreaktion vom Decrescendo-Typ.

Fall 2: Kobalt-Sensibilisierung; 76 J. weibl., Kobalt-Basis-TEP, Implantat ungestört, Hautreaktion vom Decrescendo-Typ.

Eigene licht- und elektronenmikroskopische Untersuchungen von Pseudo-Kapselmaterial, das anläßlich von Re-Operationen bei TEP-Lockerungen (n = 50, Implantationszeit zwischen 2 u. 7 Jahren) gewonnen worden war ergaben, daß die fibrohistiocytäre Gewebereaktion im Vordergrund stand. Die lymphocytäre Reaktion war in allen Fällen nur gering. In bislang 15 Fällen wurde unfixiertes Frischgewebe immunhistochemisch auf das Vorliegen von lymphocytären (T/B)-Zellen untersucht (indirekte Peroxydasemethode, Eurodiagnostics). An diesem Material konnte bisher kein schlüssiger Hinweis auf eine in situ ablaufende Immunreaktion gefunden werden.

Diskussion

Durch die Implantation von TEP oder Osteosynthesematerial kommt es in den Lagergeweben zu einer starken Belastung mit körperfremden Stoffen, die zu einer spezifischen Gewebereaktion führen (Willert u. Semlitsch 1976; Löer et al. 1981). Auch die Ergebnisse der vorliegenden Arbeit deuten darauf hin, daß der allergischen Reaktion keine Schlüsselrolle bei der Desintegration der Implantate zukommt. Die Auslösung einer Allergie scheint bei ungestörten Implantaten relativ selten vorzukommen, während sie offenbar durch die Auslockerung des Implantates begünstigt wird, da der Organismus mit einem Vielfachen von Abrieb- und Korrosionsprodukten belastet ist gegenüber einem ungestörten Implantat.

Literatur

Coombs RRA, Gell PGH (1963) Classification of allergic reactions responsible for clinical hypersensitivity and disease. In: Gell PGH, Coombs RRA, Lachmann PJ (eds) Clinical aspects of immunology. Blackwell Scientific Publications, Oxford

Evans EM, Freeman MAE, Miller AJ, Vernon-Roberts B (1974) Metal sensitivity as a cause of bone necrosis and loosening of the prosthesis in total joint replacement. J Bone Joint Surg [Br] 56:626

Jones DA, Likas HK, O'Driscoll M, Price CH, Wibberley B (1975) Cobalt toxicity after McKee hip arthroplasty. J Bone Joint Surg [Br] 57:289

Löer F, Zilkens J, Hofmann J, Michel R (1981) Zum Nachweis körperfremder Spurenelemente nach Langzeitimplantation von Totalendoprothesen im Implantatlager. Z Orthop 119:763

Vernon-Roberts B, Freeman MAR (1979) Die gewebliche Reaktion gegen Totalendoprothesen. In: Swanson SAV, Freeman MAR (Hrsg) Die wissenschaftlichen Grundlagen des Gelenkersatzes. Springer, Berlin Heidelberg New York

Willert HG, Semlitsch M (1976) Tissue reactions to plastic and metallic wear products of joint endoprothesis. In: Gschwend N, Debrunner HU (eds) Total hip prosthesis. Huber, Bern, p 205

Schleupner KH (1986) Epikutane Allergietestungen bei Patienten mit Hüftgelenktotalendoprothesen. Med Dis RWTH Aachen

Bedeutung immunologischer Ergebnisse für die Anwendung von TCDO bei akuten und chronischen Infektionen nach Implantation von Totalendoprothesen

G. von Foerster

Endo-Klinik (Dir.: Prof. Dr. Dr. h. c. H. W. Buchholz), Kolstenstraße 2, D-2000 Hamburg 50

Die Behandlung schlecht heilender Wunden mit TCDO zeigt eine neue Therapieform. Die andernorts gemachten Erfahrungen in der lokalen Wundbehandlung, durch mehrere Studien belegt [1, 2], haben auch in unserer Klinik zur Anwendung von TCDO geführt. In den 3 Phasen der Wundheilung
1. Wundreinigung mit Infektabwehr,
2. Wundgranulation mit Capillarsprossung und Kollagensynthese
3. Epithelverschluß

nehmen Wundmakrophagen eine Schlüsselstellung ein. Die Infektabwehr, die Beseitigung nekrotischen Materials und die Stimulation von Fibroblasten und damit Endothelzellvermehrung mit Neoangiogenese sowie sekundärer Kollagensynthese und Epithelzellproliferation sind Leistungen dieser Zellen. Dem Sauerstoffgehalt im Gewebe kommt dabei eine besondere Bedeutung zu. TCDO (Oxoferin) verstärkt die phagocytäre Antwort und aktiviert damit die Wundmakrophagen, die nur in aktiviertem Zustand ihre Schlüsselfunktionen in allen 3 Phasen der Wundheilung übernehmen können.

TCDO (Oxoferin) ist eine wässrige Lösung zur Feuchttherapie von Wunden, die den bioaktivierbaren Sauerstoffträger Tetrachlordecaoxygen-Anionen-Komplex (TCDO) enthält.

Durch Bindung an Hämgruppen in Biomolekülen bildet TCDO eine elektroaffine Wirkform. Der Befund, daß die Phagocytosebeschleunigung nicht durch TCDO alleine, wohl aber durch diese Wirkform ausgelöst werden kann, läßt es wahrscheinlich erscheinen, daß die Endocytose durch oxydative Prozesse an der Phagocytenmembran begünstigt wird. Dabei zerfällt der TCDO-Eisen-Porphyrin-Komplex an der Plasmamembran des Phagocyten in die physiologischen Metabolite Chlorid und molekularen Sauerstoff und setzt die Zelle somit einer kurzfristigen Sauerstoffdusche aus. So durchbricht TCDO den hypoxiebedingten Circulus vitiosus in der Wunde. TCDO trägt vorübergehend zur Deckung des bei der Phagocytenaktivierung vermehrt anfallenden O_2-Bedarfs bei, ohne die für die von den Makrophagen gesteuerte wichtige Gefäßneubildung (Neoangiogenese), für die ein physiologischer Hypoxiereiz erwiesenermaßen ein wichtiger Stimulus ist, dauerhaft nachteilig zu beeinflussen.

Wir setzen seit einiger Zeit TCDO auch lokal intraoperativ ein unter der Vorstellung, daß sich der Wirkmechanismus auch in der chirurgischen Wunde entfaltet. Bei einzeitigen Endoprothesenwechseln nach tiefer Infektion lassen wir nach der Entfernung der Endoprothese und aller Zementreste sowie nach chirurgischem Debridement Oxoferin-Tamponaden auf das Gewebe und im Knochen einwirken, bevor die Reimplantation der neuen Endoprothese stattfindet. Es können hier selbstverständlich noch keine Ergebnisse mitgeteilt werden, da der Beobachtungszeitraum noch zu kurz ist. Dieses Vorgehen ist lediglich ein additives topisches Behandlungskonzept. Alle sonstigen therapeutischen Maßnahmen werden unverändert beibehalten.

Die Ergebnisse von einzeitigen Austauschoperationen künstlicher Hüft- und Kniegelenke mit tiefer Infektion sind durch den Einsatz von antibiotikabeladenem Knochenzement entscheidend verbessert worden. Es bleibt unsere vordringliche Aufgabe, nach weiteren Wegen zur Optimierung der Behandlungsergebnisse zu suchen. Die Beobachtung der in den letzten Jahren deutlichen Verschlechterung der Resistenzlage einzelner Keimgruppen (Staph. species) führt zu Problemen in der Antibiotikatherapie.

Wir suchen nach Möglichkeiten, die lokale und systemische Antibiotikatherapie durch Maßnahmen zu ergänzen, die die körpereigene Abwehr schon vor der Operation günstig beeinflussen.

Die Untersuchungsergebnisse von Gillissen [3] haben gezeigt, daß die Substanz TCDO bei systemischer Gabe eine solche immunstimulierende bzw. immunmodulatorische Wirkung besitzt (Abb. 1). Es konnte gezeigt werden, daß nach systemischer Gabe von TCDO bei experimentell erzeugter Infektion mit Candida albicans es zu einer signifikanten Steigerung der Überlebensrate gegenüber der nicht behandelten Kontrollgruppe kommt; desgleichen bei der experimentell erzeugten Infektion mit dem strikt anaeroben Pepto-Streptococcus intermedius.

Die Verbesserung der humoralen Immunität wurde gemessen an der Zahl der IgM- und IgG-bildenden Milzzellen nach Sensibilisierung mit Schafserythrocyten (SRBC). Die celluläre Immunität wurde bewertet mit dem footpad swelling Test und SRBC als Antigen; auch hier konnte eine beträchtliche Steigerung gezeigt werden (Abb. 2).

Wir haben in einer Vorfeldstudie bei etwa 40 Patienten TCDO systemisch eingesetzt, Unverträglichkeitserscheinungen sind dabei bei keinem Patienten aufgetreten. Als klinische Beobachtung aus dieser Vorfeldstudie ist mitzuteilen, daß eine Verbesserung subjek-

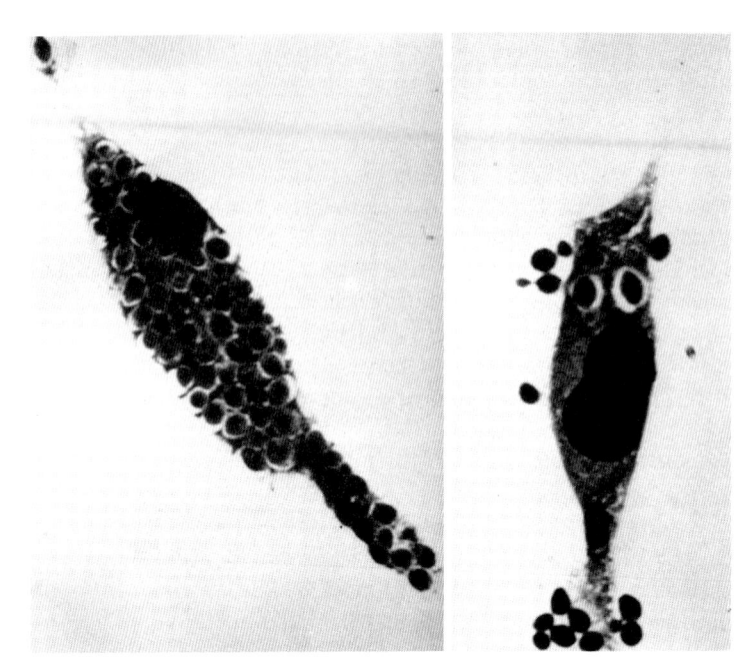

Abb. 1. Die unbehandelte Kontrollzelle eines Peritonealmakrophagen ist 2 h nach Erregerkontakt weiterhin von Candidazellen, den schwarzen Punkten, umgeben. Lediglich 4 Hefezellen wurden in dieser Zeit ingestiert. Ein mit TCDO (Oxoferin) stimulierter Peritonealmakrophage ist zum gleichen Zeitpunkt mit Erregern gesättigt

tiv und objektiv des Allgemeinzustandes im zeitlichen Zusammenhang mit der systemischen TCDO-Gabe festzustellen ist. Eine weitere Beobachtung war in einem Fall, daß eine tiefe Infektion mit Candida albicans bei einem künstlichen Kniegelenk, welches nicht gelockert war, nach Gabe von TCDO zu einer Sanierung führte, die eine operative Intervention dann erübrigte. Die später durchgeführte Kontrollpunktion des Kniegelenkes ergab sterile Verhältnisse. In einem weiteren Fall wurde bei einer Frühinfektion nach Hüftgelenksersatz ebenfalls nach Gabe von TCDO in der später durchgeführten Kontrollpunktion des Gelenkes der Keim nicht mehr nachgewiesen. Die Beobachtungszeit in diesen beiden Fällen beträgt inzwischen einige Monate. Ergebnisse sind selbstverständlich aus der Vorfeldstudie noch nicht abzuleiten. Wir erwarten auch nicht, daß durch den Einsatz von TCDO andere therapeutische Maßnahmen überflüssig werden, sondern betrachten sie als additives Behandlungskonzept zu unseren bisher durchgeführten Maßnahmen und wollen in der bevorstehenden Studie klären, ob der systemische Einsatz von TCDO zu einer Optimierung der Ergebnisse führen kann.

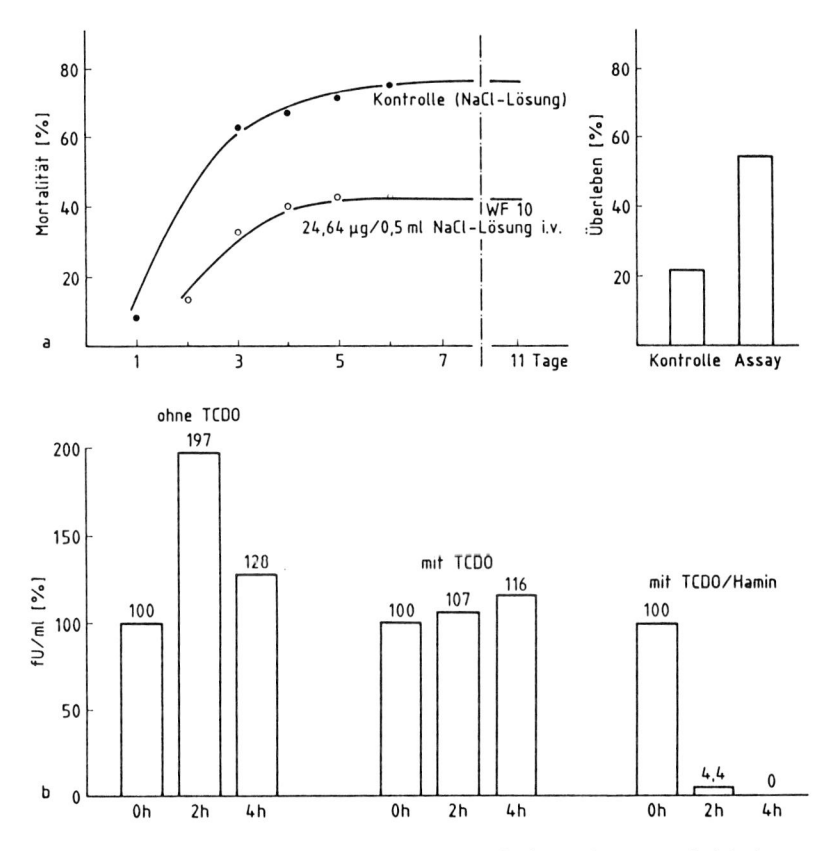

Abb. 2. a Experimentelle Candidasepsis. Einfluß wiederholter Injektionen von WF10 auf die Mortalitätsrate, **b** Killing separarierter Granulocyten ($2 \cdot 10^5$/ml) von nicht opsonierten Staph. aureus ATCC 6583 ($1,5 \cdot 10^7$) ohne TCDO, in Gegenwart von TCDO (120 µg/ml) bzw. TCDO plus Häminlösung ($2 \cdot 10^5$ molar). Gezählt wurden die lebensfähigen Bakterien [3]

Literatur

1. Hinz J (1986) Rationale for and results from the randomized double-blind trial of Tetrachlordecaoxygen anion complex (TCDO) in wound healing. Lancet (April) 12: 825–828
2. Zenker W et al. (1986) Die Wirksamkeit von Tetrachlordecaoxid (TCDO) zur Behandlung komplizierter Wundheilungsstörungen. Chirurg 57, Heft 5:334–339
3. Gillissen G et al. (1986) Increased resistance towards two systemic experimental infections by tetrachlorodecaoxygen anion complex – possible implications of cellular and humoral immunity. Drug Research 36/12:1778–1782

Die Immunstimulation bei chronischer posttraumatischer Osteomyelitis – Ein neuer Therapieweg?

CH. Josten, G. Muhr, A. Lies und R. Sistermann

Chirurgische Universitätsklinik und Poliklinik der Berufsgenossenschaftlichen Krankenanstalten „Bergmannsheil" (Dir.: Prof. Dr. G. Muhr), Hunscheidtstraße 1, D-4630 Bochum

Einleitung

Immunologisch ist die Osteomyelitis gekennzeichnet durch eine gegenüber dem Normalkollektiv herabgesetzte Zahl der Gesamt-T-Lymphocyten, eine Reduzierung der T-Helferzellen bei leicht ansteigenden Supressorzellen sowie einem gegenüber der Norm deutlich niedrigeren Quotienten von Helfer- zur Supressorzellen (Tabelle 1).

Parallel zu den notwendigen chirurgischen Maßnahmen wurde aufgrund dieser Ergebnisse bei insgesamt 15 Patienten mit akuter und chronischer Osteomyelitis der Versuch einer Immunstimulation des cellulären Abwehrsystems unternommen.

Methode und Patientengut

Das celluläre Abwehrsystem wurde mittels der quantitativen Analysen durch monoklonale Antikörper untersucht. Bei der Typisierung mittels monoklonaler Antikörper werden mononucleäre Zellen (Lymphocyten und Monocyten) durch einen speziellen Dichtegradienten isoliert. Monoklonale Antikörper des Leu-Systems, die mit fluorescierenden Farbstoffen (FITC) versehen sind, ermöglichen die Markierung der gewonnenen Zellsubpopulationen und das Auszählen unter dem Auflichtfluorescenzmikroskop.

Zwei unterschiedliche Präparate kamen zur Anwendung:

1. Transfer-Faktor
Transfer-Faktor-Human ist ein nicht dialysierbarer menschlicher Leukocytenfaktor (Firma Serapharm). 10 Patienten erhielten dieses Pärparat in der Dosierung 1,5 ml pro kg Körpergewicht intravenös.

Tabelle 1. Veränderungen der Parameter des cellulären Immunsystems bei Osteomyelitis-Patienten gegenüber dem Normalkollektiv

	Kollektiv	Normal (in %)
T-Gesamt	43,3	70 ± 10
Helfer	26,4	45 ± 10
Suppressor	22,8	25 ± 10
Quotient	1,2	1,9–2,0
Killer	21,0	20 ± 7
Monocyten	18,3	15 ± 5

2. Thymostimulin (TP-1)

Thymostimulin ist ein Polypeptid aus Kalbsthymus (Firma Serono). Dies wurde in der Dosierung 1 mg pro kg Körpergewicht intramusculär über 5 Tage hintereinander insgesamt 5 Patienten gegeben.

Bei allen Patienten schloß sich eine Verlaufsuntersuchung mit Zellzahlbestimmung am 1. bzw. 2., 4., 6., 8. und 14. Tag an.

Nach Beendigung der Untersuchungsserie war bei fast allen Bestimmungen eine Veränderung der Einzelwerte zu verzeichnen.

Ergebnisse

Transfergruppe

Das durchschnittliche Alter der Patienten betrug 49,1 Jahre (20–77 Jahre). 4 Patienten hatten eine Unterschenkelosteomyelitis, 6 eine des Oberschenkels.

Der stärkste Anstieg der Zellpopulationen lag bei der Makrophagengruppe vor mit einer Steigerungsrate von 47,1% (26–39%). Auch die Helferzellen stiegen um knapp 50% von 24,5% auf 36,1%, der Anteil der Supressorzellen von 20,2 auf 23,6%. Insgesamt normalisiert sich somit der Helfersupressorquotient von 1,2 auf 1,8 (Normalwert 2,03). Aufgrund dieser Veränderung stellt sich ebenso ein Anstieg der gesamten T-Lymphocyten ein von 43% auf 49%.

Bei den aufgezeigten Untersuchungen war eine deutliche Altersabhängigkeit festzustellen; Patienten über 60 Jahre zeigten eine deutlich geringere Steigerungsrate, besonders für die Gesamt T-Lymphocyten, die Helferzellen als auch in besonderem Maße für die Makrophagen.

Auch bezüglich der Höhe des Anstiegs lag eine Altersabhängigkeit vor.

Die Gruppe der 20–40jährigen zeigte bereits in den ersten 24–36 h einen starken Anstieg, während die Gruppe der über 60jährigen erst am 3.–5. Tag eine deutliche Reaktion aufwies.

Im weiteren Verlauf kam es jedoch bei allen Patienten zu einem leichten Abfall der Werte, die jedoch nicht das Ausgangsniveau erreichten.

Thymostimulin

In dieser Gruppe lag das Durchschnittsalter bei 48,5 Jahren. Bei 4 Patienten bestand eine Osteomyelitis der unteren Extremität, 1 Patient litt an einem Hüftgelenksinfekt.

Im Gegensatz zur Transfergruppe kam es zu keinem Anstieg der Makrophagen. Diese blieben konstant bei etwa 20%. Demgegenüber kam es zu einer Induktion der Gesamt-, Helfer- und Supressorzellen. Die Gesamtzellen stiegen von durchschnittlich 43% auf 64% am 7. Tag. Dies entspricht einer Steigerungsrate von 48% (Abb. 1). Bei den Helferzellen belief sich die maximale Steigerungsrate auf 50%, ebenfalls am 7. Tage (Anstieg von 26,3% auf 39%). Weiterhin deutlich waren die Veränderungen bzgl. der Supressorzellen. Sie erhöhten sich von 22% auf 36% schon am 1. Tag. Dies bedeutet eine Steigerungsrate von 63%. Wegen des gemeinsamen Anstieges von Helfer- und Supressorzellen blieb der Quo-

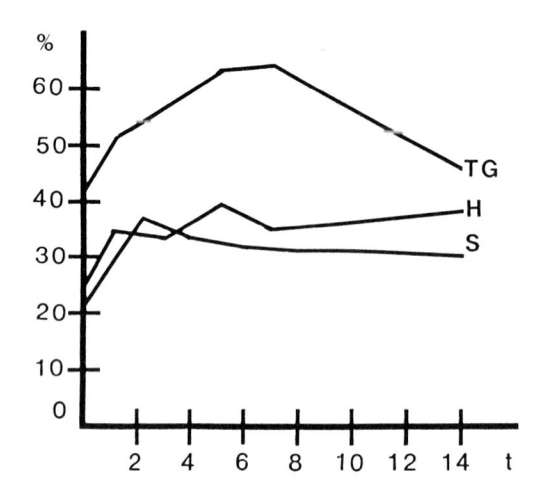

Abb. 1. Veränderungen der Zellsubpopulationen (Gesamt-T-Lymphocyten, Helferzellen und Supressorzellen) unter der Gabe von Thymostimulin (1 mg pro kg Körpergewicht über 5 Tage)

tient Helfer-Supressorzelle weitestgehend unverändert und normalisierte sich nicht wie in der Transfergruppe.

Wie auch in der ersten Untersuchungsgruppe reduzierten sich 14 Tage nach Beginn der Therapie alle Werte, ohne auch hier die Ausgangssituation zu erreichen.

Zusammenfassung

Durch die Gabe von Transfer-Faktor i. V. bzw. Thymostimulin i. m. bei einem ausgesuchten Osteomyelitiskollektiv konnte bzgl. des cellulären Immunsystems folgende Veränderung festgestellt werden:

a) Transfer-Faktor (Tabelle 2):
Erhöhung der Makrophagen.
Geringer Anstieg der Gesamt-T-Lymphocyten und der Helferzellen.
Verbesserung des Quotienten Helfer- zur Supressorzelle.
Deutliche Altersabhängigkeit.
Erkennbare Reaktion innerhalb der ersten 24 bis 36 h.

b) Thymostimulin (Tabelle 3):
Hohe Werte der Gesamt-T-Zellen.
Starker Anstieg der Helfer- und Supressorzellen.
Keine Veränderung bzgl. der Makrophagen und des Quotienten.

Tabelle 3. Veränderungen unter Gabe des Thymostimulins

Anstieg der Gesamt-T-Zellen ↑
Anstieg der Helfer-Zellen ↑
Anstieg der Suppressor-Zellen ↑

Tabelle 2. Veränderungen unter Gabe von Transfer-Faktor

Anstieg der Makrophagen ↑
Anstieg der Gesamt-T-Zellen
Anstieg der Helfer-Zellen ↑
Anstieg des Quotienten ↑
Altersabhängigkeit ↑

In die parallele Untersuchung des Keimspektrums sowie der Laborwerte, (BSG, Leukocyten, Immunglobulin) ergaben zum bisherigen Zeitpunkt keine wesentlichen Unterschiede. Nebenwirkungen wurden in keiner Gruppe beobachtet. Obwohl bzgl. des cellulären Immunsystems in beiden Kollektiven eine deutliche Verbesserung festgestellt werden konnte, fand sich nicht bei jedem Patienten eine entsprechende Korrelation mit dem klinischen Befund.

Weitere Untersuchungen bzgl. des Immunsystems einschließlich der Mediatorenbestimmung sind erforderlich, um effizientere Therapiewege zu finden, die das Immunsystem anregen, und somit eine Alternative zu den Antibiotika darstellen.

Die Bedeutung der Immunologie für die Knochentransplantation

F. W. Thielemann und U. Holz

Abteilung für Unfall- und Wiederherstellungschirurgie, Katharinenhospital (Dir.: Prof. Dr. med. U. Holz), Kriegbergstraße 60, D-7000 Stuttgart

Für ein Knochentransplantat ist sein Vermögen, im Empfänger eine Knochenbildung auszulösen das entscheidende Kriterium. Inwieweit diese Fähigkeit durch eine Immunreaktion gegen ein allogenes Transplantat beeinträchtigt wird, gilt es zu untersuchen.

Die Antigenität der Transplantate beruht auf der Antigenität der Zellen und der sie umgebenden Grundsubstanz.

Die Antigenität der Zellen wird durch die an der Zelloberfläche lokalisierten Histokompatibilitätsantigene verursacht. Obwohl davon ausgegangen werden darf, daß sie auf der Oberfläche aller Zellen eines Organismus vorhanden sind, ist ihr Nachweis an Osteoblasten und Osteocyten bisher noch nicht gelungen. Von Burwell ist jedoch nachgewiesen, daß die Markstrukturen mit ihrem Zellreichtum bei markhaltigen allogenen Transplantaten die wesentliche Quelle antigener Substanzen darstellen. Die Knochenzellen spielen lediglich eine untergeordnete Rolle.

Das Wissen über die Antigenität der Transplantatmatrix ist noch lückenhaft. Da die Matrix jedoch bei der Transplantatintegration allmählich vollständig abgebaut wird, stellt sie die zweite wesentliche Quelle der Antigenzufuhr für den Empfänger dar. Die meisten wissenschaftlichen Untersuchungen behandeln markhaltige Transplantate und können deshalb zu einer Wertung nicht herangezogen werden.

Ein mit einem Chloroform/Methanol-Gemisch aus der Grundsubstanz des Knochens extrahierbares, hydrophobes Glycopeptid (Urist) besitzt eine antigene Wirkung. Es ruft beim Empfänger eine celluläre Immunantwort hervor. Da jedoch genaue Daten über diese Fraktion fehlen, ist es wahrscheinlich, daß lipophile Bestandteile von Zellen des Transplantates bei der Behandlung extrahiert wurden. Die Überprüfung solcher Transplantate an höheren Versuchstieren (Schafe, Hunden) zeigte nämlich eine weiterhin persistierende celluläre Abwehrreaktion (Thielemann) und damit eine Antigenität der Matrix an.

Untersuchungen mit dissoziativen Matrixextrakten (Thielemann) führten zu dem Ergebnis, daß eine wasserlösliche Fraktion aus dem Knochengewebe isoliert werden kann, die eine chemoattraktive Wirkung auf Monocyten und Lymphocyten hat. Der extrahierten allogenen Matrix fehlt diese Wirkung nach einer solchen Vorbehandlung.

Eine wasserlösliche Fraktion ist aus einer Vielzahl von Grundsubstanzbestandteilen zusammengesetzt, die ein Molekulargewicht von unter 20000 bis zu über 100000 Daltons aufweisen. Sie enthält Kollagen- und Glykoproteinanteile, die sich elektrophoretisch nicht von der wasserlöslichen Fraktion unterscheiden.

Diese Ergebnisse, die ausschließlich an Versuchstieren gewonnen wurden, sind nur mit Vorsicht auf die humane Situation mit einem nur ähnlichen Immunsystem zu übertragen.

Die Abstoßung eines allogenen Knochentransplantates erfolgt sowohl durch eine celluläre als auch durch eine humorale Reaktion des Empfängers. Bei allogenen Transplantaten sind innerhalb von Tagen auch die letzten Osteocyten und Osteoblasten abgestorben. Lediglich die Präosteoblasten überleben diese Anfangsphase. Sie tragen unmittelbar nach der Transplantation zu einer mehrere Tage anhaltenden Knochenbildung bei, die durch die anschließende celluläre Immunreaktion wieder zerstört wird. Nach zwei Wochen beginnt eine Bindegewebsvermehrung um das Transplantat und die celluläre Infiltration wird geringer; das Transplantat wird durch eine chronische Abstoßungsreaktion sequestriert. Die Dicke der bindegewebigen Zwischenschicht ist proportional der Stärke der chronischen Abstoßungsreaktion. Xenogene Transplantate werden sehr rasch ausgeprägt bindegewebig sequestriert.

Neben der cellulären Abstoßungsreaktion ist beim Empfänger eine humorale Immunantwort mit Bildung cytotoxischer Antikörper, sowohl bei markhaltigen als auch bei markfreien Transplantaten nachgewiesen. Bei markfreien Transplantaten konnte Burwell zunächst keine Antikörperbildung nachweisen; erst die Anwendung empfindlicherer Methoden (mixed lymphocyte culture, Cytotoxizitätsuntersuchungen) ließ neben der cellulären auch eine humorale Immunantwort des Empfängers erkennen. Die Untersuchungen von Hutschenreuther an Schafen und Ratten zeigten eindeutig, daß bei allogener Knochentransplantation ebenso wie bei allogenen Hauttransplantaten eine verstärkte Immunantwort des Empfängers auftritt (second set reaction), die unter stabilen Verhältnissen die Einheilung eines Transplantates über eine beschleunigte Resorption verbessert.

Eine kritische Wertung der bisherigen experimentellen Ergebnisse zeigt, daß eine transplantatinduzierte Knochenbildung bei markhaltigen allogenen Transplantaten nicht nachgewiesen ist; dies bedeutet, daß die biologische Wirksamkeit allogener Transplantate im Sinne einer induzierten Knochenbildung fraglich ist.

Obwohl nur wenige Untersuchungen über Immunsuppression am Knochen vorliegen, scheinen sich hier interessante Perspektiven zu eröffnen. Eine Immunsupression mit Cortison und Imurek beeinflußt die Wundheilung durch eine Hemmung der synthetischen Aktivitäten des Granulationsgewebes, sie eignen sich deshalb nicht für den Einsatz bei der Knochentransplantation. Dies findet bei Cyclosporin A nicht statt.

Sowohl für vascularisierte als auch für nicht vascularisierte allogene Knochentransplantate konnte nachgewiesen werden, daß eine Unterdrückung der cellulären Abstoßungsreaktion erreicht wird und damit die Einheilung solcher Transplantate gelingt. Das nachfolgende Remodelling des Transplantates mit einem Ersatz der allogenen Zellen und der Matrix macht nur eine kurzdauernde immunsupressive Behandlung notwendig. Bei diesen Versuchen konnte erstmals eine transplantatinduzierte Knochenbildung nachgewiesen werden. Eine Anwendung dieser Ergebnisse auf humane Verhältnisse ist bisher noch nicht erfolgt.

Literatur beim Verfasser.

Immunhistologische Muskeluntersuchungen zum Nachweis der Qualität von Nervennähten — Eine tierexperimentelle Analyse am M. tibialis anterior des Kaninchens

M. Sparmann[1], R. Kreusch-Brinker[1] und G. Gosztonyi[2]

[1] Orthopädische Klinik, Poliklinik und Replantationszentrum der Freien Universität Berlin im Oskar-Helene-Heim (Dir.: Prof. Dr. G. Friedebold), Clyallee 229, D-1000 Berlin 33
[2] Institut für Neuropathologie der Freien Universität, Berlin im Klinikum Steglitz, Hindenburgdamm 30, D-1000 Berlin 45

Die endplattennahe Regeneration peripherer Nerven nach Traumen läßt sich schematisch in zwei spezifische Phasen unterteilen:

Im *Frühstadium* sprossen zunächst nur wenige Axone in den denervierten Muskel ein. Sie regenerieren die ursprünglichen Endplatten (Aitken 1950; Brunelli 1976). Durch eine ausgedehnte Collateralisierung wird das Überleben des Muskels gesichert (Hoffman 1950). Die Collateralen sind überwiegend marklose Fasern (Ultraterminales und präterminales Sprouting); wenige markhaltige Collaterale (aus dem Ranvierschen Schnürring) sind nachweisbar.

Im *Spätstadium* kommt es dann zur Reifung der Axone, nachdem sie das Erfolgsorgan erreicht haben: Der Durchmesser der Axone nimmt zu, ebenso die Myelinscheidendicke; die internodalen Abstände verändern sich (Lugnegard 1984).

Hauptsächlich die Zunahme des axonalen Durchmessers führt zu diesem Zeitpunkt zur deutlichen Verbesserung elektrophysiologischer Meßwerte (Cragg 1961; 1964).

Aus diesen Gründen können routinemäßig anwendbare elektrophysiologische Untersuchungen (Nervenleitgeschwindigkeit) im Frühstadium der Reinnervation noch keine sicheren qualitativen Aussagen über das tatsächliche Regenerationsverhalten machen (Kline 1981).

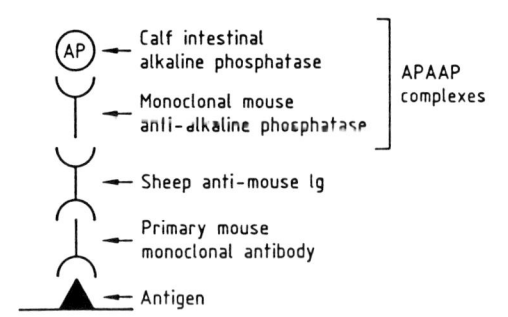

```
(AP) ← Calf intestinal
      alkaline phosphatase    ⎤
  ∪                           ⎥ APAAP
      ← Monoclonal mouse      ⎥ complexes
        anti-alkaline phosphatase ⎦
  ∪
      ← Sheep anti-mouse Ig
  ∩
      ← Primary mouse
        monoclonal antibody
  ∩
      ← Antigen
```

Abb. 1. Schematische Darstellung der Bildung eines APAAP-Immunkomplexes (nach Cordell 1984)

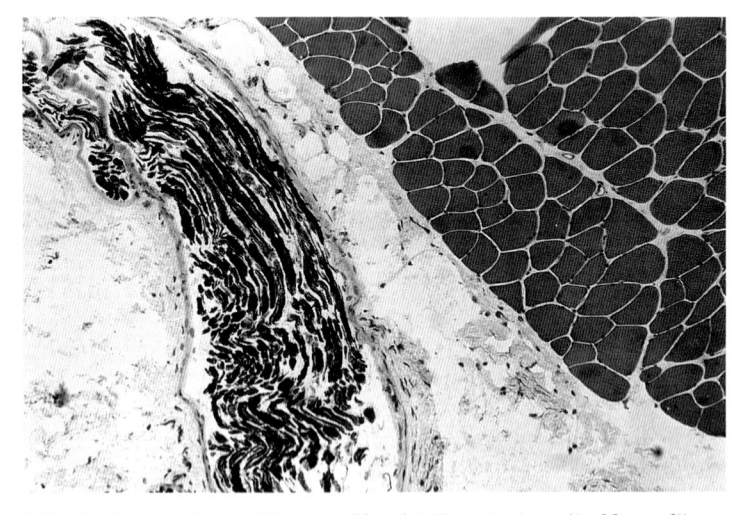

Abb. 2. Regenerierter Nerv im M. tibialis anterior; die Neurofilamente färben sich positiv an; die bindegewebigen Septen zwischen den Muskelzellen sind gering verbreitert, die Muskelfasern weisen eine polygonale Struktur auf (250fach). Neurofilament Nachweis mit der APAAP-Technik

Die herkömmlichen Imprägnationstechniken (Bodian ect.) weisen den Nachteil auf, marklose Fasern nicht zuverlässig dazustellen. Somit sind die Collateralisierungsphänomene in der Regenerationsphase des Nerven technisch schwer zu dokumentieren. Die klassischen Imprägnationstechniken lassen insbesondere Rückschlüsse bei negativen Aussagen nicht mit Sicherzeit zu. Aus klinischen Erwägungen heraus ist eine Nachweistechnik anzustreben, mit deren Hilfe auch einzelne Nervenfasern in der Phase der Collateralisierung darstellbar sind. Nur so kann mit einer Muskel-PE eine Aussage über die Reinnervationsvorgänge gemacht werden.

Dieser hohe Anspruch an die morphologische Auswertbarkeit von Muskelgewebe kann nur mit immunhistologischen Techniken erfüllt werden. Spezifische Antigenstrukturen im Gewebe sind mittels dieser Methoden selektiv nachweisbar. Die APAAP-Methode ist durch ihre hohe Sensibilität für den Nachweis von sehr feinen Strukturelementen für diese Fragestellungen geeignet. Monoklonale Neurofilamentantikörper werden mit Hilfe dieser Technik dargestellt. Somit ist es möglich, feinste Axonsprosse im Muskelgewebe

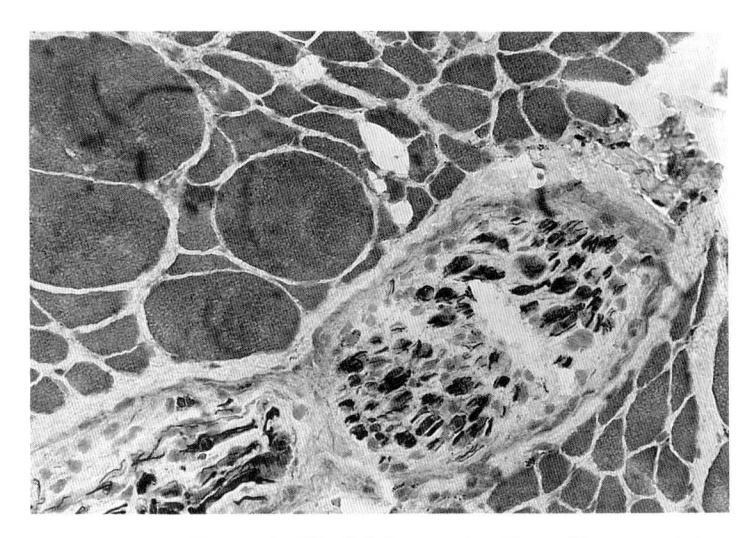

Abb. 3. Schlechte Regeneration eines Nerven im M. tibialis anterior; Neurofilamente lassen sich nur spärlich anfärben; die Muskelzellen stellen sich teils hypertroph, teils anguliert dar; erhebliche Vermehrung des intercellulären Bindegewebes (320fach). Färbung wie Abb. 2

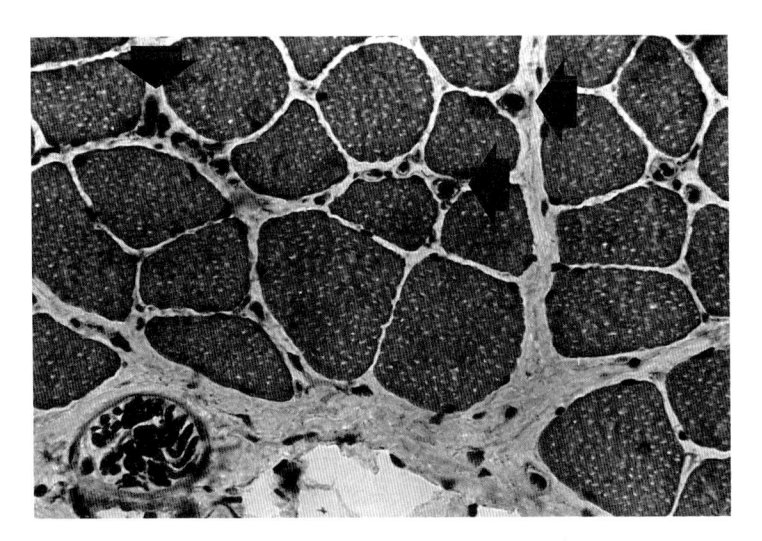

Abb. 4. Regenerierte Nervenfasern im M. tibialis anterior; einzelne Nervenfasern lassen sich deutlich anfärben (Pfeile); polygonale Struktur der Muskelzellen; geringe Verbreiterung des intercellulären Bindegewebes (420fach). Färbung wie Abb. 2

zuverlässig nachzuweisen. Die APAAP-Methode ist von Crodell et al. 1984 ausführlich beschrieben worden.

Im Zusammenhang mit einer tierexperimentellen Untersuchung am N. peronaeus des Kaninchens konnte nach Nervennähten und nach Nervendefektüberbrückungen die oben beschriebene Färbemethode überprüft werden. Nach Durchführung einer Muskel-PE in typischer Weise wurde die Gefrierschnittechnik angewandt. Die gewonnenen immunhistologischen Befunde konnten mit histochemischen, lichtmikroskopischen und transmissionselektronenmikroskopischen Befunden verglichen werden.

Am M. tibialis anterior, dem Erfolgsorgan des behandelten N. peronaeus, ergaben sich qualitativ und quantitativ aussagekräftige immunhistologische Befunde. Vitale regenerierende Fasern, in Größenordnungen zwischen 1 und 2 Mikrometern lassen sich mit dieser Methode in der Muskulatur nachweisen. Selbst marklose vegetative Fasern in den Gefäßwänden konnten dargestellt werden. Bei ausgewogener Fasertypenverteilung, die in ATP'ase Färbungen demonstriert werden kann, sind zahllose regenerierende Neuriten in der Umgebung der Sarkolemmschläuche nachweisbar. Kommt es zu einer mangelhaften Regeneration, stellen sich rotgefärbte Nervenfasern nur noch in den rhythmisch gefelderten Regeneraten dar.

Bei verzögerten Reinnervationsprozessen zeigen sich gelegentlich vitale Nervenregenerate in der zum Teil schon erheblich degenerativ veränderten Muskulatur, so daß eine späte Reinnervation angenommen werden kann.

Die erzielten Ergebnisse weisen eine hohe Aussagekraft über das aktuelle Regenerationsverhalten peripherer motorischer Nerven im Muskel auf. Besteht die Möglichkeit einer Muskel-PE im Rahmen von Revisionsoperationen nach Nervennähten, z. B. bei frühzeitiger Entfernung von Osteosynthesematerialien, einem Methodenwechsel, einer plastisch rekonstruktiven Operation u. ä., sollte auf eine immunhistologische Untersuchung der gewonnenen Muskel-PE nicht verzichtet werden. Diese Untersuchungsmethode ermöglicht es dem Kliniker, die bereits eingetretenen Regenerationsprozesse morphologisch zu belegen.

Besonderer Vorteil der vorgestellten Methode ist ihre hohe Sensitivität auf neurofilamentäre Strukturen. Gegenüber klassischen Färbemethoden ist eine sichere Aussage insbesondere bei negativen Befunden möglich. Im Tierexperiment zeigte sich eine exakte Korrelation zwischen transmissionselektronenmikroskopischen Befunden, histochemischen Ergebnissen der Muskelanalysen und der neu eingeführten Färbemethode. Aus diesen Gründen kann die Anwendung der APAAP-Färbetechnik im humanmedizinischen Bereich empfohlen werden.

Literatur

Aitken IT (1950) Growth of nerve implants in voluntary muscle. J Anat 84:38
Brunelli G, Brunelli-Monini L, Antonucci A, Maraldi N (1976) Neurotizzacione in zona anemale di mussoli denervati. Il Policlinico 83:611
Cordell IL, Falini B, Erber WN et al. (1984) Immunoenzymatic labeling of monoclonal antibodies using immune complexes of alkaline phosphatase and monoclonal antialkaline phosphatase (APAAP-complexes). J Histochem Cytochem 32:219–229
Cragg BG, Thomas PK (1961) Changes in conduction velocity and fibre size proximal to peripheral nerve lesions. J Physiol 157:315–327
Cragg BG, Thomas PK (1964) The conduction velocity of regenerated peripheral nerve fibres. J Physiol 171:164–175
Hoffmann H (1950) Local re-innervation in partially denervated muscle. a shitophysiological study. Austral J Exp Biol Med 28:383–397
Kline DG, Hudson AR (1981) Neuropathology and neurophysiology of the lesion in continuity. In: Gorio A et al. (ed) Posttraumatic peripheral nerve regeneration. Raven Press, New York, pp 175–181
Lughegard H, Berthold C-H, Rydmark M (1984) II. regeneration after nerve suture and nerve grafting. Scand J Plast Reconstr Surg [Suppl] 20:27

Ergänzende Vorträge zur Pro- und Contrarunde: Operative Behandlung der chronischen Kniebandinstabilität

Nachuntersuchungsergebnisse der freien und fettkörpergestielten Kreuzbandersatzplastiken

Th. Tiling[1], A. Schmid[2], M. Edelmann und B. Stadelmayer

[1] Chirurgische Universitätsklinik Köln-Merheim (Dir.: Prof. Dr. med. H. Troidl),
Abt. für Unfallchirurgie (Leiter: Priv.-Doz. Dr. med. Th. Tiling),
Ostmerheimer Straße 200, D-5000 Köln 91
[2] Chirurgische Universitätsklinik (Dir.: Prof. Dr. med. H.-J. Peiper),
Robert-Koch-Straße 40, D-3400 Göttingen

Für die veraltete vordere Knieinstabilität werden eine Anzahl von intra- und extraarticulären Ersatzmaßnahmen angegeben. Eine Übersicht findet sich bei Jäger und Wirth [1] und Müller [5]. Die Brückner-Plastik wurde von Clancy als fettkörpergestielte Ligamentum patellae-Plastik modifiziert. Aufgrund der nicht validierten Nachuntersuchungskriterien in der Literatur ist ein Vergleich der unterschiedlichen Techniken kaum möglich. Verglichen werden sollen die 4 verschiedenen Kreuzbandersatzplastiken nach Lindemann, Brückner, Jones und Clancy. Die vordere Kreuzbandersatzplastik nach Lindemann wurde mit der stärksten Sehne des Pes anserinus durchgeführt mit Durchzug der Sehne durch einen 4,5er Bohrkanal durch den Schienbeinkopf und die laterale Condyle. Die Brückner-Plastik wurde aus dem Zentrum des Ligamentum patellae mit anhängenden Knochenchips gewonnen und in die Bohrkanäle von 6 mm Durchmesser eingezogen. Die Plastik nach Jones wurde ebenfalls durch einen 6 mm Kanal distal gestielt fixiert. Die fettkörpergestielte Plastik nach Clancy wurde aus dem Zentrum des Ligamentum patellae mit anhängenden Knochenchips gearbeitet und der patellare Anteil in das Tibiaplateau und der tibiale Anteil in die laterale Condyle eingezogen. Als äußere Stabilisierung wurde durchgeführt: Die knöcherne Versetzung des Innenbandes, die dorso-mediale Kapselplastik nach Hughston, sowie die antero-laterale Stabilisierung in der Technik nach W. Müller.

Krankengut

In der Chirurgischen Universitätsklinik Göttingen wurden von Januar 1980 bis Juni 1983 50 Patienten wegen einer alten vorderen Knieinstabilität mit einer vorderen Kreuzbandersatzplastik versorgt. Das mittlere Alter der Patienten betrug 28 Jahre. Der jüngste Patient war 17, der Älteste 57 Jahre alt. Das Verhältnis Männer zu Frauen betrug 3 zu 1. Das rechte und linke Kniegelenk war annähernd gleich häufig verletzt. Es wurde 8mal eine Lindemann-Plastik, 14mal eine Brückner-Plastik, 9mal eine Plastik nach Jones und 19mal nach Clancy durchgeführt (Tabelle 1). Zusätzlich fand sich bei der Operation in 52 Prozent ein

Tabelle 1. Anzahl der verschiedenen Kreuzbandplastiken bei 50 Patienten

OP-Technik	n
Lindemann	8
Brückner	14
Jones	9
Clancy	19

Tabelle 2. Zusatzschäden und zusätzliche Maßnahmen bei 50 vorderen Kreuzbandersatzplastiken. Angaben in absoluten Zahlen n und Prozent der betroffenen Kniegelenke (%)

	n	(%)
Knorpelschaden	26	(52)
Innenmeniscektomie	23	(46)
Außenmeniscektomie	8	(16)
Innenbandrekonstruktion	9	(18)
Plastik f. anteromed. Instabilität	36	(72)
Plastik f. anterolat. Instabilität	29	(58)

Knorpelschaden. Eine Innenmeniscektomie war in 46 Prozent und eine Außenmeniscektomie in 16 Prozent erforderlich. Eine Innenbandplastik wurde in 18 Prozent, eine Plastik gegen die antero-mediale Instabilität in 72 Prozent und gegen die antero-laterale Instabilität in 58 Prozent der Fälle durchgeführt (Tabelle 2).

Nachuntersuchungskriterien

Bezüglich der Stabilität wurde der Lachman-Test, die vordere Schublade in 90 Grad und der Pivot shift bewertet. Aus dem Ausmaß der geraden und Rotationsinstabilität sowie dem Lachman-Test und dem Pivot shift-Test wurde ein Stabilitäts-score entwickelt. Die subjektive Beurteilung erfolgte nach dem validierten Lysholm-score [7] und Kettelkamp-score [3]. Zusätzlich wurden zur Bewertung herangezogen die Kriterien nach Villinger [8]. Im einzelnen wurde zusätzlich noch die Ergußbildung, der Schmerz, die berufliche und sportliche Aktivität bewertet und der Patient gefragt, ob er durch die Operation glaubt, daß eine Verbesserung eingetreten sei.

Von 50 Patienten konnten 42 nachuntersucht werden. Die Wiederfindungsrate betrug damit 84 Prozent. Der mittlere Nachuntersuchungszeitraum lag bei 4,3 Jahren, wobei der kürzeste Zeitraum $3\frac{1}{4}$ Jahre und der längste Zeitraum $6\frac{1}{2}$ Jahre betrug. Bezogen auf Alter, Geschlecht, Seitenverteilung, Wiederfindung, Zeitraum nach der Operation und Begleitschäden sowie zusätzliche extraartikuläre Maßnahmen wurden die 4 Bandplastiken verglichen. Dabei zeigte sich, daß die Plastik nach Lindemann im Mittel den längsten Nachuntersuchungszeitraum aufwies mit 6,6 Jahren und die antero-mediale und/oder antero-laterale Instabilität nur in einzelnen Fällen mitversorgt wurde. Der kürzeste Nachuntersuchungszeitraum fand sich bei der Plastik nach Clancy mit im Mittel 3,3 Jahren.

Tabelle 3. Nachuntersuchungsergebnis der Stabilität von 42 vorderen Kreuzbandersatzplastiken

	⌀	+	++	+++
Lachman-Test	9 (21%)	23 (55%)	9 (21%)	1 (2%)
Vordere Schublade (90°)	14 (33%)	16 (38%)	11 (26%)	1 (2%)
Pivot shift-Test	30 (71%)	9 (21%)	3 (7%)	0

Tabelle 4. Bewertung von 42 vorderen Kreuzbandersatzplastiken nach den Kriterien von Villinger

	sehr gut	gut	mäßig	unbefried.	schlecht
Villinger-Kriterien	5 (12%)	15 (36%)	14 (33%)	7 (17%)	0

Ergebnisse

Der Lachman-Test war in 21 Prozent negativ, eine vordere Schublade war in 33 Prozent nicht mehr nachweisbar. In 71 Prozent war der Pivot shift negativ. Faßt man die negative und gering positive sowie 1+ Instabilität zusammen, so ergibt sich in $^{3}/_{4}$ der Fälle ein gutes postoperatives Stabilitätsergebnis sowohl von Seiten des Lachman-Tests als auch des vorderen Schubladen-Testes (Tabelle 3). Nach den Villinger-Kriterien sind die Ergebnisse deutlich schlechter. Hier findet sich nur in 12 Prozent ein sehr gutes und in 36 Prozent ein gutes Ergebnis (Tabelle 4). Betrachten wir den Stabilitäts-score, den Lysholm-score und den Kettelkamp-score, so ergibt sich ein Score von 82 für die Stabilität, von 81 beim Lysholmscore und 85 beim Kettelkamp-score. Prüft man den Einfluß der Meniscektomie auf das Stabilitäts-score-Ergebnis, so findet sich mit 89 Punkten eine deutlich höhere Bewertung, wenn keine Meniscektomie erfolgte gegenüber 80 Punkten in der Gruppe der Meniscektomierten. Prüft man für den Lysholm-score, welche Faktoren insbesondere das Ergebnis beeinträchtigen, so sieht man, daß die Instabilität und der Schmerz im wesentlichen für die Bewertung verantwortlich sind. Es findet sich mit 78 Punkten eine deutlich niedrigere Punktzahl bei Patienten mit einem 2+ Lachman-Test sowie einem Score-Wert bei der Stabilität unter 60 (Tabelle 5). Die Frage, ob bis zum Nachuntersuchungszeitpunkt eine Meniscektomie durchgeführt wurde und ob zum Zeitpunkt der Operation ein Knorpelschaden vorlag oder bei der Nachuntersuchung ein Streckdefizit oder eine Ergußbildung vorhanden war, wirkte sich nicht entscheidend auf das Ergebnis aus.

Durch die Lindemann- und Brückner-Plastik konnte kein negativer Lachman-Test erreicht werden. Die Plastik nach Jones ergab in 25 Prozent, die nach Clancy in 44 Prozent einen negativen Lachman-Test. Faßt man den negativen und 1+ Lachman-Test zusammen und stellt sie der 2+ und 3+ Instabilität gegenüber, so findet sich in 43 Prozent für die Lindemann-Plastik ein durch die Operation verbesserter Lachman-Test, in 73 Prozent bei der Brückner-Plastik und in 88 Prozent bei der Plastik nach Jones und Clancy (Tabelle 6). Die 19 Brückner- und Jones-Plastiken wurden 10mal synovialisiert mit einem gestielten Lappen

Tabelle 5. Welche Faktoren beeinflussen den Lysholm-score?

	Lysholm-score	
	ja	nein
Meniscektomie	86	87
Knorpelschaden	85	86
Lachman-Test ++	78	90
Stabilitäts-score < 60	83	91
Schmerzen	66	89
Streckdefizit	89	86
Ergußbildung	76	71

Tabelle 6. Bewertung der einzelnen Kreuzbandplastiken durch den Lachman-Test

	Lachman-Test			
	−	+	++	+++
Lindemann	−	3 (43%)	3 (43%)	1 (14%)
Brückner	−	8 (73%)	3 (27%)	−
Jones	2 (25%)	5 (63%)	1 (12%)	−
Clancy	7 (44%)	7 (44%)	2 (12%)	−

Tabelle 7. Vergleich der vorderen Kreuzbandersatzplastiken

	Lindemann	Brückner	Jones	Clancy
Stabilitäts-score	75	82	75	89
Krit. nach Villinger	mäßig	mäßig	mäßig	gut
Lysholm-score	85	82	75	88
Kettelkamp-score	87	85	81	90

vom Hoffa'schen Fettkörper. 9mal erfolgte keine Synovialisierung. Ein Unterschied fand sich bei der Stabilitätsprüfung mit dem Lachman-Test nicht. Jeweils 2 Patienten wiesen eine 2+ Instabilität in beiden Gruppen auf.

Vergleicht man das Score-Verhalten für die 4 Bandplastiken, so ergibt im Stabilitätsscore mit 89 Punkten die Plastik nach Clancy das beste Ergebnis, gefolgt von der Brückner-Plastik mit 82 Punkten. Die Plastik nach Jones und Lindemann ergab nur 75 Punkte. Nur die Bandplastik nach Clancy wurde nach den Kriterien von Villinger mit gut beurteilt. Im Lysholm-score schnitt die Plastik nach Clancy mit 88 Punkten am besten ab. Die Lindemann-Plastik folgt mit 85 Punkten vor der Brückner-Plastik mit 82 und der Plastik nach Jones mit 75 Punkten. Im Kettelkamp-score errang die Bandplastik nach Clancy wiederum mit 90 Punkten die beste Bewertung, gefolgt von der Bandplastik nach Lindemann mit 87 Punkten vor der Bandplastik nach Brückner mit 85 und der nach Jones mit 81 Punkten (Tabelle 7).

Diskussion

Es ergab sich für die vordere Kreuzbandersatzplastik eine Verbesserung der Stabilität in $3/4$ der Fälle mit negativem oder nur gering positivem Lachman-Test. Der Pivot shift war in 71 Prozent negativ.

Vergleicht man die Ergebnisse anhand des Lachman-Testes, des vorderen Schubladen-Testes und des Pivot-shift-Zeichens, schneidet eindeutig am schlechtesten die Lindemann-Plastik ab, während die Plastiken aus dem Ligamentum patellae vergleichbare Stabilitäten ergeben. Dies deckt sich mit der Untersuchung von Kolb und Wirth [4], die ebenfalls bei der distal gestielten Plastik aus dem Pes anserinus gegenüber der aus dem Ligamentum patellae schlechtere Ergebnisse sahen. Im Gegensatz dazu findet Villinger bei der dynamischen Lindemann-Plastik deutlich bessere Ergebnisse [8]. Benutzen wir unseren Stabilitätsscore, in den alle geraden und Drehinstabilitäten eingehen, so schneidet am besten die Brückner-Plastik und die nach Clancy ab. Hier macht sich bei der Lindemann-Plastik möglicherweise das Fehlen der zusätzlichen extraartikulären Stabilisierung bemerkbar. Bewertet man jedoch die Bandplastiken mit dem Lysholm-score und Kettelkamp-score, so schneidet die gestielte Jones-Plastik am schlechtesten ab, während die deutlichere Instabilität bei der Lindemann-Plastik nicht zum Tragen kommt und hier zu gleich guten Ergebnissen, wie bei den Ligamentum patellae-Plastiken kommt.

Aufgrund der geringen Schmerzen trotz Instabilität schneidet die Lindemann-Plastik genauso gut wie die am stabilsten zu bewertende Plastik nach Clancy in der subjektiven Einschätzung durch den Patienten ab. Die sportliche Aktivität ist jedoch aufgrund der Instabilität bei Patienten mit einer Lindemann-Plastik gegenüber der nach Clancy deutlich vermindert (Tabelle 8). Die Angabe, ob eine wesentliche Verbesserung durch die Operation erreicht wurde, wird vom Patienten mehr durch die Schmerzfreiheit als durch die Stabilitätsfrage beeinflußt. Hier schneidet die Plastik nach Jones deutlich am schlechtesten ab. Die Jones-Plastik, die zwar genauso stabil wie die nach Clancy ist, zeichnet sich durch Schmerzen und Reizergüsse aus, die die Belastbarkeit des Kniegelenkes beeinträchtigen. Zu berücksichtigen ist bei der Bewertung jedoch, daß die Bandplastik nach Lindemann den längsten Nachuntersuchungszeitraum aufweist. Bei der Plastik nach Clancy wurde in einem geringe-

Tabelle 8. Prozentualer Anteil der Patienten mit einer vorderen Kreuzbandersatzplastik, die durch die Operation nicht oder nur unwesentlich in der beruflichen und sportlichen Aktivität eingeschränkt sind und die eine Restitutio oder wesentliche Verbesserung ergaben

	Berufliche Aktivität	Sportliche Aktivität	Verbesserung
Lindemann	100%	43%	57%
Brückner	70%	40%	60%
Jones	86%	25%	38%
Clancy	100%	69%	69%

ren Umfang eine Innenmeniscektomie vorgenommen und der Nachuntersuchungszeitraum war im Mittel ein Jahr kürzer.

Zusammenfassend kommt es trotz insuffizienter vorderer Kreuzbandersatzplastik zum Teil zu guten Ergebnissen, wovon insbesondere die Bandplastik nach Lindemann profitiert. Als Ersatzplastik sollte wegen der besseren Stabilität und geringeren Schmerzen die Brückner-Plastik oder die Modifikation nach Clancy bei der autologen vorderen Kreuzbandersatzplastik gewählt werden.

Literatur

1. Jäger M, Wirth CJ (1978) Kapselbandläsionen. Biomechanik, Diagnostik, Therapie. Thieme, Stuttgart
2. Jones K (1963) Reconstruction of the anterior cruciate ligaments. J Bone Joint Surg [Am] 45:925
3. Kettelkamp DB, Thompson C (1975) Development of a knee scoring scale. Clin Orthop Rel Res 107:93–99
4. Kolb M, Wirth CJ (1986) Ist beim vorderen Kreuzbandersatz das Ligamentum patellae-Drittel den Pes anserinus-Sehnen überlegen? In: Hefte Unfallheilkde, Heft 181. Springer, Berlin Heidelberg New York, S 862–865
5. Müller W (1982) Das Knie – Form, Funktion und ligamentäre Wiederherstellungschirurgie. Springer, Berlin Heidelberg New York
6. Lindemann (1950) Über den plastischen Ersatz der Kreuzbänder durch gestielte Sehnenverpflanzung. Orthop 19:316
7. Lysholm J, Gillquist J (1982) Evaluation of knee ligament surgery results with special emphasis on use of a scoring scale. Am J Sports Med 10:150–154
8. Villinger KJ (1984) Erfahrung bei 250 dynamischen, proximalen muskulär gestielten, vorderen Kreuzbandplastiken (Lindemann). Chirurg 55:710–716

Vorderer Kreuzbandersatz mit Semitendinosussehne versus – freies Patellarsehnentransplantat

E. Hipp[1], R. Gradinger[1], W. Hawe[1] und R. Ascherl[2]

[1] Orthopädische Klinik und Poliklinik der Technischen Universität (Dir.: Prof. Dr. med. E. Hipp), Klinikum Rechts der Isar, Ismaninger Straße 22, D-8000 München 80
[2] Institut für Experimentelle Chirurgie der Technischen Universität (Dir.: Prof. Dr. med. G. Blümel), Klinikum Rechts der Isar, Ismaninger Straße 22, D-8000 München 80

Die Vielzahl der Veröffentlichungen über gute und beste Ergebnisse nach Kapselbandoperationen am Kniegelenk kann nicht darüber hinwegtäuschen, daß die Beurteilung gerade derartiger Operationen ausgesprochen schwierig ist. Ein Vergleich unterschiedlicher Statistiken wurde immer wieder ohne Erfolg versucht. Die klinisch so beliebte Einteilung in „gut", „befriedigend" und „schlecht" ist sicher nicht geeignet, einen Rückschluß auf die Güte der

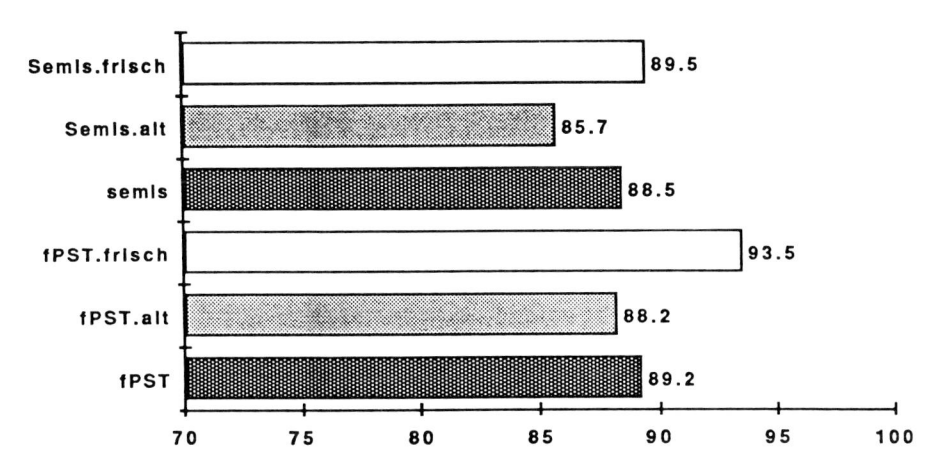

```
Semis.frisch  ───────────────────── 89.5
Semis.alt    ───────────────── 85.7
semis        ───────────────────── 88.5
fPST.frisch  ─────────────────────── 93.5
fPST.alt     ─────────────────── 88.2
fPST         ───────────────────── 89.2
             70   75   80   85   90   95   100
```

Abb. 1. Objektive Ergebnisse (Semis. = gestieltes Semitendinosus-Sehnentransplantat, fPST. = freies Patellarsehnen-Transplantat)

einen oder anderen Operationsmethode zuzulassen, wie dies auch die Sammelstatistik von Wirth, Jäger und Kolb beweist, die zeigt, daß alle Verfahren angeblich gleich gut abschneiden.

Wir wollten deshalb anhand unseres Krankengutes zwei annähernd vergleichbare Gruppen bilden, um Semitendinosusplastiken mit freien Patellarsehnentransplantaten zu vergleichen. 160 Patienten wurden in die Studien aufgenommen, die Verteilung männlich/weiblich betrug nahezu 2:1, das Durchschnittsalter 31,8 Jahre. Der Nachuntersuchungszeitraum lag zwischen 1–2, 8–7 Jahren. Es handelte sich hierbei um anteromediale Kapselbandläsionen, die in vergleichbarer Weise operiert worden waren.

Das freie Patellarsehnentransplantat entnehmen wir aus dem mittleren Drittel des Ligamentum patellae mit anhängendem Knochen aus Patella und Tuberositas tibiae. Mit diesen Transplantaten wurden 118 Patienten versorgt.

Die Semitendinosussehne benutzten wir als distal gestieltes Transplantat, wobei der Verlauf des Transplantates durch den tibialen und femoralen Bohrkanal dem erstgenannten Verfahren vollständig entspricht. 44 Patienten wurden derart versorgt. Die Nachuntersuchung erfolgte sowohl nach subjektiven als auch objektiven Kriterien (je 100 Punkte). Die Ergebnisse zeigen, daß bei Summierung von frischen und alten Kapselbandläsionen eine Nivellierung eintritt. Getrennt betrachtet ergibt sich, daß die frischen Patellarsehnentransplantate sowohl bei frischen als auch bei alten Verletzungen besser abschneiden, als die Semitendinosussehnenplastiken, welche bei frischen Verletzungen im Vergleich die zweithöchste Punktzahl erreichen (Abb. 1).

Die Überlegenheit der Patellarsehnentransplantate wird noch deutlicher, wenn man die sogenannten Spitzenergebnisse, also die Gruppe zwischen 90 und 100 Punkten betrachtet. Hier finden sich 61 bzw. 62% der mit freien Patellarsehnentransplantaten versorgten Patienten, wohingegen in dieser Spitzengruppe nur 50 bzw. 47% der mit Semitendinosussehne versorgten Patienten auftauchen (Abb. 2).

Wir schließen daraus, daß das freie Patellarsehnentransplantat der Semitendinosussehnenplastik vorzuziehen ist und zwar immer dann, wenn kein gutes Restband zur Verfügung steht.

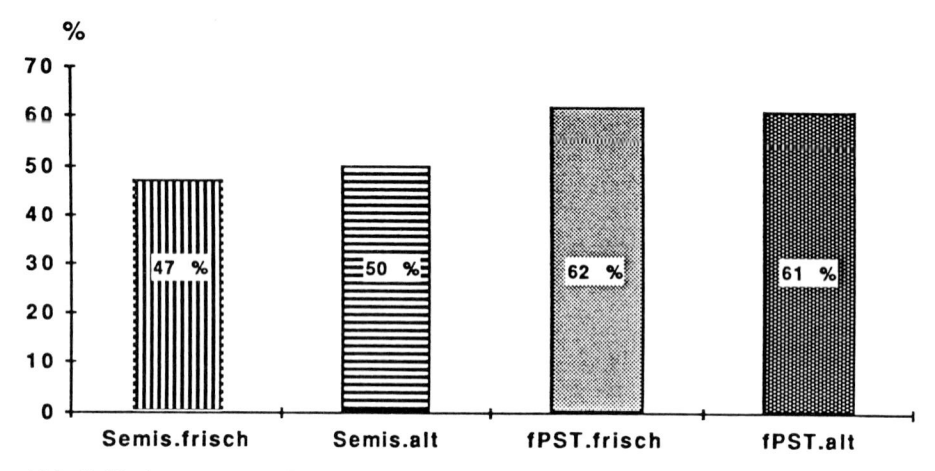

Abb. 2. Nachuntersuchte Patienten x 90 Punkte (Abk. siehe Abb. 1)

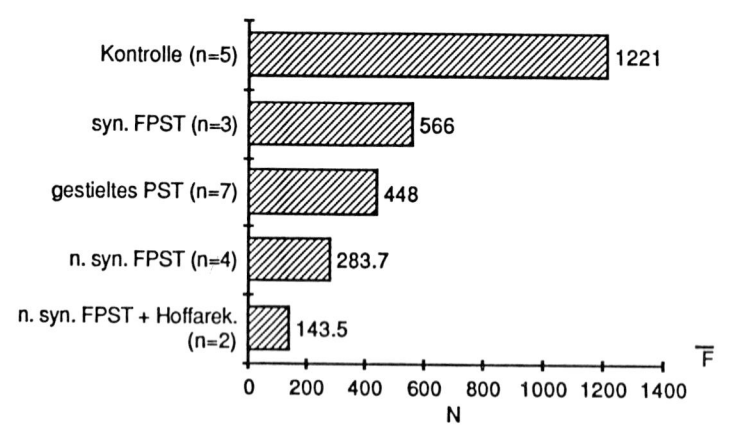

Abb. 3. Reißversuche (syn. FPST = synovialisiertes freies Patellarsehnentransplantat, gest. PST = gestieltes Patellarsehnentransplantat)

Ziel der Weiterentwicklung muß eine Verbesserung des freien Patellarsehnentransplantates sein. Wir haben dies experimentell geprüft und haben unterschiedliche Patellarsehnentransplantate eingebracht – das synovialisierte freie Patellarsehnentransplantat, das gestielte Patellarsehnentransplantat, das einfache freie Patellarsehnentransplantat und das freie Patellarsehnentransplantat mit HOFFA-Resektion. Die Bandstärke betrug jeweils 5 mm Durchmesser, wobei diese Norm durch einen Lochhobel gewährleistet wurde. Gemessen wurde die Reißfestigkeit und Steifigkeit, wobei sich für beide Kriterien übereinstimmende Ergebnisse ergaben. Es zeigte sich, daß die höchste Reißfestigkeit bei den mit gestielter Synovialisierung versorgten freien Patellarsehnentransplantaten erzielt werden konnte (Abb. 3).

Unsere Schlußfolgerungen sind deshalb:
Das freie Patellarsehnentransplantat ist als vorderer Kreuzbandersatz der gestielten Semitendinosussehnenplastik überlegen. Dies gilt sowohl für frische als auch für alte Verletzungen.

Die Semitendinosussehne sollte deshalb nur dann Verwendung finden, wenn ein ausreichend kräftiges Restband vorhanden ist. Eine Verbesserung des freien Patellarsehnentransplantates ist durch eine gestielte Synovialisierung möglich und sollte als Standardverfahren eingesetzt werden.

Erste Ergebnisse der operativen Behandlung von 200 veralteten Kreuzbandrupturen mit einem Kunststoffband (Stryker)

H. H. Pässler[1], J. Stadler[2] und R. Berger[1]

[1] Kreiskrankenhaus, Chirurg. Abt. (Chefarzt: Dr. med. H. H. Pässler),
Jahnstraße 24, D-7085 Bopfingen
[2] Kreiskrankenhaus, Chirurg. Abt. (Chefarzt: Dr. med. J. Stadler),
D-7880 Bad Säckingen

Durch die Zunahme des Freizeitsports häufen sich in den letzten Jahren Bandverletzungen der unteren Extremitäten.
 Von besonderer Bedeutung in therapeutischer und prognostischer Sicht erscheinen dabei die vorderen Kreuzbänder zu sein. In der Literatur wird mehrheitlich die Beseitigung der durch Kreuzbandläsionen verursachten Instabilität gefordert, da anderenfalls auf lange Sicht Meniscus- und Knorpelschäden, sowie zunehmende Instabilität auch der peripheren Kapselbandstrukturen zu erwarten sind.
 Als Ersatz des vorderen Kreuzbandes werden heute bei der chron. Instabilität überwiegend autologe Materialien mit herkömmlichen Techniken verwendet. Der Nachteil dieser Methoden besteht in der großen Freilegung des Gelenkes, in der Schädigung oder Schwächung unverletzter Strukturen und damit auch der wichtigen Proprioceptoren. Damit es zu einem Einwachsen des autologen Transplantates kommen kann, muß über einen Zeitraum von mindestens 6 Wochen die Extremität immobilisiert werden. Die daraus resultierenden Schäden sind bekannt: Knorpelatrophie, Muskelatrophie, subperiostale Knochenresorption der Bandansätze und Funktionseinbuße des Gelenkes. Wir hatten daher mit Burri bereits 1971 den Bewegungsgips zur frühfunktionellen Behandlung empfohlen [5].
 Arthroskopische Kontrolluntersuchung nach Kreuzbandersatzplastiken mit autologen Patellatransplantaten haben gezeigt, daß in vielen Fällen die Transplantate keinen Anschluß an die Durchblutung fanden und nekrotisch und damit locker wurden. Auch die Stielung des Transplantates am Hoffa-Körper mit der Hoffnung auf einen rascheren Gefäßanschluß hat enttäuscht. Während Jakob [3] kürzlich über 80% gute und sehr gute Ergebnisse nach autologen Transplantationen in seinem Krankengut berichtete, konnte Shoilev [7] etwa zum gleichen Zeitpunkt bei einem vergleichbaren Krankengut und Beobachtungszeitraum mit analoger Operationstechnik nur 70% gute und befriedigende Ergebnisse vorweisen, während er 30% der Fälle als schlecht einstufte. Ein besonders großer Nachteil dieser Operationstechniken ist der hohe Prozentsatz an femoropatellaren Schmerzen, verursacht durch oft ausgeprägten Knorpelschaden sowie eine häufige Einschränkung der Kniebeweglichkeit.

Für Hochleistungssportler ist ein derartiger Verlauf ein Desaster. Fußballspieler in ihren späten 20iger Jahren kehren nach einer solchen Kreuzbandrekonstruktion meist nicht mehr zu ihrem Sport zurück. Alle diese Probleme lassen den Einsatz von geeigneten künstlichen Bändern erprobungswert erscheinen.

Der Einsatz eines künstlichen Bandes ist allerdings nur dann gerechtfertigt, wenn folgende Vorteile gegenüber bisherigen Techniken damit erreicht werden:
1. einfache Operationstechnik mit kleinen Schnitten;
2. Schonung der gesunden Kniestrukturen und damit der Proprioreceptoren;
3. sofortige aktive Mobilisierung mit voller Belastung der operierten Extremität.

Beim Versagen des künstlichen Transplantates müßte nach dessen Entfernung der Funktionszustand des Kniegelenkes nicht schlechter als vor der Operation sein.

Von den inzwischen zur Verfügung stehenden Materialien hat sich das geflochtene Dacronband der Fa. Stryker als brauchbar erwiesen. Dacron ist seit über 25 Jahren aus der Gefäßchirurgie als biokompatibel bekannt. Trillat [9] hat von 1972–1974 über 50 Dacronkreuzbandprothesen implantiert. Er hatte damals schon die Notwendigkeit der frühfunktionellen Behandlung erkannt. Die von ihm verwendeten Gefäßprothesen waren jedoch bezüglich ihrer Reißfestigkeit viel zu schwach und mußten zwangsläufig versagen.

Es wurde vielfach nachgewiesen, daß Dacronprothesen durch körpereigenes Gewebe durchflochten und eingescheidet werden.

Arnoczky und Mitarb. (1986) konnten zeigen, daß es nach Implantation einer Dacronkreuzbandprothese beim Hund in kurzer Zeit zu einer ähnlichen Umscheidung mit gefäßhaltigem Synovialgewebe kommt, wie bei autologem Patellarsehnentransplantat. Diesem Revascularisationsprozeß folgte eine Proliferation von Fibroplasten durch die gesamte Prothese. Allerdings waren die Collagenfasern 1 Jahr nach der Operation ungerichtet angeordnet.

Nach eingehenden Untersuchungen am Leichenknie haben wir uns für die von Mansat vorgeschlagenen „over the top"-Technik entschieden [4]. Diese Technik bietet folgende Vorteile:
– sie ist sehr nahe (1–2 mm) der hinteren Ansatzstelle des vorderen Kreuzbandes gelegen,
– sie ist besonders einfach in der Technik,
– sie ist sicher durch ihren geradlinigen Verlauf und damit der Vermeidung von Knick- und Reibungsstellen wie bei Eintritt in einen femoralen Bohrkanal.

Wir konnten feststellen, daß bei einem tibialen Bohrkanal, der 2–3 mm weiter dorsal liegt als bei der Technik mit transfemoralem Bohrkanal, ein Spiel des Implantates zwischen voller Streckung und Beugung von nicht mehr als 2 mm beobachtet werden konnte. Damit liegt man der Isometrie sehr nahe. Auf der anderen Seite gewährleisten die s. g. isometrischen Techniken mit transfemoralem Bohrkanal unseres Erachtens keine wahre isometrische Lage, da das menschliche Kreuzband bekannterweise aus mehreren Teilen besteht und keiner dieser Anteile bei jedem Beugegrad des Gelenkes ständig unter Spannung steht.

Operationstechnik

Wir beginnen die Operation stets mit einer Arthroskopie. Meniscusläsionen werden dabei auf arthroskopischem Wege teilreseziert oder refixiert. Es folgte eine 3–4 cm lange parapatellare Arthrotomie. Medial der Tuberositas tibiae wird eine weitere knapp 3 cm lange Incision bis auf das Periost vorgenommen. Narbenreste des vorderen Kreuzbandes werden teilreseziert, damit das Kreuzbandtransplantat beim Durchtritt durch den tibialen Bohrkanal nicht behindert wird.

Arthrotische Gelenkveränderungen stellen für uns eine Kontraindikation für eine Kreuzbandplastik mit Kunststoffband dar. Gelegentlich findet sich eine Einengung der Fossa intercondylica (Notch) durch beginnende Osteophyten, auch wenn das übrige Gelenk noch einen gesunden Knorpel aufweist. In diesen Fällen führen wir eine Notch-Plastik durch. Es folgt eine 3–4 cm lange Längsincision über dem lateralen Femurcondylus und Spaltung des Tractus iliotibialis an seiner dorsalen Begrenzung. Mit einem Hohmann-Hebel wird der Musculus vastus lateralis nach vorne weggehalten, wodurch sich das pericapsuläre Fettgewebe leicht stumpf mit einer Schere entlang am Knochen spreizen läßt. Mit einer bogenförmigen speziell zugerichteten Gefäßklemme oder einem anderen Spezialinstrument wird ein Haltefaden durch die hintere Kapsel geführt, in den man mit einem Instrument dicht auf dem Knochen des Femurcondylus entlang fährt und dann die Kapsel perforiert. Es ist darauf zu achten, daß man auf keinen Fall durch das hintere Kreuzband kommt. Der Faden wird mit einem anderen, durch den tibialen Bohrkanal gezogenen Faden verbunden, worauf sich die Dacronprothese mittels dieses Fadens von lateral dorsal her durch die hintere Kapsel und durch den tibialen Bohrkanal ziehen läßt. Das Dacronband wird lateral in einen 2 cm tiefen und 6 mm durchmessenden Bohrkanal in den Femurcondylus versenkt und dicht am Bohrkanal mit einer schmalen Klammer (Typ Richards oder Mansat) fixiert. Es folgt das Spannen des Bandes bei gleichzeitigem Strecken und Beugen des Beines, um die isometrische Lage des Bandes zu testen. Anschließend wird es in etwa 30°-Beugestellung mit einer Federwaage bei ca. 50 Newton Zug am Tibiakopf unmittelbar am Austritt durch den tibialen Bohrkanal mit einer gleichartigen Klammer fixiert. Das Bandende wird wiederum in einen Bohrkanal hinter der Klammer versenkt. Es erfolgt nun die Prüfung der resultierenden Stabilität. Volle Streckung muß erhalten bleiben. Der Lachman-Test muß negativ sein. Ein Pivot-shift oder Jerk-Test muß negativ ausfallen.

Bei den verbliebenen Instabilitäten, insbesondere einer posterolateralen Instabilität, erfolgen zusätzliche periphere stabilisierende Maßnahmen, wie z. B. die posterolaterale Stabilisierung nach Lemaire.

Nachbehandlung

Hier haben wir das 3-Phasen-Schema von Mansat [4] im wesentlichen übernommen.

Der Patient erhält im Anschluß an die Operation eine abnehmbare Plastikschiene in 20°-Beugestellung vom Typ Mecron und wird so auf einer Schaumstoffschiene gelagert. Nach 24 h erfolgt das Ziehen der Drainagen. Umgehend darauf wird er auf einer motorgetriebenen Bewegungsschiene in täglich zunehmendem Maße mobilisiert (Abb. 1).

Nach etwa 1 Woche erreicht er damit 90° Beugung, womit die passive Bewegungstherapie mit der Motorschiene beendet wird.

Vom ersten Tag an darf er das Bein voll belasten. Die Mecronschiene muß er nur während des Laufens, nicht hingegen im Bett tragen. Duschen darf er ab dem 3. Tage. Ab 6.–7. Tag soll der Patient die Schlußstreckung üben. Nach der Entlassung im Durchschnitt am 12. postoperativen Tag wieder eine progressive Mobilisierung bis einschließlich der 4. Woche postoperativ ohne Widerstand aktiv.

Rotationsbewegungen oder Abduktions- und Adduktionsbewegungen sollen vermieden werden. Mittels isometrischer Übungen zunächst in Streckstellung, ab der 4. Woche auch

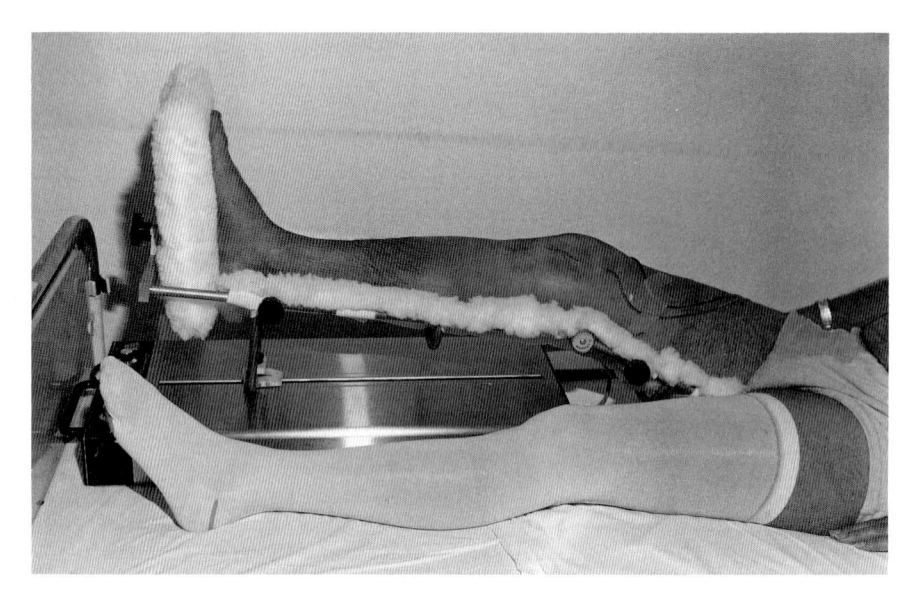

Abb. 1. Frühmobilisation auf Motorschiene ab 1. Tag postoperativ

gegen Widerstand wird die Wiederherstellung der Muskulatur trainiert. Diese Übungen werden durch Hüpfen auf zwei, dann auf einem Bein sowie leichtes Laufen im Stand ergänzt. In der 3. Phase erfolgt der Trainingsaufbau bei Sportlern mit dem Ziel, die stabilisierenden Reflexe zu verbessern (ab 60. postoperativen Tag). Sportliches Training kann nach 3 Monaten und Wettkampf nach 5–6 Monaten wieder aufgenommen werden.

Ergebnisse

Von Februar 1984 bis April 1986 wurden in den Krankenhäusern unserer Arbeitsgruppe (Bad Säckingen und Bopfingen) 208 Patienten mit chronischer vorderer Kreuzbandinsuffizienz nach identischer Operationstechnik operiert. Die postoperative Rehabilitation verlief nach dem gleichen Schema (Mansat). 200 Patienten konnten wir nach einem Follow up von 6–30 Monaten (Mittelwert 17,2 Monate) nachuntersuchen.

Tabelle 1 zeigt die zusätzlich zur Ersatzplastik ausgeführten Operationen.

Es wurden stets nur die zerstörten Meniscusanteile reseziert. In 18 Fällen konnte eine Meniscusnaht durchgeführt werden, häufig kombiniert mit einer Naht des gerissenen Ligaments verbunden.

Schwere Komplikationen (Tabelle 2) waren selten. Die zwei Gelenkinfekte heilten nach Entfernung der Prothese aus.

In zwei Fällen einer persistierenden Synovitis mußten die Kunstbänder entfernt werden.

Die Komplikationen bezüglich der Kreuzbandprothese selbst betrafen die Ruptur der Prothese und die Lockerung an der Klammer. In 4 Fällen konnten wir nach arthroskopischer Verifizierung des intakten Bandes eine Nachspannung und Refixierung mittels Klammer vornehmen. Die Ursache der Lockerung konnte nur in einem Fall gefunden werden. Hier war versehentlich eine schmale Richardsklammer mit nur 3 Dornen verwendet worden.

Tabelle 1. Zusätzliche Operation (n = 200)

Meniscen	medial	36
	lateral	14
Ligament	medial	21
	lateral	6
	dorsal	5
Knorpel		18

Tabelle 2. Schwere Komplikationen

Gelenkinfekt	2 (1%)
persistierende Synovitis	6 (3%)
tiefe Venenthrombose	3 (1,5%)
Gesamt	11 (5,5%)

Tabelle 3. Objektive Ergebnisse (200 Fälle)

Kniebeweglichkeit	
uneingeschränkt	73% (n = 146)
eingeschränkt weniger als 10°	19% (n = 39)
eingeschränkt mehr als 10°	8% (n = 16)

Bei den 11 Prothesenrupturen konnten wir als Ursache in fünf Fällen einen zu weit vorne liegenden tibialen Bohrkanal und damit eine zu große Anisometrie feststellen. Bei vier weiteren Fällen waren Osteophyten im Bereich der Fossa intercondylica die Ursache der Ruptur. In zwei Fällen konnten wir die Ursache der Ruptur nicht erkennen.

Die Befragung der Patienten nach ihrem persönlichen Eindruck über den Erfolg der Operation ergab:
71% – sehr zufrieden,
22% – mäßig zufrieden,
7% – nicht zufrieden.

Aus Tabelle 3 geht als objektives Ergebnis die Kniegelenksbeweglichkeit und aus Tabelle 4 der Muskelumfang am Oberschenkel vor. Bei den meisten Patienten waren bereits nach 6 Monaten normale Werte erreicht.

Als wichtigstes objektives Kriterium erschien uns der von uns entwickelte radiologische Lachman-Test zu sein [6]. Mit Hilfe des Telos-Halteapparates wurde postoperativ und seit November 1985 auch präoperativ in ca. 20% Beugestellung der Lachman-Test radiologisch durchgeführt. Die Aufnahmen wurden mit einer von uns entwickelten Schablone (Abb. 2) ausgemessen. Umfangreiche Untersuchungen hatten ergeben, daß beim gesunden Patienten in der Lachmanposition eine vordere Schublade von 1–3 mm auftritt. Werte zwischen 5 und 10 mm sprechen für eine Teilruptur des vorderen Kreuzbandes oder für eine posterolaterale Instabilität, wobei eine Differenzierung dieser Verletzungen aufgrund des Ausmes-

Tabelle 4. Objektive Ergebnisse (200 Fälle)

Oberschenkelumfang 20 cm oberhalb Kniegelenkspalt	
seitengleich	89,7%
Differenz mehr als 2 cm	10,3%

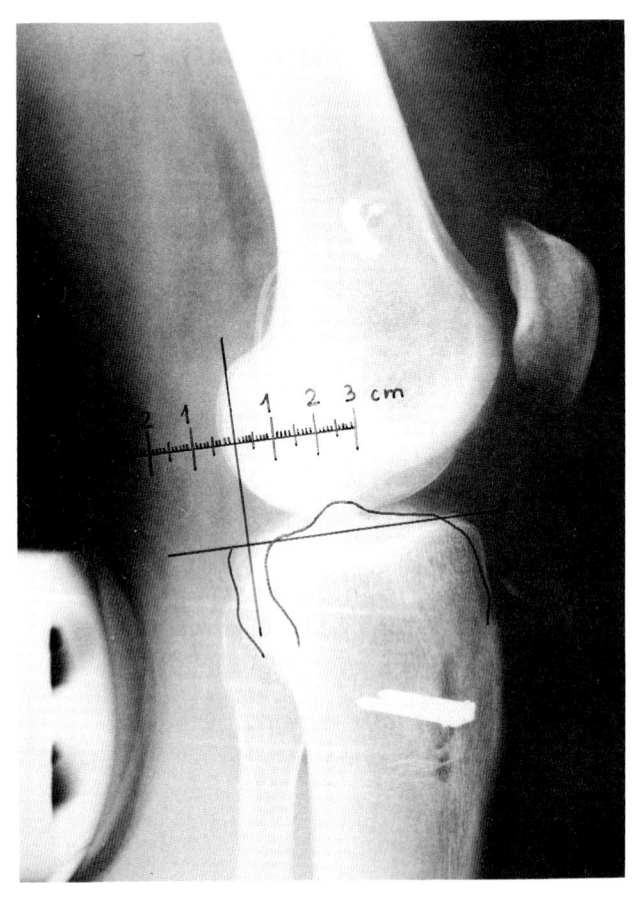

Abb. 2. Verlaufskontrolle 15 Monate nach vorderer Kreuzbandplastik mit Dacronband (over the top). Vordere Schublade von 3 mm bei 15 kp (Normbereich)

sens der Röntgenaufnahmen möglich ist. Ab 10 mm Schublade besteht immer eine frische oder alte Ruptur des vorderen Kreuzbandes. Je länger die Verletzung zurück liegt, um so größer wird die Schubladenbewegung, wobei der höchste von uns gemessene Wert fast 30 mm betrug.

Aus der Tabelle 5 ist zu erkennen, daß sechs Monate nach der Kreuzbandersatzplastik in einem sehr hohen Prozentsatz stabile Kniegelenksverhältnisse herrschen.

Tabelle 5. Objektive Ergebnisse (200 Fälle). Radiologischer Lachmantest

Lachmantestwert	präoperativ	6 Monate	12 Monate	24 Monate
bis 5 mm (normal)	–	88,2% ⎫ 97,2%	72,4% ⎫ 90,6%	68,2% ⎫ 87,6%
bis 8 mm (spur)	–	9,0% ⎭	18,2% ⎭	19,4% ⎭
bis 12 mm (+)	9,1%	2,8%	7,4%	9,9%
12 mm (++ – +++)	90,9%	0	2,0%	3,5%

Tabelle 6. Wiederaufnahme von Sport

	6 Monate	12 Monate	24 Monate
gleiches Niveau wie zuvor	61%	66%	68%
niedriges Niveau	22%	25%	22%
Sport aufgegeben	17%	9%	10%

Tabelle 7. Subjektives Ergebnis (200 Fälle)

sehr zufrieden	71%
mäßig	22%
nicht zufrieden	7%

In den folgenden Monaten bis 1½ Jahre nach der Operation kommt es dann zu einem leichten Abnehmen dieser stabilen Verhältnisse, wobei die Ergebnisse nach 24 Monaten durchaus noch als gut anzusehen sind.

Ein wichtiges Kriterium für den Erfolg einer Kreuzbandersatzplastik ist Wiederaufnahme des Sports möglichst auf gleichem Niveau wie zuvor. Die Ergebnisse sind in Tabelle 6 zusammengefaßt, woraus hervorgeht, daß nur in 10% nach 24 Monaten die Patienten mit Sport entweder wegen verbliebener oder wiederaufgetretener Instabilität oder aus Angst vor neuerlicher Verletzung aufgegeben haben.

Von besonderer Bedeutung erscheint uns die Dauer der Arbeitsunfähigkeit zu sein. Diese betrug in unserem Krankengut 7,8 Wochen. Aus einer Statistik des Hauptverbandes der Berufsgenossenschaften über alle 1984 operierten akuten und chronischen Kreuzbandläsionen, die durch Arbeitsunfälle verursacht waren, geht hervor, daß die durchschnittliche Dauer der Arbeitsunfähigkeit 36 Wochen betrug. Auch die durchschnittliche Dauer des Krankenhausaufenthaltes bleibt mit 34 Tagen fast 3mal so hoch wie bei uns (13 Tage).

Diskussion

Die Ersatzplastik des vorderen Kreuzbandes mit einem Kunststoffband ist noch sehr umstritten. Als positiv ist bei der kleinen Operation die kurze Schmerzphase des Patienten postoperativ zu werten. Der stationäre Krankenhausaufenthalt ist kurz. Die frühe Mobilisierung unter Vollbelastung führt zu einer raschen Wiederherstellung der Kniefunktion und der Muskulatur. Das Erhalten der Proprioreceptoren erlaubt eine frühzeitige Wiederaufnahme von sportlicher Betätigung. Die Dauer der Arbeitsunfähigkeit ist drastisch reduziert.

Die Komplikationsrate hat sich als gering erwiesen. Gillquist [2] berichtet über eine Rupturquote von 4% bei ca. 70 Dacronkreuzbandersatzoperationen nach zwei Jahren. Er verwendet einen transfemoralen Bohrkanal mit einem speziellen Zielgerät. Unsere Rate von 5,5% Rupturen nach zwei Jahren bei der „over the top"-Technik beinhaltet auch jene Erstoperationen, bei denen wir den tibialen Bohrkanal noch zu weit vorne anlegten. Die Rupturrate ist durch verbesserte Technik nunmehr deutlich gesunken. Sie liegt jetzt nicht höher als die von Gillquist angegebenen Werte für transfemoralen, s. g. isometrischen Verlauf. Da die Operationstechnik bei „over the top" erheblich einfacher ist, bevorzugen wir bis auf weiteres diese Methode.

Aufgrund unserer Erfahrungen an über 200 Fällen möchten wir ausdrücklich vor der Anwendung von Kunststoffprothesen bei bereits bestehender Arthrose warnen.

Auch schwere postero-laterale Instabilitäten stellen aus unserer Sicht eine Kontraindikation dar. Hier sollte zunächst eine valgisierende Operation durchgeführt werden. Äußere Stabilitätshilfen, Muskeltraining und Vermeidung von s. g. Pivoting-Sportarten empfehlen sich bei solchen schwierigen Knieinstabilitäten.

Die Verträglichkeit des Dacronmaterials erscheint uns gut zu sein. Die Zahl der Fälle von chronischer Synovitis ist niedrig. Durch die Entwicklung weniger rigider Prothesen mit Elastizitätswerten, die denen des menschlichen Kreuzbandes ähneln, sowie durch Verbesserung der Gewebestruktur mit der Möglichkeit des Einwachsens biologisch wertvollen Gewebes könnte das künstliche Kreuzband in Zukunft einen festen Platz in der Knierekonstruktionschirurgie finden.

Zusamenfassung

Von 1984–1985 wurden in den chirurgischen Abteilungen der Kreiskrankenhäuser Bopfingen und Bad Säckingen 200 Patienten mit chronischen Instabilitäten der Kniegelenke aufgrund alter vorderer und hinterer Kreuzbandrisse mit einem Kunststoffbandersatz (Dacronband der Fa. Stryker) nach identischer Technik operiert und nachbehandelt. Die Implantation erfolgte mit einer minimal traumatisierenden Technik mittels dreier 2–4 cm langer Incisionen. Durch stabile Klammerfixierung war eine sofortige funktionelle Nachbehandlung ohne Entlastung der Extremität möglich. Die Nachuntersuchung erfolgte zwischen 6 und 30 Monaten nach der Operation. Die Stabilität wurde u. a. mit dem von uns entwickelten radiologischen Lachman-Test überprüft. In 11 Fällen (5,5%) wurde eine Ruptur des Implantates festgestellt. Schwere Komplikationen traten in 5,5% auf.

Von Bedeutung erschienen uns folgende Vorteile dieser Methode: Technisch einfacher Eingriff, entscheidend kürzere Op.-Zeiten als bei herkömmlichen Op.-Verfahren, gesamter Krankenhausaufenthalt durchschnittlich nur 10–14 Tage, funktionelle, gipsfreie Nachbehandlung und drastische Verkürzung der Arbeitsunfähigkeit (7, 8 Wochen gegenüber 20 Wochen nach Ersatzoperation mit Patellarsehne). Die Frühergebnisse nach subjektiven und objektiven Kriterien sind ermutigend.

Literatur

1. Arnoczky StP, Warren RF, Minei PJ (1986) Replacent of the anterior cruciate ligament using a synthetic prosthesis. Am Sports Med, vol 14, no 1:1–6
2. Gillquist Vortrag beim ESKA-Kongreß in Basel, Sept. 1986
3. Jakob R Vortrag 35. Hüft- und Kniekurs Basel, Okt. 1986
4. Mansat Ch (1982) La réeducation postoperatoire du genou. In: Bonnel F, Mansat Ch, Jäger P (eds) Le laxité chronic du genou. Masson, Paris
5. Pässler HH, Henkemeyer H, Burri C (1972) Funktionelle Behandlung nach Bandnaht und -plastik am Kniegelenk. Langenbecks Arch Chir [Suppl] I:51
6. Pässler HH, Mansat Ch (1986) Le test de Lachman radiologique. Sport Medic Act 10:22 bis 28
7. Shoilev D Vortrag Internat. Sportärztekongreß Sofia, Okt. 1986
8. Stadler J, Steenblock U, Holzach P, Matter P (1985) Arthroskopische Ersatzoperation des vorderen Kreuzbandes. Fortschritte in der Arthroskopie. Enke, Stuttgart
9. Trillat A pers Mitteilung

Operative Behandlung der chronischen Kniebandinstabilität und Erfahrungen mit über 80 PTFE-TEX-Prothesen

H. Bartsch

Paracelsusklinik der Stadt Marl, Abt. für Orthopädie (Chefarzt: Dr. med. H. Bartsch), Lipper Weg 11, D-4370 Marl

Die Problematik der Therapie der veralteten Kreuzbandruptur hat zur Entwicklung zahlreicher Operationstechniken geführt. Am gebräuchlichsten ist die Verwendung gestielter Sehnen, in der Regel die Semitendinosussehne oder das Ligamentum Patellae. Es gelingt damit in der Regel zunächst eine gute Stabilität zu erreichen. Nach einiger Zeit läßt die Stabilität dieser Bandplastiken leider wieder nach. Wir haben mehrere Patienten wieder nachoperieren müssen. Die histologische Untersuchung der verwendeten Sehnentransplantate ergab eine erhebliche degenerative Schädigung bis zur kompletten Sehnennekrose. Es kann somit davon ausgegangen werden, daß es nicht wie gehofft, zu einer bleibenden Vitalität der Sehne kommt, sondern daß diese im Verlaufe von mehreren Jahren doch degeneriert und somit die mechanische Zugfestigkeit verliert.

Diese Erfahrung ist allen Operateuren geläufig und stellt ein nicht gelöstes Problem dar. Es wird von einigen Autoren, insbesondere von Müller darauf hingewiesen, daß ein anatomisch exakter Verlauf rekonstruiert werden muß, um die Vitalität der verwendeten Sehne zu erhalten. Dieser Meinung können wir uns nicht anschließen, da wir histologisch schwere Degenerationserscheinungen in den gestielten Transplantaten nachweisen können.

In den letzten Jahren ist es aufgrund der schlechten Dauerergebnisse, wobei auch die dynamischen Verfahren, insbesonders die Operation nach Nicholas enttäuscht hat, zur Entwicklung alloplastischer Materialien gekommen. Das Carbonband schien zunächst alle Voraussetzungen zu erfüllen, eine gute Bandrekonstruktion zu erreichen. Die hochgestellten

Erwartungen haben sich jedoch nicht erfüllt. Die Problematik lag darin, daß es zu keiner genügenden biomechanischen Festigkeit durch das Einsprossen der Fibroblasten in das Carbonband kam.

Es kam somit zu erheblichen Lockerungen, wobei auch die Carbonpartikel in die parenchymatösen Organe abtransportiert wurden.

An 8 Schafen wurde entsprechend der von der Firma angegebenen Implantationstechnik, die identisch auch am Menschen angewendet wird, die PTFE-Prothese implantiert und nach 6 Monaten die Präparate histologisch aufgearbeitet.

Makroskopisch war die Prothese im Gelenk von einer synoviaähnlichen Membran umgeben. Dies konnte auch histologisch objektiviert werden. Die Oberfläche bestand aus kollagenem Bindegewebe mit Synovialisdeckzellen. In den Bohrkanälen waren die Prothesen durch eingesproßte Spongiosatrabekel fest fixiert. In den Septen und Fibrillen war reichlich Bindegewebe vorhanden, teilweise waren sogar in der Prothese Gefäße nachweisbar. Als wichtigstes Merkmal der Histologie konnten wir feststellen, daß Fremdkörperriesenzellen nicht vorhanden waren. Offensichtlich handelte es sich daher um ein überaus biokompatibles und inertes Material. Der makroskopische Befund der Tierknie zeigte keine wesentlichen Kapselfibrosen. Die mechanische Stabilität der Prothese war vollständig erhalten.

Aufgrund dieser durchaus günstigen Erfahrung mit den Tierversuchen, die bereits an anderer Stelle publiziert worden sind, haben wir daher in zunehmendem Maß die PTFE-Prothese auch beim Menschen implantiert.

Wir haben zwischenzeitlich über 80 Implantationen durchgeführt. Die Indikation für die Prothese sehen wir z. Z. bei folgenden Indikationen:

1. als Zweiteingriff nach fehlgeschlagener Kreuzbandplastik mit einem gestielten Transplantat;
2. als Primäreingriff bei veralteter Bandinstabilität mit begleitenden chondromalacischen Veränderungen;
3. als Primäreingriff bei der Gefahr eines Immobilisationsschadens (Tabelle 1).

Die Implantation des PTFE-Bandes erfolgt durch einen Bohrkanal vom medialen Tibiakopf zur Eminentia Intercondylica und dann in der „over-the-top"-Methode durch die Fossa Intercondylica zur lateralen Femurcorticalis. Sie wird dann in einen weiteren Bohrkanal am distalen Femurschaft eingezogen. In 20–30 Grad Beugung wird dann die Prothese, die im Idealfall eine gerade Linie bilden soll, mit Schrauben am Tibiakopf bzw. an der lateralen Femurcorticalis fixiert (s. Abb. 1). Der Maßstab für die Stabilität der Prothese muß der Lachman-Test sein, da es sich nicht um ein isometrisches Band handelt.

Wir überblicken jetzt bereits bei den ersten Fällen die Zweijahresgrenze. In unserem Patientengut konnten wir 6 Rupturen einer Prothese arthroskopisch feststellen.

Bei 3 von diesen Patienten war wieder ein adäquates Trauma vorangegangen. Diese Problematik haben wir immer wieder, da aufgrund der überaus guten Funktion der Prothese

Tabelle 1. Prothesenimplantationen

Jan. 1984 bis Nov. 1986	n = 84
nachuntersucht	57
Sportler	47
Nicht-Sportler	10

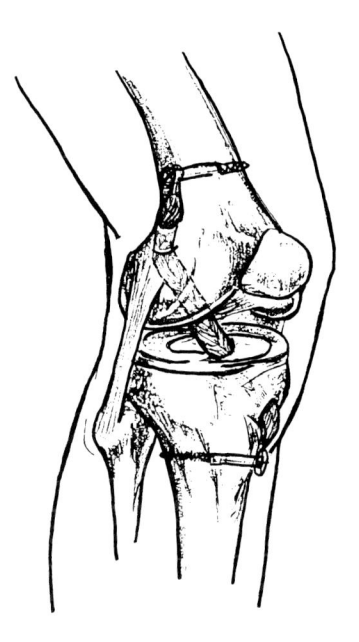

Abb. 1

die Patienten relativ schnell wieder in ihre früheren Sportarten zurückkehren und damit selbstverständlich wieder einer erneuten Traumatisierung ausgesetzt sind. Bei 2 Patienten handelte es sich offensichtlich um eine Ruptur aufgrund einer nicht ausreichend durchgeführten Notch-Plastik. Es muß daher immer wieder darauf hingewiesen werden, daß alle Knochenkanten in der Fossa intercondylica gut abgerundet werden, um hier nicht eine mechanische Durchtrennung der Prothese zu induzieren.

Bei einem Patienten konnte die Ursache der Ruptur nicht festgestellt werden. Nach entsprechendem Austausch der Prothese, der relativ problemlos vonstatten geht, wurden auch diese Patienten wieder stabil.

Bei den Austauschoperationen konnten wir feststellen, daß in den Bohrkanälen von außen nach innen zunehmend entsprechend den Tierversuchen Knochenbälkchen in das Prothesenband eingewachsen waren (Tabelle 2).

Probleme mit der Prothese haben wir bei den Patienten gesehen, bei denen bereits eine erhebliche arthrotische Vorschädigung mit synovitischen Reizzuständen vorhanden war. Diese Patienten hatten auch postoperativ noch lange Ergußbildungen. Subjektiv waren über 80% der Patienten mit dem postoperativen Ergebnis zufrieden.

Tabelle 2. Komplikationen (n = 84)

Rupturen	6
traumatisch	3
durch fehlerhafte Notch-Plastik	2
ungeklärt	1
Infektion	0
Schwellneigung	11

Abb. 2

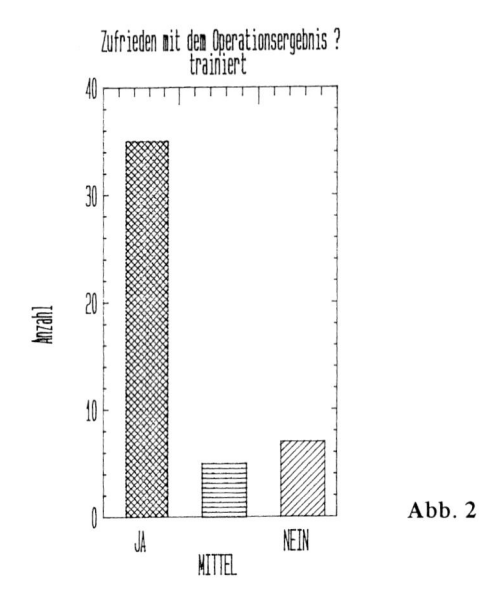

Unter dem Eindruck dieser überaus günstigen Entwicklung haben wir uns in letzter Zeit auch dazu entschlossen, Patienten mit veralteten anteromedialen Kniebandinstabilitäten auch bereits primär mit der Kreuzbandprothese zu versorgen. Es haben sich dabei keinerlei Probleme ergeben. Die Patienten beginnen sofort am Tage nach der Operation mit dem Quadrizepstraining sowie mit Bewegungsübungen. In der Regel wird ein freies Bewegungsausmaß bereits am 4. bis 5. postoperativen Tag erreicht. Wir entlasten das Bein für ca. 6 Wochen, da u. E. dann eine genügende bindegewebige Fixierung in den Bohrkanälen eintritt. In der Regel sind die Patienten nach 6–8 Wochen wieder arbeitsfähig. Ähnlich gute Ergebnisse sind selbstverständlich mit einer autologen Bandplastik in keiner Weise zu erreichen (Abb. 2).

Von den bisher 82 implantierten Kreuzbandprothesen haben wir 11 nacharthroskopieren können. Bei 6 Patienten haben wir eine Ruptur festgestellt, 3 Patienten wurden nacharthroskopiert wegen des Verdachtes auf einen Meniscusschaden, wobei sich dieser bestätigte und entsprechend operativ versorgt wurde.

Bei den restlichen 2 Patienten wurde die Nacharthroskopie durchgeführt, um ungeklärte Schmerz- und Schwellungszustände abzuklären. Es handelte sich im wesentlichen um die Patienten, die bereits intraoperativ erhebliche chondromalacische Veränderungen hatten.

Bei den letzten Patientengruppen ergab die Inspektion der Kreuzbandprothesen einen exakten Verlauf und keinerlei Hinweise für eine Insuffizienz. Die Oberfläche war von einem synovialen Knorpel begrenzt. Bei Nachprüfung mit dem Tasthäkchen und der Öffnung der Synovialmembran zeigte sich, daß die einzelnen Fibrillen ebenfalls von einer zarten Bindegewebsmembran umgeben waren.

Allerdings muß im Gegensatz zu den Tierversuchen festgestellt werden, daß das Einsprossen von Bindegewebe und Gefäßen in die Fibrille offensichtlich beim Menschen langsamer vonstatten geht als beim Tier.

Eine Ruptur einer Fibrille bei insgesamt erhaltener Kreuzbandkontinuität konnten wir in keinem Fall intraartikulär erkennen.

Zusammenfassend können wir daher feststellen, daß unter Berücksichtigung der Tierversuche sowie der Nacharthroskopien nach Transplantation des PTFE-Bandes an nunmehr über 84 Patienten ein Verlust der mechanischen Eigenschaften der Prothese nicht eingetreten ist. Das PTFE ist ein überaus stabiler und inerter Werkstoff. Er unterliegt keinem chemischen und mechanischen Abbau. Die Verankerung der Prothese erfolgt sicher mit Schrauben. Unverträglichkeitsreaktionen haben wir nicht gesehen. Die Bandführung der betroffenen Gelenke war überraschend gut und übertraf alle unsere bisherigen Ergebnisse mit gestielten Sehnen.

Es wurden daher andere Werkstoffe als Bandplastiken verwendet, unter anderem Teflon, Polyesther, Aramid und Dacron.

Alle Werkstoffe haben selbstverständlich in Bezug auf die Biokompatibilität Probleme.

Das Polytetra-Fluoräthylen-Prothesenband ist ein Dauerimplantat, das aufgrund seiner chemischen Inaktivität keinem biomechanischem Abbau unterliegt. Es enthält keine „Weichmacher" und kann somit auch in Vivo-Bedingungen seine chemische und mechanische Stabilität nicht verlieren. Das Material ist darüber hinaus ausreichend porös, um das Einwachsen benachbarter Fasern und des Knochengewebes zu ermöglichen.

Drei für die Funktion wichtige Merkmale besitzt daher das Gore-Tex-Band:
1. akzeptable mechanische Eigenschaft,
2. biologische Verträglichkeit,
3. geeignete Befestigungsmöglichkeiten.

Wir haben zunächst die Prothese im Tierversuch getestet.

Literatur

Bartsch H, Zak K, Stelter M (1984) Ergebnisse der Implantation des Polytetrafluoräthylenbandes am Schafsknie. Z Orthop 122

Bartsch H, Zak K, Stelter M (1984) Die Implantation des Gore-Tex-Polytetrafluoräthylen-Prothesenbandes am Schafsknie. In: Rettig H (Hrsg) Biomaterialien und Nahtmaterialien. Springer, Berlin Heidelberg New York

Bartsch H, Weigert M (1987) Therapeutische Probleme bei der veralteten Syndesmosensprengung. Orthop Praxis 6:85

Bartsch H, Stelter M, Zak (1986) Erste Ergebnisse der Implantation des Polytetrafluoräthylenprothesenbandes. Orthop Praxis 5:341

Benedetto KP (1984) Die Technik der arthroskopischen Kreuzbandplastik. Chirurg 55:756

Collins HR (1985) Experimentelle und erste klinische Erfahrungen mit der Gore-Tex-Prothese des lig. cruciatum anterius. Prakt Sport-Traumatol Sportmed 4:33

Weigert M, Spick P (1986) Die doppelläufige Semitendinosusplastik zum Ersatz des vorderen Kreuzbandes. Z Orthop 3:270

Zak K, Bartsch H, Stelter M (1986) Biomechanische Untersuchungen von Kniebandprothesen (Gore-Tex, Soft-Tissue). Orthop Praxis 5:337

Indikation, Technik und Ergebnisse der vorderen Kreuzbandnaht, der vorderen Kreuzbandsemitendinosusplastik und der C-Faser (Integraft*) augmentierten Bandplastik

W. Noack, H.-P. Scharf und C. T. Trepte

Rehabilitationskrankenhaus, Orthopädische Klinik der Universität
(Dir.: Prof. Dr. med. W. Puhl), Oberer Eselsweg 45, D-7900 Ulm

Einleitung

Frische vordere Kreuzbandverletzungen, isoliert oder im Rahmen von komplexen Bandverletzungen, werden mit zunehmender Häufigkeit diagnostiziert. Dies liegt einerseits an der absoluten Zunahme dieser Verletzungen durch die Ausweitung des Freizeit- und Breitensports, zum anderen an der verbesserten Früherkennung, z. B. durch die Arthroskopie. Nach unserer Meinung besteht bei diesen Verletzungen eine klare Indikation zur Operation, weil nur dadurch Spätkomplikationen wie chronische Instabilität und in deren Gefolge Sekundärkomplikationen wie Meniscusläsionen und schwere Knorpelschäden vermieden werden können.

Proximale oder distale Ausrisse werden reinseriert, sofern die Isometrie des Bandes gewährleistet ist. Intraligamentäre Risse oder Kreuzbandausrisse, die keine isometrische Reinsertion des Bandes erlauben, werden durch eine Semitendinosusplastik augmentiert.

Bei Patienten mit einer *chronischen Knieinstabilität,* die unter der Instabilität oder deren Folgen leiden, sehen wir ebenfalls eine klare Operationsindikation. Muskeltraining kann die Instabilität, die auf einem Verlust der passiven Kniestabilisatoren beruht, niemals wirkungsvoll beseitigen. Dies wird eindrucksvoll durch unsere Funktionsanalysen am Cybex 2^1 dokumentiert.

Die Frage ist damit also nicht ob, als vielmehr mit welcher Methode der dauerhafte Ersatz des vorderen Kreuzbandes gelingt. Die große Zahl operativer Verfahren zum Ersatz des vorderen Kreuzbandes belegt eindrucksvoll die gegenwärtige Problematik.

Nach unseren Vorstellungen kann ein dauerhaftes Ergebnis nur durch Verwendung autologer Transplantate gewährleistet werden. Hier liegen die Probleme aber einerseits in der Anfangsstabilität des Transplantates (Patellarsehne 175%, Semitendinosussehne 75% der Stärke des vorderen Kreuzbandes, Noyes 1976), zum anderen in der biologischen Anpassung des Transplantates an die neue Belastung und das neue Milieu.

Bis heute ist nicht geklärt, in welchem Ausmaß und über welchen Zeitraum ein autologes Transplantat teilnekrotisch wird und welche zusätzlichen Maßnahmen (Synovialisüberzug, Fettlappenplastik) und Kräfte die günstigsten Bedingungen für eine Revitalisierung und die Bindegewebstonisierung darstellen. Es wird vermutet, daß diese Umbauvorgänge bis zu 1½ Jahren andauern können.

Aus diesem Grunde ist es wünschenswert, für diesen Zeitraum eine Augmentation durch Fremdmaterial durchzuführen, das zunächst als Kraftträger fungiert und das nach erfolgter

---

* De Puy
[1] Proxomed

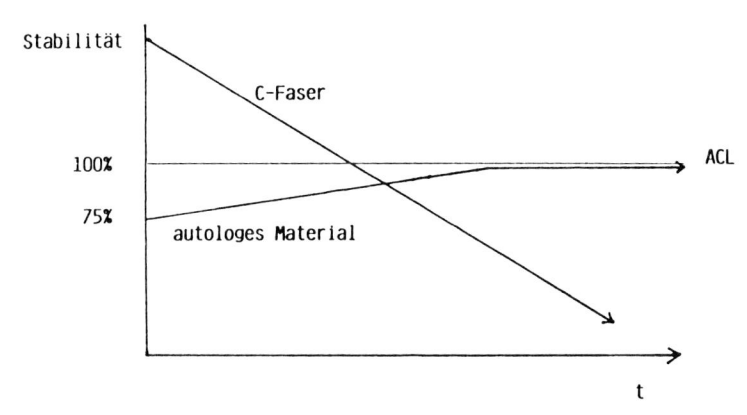

Abb. 1. Arbeitshypothese. Mit dem Verlust der Stabilität als primärer Kraftträger (C-Faser) übernimmt das revitalisierte Transplantat zunehmend die Funktion als permanenter Kraftträger.

Revitalisierung des Transplantates schnittweise abgebaut wird und damit zunehmend die Kraft auf das autologe Transplantat überträgt (Arbeitshypothese s. Abb. 1).

Wir glauben, daß dieser Vorstellung zur Zeit durch unsere C-Faser augmentierte Semitendinosussehnenplastik Rechnung getragen wird. Bei diesem Verfahren wird die Sehne distal gestielt belassen (Noack und Schleicher 1984) und durch mehrere zentral eingezogene Kohlefaserfäden (425 Newton pro Faden) augmentiert. Damit liegt die Anfangsstabilität weit über der des normalen Kreuzbandes, ein Austritt von freien Kohlefaserpartikeln tritt nicht auf.

Material

Seit Eröffnung der Orthopädischen Klinik im RKU wurden von Oktober 1984–Mai 1986 129 Patienten mit einer frischen, bzw. chronischen Kreuzbandverletzung behandelt (Tabelle 1).

93 Patienten hatten sich die Kreuzbandruptur bei Sportunfällen zugezogen. Von den 129 Patienten waren 90 männlichen, 30 weiblichen Geschlechtes. Die Altersverteilung ist in der Tabelle 2 dargestellt.

Tabelle 1. Gesamtkollektiv. Kniegelenkskapselbandverletzungen (n = 129), 1. 11. 1984 bis 30. 6. 1986

Frische vordere Kreuzbandruptur	54	Kreuzbandnaht (VKN)	37
Alte vordere Kreuzbandruptur	70	prim. Semitendinosusplastik (AVKP)	17
Frische mittlere Kreuzbandruptur	2	Semitendinosusplastik (VKP)	39
Alte hintere Kreuzbandruptur	3	C-Faser augmentierte Semitendinosusplastik (CVKP)	31
		Hintere Kreuzbandnaht (HKN)	2
		C-Faser augmentierte hintere Kreuzbandplastik (CHKP)	3

Tabelle 2. Altersverteilung

11–20 Jahre	28
21–30 Jahre	65
31–40 Jahre	19
41–50 Jahre	14
51–60 Jahre	3
	129

Tabelle 3. Nachuntersuchungskollektiv (n = 89 = 69%)

vordere Kreuzbandnaht	24
prim. Semitendinosusplastik (AVKP)	13
Semitendinosusplastik (VKP)	25
C-Faser augmentierte (CVKP) vordere Kreuzbandplastik	22
hintere Kreuzbandnaht (HKN)	2
C-Faser augmentierte (CHKP) hintere Kreuzbandplastik	3

Tabelle 4. Stabilitätsgewinn bei C-Faser augmentierter Semitendinosusplastik (Lachman-Test)

prä Op.				post Op.	
0			3	0	8
3 +	4		3	+	12
7 ++		1	9	++	2
12 +++			2	+++	0

89 Patienten konnten nach 1 Jahr nachuntersucht werden (Tabelle 3).

Die Patienten wurden klinisch und röntgenologisch untersucht, außerdem wurde im Rahmen der Materialentfernung eine Kontrollarthroskopie durchgeführt und Probebiopsien aus dem Transplantat entnommen. Alle Patienten wurden bezüglich ihrer Funktion und Kraft mit dem isokinetischen System Cybex 2 überprüft.

Ergebnisse

Die Tabelle 4 zeigt den Stabilitätsgewinn nach C-Faser augmentierter Semitendinosusplastik.

Tabelle 5. Stabilitätsgewinn bei Semitendinosusplastik (Lachman-Test)

prä Op.				post Op.	
0				0	7
	2				
2 +	5		9	+	14
15 ++		1		++	4
	5	3			
8 +++				+++	

Tabelle 6. Beurteilung des Pivot shift

	pos.	neg.
VKN	0%	100%
AVKP	0%	100%
VKP	11,6%	88,4%
CVKP	4,6%	95,4%

Tabelle 7. Subjektive Beurteilung der Instabilität

	keine	gering	erheblich
VKN	73,1%	26,9%	0%
AVKP	78,6%	21,4%	0%
VKP	53,8%	34,6%	11,6%
CVKP	68,2%	22,7%	9,1%

Gegenüber der reinen Semitendinosusplastik zeigt sich trotz erfolgter frühfunktioneller Nachbehandlung eine erheblich größere Stabilität (Tabelle 5).

Das Pivot shift Phänomen (Tabelle 6) war bei 95,4% der nachuntersuchten Patienten negativ, bei der reinen Semitendinosusplastik bei 88,4% der Patienten. Die Reinsertion des vorderen Kreuzbandes sowie die primäre Augmentation bei frischer Kreuzbandverletzung führten bei allen Patienten zu einer Ausschaltung des Pivot shift.

Die Tabelle 7 zeigt die subjektive Beurteilung der Instabilität.

Diskussion

Indikation und Technik der Reinsertion des vorderen Kreuzbandes unter Erhaltung der Isometrie des Bandes und die primäre Augmentation bei intraligamentären Rissen, sowie bei fehlender korrekter Reinsertionsmöglichkeit sind weitgehend akzeptiert. Kontrovers bleibt weiterhin, ob und mit welchen Methoden die chronische Instabilität operiert werden soll.

Die Befürworter der Ligamentprothesen sehen den Vorteil in der postoperativen, maximalen Stabilität und damit der Möglichkeit der frühfunktionellen Behandlung und frühen Belastbarkeit. Das Problem dieser Prothesen ist jedoch, daß es infolge der hohen Zahl von Lastwechseln zur Materialermüdung, zum Ligamentbruch oder zum Ausriß aus der Verankerung kommt. Bis zum heutigen Tage hat keine Prothese die enthusiastischen Frühergebnisse durch gute Spätresultate bestätigen können.

Autologe Transplantate haben initial eine stark wechselnde Stabilität. Neben der Anfangsstabilität spielen aber vor allen Dingen die Verankerung und noch mehr die biologischen Anpassungs- und Umformungsprozesse im Transplantat eine entscheidende Rolle. So muß angenommen werden, daß aufgrund tief reichender Umformungsprozesse das Transplantat teilnekrotisch wird und damit bis zur Revaskularisierung und Revitalisierung mit nachfolgender funktioneller Strukturierung der Kollagenfasern eine Phase großer Instabilität durchlaufen wird.

Unsere Überlegung, die zur Anwendung der C-Faser augmentierten Semitendinosussehne führte, war die bei allen Transplantaten auftretende Instabilitätsperiode durch Augmentation mit Kohlefaserfäden zu überbrücken und somit bis zur Revitalisierung einen alloplastischen Kraftträger zu benutzen.

Die von uns vorgestellten Frühergebnisse belegen lediglich die hohe Anfangsstabilität des von uns gewählten Kreuzbandersatzes, der eine Frühmobilisation und eine Frühbelastung zuläßt. Spätresultate, die unsere Hypothese des Wechsels der Kraftträger vom alloplastischen Material zum bleibenden autologen Transplantat beweisen würden, liegen noch nicht vor.

Arthroskopisch entnommene Gewebsbiopsien müssen in der Zukunft belegen, ob unsere Arbeitshypothese stimmt.

Zur Operationsindikation bei der chronischen vorderen Kniebandinstabilität

H. Boszotta, G. Sauer, R. Passl und G. Ohrenberger

Krankenhaus der Barmherzigen Brüder, Abt. für Unfallchirurgie
(Chefarzt: Dr. med. G. Sauer), Esterhazystr. 26, A-7000 Eisenstadt/Österreich

An der Unfallchirurgischen Abteilung des Krankenhauses der Barmherzigen Brüder in Eisenstadt wurden in einem Zeitraum von 7 Jahren (1979–1985) 345 Kreuzbandverletzungen operativ versorgt (Abb. 1).

Bei 100 Patienten behandelten wir chronische vordere Kreuzbandinstabilitäten. Schon die Frühergebnisse in Bezug auf die Stabilität und die Erreichung der Sportfähigkeit waren bei der operativen Versorgung der chronischen Instabilität wenig überzeugend. Dies hat dazu geführt, daß wir im Laufe der Jahre verschiedene herkömmliche Operationsverfahren angewandt und auch unsere eigene Operationsmethode entwickelt haben. Es handelt sich dabei um den Ersatz des vorderen Kreuzbandes durch die Plantarissehne.

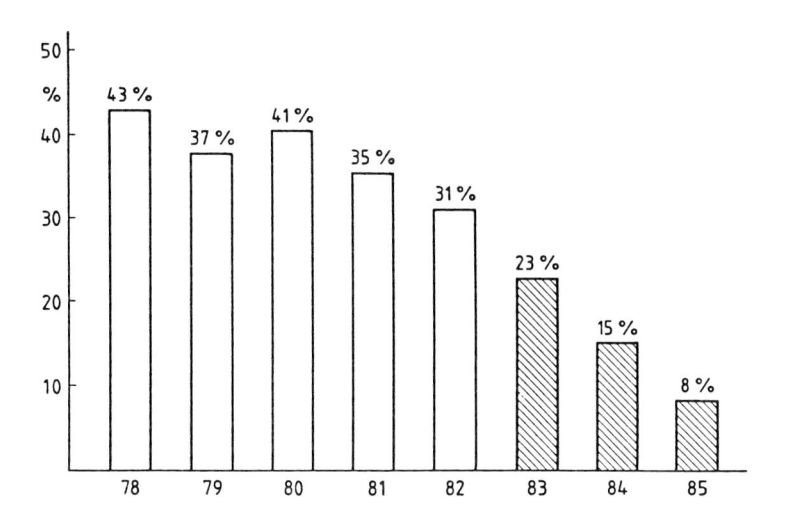

Abb. 1. Verletzungen des vorderen Kreuzbandes (n = 345). Prozentanteil chronischer Instabilitäten 1978–1985

Die theoretischen Grundlagen basierten auf der Dreizügeligkeit, in Anlehnung an die anatomischen Gegebenheiten und auf der Kleinheit des operativen Eingriffes ohne zusätzliche Schädigung von Kniestrukturen.

Im März 1986 konnten 186 Patienten mit operativ versorgten Läsionen des vorderen Kreuzbandes nachuntersucht werden. Der durchschnittliche Nachuntersuchungszeitraum betrug 32,5 Monate (10–78 Monate).

Als Verletzungsursachen war entsprechend unserem Krankengut der Fußballsport zu rund 42% bei weitem im Vordergrund zu finden, gefolgt von 22% übrigen Sportverletzungen, 9% Verkehrsunfällen und 19% Arbeits- und Hausunfällen.

Bei 54 Nachuntersuchten war eine chronische Bandinstabilität behandelt worden, wobei die anterolaterale 42mal, die anteromediale 12mal vertreten war.

Als Operationsmethoden kamen in den früheren Jahren der Bandersatz nach Brückner-Jones, nach Lindemann oder mit der distal gestielten Semitendinosus-Sehne zur Anwendung. In der Folge wurde dann das fehlende vordere Kreuzband hauptsächlich durch die Plantarissehne ersetzt. Teilweise wurden auch zusätzlich äußere Stabilisierungsverfahren wie die Tractopexie oder Andrews-Plastik angewandt.

Bei der Auswertung wurde ein modifiziertes Schema nach Gaudernak herangezogen. Rund zwei Drittel zeigten nach diesem Schema gute und sehr gute Ergebnisse.

Betrachtet man die Langzeitergebnisse hinsichtlich der Stabilität, so wiesen die oben erwähnten Methoden bis zu 80% Instabilitätsrate innerhalb von 5 Jahren auf. Nach Ersatz mit Plantarissehne waren im gleichen Zeitraum nur halb so viele Instabilitäten zu verzeichnen.

Erklärbar wäre dies einerseits mit der Mehrzügeligkeit des Transplantates andererseits mit der kürzeren Revitalisierungszeit.

Fünf Jahre Erfahrung mit dem Kreuzbandersatz an unserer Abteilung haben die allgemein gültige Meinung bestätigt, daß die Indikation zur Bandplastik nur dann zu stellen ist, wenn die Instabilität auch durch intensives musculäres Aufbautraining nicht kompensiert werden kann. Wenn rezidivierende Giving Way-Attacken bestehen bleiben, muß operiert werden, um eine weitere Schädigung des Gelenkes durch die Instabilität zu vermeiden. Ist es aufgrund eines Kreuzbanddefektes bereits zu einer Schädigung von sekundären Kniegelenksstabilisatoren gekommen, so kommt die Ersatzplastik zu spät. Die präformierte Arthrose kann nicht mehr hintangehalten werden, die mechanischen Anforderungen an das Transplantat sind ungleich größer, die Langzeitergebnisse umso schlechter. Die mäßigen Resultate bei der operativen Versorgung der chronischen Instabilität mit einem hohen Anteil an Vorschäden bestätigen diese Ansicht.

Sieht man von der operativen Behebung von Folgeschäden ab, so ist unser Vorgehen bei der chronischen Instabilität eher restriktiv. Diese Einstellung wird durch ein Phänomen besonders begünstigt:

Seit Einführung der konsequenten arthroskopischen Abklärung des Hämarthros hat sich das Auftreten von chronischen Instabilitäten am Gesamtanteil der Kreuzbandverletzungen von rund 40% in den Jahren 1979/80, auf 8% im Jahre 1985 verringert.

Unsere derzeitige Taktik bei der frischen Ruptur mit Naht des gerissenen vorderen Kreuzbandes mit Augmentation mit Plantarissehne und einem Kunststoffband hat die Ergebnisse deutlich verbessert.

Wir können nun eine gipsfreie funktionelle Nachbehandlung gewährleisten was Bewegungseinschränkung, Muskelatrophie und Schwellneigung weitgehendst ausschaltet. Diese so operierten Patienten sind nach durchschnittlich 12 Wochen frei beweglich und zu 90% stabil, sodaß wir der Meinung sind, daß die beste Behandlung der chronischen Instabilität ihre Prophylaxe ist.

Die operative Behandlung der chronischen Kniebandinstabilität

K.-H. Schultheis[1], K. Kobler[1], H. J. Helling[1] und K. E. Rehm[2]

[1] Unfallchirurgische Klinik und Poliklinik der Justus-Liebig-Universität
(Dir.: Prof. Dr. med. H. Ecke), Klinikstraße 29, D-6300 Gießen
[2] Chirurgische Universitätsklinik Köln-Lindenthal, Abt. für Unfallchirurgie
(Leiter: Prof. Dr. med. K. E. Rehm), Josef-Stelzmann-Straße 9, D-5000 Köln 41

Der anatomiegerechten Versorgung verletzter Kapselbandstrukturen des Kniegelenkes kommt an unserer Klinik eine große Bedeutung zu. Probleme bereiten dabei Verletzungen bei denen eine primäre Naht nicht bzw. nicht mehr möglich ist.

Autologe Ersatzmaterialien konkurrieren dabei mit alloplastischen Bandprothesen.

An unserer Klinik verwenden wir neben autologen Materialien wie Fascia lata oder Patellarsehne als zentralen Kraftträger eine Kordel aus dem langsam resorbierbaren Nahtmaterial PDS. Diese Kordel wird von der Fascie beziehungsweise Patellarsehne eingescheidet und anschließend nach transossärem Durchzug am Femur bzw. Tibia fixiert.

Die Knochendurchtrittsstellen entsprechen den anatomischen Ansatzpunkten. Wie wir in unseren tierexperimentellen Untersuchungen zeigen konnten, wird die PDS Kordel in

Tabelle 1

Operationen am Knie unter Verwendung der PDS Kordel	n = 31 (29 Pat.)	100%
nachuntersucht	n = 22 Pat. (75%)	85%
Fragebogen beantwortet (Pat. zufrieden n = 3)	n = 3 Pat. (10%)	

Tabelle 2

PCL Versorgung
    PDS + gestielte Patellarsehne   n = 1
    PDS + prim. Naht   n = 1
    Ergebnisse: 2 x schlecht (n. d. K. K. Müller)
MCL Versorgung
    PDS + Gracilis Sehne   n = 2
    Ergebnisse: 2 x gut

Tabelle 3. Intraoperat. Befund des ACL

zerfetzt	6[a]
resorbiert	12
nutritiv gestielt	1

[a] frische Verletzung

Tabelle 4. ACL Versorgung

PDS + Fascia lata	n = 9
PDS + gestielte Patellarsehne	n = 5
PDS + adaptierende ACL Naht	n = 5

diesem Falle nicht resorbiert, sondern in kollagenfaserreiches Bindegewebe umgebaut. Außerdem findet eine feste knöcherne Verankerung im Bohrkanal statt [2, 3].

Bei bisher 29 Patienten wurde dieses Verfahren bei 31 Operationen angewandt. Wegen erneuter Traumatisierung mußten 2 Patienten zweimal operiert werden. Nachuntersucht werden konnten 22 Patienten. 3 Patienten beantworteten lediglich einen Fragebogen, der mit der Einbestellung zur Nachuntersuchung mitversandt wurde (Tabelle 1). Bei zwei Patienten wurde das hintere Kreuzband ersetzt. Die Ergebnisse sind schlecht (Tabelle 2). Mit gutem Erfolg wurde das mediale Collateralband bei zwei weiteren Patienten rekonstruiert (Tabelle 2).

Von den 19 Patienten, die nach Versorgung mit der PDS Kordel nachuntersucht werden konnten, lag bei 6 Patienten eine frische Verletzung vor, wobei das zerfetzte vordere Kreuzband nicht mehr genäht werden konnte. Bei 13 Patienten war eine alte Verletzung mit chronischer Instabilität Indikation für den Eingriff (Tabelle 3).

9 Patienten wurden mit einer PDS-Fascia lata Augmentation, 5 mit einer PDS-Patellarsehnen Augmentation versorgt. Bei 5 Patienten wurde eine unsichere primäre Naht durch eine aufgesteppte PDS Kordel gesichert (Tabelle 4).

Tabelle 5. Operative Maßnahmen (n = 19)

Ersatz des vorderen Kreuzbandes und	n = 13
Kapselnaht	n = 1
med. Meniscusresektion	n = 1
med. Meniscusreinsertion	n = 1
med. Seitenbandplastik	n = 2
Pes anserinus Transposition mit Kapselraffung	n = 1

Tabelle 6. Subjektive Bewertung (n = 19)

voll zufrieden	n = 8	(42%)	} 79%
zufrieden (mit sporadischen Restbeschwerden bei funktioneller Sicherheit)	n = 7	(37%)	
bedingt zufrieden (wegen chron. Restbeschwerden bei funktioneller Sicherheit)	n = 3	(15%)	} 21%
unzufrieden wegen chron. Restbeschwerden mit funktioneller Unsicherheit)	n = 1	(6%)	

Tabelle 7. Bewertung der Ergebnisse (n. W. Müller, Das Knie, 1982)

sehr gut 28,25 ± 8 Mon. post op.	n = 4	(21%)	} 73%
gut 22,6 ± 17 Mon. post op.	n = 10	(52%)	
mäßig 27,2 ± 20,83 Mon. post op.	n = 4	(21%)	} 27%
schlecht 17 Mon. post op.	n = 1	(6%)	

Als zusätzliche operative Maßnahmen wurden die in Tabelle 5 dargestellten Operationen durchgeführt. Interessant ist dabei, daß der mit einer zusätzlichen Pes anserinus Transposition und Kapselraffung versorgte Patient bei der Nachuntersuchung ein schlechtes Ergebnis zeigte. Allerdings muß auch die nicht verletzte kontralaterale Seite nach den Nachuntersuchungskriterien mit mäßig beurteilt werden.

Für die Auswertung der Ergebnisse wurden subjektive und objektive Kriterien ausgewertet. Die subjektiven Kriterien wurden an Hand des Fragebogens und nochmaliger persönlicher Befragung bei der Nachuntersuchung in voll zufriedenstellend, zufriedenstellend, bedingt zufriedenstellend sowie in unzufrieden bei chronischen Restbeschwerden und funktioneller Unsicherheit eingeteilt (Tabelle 6).

Tabelle 8. Bewertung nach den Kriterien von W. Müller unter Berücksichtigung der Sportausübung

sehr gut	L.-Sp.	4
	Fr.-Sp.	
	Ni.-Sp.	
gut	L.-Sp.	1
	Fr.-Sp.	6
	Ni.-Sp.	3
mäßig	L.-Sp.	
	Fr.-Sp.	
	Ni.-Sp.	4
schlecht	L.-Sp.	
	Fr.-Sp.	
	Ni.-Sp.	1

L.-Sp. = Leistungssportler, Fr.-Sp. = Freizeitsportler, Ni.-Sp. = Nichtsportler

Tabelle 9. PDS + Naht des ACL (n = 5)

sehr gut	n = 0	
gut	n = 5	100%
mäßig	n = 0	
schlecht	n = 0	

Subjektive und durch klinische sowie radiologische Kriterien ermittelte objektive Befunde führten zur Gesamtbewertung nach den von W. Muller aufgestellten Kriterien [1]. Es zeigte sich, daß 73% der Patienten mit sehr gut und gut beurteilt werden konnten (Tabelle 7), 27% hatten ein mäßig bis schlechtes Ergebnis, wobei allerdings nur der oben erwähnte Patient eine +++ POSITIVE Instabilität hatte. Die übrigen Patienten mußten wegen dauernder chronischer Restbeschwerden in diese Katagorie eingeteilt werden (Tabellen 6, 7). Auffällig ist dabei, daß die schlechten Ergebnisse in der Gruppe der Nichtsportler zu finden sind (Tabelle 8). Freizeitsportler bzw. Leistungssportler hatten durchweg ein gutes bis sehr gutes Ergebnis. Von den 5 Leistungssportlern betreiben 4 wieder ihren Leistungssport, den sie zuvor nicht mehr ausüben konnten. Bei 2 lag zum Zeitpunkt der Operation eine frische Verletzung mit einem total zerfetzten vorderen Kreuzband vor. 1 Leistungssportler betreibt nur noch zum Hobby Skifahren und Tennissport. Das ursprünglich ausgeübte Handballspielen hat er aus Angst vor einer erneuten Verletzung aufgegeben. Dieser Patient – ein Kollege – war zuvor durch eine Ganginstabilität 2½ Jahre in seiner Lebensqualität behindert gewesen. Die Ergebnisse in Hinblick auf die verwandte Operationstechnik zeigten, daß die durch die PDS Kordel gesicherte Primärnaht in allen Fällen ein gutes Ergebnis brachte (Tabelle 9). Mit der Patellarsehnenaugmentation wurden 80% mit gut und sehr gut beurteilt, während dies bei der Fascia lata-Augmentationsplastik nur bei 56% der Patienten der Fall war. In dieser Gruppe befinden sich allerdings die unsportlichen Patienten mit chronischen Restbeschwerden bei funktioneller Sicherheit.

Tabelle 10. PDS + Patellarsehne (n = 5)

sehr gut	n = 2	(40%)	80%
gut	n = 2	(40%)	
mäßig	n = 1	(20%)	20%
schlecht	n = 0		

Tabelle 11. PDS + Fascia lata (n = 9)

sehr gut	n = 2	(22%)	56%
gut	n = 3	(33%)	
mäßig	n = 3	(33%)	44%
schlecht	n = 1	(11%)	

In der Zusammenfassung kann gesagt werden: Die PDS Kordel ermöglicht eine Rekonstruktion verletzter Bandstrukturen, wobei die Grundfrage der Kreuzbandrekonstruktion – Ersatz durch ein autologes biologisches Material oder alloplastischer Ersatz – in der Hinsicht gelöst wird, daß in einer frühen vulnerablen Phase biologisches Regenerat durch alloplastisches Material geschützt wird. Dieses alloplastische Material wird jedoch langsam in körpereigenes kollagenes Bindegewebe umgebaut, was zur Verstärkung des biologischen Transplantates führt.

In einer von der AO-International geförderten Untersuchung (Holzmüller[1], Rehm[1], Schultheis[2] PDS-Aug.) am Schaf soll dies weiter abgeklärt werden, indem ein Vergleich zwischen dem alleinigen Patellarsehnenersatz und der Patellarsehnenaugmentation bei sofortiger postoperativer Mobilisation der Tiere durchgeführt wird. Die PDS-Augmentation am Knie stellt somit auch ein Modell für die weitere Versorgung von Verletzungen (Schultereckgelenkssprengung, Symphysenruptur, Iliosacralfugensprengung, Olecranonzuggurtung, Patellazuggurtung etc.) dar, bei dem ein Kraftträger nur für kurze Zeit bis zur Ausheilung erforderlich ist [4].

Literatur

1. Müller W (1982) Das Knie. Springer, Berlin Heidelberg New York
2. Rehm KE, Schultheis KH (1985) Bandersatz mit Polydoxanon (PDS). Unfallchirurgie 11: 264–273
3. Schultheis KH, Rehm KE (1983) Resorbierbare Biomaterialien als neue Bandprothese? Acta Chir Austr 51: 260–261
4. Schultheis KH, Rehm KE, Hofman D, Ecke H (1986) PDS-Plastik – ein neuer Trend in der Unfallchirurgie. Langenb Arch Chir 369: 852

Unfallchirurgische Klinik der Universität
[1] Köln Lindenthal;
[2] Gießen

Langzeitbeobachtungen von dynamischen Bandplastiken bei veralteter anteromedialer Rotationsinstabilität

P. Mouret und L. Zichner

Orthopädische Universitätsklinik „Friedrichsheim" (Dir.: Prof. Dr. med. W. Heipertz), Marienburgstraße 2, D-6000 Frankfurt/Main

Unter den komplexen Knieinstabilitäten zählt die anteromediale Rotationsinstabilität zu den weitaus häufigsten Formen. In der operativen Versorgung dieser Instabilität ist es vorteilhaft, neben der passiven Stabilisierung durch bandplastische Maßnahmen auch eine Verbesserung der aktiven Zügelung durch die Muskulatur anzustreben.

Slocum und Larsen haben 1968 die Pes anserius Transposition zur aktiven Außenrotationskontrolle der Tibia angegeben. Prinzip dieses Operationsverfahrens ist die Umlenkung des distalen 2/3 des Pes anserinus nach proximal-ventral zur Erhöhung der Innenrotationseffektivität, besonders des als Flexor wirkenden M. semitendinosus (Abb. 1). Die nach Pes anserinus Transposition erwartete Steigerung des Rotationseffektes, wie dies Noyes experimentell demonstrierte, konnte meist in späteren Arbeiten wie von Di Stefano und Wirth, nicht bestätigt werden. Insgesamt überwog immer noch die Flexionskraft gegenüber der Rotationskraft.

Von 1975 bis 1984 wurden 125 Patienten in der Orthopädischen Universitätsklinik Frankfurt/Main mittels Pes anserinus Transposition versorgt. Um ein aussagekräftiges Langzeitergebnis zu erzielen, wurden 93 zwischen 1975 und 1981 operierte Patienten nachuntersucht. Der durchschnittliche postoperative Zeitraum betrug 8,4 Jahre. Es waren 69 Männer

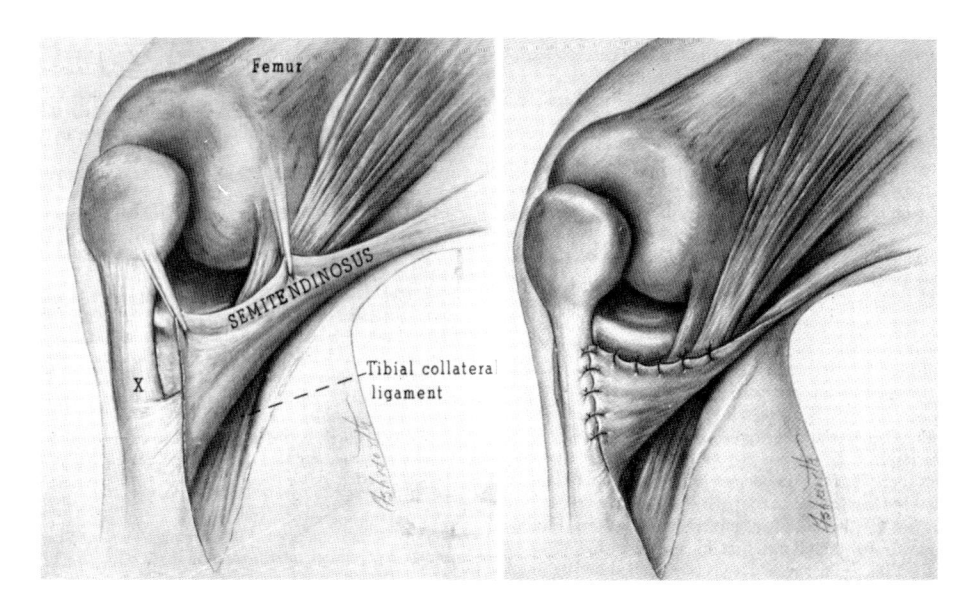

Abb. 1. Prinzip der Pes anserinus Transposition nach Slocum und Larsen

Tabelle 1. Unfallursachen bei anteromedialer Rotationsinstabilität bei 93 nachuntersuchten Patienten

Fußball	38	(40%)
Ski alpin	17	(18%)
Handball	7	(7,5%)
Turnen	6	(6,4%)
sonstiger Sport	11	(12%)
Verkehrsunfall	6	(6,4%)
häuslicher Unfall	4	(4,3%)
unbekannt	4	(4,3%)

Tabelle 2. Präoperativer subjektiver Befund bei anteromedialer Rotationsinstabilität bei 93 nachuntersuchten Patienten

Instabilität	86	(93%)
Belastungsschmerzen	57	(61%)
Schwellneigung	36	(38%)
Einklemmungen	21	(23%)
Kraftlosigkeit	8	(9%)

Tabelle 3. Subjektive Beurteilung des Operationsergebnisses nach Pes anserinus Transposition bei 93 nachuntersuchten Patienten

Instabilität	nicht vorhanden	56	(60%)
	weniger	27	(29%)
	gleich	10	(11%)
	mehr	0	(0%)
sportliche Leistung wie bisher		46	(50%)
leichtere Sportarten		32	(34%)
kein Sport möglich		15	(16%)
völlig zufrieden		61	(64,5%)
bedingt zufrieden, Restbeschwerden		26	(29%)
unzufrieden		6	(6,5%)

und 23 Frauen mit einem durchschnittlichen Alter zum Zeitpunkt des Eingriffes von 30,2 Jahren.

Die häufigste Verletzungsart war eindeutig der Fußball- und der Skisport (Tabelle 1). Der Zeitraum zwischen Trauma und operativer Versorgung betrug im Durchschnitt 40,4 Monate.

Hauptbeschwerden waren Unsicherheitsgefühl, Wegknicken des Kniegelenkes sowie Belastungsschmerzen und Schwellneigung (Tabelle 2).

Intraoperativ war das vordere Kreuzband nicht vorhanden oder überdehnt, die posteromediale Kapsel war meist überdehnt oder narbig elongiert, und der mediale Meniscus war meist im Hinterhorn lädiert.

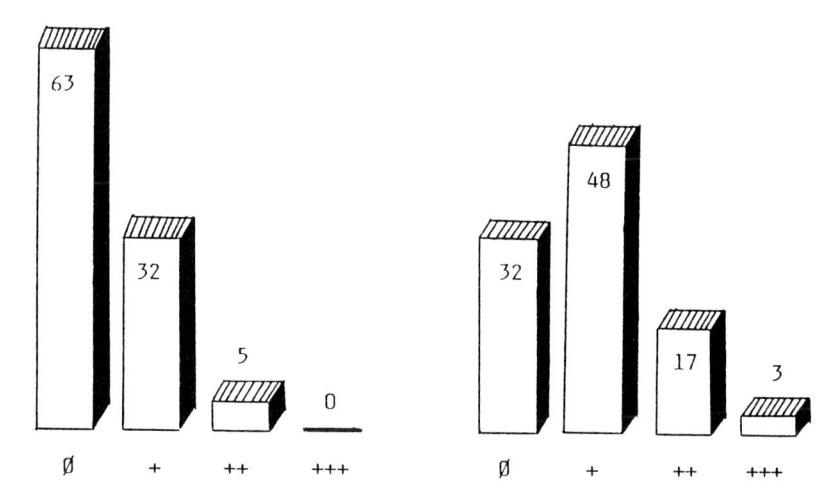

Abb. 2. Stabilitätsergebnisse der passiven Außenrotationsschublade nach Pes anserinus Transposition. Links sind die Angaben der postoperativen Reduzierung bei Instabilität Grad II, rechts bei Instabilität Grad III dargestellt (Angaben in Prozenten). + bis 5 mm, ++ bis 10 mm, +++ über 10 mm Schublade

Wir kombinierten den Eingriff meist mit einer Straffung der posteromedialen Kapselschale, in einigen Fällen mit einer Transposition des medialen Seitenbandes, wie Nicholas und Hughston empfahlen. Nach postoperativer Immobilisation von 6 Wochen erfolgte ein erweitertes Nachbehandlungsprogramm bis zum Erlangen der vollständigen Kniegelenksfunktion.

Die subjektive Beurteilung des Operationsergebnisses wurde anhand eines modifizierten Fragebogens nach O'Donoghue ermittelt. 2/3 der Patienten waren mit dem Ergebnis völlig zufrieden, die Hälfte der Untersuchten konnte ihren sportlichen Leistungen wie früher nachgehen (Tabelle 3).

Zur Beurteilung des Schweregrades der Instabilität verwendeten wir die Klassifikation nach Hughston. Die Außenrotationsschublade war in über 3/4 der Fälle nicht mehr vorhanden (Abb. 2).

Eine mediale Aufklappbarkeit in 0 Grad Kniestreckung bestand nach erfolgter posteromedialer Kapselraffung nicht, in 30 Grad Kniebeugung bestand diese jedoch noch in 1/3 der Fälle (Abb. 3).

Die Ursache ist wahrscheinlich hier in der nicht durchgeführten Transposition des medialen Seitenbandes zu suchen, da die anderen, in dieser Weise operierten Fälle alle gute Stabilitätsergebnisse zeigen.

Zur Einstufung der Gonarthrose war der Vergleich der prä- und postoperativen Röntgenaufnahmen möglich. Die Graduierung erfolgte nach dem Bewertungsschema von Tapper und Hoover.

Eine wesentliche Arthrosezunahme war bei den Patienten mit schon präoperativ bestehender Arthrose zu vermerken, insbesondere nach Meniscektomie in dem entsprechenden Kompartiment.

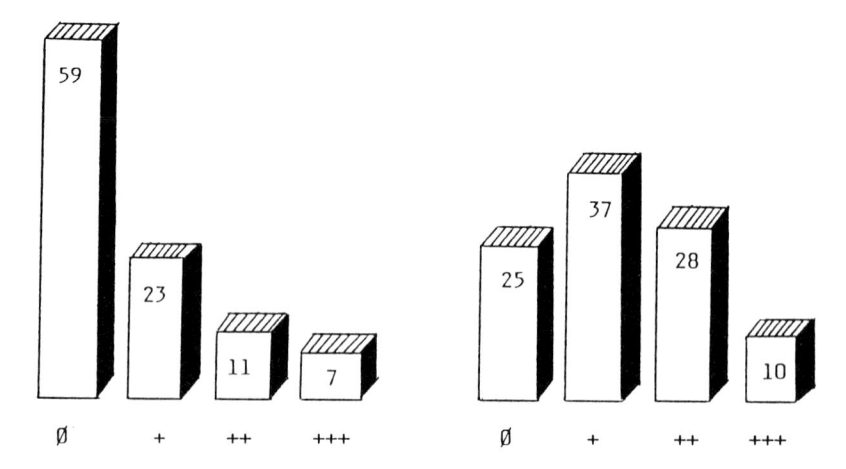

Abb. 3. Stabilitätsergebnisse der medialen Aufklappbarkeit nach Pes anserinus Transposition. Links sind die Angaben der postoperativen Reduzierung bei 0 Grad Kniestreckung, rechts die Angaben bei 30 Grad Kniebeugung dargestellt (Angaben in Prozenten). + bis 5 mm, ++ bis 10 mm, +++ über 10 mm Aufklappbarkeit

Zusammenfassung

Nach einem langen Beobachtungszeitraum zeigen die Ergebnisse, daß die anteromediale Rotationsinstabilität durch ein einfaches Verfahren wie die aktive Zügelung durch Pes anserinus Transposition, zusätzlich kombiniert mit einer Straffung der posteromedialen Kapselschale, entscheidend gebessert wird.

Die Versetzung des medialen Seitenbandes soll bei deutlicher medialer Bandlaxität zusätzlich erfolgen, da grundsätzlich alle gelockerten Strukturen rekonstruiert werden sollten.

Zwar wird die rotatorische Effektivität der Pes anserinus Gruppe nicht wesentlich gebessert, doch bekräftigen die eindeutig positiven subjektiven und zum größten Teil auch objektiven Ergebnisse, dieses Operationsverfahren zumindest als Bestandteil in die heute üblichen statisch-plastischen Maßnahmen zu integrieren.

Schlechte Ergebnisse fanden wir bei noch vorliegender medialer Aufklappbarkeit, bei fortgeschrittener Arthrose und insbesondere bei inkonsequenter Nachbehandlung.

Die besten Langzeitergebnisse fanden wir bei der großen Anzahl der heute noch sportlich aktiven Patienten, als Resultat für ein permanentes musculäres Training, weit über die postoperative Nachbehandlung hinaus.

Literatur

Di Stefano V (1976) Pes anserinus transfer: an in vivo biomechanical analysis. J Bone Joint Surg [Am] 58:285
Hughston JC (1976) Classification of knee ligament instabilities. Part I. The medial compartment and cruciate ligaments. J Bone Joint Surg [Am] 58:159
Müller W (1975) Die Rotationsinstabilität am Kniegelenk. Hefte Unfallheilkd, Heft 125. Springer, Berlin Heidelberg New York, S 51

Nicholas JA (1973) The five-one reconstruction for anteromedial instability of the knee. J Bone Joint Surg [Am] 55:899
Noyes FR (1973) Biomechanical function of the pes anserinus at the knee and the effect of its transplantation. J Bone Joint Surg [Am] 55:1225
O'Donoghue D (1955) An analysis of end results of surgical treatment of major injuries to the ligaments of the knee. J Bone Joint Surg [Am] 37:1
Slocum DB (1968a) Rotatory instability of the knee. J Bone Joint Surg [Am] 50:211
Slocum DB (1968b) Pes anserinus transplantation. J Bone Joint Surg [Am] 50:226
Tapper EM (1965) Late results after meniscectomy. J Bone Joint Surg [Am] 51:517
Wirth CJ (1978) Der Effekt der Pes anserinus Transplantation bei veralteter anteromedialer Kniegelenksinstabilität. Z Orthop 116:650

Das Muskelaufbautraining zur aktiven Gelenkstabilisation bei Kniebandinstabilitäten

A. Güßbacher und G. Rompe

Orthopädische Universitätsklinik Heidelberg (Dir.: Prof. Dr. H. Cotta), Schlierbacher Landstraße 200a, D-6900 Heidelberg 1

Die heutige Pro- und Kontrarunde hat erneut gezeigt, und die Vielfalt von angegebenen und modifizierenden Operationsverfahren zur Behandlung der Kniebandinstabilität weist darauf hin, daß die operative Behandlung der Kniebandinstabilität nicht immer zum gewünschten Erfolg führt.

Verschiedene Untersuchungen, u. a. von Nicholas, konnten zeigen, daß auch durch aufwendige bandstabilisierende Operationen die Arthroseentstehung lediglich verlangsamt, nicht jedoch verhindert werden kann.

So kommt aus unserer Sicht dem systematischen Muskelaufbautraining zur musculären Kompensation von Kniebandinstabilität eine besondere Bedeutung zu. Gerade im Falle der Insuffizienz der passiven Kniehaltestrukturen soll es die aktive Gelenkstabilisation verbessern und die Kniegelenksbelastbarkeit steigern.

Wenn man bedenkt, welches Ausmaß die Muskelatrophie und damit der Verlust an musculärer Stabilität, z. B. nach Kniegelenksverletzungen, innerhalb weniger Tage erreichen kann – während einer 7tägigen Immobilisation nimmt die Muskelkraft um nahezu 25% der Ausgangskraft ab – so ist ein eventuell unter ambulanten Bedingungen durchgeführtes ausschließliches krankengymnastisches Rehabilitationsprogramm mit zwei- bis dreimal wöchentlicher Behandlung à 15 min in keinem Fall ausreichend.

Die Reizwirkung der einen Behandlung ist auf Null wieder abgesunken, wenn die nächste Behandlung erfolgt. Viele Behandlungsverläufe werden dadurch unnötig kompliziert und verlängert.

Es gilt die Schulz-Arndtsche Regel: Schwache Reize wirken anregend, starke Reize lösen Anpassungsvorgänge aus, zu starke Reize wirken schädigend, unterschwellige Reize bleiben ohne Wirkung.

Dies bedeutet, daß das Muskelaufbautraining zur Steigerung der musculären Kraft und aktiven Gelenkstabilisation nie schematisch, sondern immer auf die jeweilige Leistungshöhe ausgerichtet sein muß. Je höher der Funktionszustand, umso größer ist die erforderliche Reizintensität zu seiner Aufrechterhaltung.

In der Praxis des systematischen Beinmuskelaufbautrainings zur aktiven Kniegelenksstabilisation spielt aus unserer Sicht das Maximalkrafttraining die entscheidende Rolle.

Nicht durch Training der Kraftausdauer oder Schnellkraft wird das notwendige, das jeweilige Gelenk aktiv stabilisierende Muskelvolumen aufgebaut, allein das individuell ausgerichtete Maximalkrafttraining führt zum gewünschten Muskelzuwachs. Dieses kann auf verschiedene Art und Weise durchgeführt werden, nämlich konzentrisch oder exzentrisch, isokinetisch, isotonisch oder auxotonisch.

Die dynamischen Trainingsformen sind den statischen vorzuziehen, da durch sie gleichzeitig im Rahmen der Bewegung die Koordination, das Zusammenspiel von zentralem Nervensystem und Muskulatur, geschult wird.

Dabei müssen die Prinzipien der Trainingslehre hinsichtlich Reizintensität, Reizdauer, Reizhäufigkeit, Reizumfang und Reizdichte berücksichtigt werden.

Selbstverständlich hat das Beinmuskeltraining gezielt in Abhängigkeit von der bestehenden Instabilität zu erfolgen. Bei der *vorderen* Knieinstabilität wird primär die ischio-crurale Muskulatur, bei der *hinteren* die Quadricepsmuskulatur beübt. Die Muskeln des Pes anserinus, der Musculus vastus medialis, der Musculus semimembranosus und der mediale Kopf des M. gastrocnemius werden bei der *medialen* Knieinstabilität, der M. vastus lateralis, der M. biceps femoris, der M. popliteus, der M. tensor fasciae latae und der laterale Kopf des M. gastrocnemius bei der lateralen Knieinstabilität systematisch auftrainiert.

Um das Ziel einer möglichst raschen und vollständigen musculären Gelenkstabilisation bei Kniebandinstabilitäten gerade in problematischen Fällen besser erreichen zu können, setzen wir in der Orthopädischen Universitätsklinik Heidelberg moderne Kraftmeß- und -trainingsgeräte ein. Mit ihnen sind unterschiedliche Muskeltrainingsformen möglich. Gemeinsam ist ihnen die exakte adaptive Dosierbarkeit der Belastung innerhalb einer geführten Bewegung.

Die kontrollierte Geschwindigkeit ist die Grundlage der isokinetischen Krafttrainingsgeräte. Im Gegensatz zum fixen Widerstand mit Gewichten, der nur für einen Teilbereich der Bewegung eine maximale Belastung darstellt und bei dem bei unterschiedlicher, nicht berechenbarer Geschwindigkeit bewegt wird, paßt sich der isokinetische Widerstand in jedem Punkt des Bewegungsbereiches und in jeder Geschwindigkeit dem Krafteinsatz der Patienten an.

Daraus ergibt sich, daß trotz individueller Veränderungen der Kraft im Bewegungsablauf in jedem Punkt des Bewegungsbereichs, bei jeder Wiederholung und in jeder funktionellen Geschwindigkeit der Muskel ohne Gefahr der Überlastung maximal belastet werden kann. So eignet sich diese Trainingsform gerade für die Frührehabilitation.

Mit fortschreitender Rehabilitation führen wir zusätzlich zum isokinetischen Muskeltraining ein exzentrisches Krafttraining mit Hilfe von Synchrongeräten durch. Wir glauben, daß wir hierdurch die Nachbehandlung wesentlich ergänzen und unser Ziel, den raschen und vollständigen Muskelaufbau, schneller erreichen können, da das exzentrische Krafttraining, welches mit den isokinetischen Cybex-Trainingsgeräten nicht möglich ist, als wesentlich effektiver für den Muskelmassenaufbau zu beurteilen ist.

Ob isokinetisches Training oder Training mit Synchrongeräten, Deuserband oder Hanteln, immer versuchen wir ein Maximalkrafttraining zu realisieren, d. h., wir lassen den Patienten mit hohem Gewicht, aber wenig Wiederholungen und wenig Sätzen bis an seine aktuelle Leistungsgrenze im schmerzfreien Bereich belasten.

Bereits unmittelbar nach der Operation oder Verletzung beginnen wir mit der unverletzten Seite, beüben dann die entfernten Gelenke der verletzten Seite, bis wir schließlich auch das verletzte Gelenk mit einbeziehen, so bald eine ausreichende Beweglichkeit mit Kniebewegefähigkeit von 90° unter mobilisierender krankengymnastischer Vorbehandlung erreicht ist.

Immer ist das Krafttraining eingebettet in ein krankengymnastisches Übungsprogramm mit Einbeziehung von Dehnungsübungen, PNF, manuellen Techniken und Koordinationsübungen.

Per Computer und Kraftaufzeichnungsgerät können Messungen und grafische Darstellungen als Verlaufsbeobachtung im Rehabilitationsprogramm durchgeführt werden.

Für die Rehabilitation und Trainingssteuerung ergeben sich entscheidende Vorteile:
- früher Beginn eines gezielten systematischen, dynamischen und objektivierbaren Trainings,
- exakte Beurteilung der Ausgangslage,
- Fortschritt und Effizienz der angewandten Trainingsmethoden und
- rasche Wiederherstellung des Patienten durch kontrollierte Messungen.

So stellt aus unserer Sicht das Krafttraining unter Zuhilfenahme von Krafttrainingsgeräten gerade in problematischen Fällen von Kniebandinstabilität und Muskelatrophie einen wichtigen Baustein im Rehabilitationsprogramm dar und hilft, systematisch aufgebaut, Gelenkinstabilitäten aktiv zu kompensieren, die Gelenkbelastbarkeit zu steigern und die sportliche Leistungsfähigkeit möglichst rasch wiederherzustellen.

Häufigkeit und Spätresultate von Kreuzbandverletzungen am Kniegelenk

E. W. Ramseier

Schweizerische Unfallversicherungsanstalt, Postfach, CH-6002 Luzern

Die statistische Analyse des SUVA-Krankengutes der Jahre 1970 bis 1982 zeigt zwei sehr bemerkenswerte Ergebnisse: Eine überraschend große Zunahme der diagnostizierten Kreuzbandverletzungen und ein ebenso imponierender Rückgang der Rentenfälle im gleichen Zeitraum.

Die Zahlen der Kreuzbandverletzungen der 13jährigen Berichtsperiode bestätigen auf eindrückliche Art den klinischen Eindruck, wonach die Kreuzbandverletzungen stark zugenommen haben (Tabelle 1). Dieses Phänomen läßt sich doppelt begründen:

Offensichtlich hat die Häufigkeit der Kniebandverletzungen gegenüber früher zugenommen. Dies ist nur angedeutet zu verzeichnen bei den Betriebsunfällen, was nicht zuletzt Ausdruck der unermüdlichen Bestrebungen der SUVA zur Verbesserung der Arbeitssicherheit darstellt (Tabelle 2).

Tabelle 1. Knieverletzungen 1970–1982

Jahr	n	Kreuzbandläsionen	%
1970	12640	280	2,22
1972	13490	120	0,89
1974	15500	210	1,35
1976	13520	420	3,11
1978	13710	590	4,30
1980	15500	1170	7,55
1982	16020	1620	10,11

Tabelle 2. Kreuzbandläsionen Betriebsunfälle (BU) 1970–1982

Jahr	Total	Verkehr
1970	100	20
1974	60	10
1982	280	30

Tabelle 3. Kreuzbandläsionen. Nichtbetriebsunfälle (NBU) 1970–1982

Jahr	Total	Verkehr	Ski	Fußball
1970	180	10	30	40
1974	150	50	40	30
1979	630	120	140	170
1982	1340	220	270	510

Imponierend ist dagegen die Zunahme der Knieverletzungen, speziell der Kreuzbandläsionen aus Nichtbetriebsunfällen, wobei den Verkehrsunfällen eine wichtige, den Sportverletzungen aber eine überragende Bedeutung zukommt (Tabelle 3). Gerade bei den Skiunfällen ist die Zunahme der Kreuzbandverletzungen in der Literatur der letzten Jahre am besten dokumentiert, wobei man vor allem als Folge der verbesserten Sicherheitsbindungen und der modernen Skischuhkonzeption eine augenfällige Abnahme der Malleolar- und Unterschenkelfrakturen, dafür eine deutliche Zunahme der Knieverletzungen feststellen kann. Unsere Statistik zeigt aber, daß auch im Fußball und in den übrigen Sportarten gesamthaft gesehen ebenfalls eine deutliche Zunahme der Kreuzbandverletzungen festzustellen ist. Die starke Zunahme der Kreuzbandverletzungen ist somit einerseits sicher auf eine gesteigerte Anzahl von Knieverletzungen zurückzuführen.

Andererseits gehen wir wohl nicht fehl in der Annahme, daß diese exorbitante Zunahme der festgestellten Kreuzbandläsionen sicher auch die Folge verbesserter diagnostischer Möglichkeiten ist: Die verbesserte klinische Untersuchungstechnik beginnt ihre Früchte zu tragen; die differenzierte Untersuchung des lädierten Kniegelenks erlaubt heutzutage eine Lä-

Tabelle 4. Kreuzbandläsionen. Spätresultate 1970–1982

Jahr	n	Rente	%
1970	280	64	23
1972	120	53	44
1974	210	90	43
1976	420	104	25
1978	590	113	19
1980	1170	141	12
1982	1620	186	11

sion des Zentralpfeilers bereits mit großer Sicherheit zu diagnostizieren. Gemeinsam mit apparativen Zusatzuntersuchungen wird eine sehr große diagnostische Sicherheit erzielt. Hier hat vor allem die diagnostische Arthroskopie eine überragende Bedeutung erhalten.

Die sehr starke Zunahme der Kreuzbandverletzungen ist das erste bemerkenswerte Ergebnis unserer Studie und läßt sich also erklären durch ein absolut und relativ gehäuftes Vorkommen von Kreuzbandläsionen, aber auch als Folge der modernen verbesserten klinischen und apparativen Kniegelenksdiagnostik.

Ebenso beeindruckend ist der statistische Rückgang der Invaliditätsrate beim Abschluß der Behandlung dieser Kreuzbandverletzungen (Tabelle 4). Diese drastische Reduktion der Invaliditätsrate von Kreuzbandläsionen in den letzten Jahren um mehr als die Hälfte spiegelt bereits die deutlich besseren Resultate der modernen Therapiekonzepte wieder. Als zweiter Grund für diese stark verbesserten Resultate ist wiederum die verbesserte Diagnostik anzuführen, die ein umfassenderes Bild der verletzten Strukturen und damit auch eine gezielte Behandlungstaktik erlaubt. Drittens und ebenso wichtig ist die in den letzten Jahren stark verbesserte posttraumatische resp. postoperative Rehabilitation. Ganz besonders betrifft dies den intensiven Trainingsaufbau einer suffizienten musculären Kniegelenksführung und die Wiederherstellung der proprioceptiven Schutzmechanismen, bevor eine volle Kniegelenksbelastung wieder erlaubt wird. Der vielfach teurere Aufwand der intensiven posttraumatischen Rehabilitation zahlt sich mit einer deutlichen Verminderung der Rentenfälle aus.

Die zunehmenden Erfahrungen mit der endoskopischen Diagnostik lassen für die Zukunft noch eine weitere Verbesserung der Spätresultate erwarten. Der Ersatz der großen Arthrotomie mit der entsprechenden unvermeidlichen Schädigung der proprioceptiven Schutzmechanismen durch die gezielte Miniarthrotomie oder durch transarthroskopische Eingriffe dürften das Bild der modernen Kniegelenkschirurgie der Zukunft entscheidend prägen.

Zusammenfassend können wir aufgrund unserer Studie feststellen, daß die verbesserte klinische und apparative Diagnostik die frühzeitige und rechtzeitige Erkennung von Läsionen des Zentralpfeilers erlaubt. Dies ermöglicht der modernen rekonstruktiven ligamentären Chirurgie des Kniegelenkes deutlich verbesserte Spätresultate zu erzielen oder – bei Verzicht auf die operative Intervention – ein optimales Abwägen zwischen frühfunktioneller Behandlung und der Ruhigstellung mit anschließender gezielter Rehabilitation. Den aufwendigen diagnostischen und therapeutischen Maßnahmen inklusive der kostenträchtigen posttraumatischen Rehabilitation steht eine deutlich reduzierte Invaliditätsrate gegenüber.

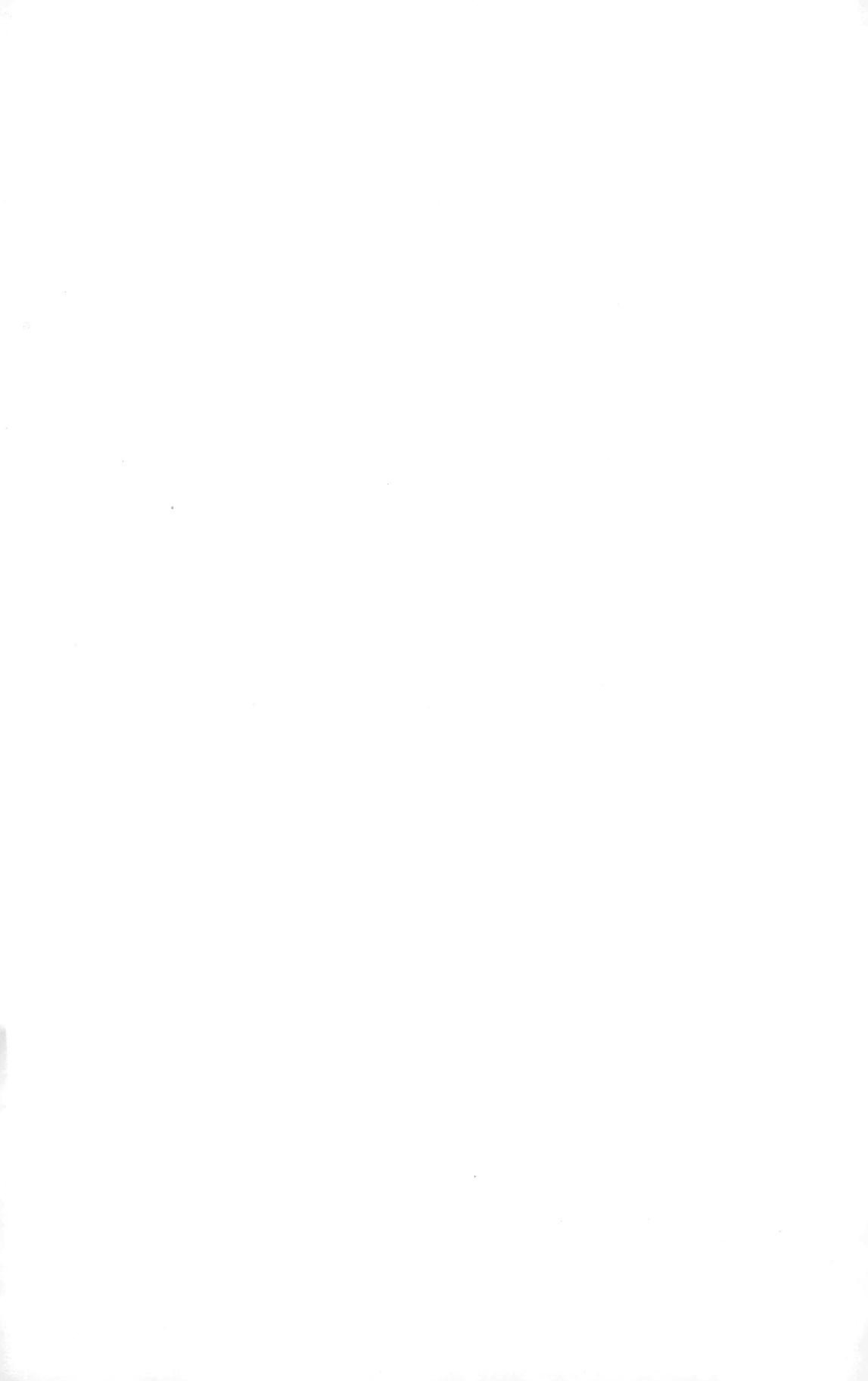

Ergänzende Vorträge zur Pro- und Contrarunde
Operative Behandlung der Außenbandruptur am Sprunggelenk

Operative Behandlung

Funktionelle Nachbehandlung

R. Spring

Abt. Orthopädische Chirurgie (Chefarzt: Dr. med. R. Spring), CH-9450 Altstätten

Einleitung

Das Supinationstrauma am oberen Sprunggelenk mit entsprechender Läsion des fibulo-talaren Bandapparates jeden Grades muß zu den häufigsten Verletzungen gezählt werden. Dabei ist als Unfallmechanismus wohl der Sport im Vordergrund, banale Mißtritte im täglichen Leben wie auch Arbeits- und Verkehrsunfälle kommen als Ursache aber ebenso in Frage. Gerade diese Häufigkeit der Bänderverletzungen ist ein wichtiger Grund, weshalb die fachliche Diskussion rund um die Behandlung wieder neu entfacht ist. Interessiert daran sind Patienten, Ärzte und Versicherungen wohl in gleichem Maße.

Wir stellen fest, daß einerseits die konservative Therapie der operativen Bandnaht gegenüber steht, andererseits aber auch die postoperative Nachbehandlung neue Aspekte zeigt. So unterscheiden sich die beschriebenen Therapie-Methoden nicht unwesentlich.

Bekannt ist sowohl die funktionelle Nachbehandlung mit nur kurzer oder oft gar keiner Ruhigstellung, wie auch die klassische konservative Unterschenkelgehgips-Behandlung ohne operative Bandnaht, aber auch die Gipsfixation nach Operation. Gerade die volkswirtschaftlich nicht unwichtige Dauer der Arbeitsunfähigkeit des Patienten wie auch das zunehmende Interesse an einer möglichst kurzen Rehabilitationszeit und nicht zuletzt der Wunsch nach mehr Komfort bei gleichem Heilungsresultat haben Anlaß gegeben, funktionelle Methoden als Alternative zur Gipsbehandlung zu entwickeln.

Es scheint uns deshalb wichtig, bei der Gewichtung der Argumente für oder gegen operative Behandlung der fibulo-talaren Bandruptur auch gleich die Art der Nachbehandlung mit einzubeziehen.

Wir möchten an dieser Stelle auf die operative Bandnaht und anschließend funktionelle Nachbehandlung eingehen.

So haben wir auf unserer orthopädisch-traumatologischen Abteilung seit 1979 über 700 Patienten mit frischer fibulo-talarer Bandruptur operativ saniert und mit dem Stabil-Schuh funktionell nachbehandelt.

Die *Diagnose* stützt sich, wie üblich, zunächst auf Anamnese und Unfallmechanismus.

Das klinische Bild zeigt die typische Schwellung über dem Sinus tarsi. Sie dehnt sich je nach Dauer seit dem Unfall am ganzen oberen Sprunggelenk und Mittelfuß aus. Die Bewegung im OSG ist schmerzbedingt eingeschränkt.

Die *Röntgendiagnostik* zeigt uns die forciert gehaltene Aufnahme mit oder ohne Lokalanästhesie des Nervus peronaeus superficialis handbreit über dem Außenknöchel. Je nach Ausmaß der Bänderruptur zeigt sich eine mehr oder weniger ausgeprägte Aufklappbarkeit lateral im oberen Sprunggelenk. Der Talus läßt sich sowohl im ap Bild wie auch im seitlichen Röntgen deplazieren. Wir haben gesehen, daß im häufigsten Falle zwei, seltener auch drei Bänder gerissen sind. Dementsprechend zeigt das gehaltene Bild in forcierter Supination eine zunehmende Luxation des Talus aus der Gabel, wie gesagt im ap und im seitlichen Bild. Wir haben auch festgestellt, daß im Zweifelsfalle die seitliche Aufnahme noch fast aussagekräftiger ist als das ap Bild.

Die *Indikation* zur Operation und Bandnaht wird bis zu einem gewissen Maße immer Ermessenssache des beurteilenden Arztes sein. Hier sind verschiedene Einteilungen bekannt, sie reichen meist von Grad I bis Grad III und basieren auf dem Winkel der Aufklappbarkeit zwischen Talus und oberem Sprunggelenk lateral. Die Aussagekraft wird aber sehr von der Technik der gehaltenen Aufnahme, von der Erfahrung des diagnostizierenden Arztes, nicht zuletzt von der beruhigenden Einwirkung auf den Patienten während der Diagnostik abhängen. Schmerz- und angstbedingte Muskelanspannung kann die Aufklappbarkeit und damit die Röntgen-Diagnose stark beeinflussen. Es wird deshalb auch bei vergleichenden Studien von Bedeutung sein, daß immer die gleiche Röntgentechnik und wenn möglich immer der gleiche Arzt mit genügend großer Erfahrung die Diagnose und damit auch die Einteilung bestimmt.

Mit der *operativen Bandnaht* können wir das oft ausgeprägte intraarticuläre Hämatom entfernen und damit die Hautspannung zugleich mindern. Die bekannte negative Einwirkung eines Hämatoms auf den Gelenkknorpel kann vermieden werden und die korrekte anatomische Rekonstruktion des Bandapparates wird angestrebt. Die Operation gibt uns zudem die Gelegenheit, die gar nicht selten auftretenden Nebenverletzungen wie Knorpelflakes oder Ruptur der Peronäussehnenscheide zu erkennen und ebenfalls zu sanieren.

Das Operationsrisiko konnte dank fortschrittlicher Narkosemethoden wie der Periduralanästhesie oder leichten Kurznarkose weiter vermindert werden. Verbesserte Raumtechnik in den Operationssälen, wie die heute in der Orthopädie übliche Sterilbox, verringern das Infektionsrisiko nochmals deutlich. Bei geeigneter Operationstechnik können auch Schäden wie etwa die Tangierung des Nervus peronäus superficialis vermieden werden.

Die Operationstechnik zeigt einen semizirculären Schnitt über dem Sinus tarsi am Außenknöchel, wobei wir darauf achten, daß ventral der Nervus peronäus superficialis nicht tangiert wird. Nach dem Hautschnitt quillt das meist ausgeprägte intraarticuläre Hämatom unter Druck hervor und bewirkt eine sofortige Entspannung der Haut über dem oberen Sprunggelenk. Nach exakter Spülung versuchen wir, die rupturierten Kapselbandstrukturen möglichst anatomisch zu adaptieren und mit resorbierbarem Nahtmaterial zu fixieren. Die Situation gibt uns wie gesagt Gelegenheit, auch mögliche Nebenverletzungen zu erkennen. Das Nahtschema kann uns illustrieren, wie der Natur bei der Behandlung anatomisch nachgeholfen werden kann. Wir achten darauf, daß nach der Hautnaht das obere Sprunggelenk mit einer Gipsschiene, sei es als Steigbügel ventral oder als U-Schiene dorsal in Rechtwinkelstellung gehalten wird. Nach einer durchschnittlichen Wundheilungsdauer von 10 bis 12 Tagen stellt sich nun die Frage nach der Nachbehandlungsmethode.

Wie eingangs erwähnt, stehen der klassischen Unterschenkelgehgipsfixation für üblicherweise ca. 6 Wochen nun weniger limitierende und funktioneller Möglichkeiten gegenüber. Beschrieben sind Taping, Aircast-Schiene und andere Methoden.

Wir haben uns speziell mit einem hochschaftigen Spezialschuh befaßt. Er gelangte in der Zeit zwischen 1979 und 1986 bei über 700 Patienten nach operativer Bandnaht am oberen Sprunggelenk als Nachbehandlungsvariante zur Anwendung. Basierend auf der Überlegung, daß die physiologische Extension und Flexion im oberen Sprunggelenk den fibulo-talaren Kapselbandapparat kaum strapaziert, andererseits aber postoperativ die Supination bis zur Heilung vermieden werden soll, wurde ein hochschaftiger Stabil-Schuh entwickelt. Er läßt die normale Extensions-/Flexionsbewegung zu, hindert aber Maximalextension, Supination und Maximalflexion. Über dem medialen und lateralen Knöchel in der Region des Sinus tarsi ist eine Verstärkung eingebaut, welche die Supination stark einschränkt. Die Sohle ist im hinteren Teil des Fußes rigide, was zusätzliche Stabilität im oberen Sprunggelenk ergibt und wird nach vorne hin weicher, um die Abrollbewegung im Vorfuß zu ermöglichen. Dadurch ist bei beidseitigem Tragen des Schuhes ein hinkfreies Gehen bei symmetrischem Gangbild möglich. Der Stabil-Schuh soll nach dem üblichen Behandlungsschema während mindestens 6 Wochen, d. h. während der experimentell angenommenen Bandheilungszeit getragen werden.

Zusammenfassung

Wir sind der Ansicht, daß mit einer operativen Bandrekonstruktion und der beschriebenen funktionellen Nachbehandlungsmethode gute Heilungsergebnisse erzielt werden können. Exakte Bandrekonstruktion, Hämatomevakuation und Erkennen von Nebenverletzungen bei heute immer geringerem Narkoserisiko sind Argumente für die Operation. Sie werden noch unterstrichen, wenn die doch bekannten Nachteile einer 6wöchigen Unterschenkel-Gehgipsbehandlung vermieden werden können. Ein symmetrisches Gangbild bei erhaltener Trophik ist ebenso wichtig, wie eine kurze Hospitalisations- und Arbeitsunfähigkeitszeit. Diese Nachbehandlung soll den Gehgips nicht verdrängen aber bei den beschriebenen Vorteilen doch eine echte Variante auf dem Wege zum Behandlungsziel, der Vermeidung der Instabilitätsarthrose, darstellen,

Sonographische Funktionsdiagnostik bei Kapselbandverletzungen des oberen Sprunggelenkes

N. M. Hien, T. Schricker und C.-J. Wirth

Klinikum Großhadern der Ludwig-Maximilians-Universität, Orthopädische Klinik (Dir.: Prof. Dr. med. H. J. Refior), Marchioninistraße 15, D-8000 München 70

Kapselbandverletzungen des oberen Sprunggelenkes bilden den Löwenanteil der Gelenkverletzungen in der Praxis. Unfallmechanismus und klinische Untersuchung geben meist ein-

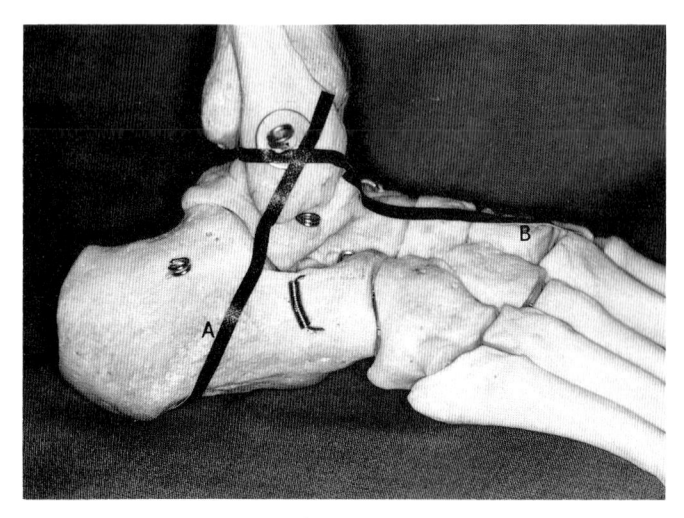

Abb. 1. Knochenpräparat Sprunggelenk von lateral; *A* Schnittebene zur Prüfung des Lig. fibulo-calcaneare. *B* Schnittebene zur Prüfung des Lig. fibulo-talare anterius

deutige Hinweise auf das Ausmaß der vorliegenden Bandverletzungen. Nach Frakturausschluß durch Röntgenübersichtsaufnahmen wird die Außenbandstabilität durch Prüfen der vorderen Schublade bzw. der lateralen Aufklappbarkeit untersucht [2]. Die gehaltene Röntgenaufnahme im Gerät nach Scheuba hat sich vielfach durchgesetzt, obwohl bekannt ist, daß durch mangelhafte Muskelentspannung oft falsch negative Ergebnisse erzielt werden. Die manuell gehaltene Aufnahme und die Arthrographie innerhalb der ersten 24 h gelten derzeit als die zuverlässigsten diagnostischen Maßnahmen bei Kapselbandverletzungen am Sprunggelenk.

Mit der von uns entwickelten sonographischen Funktionsdiagnostik gelingt es in exakt am anatomischen Präparat festgelegten Standardschnittebenen, Außenbandinstabilitäten am oberen Sprunggelenk nachzuweisen und zu quantifizieren [1]. Wir verwenden dafür einen möglichst langen 5 MHz Linearschallkopf, bei Bedarf mit handelsüblicher Wasservorlaufstrecke. Unsere Diagnostik beruht darauf, die Verschieblichkeit bestimmter Knochenkonturen bei manuell ausgeführten Belastungstests zu beurteilen. Voraussetzung sind genau definierte und reproduzierbare Schnittebenen, ein ausreichend breiter Schallkopf, eine exakte klinische Untersuchungstechnik und qualitativ hohe Bilddokumentation. Von Vorteil ist die geringe Schmerzhaftigkeit der Untersuchung, da die Kraft bei Belastung je nach Gegenspannung fein dosiert werden kann, die fehlende Strahlenbelastung und die gegebene Meßbarkeit der Instabilität.

Um das Lig. fibulo-talare ant. zu prüfen, haben wir anhand von Knochenkonturstudien eine reproduzierbare Schnittebene B definiert, die vom fibularen Bandursprung über den talaren Bandansatz und den Talushals zum Os naviculare und Os cuneiforme intermedium verläuft (Abb. 1). Nach Dokumentation dieser Knochenkonturen in Ruheposition wird durch Druck auf den distalen Unterschenkel bei unterlegter Ferse eine Subluxation des Talus nach ventral provoziert und sonographisch beobachtet. Wird bei der Untersuchung die geforderte Schnittebene versehentlich verlassen, so ist dies sofort an der veränderten Taluskontur zu erkennen.

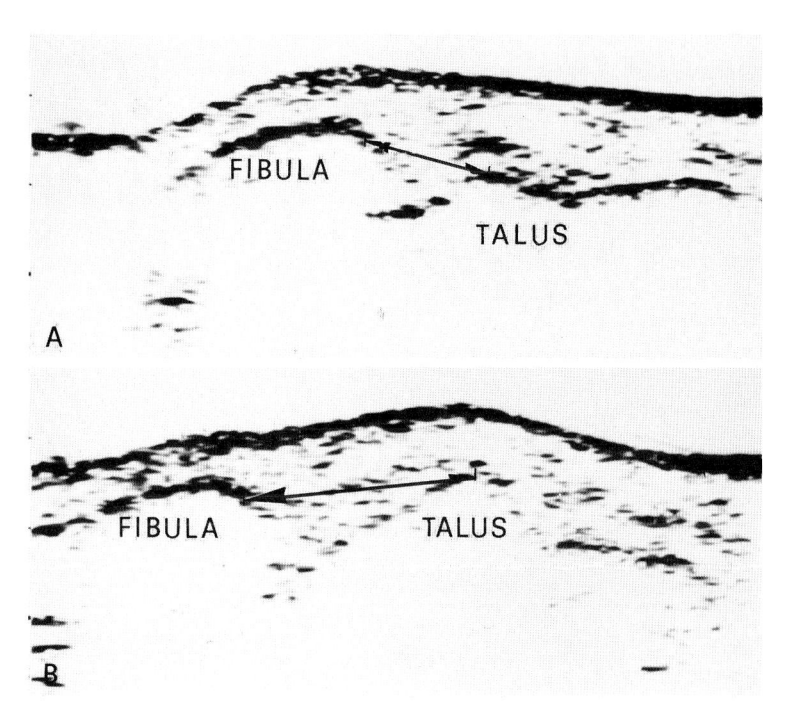

Abb. 2 A, B. Komplette Ruptur des Lig. fibulo-talare anterius links bei einer 27jährigen Patientin, Schnittebene B; **A** Abstand Fibulaspitze zur ersen Taluserhebung in Ruhe, **B** Abstand Fibulaspitze zur ersten Taluserhebung bei maximaler vorderer Schublade

Zur Prüfung des Lig. fibulo-calcaneare wurde die Schnittebene A definiert. Sie verläuft vom fibularen Bandursprung ohne separate Darstellung des Talus zum calcanearen Bandansatz unmittelbar proximal des Tuberculum innominatum am lateralen Calcaneus. Anhand der lateralen Calcaneuskontur wird das Einhalten der geforderten Schnittebene kontrolliert. Bei zu weit ventral liegender Schnittebene wird der Talus zwischen Fibula und Calcaneus sichtbar, zu weit dorsal ist die Calcaneuskontur flach.

An frischen anatomischen Sprunggelenkspräparaten wurde nach sukzessiver Durchtrennung des fibularen Bandapparates die sonographische Darstellbarkeit der auftretenden Instabilität untersucht. Während sich bei intaktem Lig. fibulo-talare ant. der Abstand von fibularem Bandursprung zu talarem Bandansatz bei Belastung praktisch nicht verändert, ist nach Durchtrennen des Bandes ein deutliches Auseinanderweichen der Bezugspunkte festzustellen (Abb. 2). In Ebene A kann bereits bei intaktem Lig. fibulo-calcaneare eine geringe Zunahme des Abstandes vom fibularen Bandursprung zum calcanearen Bandansatz bei Varusstreß beobachtet werden. Nach Durchtrennen des Bandes kommt es jedoch zu einer deutlichen Abstandszunahme bei Varusstreß (Abb. 3), oft wird die craniale Talusgelenkfläche erkennbar.

Nach Schricker fand sich bei stabilen Sprunggelenken (n = 50) ein mittlerer Talusvorschub von 0,8 mm bzw. eine laterale Aufklappbarkeit von 3,0 mm. Bei frischen Außenbandinstabilitäten (n = 27) fand sich ein durchschnittlicher Talusvorschub von 7,6 mm und eine laterale Aufklappbarkeit von 9,7 mm [3].

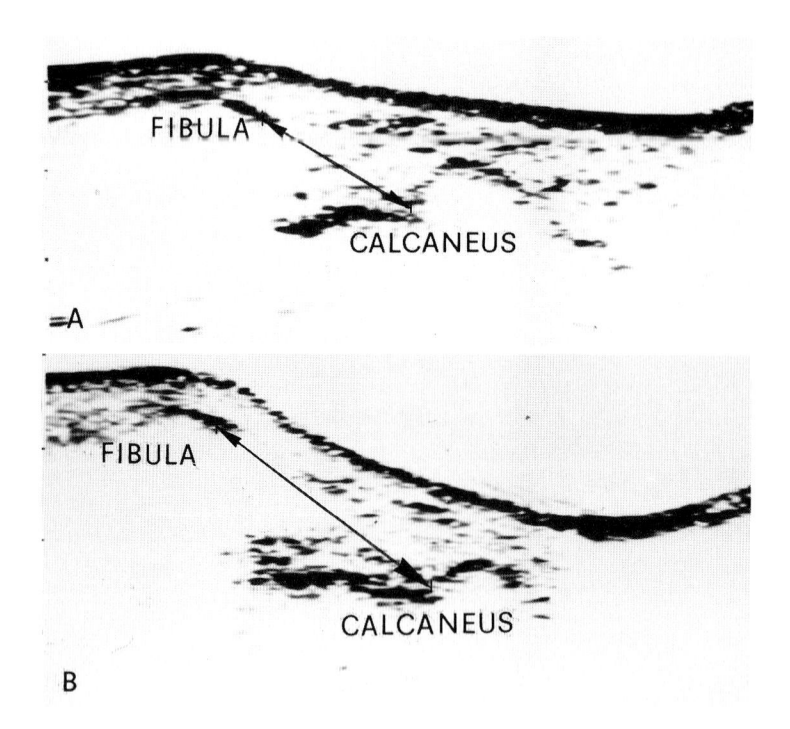

Abb. 3A, B. Komplette Ruptur des Lig. fibulo-calcaneare links bei einer 27jährigen Patientin, Schnittebene A. **A** Abstand Fibulaspitze zur Basis des Tuberculum innominatum in Ruhe (Neutralstellung), **B** Abstandsänderung bei maximaler manueller Supination

In transversaler Schnittführung über der ventralen Syndesmose kann sonographisch durch Abstandsänderung von Fibula und Tibia bei Belastung eine Instabilität der Syndesmose nachgewiesen werden. Zuerst Dokumentation der Knochenstellung in Ruhe, anschließend wird die maximale Separation der Knochenkonturen bei Dorsalextension und Außenrotation im oberen Sprunggelenk festgehalten. Auch eine Peronealsehnenluxation kann mit Ultraschall dokumentiert werden. Die Darstellung im Computertomogramm ist erheblich zeit- und kostenaufwendiger.

Bei Kapselbandverletzungen des Sprunggelenkes setzen wir die Sonographie bei Ruptur des Lig. fibulo-talare anterius, bei Ruptur des Lig. fibulo-calcaneare, bei Insuffizienz der ventralen Syndesmose und bei Peronealsehnenluxation mit Erfolg ein.

Literatur

1. Hien NM, Sedlmeier P, Schricker T (1986) Sonographische Diagnostik bei Kapselbandverletzungen des Knie- und Sprunggelenkes. In: Otto, R Ch, Schnaars P (Hrsg) Ultraschalldiagnostik '85, Thieme, Stuttgart
2. Jäger M, Wirth CJ (1986) Praxis der Orthopädie. Thieme, Stuttgart
3. Schricker T, Hien NM, Wirth CJ (1987) Klinische Ergebnisse sonographischer Funktionsuntersuchungen bei Kapselbandläsionen am Knie- und Sprunggelenk. Ultraschall 8(1) (in Vorbereitung)

Die Arthrographie des OSG – eine Entscheidungshilfe zur operativen Behandlung der lateralen Kapselbandruptur

J. Rütt und M. H. Hackenbroch

Orthopädische Universitätsklinik (Dir.: Prof. Dr. med. M. H. Hackenbroch), Josef-Stelzmann-Straße 9, D-5000 Köln 41

Einleitung

Die Grundlagen des diagnostischen Verfahrens – der Arthrographie des oberen Sprunggelenkes – sind Angaben in der Literatur und eigene Untersuchungen, die wir an Leichensprunggelenken durchführten. Danach kann festgestellt werden, daß Kontrastmitteleintränkungen des oberen Sprunggelenkes mit den Recessus und/oder der Flexorensehnenscheiden und/oder des unteren Sprunggelenkes als Normvarianten anzusehen sind.

Dagegen weist der Kontrastmittelaustritt um die laterale Knöchelspitze und/oder in den Tibiofibularraum und/oder in die Peronealsehnenscheide auf einen pathologischen Befund im Bereich des lateralen Kapselbandapparates hin.

Material und Methode

Anhand von 89 operativ behandelten lateralen Bandrupturen am oberen Sprunggelenk überprüften wir die Aussagekraft des angewandten diagnostischen Verfahrens.

Bei den 51 Fällen mit alleinigem Kontrastmittelaustritt um die Knöchelspitze wurde 22mal eine Ruptur allein der lateralen Kapsel und des Ligamentum fibulo-talare anterius gefunden. 24mal war zusätzlich das Ligamentum fibulo-calcaneare rupturiert, und 5mal außerdem die Peronealsehnenscheide eröffnet.

Bei den 33 Fällen mit Kontrastmittelaustritt um die Knöchelspitze und Kontrastmitteldarstellung der Peronealsehnenscheide fanden wir 32mal eine Ruptur der lateralen Kapsel, der Ligamenta fibulo-talare anterius und fibulo-calcaneare sowie eine Eröffnung der Peronealsehnenscheide. 1mal fand sich eine alleinige Ruptur des Ligamentum fibulo-calcaneare mit gleichzeitiger Eröffnung der Peronealsehnenscheide.

In 2 Fällen fanden wir einen Kontrastmittelaustritt in den Tibiofibularraum, 1mal mit zusätzlicher Darstellung der Peronealsehnenscheide.

Operativ fand sich im ersten Fall eine Syndesmosenruptur, im zweiten zusätzlich eine Ruptur der Ligamenta fibulo-talare anterius und fibulo-calcaneare mit Eröffnung der Peronealsehnenscheide.

In 3 weiteren Fällen war die Arthrographie negativ, wir operierten jedoch aufgrund der deutlichen Klinik und fanden 1mal eine Ruptur des Ligamentum fibulo-talare anterius und 2mal Rupturen der Ligamenta fibulo-talare anterius und fibulo-calcaneare. Retrospektiv konnten wir die negativen Arthrogramme auf zu geringe Instillationsmengen zurückführen.

Diskussion

Interpretiert man die festgestellten Befunde, so kann gesagt werden, daß 86 arthrographisch festgestellte pathologische Befunde operativ 64mal schwere Verletzungen, d. h. Beteiligung mindestens der Ligamenta fibulo-talare anterius und fibulo-calcaneare zugeordnet werden konnten, entsprechend 74,4%. In Kenntnis der Befunde an den Leichensprunggelenken, daß nur bei Peronealsehnenscheidendarstellung veraltete Verletzungszustände mit insuffizienten, elongierten Ligamenta fibulo-calcaneare vorlagen und entsprechender Befunde bei Revisionen nach chronischen Supinationstraumen fordern wir bei arthrographischem Nachweis einer Eintränkung der Peronealsehnenscheide die operative Revision.

Auch unter Berücksichtigung möglicher seitengleicher Bandlaxitäten und insbesondere des schmerzbedingten Gegenspannes bei der Verwendung des Haltegerätes sehen wir die Aussagefähigkeit der Arthrographie höher an.

Zusammenfassung

Zusammenfassend stellen wir danach fest: In Kenntnis der Normvarianten bei der Arthrographie des oberen Sprunggelenkes läßt sich bei ausreichender Instillation eines Kontrastmittels verbunden mit einem Anästheticum — nach unseren Erfahrungen 10 ml — mit hoher Treffsicherheit eine Verletzung des lateralen Kapselbandapparates nachweisen; in unseren Fällen in 100% die Ruptur des Ligamentum fibulo-talare anterius und in 74,5% die Ruptur der Ligamenta fibulo-talare anterius und fibulo-calcaneare.

Vergleich konservativ und operativ behandelter Sprunggelenksseitenbandrupturen

R. Pichler und H. Kuderna

Unfallkrankenhaus Meidling (Dir.: Prim. Dr. med. H. Kuderna), Kundratstraße 27, A-1120 Wien

Im Unfallkrankenhaus Wien Meidling wurden zwischen 1975 und 1985 insgesamt 6621 Patienten mit Sprunggelenksseitenbandrupturen behandelt, rund 80% konservativ, 20% operativ.

Die Indikation zur Operation wurde aus dem Ausmaß der Supinationslockerung gestellt. Zur Feststellung der Supinationslockerung wurden gehaltene Röntgenaufnahmen gemacht. Das verletzte Bein wurde mit Hilfe einer Lasche mit einem Gewicht von 5 kg für 10–15 min belastet. Wird diese Belastung nicht abrupt sondern vorsichtig angelegt, ist diese Untersuchungsmethode wenig schmerzhaft, so daß sich eine Anästhesie erübrigt. Eine allfällige anfängliche Abwehrspannung wird nicht 10 min hindurch aufrecht erhalten, sodaß diese Methode recht zuverlässige Untersuchungsergebnisse bringt.

Betrug die Taluskippung in Supination weniger als 15°, wurde konservativ mit einem Unterschenkelgipsverband für 6 Wochen behandelt. Nur aktive Sportler wurden gelegentlich auch bei geringerer Aufklappbarkeit operiert. Bei Supinationslockerungen über 15° wurde prinzipiell operiert, mit anschließender Ruhigstellung im Unterschenkelgipsverband für 6 Wochen. Widersetzte sich der Patient der Operation oder bestand eine Kontraindikation wurde bis zu einer Aufklappbarkeit von 20° für 8 Wochen, über 20° für 10–12 Wochen im Unterschenkelgips ruhiggestellt.

Wir hatten die Absicht, so viele Patienten zur Nachuntersuchung vorzuladen, bis je 100 konservativ behandelte und 100 operierte nachuntersucht sind. Die Compliance war jedoch sehr schlecht, so daß wir insgesamt nur 132 Patienten nachuntersuchen konnten, obwohl wir 600 vorgeladen hatten. Wir vermuten, daß ein Großteil der Patienten beschwerdefrei ist und daß die zur Nachuntersuchung Erschienenen in Anbetracht des Nachuntersuchungszeitraumes, eine negative Auslese darstellt.

Von den 132 zur Nachuntersuchung erschienenen Patienten waren 72 konservativ, 60 operativ behandelt worden, die durchschnittlichen Nachbeobachtungszeiträume betrugen in beiden Gruppen zufällig 7,7 Jahre. In beiden Gruppen überwog das männliche Geschlecht um mehr als das Doppelte, der Altersdurchschnitt war in beiden Gruppen rund 30 Jahre.

Bei der Nachuntersuchung wurden gehaltene Röntgenaufnahmen in Supination und vorderer Schublade des Sprungbeines mit Hilfe des Multistreß-Gerätes nach Rippstein auf der ehedem verletzten und auf der gesunden Seite gemacht, die angelegte Kraft betrug jeweils 15 kg.

Ferner wurde die Beweglichkeit im oberen Sprunggelenk gemessen, die Stabilität auch klinisch geprüft, die Sensibilität geprüft und mittels Fragebogen Schmerzen und Wetterfühligkeit, Änderungen im Sportverhalten, Häufigkeit des Umkippens seit der Verletzung und vorher, sowie auffällig weitere Verletzungen oder Behandlungen sowohl auf der verletzten als auch auf der unverletzten Seite.

Schon die Auswertung der Befunde auf der unverletzten Seite brachte überraschende Ergebnisse.

Während sich für den Talusvorschub in den meisten Fällen ein Wert von 6 7 mm ergab – der Durchschnittswert betrug 6,8 mm – waren die Ergebnisse mit der Supinationsprüfung eher uneinheitlich.

In 49 Fällen konnte mit der angelegten Kraft überhaupt keine Aufklappbarkeit erzielt werden, die Häufigkeit der übrigen Fälle kulminiert bei einer Aufklappbarkeit von 5° – durchschnittlich 4,9° – ein Wert, der sich übrigens auch aus dem gesamten Durchschnitt ergibt. Die neuerliche Zunahme der Häufigkeit bei Aufklappbarkeit von 10 Grad und mehr fällt aus dieser Kurve heraus und ist ein Hinweis auf eine nicht mehr der Regel entsprechende Lockerung.

Allein 12 dieser 22 Fälle zeigten eines oder mehrere der von Beck und Frick angegebenen 4 Zeichen abgelaufener Bandverletzungen im oberen Sprunggelenk: Os peroneum, eine Doppelkontur des Außenknöchels, eine papageienschnabelartige nach innen umgebogene Außenknöchelspitze oder eine zipfelige Ausziehung oder Bandverknöcherung an der Innenknöchelspitze.

Dazu einige Fallbeispiele:
Nur 4 der 22 Patienten mit einer Aufklappbarkeit in Supination von über 10 Grad auf der gesunden Seite betrafen echte Bandlaxitäten ohne irgendwelche pathologischen Veränderungen, bei denen die Aufklappbarkeit obendrein praktisch seitengleich war.

Die Beurteilung der Aufklappbarkeit in Supination bzw. des Ausmaßes der vorderen Schublade bei der Nachuntersuchung erfolgte daher in den absolut gemessenen Werten und nicht im Vergleich zur unverletzten Seite. Der dadurch entstehende Fehler ist zu vernachlässigen.

Umgekehrt wären die Ergebnisse geschönt worden, hätten wir jeweils nur die Vergleichswerte herangezogen.

Bei der konservativen Behandlung konnte insgesamt bei einem Drittel der Fälle Bandfestigkeit erzielt werden, bei einer primären Aufklappbarkeit von über 15 Grad überhaupt nur mehr in einem Viertel.

Der Prozentsatz der Fälle mit erreichter Bandfestigkeit ist in der Gruppe der operierten Fälle etwas höher, im Gegensatz zu den konservativen eher unabhängig vom Ausmaß der primären Aufklappbarkeit, insgesamt aber auch enttäuschend und beträgt nur 43%.

Als bandlocker wurden alle jene Fälle angesehen, bei denen in der Nachuntersuchung eine Aufklappbarkeit in Supination über 5 Grad bestand oder ein Talusvorschub von 7 mm oder beides. Interessant ist bei der Aufgliederung dieser Fälle, daß die Aufklappbarkeit in Supination und der Talusvorschub durchaus nicht korrelieren müssen, sondern auch isoliert vorkommen können; dies ist insbesonders bei den operierten Fällen zu beobachten, möglicherweise durch nicht mit der Kinematik des Sprunggelenks in Einklang stehende Rekonstruktion des Bandapparates.

Auffallend viele Patienten gaben bei der Nachuntersuchung Schmerzen unter Extrembelastung oder zumindest Wetterfühligkeit an, in 5 operierten Fällen fand sich eine Sensibilitätsstörung, 4mal eine Hypästhesie, einmal eine Parästhesie.

Rund 1/3 aller konservativ behandelten Fälle hatte Bewegungseinschränkungen, insbesondere solche bei denen eine Gipsfixation über 8 bzw. 10 Wochen bestand.

Von den operierten Fällen hatte sogar die Hälfte eine meßbare Bewegungseinschränkung. Sie betraf in zwei Dritteln eine Dorsalflexion von 5° in einem Drittel zu 10°. Nur 4 Fälle hatten eine Einschränkung der Plantarflexion.

Eine Neigung zum häufigen Umkippen bestand nach konservativer Behandlung fast doppelt so oft als nach operativer. Daß sich eher operierte Fälle zu einer Einschränkung ihrer sportlichen Betätigung veranlaßt sahen, hat vielleicht psychologische Gründe. Eine Bandplastik war nur in einem Fall mit erfolglos gebliebener konservativer Behandlung durchgeführt worden.

Bei 10 operierten Fällen, die primär über 25° aufklappbar waren, fanden sich bei der Nachuntersuchung massive Ossifikationen des Lig. deltoideum.

Bei einem Patienten mit verbliebener Instabilität nach konservativer Behandlung war eine Arthrose aufgetreten, 2mal konnte bei der Nachuntersuchung ein Os peroneum festgestellt werden, das beim Unfall nicht vorhanden war und zwar bei je einem konservativ behandelten und einem operierten Patienten.

Unsere Nachuntersuchung entspricht in ihrer statistischen Aussagekraft natürlich nicht einer randomisierten Studie, sondern läßt nur gewisse Trends erkennen, aus denen wir folgende Schlüsse ziehen:

1. Zur verbindlichen Feststellung des Ausmaßes der Bandläsion ist die Supinationsprüfung geeigneter als die Prüfung der vorderen Schublade.
2. Die OP-Indikation sollte bei einer Aufklappbarkeit von über 10° gestellt werden und nicht erst bei über 15°, weil die Mißerfolgsrate der konservativen Behandlung mit zunehmender Aufklappbarkeit zunimmt und über 15° bereits 3/4 aller Fälle betrifft.

3. Ein Vergleich mit der unverletzten Seite zur Feststellung einer vorbestehenden Bandlaxizität erscheint nur dann sinnvoll, wenn die unverletzte Seite auch tatsächlich keine röntgenologischen Zeichen einer durchgemachten Bandläsion aufweist. In allen Fällen sollte für die Indikationsstellung nicht der Vergleichswert zur unverletzten Seite herangezogen werden, sondern der absolut gemessene Wert der verletzten Seite.
4. Bei Gipsfixationen über 6 Wochen hinaus sind bleibende Bewegungseinschränkungen zu erwarten.
5. Auf die Operationstechnik ist größter Wert zu legen. Bei einer der Sprunggelenkskinematik inadäquaten Rekonstruktion mit gegenüber der ursprünglichen Anatomie verändertem Bandverlauf ist die Stabilität nur in gewissen Winkelstellungen gewährleistet oder führt zu Bewegungseinschränkungen. Ein ähnliches Phänomen, wie es aus der Kniegelenkschirurgie längst bekannt ist. Die operative Sprunggelenksseitenbandrekonstruktion darf nicht eine Domäne des Anfängers sein.

Naht oder Gipsbehandlung bei der frischen Außenbandruptur des oberen Sprunggelenkes: Randomisierte klinische Studie

J. Klein, C. Schreckenberger, K. Rödecker und Th. Tiling

Chirurgische Univ.-Klinik Köln-Merheim (Dir.: Prof. Dr. med. H. Troidl), Abt. für Unfallchirurgie (Leiter: Priv.-Doz. Dr. med. Th. Tiling), Ostmerheimer Straße 200, D-5000 Köln 91

Eine Befragung von 100 chirurgischen und orthopädischen Kliniken zur Therapie der frischen Außenbandruptur am oberen Sprunggelenk zeigte, daß die operative Therapie bei weitem überwiegt. Die deutschsprachige Literatur der letzten Jahre befürwortet eindeutig die primäre Bandnaht der frischen Außenbandruptur. Dabei handelt es sich nicht um prospektive Untersuchungen.

Das Ziel dieser randomisierten Studie ist der Vergleich zwischen operativer und konservativer Therapie. Als Zielparameter wurden die Klinik anhand eines Scores und die radiologische Aufklappbarkeit nach Therapie bewertet.

Therapieschema der Vergleichsgruppen:

Gruppe A — primäre Bandnaht
(operativ) — 10 Tage Unterschenkelliegegips
— Gehgips bis 6. Woche nach Unfall
— 3–4 Tage Tape
Gruppe B — 10 Tage Unterschenkelliegegips
(konservativ) — Gehgips bis 6. Woche nach Unfall
— 3–4 Tage Tape

Als frische Außenbandruptur definierten wir:
1. Ersttrauma
2. Klinik

3. Taluskippung > 7° a.p.
   Talusvorschub > 7 mm seitlich bzw.
   Diff. von 5° oder 5 mm gegenüber gesunder Seite
4. Versorgung innerhalb 24 h nach Unfall

Nach Diagnosestellung erfolgte die Beurteilung, ob die Einschlußkriterien (frische Außenbandruptur, Alter zwischen 16–40 Jahren) bzw. keine Ausschlußkriterien (offene Verletzungen, knöcherne Verletzungen, manifeste Durchblutungsstörungen, Erkrankungen, die den Heilungsverlauf beeinflussen z. B. Kollagenosen, Marcumar, Inoperabilität aus lokaler oder allgemeiner Ursache) vorlagen. Wurden die Kriterien erfüllt, erfolgte die Aufklärung des Patienten über die Teilnahme an der Studie, danach erfolgte die Zuteilung zur Gruppe A oder B.

Hinsichtlich Alter, Geschlecht, Beruf, Taluskippung und Talusvorschub nach Unfall, Belastung nach Unfall und Arbeitsunfähigkeitsdauer waren beide Gruppen vergleichbar. In allen o. g. Punkten ergab die statistische Auswertung keinen signifikanten Unterschied.

Die radiologischen Werte (Taluskippung und Talusvorschub) waren sowohl im Durchschnittswert als auch bei der Unterteilung nach Schweregrad der Verletzung nicht signifikant unterschiedlich. Dies trifft für die gehaltene Aufnahme nach Unfall und der Kontrolle nach sechs Monaten zu. Die Minderung der Taluskippung durch operative Therapie beträgt 12°, durch konservative Therapie 10°. Die Minderung des Talusvorschubs war weniger deutlich. Durch operative Therapie 3 mm, durch konservative Therapie 2 mm.

Die Bewertung der klinischen Parameter erfolgte mit einem validierten Fragebogen.

Der Score reichte von − 60 bis + 60 Punkte, wobei + 60 Punkte einem unverletzten Gelenk gleichzusetzen sind.

Bewertet wurden:
— Umknickneigung (giving way + rez. Supinationstraumen)
— Stabilität
— Schmerzen
— Schwellneigung
— Belastungsfähigkeit
— Sportfähigkeit
— Beweglichkeit

Es ergaben sich keine Unterschiede für beide Gruppen. Die Verteilung sehr guter bis mäßiger Ergebnisse war in beiden Gruppen gleich.

Durchschnittliche Score-Punkte:
Gruppe A (operativ)   39,3 P.
Gruppe B (konservativ) 37,5 P. (nicht signifikant)

Eine Korrelation zwischen Klinik (Score) und Radiologie konnte nicht nachgewiesen werden. Die Patienten, die völlig beschwerdefrei waren, hatten radiologisch nicht unbedingt ein stabiles Sprunggelenk. Die statistische Auswertung zeigte keinen Unterschied zwischen Klinik und Radiologie, weder hinsichtlich der Taluskippung noch des Talusvorschubs.

Ergebnis dieser Studie: (sechs Monate nach Unfall)
1. Keine Unterschiede in der radiologischen Stabilität.
2. Keine Korrelation zwischen radiologischer Stabilität und Klinik.

3. Kein Unterschied klinisch (Score) zwischen operativer und konservativer Therapie.

Diese Studie steht somit in Übereinstimmung mit den randomisierten Studien, die die Frage der operativen versus konservativen Therapie der frischen Außenbandruptur vergleichen (Freeman 1965; Niedermann 1981; Gwyn 1984).

Es gibt somit keine randomisierte Studie, die die Notwendigkeit der operativen Therapie der frischen Außenbandruptur belegt.

Frühergebnisse einer prospektiv-randomisierten Studie zur Behandlung der fibularen Bandruptur am oberen Sprunggelenk

R. Hoffmann, H. Zwipp, H. Tscherne und B. Wippermann

Unfallchirurgische Klinik der Medizinischen Hochschule (Dir.: Prof. Dr. med H. Tscherne), Konstanty-Gutschow-Straße 8, D-3000 Hannover 61

Zum „Pro und Contra" der optimalen Behandlung der frischen fibularen Bandruptur wurde in der Unfallchirurgischen Klinik der Medizinischen Hochschule Hannover vom 15. 4. 1985 bis zum 31. 7. 1986 eine prospektiv randomisierte Studie durchgeführt.

In 4 Behandlungsgruppen sollte der Therapieerfolg einer operativen oder konservativ-funktionellen Therapie überprüft werden. Der Studienablauf wurde so konzipiert, daß der Erst-Untersucher sich klinisch auf die Diagnose „frische fibulare Bandruptur" festlegen mußte. Als Zweit-Untersucher sollte sich ein Radiologe anhand der Streßtenographie, die innerhalb der ersten 24–48 h angefertigt wurde, festlegen, ob eine Einzel-, Doppel- oder Dreiband-Läsion vorlag. Es folgte daraufhin die Durchführung der Therapie wie in den einzelnen Behandlungsgruppen vorgesehen, wobei in den operativen Gruppen der Operateur als Dritt-Untersucher das Verletzungsmuster sorgfältig dokumentieren mußte.

Ausgeschlossen wurden alle Patienten, die anamnestisch ein vorausgegangenes Supinationstrauma angaben, intraoperativ Veränderungen der Ligamente im Sinne einer second-stage Ruptur zeigten oder zusätzliche osteochondrale Läsionen aufwiesen. – Patienten, die einer Randomisierung in eine der vier Behandlungsgruppen ablehnten, wurden in einer Sondergruppe erfaßt, wobei nur deren Primärbefunde, wie Streßtenogaphie und der OP-Situs, mit ausgewertet wurden.

Da das Verletzungsmuster bei 100 nicht operierten Patienten nur klinisch radiologisch erfaßt werden konnte, wurde zur verbesserten Klassifizierung des Verletzungsgrades und zur Kontrolle einer gruppengleichen Verteilung die Streßtenographie als radiologisches Diagnosticum eingesetzt. Hierbei wird ein wasserlösliches Kontrastmittel in die Peronaealsehnenscheide injiziert und gleichzeitig beim Röntgenvorgang eine gehaltene Aufnahme angefertigt. Tritt Konstrastmittel aus der Peronaealsehnenscheide unterhalb des Gelenkes aus und stellt es retrograd dieses dar, liegt mit hoher Wahrscheinlichkeit eine zusätzliche Ruptur des Ligamentum fibulo-calcaneare im Sinne der Doppelband-Läsion vor. Bei fehlendem Kontrastmittelaustritt und nachweisbarer mäßiger Aufklappbarkeit des Gelenkes liegt demge-

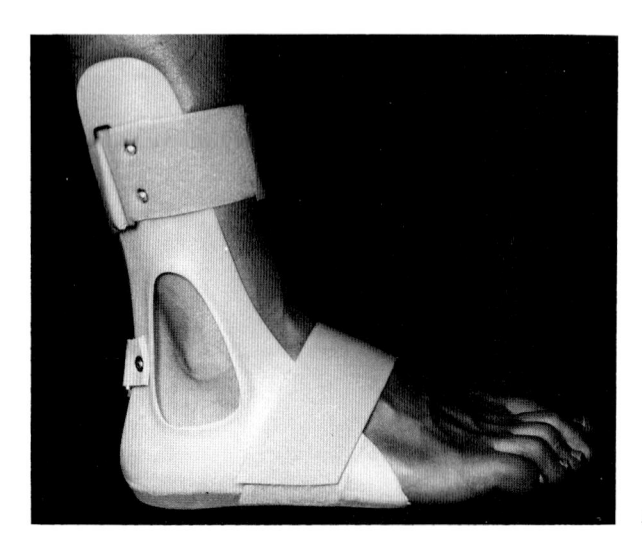

Abb. 1. MHH-Knöchelschiene

genüber nur eine Ruptur des Ligamentum fibulotalare anterius im Sinne einer Einband-Läsion vor.

In insgesamt 189 Fällen wurde eine Streßtenographie durchgeführt. Die Diagnose konnte hier bei 110 Fällen überprüft werden, wobei eine Bandläsion in 92% der Fälle erkannt wurde. Lediglich in 8% war die Aussage der Streßtenographie falsch negativ. In den operativ kontrollierten Fällen bestätigte sich die radiologische Diagnose Einband-Läsion in 76% der Fälle und die Diagnose Doppelband-Läsion in 78% der Fälle. Eine Einzelband-Läsion wurde häufiger als Doppelband-Läsion verkannt als umgekehrt.

In der operativ-immobilisierenden Gruppe wurde dem Patienten nach Bandnaht und vorübergehender Ruhigstellung im Spaltgips für fünf Wochen postoperativ ein Unterschenkelgehgips in Neutral-0-Stellung angelegt.

In der operativ-funktionellen Gruppe wurde nach gleichem perioperativen Vorgehen am 8.–10. postoperativen Tag ambulant für insgesamt 5 Wochen eine MHH-Knöchelschiene als Tag- und Nachtschiene angelegt (Abb. 1).

In der konservativ-immobilisierenden Gruppe wurde nach Abschwellen des perimalleolären Hämatoms nach 3–5 Tagen Therapie im Unterschenkelspaltgips ein Unterschenkelgehgips in betonter Pronations-Eversionsstellung des Fußes angelegt. Dieser wurde für 5 Wochen nach Unfall befristet.

In der konservativ-funktionellen Gruppe wurde nach initialer Therapie im Unterschenkelspaltgipsverband eine MHH-Knöchelschiene im Mittel nach 3–5 Tagen angelegt und für 5 Wochen nach dem Unfall belassen. PKW-fahren wurde mit Wiedereintreten des schmerzfreien Gehens erlaubt. Die Arbeitsfähigkeit bei leichter körperlicher Arbeit wurde nach 2–3 Wochen ausgesprochen. In allen Gruppen wurde 5 Wochen nach der initialen Behandlung 6mal Pronatorentraining und 6mal Eigenreflexschulung verordnet.

200 Patienten wurden in die Studie aufgenommen. Im 3-Monats-Nachuntersuchungsergebnis konnten bisher 92% dieses Patientengutes nachuntersucht werden. Der follow up für 12 Monate beträgt bislang 64%.

Die Patienten wurden nach 3 und 12 Monaten nach 20 klinischen, 3 radiologischen und 3 sportphysiologischen Gesichtspunkten untersucht. Im Gesamtergebnis konnten einschließ-

NACHUNTERSUCHUNG -3 Mon.- Radiologie (n=185)

	stabil	maessig stabil	instabil
A 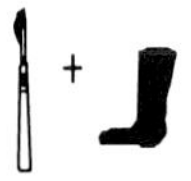	41	4	1
B 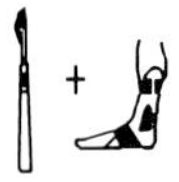	39	5	0
C 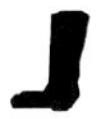	35	8	2
D 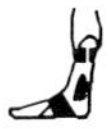	37	10	3

Abb. 2. Radiologische Stabilitätsprüfung nach 3 Monaten

lich sportphysiologischer Prüfung in den 4 Behandlungsgruppen keine signifikanten Unterschiede gesehen werden. Im Mittel fanden sich sehr gute und gute Ergebnisse in 96% der Fälle und 4% befriedigende Resultate in allen 4 Gruppen. Die berufliche und sportliche Tätigkeit war unverändert nicht eingeschränkt.

Radiologisch wurde die Stabilitätsprüfung in 3 Grade – stabil, mäßig-stabil, instabil – eingeteilt (stabil: $\leq 5°$ Taluskippung/≤ 5 mm Talusvorschub; mäßig-stabil: 6–10° Taluskippung/6–10 mm Talusvorschub; instabil: $> 10°$ Taluskippung/> 10 mm Talusvorschub).

Hinsichtlich der radiologischen Stabilitätsprüfung fanden sich bei Zugrundelegung dieser drei radiologischen Stabilitätsgrade nur statistisch signifikante Unterschiede nach Aufschlüsselung der Werte nach Einzelband- und Doppelband-Läsion. Lediglich bei der streßtenographisch gesicherten Doppelband-Läsion konnten signifikant gering schlechtere Ergebnisse in den konservativen Gruppen C und D gesehen werden. Hier wurde vermehrt eine mäßige Instabilität von 6–10° Taluskippung bzw. 6–10 mm Vorschub im 3-Monatsergebnis beobachtet (Abb. 2).

Die bisher gewonnenen klinisch-radiologischen Ergebnisse nach 12 Monaten stimmen in der Tendenz mit den 3-Monatsergebnissen überein.

Es soll noch einmal ausdrücklich betont werden, daß es sich bei den vorliegenden Ergebnissen um 3-Monats- und 1-Jahres-Frühergebnisse handelt. Unter der Annahme, daß auch in noch ausstehenden 24-Monats-Spätergebnissen im Gesamtresultat keine signifikanten Unterschiede zwischen den Behandlungsformen gesehen werden, dürften die Vorteile der konservativen Behandlung, und hier besonders der funktionellen Therapie aufgrund des fehlenden Operationsrisikos, der fehlenden stationären Behandlung sowie einer verkürzten Arbeitsunfähigkeitsperiode mit insgesamt geringeren volkswirtschaftlichen Kosten, überwiegen.

Literatur

1. Brooks SC et al (1981) Treatment of the partial tears of the lateral ligament of the ankle: a prospektive trial. Br Med J 282:606

2. Cetti R (1982) Conservative treatment of injury to the fibular ligaments of the ankle. Br J Sports Med 16:47
3. Evans GA, Frenyo SD (1979) The stress-tenogram in the diagnosis of ruptures of the lateral ligament of the ankle. J Bone Joint Surg [Br] 61:347
4. Evans GA, Hardcastle, Frenyo AD (1984) Acute rupture of the lateral ligament of the ankle, to suture or not to suture? J Bone Joint Surg [Br] 66:209
5. Hoogenband CR vd, Moppes FI v, Stapert JWIL, Coumans PF, Greep JM (1982) Konservative Behandlung der fibular-talaren und fibular-calcanearen Bandverletzung mit Coumans-Bandage, eine prospektive Vergleichsstudie. Abstraktband zur 130. Tagung der Vereinigung Nordwestdeutscher Chirurgen, 2.–4. Dezember 1982, Hamburg
6. Jakob RP, Kipfer W, Ganz R (1981) Muß die frische Bandläsion am Außenknöchel chirurgisch behandelt werden? Helv Chir Acta 48:713
7. Niedermann B, Anderson A, Byrde-Anderson S, Funder V, Jörgensen JB, Lindholmer E, Fuust M (1981) Rupture of the lateral ligaments of the ankle: Operation or plastercast? Acta Orthop Scand 52:579
8. Parzinger G (1982) Kann die antero-laterale Sprunggelenksinstabilität durch Tape-Verbände ausreichend stabilisiert werden? Z Orthop 120:515
9. Raemy J, Jakob RB (1983) Die funktionelle Behandlung der frischen fibularen Bandläsion mit der Air-Cast (R)Schiene. Schweiz Z Sportmed 31:53
10. Stover CN (1980) Air stirrup management of ankle injuries in the athlete. Am J Sports Med 8:360
11. Zwipp H, Tscherne H, Blauth M (1985) Zur konservativen Behandlung der fibularen Bandruptur des oberen Sprunggelenkes. Unfallchirurg 88:159

Behandlungsergebnisse von operativ und konservativ versorgten fibularen Kapselbandrupturen

H. M. Sommer, D. Arza und J. Ahrendt

Orthopädische Universitätsklinik Heidelberg (Dir.: Prof. Dr. med. H. Cotta), Schlierbacher Landstraße 200a, D-6900 Heidelberg

Der fibulare Kapselbandapparat des oberen Sprunggelenkes wird von allen vergleichbaren Strukturen des menschlichen Haltungs- und Bewegungsapparates am häufigsten verletzt (Aufrance 1958). Die Verletzung dieser Strukturen sind Folgen einer Überbelastung, bei der für den Fuß und das Sprunggelenk in der Plantarflexion typischen Supinations-Inversionsbewegung (Wirth et al. 1978) und der in der Plantarflexion unzureichenden muskulären Stabilisierung in der Frontalebene (Freeman 1965; Sommer 1984). Die Furcht vor Spätschäden in Form einer Kapselbandinstabilität mit konsekutiver Arthrose und die Kenntnis um die bessere Belastbarkeit von operativ versorgten Kapsel-Bandverletzungen führte in den 60er und 70er Jahren zu der noch heute gültigen Forderung nach der primären operativen Versorgung der frischen fibularen Kapselbandruptur, sofern ausreichende klinische und radiologische Instabilitäts- und Verletzungskriterien gegeben sind (Broström 1964; Seiler et al. 1978; Reichen et al. 1974). Trotzdem häufen sich die Hinweise, daß den operativ versorgten fibularen Kapselbandrupturen vergleichbare Stabilitätsergebnisse und frühzeitig bessere funktionelle Ergebnisse auch unter einer ausschließlichen funktionellen konservativen Behandlung zu erreichen sind (Evans et al. 1984; Hoogenbrand et al. 1982; Jakob et al. 1981; Niedermann et al. 1981).

Aufgrund dieser unterschiedlichen Beurteilung und der nach unserer Erfahrung in der Behandlung der frischen fibularen Kapselbandruptur nicht eindeutig gesicherten Notwendigkeit einer operativen Versorgung sahen auch wir uns veranlaßt, eine vergleichende Untersuchung durchzuführen, die eine nach statistischen Gesichtspunkten allgemein gültige Aussage zuläßt.

Methodik

Untersuchungskollektiv

80 Männer und Frauen im Alter von 18 bis 45 Jahren mit frischen fibularen Kapselbandrupturen wurden in der Reihenfolge ihrer Vorstellung in der Klinik randomisiert einer operativen und konservativen Behandlungsgruppe zugeordnet. Patienten mit Voroperationen im Bereich der verletzten Kapselbandstrukturen, gehäuften Distorsionen dieses Gelenkes, knöchernen Kapsel-Bandausrissen, bzw. Knorpel- und Knochenverletzungen wurden ebenso wie Leistungssportler ausgeschlossen. Patienten, die mit der von der Randomisierung vorgesehenen Therapie nicht einverstanden waren, aber die jeweils alternative Behandlungen akzeptieren konnten, wurden in einer Randgruppe mitgeführt.

Diagnostik

Die Diagnose der frischen fibularen Kapselbandruptur erfolgt klinisch und röntgenologisch:
Röntgenaufnahmen des Sprunggelenkes in 2 Ebenen, gehaltene Aufnahmen in 2 Ebenen mit Fibularis-Block (5 ml Meaverin 1%) im Scheuba-Gerät mit 18 kp Belastung.
Arthrographie des Sprunggelenkes (2 ml Urographien 76%).
Knöcherne Ausrisse sowie Knorpel/Knochen-Verletzungen des Sprunggelenkes ließen sich mit diesen diagnostischen Maßnahmen weitgehend ausschließen. Für die Aufnahme in die genannten beiden Behandlungsgruppen waren eine Taluskippung von 10 Grad und mehr (unabhängig von der kontralateralen Seite) und der fibulaseitige Kontrastmittelaustritt obligat.

Therapie

Die *operative Therapie* bestand aus Operation, dreiwöchiger Gipsruhigstellung im Unterschenkelgips, einer Woche Zinkleimverband, zwei bis vier Wochen Tapeverband (jeweils drei bis vier Tage über einem Gazo-Fix-Verband).

Die *funktionelle konservative Therapie* bestand aus Zinkleimverbänden für zwei Wochen (mindestens einmaliger Wechsel des Verbandes), Tapeverbänden über vier bis sechs Wochen (jeweils drei bis vier Tage über einem Gazo-Fix-Verband).

Nach einer initialen Teilbelastung unter Zuhilfenahme von Unterarmstockstützen der verletzten unteren Extremität, folgte die Belastung ohne diese Hilfsmittel bei beiden Behandlungsgruppen spätestens bis zum Ablauf der zweiten Woche. Eine wesentliche begleitende Behandlung, wie z. B. Krankengymnastik, wurde nicht angewandt.

Nachuntersuchung

Die erste Nachuntersuchung erfolgte nach sechs Wochen mit einer Anamneseerhebung und klinischen Untersuchung. Es wurde der Zeitpunkt der beschwerdefreien Belastung erfragt, die Beweglichkeit des verletzten Sprunggelenkes und die aktive musculäre Stabilität (Einbeinstand und beidbeiniger Zehenspitzenstand) jeweils im Seitvergleich, geprüft.

Die zweite Nachuntersuchung erfolgte nach zwölf Wochen, bzw. danach (um ein ausreichend großes Nachuntersuchungskollektiv zu erhalten, mußte dieser Zeitpunkt tatsächlich bis auf acht Monate ausgedehnt werden). Diese zweite Nachuntersuchung bestand aus der Anamneseerhebung, klinischen Untersuchung, wie bei der ersten Nachuntersuchung und aus einer röntgenologischen Stabilitätsbeurteilung durch gehaltene Aufnahmen im Scheuba Gerät, allerdings ohne Fibularis-Block (eine schmerzbedingte musculäre Gegenspannung konnte zu diesem Zeitpunkt der Nachuntersuchung ausgeschlossen werden, eine entsprechende angstbedingte Gegenspannung dürfte sich vernachläßigbar gering im Sinne einer reduzierten Aufklappbarkeit des Sprunggelenkes auswirken).

Statistik

Die beiden Behandlungsgruppen wurden nur bzgl. ihrer röntgenologisch erfaßbaren Instabilität bei der Erstuntersuchung und zweiten Nachuntersuchung statistisch überprüft. Die Meßwerte der einzelnen Gruppen wurden mit Hilfe des Shapiro-Wilk-Testes auf Varianz-Homogenität und mit Hilfe der einfachen Varianz-Analyse auf ihre Unterschiedlichkeit überprüft. Als Signifikanzgrenze wurde $P < 0.05$ festgelegt.

Ergebnisse

Von den insgesamt 80 in die Untersuchung aufgenommenen Patienten kamen n = 61, d. h. 76% in die Auswertung. Sie wurden nach 6 Wochen und nach 3–8 Monaten nachuntersucht. Von den 61 Patienten entfielen $n_1 = 26$ auf die operative und $n_2 = 35$ auf die konservative Behandlungsgruppe mit einem jeweiligen vergleichbaren Altersdurchschnitt von 25,6 ± 7,4 Jahren, bzw. 28,6 ± 7,6 Jahren. Das Geschlechtsverhältnis betrug ♂:♀ = 4:1 in beiden Gruppen.

Die Nachuntersuchung nach 6 Wochen ergab eine bei allen funktionell-konservativ behandelten Patienten eine nach 4–6 Wochen beschwerdefreie Belastbarkeit, eine im Seitenvergleich unauffällige Beweglichkeit des Sprunggelenkes, einen seitengleich unauffälligen Einbein- und Zehenspitzenstand. In der Gruppe mit Operation waren bei 22 die Beweglichkeit des oberen Sprunggelenkes (Dorsalflexion) und bei 24 die aktive musculäre Stabilisierung eingeschränkt bzw. unsicher.

Die Nachuntersuchung nach 3–8 Monaten ergab eine inzwischen bei beiden Gruppen ausnahmslos beschwerdefreie Belastbarkeit (sie wurde in der operativ versorgten Gruppe nach 8–10 Wochen erreicht). Die Beweglichkeit des oberen Sprunggelenkes war auch in dieser Gruppe bis auf 3 Patienten frei. Die aktive Stabilisierung im Einbeinstand und Zehenspitzenstand war seitengleich unauffällig.

Die röntgenologische Überprüfung der erzielten fibularen Kapselbandstabilität ergab eine mittlere Taluskippung von 5 Grad ± 2 Grad (max. 8 Grad) bei einem Ausgangswert

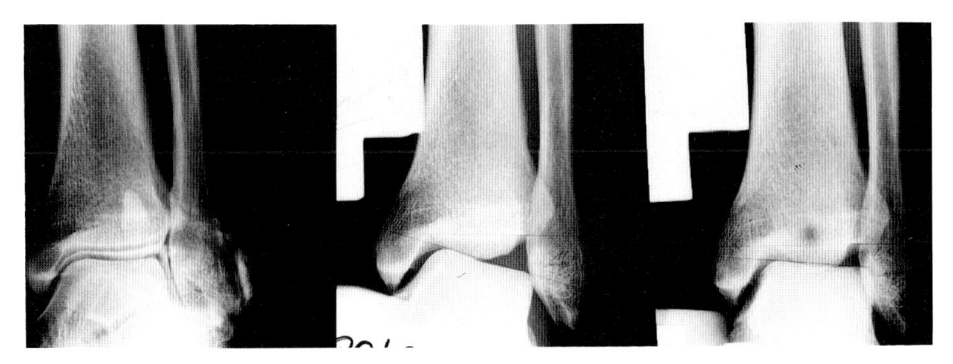

Abb. 1. 35jähriger männlicher Patient mit durch Kontrastmittelaustritt und gehaltenen Aufnahmen (17 Grad Taluskippung) nachgewiesener frischer fibularer Kapselbandruptur (*Röntgenbilder links und in der Mitte*) und bei der zweiten Nachuntersuchung nach 5 Monaten noch bestehender restlicher Taluskippung von 6 Grad bei der gehaltenen Röntgenaufnahme (*Röntgenbild rechts*), nach einer primären Kapsel-Band-Naht mit völliger Beschwerefreiheit nach 8 Wochen, ohne Instabilitätsgefühl und ohne weitere Sprunggelenksdistorsionen bis zur zweiten Nachuntersuchung

von 14 Grad ± 4 Grad (max. 20 Grad), bzw. einen Talusvorschub von 6 mm ± 1 mm (max. 7 mm) bei einem Ausgangswert von 7 mm ± 1 mm (max. 8 mm) in der operativ versorgten Behandlungsgruppe. In der konservativen Behandlungsgruppe betrugen diese entsprechenden Werte 5 Grad ± 2 Grad (max. 8 Grad), nach 3–8 Monaten bei einem Ausgangswert von 17 Grad ± 6 Grad (max. 30 Grad), bzw. 6 mm ± 1 mm (max. 8 mm), nach 3–8 Monaten bei einem Ausgangswert von 8 mm ± 2 mm (max. 12 mm). Der Stabilitätsgewinn lag dementsprechend mit 9 Grad ± 3 Grad (max. 14 Grad) bzgl. der Taluskippung bei der operativen Behandlungsgruppe niedriger als bei der konservativen Behandlungsgruppe mit 14 Grad ± 6 Grad (max. 27 Grad).

Für die zu vergleichenden Behandlungsgruppen bestand sowohl bzgl. der Ausgangsbefunde, als auch der Abschlußbefunde (nach 3–8 Monaten) Varianzhomogenität. Die bereits aus den genannten Mittelwerten mit Standardabweichung ersichtlichen fehlenden Unterschiede zwischen den einzelnen Gruppen werden durch die Varianzanalysen bestätigt. Dies gilt auch für den Vergleich der jeweiligen Stabilitätsgewinne, d. h. der nach 3–8 Monaten der Behandlung festzustellenden Abnahme der Taluskippung.

Diskussion

Die von Evans et al. 1984; Hoogenbrand et al. 1982; Jakob et al. 1981; Niedermann et al. 1981 und inzwischen auch von Zwipp et al. 1986 erkannten vergleichbaren guten Ergebnisse von operativ und funktionell-konservativ behandelten fibularen Kapselbandrupturen werden durch die Ergebnisse dieser prospektiven und randomisierten Untersuchung bestätigt. Die unter der hier vorgestellten funktionellen-konservativen Behandlung – sie bestand lediglich aus funktionellen Verbänden, die vor allem nach der Zinkleimversorgung in Form von Tape-Verbänden problemlos selbsttätig anzulegen sind – erzielte frühzeitige beschwerdefreie Belastbarkeit mit guter aktiver, d. h. musculärer Stabilisierung, kann dabei aller-

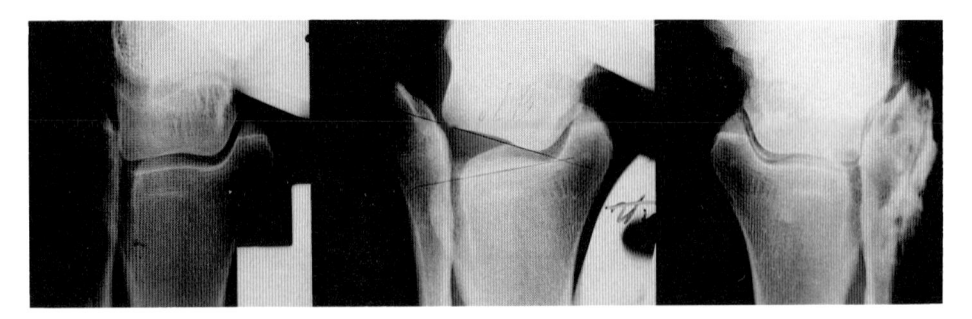

Abb. 2. 45jähriger männlicher Patient mit einer durch Kontrasmittelaustritt und gehaltenen Aufnahmen (27 Grad Taluskippung) nachgewiesener frischen fibularen Kapselbandruptur (*Röntgenbilder links und in der Mitte*) und bei der zweiten Nachuntersuchung nach 8 Monaten fehlenden Taluskippung bei der gehaltenen Röntgenaufnahme (*Röntgenbild rechts*) nach einer funktionellen, konservativen Behandlung mit völliger Beschwerdefreiheit nach 5 Wochen, ohne Instabilitätsgefühl und ohne erneute Sprunggelenksdistorsion bis zur zweiten Nachuntersuchung

dings nicht als besseres Argument für diese Behandlung gewertet werden; denn eine frühfunktionelle Behandlung nach einer operativen Versorgung dieser Verletzung führt zu vergleichbaren guten Frühresultaten (Jakob et al. 1986). Viel wesentlicher erscheint demgegenüber die unter einer funktionellen-konservativen Behandlung, selbst unter extremen Voraussetzungen mit nahezu kompletter Kapselbandzerreißung zu erzielende Stabilität (s. Abb. 2) und die eindeutig vergleichbar guten Behandlungsergebnisse. Selbst unter dem Vorbehalt, daß sich die Nachuntersuchungsergebnisse auf 76% des Ausgangskollektives beziehen, und der Zeitraum der zweiten Nachuntersuchung zwischen 3 und 8 Monaten beträgt, muß das hier vorgestellte funktionell-konservative Behandlungsverfahren als eine der operativen Behandlung adäquate Versorgung der frischen fibularen Kapselbandruptur gewertet werden. Diese Aussage entspricht letztlich den Erkenntnissen, die bereits Broström 1964 gewonnen hatte, obwohl er trotzdem die operative Versorgung unter dem Eindruck der von Clayton et al. 1959 beschriebenen größeren Gewebefestigkeit nach einer Bandnaht propagierte.

Die Diskrepanz der Ergebnisse dieser Arbeit und der von Zwipp et al. (1986) zu den Ergebnissen z. B. von Seiler et al. 1978; Reichen et al. 1974 muß hingegen in der unterschiedlichen Untersuchungsmethodik gesucht werden, d. h. in der Beurteilung eines selectionierten Patientengutes, wie es bei der von diesen Autoren angewandten retrospektiven Untersuchungsmethode kaum zu vermeiden ist.

Die Ergebnisse dieser Arbeit bestätigen darüberhinaus die Notwendigkeit der frühfunktionellen Behandlung und damit die Bedeutung der aktiven musculären Stabilisierung eines verletzten Gelenkes (Freeman 1965). Die Frage nach der für eine zukünftige chronische Kapselbandinstabilität entscheidende irreversible Schädigung der Dehnungsreceptoren des Kapselbandapparates und damit der proprioceptiven Eigenschaften dieses Gelenkes läßt sich jedoch nicht beantworten. Zusätzlich sind diese Ergebnisse nur auf die ligamentäre bzw. capsuläre Ruptur zu beziehen, nicht aber auf die mit knöchernem Ausriß, Knorpel-/Knochen-Verletzung des Gelenkes oder auf die Reruptur bei chronischer Kapselbandinstabilität.

Schlußfolgerung

Unter dem Vorbehalt, daß die Ergebnisse der Einjahresnachuntersuchung noch nicht komplett vorliegen (die bisherigen Ergebnisse bestätigen ausnahmslos die Ergebnisse dieser Arbeit), muß die funktionell-konservative Behandlung der frischen fibularen Kapselbandruptur als Therapie der Wahl bezeichnet werden. Dies gilt selbst für die ausgedehnte Kapselzerreißung, schließt allerdings die Verletzung mit knöchernen Kapselbandausrissen, Knorpel-/Knochen-Verletzungen des Gelenkes und die Reruptur bei einer chronischen Kapselbandinstabilität aus. Die Entscheidung zugunsten einer funktionellen, konservativen Behandlung wird dabei durch die mit dieser Behandlung zu erzielenden ausreichenden Kapselband-Stabilität und durch die Vermeidung von Risiken, die auch bei einer noch so kleinen Operation miteinzubeziehen sind, bestimmt. Es bleibt, die Nachuntersuchungsergebnisse nach 2 und 5 Jahren abzuwarten, um die Häufigkeit von ggf. auftretenden chronischen Kapselbandinstabilitäten beider Behandlungsgruppen beurteilen zu können. Möglicherweise wird sich dabei zusammen mit den notwendigen Untersuchungen auf neurophysiologischer Ebene herausstellen, daß diese chronische Kapselband-Instabilität bereits das Ergebnis der Erstverletzung mit irreversiblen Schädigung der Dehnungsreceptoren des verletzten Gewebes und damit deren proprioceptiven Eigenschaft ist. Eine solche irreversible Schädigung wäre auch durch eine noch so subtile operative Versorgung nicht zu beheben.

Zusammenfassung

80 Männer und Frauen im Alter von 18 bis 45 Jahren mit röntgenologisch durch gehaltene Aufnahmen und Arthrographie gesicherten frischen fibularen Kapselbandverletzungen wurden in einer prospektiven und randomisierten Untersuchung einer operativen und funktionellen, konservativen Behandlung zugeführt. Behandlungsergebnisse wurden anamnestisch, klinisch und röntgenologisch überprüft. Es zeigte sich, daß die funktionell-konservative Behandlung mit 5 Grad ± 2 Grad eine der operativen Behandlung mit ebenfalls 5 Grad ± 2 Grad entsprechende röntgenologisch nachgewiesen Stabilität bereits nach 3–8 Monaten liefert. Die frühere beschwerdefreie Belastbarkeit, wie sie nach der funktionell-konservativen Behandlung festzustellen war, spricht für die Vorteile einer frühfunktionellen Behandlung, die allerdings hier mit einer 3-wöchigen Gipsruhigstellung nach operativ versorgter Kapsel-Bandruptur verglichen wird. Damit muß der funktionell-konservativen Behandlung der Vorzug gegeben werden, sofern keine knöchernen Kapselbandausrisse, keine Knorpel-/Knochen-Verletzungen oder Rerupturen bei einer chronischen Kapselbandinstabilität vorliegen.

Literatur

Aufrance OE (1958) Ankle injuries. In: Cave EF (ed) Fractures and other injuries The year book. Medical Publishers, Chicago, p 571
Broström L (1964) Sprained ankles. Anatomic lesions in recent sprains. Acta Chir Scand 128:483
Clayton ML, Weir GJ (1959) Experimental investigations of ligamentous healing. Am J Surg 98:373

Evans GA, Hardcastle Frenyo AD (1984) Acute rupture of the lateral ligment of the ankle, to suture or not to suture? J. Bone Joint Surg [Br] 66:209

Freeman MAR (1965) The etiology and prevention of functional instability of the foot. J Bone Joint Surg [Br] 47:678

Hoogenband CR, Moppes FJ, Stapert JWL, Coumans PF, Greep JM (1982) Konservative Behandlung der fibulo-talaren und fibulo-calcanearen Bandverletzung mit Coumans-Bandage, eine prospektive Vergleichsstudie. Abstraktband zur 130. Tagung der Vereinigung Nordwestdeutscher Chirurgen, Hamburg

Jakob RP, Kipfer W, Ganz R (1981) Muß die frische Bandläsion am Außenknöchel chirurgisch behandelt werden? Helv Chir Acta 48:713

Jakob RP, Raemy H, Steffen R, Wetz B (1986) Zur funktionellen Behandlung des frischen Außenbandrisses mit der Aircast-Schiene. In: Der Orthopäde. Bd 15, Heft 6, 434–440

Niedermann B, Anderson A, Byrde-Anderson S, Funder V, Jörgensen JB, Lindholmer E, Fuust M (1981) Rupture of the lateral ligaments of the ankle: Operation or plastercast? Acta Orthop. Scand 52:579

Reichen A, Marti R (1974) Die frische fibulare Bandruptur. Diagnose-Therapie-Resultate. Arch. Orthop Unfallchir 80:211

Seiler H, Holzrichter D (1978) Ergebnisse nach Außenbandnaht im oberen Sprunggelenk bei frischer Ruptur. In: Hefte Unfallheilkd, Heft 131. Springer, Berlin Heidelberg New York, S 116

Sommer HM (1984) Muskuläre Ungleichgewichte im Bereich der unteren Extremität als Ursache für Überbelastungen des oberen und unteren Sprunggelenkes. In: Hackenbroch MH, Refior HJ, Jäger M, Plitz W (Hrsg) Funktionelle Anatomie und Pathomechanik des Sprunggelenkes. Thieme, Stuttgart New York S 63–67

Wirth CJ, Küsswetter W, Jäger M (1978) Biomechanik und Pathomechanik des oberen Sprunggelenkes. In: Hefte Unfallheilkd, Heft 131. Springer, Berlin Heidelberg New York, S 10

Zwipp H, Tscherne H, Hoffmann R, Wippermann W (1986) Therapie der frischen fibularen Bandruptur. In: Der Orthopäde. Bd 15, Heft 6: 446–463

Ist die konservativ-funktionelle Behandlung frischer Außenbandrupturen am OSG gerechtfertigt?

K. Neumann

Chirurgische Universitätsklinik und Poliklinik der Berufsgenossenschaftlichen Krankenanstalten „Bergmannsheil Bochum" (Dir.: Professor Dr. med. G. Muhr), Hunscheidtstraße 1, D-4630 Bochum 1

Bereits vor 20 Jahren berichteten Freeman und Broström über bessere musculäre Kompensation und geringere residuelle Stabilitätssymptome bei konservativ-funktioneller Behandlung im Vergleich zu operativer Therapie.

Schon durchgeführte prospektive randomisierte Studien (Niedermann 1981; Brooks 1981; Hoogenband 1982) zeigten keine signifikanten Unterschiede im 1-Jahres-Ergebnis zwischen rein funktioneller Therapie, 6 Wochen Immobilisation und operativer Therapie.

Die These der posttraumatischen Arthrose nach Bandrupturen am oberen Sprunggelenk ist auf Einzelbeobachtungen in der Literatur beschränkt. Biometrische Untersuchungen am oberen Sprunggelenk (Riede 1973) ergaben keine potentiell arthrosefördernden Faktoren bei ligamentären Instabilitäten. Eine Prädisposition war bei frontaler und sagittaler Abflachung der Taluskanten, wie natürlich bei erhöhtem Alter vorhanden.

Neuere experimentelle Daten über konservativ und funktionell behandelte Bandrupturen (Dahners 1986; Inoue 1986) belegen zudem die Funktion kontrahierter Narbenstümpfe mit Anreicherung von Actin und Fibroblasten, welche für die Kollagensynthese und die mechanische Belastbarkeit von Bedeutung sind. Insgesamt weisen die funktionell behandelten Bänder ohne Operation nach 12 Wochen signifikant bessere Ergebnisse als die operierte und immobilisierte Gruppe auf.

Funktionseinbuße ist hier also nicht gleichzusetzen mit Funktionsverlust. Kann aber eine kompensierbare Instabilität zugemutet werden?

Von 1977 bis 1983 wurden am „Bergmannsheil Bochum" 1788 frische Außenbandrupturen des oberen Sprunggelenkes versorgt, davon allein 2/3 konservativ. Bei dieser Gruppe war sekundär nur in 36 Fällen (= 3%) eine Bandplastik erforderlich!

Eine vergleichende retrospektive Studie an unserer Klinik 5 Jahre nach Unfall zeigte keinen wesentlichen Unterschied im guten Endresultat der konservativen (76%) und der operativen (82%) Gruppe. Einschränkungen der dorsoplantaren Beweglichkeit fand sich signifikant vermehrt im operativen Kollektiv (20%) gegenüber dem konservativen Kollektiv (9%).

Durch die Immobilisationsdauer von 6 Wochen fanden sich in unserer Nachuntersuchunsserie folgende residuellen Symptome:
1. Schwellneigung bei mehr als jedem 5. Patienten,
2. Kraft- und Belastbarkeitseinschränkung über 10%,
3. Einschränkung des aktiven Bewegungsumfanges von durchschnittlich 5 Grad im Vergleich zur Gegenseite.

Diese Aspekte haben uns veranlaßt, seit Oktober 1983 frische Außenbandrupturen bei einem Patientenkollektiv (n = 150) mit einer pneumatischen Aircast-U-Schiene funktionell zu behandeln. In einer experimentellen Studie (Raemy/Jakob 1983) konnte gezeigt werden, daß die Aircast-Schiene die Inversionsbelastung signifikant reduziert, während im EMG keinerlei Beeinträchtigung der peronaealen Muskulatur hervorgerufen wird.

Die Schiene wird am Unfalltag angelegt und für mindestens 6 Wochen Tag und Nacht getragen. Gleichzeitig üben die Patienten die Koordination auf dem Therapie-Kreisel und führen ein konsequentes Training der fibularen Muskelgruppe durch.

Mit dieser individuell anpaßbaren Luftkammerschiene wurden bisher 150 Patienten behandelt, wovon 84 bis zu 3 Jahre nach dem Unfall zur Untersuchung zur Verfügung standen. Dabei fanden sich 2 Therapieversager, welche bei einem Taluskippwinkel von über 20 Grad chronisch-rezidivierende Supinationstraumen erlitten. 7 Patienten wiesen in der Kontrolle bei den gehaltenen Vergleichsaufnahmen einen Taluskippwinkel von 6 Grad bei vorbestehenden 12–18 Grad auf, waren subjektiv jedoch beschwerdefrei. Trophische Störungen wie auch Einschränkungen der Beweglichkeit im oberen Sprunggelenk wurden nicht beobachtet. Gelegentlich wird unter dieser Schiene über „Waschhaut-Bildung", Tibialisposterior-Syndrom und Achillodynie berichtet. 75 Patienten der Nachuntersuchungsserie waren absolut beschwerdefrei und wiesen einen suffizienten Kapsel-Band-Apparat am OSG auf.

Einen besonderen Aspekt bietet der sozio-ökonomische Wert dieser ambulanten Behandlungsmethode mit einer durchschnittlichen Wiederaufnahme der Arbeitsfähigkeit nach 2–3 Wochen. Im Kostenvergleich ist die Operation 10mal so teuer wie die vorgestellte Luftkammerschiene.

Die Behandlungstaktik frischer Außenbandrupturen am oberen Sprunggelenk darf keinen starren Prinzipien unterliegen, sondern muß sich vielmehr am Patientenbedarf orientieren. Hieraus ergibt sich folgende Verfahrenswahl:
1. Operation bei Ruptur aller 3 fibularen Bänder oder individuellem Wunsch des Patienten (Athleten),
2. konservativ in einem Gehgips für 3 Wochen und anschließender Krankengymnastik bei Patienten, welche infolge ihres Alters oder anderer einschränkender Faktoren über eine ungenügende Koordination und Kompensation verfügen,
3. alle anderen frischen Außenbandrupturen werden funktionell behandelt.

Die Aircast-U-Schiene stellt ein proprioceptiv stabilisierendes System ohne funktionelles Defizit dar.

Zur Leistungsfähigkeit der frühfunktionellen Behandlung nach Außenbandrupturen am oberen Sprunggelenk

M. Biegler, A. Lang und K. Wenda

Chirurgische Universitätsklinik, Abt. für Unfallchirurgie (Dir.: Prof. Dr. med. G. Ritter), Langenbeckstraße 1, D-6500 Mainz

Ein Ziel unfallchirurgischer rekonstruktiver Maßnahmen ist die alsbaldige funktionelle Therapie, die wir mit der Mehrzahl der Osteosynthesen erreichen können. Auf dem Sektor der ligamentären Verletzungen wurde und wird vielfach noch die Ruhigstellung der Gelenke durch fixierende Verbände befürwortet.

Die Vorteile einer frühfunktionellen Therapie für die Trophik von Knochen, Knorpel und Weichgeweben lassen jedoch immer mehr nach alternativen Verfahren suchen.

Für die Therapie am Sprunggelenk bedeutet der Spezialschuh nach Spring – der in Zusammenarbeit mit einem deutschen Sportartikelproduzenten hergestellt wird – die Möglichkeit, limitierte Plantar- und Dorsalflektion durchzuführen. Durch die besondere Lederzügelung ist die Supinations- und Pronationsmöglichkeit dagegen nur minimal. Wir haben die theoretisch hervorstechenden Positiva des Schuhes im Rahmen einer prospektiven und randomisierten Studie in praxi überprüft.

Aufgenommen wurden in die Studie 40 zeitlich aufeinanderfolgende frisch Bandverletzte, bei denen die laterale Aufklappbarkeit des oberen Sprunggelenkspaltes in der gehaltenen Aufnahme des oberen Sprunggelenkes a. p. mindestens $10°$ größer war als die der unverletzten Seite und die einer Operation zustimmten.

Nach der Bandnaht erfolgte die Ruhigstellung in einer Unterschenkel-Gips-LU-Schiene bis zum Entfernen des Nahtmaterials.

In der Reihenfolge des Klinikeintreffens wurden die Patienten dann randomisiert in zwei Gruppen zu je 20 eingeteilt.

In der Gruppe „Schuh" erhielten alle den Spezialschuh bis zum Ende der 6. Woche p. o. mit schmerzabhängig gestatteter Teil- bzw. Vollbelastung. Für die Nacht wurde eine abnehmbare Unterschenkel-Gips-L-Schiene angefertigt und jeder Patient im Anlegen derselben unterwiesen.

In der Gruppe „Gips" wurde ein Unterschenkelliegegips bis zum Ablauf der 3. Woche p. o. und dann ein Unterschenkelgehgips bis zum Ende der 6. Woche p. o. angelegt.

Eine Nachuntersuchung ausnahmslos aller Patienten wurde 3 Monate p. o. vorgesehen, was mit einem Durchschnitt in der 13. postoperativen Woche auch realisiert werden konnte.

Es wurden hierbei zum einen subjektive Angaben anhand einer definierten Liste erfragt, zum anderen eine klinisch und radiologische Untersuchung gemäß einem festgelegten Schema durchgeführt.

Alle Befunde wurden im Sinne einer Negativliste nach Schweregrad eingestuft und damit eine Summenzahl ermittelt.

Die addierte Bewertung für die Beschwerden konnte zwischen 0 und 10 liegen. Für die objektivierbaren Befunde war ein Wert zwischen 0 und 21 möglich.

Mit 7 weiblichen Patienten in Gruppe „Gips" und 9 weiblichen in Gruppe „Schuh", war geschlechterbezogen keine relevante Abweichung vorhanden.

Auch im Hinblick auf die Altersverteilung mit einem Gipfel zwischen 15 und 19 Jahren und bezüglich der Winkeldifferenzwerte zwischen verletzter und unverletzter Seite waren keine Gruppenunterschiede nachweisbar.

Bei Auswertung der Summenzahl zeigte die Gruppe der frühfunktionell mit Schuh behandelten Patienten — bei Addition über die gesamte jeweilige Gruppe — um ca 20% niedrigere Gesamtsummenwerte sowohl nach subjektiven wie nach objektiven Kriterien gegenüber der mit Gips therapierten Gruppe.

Betrachtet man die bei Nachuntersuchung gemessene Beweglichkeit des oberen und unteren Sprunggelenkes, so befinden sich in der Gruppe „Schuh" 45% gegenüber 25% der Gips-Patienten in der Kategorie „sehr gut", d. h. keine oder nur minimale endgradige Bewegungseinschränkung in *einem* der beiden Sprunggelenke (Abb. 1).

Daß die gute Funktion nicht zu Lasten der Bandstabilität ging, belegt das Ergebnis der radiologischen Überprüfung mittels der gehaltenen Aufnahme a. p. mit 15 kp im Halteapparat nach Scheuba. Bewertet wurde hier der gemessene Aufklappwinkel absolut, ohne Vergleich zur unverletzten Seite oder zum präoperativen Wert.

Der Vergleich beider Gruppen ergab bessere Werte für die frühfunktionelle Gruppe „Schuh" im Hinblick auf die erzielte Bandstabilität. Gemessen an einem Grenzwert von 8° lateraler Aufklappbarkeit sind in der Gruppe „Gips" immerhin 20 Prozent (4 Fälle) als instabil zu bewerten. In der „Schuh"-Gruppe dagegen lag kein Meßwert jenseits der 8°-Grenze. Es waren hier somit 100 Prozent „stabil".

Nachdem durch diese Studie sowohl Suffizienz wie Vorteile der frühfunktionellen Therapie zu belegen war, wurde diese Therapieform bei motivierten und kooperativen Patienten in breiterem Umfang durchgeführt.

Zwischenzeitlich konnten nun insgesamt 95 frühfunktionell mit Spezialschuh therapierte Patienten nach 2,5 bis 17,5 Monaten mit einem Mittel von 3,3 Monaten p. o. nachuntersucht werden. Die Altersverteilung zeigte wie in der Studie den Gipfel bei 15—19 Jahren.

Aus der Graphik sind die Meßwerte jedes Patienten abzulesen. Auf der x-Achse ist dabei der präoperative und auf der y-Achse der Wert bei Nachuntersuchung aufgetragen, so daß die jeweilige individuelle Änderung jedes Falles ersichtlich ist (Abb. 2).

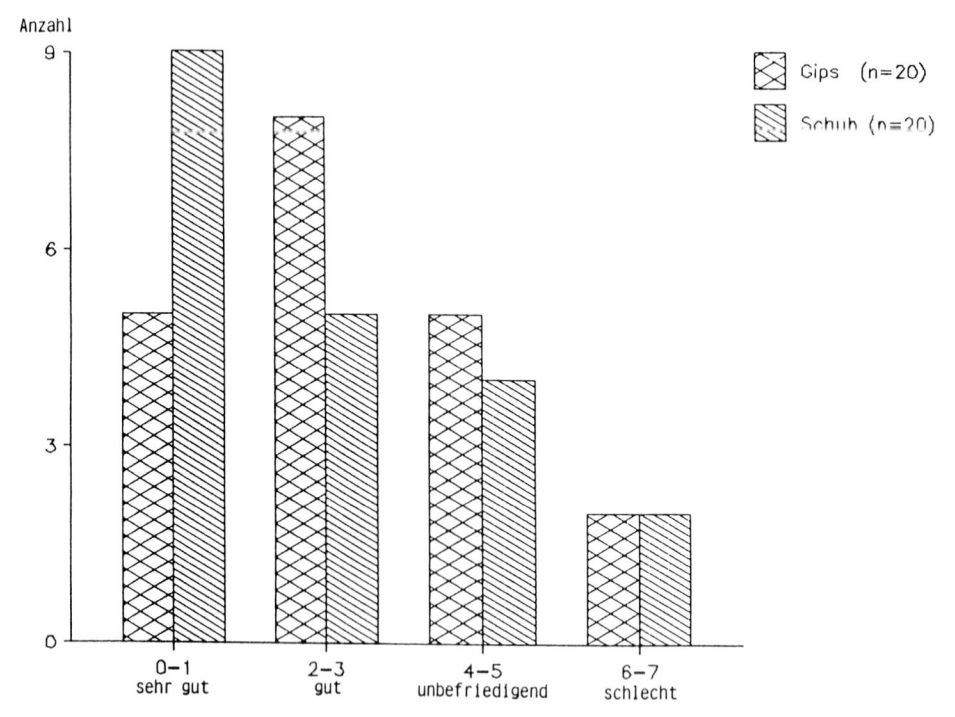

Abb. 1. Beweglichkeit der Sprunggelenke bei Nachuntersuchungen

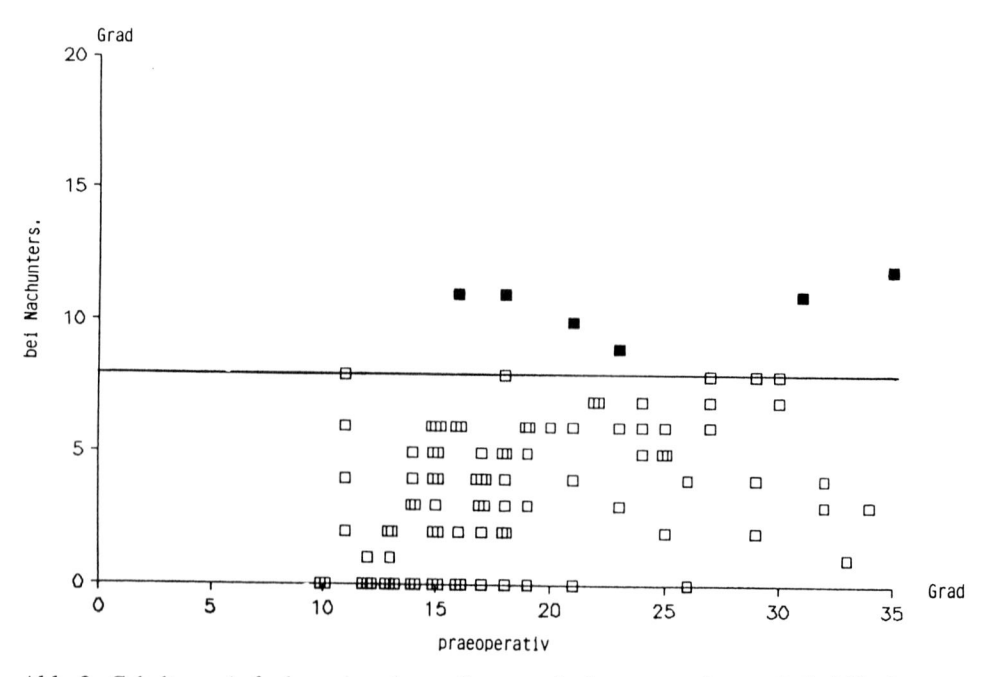

Abb. 2. Gehaltene Aufnahme des oberen Sprunggelenkes a. p. präoperativ/bei Nachuntersuchung (n = 95)

Die radiologische Prüfung der Bandstabilität läßt in diesem deutlich größeren Kollektiv erkennen, daß nur 6,3 Prozent als postoperativ instabil angesehen werden müssen, gemessen an dem vorerwähnten Limit von 8° lateraler Aufklappbarkeit.

Das Instrument der frühfunktionellen Nachbehandlung mit dem Spezialschuh nach operativer Versorgung von fibularen Bandrupturen hat sich in unseren Augen bewährt.

Frühere und bessere Beweglichkeit, schnellerer Eintritt voller Gebrauchsfähigkeit und angenehmere Trage-Eigenschaften bei mindestens gleichem Stabilitätsgewinn gegenüber einer Gipsbehandlung sind nicht zu unterschätzende Vorteile auf dem Weg zur Wiederherstellung einer normalen Gelenkfunktion.

Die Frühprognose nach konservativer und operativer Therapie fibulotalarer Bandläsionen im Wachstumsalter

L. von Laer

Kinderspital, Kinderchirurgische Klinik (Dir.: Prof. Dr. med. B. Herzog), Abt. für Traumatologie (Leiter: Priv.-Doz. Dr. med. L. von Laer), Römergasse 8, CH-4005 Basel

Analog zur heutigen Sporteuphorie nehmen die Distorsionstraumen des fibulotalaren Bandapparates zu. Gleichzeitig besteht die Tendenz, all diese Verletzungen – auch im Wachstumsalter – auf eine Instabilität hin radiologisch zu untersuchen und gefundene Instabilitäten mit einer operativen Behandlung zu versorgen [1, 2, 3, 4, 9]. Inwieweit ist dieses Procedere tatsächlich notwendig?

Wir übersehen zur Zeit zwei Studien: Eine retrospektive mit Kurzzeitergebnissen nach primärer Bandnaht und Mittelzeitergebnissen nach konservativer Behandlung aus den Jahren 1965–1980/83. Die andere, prospektive Studie aus den Jahren 1980–1984 mit Kurz- bis Mittelzeitergebnissen nach konservativer und Mittelzeitergebnissen nach operativer Behandlung.

Auf die Technik der Untersuchung sei hier nicht näher eingegangen. Aufgrund der radiologischen und der klinischen Befunde sowie der Beantwortung von Fragebögen in einigen Fällen wurde eine abschließende Bewertung in stabil und instabil vorgenommen. Zusätzlich wurde in kompensierte und dekompensierte Instabilitäten unterschieden. Als Zeichen einer Dekompensation wurden rezidivierende Retraumata, Schmerz- und Schwellungszustände, Instabilitätsgefühle und/oder eine Einschränkung der Sportfähigkeit bewertet.

In der retrospektiven Studie – operativ Kurzzeit-, konservativ Mittelzeitergebnisse – mußte nach konservativer Behandlung in 10,5% sekundär wegen dekompensierter Instabilitäten operiert, bei den primär Operierten mußte nur in 5,4% reoperiert werden. Dekompensierte Instabilitäten fanden sich nach konservativer Behandlung in 21%, nach operativer Behandlung in 17%.

In der prospektiven Studie – mit Mittelzeitergebnissen der operierten und Kurz- bis Mittelzeitergebnissen der konservativ behandelten Patienten – war nach konservativer Be-

Tabelle 1. Prospektive NU (n = 277)

	Sek. OP	Dek. Inst.
Konservativ (n = 110)	10,9% (12 P)	16,3% (18 P)
Operativ (n = 107)	13% (14 P)	15,8% (17 P)

Tabelle 2. Prospektive NU – mit IA (n = 50)

	Sek. OP	Dek. Inst.
Konservativ (n = 17)	35% (6 P)	40% (7 P)
Operativ (n = 33)	6% (2 P)	19% (6 P)

Tabelle 3. Prospektive NU – ohne IA (n = 167)

	Sek. OP	Dek. Inst.
Konservativ (n = 93)	6,5% (6 P)	12% (11 P)
Operativ (n = 74)	16% (12 P)	12% (9 P)

handlung in 10,9% (12 P) sekundär operiert, bei den primär Operierten in 13% (14 P) reoperiert worden. Dekompensierte Instabilitäten fanden sich im Rahmen der konservativen Behandlung in 16,3% (18 P), bei den Operierten in 15,8% (17 P) der Fälle (Tabelle 1).

Diese scheinbare Gleichwertigkeit der Ergebnisse bei beiden Methoden verschiebt sich, wenn man Patienten mit einer vorbestehenden Instabilitätsanamnese bei der Erstbehandlung von Patienten ohne vorbestehende Beschwerden unterscheidet. Bei den Patienten mit Instabilitätsanamnese war nach konservativer Behandlung in 35% (6 P) sekundär operiert worden. 40% wiesen bei der Nachuntersuchung eine dekompensierte Instabilität auf. Die primäre Bandnaht hinterließ in 19% (6 P) eine dekompensierte Instabilität, in 6% (2 P) mußte reoperiert werden (Tabelle 2).

Bei den Patienten ohne Instabilitätsanamnese blieben die Ergebnisse von konservativer zu operativer Behandlung völlig gleich: In beiden Gruppen war in 12% (k.: 11 P, o.: 9 P) eine dekompensierte Instabilität festzustellen. Sekundäre Operationen nach konservativer Behandlung wurden in 6,5 % (6 P), Reoperationen nach operativer Behandlung in 16% (12 P) durchgeführt. Der höhere Anteil der Reoperationen nach primärer Bandnaht war auf adäquate Retraumata in der Hälfte der Fälle zurückzuführen (Tabelle 3).

Insgesamt waren auf konservative und operative Behandlung gleichmäßig verteilt bei 80 P bei der Nachuntersuchung Instabilitäten zu objektivieren. Jedoch nur knapp die Hälfte davon (33 P = 41%) gab Beschwerden im Sinne der Dekompensation an, während der größere Teil der Patienten trotz bestehender Instabilität sowohl im täglichen Leben als auch beim Sport subjektiv und objektiv völlig beschwerdefrei war.

Die Wahl der Behandlungsmethode für das im Wachstumsalter häufigere Ersttrauma hat demnach keinen Einfluß auf das Endergebnis. Gleich welche Primärbehandlung geben nur etwa 10–15% aller Patienten Beschwerden an, die eine sekundäre Operation notwendig machen. Dies sind aber nur etwa 3% sämtlicher Distorsionen, wenn man berücksichtigt, daß höchstenfalls ein knappes Drittel aller Distorsionen primär eine Instabilität aufweist.

Da wir primär nicht absehen können, welcher der Patienten zu diesen 3% gehören wird, fühlen wir uns – vor allem um ein unnötiges Überdiagnostizieren und Übertherapieren der später ohnehin beschwerdefreien Patienten zu vermeiden, in unserem seit 1980 eingeschlagenen Procedere bestätigt: [7, 8] Standardröntgen ap und seitlich. Ist hier eine ossäre Ausrißlamelle zu sehen, so behandeln wir bei undislocierten Fragmenten konservativ im Gips und empfehlen bei dislocierten Fragmenten die operative Revision. Ist keine knöcherne Läsion feststellbar, so entscheidet die Anamnese über das weitere Vorgehen.

Gibt der Patient keine Instabilitätsanamnese an, so verzichten wir auf gehaltene Aufnahmen und behandeln konservativ funktionell. Spätere klinische Kontrollen zeigen uns die Dekompensation einer möglicherweise persistierenden Instabilität an und damit die Indikation zur sekundären Operation.

Wird jedoch schon primär eine Instabilitätsanamnese angegeben, so schlagen wir den Patienten die primäre Bandplastik vor und objektivieren – im Falle ihres Einverständnisses zum vorgeschlagenen Procedere – präoperativ die Instabilität radiologisch.

Es gibt weder ein apodiktisches Pro für, noch ein apodiktisches Kontra gegen eine der beiden grundsätzlichen Behandlungsmethoden. Wichtig ist es, auf den Patienten zu hören, um neben den objektivierbaren Beschwerden seine subjektive Stellungnahme unmittelbar in die Indikationsstellung integrieren zu können. Nur so kann eine dem Patienten und seiner Verletzung individuell angepaßte Therapie gefunden werden, mit der er sich auch im Endergebnis noch zu identifizieren vermag.

Literatur

1. Desbiolles M, Stauffer UG (1983) Spätresultate nach operativer Sanierung von Bandrupturen am oberen Sprunggelenk bei Kindern. Z Kinderchir 38:243
2. Ehrensperger J (1983) Die fibularen Bandverletzungen am Sprunggelenk des Kindes und Jugendlichen. Ther Umsch 40:989
3. Höllwarth M, Linhart WE, Schimpl G (1985) Spätfolgen nach Supinationstrauma des kindlichen Sprunggelenkes. Unfallchirurg 88:231
4. Kirchner H (1985) Diagnostik, Klinik und Therapie von kindlichen fibularen Kapselbandverletzungen. Diss DDR, Betr. Nr. 91085330
5. Klotter HJ, Müller HA, Pistor G, Schild H, Drähnert W (1983) Zur Diagnostik und Therapie der fibularen Bandverletzung im oberen Sprunggelenk bei Kindern. Aktuel Traumatol 13:217
6. von Laer L (1986) Distorsio pedis beim Kind. Orthopäde 15:251–259
7. von Laer L (1986) Frakturen und Luxationen im Wachstumsalter. Thieme, Stuttgart New York
8. Scholl R, von Laer L (1983) Die Problematik der fibulotalaren Bandläsion im Wachstumsalter – Diagnostik, Indikation, Therapie, Prognose. In: Chapchal G (Hrsg) Sportverletzungen und Sportschäden. Thieme, Stuttgart New York
9. Wilde CD, Ziegelmüller R, Weiß H (1978) Operationsindikation bei kindlichen Sprunggelenksverletzungen. Therapiewoche 28:1528

Sportbedingte osteochondrale Ausrisse des fibularen Bandapparates im Kindesalter

C. Melzer, H. Stürz und H. J. Refior

Orthopädische Klinik der Medizinischen Hochschule (Dir.: Prof. Dr. med. H. J. Refior), Annastift, Heimchenstraße 1–7, D-3000 Hannover 61

Einleitung

In morphologischer Hinsicht unterscheidet sich der fibulare Kapselbandapparat im Wachstumsalter von dem der Erwachsenen durch das Vorhandensein einer hyalin-knorpeligen Epiphyse, an der die fibularen Bänder inserieren.

Im Bereich der Bandinsertion erscheint die äußere Knorpelschicht jedoch unterbrochen. Im histologischen Präparat läßt die Randzone des Insertionsbereiches eine Aufhebung der parallelen Kollagenbündelstruktur erkennen. Letztere wird durch ein System sich überkreuzender Fasern ersetzt, welches für eine besonders feste Verankerung verantwortlich zu sein scheint.

Nach Abschluß des Wachstums verschwindet der Knorpel an der äußeren distalen Fibulaepiphyse vollständig und bleibt nur noch medialseitig als Gelenkknorpel erhalten.

Die feste Verbindung des Bandes am Ort der Insertion und die hohe Reißfestigkeit des Kollagengewebes im Kindesalter erklären nach unserer Auffassung die Tatsache, daß im Wachstumsalter häufiger als bei Erwachsenen chondrale und osteochondrale Bandausrisse auftreten (Baumgartner u. Mitarb. 1975; Schneider und von Laer 1981; Skuginna u. Mitarb. 1983; Melzer und Refior 1984).

Material und Methode

An der Orthopädischen Klinik der Medizinischen Hochschule Hannover wurden in der Zeit von Oktober 1980 bis März 1986 21 Kinder im Alter zwischen 6 und 16 Jahren wegen einer fibularen Kapselbandverletzung operativ behandelt.

Die re. Seite war 9mal und die li. Seite 10mal betroffen. Ein Junge wurde im Abstand von 1 Jahr an beiden Sprunggelenken operiert.

Das Patientenkollektiv gliedert sich in 9 frische, 5 Second-stage (Zwipp 1986) und 7 veraltete Rupturen.

Bei den Unfallursachen stehen die Sportverletzungen mit 57% an erster Stelle. Während die Verletzung 7mal beim Schulsport auftrat, ereigneten sich die restlichen Traumata beim Vereins- und Freizeitsport. Die übrigen Unfälle traten außerhalb des Sportunterrichts in der Schule und bei unterschiedlichen Freizeitbeschäftigungen der Kinder auf.

Der intraoperative Befund ergab 3mal eine isolierte Läsion des Ligamentum fibulotalare anterius und 16mal eine Läsion sowohl des Ligamentum fibulotalare anterius als auch des Ligamentum fibulocalcaneare. In 2 weiteren Fällen lag eine Verletzung aller 3 fibularen Bänder vor.

Frische oder veraltete chondrale und osteochondrale Bandausrisse fanden sich bei nahezu 2/3 aller kindlichen Bandverletzungen. In der Altersgruppe bis zu 12 Jahren fanden sich

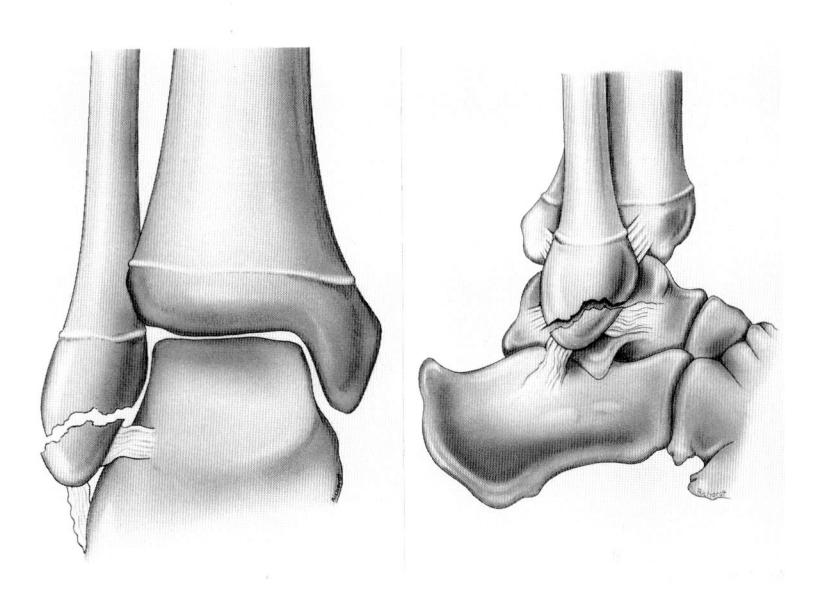

Abb. 1. Osteochondraler Bandausriß mit großem Fragment bei einem 12jährigen Mädchen. Das Lig. fibulotalare posterius ist intakt geblieben

chondrale und osteochondrale Bandausrisse sogar in 80% der Fälle. Bis auf einen distalen osteochondralen Bandausriß des Ligamentum fibulotalare anterius waren alle Bandausrisse an der Fibula lokalisiert.

Diagnostik

Nach Blauth und Ulrich (1983) handelt es sich bei den meist lamelligen Ausrissen der osteochondralen Bandhaft um sehr dünne, schalenförmige Gebilde, die sowohl aus Knorpel als auch aus Knorpel mit subchondralem Knochen bestehen können.

Seltener sind Bandausrisse mit größeren Knorpelknochenfragmenten der Fibula (Abb. 1). Wird eine solche Verletzung nicht diagnostiziert, so kann es zu einer pseudarthrotischen Ausheilung mit durchaus stabilem Bandapparat kommen.

Ein neuerliches Trauma kann dann zu einer Dislokation des pseudarthrotischen Fragmentes bei erhalten gebliebenen fibularen Bändern führen.

Therapie

Therapeutisch kommt neben der Refixation der chondralen und osteochondralen Fragmente deren Entfernung und Reinsertion der Bandstrukturen an ursprünglicher Stelle des Bandansatzes in Frage. Die Refixation von kleinen Fragmenten kann mit transossären resorbierbaren Nähten und die größerer Fragmente mit Osteosynthesematerial (Drahtcerclage, Kirschner-Drähte, Kleinfragmentschrauben) erfolgen (Abb. 2).

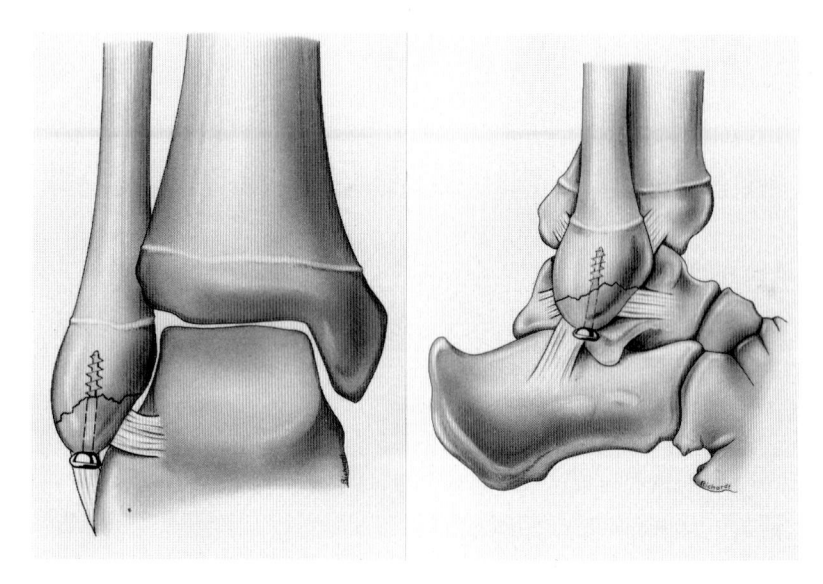

Abb. 2. Gleicher Fall wie Abb. 1 nach op. Versorgung durch eine Kleinfragmentschraube

Ergebnisse

6 Monate bis 5 Jahre (im Schnitt 2,7 Jahre) postoperativ konnten 20 der 21 operativ behandelten Kinder nachuntersucht werden.

Von 9 Kindern mit frischen Verletzungen äußerten sich alle sehr zufrieden mit dem Operationsresultat und waren beschwerdefrei.

Bei den Second-stage-Rupturen waren 3 Kinder völlig beschwerdefrei, während 2 den Zustand gegenüber den Folgen nach dem 1. Trauma als wesentlich gebessert einstuften.

In der Gruppe der veralteten Rupturen waren 4 Kinder beschwerdefrei, bei 2 waren die Beschwerden gebessert und 1 Kind empfand den Zustand nach der Operation schlechter als vorher.

Unter den 20 nachuntersuchten Kindern übten 19 aktiv Sport aus, 1 Kind war weder vor noch nach der Operation sportlich aktiv. 12 Kinder sind beim gleichen Sport geblieben, 3 haben ihren Sport eingeschränkt, ebenfalls 3 haben die Sportart gewechselt und 1 Kind hat den Sport aufgegeben. Vor der Operation betrieben 9 Kinder Leistungssport, nach der Operation waren es 10.

Zusammenfassend können wir feststellen, daß besonders in der Altersgruppe bis zu 12 Jahren häufig mit chondralen und osteochondralen fibularen Bandausrissen zu rechnen ist.

Da sich chondrale Ausrisse ausnahmslos der Diagnostik entziehen, bei fehlender Adaptation jedoch in Elongation ausheilen, können sie nicht selten zu einer chronischen Instabilität des oberen Sprunggelenkes führen.

Ein, die volle Funktionsfähigkeit des oberen Sprunggelenkes wiederherstellendes Therapiekonzept, sind wir in besonderem Maße unserer sporttreibenden Jugend schuldig. Die sichere Wiederherstellung des fibularen Kapselbandapparates kann auf operativem Wege gewährleistet werden.

Literatur

1. Baumgartner R, Jani L, Herzog B (1975) Verletzungen des Ligamentum fibulotalare im Kindesalter. Helv chir Acta 42:443
2. Blauth W, Ulrich HW (1983) Fibulare Bandrupturen im Kindesalter. In: Rahmenzadeh R, Faensen M (Hrsg) Bandverletzungen im Schulter-, Knie- und Sprunggelenk. Schnetztor, Konstanz, S 250
3. Melzer C, Refior HJ (1984) Biomechanische und pathomechanische Grundlagen der fibularen Bandläsionen im Wachstumsalter. In: Hackenbroch MH, Refior HJ, Jäger M, Plitz W (Hrsg) Funktionelle Anatomie und Pathomechanik des Sprunggelenkes. Thieme, Stuttgart New York, S 111
4. Schneider A, von Laer L (1981) Die Diagnostik der fibularen Bandläsion am oberen Sprunggelenk im Wachstumsalter. Unfallheilk 84:133
5. Skuginna A, Ludolph E, Gretenkord K (1983) Differentialdiagnostik Distorsion – fibulare Bandruptur am oberen Sprunggelenk bei Kindern und Jugendlichen. Orthop Praxis 6:442
6. Zwipp H (1986) Die antero-laterale Rotationsinstabilität des oberen Sprunggelenkes. Hefte Unfallheilkd, Heft 177. Springer, Berlin Heidelberg New York

Diskussionsbeitrag zur Pro- und Kontrarunde: Operative Behandlung der Außenbandruptur am Sprunggelenk

R. Letsch und K. P. Schmit-Neuerburg

Universitätsklinikum der Gesamthochschule Essen, Abteilung für Unfallchirurgie (Dir.: Prof. Dr. K. P. Schmit-Neuerburg), Hufelandstraße 55, D-4300 Essen

An der Unfallchirurgischen Abteilung des Universitätsklinikum Essen wurden von 1975 bis 1985 863 Außenbandrupturen am Sprunggelenk operiert. 264 Patienten wurden nachuntersucht. Die Unfallursache waren in 2/3 Sportunfälle oder Unfälle im Haus oder auf der Straße. 4/5 der Operationen erfolgten primär oder frühsekundär. Intraoperativ fand sich in 60% der Fälle eine isolierte Ruptur des Lig. fibulotalare anterius und in 37% eine zusätzliche Ruptur des Lig. fibulocalcaneare. Rupturen aller 3 Bänder waren sehr selten. In 1,8% fand sich eine falsch-positive präoperative Diagnostik. 71mal bestand eine zusätzliche knöcherne Verletzung, bei 44 Operationen wurde ein intraarticulärer Knorpelschaden festgestellt. In 87% beinhaltete die Operation die Naht der gerissenen Bänder, die restlichen Operationen waren Bandplastiken oder kleinere Osteosynthesen bei knöchernen Bandausrissen. Die stationäre Behandlungsdauer betrug durchschnittlich 6,5 Tage. An Komplikationen wurden 2 Gelenkinfekte beobachtet, von denen einer eine Arthrodese erforderlich machte. Hinzu kamen 21 Wundheilungsstörungen. Postoperativ wurde durchschnittlich am 5. Tag ein Unterschenkelgehgips angelegt, der in der Regel für weitere 5 Wochen belassen wurde. Eine krankengymnastische Behandlung nach Gipsabnahme erfolgte nur in wenigen Ausnahmefällen.

Knapp die Hälfte der Patienten, vor allem Schüler, Studenten, Selbständige und Hausfrauen, zeigten nach der Entlassung keine Arbeitsunfähigkeit. Von den übrigen Patienten war der größte Teil bis zu 8 Wochen arbeitsunfähig. Von den sportlich aktiven Verletzten konnten nach 6 Monaten 92% uneingeschränkt ihrem Sport wieder nachgehen.

91% der Patienten waren bei der Nachuntersuchung schmerzfrei, lediglich 8,3% wiesen einen Belastungsschmerz und ein Patient einen Ruheschmerz auf. Eine mäßige Schwellneigung bestand in 11,4%, ein Taubheitsgefühl in 5,7% der Fälle. 96,4% werteten das Ergebnis als sehr gut und gut.

Die Beweglichkeit im oberen Sprunggelenk war in 76,9% weniger als 5°, in 15,7% 5°–10° und nur in 7,4% mehr als 10° eingeschränkt.

Röntgenologisch zeigte sich im Vergleich zur Gegenseite in der a.p.-Aufnahme in 82,5% eine Differenz unter 5°. Bei 17,5% betrug die Differenz 5°–10°, jedoch ist anzumerken, daß 14,1% gegenüber der präoperativen Aufnahme eine wesentliche Verminderung der Aufklappbarkeit um mindestens 6° und somit eine gewisse Stabilisierung durch die Operation erreicht hatten. Lediglich 3,4% zeigten keine Änderung des Aufklappwinkels gegenüber der präoperativen Aufnahme.

6,8% der nachuntersuchten Patienten hatten ein, 7,2% sogar mehrere Umknicktraumen. Von den Patienten mit postoperativ nachweisbarer Instabilität waren sogar über die Hälfte wieder umgeknickt, so daß zumindest eine erneute Bänderdehnung angenommen werden muß. Als weitere mögliche Ursache für eine postoperative Instabilität kommt die unterlassene Bandnaht des Lig. fibulocalcaneare in Betracht. Obwohl 37,2% aller Verletzten eine Ruptur dieses Bandes aufwiesen, wurde in den Operationsberichten der später instabilen Gelenke ausnahmslos die Naht des Lig. fibulotalare anterius beschrieben. Möglicherweise wurde hier eine zusätzliche Ruptur des Lig. fibulocalcaneare übersehen.

Konservative Behandlung

Die Behandlung der lateralen Ligamentrupturen des oberen Sprunggelenkes mit der Coumans-Bandage und direkter Mobilisation (Eine prospektive Vergleichsstudie)

C. R. van den Hoogenband[1] und F. I. van Moppes[2]

[1] Universität Maastricht, Abt. f. Allgemeinchirurgie u. Traumatologie, St. Anna Ziekenhuis, 1918/6201 Bx NL-Maastricht/Niederlande
[2] Zuiderzee Ziekenhuis, NL-Lelystad

Das Inversionstrauma des oberen Sprunggelenkes ist eines der häufigsten Traumata in der Unfallheilkunde. 10 bis 15% dieser Inversionstraumata sind die Ursache einer schweren Verletzung des lateralen Bandapparates mit Ruptur der fibulotalaren und fibulocalcanearen Ligamente.

Für die Behandlung gab es bis zu Beginn der achtziger Jahre zwei Methoden:
1. Behandlung mit Gips,
2. Operation und anschließend Gips.

Laut Literaturangaben und retrospektiven Studien ergab die Gipsbehandlung in 10 bis 40% der Fälle Beschwerden; die Resultate waren nicht zufriedenstellend.

Daher wurde seit den sechziger Jahren Operation bevorzugt. Vertreter operativer Therapie sind der Meinung, anatomische Wiederherstellung sei absolut notwendig für wieder einwandfreies Funktionieren des oberen Sprunggelenkes.

Nach verschiedenen Angaben sind die Ergebnisse der operativen Behandlung bei 70 bis 90% der Patienten gut. Leider sind die meisten dieser Studien retrospektiv und es wurde nicht deutlich angegeben, welche Operationstechnik angewandt wurde. Auch wurde häufig nicht erwähnt, welches diagnostische Verfahren angewandt wurde. Eine brauchbare Verwertung dieser Therapien ist deshalb im allgemeinen nicht möglich.

Eigentlich gab es nur zwei große prospektive, randomisierte Studien:
1. Die bekannte, beinahe klassische Untersuchung des schwedischen Chirurgen Broström, publiziert in „Acta Chirurgica Scandinavica" aus dem Jahre 1975. Er hat eine Vergleichsstudie zwischen Operation und anschließend Gips einerseits und einem einfachen Verband andererseits ausgeführt. In der letztgenannten Gruppe, also der mit Verbandtherapie, waren die Ergebnisse zu 20% mäßig beziehungsweise schlecht. In der operativ behandelten Gruppe war dies nur bei 3% der Fall. Unter „schlecht" versteht er eine sogenannte „funktionelle Instabilität" sowie leichte Unannehmlichkeiten wie Schmerzen und Schwellung während normaler täglicher Tätigkeit.
Seine Schlußfolgerung war, daß eine Operation das beste Resultat ergibt, daß eine konservative Therapie jedoch einen relativ so guten Erfolg hat, daß diese im Hinblick auf die Kosten und den praktischen Aspekt, nämlich daß das Operieren all dieser Patienten eine relativ große Belastung für die Klinik ist, auch in Erwägung gezogen werden kann.
Broström hat keinen Unterschied zwischen ein, zwei oder mehreren Bänderrissen gemacht.
2. Die zweite Studie hat der Holländer Prins durchgeführt. Im Gegensatz zu Broström hat Prins einen Unterschied zwischen schweren und leichten Bänderrissen gemacht. Unter „schwer" versteht er zwei oder mehrere Bänderrisse. Prins hat bei leicht verletzten Patienten zwei verschiedene Therapien angewandt: einfacher Verband bzw. Gipstherapie. Er kommt zu dem Schluß, daß es bei der Behandlung von nur einem Bänderriß keine bedeutsamen Unterschiede zwischen beiden Methoden gibt. Interessant sind hingegen seine Befunde bei der Behandlung von schweren Bänderrissen. Prins vergleicht die Resultate nach Gipstherapie mit denen nach der operativen Therapie und anschließend drei Wochen Gips. In Bezug auf Schmerzen, Schwellung, funktionelle Instabilität, Rückkehr in den Sport, Schubladephänomen und Taluskippung sind die Resultate bei den operierten Patienten mit Gipsnachbehandlung eindeutig besser als bei den nur mit Gips behandelten Patienten. Prins kommt dann auch zu dem Schluß, daß die chirurgische Therapie vor allem für Sportler sowie für Patienten mit zwei oder drei Bänderrissen des oberen Sprunggelenkes bevorzugt werden muß.
Trotz dieser guten Resultate von Prins waren wir in Bezug auf die Behandlung im Sinne von Operation und Immobilisation mit Unterschenkelgehgips bei der Behandlung der fibulotalaren und fibulocalcanearen Bandverletzungen noch nicht zufrieden.

Aufgrund der Erfahrungen des holländischen Bandagisten, Frans Coumans, haben wir seine Bandagemethode in Kombination mit Frühmobilisation vorerst probeweise eingeführt.

Da die ersten Erfolge sehr hoffnungsvoll waren, haben wir 1979 eine prospektive, randomisierte Studie angefangen, wobei Operation mit Gipsimmobilisation, Gipsimmobilisation allein und Frühimmobilisation mit der Coumans-Bandage verglichen wurden.

Von März 1979 bis Mai 1980 wurden 921 Patienten mit einem akuten Inversionstrauma in der Universitätsklinik von Maastricht behandelt. Mit Hilfe von Anamnese, klinischer Untersuchung und Übersichtsaufnahmen, um Frakturen auszuschließen, wurden 264 Patienten für weitere Untersuchungen 5 bis 7 Tage nach dem Unfall selektiert. Nach Wiederuntersuchung des oberen Sprunggelenkes, gehaltenen Röntgenaufnahmen und Arthrographie wurden 150 Patienten mit einer mittels Arthrographie bewiesenen lateralen Bandläsion selektiert.

Diese 150 Patienten wurden randomisiert in 3 Behandlungsgruppen aufgeteilt. 60% der Patienten zogen sich ihre Verletzungen während sportlicher Aktivitäten zu, zum Beispiel beim Volleyball, Fußball und Basketball.

Der Ernst der Verletzungen war, wie zu erwarten, über die drei Behandlungsgruppen gleichmäßig verteilt, das heißt, jede Gruppe umfaßte eine gleiche Zahl von Patienten mit Verletzung einer oder zweier Bänder oder totaler Bandruptur. Mittels Randomisierung wurden folgende drei Gruppen gebildet:

a) 50 Patienten wurden operiert, wobei eine Rekonstruktion des lateralen Bandapparates durchgeführt wurde. Anschließend Unterschenkelgehgips während 5 Wochen mit intensiver Rehabilitierung.

b) 50 Patienten wurden mit Unterschenkelgehgips allein behandelt und intensiv rehabilitiert.

c) 50 Patienten wurden mit einer Coumans-Bandage behandelt, eine Kombination aus Tape und selbstklebendem elastischem Verband. Die Patienten wurden, nachdem sie während kurzer Zeit geübt hatten, unmittelbar mobilisiert. Die Bandagen wurden 2 bzw. 4 Wochen nach der ersten Behandlung gewechselt.

Es wurden 4 Nachuntersuchungen durchgeführt und zwar nach 9, 12 und 24 Wochen und nach einem Jahr nach dem Unfall. Diese Nachuntersuchung bestand aus einer physischen sowie einer Standard-Röntgenuntersuchung nach einem Jahr. Im Jahre 1985 haben wir 70% der Patienten nochmals untersucht. Die wichtigsten Ergebnisse werde ich präsentieren.

Der große Unterschied zwischen der Gruppe mit Bandagetherapie und den anderen Behandlungsgruppen ist eindeutig sichtbar im Wiedereintritt der Arbeitsfähigkeit.

Wiederanfang der Arbeit: Gruppe A: 9,7 Wochen
                           Gruppe B: 6,8 Wochen
                           Gruppe C: 2,5 Wochen

Auf die Frage nach Beschwerden bei täglichen Aktivitäten, zum Beispiel Schmerzen, Schwellungen beim Treppenlaufen und bei normalem Gehen, zeigten nach ungefähr 9 Wochen 32% der Patienten in Gruppe A ein abnormales Gehmuster, im Gegensatz zu Gruppe C. Nach 12 Wochen bestand jedoch kaum noch eine Differenz in den drei Behandlungsgruppen. Beschwerden bei täglichen Aktivitäten wurden hauptsächlich durch Schmerzen bei Vollbelastung und beim Treppenlaufen verursacht, vor allem in Gruppe A und B. Erst nach 24 Wochen gab es keinen statistischen Unterschied mehr.

Die Patienten wurden auch nach Schwellungen tagsüber bzw. am Ende des Tages befragt. Nur ein kleiner Prozentsatz der Patienten in der Bandagegruppe klagte über Schwellungen.

Wiederaufnahme der sportlichen Betätigung ist ein zuverlässiges Zeichen für die funktionelle Wiederherstellung des Sprunggelenkes.

Es ist eindeutig, daß nach 12 Wochen kaum die Hälfte der Patienten in den Gruppen A und B über die Wiederaufnahme sportlicher Betätigung berichten. Patienten aus der Gruppe C, behandelt mit einer Bandage dagegen, waren zu 81% dazu in der Lage.

Viele Autoren berichten über das Phänomen des funktionellen Instabilitätsgefühls, oder, wie die Engländer sagen „fear of ankle giving way".

Die Resultate zeigen, daß eine ziemlich große Zahl der Patienten, gleichmäßig über die drei Gruppen verteilt, über funktionelle Instabilität klagten. Dies änderte sich auch während der follow-up Periode nicht wesentlich.

Zwischen dieser funktionellen Instabilität und dem Schweregrad der Bandverletzung besteht kein Zusammenhang.

Bei der physischen Untersuchung wurden Spuren von Schwellung oder Atrophie festgestellt. 9 Wochen nach dem Unfall zeigten 46% der Patienten nach der Operation eine deutliche Schwellung am lateralen Knöchel. Ein halbes Jahr nach dem Unfall gab es keinen signifikanten Unterschied zwischen den drei Gruppen mehr.

In der bandagierten Gruppe gab es kaum Schwellungen. In Gruppe A und B wurde nach 9 Wochen Muskelatrophie konstatiert. Nach 12 Wochen gab es keine signifikanten Unterschiede mehr. Nach der Inspektion wurden alle Patienten auf mögliche Schmerzpunkte untersucht.

Die Resultate zeigen, daß die mediale Seite des Knöchels auch in Mitleidenschaft gezogen war; dies war sogar verhältnismäßig stärker bei den späteren Kontrollen. Nach einem Jahr klagte eine ziemlich große Zahl von Patienten in Gruppe B und C noch über Schmerzen, dies im Gegensatz zu Gruppe A.

Instabilität, klinisch analysiert durch Schubladenphänomen und Inversionstest, kam nur selten vor.

Der Unterschied zwischen den drei Gruppen war sehr gering.

Am Ende der Untersuchung haben wir die Patienten gebeten zu hocken und danach auf Zehenspitzen zu gehen. Es wurde auf Asymmetrie und Schwierigkeiten bei der Ausführung geachtet.

Nur die Patienten der Gruppe A und B haben mit diesen Bewegungen Schwierigkeiten. Nach 12 Wochen gab es diesbezüglich jedoch keine Probleme mehr.

Bei der letzten Nachuntersuchung, ein Jahr nach dem Unfall, wurde eine röntgenologische Kontrolle durchgeführt, wobei keine osteo-arthrotischen Veränderungen, keine Corpora libera und so weiter gefunden wurden. Die Resultate zeigten keine signifikante Differenz zwischen den drei Behandlungsgruppen; die Größe der Taluskippung hing nicht mit der Symptomatologie der Patienten, den klinischen Abnormalitäten oder der funktionellen Instabilität zusammen. Im Jahre 1985 haben wir 70% der 150 Patienten nochmals untersucht. Es wurde kein Unterschied in Beschwerden, Funktion und Arthrosis zwischen den drei vergleichbaren Gruppen gefunden.

Die Ergebnisse dieser prospektiven Vergleichsstudie über drei Behandlungsmethoden für fibulotalare und fibulocalcaneare Bandverletzungen beweisen die großen Vorteile der Frühmobilisation mit einer Coumans-Bandage.

Im Gegensatz zu den Immobilisationsprotokollen hat die Behandlung mit Coumans-Bandage und Frühmobilisation eindeutige bessere Ergebnisse im Hinblick auf frühe Wiedereingliederung in den Arbeitsprozeß und Rückkehr zum Sport. Zweifellos tragen hierzu die auffallend geringen subjektiven und objektiven Beschwerden bei, sowohl beim Normal- wie beim Intensivgebrauch des oberen Sprunggelenkes.

Auf lange Sicht, das heißt bei der Untersuchung nach einem Jahr bzw. nach 5 Jahren, konnten wir keine Unterschiede zwischen diesen drei Gruppen feststellen. Aufgrund dieser Ergebnisse befürworten wir die funktionelle Frühmobilisation für akute Bandläsionen des oberen Sprunggelenkes mit einer Coumans-Bandage. Für die geringe Anzahl der Patienten mit Spätinstabilität empfehlen wir die Plastikoperation nach Duquennoy. Die Resultate dieser Studie führen jedoch noch zu einer anderen wichtigen Schlußfolgerung.

Da die Coumans-Bandage unabhängig vom anatomischen und funktionellen Schweregrad des Originaltraumas angelegt werden kann und somit auch für relativ einfache Rupturen und Distorsionen verwendet werden kann, hat dies als Konsequenz, daß umfangreiche Diagnostik, wie gehaltene Röntgenaufnahmen und Arthrographie, überflüssig ist. Wir sind der Meinung, daß diesbezüglich der Röntgendiagnostik nur eine Standardaufnahme in zwei Ebenen durchgeführt werden muß.

Ergänzende Vorträge zur Diskussionsrunde
Autologe, homologe, heterologe Knochentransplantation – Synthetischer Knochenersatz

Die Organisation der Knochenbank

A. Illgner, P. Kalbe und G. Giebel

Unfallchirurgische Klinik der Medizinischen Hochschule (Dir.: Prof. Dr. med. H. Tscherne), Konstanty-Gutschow-Straße 8, D-3000 Hannover 61

Die frische allogene Knochentransplantation ist zwar, wie Untersuchungen von Spring und Marti (1975) gezeigt haben, möglich, hat aber aus organisatorischen Gründen kaum eine praktische Bedeutung. Außerdem ist die zellgebundene Immunantwort beim Empfänger stärker als bei konservierten allogenen Transplantaten (Elves 1978). Sie findet daher nur bei osteochondralen Transplantaten Anwendung.

Seit Bush und Garber 1945 in New York die erste Knochenbank aufbauten, wurden viele Verfahren zur Konservierung erprobt. Die meisten wurden, da sie die Kriterien eines klinisch praktikablen Konservierungsverfahrens wie Sterilität, Erhaltung der osteoinduktiven Potenz, Verminderung der Antigenität, Erhaltung der mechanischen Eigenschaften und vertertbarer technischer Aufwand nicht erfüllten, wieder verlassen (Tabelle 1).

Heute werden allgemein nur noch zwei akzeptable Methoden der Konservierung von Transplantaten anerkannt: die Gefriertrocknung und das Tiefgefrieren (Friedlaender 1983) (Tabelle 2).

Die Gefriertrocknung, also die Lyophilisierung von Knochentransplantaten, beruht auf dem physikalischen Prinzip der Sublimation. Bei dieser Technik, die aufwendige Geräte und Erfahrung in deren Bedienung erfordert, wird dem Gewebe nach Schnellgefrieren

Tabelle 1. Kriterien eines klin. praktikablen Konservierungsverfahrens

Sterilität
Erhaltung der osteoinduktiven Potenz
Verminderung der Antigenität
Erhaltung der mechan. Eigenschaften
Vertretbarer techn. Aufwand

Tabelle 2. Anerkannte Methoden der Konservierung von Knochentransplantaten

Tiefgefrieren
Gefriertrocknung

Tabelle 3. Ausschlußkriterien
(Richtl. d. American Assoc. of Tissue Banks)

- Infektionserkrankungen (Hepatitis, Lues, AIDS etc.)
- Febriler Krankenhausaufenthalt
- > 72 h Beatmung
- Intravenöser Drogenabusus
- Langzeit-Steroidtherapie
- Neoplasmen und Systemerkrankungen

bei Unterdruck Wasser entzogen. Vorteilhaft ist die nachfolgende Lagerung bei Raumtemperatur und somit beispielsweise die Versorgung mehrerer Kliniken durch eine zentrale Knochenbank. Nachteilig ist die reduzierte mechanische Stabilität und die etwas häufigere Resorption im Wirtslager, was nach Untersuchungen von Schmit-Neuerburg und Wilde (1973) im Vergleich zu tiefgekühlten Transplantaten zu etwas schlechteren klinischen Ergebnissen führt. Die Gefriertrocknung ist neben der Tiefkühlung vor allem in den USA die am weitesten verbreitete Konservierungsmethode.

Das Tiefgefrieren wird seit 1975 in der Unfallchirurgischen Klinik der Medizinischen Hochschule Hannover ausschließlich durchgeführt. Bei dieser Technik erfolgt die Konservierung in einer Kühltruhe, die eine Temperatur von mindestens $-70°$ C garantiert.

Empfehlenswert ist ein Gerät mit zusätzlicher CO_2-Sicherheitskühlung, sowie eine Warnanlage für Stromausfälle bzw. kritische Kühlverluste. Höhere Temperaturen sind ungenügend, da erst zwischen $-70°$ C und $-80°$ C die Enzymsysteme des Transplantates zur Ruhe kommen und daher bei längeren Lagerungszeiten keine Autolyse zu erwarten ist (Friedlaender u. Mankin 1981; Tomford et al. 1983).

Welches Knochenmaterial kommt nun zur Konservierung in Frage und welche Maßnahmen sind bei der Knochenentnahme, der Lagerung und Transplantation erforderlich?

Zu unterscheiden sind zunächst Lebendspender und verstorbene Organspender. Bei erstgenannten findet die Knochengewinnung im Rahmen eines alloplastischen Gelenkersatzes oder bei Entnahme eines cortico-spongiösen Keiles im Rahmen einer Umstellungsosteotomie statt.

Bei Leichenspendern werden Spongiosa und cortico-spongiöse Blöcke verschiedener Größen aus den Darmbeinkämmen sowie den Femurcondylen und den Tibiaköpfen gewonnen.

In jedem Fall ist vor Knochenentnahme eine juristisch einwandfreie Einverständniserklärung des Spenders selbst oder seiner Angehörigen einzuholen.

Bei Knochenspendern ist das Lebensalter im Gegensatz zu Knorpelspendern unbedeutend. Stark osteoporotische oder cystisch veränderte Hüftköpfe sollten jedoch nicht eingesetzt werden.

Nach den Richtlinien der American Association of Tissue Banks müssen Patienten mit Hepatitis, Lues, AIDS und Sepsis sowie solche mit Neoplasmen, Systemerkrankungen und Langzeit-Steroidtherapie als Knochenspender ausgeschlossen werden. Zur Vermeidung einer Kontamination sollte der Spender nicht länger als 72 h am Respirator gewesen sein (Tomford et al. 1983) (Tabelle 3).

Friedlaender (1983) und Mankin et al. (1983) konnten im HLA-System des Transplantatempfängers eine Sensibilisierung nachweisen, fanden jedoch keine Korrelation zwischen

Tabelle 4

		Neg.	Pos.	∅	
Medizinische Hochschule	☐ Australia (HB$_s$ – Ag)	☐	☐	☐	(_____)
Hannover	☐ Lues – Serologie	☐	☐	☐	
Unfallchirurgische Klinik	☐ HTLV III	☐	☐	☐	
Gewebe – Bank	☐ Bakteriologie	☐	☐	☐	
Gewebedokumentation	☐ Freigegeben ☐ Verworfen ☐				

Empfänger

Name, Vorname: _____ Geb. Dat.: _____

Diagnose: _____
Operation: _____ Op. Dat.: _____
Spongiosa-
Lokalisation: medial ☐   lateral ☐   ventral ☐   dorsal ☐
               sonstige: _____
Menge: _____

Spender

Name, Vorname: _____ Geb. Dat.: _____

Diagnose: Coxarthrose ☐   Schenkelhalsfr. ☐   Diss. Hirntod ☐
            Sonstige: _____
Entnahmedatum: _____   Blutgruppe: _____

Gewebe

Spongiosa: Hüftkopf ☐   Troch. ☐   Patella ☐   Femurkond. ☐
                  Tibiakopf ☐ Wirbel ☐
                  Sonstige: _____
Corticospongiös: Keil ☐   Block ☐   Span ☐   Beckenkamm ☐
                  Sonstige: _____
Knorpel: Femurkond. re. med. ☐   re. lat. ☐   li. med. ☐   li. lat. ☐

Konservierung   Keine (frisch sofort) ☐
                  Kühlschrank   ☐
                  Kühltruhe   ☐

Bemerkungen

Art des Transplantates, erwarteter Antigenität und klinischem Erfolg. Auch wegen der mangelnden Praktikabilität werden daher immunologische Untersuchungen von den meisten Autoren (Rogge u. Trentz 1981; Friedlaender 1983; Mankin et al. 1983) und auch in unserer Klinik nicht routinemäßig durchgeführt.

Die Knochenentnahme sollte unter sterilen Kautelen im aseptischen Op mit Op-Schwestern erfolgen. Da bei Organspendern sofort mit dem Kreislaufstillstand die Autolyse und eine bakterielle Durchwanderung eintritt, sollte die Entnahme innerhalb von 2 h beginnen. Der entnommene Knochen wird 15 min in Ringer-Nebacetin-Lösung ($1^o/_{oo}$) gelagert. Tomford (1983) weist in diesem Zusammenhang auf mögliche antibioticabedingte allergische Reaktionen beim Transplantatempfänger hin, die wir jedoch in unserer Klinik nicht objektivieren konnten.

Die Hüftköpfe werden in toto konserviert. Erst unmittelbar vor der Transplantation werden die Knorpelschicht samt der subchondroalen Knochenzone entfernt und die Köpfe in Chips oder in Blöcke zurechtgeschnitten. Die Knochen werden in kleinen Portionen, die cortico-spongiösen Blöcke einzeln, in sterile Plastiktüten gefüllt und steril zugeknotet, bevor diese in eine zweite ebenfalls sterile gesteckt und mit einer doppelten Schweißnaht verschlossen werden. Zur Kennzeichnung werden Personalien des Spenders, Entnahmedatum und Nummer der Knochenkonserve auf einem Zettel notiert und dieser oberhalb der Schweißnaht ebenfalls eingeschweißt.

Ist nun eine Knochentransplantation notwendig, wird die Knochenkonserve nach Öffnen der äußeren Plastiktüte dem Operationsteam in der sterilen inneren Tüte angereicht. Der Knochen wird in Ringer-Nebacetin-Lösung bei Raumtemperatur eingelegt und aufgetaut.

Abstriche zur bakteriologischen Untersuchung sollten sowohl bei der Knochenentnahme sowie unmittelbar vor der Transplantation durchgeführt werden.

Bei der Organisation einer Knochenbank ist eine korrekte Dokumentation erforderlich. Für jede Knochenkonserve wird bei Entnahme ein Dokumentationsbogen mit Durchschlag ausgefüllt, den der Organisator der Gewebank erhält und archiviert. Der Dokumentationsbogen enthält die Personalien des Spenders und Empfängers, die Diagnose und Operation, die zur Knochenentnahme bzw. Transplantation geführt hat, die Art des Knochentransplantates und das Entnahme- sowie das Transplantationsdatum (Tabelle 4). Die Ergebnisse der serologischen Untersuchungen werden ebenfalls auf dem Dokumentationsbogen eingetragen. Bei negativen serologischen Befunden wird die Konserve zur Transplantation frei-

Tabelle 5. Kältekonservierte allogene Spongiosa – Transplantation (1. 1. 75 – 30. 6. 86)

1715 Transplantate		1110 Patienten
1277 Operationen		
Frakturbehandlung		858
primär	637	
sekundär	90	
Pseudarthrosen	131	
Rekonstrukt. Operationen		264
Tumoren, Cysten etc.		155

gegeben. Nach Transplantation geht das Original des Dokumentationsbogens zurück in das Knochenarchiv, der Durchschlag in die Patientenakte des Empfängers.

Zwischen dem 1. 1. 1975 und dem 30. 6. 1986 wurden in der Unfallchirurgischen Klinik der Medizinischen Hochschule Hannover nur 61 Transplantate entsprechend 3,6% wegen bakterieller Kontamination, 8 wegen positiver Lues-Reaktion und 2 wegen positivem Hb_s AG-Titer verworfen. Der Elisa Test auf HTLV III – Antikörper, der seit September 1985 durchgeführt wird, war bisher in allen Fällen negativ.

Auf diese Weise wurden 1715 Knochenkonserven in 1277 Operationen 1110 Patienten transplantiert, wobei die primäre Frakturbehandlung gefolgt von rekonstruktiven Eingriffen im Vordergrund stand (Tabelle 5).

20 Jahre Erfahrung mit homologer Knochentransplantation

D. Kropej[1], P. Bösch[2], W. Lack[1] und F. Meznik[1]

[1] Orthopädische Universitätsklinik Wien (Vorstand: Prof. Dr. med. R. Kotz), Garnisongasse 13, A-1090 Wien/Österreich
[2] Allg. öffentl. Krankenhaus Wiener Neustadt, Abt. für Orthopädie (Vorstand: Doz. Dr. med. P. Bösch), Corvinusring 3–5, A-2700 Wiener Neustadt

Dem Kliniker stehen 3 verschiedene Formen an Knochentransplantaten zur Verfügung: das autologe, homologe und heterologe Knochentransplantat.

Das autologe Transplantat wird wegen seiner osteogenetischen Potenz und der fehlenden Immunreaktion am günstigsten bewertet. Das heterologe Transplantat wird zumeist negativ beurteilt, man kann aber unter günstigen Voraussetzungen auch gute Resultate erzielen. Der homologe Banknochen wird unterschiedlich bewertet, wobei man zur korrekten Beurteilung immer die Präparationstechnik berücksichtigen muß. Denn „homolog" kann bedeuten, daß zum Beispiel ein bei –40 Grad gelagerter Hüftkopf ohne weitere Reinigung, also mit vollem Gehalt an Blut und fettreichem Knochenmark oder aber gereinigte, lyophilisierte und bestrahlte Spongiosa verwendet wird.

An der orthopädischen Univ.-Klinik in Wien betreiben wir seit 20 Jahren eine eigene homologe Knochenbank. Die Spongiosa wird dabei fast ausschließlich aus Kniegelenken von Unfallopfern gewonnen. Bei der Präparation wird der Knochen in Scheiben geschnitten und zu Spongiosachips in pommes frites-Größe weiterverarbeitet. Bis 1981 wurden die Spongiosastücke ohne weitere Reinigung lyophilisiert und durch Kobalt 60 mit 2,5 Megarad bestrahlt.

Mit diesem Bankknochen haben wir, unter zusätzlicher Verwendung eines Fibrinklebesystems, osteomyelitische Herde aufgefüllt und 28 Patienten nachuntersucht. Dabei konnten wir bis auf einen Fall ein blandes Einheilen der Implantate verzeichnen. Auch radiologisch waren die Ergebnisse zufriedenstellend und wir konnten 3x eine Restitutio ad integrum, 13 sehr gute, 11 gute und 1 schlechtes Resultat feststellen. Unter einem sehr guten Resultat verstehen wir eine geringgradige Strukturunruhe des umgebauten Implantates.

Als gutes Resultat bezeichnen wir ein zwar vollständig eingebautes, aber nur zu 2/3 umgebautes Transplantat.

Da das Knochenmark und Fett ein mechanisches Hindernis für den Knocheneinbau darstellt, haben wir seit 5 Jahren unser Präparationsverfahren erweitert: Die Spongiosachips werden mechanisch unter fließendem Wasser gereinigt und in einem Ätherbad entfettet. Zur Elution des Äthers werden sie mit Alkohol in absteigender Konzentrationsreihe gespült und zuletzt vor der abschließenden Gefriertrocknung und Bestrahlung in ein Antibioticabad getaucht.

Die Ergebnisse mit gereinigten Spongiosatransplantaten sind in Bezug auf den Knochenein- und Knochenumbau, wegen der zu kurzen Nachuntersuchungszeit noch nicht verwertbar. Wir haben aber den Eindruck, daß in vergleichbaren Fällen die Knocheneinheilung schneller erfolgt. Sicher ist aber, daß die postoperative Infektionsrate mit entfettetem Bankknochen deutlich niedriger ist. Bei nicht entfetteter homologer Bankspongiosa betrug die Infektionsrate ohne Fibrinklebesystem in 291 Fällen 5,6%, mit FKS 4,5% bei 85 Operationen. Bei entfetteter homologer Spongiosa verzeichneten wir bei 165 Operationen ohne FKS keine Infektion und mit FKS bei 338 Eingriffen in 0,5% postoperative Entzündungen.

Literatur

Bösch P (1981) Die Fibrinspongiosaplastik, Experimentelle Untersuchungen und klinische Erfahrung. Wien Klin Wochenschr [Suppl] 93

Lack W, Bösch P, Arbes H: The treatment of chronic osteomyelitis by homologous spongiosa grafting using the fibrin adhesion system. J Bone Joint Surg (in Druck)

Meznik F, Slancar P (1968) Klinische Ergebnisse auto-, homo-, und heterologer Knochentransplantation. Z Orthop 105:465–484

Spongiosaplastik

O. Scheibe

Bürgerhospital Stuttgart-Feuerbach, Chirurgische Klinik (Dir.: Prof. Dr. med. O. Scheibe), Stuttgarter Straße 151, D-7000 Sutttgart 30

Die Verwendung homologer Spongiosa – also spongiöses Knochenmaterial – von Mensch zu Mensch ist in der Zwischenzeit Routine. Wir haben seit 1981 mit der Spongiosa von 500 Spendern, im vertikal durchströmten Reinraum-OP entnommen, 285 Empfänger mit insgesamt 474 Portionen (à 20–30 g) Spongiosa versorgt. Unterschiedlich ist das Vorgehen: Die einen bewahren die Spongiosa, die in den meisten Fällen aus Hüftköpfen und -hälsen von Patienten besteht, die ein Kunstgelenk bekamen, bei −20° bis −25° für Monate bis zu 1/2 Jahr auf. Andere verwenden Tiefkühltruhen, die bis −70°/−80° kühlen, also Kältegrade erzeugen, die in der Nähe des käuflichen Kohlensäureeises (Trockeneis) liegen. Bei −20° können immer noch Abbauprozesse stattfinden, wenn diese auch sehr langsam ablaufen. Hierzu gehört eine ATP-Spaltung oder die Proteolyse von Eiweiß (Holzer H. 1984). Ganz vorsichtige Leute bewahren sogar unter flüssigem Stickstoff auf. Neben der Lagerungstemperatur findet sich unterschiedliches Vorgehen bei der Transplantation. Alle Verwender sind sich einig, daß in transplantierten Knochen malignes Wachstum, die Lues und eine Serumhepatitis ausgeschlossen sein müssen. Da die Spender meist ältere Patienten sind, wird ein Ausschluß von Aids noch nicht notwendig. Wie wir sind sich noch manche Verwender homologer Spongiosa darüber einig, daß der Knochen blutgruppen- und rhesusfaktorengleich transplantiert werden sollte. Eine Vielzahl von Anwendern verzichtet darauf aber und hat ebenso keine Schäden bemerkt. Wir bewahren das Material nach sofortiger Aufarbeitung steril — also verwendungsfähig auf; andere wiederum unsteril und autoclavieren vor Verwendung.

Die gängige Indikation ist die Spongiosaimpfung operativ versorgter Frakturen, Auffüllung von Knochendefekten z. B. nach Ausräumung juveniler Knochencysten, Defekte nach Osteitiden und anderen, teils iatrogen gesetzten Substanzdefekten. Hierher gehören Defekte nach Knochenresektionen wegen pathologischer Frakturen und damit auch Defekte, die nach Entfernung infizierter oder gelockerter Endoprothesen in Hüfte, Knie oder anderen Gelenken zurückblieben.

Im Sommer vorigen Jahres wurde auf dem Bayerischen Chirurgenkongreß der Einsatz autologer Spongiosa bei der Fixierung von zementlos fixierten Pfannen propagiert, wenn eine ursprünglich mit Zement fixierte Pfanne locker war. Wir gehen einen Schritt weiter und ersetzen nicht mit autologer, sondern mit homologer Spongiosa nicht nur Defekte in der Pfanne, sondern auch im Oberschenkelschaft nach Entfernung ursprünglich mit Zement fixierter Totalendoprothesen am Hüftgelenk.

Einige Beispiele mögen dies untermauern:
Nach einer 3-monatigen Mindestentlastung durch Stützapparate war die Spongiosa nicht nur im Pfannenbereich, sondern auch im Schaftbereich fest eingeheilt, so daß ab diesem Zeitpunkt eine volle Belastung des Kunstgelenkes möglich war. Voraussetzung ist unserer Ansicht nach die Lagerung der homologen Spongiosa bei $-70°$ bis $-80°$ und außerdem die Verwendung gruppengleicher und rhesusfaktorparalleler Spongiosa in ausreichendem Maß. Die Spongiosa muß fest komprimiert und fest eingepreßt werden, um nicht nur mit der Schraubpfanne, sondern auch mit dem implantierten madreporischen Schaft von Lord die notwendige feste Verbindung einzugehen.

Wir fordern eine Lagerung homologer Spongiosa nach Ausschluß von malignem Tumor, Lues und Serumhepatitis bei $-70°$ bis $-80°$, da bei dieser Temperatur auch ATP-Spaltung und Proteolyse von Eiweiß unterbunden sind. Mit dieser Spongiosa befestigen wir nach Entfernung ehemals zementfixierter Hüftendoprothesen auch Pfanne und Schaft mit vollbefriedigendem Ergebnis.

Literatur

Dederich R, Wolf L, Möller F (1985) Homologe Knochentransplantation: Unfallchirurgie 88:299–302
Holzer H. Persönliche Mitteilung

Zur Wertigkeit allogener kältekonservierter Spongiosa bei Wiederherstellungseingriffen in der Traumatologie und Endoprothetik

R. Ascherl[1], F. Lechner[2] und G. Blümel[1]

[1] Institut für Experimentelle Chirurgie der Technischen Universität (Dir.: Prof. Dr. med. G. Blümel), Ismaninger Straße 22, D-8000 München 80
[2] Kreiskrankenhaus Garmisch-Partenkirchen (Dir.: Prof. Dr. med. F. Lechner), Auenstraße 6, D-8100 Garmisch-Partenkirchen

Die unbestreitbaren Vorteile von Bankknochen liegen in seiner hinsichtlich Menge und Zeit unbegrenzten Verfügbarkeit. Bei der herkömmlichen Gefriertechnik ist von avitalen Transplantaten auszugehen, wodurch lediglich die zweite Phase der Knochenneubildung in der Theorie Axhausens [1], nämlich die Osteoinduktion, für die knöcherne Heilung verantwortlich ist. Alleine deshalb kältekonservierten Knochen als minderwertig einzustufen, halten wir aufgrund unserer klinischen Ergebnisse für unberechtigt.

Krankengut

Seit der Einrichtung einer Knochenbank vor fünf Jahren wurden 689 Transplantationen durchgeführt, wobei der überwiegende Anteil auf Zweit- und Mehrfacheingriffe nach Alloarthroplastik entfällt. Nur 10% unserer Patienten litten an den Folgen frischer Verletzungen oder posttraumatischen Zuständen; 108 Empfänger erhielten Transplantate von zwei oder mehr Spendern. Der Spenderknochen stammt an unserer Klinik bislang ausnahmslos aus den Schenkelhalsresektaten bei Hüftgelenkersatz.

Gefriertechnik

Aufgrund unserer experimentellen Ergebnisse und trotz erhöhtem finanziellen Aufwand verwenden wir eine Lagerungstemperatur von $-90\,^\circ$C – das Transplantat wird trocken ohne antibiotische oder kryoprotektive Zusätze in Glasbehältnissen doppelt steril eingefroren. Ein kontrolliertes Kühlen erscheint unseren Untersuchungen zufolge nicht notwendig. Bewährt hat sich die Konservierung von $1-2$ cm^3 großen Spongiosablöcken, ganze Hüftköpfe halten wir für ungeeignet, cystische Veränderungen sind vor dem Einfrieren zu entfernen (s. Abb. 1).

Klinische Ergebnisse

Ein Einheilen der allogenen Transplantate erfolgt in radiologischen Verlaufskontrollen entsprechend der Bewertung nach Kalbe [6] sowie nach einem eigenen Beurteilungsschema [2] innerhalb von 26–30 Wochen. Die Einheilungsrate liegt im keimfreien Transplantatlager bei ca. 90%. Gegenüber frischen Frakturen, Defekten im Acetabulum, Pseudarthrosen und jugendlichen Knochencysten tritt eine Verzögerung des Ein- und Umbaus lediglich bei Schaftfenstern anläßlich Prothesenaustauschoperationen ein. Die Infektionsrate im sterilen

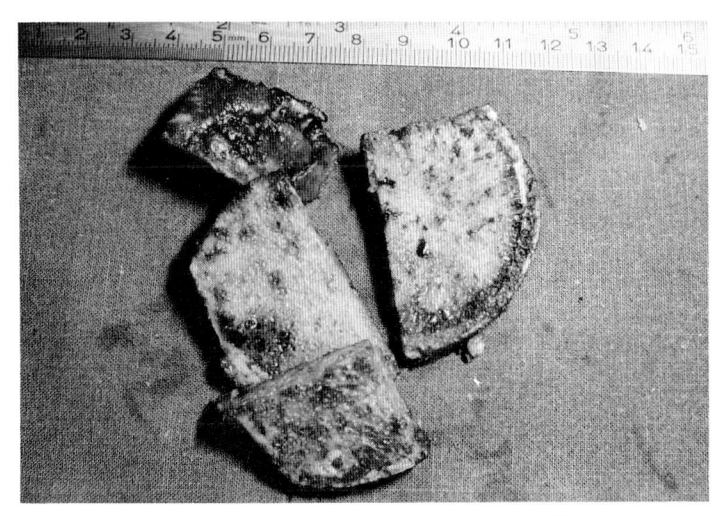

Abb. 1. Allogene Transplantate vor Wegnahme der Knorpelschicht

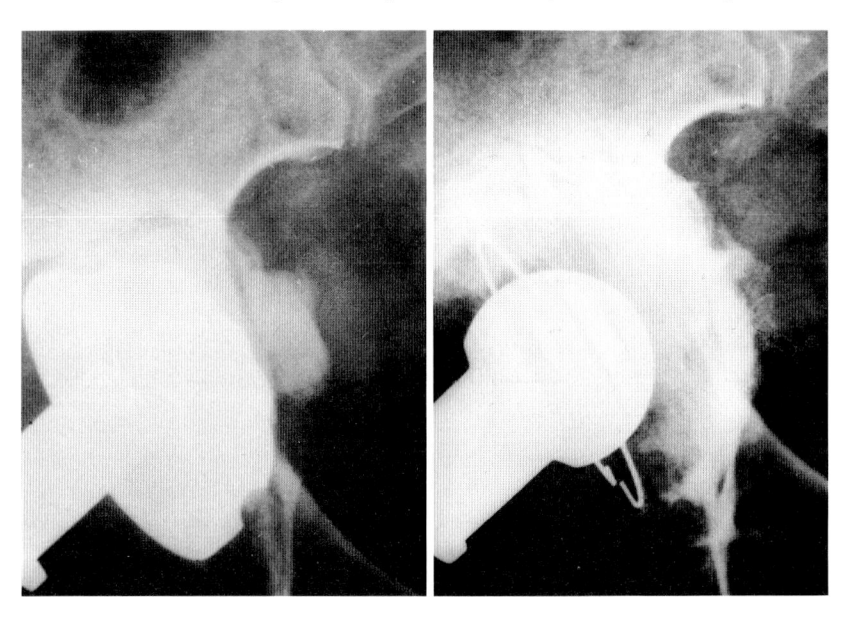

Abb. 2. Knöcherne Heilung eines Acetabulum-Defektes bei aseptischer Pfannenlockerung und guter biologischer Fixation des Zweitimplantates

Lager beträgt 0,5%. Zusatzmaßnahmen wie die Fibrinklebung verbessern zwar die Handhabung des Transplantates, nicht jedoch das endgültige Resultat [2]. Eine Korrelation zwischen Spenderalter und Integration bzw. Knochenneubildung ergibt sich nicht, osteoporotisches Knochengewebe von alten Spendern erscheint hinsichtlich seiner Osteoinduktivität eher besser als Knochen von jüngeren Donoren. Ähnliche Beobachtungen stammen bereits von Bürkle de la Camp [3]. Eine optimale Größe der Transplantate kann nicht angegeben werden, allerdings zeigt sich das in einer Knochenmühle aufbereitete allogene Transplantat besonders günstig (s. Abb. 2).

Ausschlußkriterien

Der Spenderausschluß erfolgt in Anlehnung an die von Friedlaender und Mankin empfohlenen Richtlinien [4]. Als grobe klinische Kriterien gelten frische und chronische Infektionen, Immunsuppression, Steroid-Medikation und wiederholte Gelenkpunktionen. Die Laborkontrollen vom Empfänger umfassen an unserer Klinik weißes Blutbild, Transaminasen, Lues-Reaktion, Hepatitis-B und HTLV-III. Abstrichkontrollen (besser: Inkubation von Knochengewebe) nach Explantation und vor Transplantation (auch am Lagergewebe) erscheinen nicht zuletzt aus forensischen Gründen unerläßlich.

Antigenität von Bankknochen

Eine grundsätzliche Unbedenklichkeit hinsichtlich Antigenität des kältekonservierten Knochengewebes können wir aufgrund unserer bisherigen klinischen Untersuchungen (Leukocytenmigrationsinhibitionstest) nicht teilen. Bei Patientinnen im gebärfähigen Alter halten wir die Übertragung von Rhesus-diskordantem Spendergewebe schon deshalb für unzulässig, weil bereits von Schmid-Schmidsfelden [7] Sensibilisierungen mitgeteilt wurden und jüngst Johnson et al. [5] bei einer jungen, rhesus-negativen Patientin anti-G-Antikörper nach Transplantation von Rhesus-positiven, kältekonservierten Knochen fanden.

Finanzieller Aufwand

Unter Berücksichtigung der laborchemischen Tests, Kosten für Behältnisse und Umlage der Anschaffung einer Kühltruhe auf 200 Transplantate jährlich ergeben sich über 5 Jahre ohne Leistungen für Dokumentation, Reparaturen und Nachkauf von Gefäßen Unkosten für ein Transplantat von ca. 350,— DM.

Gerade unter dem Aspekt der Sicherheit derartiger Transplantate und eine gegenüber dem autologen Transplantat nicht wesentlich herabgesetzte Osteoinduktivität halten wir diese Kosten für gerechtfertigt.

Literatur

1. Axhausen W (1952) Die Knochenregeneration — ein zweiphasiges Geschehen. Zbl Chir 77:435—442
2. Baeck G (1985) Kältekonservierte allogene Spongiosa. Klinische Ergebnisse und Erfahrungen mit „Bankknochen". Dissertation TU München
3. Bürkle de la Camp H (1954) Knochenkonservierung und Verwendung konservierter Knochen. Langenbecks Arch Chir 279:26—37
4. Friedlaender GE, Mankin HJ (1981) Bone banking: current methods and suggested guidelines. AAOS Instructional course lectures. Mosby, St. Louis, p 36—51
5. Johnson CA, Brown BA, Lasky LC (1985) Rh immunization caused by osseous allograft. New Engl J Med 312:121—122
6. Kalbe R (1980) Die Transplantation von allogener, kältekonserivierter Hüftspongiosa. Grundlagen, Indikationen, Technik und Ergebnisse. Dissertation, Med. Hochschule, Hannover
7. Schmid-Schmidsfelden O (1954) Ein weiterer Beitrag zur Transplantation von kältekonserviertem Knochen (Knochenbank) und Kritik der Spätergebnisse. Arch Orthop Unfallchir 46:315—329

Allogene Spongiosaplastik mit tiefgefrorener Spongiosa — Klinische und histomorphologische Nachuntersuchungen

J. Hunger[1] und H.-J. Pesch[2]

(Manuskript nicht eingegangen)

Indikation und Technik der Knochentransplantation mit mikrovasculärem Anschluß als Alternative zur allogenen Transplantation

M. Wannske, A. Berger und E. Schaller

Klinik für Plastische, Hand- und Wiederherstellungschirurgie der Medizinischen Hochschule Hannover (Direktor: Prof. Dr. A. Berger), Podbielskistraße 380, D-3000 Hannover 51

Seit Jahrzehnten werden autologe und homologe Knochentransplantationen, vorwiegend als Spongiosatransplantat, zur Auffüllung von Knochendefekten mit gutem Erfolg verwendet. Die großstreckigen Defekte vor allem an langen Röhrenknochen zeigen aber, daß dieses Vorgehen sehr schnell an seine Grenzen stößt. Insbesondere bei schlechtem Transplantatlager ist das Vitalitätspotential zu gering, den Verlust der vorübergehenden Durchblutung bis zur Revascularisation auszugleichen. Dies gilt besonders für eingebrachte Corticalis, bei der immer mit einer Sequestrierung gerechnet werden muß [6].

Über theoretische Grundlagen der freien mikrovasculär angeschlossenen Knochentransplantation und erste klinische Erfahrungen wurde von Taylor u. Mitarb., Arata und Batary u. Mitarb. berichtet. Sie konnten zeigen, daß corticale Defekte bis zu 25 cm an der unteren Extremität durch frei transplantierten und revascularisierten, autologen Knochen überbrückt werden konnten.

Diese Ergebnisse führten zu der Annahme, daß der mikrovasculär angeschlossene transponierte Knochen nicht wie ein Knochentransplantat, sondern wie ein Mehretagenbruch anzusehen sei.

Wir wissen, daß der frei transplantierte und nicht mikrovasculär angeschlossene Knochen im Sinne einer Creeping-substitution zunächst ab- und dann erneut wieder aufgebaut wird. Später kommt es dann zu einer Adaptation der Mikro- und Makro-Struktur an den biomechanischen Bedarf nach dem Wolffschen Transformationsgesetz. Wir sehen appositionelles Wachstum als sicheren Ausdruck für die Vitalität. Bleibt die Revitalisierung des transplantierten Knochens aus, so bleibt dieser als Sequester in einer bindegewebigen Hülle liegen.

Arata konnte nun nachweisen, daß mikrovasculär angeschlossene Corticalis zwar nicht dieselben biologischen Eigenschaften aufweist, wie ein Zweietagenbruch, daß ihre Einheilung aber ganz wesentliche biologische Vorteile gegenüber der nicht angeschlossenen Corticalis hat. Dies konnte durch Zählen der vitalen Osteocyten in den Lacunen, durch

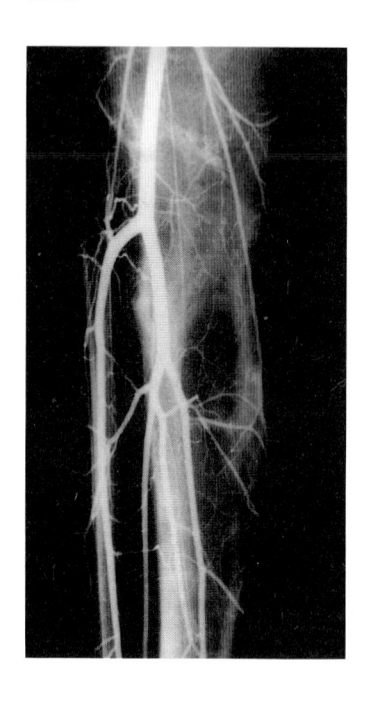

Abb. 1. Angiographie zur Darstellung des Gefäßes an der Empfängerstelle

die Tetracyclin-Aufnahmefähigkeit im Bereich der Osteone und durch die quantitative Mikroradiographie nachgewiesen werden. Insgesamt stellt sich damit eine Vitalisierung von etwa 2/3 im Bereich des Mehretagenbruches gegenüber Spuren beim nicht revascularisierten Knochen heraus.

Aufgrund dieser klinischen und experimentellen Grundlagen haben wir in unserer Klinik seit 1981 30 freie Knochentransplantationen mit mikrovasculärem Anschluß durchgeführt [3, 4].

Das Vorgehen soll an einigen Beispielen dargestellt werden:

Nach entsprechendem Debridieren bzw. Resektion des Tumors ist die Voraussetzung für den mikrovasculär übertragenen Knochen die Möglichkeit eines vasculären Anschlusses. Dieser wird im (Abb. 1) Bereich der Empfängerstelle durch Angiographie dargestellt. Voraussetzung für die Heilung ist dann die stabile Fixation nach den Kriterien der operativen Knochenbruchbehandlung. So ist hier exakt auf Zug- und Druckseite, Neutralisation und mediale Abstützung zu achten. Später können dann nochmalige Knochenanlagerungen, etwa von einer Rippe, erfolgen bzw. zusätzliche Spongiosatransplantate vorgenommen werden.

Zunächst eine 26jährige Patientin mit fibröser Dysplasie am linken Femur in Schaftmitte. Nach Resektion ergab sich ein Defekt von 20,5 cm, die Stabilisierung erfolgte durch eine lateral angelegte Platte, auf der Gegenseite wurde die Fibula eingefalzt und mit Spongiosaschrauben fixiert. Die Anastomosen gelangen über Perforans-Gefäße und deren Begleitvenen. In dem so geschaffenen guten Lager erfolgte dann die zusätzliche Spongiosa-Plastik, da die Fibula alleine nicht ausreichte. Die Patientin lebt heute, 4 Jahre nach dem Fibula-Transfer, mit freier und uneingeschränkter Beweglichkeit und Belastungsfähigkeit (Abb. 2).

Eine 17jährige Patientin mit einem Chondromyxoidfibrom der Tibia proximal wurde nach Resektion des Tumors im Gesunden mit einer Platte fixiert, die kontralaterale Fibula

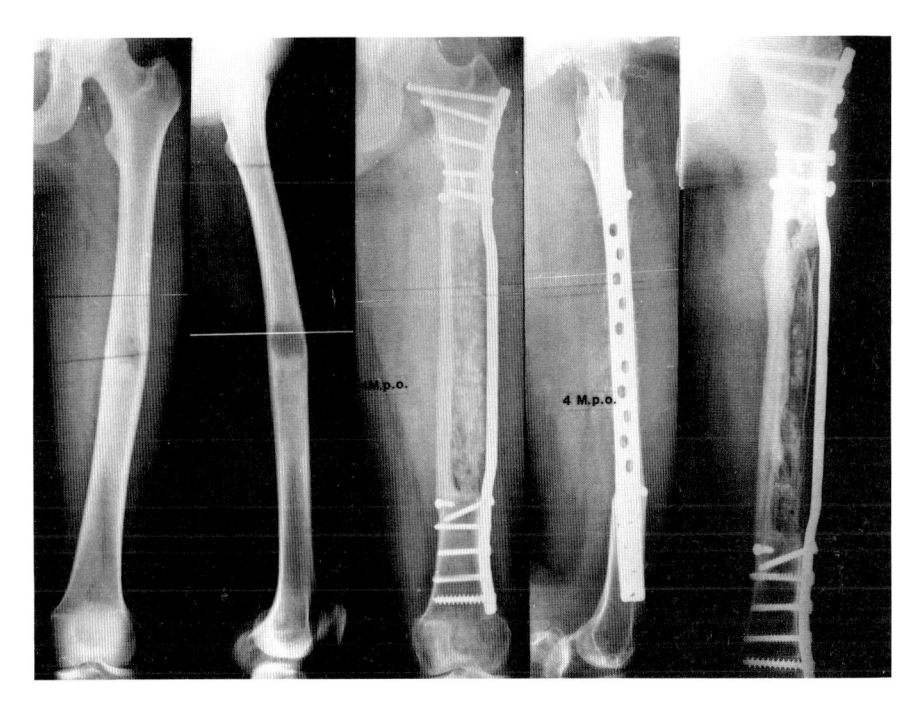

Abb. 2. Fall 1, s. Text

wurde stabilisiert und mit einer Arterie an der Arteria fibularis und 2 Venen angeschlossen. Hinzu kam eine Spongiosa-Plastik in zweiter Sitzung. Die Belastungsfähigkeit ergab sich auch hier bei noch liegendem Metall (Abb. 3).

Der 3. Fall zeigt einen 40jährigen Patienten mit einer subtotalen Amputation mit Zertrümmerung des Unterarmes durch ein Stahlseil. Die Osteosynthese in der Ulna erfolgte sofort und nach Resektion der Weichteile und Knochentrümmer die Fixation des Radius mit einem Fixateur externe. Die A. ulnaris war erhalten, die Weichteile wurden vorübergehend mit Spalthaut gedeckt. Nach Einheilen Fibula-Transfer mit Anschluß an den proximalen Anteil der A. radialis und stabiler Versorgung mit 2 Platten. Nach 14 Monaten konnte das Metall nach beherrschter Infektion und teilweisem Verlust der Haut entfernt werden. Das Röntgenbild zeigt ein gutes appositionelles Wachstum der heterotopen Fibula (Abb. 4).

Bei den 30 operierten mikrovasculär angeschlossenen Knochentransplantaten wurden Defekte bis zu 29 cm überbrückt. Die Ergebnisse zeigen, daß bei 23 Patienten eine volle Funktion bei verheilten Knochen und Weichteilen erreicht wurde. Ein Radiusspan zum Metatarsale ist weitgehend sequestriert. Von 14 transplantierten Fibulae sind 4 aufgrund der kurzen Zeit noch nicht voll belastungsfähig, aber vital.

Die Ergebnisse belegen, daß auch bei schlechten Bedingungen, wie narbigem Transplantatlager, aufgebrauchten Depots der autologen Spongiosa und langstreckigen Defekten der mikrovasculär angeschlossene frei transplantierte Knochen eine gute Alternative darstellt. Wie weit dies in Zukunft unter Immunsuppressionen auch allogen erfolgen kann, steht noch aus. Gleiches Vorgehen mit anderen Geweben, etwa der allogenen Nerventransplantation und der Immunsuppression zeigt aber, daß hier noch viele Möglichkeiten offen sind.

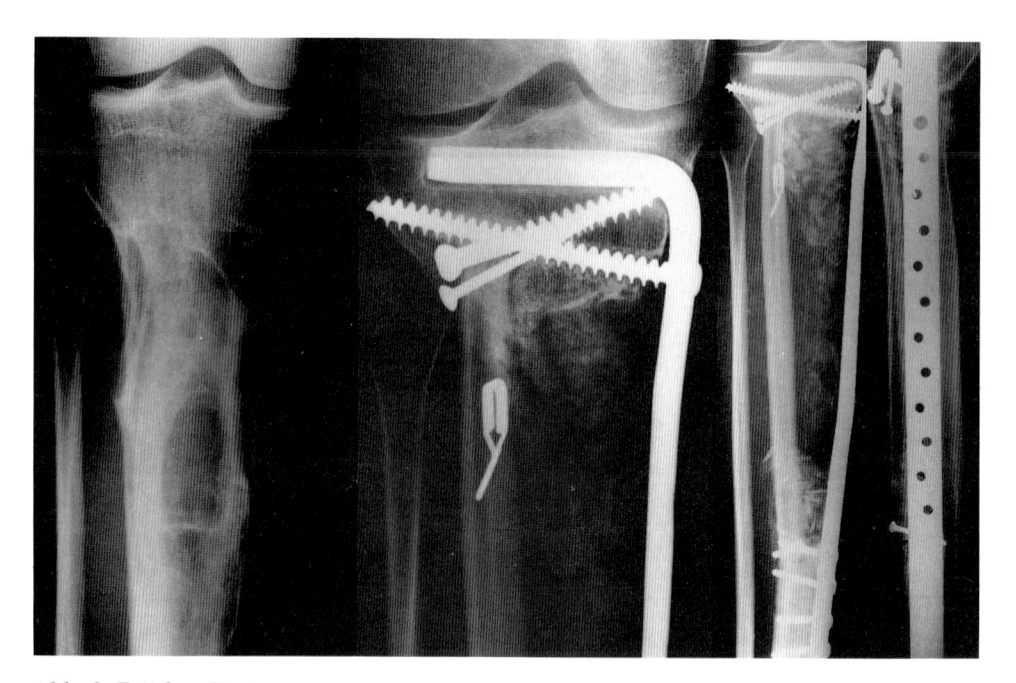

Abb. 3. Fall 2, s. Text

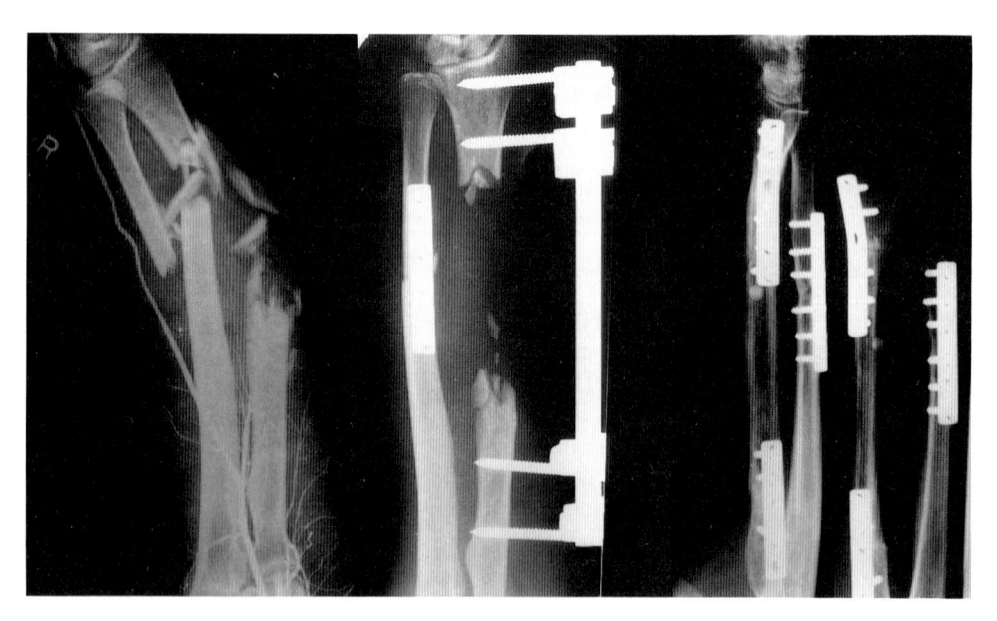

Abb. 4. Fall 3, s. Text

Literatur

1. Arata MA, Wood MB, Cooney WP (1985) Revascularized segmental diaphyseal bone transfers in the canine. An analysis of viability. J Reconstr Mircosurg 1:11–19
2. Batary S, Adachien E, Murase M, Zuge K (1978) Vascular pedicle fibula transplantation as treatment for bone tumors. Clin Orthop 133:158–164
3. Berger A, Muhr G, Brüggemann H (1982) Die Mikrochirurgie bei Knochentumoren. Handchirurgie 14:230–233
4. Berger A, Wannske M. Indikation, Technik und Ergebnisse nach Knochentransplantationen mit mikrovaskulärem Anschluß. Springer, Berlin Heidelberg New York Tokyo (im Druck)
5. Taylor GI, Miller GDH, Hamm FJ (1975) The free vascularized bone graft — a clinical extension of microvascular techniques. Plast Reconstr Surg 55:533–544
6. Wannske M, Trentz O, Reschauer R, Muhr G (1975) Qualität des Transplantatlagers und Zeitpunkt der Spongiosaplastik. In: Hefte Unfallheilkd, Heft 126, Springer, Berlin Heidelberg New York, S 437–440

Analyse der Incorporation homologer Acetabulumrekonstruktionen. Erste Ergebnisse

M. K. Zehntner[1], R. Ganz[1] und F. Höflin[2]

[1] Klinik für Orthopädie und Chirurgie des Bewegungsapparates der Universität (Dir.: Prof. Dr. med. R. Ganz), Inselspital, CH-3010 Bern
[2] Klinik für Orthopädie und Chirurgie des Bewegungsapparates der Universität, Abt. für Nuklearmedizin (Leiter: Prof. Dr. med. H. Rösler), Inselspital, CH-3010 Bern

Aufgrund der Erkenntnis, daß ein intaktes Knochenlager eine wichtige Voraussetzung zur dauerhaften Kunstpfannenverankerung darstellt, werden bei Pfannenlagerdefekten durch aseptische Lockerung zunehmend Rekonstruktionen mittels autologer oder homologer Transplantate durchgeführt [2].

Die Incorporation homologer Transplantate, das heißt die Substitution durch vitalen Knochen ist insbesondere für zentrale Bezirke nicht mit Sicherheit erwiesen [1, 3, 6]; eigene histologische Einzelbeobachtungen haben nur peripher Knochenneubildung gezeigt [3, 6].

Zur Beurteilung der Incorporation erachten wir in Übereinstimmung mit Gordon [4] das gewöhnliche Röntgenbild als ungeeignet und trügerisch, insbesondere was zentrale Abschnitte betrifft. Vielschichtige Überlagerungseffekte limitieren die Aussagekraft in diesem doch eher großvolumigen Skeletanteil.

Zur Beurteilung geeigneter ist die Szintigraphie, da der Grad der Aktivität bei Wahl eines geeigneten Tracers den Skeletmetabolismus zeigt [4].

Die *S*ingle *P*hoton *E*mission *C*omputed *T*omography-Methode (SPECT) bietet gegenüber der planaren Szintigraphie den Vorteil 3-dimensionaler Schichtdarstellung und somit weniger Fehlmessungen durch Überlagerungseffekte.

Zur Klärung der Frage nach Incorporation unserer homologen Transplantate [3, 6], welche von selektierten Femurköpfen von Kopfprothesen- und primären Totalprothesenoperationen stammen und einzeln steril verpackt bei −25 °C aufbewahrt werden, haben wir bei bisher 5 Patienten als Pilotstudie SPECT-Analysen durchgeführt. Das postoperative Intervall beträgt minimal 4,5 und maximal 24 Monate. Bei allen Patienten bestanden weder Anhaltspunkte für Prothesenlockerung noch Infektion.

Die Messungen erfolgten mittels einer Philips Gamma Diagnost Tomo Camera 3–4 h nach i.v.-Injektion von 740 MBq 99m-Tc-DPD. Die Messungen wurden über einen CDA-Terminal durch einen VAX-750 Computer verarbeitet. Die Schichtdicke der Tomographien betrug 6 mm.

Das konventionelle Röntgenbild zeigte bei allen 5 Patienten Umstrukturierungsvorgänge in peripheren Abschnitten, das Zentrum konnte aber nicht mit Sicherheit beurteilt werden.

Die SPECT-Analysen zeigten bei allen Patienten erhöhte Aktivität im Bereich der gesamten Rekonstruktion und zwar sowohl in der Frontal-, Sagittal- und Transversalebene. Der Grad der Aktivität war wenig schwächer als im Bereich der konsolidierenden Trochanterosteotomien, welche als Referenz dienten.

Diese Beobachtungen sprechen für eine Revascularisation zentraler Abschnitte, die Fallzahl erlaubt aber sicherlich noch keine allgemeingültigen Aussagen, weitere Untersuchungen sind geplant.

Insgesamt erachten wir die SPECT-Methode als für die Beurteilung der Incorporation geeignetes Verfahren, die bisherigen Beobachtungen positiv und versprechend[1].

Als Nachteil des Verfahrens muß der große Aufwand genannt werden, was die Methode als Routineuntersuchung ungeeignet macht.

Literatur

1. Caffinière de la JY, Postel JN (1985) Analyse de l'image scintigraphique des greffes osseuses dans les reprises de prothèses totales de hanche. Rev Chir Orthop 71:369–376
2. Callaghan JJ, Salvati EA, Pellici PM, Wilson PD Jr, Ranawat CS (1986) Results of revision for mechanical failure after cemented total hip replacement 1979–1982. J Bone Joint Surg [Am] 67:1074–1085
3. Ganz R (1983) Bone Grafting. In: Revision Arthroplasty 2:96–102. Proceed. of a Symposium held in Harrogate, England. Franklin Scient Publ
4. Gordon SL, Binkert BL, Rashkoff ES, Britt AR, Esser PD, Stinchfield FE (1985) Assessment of bone grafts used for acetabular augmentation in total hip arthroplasty. CORR 201:18–25
5. Trancik TM, Stuhlberg BN, Wilde AH, Feiglin DH (1986) Allograft reconstruction of the acetabulum during revision togal hip arthroplasty. J Bone Joint Surg [Am] 68: 527–533
6. Zehntner MK, Ganz R (1986) Homologe Rekonstruktion ausgedehnter Pfannenlagerdefekte – Technik und Ergebnisse. In: Refior HJ, Hackenbroch MH, Wirth CJ (Hrsg) Der alloplastische Ersatz der Hüftpfanne, Thieme, Stuttgart New York

---

[1] Wir danken Herrn A. Luginbühl, Abt. f. Nuklearmedizin Inselspital Bern für die Computerauswertung

Klinische Erfahrungen mit Keramik als Knochenersatz

H. Waisbrod, M. Schlaadt und J. U. Krainick

Alice-Hospital, Schmerz-Zentrum (Dir.: Prof. Dr. med. H. U. Gerbershagen), Auf der Steig 14–16, D-6500 Mainz

Wir verwenden seit 1983 Keramik als Knochenersatz. Eine Pilotstudie mit 8 Patienten über 18 Monate ergab folgende Ergebnisse: 1. Beta-Tricalciumphosphat (T.C.P.) ging in 4 von 5 Fällen eine vollständige Verbindung sowohl zwischen Implantat und Knochen als auch zwischen den implantierten Blöcken selbst ein. 2. bei Hydroxylapatit-Implantaten wurde diese Verbindung nicht gesehen. 3. bei Tricalciumphosphat-Keramik ließen sich Resorptionen nachweisen, nicht hingegen bei Hydroxylapatit.

Wir benutzten daher von Dezember 1984 bis jetzt nur Tricalciumphosphat als Implantat, ausschließlich und ohne zusätzliche autologe Spongiosa. Insgesamt wurden hiermit 22 postero-laterale Fusionen der Wirbelsäule, 8 Ventralisierungen der Tuberositas tibiae, 9 Iliosacralgelenks-Arthrodesen und 1 Handarthrodese durchgeführt. Hier berichten wir über die Fälle, die mindestens 8 Monate nach der Operation zurückliegen, so daß eine gültige Verlaufsbeobachtung gewährleistet ist.

Die Ceros 82 TCP-Blöcke von Mathys & Co. werden aus Calcium-orthophosphat hergestellt und bei $+1000°$ gesintert. Sie haben ein Porenvolumen von 60% und eine Porengröße von 200–400 µm. Die chemische Formel lautet $Ca_3(PO_4)_2$ mit einem Calciumphosphor-Verhältnis von 1,5. Die Druckresistenz beträgt 12 MPA. Die von uns benutzten Blöcke haben eine Größe von 30 auf 15 auf 5 mm.

Das Alter der Patienten lag zwischen 37 und 55 Jahren, die Beobachtungszeit postoperativ beträgt 8–24 Monate, im Durchschnitt 14 Monate.

Wegen der geringen Druckresistenz der Keramikplättchen wählten wir nur Operationen mit geringer Implantatdruckbelastung.

In 9 von 10 postero-lateralen Fusionen wurden zusätzlich 2 Knodt-stäbe zur Stabilisierung verwendet. Die meisten Patienten trugen postoperativ ein Totalkontaktkorsett für ca. 8 Wochen, weniger aus Gründen der Stabilität als vielmehr aufgrund des subjektiven Sichbesserfühlens. Die Handgelenksarthrodese wurde mit einer Mini-DC-Platte stabilisiert. Die Vorverlagerung der Tuberositas tibiae erforderte keine zusätzliche Fixation. Die Anzahl der verwendeten Keramikblöcke richtete sich nach dem Ausmaß der zu überbrückenden Fusionen und rangierte zwischen 16 Blöcken bei postero-lateralen Fusionen bis 4 Blöcke bei der Handgelenksarthrodese.

Ergebnisse:
1. Abstoßungsreaktionen wurden keine beobachtet.
2. Generell guter Knochendurchbau mit Ausnahme einer postero-lateralen Fusion (Abb. 1, 2).
3. Klare Verbindungen zwischen Keramikimplantat und spongiösem Knochen, dokumentiert in konventioneller Röntgentechnik als auch in der Computertomographie.
4. Ab dem 8. Monat klare Verbindung zwischen Keramikblöcken untereinander mit Verschwinden der Grenzlinie (Abb. 3, 4).

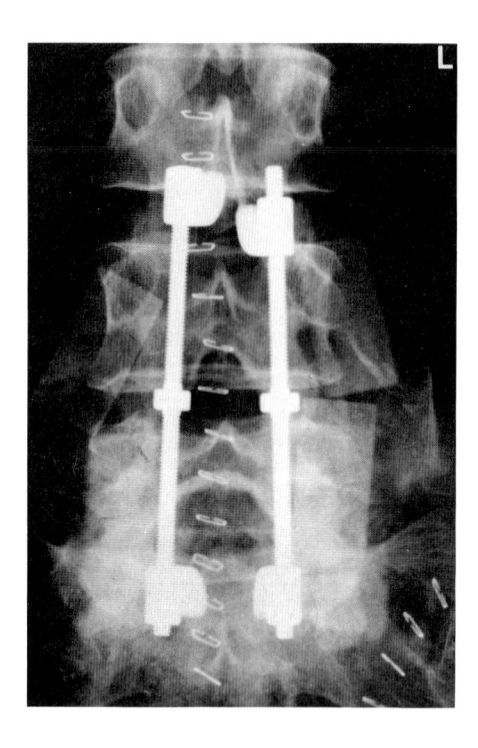

Abb. 1. Postero-laterale Fusion. Auf der rechten Seite Keramik (T.C.P.) und Beckenkammspongiosa. Links nur Keramik

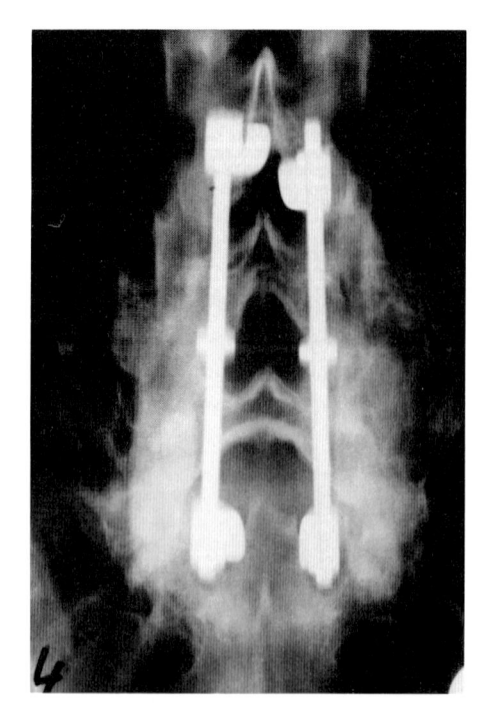

Abb. 2. Dreißig Monate postoperativ

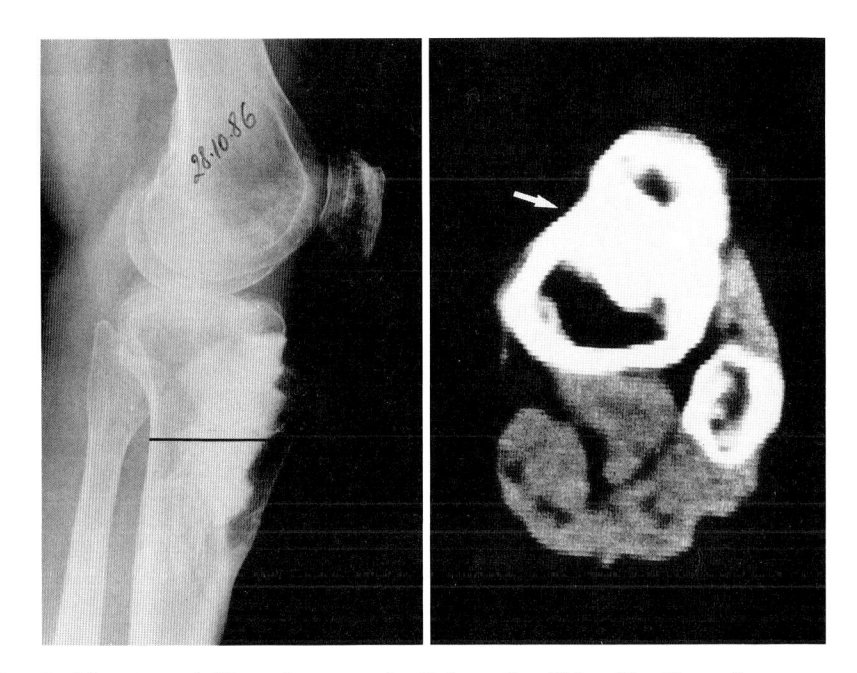

Abb. 3. Achtzehn Monate nach Vorverlagerung der Tuberositas tibiae. Nur Keramik

5. In allen Fällen klare Resorption mit Verschwinden der ursprünglichen Konfiguration der Platten.

Zusammenfassend können wir feststellen, daß anstelle von autologer Spongiosa TCP gleichwertig benutzt werden kann unter Vermeidung einer zusätzlichen Traumatisierung, wie sie zur Spongiosaentnahme nötig ist. Allerdings erfordert der Einbau von TCP bis zur Festigkeit mindestens 12 Monate gegenüber 6 Monaten bei Verwendung von Spongiosa. Ungeklärt ist noch die Druckbelastbarkeit von TCP. Hier haben wir bisher nur Hinweise am Beispiel einer interkorporellen Fusion der lumbalen Wirbelsäule, bei welcher wir mit TCP einen verbliebenen Knochenspalt auffüllten und nach einer Beobachtungszeit von 7 Monaten bisher kein Zusammenbrechen der Blöcke beobachtet haben.

Literatur

1. Cameron HU, MacNab I, Pilliar RM (1977) Evaluation of a biodegradable ceramic. J Biomed Mater Res 11:179–186
2. Coviello J, Brilliant JD (1979) A preliminary clinical study of the use of tricalcium phosphate as an apical barrier. J Endod 5:6–13
3. Cutright DE, Bhaskar SN, Brady JM, Getter L, Posey WR (1972) Reaction of bone to tricalcium phosphate ceramic pellets. Oral Surg 33:850–856
4. Driskell TD, Hassler CR, McCoy LR (1973) Significance of resorbable bioceramics in the repair of bone defects. Proc Annz Conf Eng Med Bio 15:199
5. Ferraro JW (1979) Experimental evaluation of ceramic calcium phosphate as a substitute for bone grafts. Plast Reconstr Surg 63:634–640
6. Geret V, Rahn BA, Mathys R, Perren SM (1983) Quantitative Analyse der in vivo Gewebeverträglichkeit von Hydroxylapatit Ceros 80. Hefte Unfallheilkd, Heft 165, Springer, Berlin Heidelberg New York Tokyo, S 75

7. de Groot K (1980) Bioceramics consisting of calcium phosphate salts. Biomaterials 1:47–50
8. Jarcho M (1981) Calcium phosphate ceramics as hard tissue prosthetics. Clin Orthop 157:259–278
9. Kallenberger A, Mathys R, Müller W (1983) Untersuchungen der Gewebeverträglichkeit von Hydroxylapatit (Ceros 80) an kultivierten Fibroplasten. In: Hefte Unfallheilkd, Heft 165, Springer, Berlin Heidelberg New York Tokyo, S 71
10. Klawitter JJ, Hulbert SF (1971) Application of porous ceramics for the attachment of load-bearing internal orthopaedic applications. J Biomed Mater Res (Symp.) 2: 161–229
11. Levin MP, Getter L, Cutright DE, Bhaskar SN (1975) A comparison of iliac marrow and biodegradable ceramic in periodontal defects. J Biomed Mater Res 9:183–195
12. Magerl F, Schenk R, Müller W (1984) Klinische Erfahrungen mit geformten porösen Hydroxylapatitblöcken. In: Rettig HM (Hrsg) Biomaterialien und Nahtmaterial, Springer, Berlin Heidelberg New York Tokyo, p 53
13. Mears DC, Goldstrohm GL, Roberts JM (1983) Replacement of canine bone defects with tricalcium phosphate ceramic implants. In: Kotz R (ed) Proc. 2nd workshop on the design and application of tumor prostheses for bone and joint reconstruction. Egermann, Vienna, p 36
14. Mors WA, Kaminski EJ (1975) Osteogenic replacement of tricalcium phosphate ceramic implants in the dog palate. Arch Oral Biol 365–367
15. Nade S, Armstrong L, McCartney ER, Baggaley B (1983) Osteogenesis after bone and bone marrow transplantation: the ability of ceramic materials to sustain osteogenesis from transplanted bone marrow cells. Clin Orthop 181:217–225
16. Ochsner PE, Perchtold D, Uehlinger K, Verburg A (1983) Ein- und Abbau von resorbierbarem Tricalciumphosphatgranulat. In: Hefte Unfallheildkd, Heft 165. Springer, Berlin Heidelberg New York Tokyo, S 77
17. Robert SC, Brilliant JD (1975) Tricalcium phosphate as an adjunct to spinal closure in pulpless permanent teeth. J Endod 1:263–269
18. Roth W, Müller W, Spiessl B (1984) Zur Behandlung großvolumiger Knochendefekte im Kieferbereich mit Hydroxylapatit-Granulat. Schweiz Monatsschr Zahnmed 94: 222–227
19. Uchida A, Nade SML, McCartney ER, Ching W (1984) The use of ceramics for bone replacement. J Bone Joint Surg [Br] 66:269–275
20. Waisbrod H, Gerbershagen UH (1986) A pilot study of the value of ceramics for bone replacement. Arch Orthop Trauma Surg 105:298–301

Rekonstruktion des Beckenkammes nach Spanentnahme unter Verwendung homologer Hüftkopftransplantate

H. Stürz

Orthopädische Klinik der Medizinischen Hochschule, Klinik III im Annastift (Dir.: Prof. Dr. med. H. J. Refior), Heimchenstraße 1–7, D-3000 Hannover 61

Der Beckenkamm ist bevorzugter Entnahmeort spongiöser und corticospongiöser Knochentransplantate, wenn solche zur Defektauffüllung in der Chirurgie des Bewegungsapparates benötigt werden.

Klinische Beobachtung und experimentelle Studien haben erwiesen, daß Umbau- und Knochenneubildung unter Verwendung der Beckenkammspongiosa schneller und ergiebiger erfolgen, als dies bei anderen spongiösen und cortico-spongiösen autologen Transplantaten zu beobachten ist. Zudem ist der Entnahmeort gut erreichbar.

Solange der Beckenkamm nach einer Knochenentnahme in seiner Kontinuität erhalten bleibt, sind die Entnahmedefekte in der Regel für den Patienten ohne wesentliche nachteilige Auswirkungen. Wird jedoch der Beckenkamm mit entnommen, so können Defekte verbleiben, die nicht nur kosmetisch störend sind. Oftmals treten auch Schmerzen auf, wenn Gürtel- oder Gummizüge der Bekleidung in den Beckenkammdefekt drücken. Darüber hinaus sind auch Hernien mit einem Vorfall der Baucheingeweide beschrieben worden (Oldfield 1945).

In Kenntnis dieser unangenehmen Folgen vermeiden wir die Entnahme des Beckenkammes nach Möglichkeit. Zur ventralen Spondylodese und segmentalen Fusion bei der Spondylolisthese, schweren Osteochondrose, Spondylitis tuberculosa oder bei Tumoren und instabilen Wirbelbrüchen benötigen wir aber Transplantate mit größtmöglicher mechanischer Festigkeit und gleichzeitig guten biologischen Eigenschaften. Die Hufeisenform oder das u-förmige Profil der kräftigen Corticalis des Beckenkammes besitzt eine hohe Kompressionsfestigkeit unter entsprechender Krafteinwirkung. Deshalb sind hochkant nebeneinander eingesetzte Beckenkammspäne zur Defektüberbrückung an der Wirbelsäule besonders geeignet, da sie eine ausreichende Primärstabilität garantieren und gleichzeitig durch ihren Spongiosaanteil einen schnellen Ein- und Umbau des Spanes ermöglichen.

Zum Verschluß des Entnahmedefektes haben Popkirov (1981) und Grob (1986) die Verwendung homologer Hüftkopfscheiben empfohlen. Hardy (1977) gab die Empfehlung, bei transthorakalen Spondylodesen ein Rippenstück zur Wiederherstellung des Beckenkammes zu verwenden. Lubicky und DeWald (1982) verschlossen große Darmbeinkammdefekte mit Palacos-Scheiben.

Wir haben seit nunmehr 3 Jahren bei 11 Patienten Darmbeinkammdefekte nach Spanentnahme mit homologen Hüftkopfscheiben aufgefüllt. Da wir im Rahmen der Hüftgelenksalloarthroplastik resezierte Hüftköpfe regelmäßig in der Knochenbank aufbewahren, stehen diese bei uns in ausreichender Zahl für viele Zwecke zur Verfügung.

Zunächst werden mit der osicillierenden Säge ein oder zwei Scheiben von 1,5 cm Dicke aus dem Hüftkopf herausgesägt. Je nach Größe des Defektes werden diese dann paßgerecht zugeschnitten und einzelnen oder nebeneinander eingepaßt und fest verklemmt. Zur zusätzlichen Sicherung können transossäre Nähte durch mehrere Bohrlöcher gelegt werden oder es werden ein oder zwei Kirschner-Drähte vom Beckenkamm her in das Transplantat vorgebohrt. Die Drähte können dann nach 6 Wochen in Lokalanästhesie entfernt werden.

Der homologe Knochen liegt nach Wundverschluß zwischen dem Musculus iliacus und dem Musculus gluteus medius in einem gut vascularisierten Transplantatbett.

In allen 11 Fällen konnten wir einen befriedigenden Einbau der Transplantate im Röntgenbild verfolgen. Zwar zeigt sich in der Regel eine partielle Resorption des eingelegten Knochens, die auch Grob (1986) bei einem Teil seiner nachuntersuchten Patienten beobachtete. Dennoch verblieb bei allen unserer Patienten eine knöcherne Auffüllung des Defektes mit befriedigender Konturgebung des Darmbeinkammes.

2 Patienten klagten in der Folgezeit über Druckschmerzen im Bereich der Spanentnahme. Bei 3 Personen verblieb ein Taubheitsgefühl im Ausbreitungsgebiet des Nervus cutaneus femoralis lateralis. Infektionen sahen wir in unserem Krankengut nicht.

Obwohl eine ideale anatomische Rekonstruktion des Beckenkammes nicht in allen Fällen möglich ist, sind die Ausheilungsergebnisse zufriedenstellend. Sie haben die Zweckmäßigkeit des Verfahrens bestätigt, so daß wir es weiterempfehlen möchten.

Literatur

1. Grob D (1986) Probleme an der Entnahmestelle bei autologer Knochentransplantation. Unfallchirurg 89:339
2. Hardy JH (1977) Iliac crest reconstuction following full thickness graft. Clin Orthop 123:32
3. Lubicky JP, DeWald R (1982) Methylmethacrylate reconstruction of large iliac crest bone graft donor sites. Clin Orthop 164:252
4. Oldfield MC (1945) Iliac hernia after bone grafting. Lancet 1:810
5. Popkirov S (1981) Entnahme autologer Knochentransplantate und gleichzeitiger osteoplastischer Ersatz des Donorknochendefektes. Zentralbl Chir 106:455

Diskussionsrunde
Die umfassende medizinische Rehabilitation des frisch Querschnittgelähmten in der Frühphase

Konservative und/oder operative Maßnahmen bei frischer Querschnittlähmung

H. J. Gerner

Werner-Wicker-Klinik Bad Wildungen, Zentrum für Rückenmarkverletzte (Chefarzt: Dr. med. H. J. Gerner), D-3590 Bad Wildungen-Reinhardshausen

Das Thema weist auf eine Entwicklung hin, die dann als glückliche Symbiose eines konservativen und operativen Therapiekonzeptes anzusehen ist, wenn die operative Versorgung der frischen Wirbelfraktur eine sinnvolle Ergänzung der klassisch konservativen Guttmannschen Lehre von der Behandlung der Querschnittlähmung darstellt.

Ohne näher auf die Indikationen für konservative oder operative Maßnahmen eingehen zu wollen, müssen einige Grundsätzlichkeiten erwähnt werden.

Bei der traumatisch bedingten Querschnittlähmung haben wir es mit einem komplexen Geschehen zu tun, welches zwei nach Funktion und innerem Aufbau getrennte Organe betrifft.

Durch die Entwicklung der Wirbelsäulenchirurgie haben wir in den letzte Jahren unter dem Aspekt der Bruchstabilität und Wirbelsäulenstatik die Operationsindikation neu überdacht und geeignete Behandlungsverfahren in vielen Querschnittgelähmten-Zentren schon in das Behandlungsprogramm übernommen.

Da auch mit den modernsten Operationsverfahren eine neurologische Remission keineswegs vorhergesagt werden kann und bei einer in der Unfallsekunde eingetretenen kompletten intramedullären Zerstörung sicherlich jeder weitere Eingriff, mit dem Ziel der neurologischen Funktionsverbesserung, unsinnig ist und das Risiko nur erhöht, muß die Wirbelsäulenoperation bei neurologischem Defizit Bestandteil der Gesamtbehandlung der Querschnittlähmung bleiben.

Die Operation ist nicht mehr als ein möglicher Schritt im gesamten Behandlungskonzept.

Die Prinzipien der konservativen Behandlung von Wirbelverletzungen durch Lagerung, Extension oder äußere Fixation müssen ebenso beachtet und beherrscht werden, wie die übrigen Grundsätze des klassisch konservativen Behandlungskonzeptes das man umfassend auch mit dem Begriff „comprehensive care" beschreiben kann.

Art und Umfang der Maßnahmen in der Frühphase richten sich im wesentlichen nach der Lokalisation und Schwere der Rückenmarkschädigung.

An der Halswirbelsäule wird bei der frischen traumatischen Querschnittlähmung bei Kompressions-Luxationsbrüchen und reiner Luxation zunächst in klassischer Weise mit Crutchfield-Kopfextension primär versorgt und diese auch während der evtl. erforderlichen zusätzlichen diagnostischen Maßnahmen belassen (CT, NMR, Myelographie).

Stellt sich die Indikation zur operativen Stabilisierung, kann postoperativ mit fester Halskrawatte im Normalbett gelagert werden. Andernfalls bevorzugen wir zur Pflegeerleichterung, zum Kreislauftraining und zur Verbesserung der Lungenfunktion und des Abhustens nach wie vor die Lagerung im Drehbett.

Ist die Frühstabilisierung wegen schwerer Allgemeinkomplikationen und Begleitverletzungen oder auch aufgrund besonderer Altersproblematik bzw. fehlender Operations- und Narkoseeinwilligung nicht möglich, können selbst starke Achsenfehlstellungen und völlige Luxation durch kontinuierlichen Längszug über die Kopfklammer reponiert werden und man erreicht auch bei entsprechend längerer Liegezeit in vielen Fällen eine ausreichende Stabilität. Der Weg für eine Spätstabilisierung bei Instabilität bleibt grundsätzlich offen.

Bei einem zum Unfallzeitpunkt 72jährigen Mann mit einer sich rasch erholenden inkompletten Tetraplegie nach Luxation C5/6 war außerhalb aufgrund fortgeschrittener degenerativer Veränderungen und rigider Weichteile eine Sofortreposition in Narkose nicht gelungen.

Wir haben uns für ein konservatives Vorgehen unter Crutchfield-Extension mit steigenden Zugkräften entschieden und konnten damit nach insgesamt 25 Tagen eine vollständige Reposition erreichen.

Bei gutstehenden Frakturen der HWS und nur geringfügigen neurologischen Störungen bzw. Zeichen einer raschen Remission einer Tetraplegie bevorzugen wir zur Erreichung einer Frühmobilisation die äußere Abstützung über Halo-Body-Jacket.

Besondere Probleme werfen Densfrakturen mit einer hohen Tetraplegie auf.

Eine neue und elegante Möglichkeit einer operativen Stabilisierung stellt die von Böhler angegebene Methode der Densverschraubung dar.

Bei dem von nur wenigen Operateuren beherrschten und durchaus nicht risikolosen Eingriff muß jedoch die Indikation sehr streng gestellt werden.

Unser Indikationsschema zeigt Ihnen, daß den klassischen Indikationen einer zunehmenden Lähmung oder bei freiem Intervall zwischen Unfallzeitpunkt und Lähmungsbeginn heute nur noch hinsichtlich der Dringlichkeit des chirurgischen Eingriffs im Rahmen der gesamten Triage besondere Bedeutung zukommt und daß bei dem überwiegenden Teil der bei uns frischverletzt eingelieferten Patienten eine Operationsindikation gestellt wird.

Unabhängig von der neurologischen Situation stellen wir eine solche Indikation an der Wirbelsäule aus rein statischen Gründen, wenn mit einer bleibenden Instabilität zu rechnen ist.

Der Forderung nach Kürze der Fusion, Stabilität, variabler Verankerungsdistanz sowie instrumenteller Reposition der Verletzung wird das von meinem Mitarbeiter Kluger nach dem Prinzip des Fixateur externe weiterentwickelte Instrumentarium des implantierbaren Wirbelsäulen-Fixateur gerecht. Besondere Vorteile bietet dieses System bei der Primärversorgung schwerer Kompressions-Luxationsverletzungen der mittleren und unteren BWS sowie LWS erforderlichenfalls in Kombination mit einer transpediculären Spongiosaplastik nach Daniaux und Magerl.

Zur Sicherung des Operationserfolges bei lähmungsbedingt fehlender musculärer Abstützung versorgen wir in den ersten drei Monaten für Funktionstraining, Steh- und Gehtraining mit rumpfstabilisierender Orthese.

Auch bei der inzwischen weitergestellten Indikation für die Stabilisierung der Wirbelsäulenverletzung ist das Gesamtergebnis der Rehabilitation bei Querschnittgelähmten davon abhängig wie schnell nach Eintritt der Lähmung er in die Behandlung einer Spezialabteilung kommt. Verzögert sich der spezialisierte Behandlungsbeginn, so verliert die Operation selbst oft ihre Berechtigung.

Ein Patient der sich in der postoperativen Phase ein Decubitalulcus zugezogen hat, kann auch mit allerbesten Wirbelsäulenmontagen nicht mobilisiert werden, oftmals länger nicht, als dies bei konservativer Behandlung erforderlich gewesen wäre.

Decubitalulcera können nur durch regelmäßige Druckentlastung vermieden werden. Bei einer stabilisierten Wirbelsäule erreicht man dies durch regelmäßiges Umlagern selbst im Normalbett. Bei einer nichtstabilen Wirbelsäule sind Spezialbetten erforderlich.

Unabhängig vom primär konservativen und/oder operativen Vorgehen ist für den Tetraplegiker die Funktionshand von wesentlicher Bedeutung.

Gelähmte mit Läsionen oberhalb C7 müssen schon auf der Intensivstation mit entsprechenden Funktionshandschuhen gelagert werden.

Gezielte krankengymnastische Maßnahmen zur Erhaltung und Förderung verbliebener Funktionen, zur Vermeidung von Kontrakturen und zur gezielten Atemtherapie bei hoher Lähmung, wenn notwendig rund um die Uhr, verhindern die auch bei einer noch so gut durchgeführten Primäroperation nicht vermeidbaren lähmungsbedingten Komplikationen.

Intubation, Tracheotomie und maschinelle Beatmung sollten in der Frühphase einer Tetraplegie beim Lähmungsniveau unterhalb C4 wegen der systembedingten Komplikationsgefahr, der Schwierigkeiten beim späteren Übergang von Überdruckbeatmung zur Spontanatmung, vor allem aber zum Erhalt der gerade in der Frühphase einer solchen Verletzung bedeutsamen Sprechfähigkeit des Patienten vermieden werden.

Kreislauftraining auf dem Stehbrett bei genügend belastbarer Wirbelsäule und am Unfalltag beginnendes ergotherapeutisches Funktionstraining sowie Versorgung mit ersten Kommunikationshilfen (Spiegel, Klingel, Lesegerät) sind weitere wichtige Maßnahmen, die bereits auf der Intensivstation beginnen müssen.

Der transurethrale Dauerkatheter führt statistisch schon nach wenigen Stunden zu relevanten Harnwegsinfekten. Der intermittierende Katheterismus in 3-stündlichem-Rhythmus oder gleichwertig die suprapubische Blasenableitung mit Cystofix ist hier eindeutig überlegen, für letzteren sprechen die Vorteile hinsichtlich Pflegeaufwand und einfacherer Ausscheidungsbilanz.

Die Behandlung des gelähmten Darmes zielt bereits in den ersten Tagen auf eine Rhythmisierung ab, sei es durch Laxantiengabe oder digitales Ausräumen des Enddarmes und hat eine hohe Bedeutung im Hinblick auf eine rasche Normalisierung der Körperfunktionen.

Da all dies gerade in der Frühphase der Querschnittlähmung gleichwertig neben möglicherweise notwendigen Wiebelsäulenopertionen einsetzen muß, sollten derartige Eingriffe bei Querschnittgelähmten nur durchgeführt werden, wo auch die Operation in den gleichen Händen wie die gesamte Behandlung liegt oder eine enge Zusammenarbeit zwischen Querschnittspezialist und Operateur besteht, wie dies in einer Reihe von Zentren in Deutschland, der Schweiz und Holland schon geschieht.

Die Pflege des frisch Querschnittgelähmten

W. Grosse

Werner-Wicker-Klinik, Pflegedienstleitung-Department I, Im Kreuzfeld 4,
D-3590 Bad Wildungen

Der Querschnittgelähmte braucht in der Akutphase rund um die Uhr intensive Pflege, die der Beginn einer Langzeitpflege ist. Mit speziellen Maßnahmen kann nicht gewartet werden, bis eine Besserung der Lähmung als ausgeschlossen gilt oder bis zur Aufnahme in ein Spezialzentrum.

Das heißt im Einzelnen für das Heben des Frischverletzten:
— eine genügende Zahl von Helfern organisieren,
— jede Knickung und Drehung der Wirbelsäule vermeiden,
— gleichmäßiges Heben ohne ruckartige Bewegung,
— Ruhigstellen der verletzten Halswirbelsäule mit dem Halsschienengriff und einem Spezialkragen.

Das heißt für die Ruhelagerung während der Liegephase:
— Lagerung der Wirbelsäulenfraktur nach Anordnung, im Regelfall lordosierend,
— Sprunggelenke 0°, Spitzfußprophylaxe ohne Decubitusgefährdung, Freilagern der Ferse,
— Kniegelenke ca. 10° gebeugt, nie überstreckt,
— Hüftgelenke regelmäßig in 0° Beugung, Streckung, Innen- und Außenrotation,
— Hüftgelenke in ca. 30° Abduktion, was auch bei Seitenlage gesichert sein muß,
— bei Tetraplegikern werden die Schultern waagerecht gelagert,
— die Oberarme in 30° Abduktion und in mittlerer Höhe des Thorax,
— die Ellenbogengelenke abwechselnd in maximaler Extension mit Supination und in ca. 5° Flexion mit Pronation,
— das Handgelenk in 30° Dorsalextension, wenn der M. extensor carpi radialis von der Lähmung betroffen ist,
— die Fingergrund- und Mittelgelenke in 90° Beugung, die Endgelenke gestreckt,
— der Daumen wird gestreckt an den Zeigefinger geführt.

In dieser Stellung kann die Hand bei Verrichtungen des täglichen Lebens später funktionell eingesetzt werden. Sie ist so auch besser vor Verletzungen geschützt.

Passives Aufdehnen (etwa beim Waschen) muß bewußt vermieden werden. Es ist zu beachten, daß diese Funktionshand nicht mehr erreicht wird, wenn die passive Lagerung erst 2 Wochen nach Unfall oder noch später beginnt.

Je länger die Immobilität dauert, desto wichtiger ist regelmäßiges (etwa 3-stündliches) Umlagern nicht nur für die Prophylaxe von Druckstellen, sondern auch von Pneumonien, Thrombosen, Kreislaufinsuffizienz und Konkrementbildung in den ableitenden Harnwegen.

Daher ist sicherzustellen, daß die Lagerungen Tag und Nacht fachgerecht erfolgen.

Mehrmals täglich wird der gesamte Körper gezielt auf Veränderungen hin beobachtet. Ein Decubitus ist eine Komplikation und vermeidbar. Die erfolgreiche Prophylaxe wird erreicht durch Umlagern, Lagerungshilfsmittel aus Schaumstoff, Kissen oder Watte, regelmäßiges Massieren exponierter Stellen (bei Tetraplegikern auch an Armen und Hinterkopf), Anheben des Patienten oder Hinunterdrücken der Matratze für mehrere Sekunden und anderes mehr.

Das Prinzip heißt: häufig die Druckbelastung unterbrechen. Sorgfältige Körperpflege und ein guter Allgemeinzustand verringern die Gefährdung. Bei Fieber müssen sofort die prophylaktischen Maßnahmen intensiviert werden.

Bei Atemfunktionsstörungen wird die Pflege mit der Krankengymnastik abgestimmt. Atemrhythmus, -frequenz, -geräusche und -tiefe werden fortlaufend kontrolliert. Ferner sind Inhalationen, vorsichtige Thoraxvibrationen und manuelle Unterstützung bei der Ausatmung und beim Abhusten von Bronchialsekret wichtige Maßnahmen, die Tag und Nacht vom Pflegedienst gewährleistet sein müssen. Die Bauchlagerung ermöglicht eine günstige Atemmechanik und Sekretlösung. Sie soll aber nur mit Spezialbetten durchgeführt werden, solange auf eine frische Wirbelsäulenverletzung oder -operation Rücksicht zu nehmen ist. Als ernstzunehmendes Anzeichen einer Störung der Zwerchfellfunktion ist ein andauernder Singultus zu werten.

Auch bei künstlicher Beatmung werden alle Maßnahmen zur Unterstützung der Eigenatmung fortgesetzt, mit dem Ziel, baldmöglichst von maschineller Beatmung unabhängig zu werden.

Blutdruck-, Puls- und Temperaturkontrollen werden anfangs mindestens stündlich durchgeführt, damit das Ausmaß der Regulationsstörung erfaßt wird. Die ausgeprägte Neigung zu Ödemen auch an Gesicht und Händen ist besonders unangenehm und erfordert häufiges Umlagern. Nach Anzeichen einer Thrombose wird systematisch gesucht. Da subjektive Angaben vom Patienten fehlen, sind Abtasten, Umfangmessungen und Wärmeunterschiede an den Beinen regelmäßig zu ermitteln. Die Temperaturschwankungen lassen sich im Allgemeinen mit der Umgebungstemperatur regulieren. Doch es darf parallel die Suche nach anderen Ursachen (Infekte) nicht vernachlässigt werden. Wärmflaschen und Heizdecken verbieten sich wegen der Verbrennungsgefahr. Wichtig ist eine gleichmäßige Raumtemperatur Tag und Nacht.

Beobachtungen über den Verlauf der neurologischen Symptomatik sind notwendig und werden dokumentiert. Auch Aussagen des Patienten über Mißempfindungen, Verlust von Empfindung oder Überempfindlichkeit sind ernstzunehmen. Bei bewußtseinsgetrübten Patienten sind solche Kontrollen nicht leicht, aber doch möglich. Sedierende und analgetische Medikamente werden sparsam verabreicht, damit Veränderungen der Lähmungssituation nicht kaschiert werden. Umso bedeutsamer ist die Atmosphäre der Station für den Patienten.

Für die exakte Urinbilanzierung am Anfang ist eine Daueraableitung erforderlich, für die bleibende Blasenlähmung instrumentelles Entleeren. Dies erfolgt entweder über eine suprapubische Harnfistel oder durch intermittierendes Katheterisieren. Eine einwandfreie Kathetertechnik, das Verwenden von geschlossenen Urinsammelsystemen und sorgfältige Körperhygiene sowie regelmäßige Urinkontrollen gehören zur Pflege und verlangen besonderes Verantwortungsbewußtsein. Die Blasenfüllung darf 500 ml nicht überschreiten, die Urinausscheidung soll 1,5 l täglich erreichen. An diesen Zahlen wird die Flüssigkeitszufuhr orientiert. Anfangs benötigen die Patienten sehr viel Unterstützung, um sich an ein geregeltes Trinkregime zu gewöhnen. Die bleibende Inkontinenz löst Angst und Scham aus und bedeutet zeitlebens ein großes Problem im Alltag.

Bis die Ileusgefahr überwunden ist, werden regelmäßig Darmgeräusche und Bauchumfang kontrolliert. Darmrohre verbleiben wegen der Verletzungsgefahr nicht länger als 20 min. Es ist mit angepaßter Ernährung und geeigneten Medikamenten (oft in Mengen, die den Unerfahrenen erschrecken) dafür zu sorgen, daß mindestens 3mal wöchentlich eine ausreichende Entleerung zu einer festgesetzten Tageszeit erfolgt, ausgelöst durch Suppositorien.

Zäpfchen gegen Schmerzen u. a. werden deshalb vermieden. Einläufe und Klistiere eigenen sich nicht, Bettpfannen verbieten sich wegen der Decubitusgefahr. Anfangs muß der Enddarm manuell nachgetastet werden bzw. ausgeräumt werden, was oft schwer fällt. Eine Colonobstipation muß und kann vermieden werden.

So wird in einigen Wochen eine planbare, kontrollierte Darmentleerung erreicht — eine Voraussetzung für die Teilnahme am gesellschaftlichen Leben.

Die intensive Pflege des Frischverletzten fordert und ermöglicht uns einen engen Kontakt zum Patienten. Wir übernehmen seine Pflege solange, bis er sie wieder selbst ausführen kann.

Damit geben wir Hilfe zum Weiterleben.

Allerdings werden dem Patienten durch unser Handeln seine Verletzlichkeit und seine Abhängigkeit jedesmal wieder deutlich. Viele Maßnahmen spürt er körperlich gar nicht, wie soll er sie dann als angenehm oder lindernd erleben. Aber er bemerkt sehr wohl, ob wir seine Pflege als lästig, schwierig und unangenehm empfinden — oder ob wir ihn so wie er ist akzeptieren.

Wir gehören zu den ersten Personen, die ihm mit der Querschnittlähmung begegnen. Unser Umgang mit ihm hat große Bedeutung für seine Orientierung und eigene Wertschätzung.

Wollen wir die Pflege nicht nur technisch begreifen und ausführen, sondern auch verstehen, wie der Frischverletzte und seine Angehörigen die tiefgreifende Veränderung durch die Lähmung erleben, erkennen wir unsere Chance als Bezugsperson und die Bedeutung einer fortlaufenden unterstützenden Beratung.

Wenn wir diese Herausforderung annehmen, kann der Querschnittgelähmte durch uns vieles lernen — wir aber auch von ihm.

Die krankengymnastische Betreuung des frisch Querschnittgelähmten

A. Pape

Orthopädische Universitätsklinik Heidelberg (Dir.: Prof. Dr. med. H. Cotta), Rehabilitationszentrum für Querschnittgelähmte (Leiter: Prof. Dr. med. V. Paeslack), Schlierbacher Landstraße 200a, D-6900 Heidelberg

Im Rahmen dieser Diskussionsrunde wurde mir aufgetragen, über die krankengymnastische Betreuung des frisch Querschnittgelähmten zu referieren.

Krankengymnastische Behandlung und Betreuung sind keine Synonyme. Mit dem Wort „Betreuung" wird Kompetenz und Erfahrung in krankengymnastischen Befundungs- und Behandlungstechniken um eine zusätzliche Dimension erweitert.

Im Deutschen Wörterbuch der Gebrüder Grimm wird Betreuung mit − „vorübergehend in Obhut nehmen" − definiert.

Wir nehmen Patienten vorübergehend in unsere Obhut weil ihre vitalen Funktionen, Bewegungs- und Wahrnehmungsfunktionen sowie die Ausscheidefunktionen durch den Eintritt der Querschnittlähmung gestört sind. Diese Störungen beeinträchtigen unmittelbar die Spontaneität des Handelns der Betroffenen sowie die Möglichkeit der Kommunikation, d. h. der Identität ihrer Persönlichkeit.

„Vorübergehend in Obhut nehmen" ist der Auftrag an uns, gemeinsam mit den therapeutischen Möglichkeiten der anderen Fachbereiche, die eingetretenen Funktionsstörungen zunächst fachgerecht zu behandeln. Gelingt es uns weiterhin, den Patienten zu unterstützen, sein verändertes Funktionsniveau aktiv in die Bewußtheit (Feldenkrais) seiner Möglichkeit und Ausdrucksformen seiner Person einzuordnen, können wir ihn weitgehend oft auch vollständig aus unserer Obhut in seine Eigenverantwortung entlassen.

Die krankengymnastische Behandlung im engeren Sinne umfaßt die speziellen Verfahren zur Befunderhebung und die sich daraus ergebenden Behandlungsmaßnahmen.

Zur Befundung: Diese beginnt unmittelbar nach der Einlieferung des Patienten in die Spezialabteilung und setzt Informationen durch den behandelnden Arzt über die Unfallursache, die evtl. Begleitverletzungen bzw. Vorerkrankungen, die bisherigen Behandlungsmaßnahmen (operativ bzw. konservative Versorgung der Fraktur) sowie Informationen über die psychosoziale Situation des Patienten voraus. Die Befundung ist Teil der Primärbehandlung und bleibt Bestandteil jeder folgenden Behandlung. Von ihr hängen die Behandlungsziele und Behandlungsgesichtspunkte ab, sie ermöglicht die Effektivitätskontrolle der angewandten Maßnahmen und gleichzeitig ist sie Grundlage für Planungsbesprechungen mit anderen Fachbereichen.

Inhalte der krankengymnastischen Befundung bei frischer Querschnittlähmung sind:

die Atmung:
− durch Wahrnehmung der Atemgeräusche,
− durch Beobachtung der Atembewegungen,
− durch Kontrolle der Vitalkapazität (VK)

das Nervensystem:
− durch Erstellung bzw. Überprüfung des Muskeltestes,
− durch Überprüfung der Tonusqualitäten in den innervierten, teil- bzw. nichtinnervierten Körperabschnitten,
− durch den Reflexstatus,
− sowie die Befundungsmöglichkeiten während der Anwendung der Bahnungssysteme nach Vojta

die Gelenke:
− durch den Gelenktest, der bei Einschränkung der Freiheitsgrade eine spezielle Analyse eines evtl. elastischen, schmerzhaften oder knöchernen Stops bedingt,
− sowie die Befragung des Patienten über evtl. allgemeine und spezielle Beschwerden.

C 5, 6

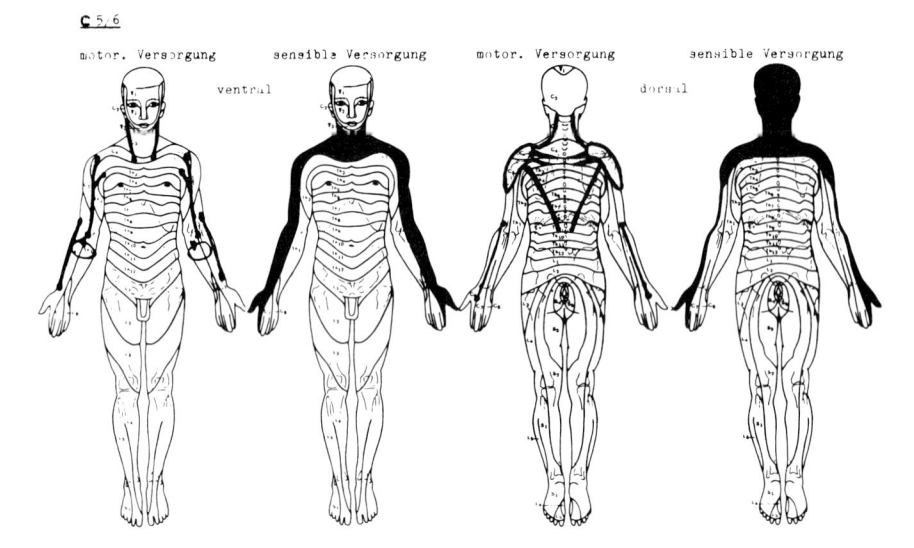

motor. Versorgung   sensible Versorgung   motor. Versorgung   sensible Versorgung
            ventral   dorsal

Abb. 1. Kernmuskel: M. extensor carpi radialis

Am Beispiel einer Fraktur des 5. HWK mit daraus resultierender Tetraplegie ergibt sich durch die neurologische Befunderhebung folgende Situation:
— motorische Versorgung des Zwerchfells,
— motorische und sensible Versorgung der Nackenflexoren und -extensoren,
— musculäres Ungleichgewicht an Schulter-, Ellbogen- und Handgelenken,
— motorische Teilversorgung bis zum 12. BWK durch den M. trapezius in weitgehend sensibel unversorgtem Bereich,
— kompletter Ausfall der Motorik und Sensibilität im Rumpf und den unteren Extremitäten,
— verändertes Reflexverhalten mit Auftreten von spinalen Automatismen und Cloni. (Abb. 1).

An diesem Beispiel lassen sich die krankengymnastischen Behandlungsziele bei frisch querschnittgelähmten Patienten in Bezug auf die Atmung und die Motorik wie folgt definieren:

1. Weitgehende Kompensation vorhandener funktioneller Mängel
z. B. — Kompensation der fehlenden aktiven Bauchpresse durch Anwendung von Hustentechniken zum Sekrettransport — bzw. — Kompensation fehlender Finger- und Daumenmuskulatur durch Schulung der aktiven Funktionshand —

2. Erhaltung und Verbesserung vorhandener Funktionen
z. B. — Verbesserung der Zwerchfellaktivität, um über den vermehrten Aufbau der Retraktionskräfte der Lunge die Ventilation zu steigern bzw. — Verbesserung der Aufrichtemechanismen in Nacken-, Schulter- und Rumpfbereich, also auch in sensibel nicht versorgten Körperabschnitten —

3. Vorbeugung vorhersehbarer Folgekomplikationen
z. B. – Anwendung vorbeugender krankengymnastischer Maßnahmen zur Prophylaxe von Bronchiektasen und Atelektasen – bzw. – vorbeugende Maßnahmen zur Erhaltung der freien Ellbogengelenksbeweglichkeit trotz musculärem Ungleichgewicht durch die Innervation der Beuge- und fehlender Innervation der Streckmuskulatur –

4. Linderung bzw. Behebung auftretender Beschwerden
z. B. – Sekretolyse bei festsitzendem Schleim- bzw. – Funktionsanalyse auftretender Schulterschmerzen mit den daraus sich ergebenden therapeutischen Konsequenzen, z. B. für eine beginnende Kapselschrumpfung, Affektionen an Sehnenansätzen oder Elastizitätsverlust an speziellen Muskelgruppen –
Die anzuwendenden krankengymnastischen Behandlungsmaßnahmen sollten folgende Wirkungseigenschaften beinhalten:
– Bahnung der motorischen, vegetativen und sensiblen Qualitäten,
– Tonusregulation in innervierten und gelähmten Körperabschnitten,
– Förderung, Mobilisation und Kräftigung physischer Funktionen als Voraussetzung für die ganztägige Belastung im Rollstuhl.
Bewährt haben sich folgende Maßnahmen für die Atemtherapie:
– die manuellen Atemtechniken,
– die Hustentechniken,
– die Inhalationstherapie mit intermittierendem Überdruck (IPPB)
– die Vojta-Therapie.
Bewährt haben sich zur Schulung der Motorik bzw. Sensomotorik u. a. folgende krankengymnastische Techniken:
– die Bahnungssysteme nach Vojta,
– die Techniken der PNF (proprioceptive neuromusculäre Facilitation)
– die Befundungs- und Behandlungstechniken der manuellen Medizin.

5. Das funktionelle Training
Dieses wird bereits in der Liegezeit vorbereitet. Die Dauer der Liegezeit ist abhängig von der Primärversorgung der Fraktur – konservative Ausheilung verlängert die Liegezeit für den Patienten, während operative Stabilisationsverfahren sie verkürzen. Die Dauer der Erstrehabilitation hat sich durch die operativen Stabilisationsverfahren u. a. wegen der urologischen und sozialen Adaptation erfahrungsgemäß nicht verändert. Sie beträgt für den Patienten mit einer C5/6-Läsion ca. 6 bis 8 Monate. Ebensowenig haben sich die Inhalte und Ziele der zu schulenden funktionellen Möglichkeiten verändert, aber der Umgang mit dem von uns zu betreuenden, vorübergehend in Obhut genommenen Patienten. Das Nebeneinander konservativer und operativer Maßnahmen fordert bei den spät- bzw. früh zu mobilisierenden Patienten differenzierte Parameter der krankengymnastischen Behandlungsplanung und Behandlungsdurchführung. Basis für die funktionelle Schulung sind die Einsicht des Patienten in die Möglichkeiten seines veränderten Funktionsniveaus, sowie die Kenntnisse und Fähigkeiten der Therapeuten, Funktionsmöglichkeiten den Gegebenheiten anzupassen, Lernprozesse neuer Bewegungsmuster anzuregen, zu unterstützen, zu steuern und zu dosieren sowie Funktionsgrenzen zu respektieren. D. h., die Krankengymnastin muß abschätzen können, welche Funktion zu welchem Zeitpunkt und mit welchen Maßnahmen geübt oder trainiert wird, welche Funktion noch nicht erlernt werden kann und welche Funktion nicht mehr erlernbar ist.

Bei belastungsstabiler Wirbelsäule sind die grundlegenden funktionellen Fertigkeiten für den Tetraplegiker C5/6 erfahrungsgemäß:
- der Sitz im Rollstuhl, zunächst mit einer äußeren Stabilisation der HWS bis die physiologische Belastungshaltung der WS durch den Patienten selbst wieder kontrolliert wird,
- der Stand auf dem Stehgerät,
- die Mithilfe bzw. das selbständige Überwechseln aus dem Rollstuhl,
- die Einnahme folgender Ausgangsstellungen: Bauchlage, Rückenlage, Seitlage, Langsitz, Unterarmstütz,
- die Mithilfe bzw. das selbständige Überwechseln dieser Ausgangsstellungen.

Gelingt es, durch ständige Interaktion die Aufmerksamkeit des Patienten im Laufe der Trainingsphase über das Erlernen von Funktionen und Erleben von Grenzen hinaus wieder vermehrt auf die Möglichkeiten seines Wollens und Handelns zu richten, ändert sich unser krankengymnastischer Auftrag. Wir entlassen den Patienten zunehmend aus unserer Betreuung in seine Eigenverantwortung, die die Fortsetzung der krankengymnastischen Behandlung nicht immer ausschließt. Mißlingt dieser Prozeß, Anzeichen dafür sind frühzeitig im Verhalten des Patienten beobachtbar, wird die krankengymnastische Betreuung des Patienten nur in Teilabschnitten im ständigen Austausch mit den anderen Fachbereichen der Abteilung zu planen sein.

Steh- und Gehversorgung bei kompletter Querschnittlähmung

U. Ruehl

Berufsgenossenschaftliches Unfallkrankenhaus Hamburg (Dir.: Dr. med. E. Zimmer), Bergedorfer Straße 10, D-2050 Hamburg 80

Aufgrund der Beobachtung, daß immer wieder die verordnete Stehversorgung selten bis gar nicht genutzt wird, haben wir 146 Patienten genauer dazu befragt und versucht diese Informationen in mehren Statistiken auszudrücken.

Gleichzeitig hoffen wir, Antworten auf folgende Fragen zu bekommen:

1. Gibt es Möglichkeiten, um zu einer besseren Ausnutzung der Steh- bzw. Gehversorgung zu kommen?
2. Könnten nicht auch erhebliche Kosten eingespart werden, wenn wir uns die Versorgung vorher besser überlegt hätten?
3. Ist eine Stehversorgung wirklich so wichtig, wie es von uns immer wieder betont wird?

Folgende Schwierigkeiten traten bei der Erstellung der Kurven auf:

1. Die Angaben der Patienten waren nicht immer exakt („Ich stehe mal mehr mal weniger")
2. Die Aussagen über die Häufigkeit des Gebrauchs der Stehversorgung waren sicherlich öfter übertrieben.

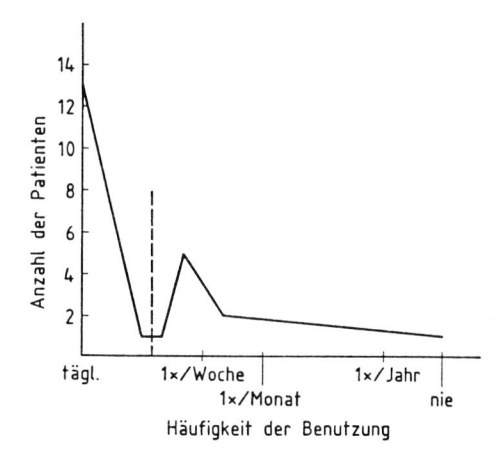

Abb. 1. Stehbett. Insgesamt: 23 Pat.

3. Es konnte nicht berücksichtigt werden, wie lange die Versorgung schon her war. Aber die Nutzung einer „jahrealten" und einer kurzzeitigen Versorgung ergibt doch wieder ein gutes Mittel (Abb. 1).

Hier fällt die hohe tägliche Nutzung auf. Wichtig ist aber zu wissen, daß diese nicht an der besonderen Einsicht der Patienten liegt, sondern daran, daß diese Versorgung vor allem ältere Patienten und hohe Querschnittgelähmte betrifft. Diese wiederum sind auf jeden Fall auf Fremdhilfe angewiesen und lediglich diese Hilfe macht es möglich, daß das Stehen quasi zum „Pflegeprogramm" gehört.

Zu den Kurven:
Wenn wir voraussetzen, daß das Stehen aus medizinischer Sicht nur dann sinnvoll ist, wenn es mindestens alle 2 Tage durchgeführt wird, ergibt sich für das Stehbett, bei insgesamt 23 Patienten, ein Verhältnis von 15:18 für eine gute Nutzung der Stehmöglichkeit.

Mit anderen Worten: Das Stehbett wird von 65,1% der Patienten, die ein Stehbett als Versorgung bekommen haben, sinnvoll genutzt.

Die Levo-Aufrichtehilfe (Abb. 2.)

Hier liegt das Verhältnis sogar bei 25:5. Dieser gute Gebrauch hat seine Gründe vor allem in der Mobilität: Ein schneller Wechsel der Handposition ist möglich. Es ist nicht immer gleich ein Transfer nötig, um sich innerhalb der Wohnung zu bewegen. Oft ist auch die funktionelle Nutzung, zum Beispiel in der Küche oder am Arbeitsplatz, ein Grund.
83,3% der Patienten mit einem „Levo" benutzen ihn auch sinnvoll!

Das Richter-Stehgerät (Abb. 3)

Dieses Gerät wurde lange Zeit sehr selten verordnet. Es stand voll im Schatten des Sofamors. Erst in der letzten Zeit sind wieder mehr Verordnungen zu beobachten.
Deshalb fanden sich auch nur 5 Patienten unter den Befragten. Diese nutzten ihre Stehmöglichkeit aber 100% gut, bei einem Verhältnis von 5:0.

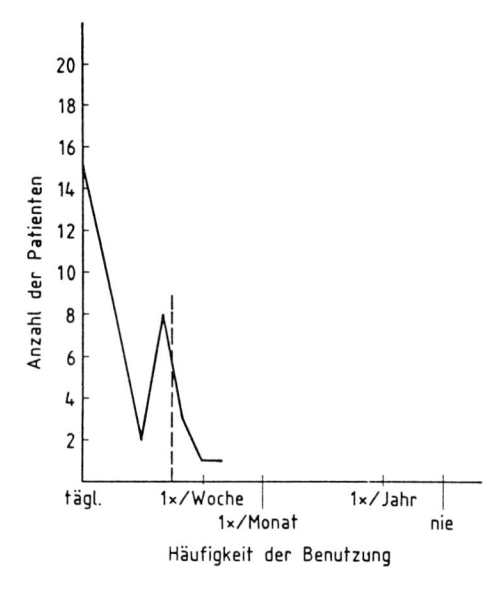

Abb. 2. Levo (elektrisch). Insgesamt: 30 Pat.

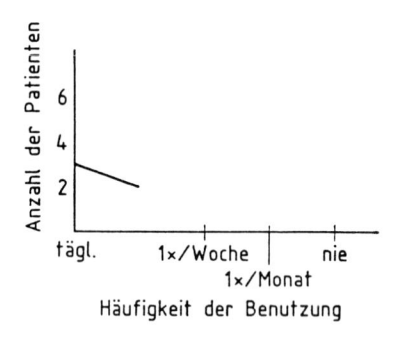

Abb. 3. Richter-Stehgerät. Insgesamt: 5 Pat.

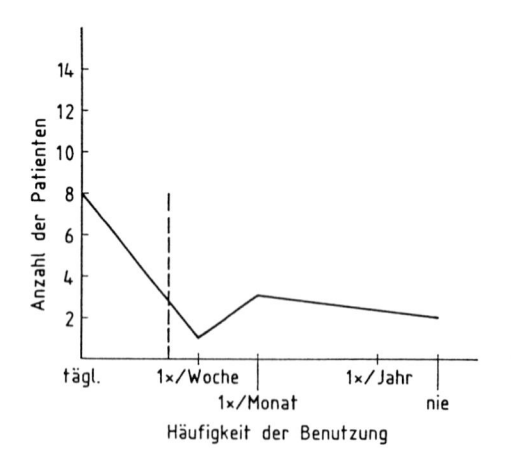

Abb. 4. Sofamor. Insgesamt: 16 Pat.

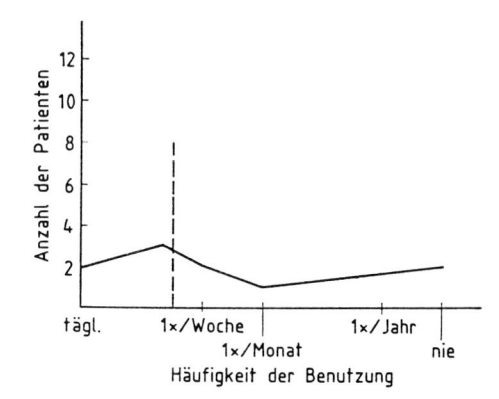

Abb. 5. Wandstehgerät. Insgesamt: 10 Pat.

Das Sofamor (Abb. 4)

50% aller Patienten mit einem Sofamor nutzten ihre Stehversorgung gut. Das Verhältnis hier: 8:8 bei 16 Patienten.

Der Vorteil zum Richter-Stehgerät liegt sicherlich in der unkomplizierten Handhabung.

Das Wandstehgerät (Abb. 5)

Daß dieses Gerät seltener verordnet wird, liegt zum einen an der Sicherheit (Knieführung, Füße nicht fixiert), zum anderen daran, daß die Patienten schon ganz schön fit sein müssen, um sich selbständig hinzustellen.

Das Verhältnis von 5:5 bei 10 Patienten ergibt eine sinnvolle Nutzung auch wiederum „nur" bei 50%.

Es drängt sich hier schon der Eindruck auf, daß die Einsicht in die Notwendigkeit des Stehens mit der Schadenshöhe abnimmt. Mit anderen Worten: Je mobiler der Patient im Rollstuhl, desto weniger Motivation zum Stehen.

Dennoch werden die gezeigten *Steh*-Möglichkeiten von mindestens 50% sinnvoll genutzt.

Doch nun zu dem eigentlichen Grund für unsere Statistik:

Die Schienen-Versorgung

Die Schienen-Schellenapparate werden nun sogar nur noch von 34,7% der Patienten sinnvoll genutzt. Die Verhältniszahlen von 16:46 geben noch mehr Aufschluß (Abb. 6):
– Von den 16 Patienten, die ihre Schienen genügend benutzen, sind ca. 70% imkomplett, das heißt, daß sie genug verbliebene Innervationen besitzen, welche das „Gehen" wesentlich sicherer machen. Oder sie brauchen die Apparate sowieso nur vorübergehend.
– von den 46 Patienten, die ihre Schienen selten bzw. gar nicht mehr benutzen, sind ca. 65% tiefe, komplette Paraplegiker (Th10 – L1/2). Diese wurden zumeist in einer langwierigen, intensiven Gangschulung bis an Unterarmstützen gebracht. Manchmal wurde sogar der Klinikaufenthalt deswegen verlängert (Kosten!).

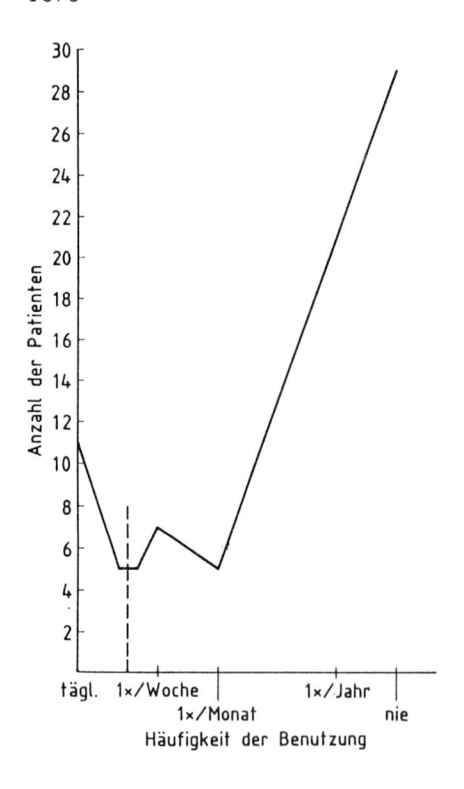

Abb. 6. Schienen. Insgesamt: 62 Pat.

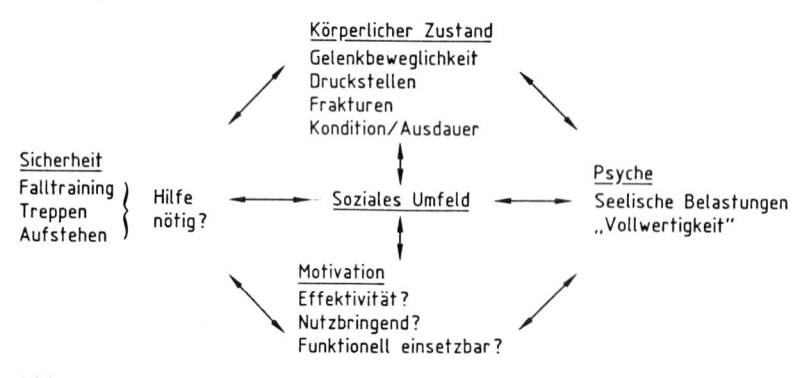

Abb. 7

Wo sind die Gründe für diese erschreckenden Tatsachen zu finden?

Sobald in dem folgenden Funktionskreis irgendetwas nicht stimmt, geraten die Patienten in einen circulus vitiosus, weil alle Punkte ganz eng miteinander verbunden sind (Abb. 7).

Der entscheidenste Punkt ist sicherlich der des Motivationsverlustes, das heißt, die Einsicht, das das „Gehen" eben doch kein Gehen ist. Auch die medizinische Notwendigkeit wird in den seltensten Fällen akzeptiert.

Eine weitere Beobachtung während der Befragung: Wenn eine Stehversorgung nicht mehr genutzt werden konnte, weil sie z. B. kaputt war oder sich Kontrakturen gebildet haben etc., wurde in den seltensten Fällen eine neue oder eine angepaßte Versorgung vorgenommen.

Und damit sind wir bei der Beantwortung unserer eingangs gestellten Fragen:

Wenn wir (Ärzte und Therapeuten) so inkonsequent einer Neuversorgung nachgehen, machen wir uns nicht selbst unglaubwürdig?

Sind die Indikationen so maßgeblich, daß jeder Patient unbedingt eine Stehversorgung bekommen muß?

Beantworten können wir diese Fragen hier und jetzt wohl nicht, aber vielleicht sollten wir einmal darüber nachdenken.

- Die Versorgung sollte so sicher gewählt werden, daß eine selbständige, risikolose und angstfreie Nutzung möglich ist.
- Vielleicht sollten die Kostenträger die Stehgeräte erst einmal leihweise dem Patienten zur Verfügung stellen, um zu kontrollieren, was dieser aus seiner Versorgung macht.
- Die Schienenversorgung sollte nur noch für inkomplette Querschnitte vorgesehen werden, die auch wirklich einen effektiven Nutzen daraus ziehen. Andere Patienten können erst einmal mit provisorischen, kostengünstigen Kunststoffschienen bis zur ersten Wiederaufnahme entlassen werden.

Die ergotherapeutische Aufgabenstellung bei der Versorgung des frisch Querschnittgelähmten

A. Baars

Berufsgenossenschaftliches Unfallkrankenhaus Hamburg (Dir.: Prof. Dr. med. E. Zimmer), Bergedorfer Straße 10, D-2050 Hamburg 80

Mein Thema ist die ergotherapeutische Aufgabenstellung bei der Versorgung des frischen Querschnittgelähmten.

Ich werde hauptsächlich auf die Behandlung von Tetraplegikern eingehen. Hierbei werden alle Behandlungsmethoden und Hilfsmittel erwähnt, die zum Teil auch beim Paraplegiker Anwendung finden.

Die ergotherapeutische Behandlung setzt so bald wie möglich nach der Aufnahme des Patienten ein. Die ersten Maßnahmen sollen ihm seine momentane Situation erleichtern. Die Lage des Frischverletzten ist folgende:

- er steht noch unter dem Eindruck des Unfalles,
- er liegt bewegungslos im Bett,
- er hat Atembeschwerden,
- er hat ein stark begrenztes Blickfeld,
- er hat Angst,
- er fühlt sich allein.

Damit der Patient sich bemerkbar machen kann, bekommt er einen speziellen Schwesternruf, der seinen geringen Bewegungsmöglichkeiten entspricht.

Diesen Leichttaster verwenden wir bei Patienten mit Lähmungen unterhalb C6, um sie anzuregen, ihre Arme einzusetzen. Für Hochgelähmte setzen wir den Annäherungssensor ein. Dieser kann mit der Zunge, dem Kinn oder durch Hochziehen der Schulter bedient werden.

Zu der Erstversorgung gehört auch ein Spiegel, der am Bett befestigt wird. Dieser erweitert das begrenzte Blickfeld, erleichtert die Kontaktaufnahme und ermöglicht ihm u. a. das Fernsehen. Der Spiegel ermöglicht dem Patienten außerdem, einen Bezug zu seinem Körper, den er nicht mehr fühlt, herzustellen. Während der krankengymnastischen Behandlung kann er die Bewegungen, die die Krankengymnastin durchführt gut beobachten.

In der Ergotherapie sind die ersten Greifübungen oft nur über den Spiegel möglich, da der Patient noch nicht aufgerichtet werden darf.

Ein Ziel der ergotherapeutischen Behandlung ist, trotz fehlender Fingerfunktion eine Form des Greifens zu erreichen. Die erste Voraussetzung dafür ist die richtige Lagerung, die durch einen individuell angepaßten Funktionshandschuh oder ähnliche Maßnahmen erreicht wird. Ziel dieser Lagerung ist die Verkürzung der Fingerbeugesehnen bei erhaltener Gelenkbeweglichkeit. Ist der M. extensor carpi radialis erhalten, so kommt es bei Kontraktion des Muskels durch den Zug, der dann auf die Beugesehnen wirkt, zum lockeren Faustschluß.

Durch fortgesetztes Training wird das Greifen, bzw. Hantieren mit Gegenständen wie z. B. Büroklammer und Apfel erlernt. Liegt die Lähmung höher und ist der M. extensor carpi radialis nicht innerviert, muß das Handgelenk abgestützt werden. Der Greifvorgang beschränkt sich in diesem Fall auf ein passives Einklemmen der Gegenstände zwischen Daumen und Zeigefinger.

Ist ein Patient intubiert oder tracheotomiert und kann sich nicht ausreichend verständlich machen, versuchen wir, ihm diese Möglichkeit über sogenannte Kommunikationshilfen zu geben. Auf diesem Dia sehen sie ein Schreibgerät, welches durch minimalen Druck auf die Tasten Buchstaben auf einen Papierstreifen ausdruckt.

Dieses Gerät kann mit der Hand oder auch mit dem Mundstab bedient werden. Leider ist dieses nicht immer möglich. Dann müssen wir auf eine Tafel mit Buchstaben oder Fragen mit „ja"- und „nein"-Antworten zurückgreifen.

Nun komme ich zum funktionellen Training des Tetraplegikers. Das Ziel dieser funktionellen Behandlung ist die Kräftigung der noch innervierten Muskeln und das Erlernen von Trickbewegungen, um später ein größtmögliches Maß an Selbständigkeit zu erreichen. Die Bewegungsabläufe werden durch Greifübungen und handwerkliche Techniken trainiert. Das Zustandebringen einer handwerklichen Arbeit bedeutet zusätzlich ein Erfolgserlebnis. Für die Greifübungen werden Materialien unterschiedlicher Größe und Schwere benutzt, von Schaumstoffklötzchen bis zu Streichhölzern. Der Patient lernt schnell, die gewonnenen Fähigkeiten für sich zu nutzen, indem er z. B. versucht, allein Bonbons zu essen oder selbständig die Bettdecke höher zu ziehen.

Es wird oft der Wunsch geäußert, allein den Telefonhörer zu halten oder die Fernbedienung des Fernsehers benutzen zu können. Die hierfür notwendigen Hilfsmittel werden von uns individuell angefertigt.

Sobald es aus medizinischer Sicht möglich ist, führen wir die Behandlungen im Bett in der Abteilung durch, um das Angebot erweitern zu können.

Wenn der Patient im Bett aufgerichtet werden darf, beginnt das Selbsthilfeprogramm. Wir üben jetzt das selbständige Rasieren, das Essen und das Zähneputzen. Da die Gegenstände nicht festgehalten werden können, werden Rasierapparat oder Besteck durch Schlaufen an der Hand fixiert.

Auch das Schreibtraining ist jetzt möglich. Auf einer elektrischen Schreibmaschine können sehr bald wieder Briefe geschrieben werden. Sehr viel mühsamer ist das Wiedererlernen einer sauberen Handschrift. Um das zu erleichtern, bieten wir zum Anfang gern malerische Techniken an.

Wird das Aufsitzen im Bett ausreichend lange toleriert, beginnt die Rollstuhlphase.

Dazu sind notwendig:
- ein passender Rollstuhl,
- ein gepolstertes Rückenbrett um die Wirbelsäule abzustützen,
- ein Kompressionsgurt zur Unterstützung der Atmung, der außerdem dem Pflegepersonal das Heben erleichtert,
- Rollstuhlhandschuhe zum Antreiben des Rollstuhles,
- ein Sicherheitsgurt.

So sehr das Ziel Rollstuhl herbeigesehnt wurde, wird jetzt das Ausmaß der Behinderung deutlich. Dazu kommen häufig Kreislaufbeschwerden und Schmerzen — der Patient möchte am liebsten im Bett bleiben.

In dieser Phase ist er in besonderem Maße auf die Unterstützung des Therapeuten angewiesen, und es zeigt sich, wie wichtig ein guter Kontakt ist.

Neben der funktionellen Behandlung muß die psychische Situation des Frischverletzten berücksichtigt werden. Plötzlich ist er völlig abhängig, er muß lernen, seine Behinderung anzunehmen, und er muß sich in den meisten Lebensbereichen völlig neu orientieren. Dieser Prozeß der Bewältigung erstreckt sich über einen langen Zeitraum und sein Erfolg ist abhängig von der Persönlichkeit, dem sozialen Umfeld und der Zukunftsperspektive des Betroffenen. Ein wichtiger Teil dieser Bewältigung ist das wiederholte Gespräch über den Unfallhergang und das Ausmaß der Behinderung. Die Gesprächsbereitschaft zu zeigen, ist Aufgabe des gesamten Teams. Durch die täglichen Einzelbehandlungen entwickelt sich ein intensiver Kontakt zwischen Therapeut und Patient, so daß dieser seine Fragen und Überlegungen äußert. Aufgabe des Gesprächspartners ist es jetzt, über die Ängste, Wünsche und Vorstellungen, die der Verletzte z. B. in Bezug auf seine Familie, Wohnung und Beruf hat, mit ihm zu sprechen. Er braucht Rückmeldungen zu seinen Überlegungen und Verhaltensformen. Wir können Hilfestellungen geben, damit der Betroffene sich selbst in der neuen Situation zurechtfindet und wieder beginnt, sein Leben eigenverantwortlich zu gestalten. Ein wichtiger Ansporn hierfür kann die tägliche Erweiterung der Selbständigkeit bei körperlichen Bedürfnissen, wie z. B. Essen und Zähneputzen, sein.

Der Erfolg der Rehabilitation ist abhängig von der Mitarbeit des Patienten. Das behandelnde Team kann nur Möglichkeiten zeigen, handeln muß der Betroffene selbst, und das kann er nur, wenn er trotz der Behinderung eine Perspektive für sein Leben sieht. Der Grundstein hierfür wird schon in der ersten Zeit gelegt, wenn der Patient erkennt, was mit ihm geschehen ist und versucht, das Geschehene zu verarbeiten.

Psychologische Fragestellung bei frischer Querschnittlähmung

V. Banthien

Orthopädische Universitätsklinik Heidelberg (Dir.: Prof. Dr. med. H. Cotta), Rehabilitationszentrum für Querschnittgelähmte (Leiter: Prof. Dr. med. V. Paeslack), Schlierbacher Landstraße 200a, D-6900 Heidelberg

Eine Querschnittlähmung, die – zumeist durch Unfall – plötzlich und unerwartet eintritt, bringt als Folge der körperlichen Schädigungen und bleibenden Ausfälle eine schwerwiegende psychische Belastung mit sich, deren Verarbeitung Monate bis Jahre in Anspruch nimmt und die einigen Betroffenen nur unzureichend gelingt. Diesen langwierigen und komplexen Prozess der Verarbeitung nennen wir Behinderungsbewältigung. Art und Form dieses Prozesses ist abhängig von verschiedenen Faktoren, auf die ich später noch eingehen werde. Obgleich die Verarbeitung einer Behinderung immer ein individueller Vorgang ist, lassen sich doch gewisse Stadien beim Vergleich verschiedener Patientengeschichten regelmäßig wiederfinden. Diese Stadien sind zeitlich nicht genau zu definieren und voneinander abzugrenzen, nach meiner Erfahrung ist aber eine Gesamtdauer von mindestens einem Jahr erforderlich.

Es gibt unterschiedliche Phasenmodelle der Behinderungsbewältigung, ich möchte hier das von Nancy Kerr vorstellen:

Während der ersten Tage zeigt unser Patient neben dem spinalen Schock auch einen psychischen Schockzustand. Er erlebt sich selbst als schwer krank, hat evtl. Schmerzen, er ist überwältigt von den intensivmedizinischen Maßnahmen, fühlt sich hilflos und hat Angst zu sterben. Die Informationen über seine Schädigungen und ihre Auswirkungen auf sein zukünftiges Leben kann er zumeist nicht vollinhaltlich erfassen, er verdrängt sie schnell und betrachtet den augenblicklichen Zustand als vorübergehend. Er hofft sehr auf die Kunst der Ärzte und Therapeuten, ihn wieder vollständig gesund zu machen.

Normalerweise ändert sich dieser Zustand nach wenigen Tagen, wenn der Krankenhausalltag zur Routine wird, die akute Aufregung und Angst sich legt. Körperliche Störungen und Ausfälle werden jetzt bewußter wahrgenommen, der Körper wird in seiner Unbeweglichkeit und Gefühllosigkeit fremd und feindlich. Eine Behinderung als Dauerzustand erscheint deshalb so untragbar, weil sie als Barriere vor den lebenswerten Zielen und Aktivitäten wahrgenommen wird.

In dieser Phase, die ich „Hoffnung auf Genesung" nenne, ist der Patient sehr motiviert, alles zu tun, was seiner Genesung dient, er ist jedoch nicht bereit, sich mit Dauerlösungen wie Wohnungsumbau, Versorgung durch Hilfspersonen, Rollstuhltraining usw. auseinanderzusetzen, da er die Hoffnung auf vollständige Wiederherstellung noch nicht aufgeben kann. Trotz deutlicher ärztlicher Aufklärung über die geringen Chancen einer Verbesserung sind der Patient und oft auch seine Angehörigen eher bereit, den Zeitungsberichten über wunderbare Heilungen oder neue Behandlungsmethoden zu glauben als dem Arzt.

In dem Maße, wie dem Patienten Hoffnungen und Illusionen genommen werden – sei es durch Gespräche mit Arzt, Therapeuten und Mitpatienten, oder durch die eigene Rollstuhlerfahrung, kommt er in die Trauerphase, in der ihm die Behinderungsauswirkungen überdeutlich und unüberwindlich vorkommen. Er betrauert die verlorenen Erlebnismöglichkeiten und hat noch keine befriedigungverschaffenden Handlungsalternativen aufgebaut. Die Trauerphase ist für den Patienten und seine Umgebung schwer zu ertragen, aber der Abschied von unmöglich gewordenen Verhaltensweisen und Freiheiten ist die Voraussetzung für den Aufbau einer neuen situationsgerechten Lebensform.

In dieser Phase kommt es zu Konflikten zwischen dem sich zurückziehenden, depressiven oder aggressiven Patienten und seinen Bezugspersonen, besonders wenn diese versuchen, den Verlust herunterzuspielen oder konstruktives Verhalten fordern. Das Selbstwertgefühl des Patienten ist beeinträchtigt, er erlebt sich als unwert und als Belastung für die Umgebung.

In dem Maße, wie er durch das Übungsprogramm der Krankengymnastik und Ergotherapie seine Umgebung und die ihm mögliche Unabhängigkeit in der Selbstversorgung wiedererobert, beginnt die „Verteidigungsphase". Der Patient kann allmählich seine Behinderung nicht nur als verheerende Katastrophe für sein bisheriges Leben, sondern auch als Herausforderung für heute und die Zukunft wahrnehmen. Er ist zunehmend bereit, sich auf langfristige Lösungen für sein Leben als Behinderter einzulassen. Noch ist die Behinderung jedoch nicht ganz akzeptiert, sie wird noch wie ein Feind bekämpft.

Es kann in dieser Phase auch zu einer Fehlanpassung kommen in dem Sinne, daß die Behinderung nach außen hin total überspielt und verleugnet wird.

Eine echte Behinderungsbewältigung bedeutet jedoch eine realistische Integration der Behinderung ins Leben und in die Selbstwahrnehmung.

Kriterien dafür sind z. B.:

1. Eine akzeptierende Haltung dem eigenen Körper gegenüber und die Einhaltung der behinderungsbedingten medizinischen und therapeutischen Auflagen ohne hypochondrische Ängste.
2. Größtmögliche Unabhängigkeit und Selbständigkeit im Rahmen der behinderungsbedingten Grenzen und die Fähigkeit, notwendige Hilfe – und nur die – zu akzeptieren und zu erbitten. Dies bezieht sich auf die Selbstversorgung und die berufliche und private Eigenständigkeit.
3. Soziale Kontakte auch außerhalb des familären Bereiches, die Kommunikation sollte nicht nur behinderungsbezogen sein, Weiterführung oder Neuentwicklung von Hobbys und Interessengebieten.
4. Ein Zustand relativer psychischer Ausgeglichenheit und Zufriedenheit, in dem depressive Rückschläge wieder aufgefangen werden können.

In den letzten Jahren wurde immer wieder untersucht, welche Faktoren eine rasche und problemlose Bewältigung einer chronischen Krankheit oder Behinderung begünstigen:

Eine Kieler Forschungsgruppe fand bei einer großen Gruppe von Unfallverletzten heraus, daß die Verweildauer im Krankenhaus und die Zeit bis zur beruflichen Wiedereingliederung kürzer waren, wenn die Patienten, die am 2. Tag nach Aufnahme in die Klinik befragt wurden, überzeugt waren, daß sie selbst etwas zu ihrer Genesung beitragen können, wenn sie zudem früh Kontakt zu ihren Mitpatienten aufnehmen und wenn sie wenig über die Unfallursache und die Frage „wieso gerade ich" nachgrübelten.

Dies spricht dafür, daß es wichtig ist, daß der Patient trotz seiner äußerlich passiv- abhängigen und fremdbestimmten Krankenrolle innerlich ein Stück Autonomie bewahrt und zukunft- und aktivitätsorientiert bleibt. Diejenigen Patienten, die auf die äußere Hilflosigkeit mit einer passiven Haltung und Resignation reagieren, tun sich viel schwerer mit der Anpassung an die neue Situation. Neben den psychologisch leicht nachvollziehbaren Problemen, die passiv und depressiv reagierende Patienten bei der Durchführung ihres verordneten Trainingsprogrammes haben, gibt es aber auch psychosomatische Forschungsergebnisse, die als Folge von Depressionen, erlebter Hilflosigkeit und Grübeln Immunschwächen nachweisen, die die Genesung bzw. die Adaptation an eine Behinderung beeinträchtigen können.

In Untersuchungen an Querschnittgelähmten wurde gezeigt, daß frischverletzte Patienten, die sich selbst Vorwürfe bezüglich des Unfallereignisses machten, weniger gut mit ihrer Behinderung zurechtkamen als diejenigen, die dies nicht taten. Bei älteren Behinderten, deren Unfallereignis schon lange zurücklag, konnte dieser Zusammenhang nicht mehr nachgewiesen werden.

Ein wichtiger Faktor im Krankenhaus und später zu Hause scheint die soziale Unterstützung zu sein, die der Behinderte erfährt. Besonders langfristig ließ sich von Schulz und Decker ein enger Zusammenhang zwischen Wohlbefinden und Grad der sozialen Integration nachweisen. In dieser Studie an 100 älteren Querschnittgelähmten, deren Behinderung im Schnitt 20 Jahre bestand, zeigte sich übrigens, daß das subjektive Wohlbefinden dieser Behinderten nur geringfügig unter dem einer nichtbehinderten Vergleichsgruppe lag.

Diese Untersuchungsergebnisse bei Querschnittgelähmten und anderen Behinderten und chronisch Kranken weisen darauf hin, daß psychische Faktoren auch bei eindeutig medizinischer Problematik für den Rehabilitationsverlauf von Bedeutung sind.

Psychologische Aufgaben ergeben sich daher für das behandelnde Team besonders in dreierlei Hinsicht:
1. Der Patient sollte trotz und gerade wegen seiner äußerlichen Abhängigkeit ein Gefühl von Kontrolle über das eigene Befinden und den Behandlungsablauf bekommen. Dies kann zum Beispiel durch regelmäßige Information und Beteiligung an Entscheidungsprozessen bezüglich der Therapie geschehen. Je individueller und weniger starr das Behandlungsschema mit dem Betroffenen ausgehandelt wird, umso mehr lernt er, wieder aktiv und autonom zu denken und zu handeln.
2. Der Patient braucht das Gefühl emotionaler und praktischer Unterstützung durch seine Mitmenschen. Dies bedeutet, daß neben der Zuwendung durch das Personal auch die Angehörigen einbezogen und zugelassen sein sollten.
3. Da vergangenheitsbezogenes Grübeln nicht nur quälend und blockierend ist, sondern langfristig als Stressor wirkt, die Patienten aber häufig von der Summe der behinderungsbedingten Probleme überwältigt werden, ist es notwendig, ihnen bei der Analyse der praktischen und psychischen Probleme zu helfen und Bewältigungsmöglichkeiten aufzuzeigen. Ebenso notwendig wie die Vermittlung praktischer Fertigkeiten ist der Aufbau notwendiger sozialer und psychischer Kompetenzen für die neue Situation.

Die Integration dieser psychologischen Aufgaben in das Behandlungskonzept für frischverletzte Querschnittgelähmte kann den Betroffenen helfen, ihre vielfältig belastende Behinderung wenigstens ein Stück weit als Herausforderung erleben zu lassen, die sie annehmen können und nicht in eine für alle Seiten unliebsame Behindertenkarriere abzugleiten.

Literatur

Bulman R, Wortmann G (1977) Attribution of blame and coping in the „real world"; servere accident victims react to their lot. J Pers Soc Psychol, Vol 35, No 5:351–363
Florin I (1985) Behandlung und Rehabilitation von chronisch Kranken als Herausforderung.

Der Patient zwischen Krankheitsbewältigung und Krankenkarriere. Referat Fachkonferenz Wissenschaft und Praxis 1985 GPT Schriftenreihe Düsseldorf

Kerr N (1977) Understanding the process of adjustment to disability. Aus: Stubbins J (ed) Social and psychological aspects of disability. University Park Press, Baltimore

Schulz R, Decker S (1985) Long-term adjustment to physical disability: the role of social support, perceived control, and self-blame. J Pers Soc Psychol, Vol 48, No 5:1162–1172

Die Verantwortung des Sozialdienstes bei frischer Querschnittlähmung

H. König

Werner-Wicker-Klinik Bad Wildungen, Zentrum für Rückenmarkverletzte (Chefarzt: Dr. med. H.-J. Gerner), D-3590 Bad Wildungen-Reinhardshausen

Durch die Einbindung der Sozialen Dienste bei der Behandlung Querschnittgelähmter wurde eine Institution geschaffen, von der man erwartet, daß sämtliche sozialrehabilitativen Fragestellungen eigenverantwortlich und sachkundig, mit und für den Patienten bearbeitet werden.

Traditionell werden dem Sozialen Dienst jene Aufgaben zugeordnet, die aus unserer Sozialgesetzgebung abzuleiten sind. Der Eintritt der Querschnittlähmung verändert die Lebensstrukturen Betroffener in einem Maße, daß zwangsläufig die Sozialarbeit fester Bestandteil im therapeutischen Arbeitsbereich der Querschnittgelähmtenzentren wurde.

Die Sicherung der wirtschaftlichen Verhältnisse, die Bearbeitung von Wohnungsfragen, die Vorbereitung und Organisation der pflegerischen Betreuung und die Einleitung von Maßnahmen zur beruflichen Neuorientierung bilden den Kern der klassischen Aufgabenstellung.

Die Inhalte der sozialen Beratung stützen sich in diesen Punkten auf ein weit verzweigtes Netz bestehender Sozialgesetzgebung. Die sichere Beherrschung sozialer Diagnostik und die Anwendung der Methodik sozialarbeiterischen Handelns sind unabdingbare Qualifikationsmerkmale der Mitarbeiter im Sozialen Dienst.

Der soziologischen Struktur unseres Patientengutes kommt eine besondere Bedeutung zu. Die eingetretene Querschnittlähmung ist vielfach auslösendes Moment zur Bearbeitung umfangreicher „sozialer Krankheitsbilder".

Wirtschaftliche Rezession, Arbeitslosigkeit, Abbau sozialer Leistungen bestimmen bei vielen unserer Patienten soziale Notlagen, die schon im Vorfeld der Behinderung Bestandteil ihres Lebensalltags waren. Diese gesellschaftsrelevanten Vorgaben bilden einen Riegel, der den reibungslosen Wiedereingliederungsprozeß versperrt.

Die Behinderung Querschnittlähmung ist gesellschaftsfähig geworden. Unser soziales Netz läßt nach meinem Eindruck ausreichend Spielraum bei entsprechender Kreativität die sozialpolitischen Hürden zu überwinden.

Natürlich ist die Persönlichkeit eines Querschnittgelähmten unmittelbarer Garant für eine erfolgreiche sozialarbeiterische Tätigkeit. Analysiert man unsere Patientenpopulation, stößt man auf Personen mit stark veränderten Persönlichkeitsmerkmalen.

Psychische Krankheitsbilder einschließlich Suchtverhalten sind ursächlich für Ereignisse der Querschnittlähmung verantwortlich. Ein hoher Prozentsatz unserer frischverletzten Patienten verlangt eine individualisierte Problemstellung. Die therapeutische Intervention der Psychologin wird eng mit dem Vorgehen des Sozialen Dienstes verknüpft. Diese Kooperation ist eine Bereicherung des Behandlungsangebotes, das den besonderen Fragestellungen bei diesen Patienten verantwortungsvoll Rechnung trägt.

Ausländische Mitbürger verunfallen. Querschnittlähmungen sind die Folgen. Gerade, wenn unsere ausländischen Patienten aus dem islamischen Kulturkreis stammen, müssen wir uns in diese Mentalität eindenken. Diese Patientengruppe war auf einen zeitlich befristeten Aufenthalt in der Bundesrepublik eingestimmt. Das verdiente Geld der Familie wurde angespart, um Existenzpläne in der Heimat zu verwirklichen. Es werden keine Ansprüche an den Wohnkomfort gestellt, niedrige Mieten sind gefragt. Schul- und Berufsausbildung der Kinder werden vernachlässigt, ein neuer Verdiener wird gebraucht. Unseren Erziehungsprozeß im Umgang mit Behinderten haben sie nie erlebt, unsere Integrationsgedanken sind ihnen fremd. Mit viel Fingerspitzengefühl müssen wir die Familien für die Aufgaben, mit ihren behinderten Angehörigen umzugehen, vorbereiten. Wir müssen Abstriche machen bei unserem Rehabilitationsanspruch. Türkische weibliche Patienten, die ich kenne, wurden alle aus ihren Familien ausgegrenzt, sich selbst und ihrem Schicksal in der Fremde Bundesrepublik überlassen.

Auch das Alter schützt nicht vor dem Eintreten einer Querschnittlähmung. Gleichgültig ob Trauma oder allgemeine Erkrankungen verantworlich zeichnen, Behinderung und Gerontologie bilden eine Herausforderung besonderer Güte an die Mitarbeiter eines Querschnittgelähmtenzentrums. Dem Alter habe ich schon immer ehrfurchtsvoll Respekt gezollt. Als Sozialarbeiter soll man immer selbst von sich fordern Wegbegleiter zu sein, einen niveauvollen Lebensabend mitzugestalten. Im Gegensatz zu unserem üblichen „Nein" zu Heimunterbringungen meine ich, mit Patienten über 60 Jahren und ihrem Partner über diese Form des Weiterlebens sprechen zu sollen. Es gibt eine grenzenlose Palette von Altenpflegeeinrichtungen, die eine freizügige Lebensgestaltung ihrer Bewohner unterstützen. Es ist aber ein außerordentlich wichtiges Faktum für ältere Menschen zu wissen, versorgt zu sein und niemandem aus der Familie zur Last zu fallen. Wenn die Umstände es zulassen sind Wege zu suchen, die diese Forderung erfüllen. Die Zweisamkeit älterer Menschen wird auf diese Weise würdevoll gefördert.

Es ist mir ein besonderes Anliegen, auf die Bedürfnisse unserer atemgelähmten Patienten einzugehen. Durch die Einrichtung des Beatmungszentrums in unserer Klinik bekommt die Qualität der Behinderungsmerkmale richtungweisenden Charakter auf unsere Arbeit. Als Nichtmediziner hat man Berührungsängste mit diesen Patienten umzugehen, vor allem dann, wenn man über Lebensplanung spricht, nach neuen Formen der Lebensqualität sucht. Diese Berührungsängste habe ich selbst durchlebt und abgebaut. Diese sehr persönliche Auseinanderstezung mit mir selbst trägt nun dazu bei, die Berührungsängste zu akzeptieren, aber sie auch zu bearbeiten, wenn sie bei anderen auftreten, die mitwirken sollen unsere Patienten nach Entlassung aus der stationären Behandlung zu betreuen. Neue Fragenkomplexe sind aufgetaucht:

Wo werden atemgelähmte Kinder beschult?
Wie wird das finanziert?
Wie zieht man Kostenträger in die Verantwortung?
Wer hilft bei der aufwendigen pflegerischen Versorgung?
Wie gewinnt man Zivildienststellen für die individuelle Schwerstbehindertenbetreuung?

Wie motiviert man Laienhelfer Verantwortung zu tragen zur Durchführung lebensrettender Eingriffe?
Wie setzt man sich mit Angehörigen auseinander, die nicht wissen, ob sie trauern dürfen über das Schicksal, das über sie hereingebrochen ist? Auch sie werden zu unserem Klientel.

Die Verantwortung des Sozialdienstes bei der Behandlung Querschnittgelähmter kann nicht auf die Folgen der Behinderung begrenzt bleiben. Die Bearbeitung des unmittelbaren sozialen Umfeldes muß in die Aufgabenstellung der Sozialen Dienste einfließen.

Abweichende Verhaltensweisen sind in einem hohen Maße zu beobachten. Sie können Ursache sein, für eine untergeordnete Bewertung der erworbenen Behinderung, bei der Strategie des sozialarbeiterischen Vorgehens. Befriedigende Arbeitsergebnisse sind zu erwarten, wenn die Sozialen Dienste interdisziplinäre Arbeitsansätze vollziehen.

Die Versorgung des frisch Querschnittgelähmten – Eine Aufgabenstellung des multidisziplinären Teams

V. Paeslack

Orthopädische Universitätsklinik Heidelberg (Dir.: Prof. Dr. med. H. Cotta), Rehabilitationszentrum für Querschnittgelähmte (Leiter: Prof. Dr. med. V. Paeslack), Schlierbacher Landstraße 200a, D-6900 Heidelberg

Es sei erlaubt die Formulierung des mir gestellten Themas geringfügig abzuwandeln. Ich möchte statt von der „Versorgung des frisch Querschnittgelähmten" unter Benutzung des Sammelthemas von der „umfassenden medizinischen Rehabilitation des frisch Querschnittgelähmten" sprechen.

Das vielschichtige, in der Regel lebensbedrohende Krankheitsbild einer akuten Rückenmarkverletzung erfordert sogleich das Zusammenwirken zahlreicher medizinischer Fachbereiche.

In den voranstehenden Referaten wurde darüber hinaus deutlich, daß nicht nur die Maßnahmen einer hochqualifizierten Intensiv- und Akutmedizin in dieser Situation gefordert sind. Vielmehr werden bereits hier Fragen aktuell, die sich mit der sogenannten Spätphase und der Nachbehandlung, der psychosozialen Betreuung und der beruflich-sozialen Reintegration beschäftigen. Dies aber sind Themen, mit denen sich die dem Akutergebnis zugewandte Klinik, wenn überhaupt, nur zögernd und eher ungern zuwendet. Die Beschäftigung mit der Frage der allgemeinen Lebensführung des durch die Verletzung Behinderten, der Umgang mit den sich aus den Unfallfolgen ergebenden psychosozialen Fragestellungen und die Thematik der sogenannten Sekundärprävention entsprechen ja in der Tat nicht der traditionellen Interessenorientierung des klinisch tätigen Arztes.

Wenn wir also im Rahmen eines traumatologischen Kongresses bei der Diskussion der frischen Querschnittlähmung nicht nur über Operationen und technische Intensivmedizin, sondern gleichzeitig auch über Pflege und Therapie, über personale Zukunft und psychosoziale Reintegration sprechen, so ist darin eine insgesamt ungewohnte und sehr positiv zu bewertende Weiterentwicklung des Umgangs mit schwerverletzten und behinderten Personen zu sehen.

Wenn hier das Thema des interdisziplinären Teams in der Versorgung des frischverletzten Querschnittgelähmten zur Diskussion steht, so haben wir zu fragen, ob die Tatsache eines Tätigwerdens zahlreicher verschiedener Fachgruppen schon bei der Betreuung des frisch Rückenmarkverletzten auch bereits bedeutet, daß diese Aufgabe im Rahmen einer Teamarbeit erfüllt wird. Die Frage stellen heißt in diesem Falle, sie zu verneinen – jedenfalls dann, wenn wir unter klinischer Teamarbeit etwas anderes, mehr verstehen als nur das zufällige gleichzeitige Tätigwerden verschiedener fachkundiger Personen oder Personengruppen auf ihrem jeweiligen Arbeitsgebiet an einem mehr oder weniger zufälligen Objekt, in diesem Fall einer schwerverletzten Person. Es sei nicht bestritten, daß eine derartige Verfahrens- und Arbeitsweise durchaus möglich ist – ja, wir wissen, daß sie in unseren Kliniken den Regelfall darstellt. Die Erfahrung zeigt, daß ein derartiges System durchaus „funktionieren" kann – bei strenger Regelung der Arbeitsabläufe und bei Zugrundelegung einer vernünftigen zeitlichen Planung sogar recht effektiv.

Es stellt sich aber die Frage, ob mit der Gewährleistung eines einigermaßen reibungslosen Stationsbetriebes bereits das eigentliche Ziel, die umfassende Betreuung des Betroffenen, die die gesamte augenblickliche und zukünftige Situation berücksichtigt, erreicht wird.

Die Antwort lautet in diesem Falle: „vielleicht" – aber nur dann, wenn diese klinische Aufgabenstellung ausschließlich im Sinne eines akuten Programms, einer „hier und jetzt"-Verantwortung verstanden wird. In vielen Fällen einer Akutverletzung ist eine derartige Verfahrensweise gerechtfertigt – jedenfalls dann, wenn bei einem derartigen Verfahren innerhalb relativ kurzer Zeit eine vollständige oder nahezu vollständige Wiederherstellung erwartet werden darf.

In dieser insgesamt günstigen Situation aber befindet sich der Rückenmarkverletzte nicht. Vielmehr wissen wir, daß so gut wie keiner dieser querschnittgelähmten Männer, Frauen und Kinder jemals auch nur annähernd wieder den früheren Leistungs- und Funktionsstand erreichen wird. Wir wissen, und wir müssen ihm dieses Wissen vermitteln – daß in dem einen einzigen entscheidenden Augenblick des Unfalls eine definitiv veränderte psychosoziale Situation eingetreten ist, daß es zu einer tiefgreifenden und endgültigen Zäsur in seiner Biographie gekommen ist.

Er unterliegt also keineswegs nur einem Komplex von medizinischen Problemen. Vielmehr ist er durch den Unfall und dessen unmittelbare und mittelbare Folgen mit der Dramatik und Problematik einer schwerwiegenden, sein ganzes bisheriges Leben endgültig verändernden Behinderung konfrontiert. Behinderung aber ist weit mehr als nur ein medizinischer Diagnosebegriff – also etwa „substantielle Verletzung des oberen Brustmarks mit motorisch, sensibel und vegetativ kompletter Paraplegie". Der Begriff Behinderung bedeutet vielmehr einen schwerwiegenden und weitreichenden Verlust körperlicher und psychischer Funktionen und eine tiefgreifende Beeinträchtigung der gewohnten individuellen Verhaltensmuster und sozialen Bezugssysteme.

Diese verschiedenen Dimensionen der Behinderungsauswirkung in den personalen und sozialen Bereich hinein zwingen uns zu einer verbindlichen Stellungnahme: wir müssen entscheiden, ob sich das diagnostisch-therapeutische Konzept an die traditionellen Grenzen hält, d. h. ob der Umgang mit dem Frischverletzten sich auf die Sicherstellung der medizinischen Versorgung im engeren Sinne beschränkt. Die Neigung zu einer derartigen Verfahrensweise ist groß, sie ist verständlich: zum einen hat eine derartige Ausrichtung des ärztlichen Handelns ja eine Jahrhunderte alte Tradition. Sie kann in dieser Tradition auf gute Ergebnisse und bemerkenswerte Fortschritte verweisen.

Zum andern wird die hier formulierte zusätzliche, unübersichtliche Aufgabenstellung in die personalen und sozialen Bezugssysteme hinein verständlicherweise als eine nicht zu bewältigende Erschwerung und Auswirkung des ohnehin sehr fordernden Tätigkeitsbereichs empfunden, für den die Klinik sich in der Regel nicht zuständig fühlt. Hinzu kommt die unvermeidliche Unschärfe der Situation, wenn plötzlich nicht mehr ausschließlich naturwissenschaftliche Fragestellungen im aufreibenden Alltag der Intensiv- und Akutmedizin bewältigt werden sollen, wenn die Rehabilitation des Verletzten als übergeordnetes umfassendes therapeutisches Konzept zum Tragen kommt.

Akzeptieren wir aber die Herausforderung, die sich beim Versuch einer umfassenden, rehabilitativ orientierten Betreuung schon des frischverletzten Querschnittgelähmten stellt, führen wir die soziale Dimension in die akutmedizinische Versorgung ein – wir müssen dies! – dann werden wir auch nach neuen Formen der Bewältigung dieses komplexen, über den Bereich des Operationssaales und des Intensiv-Krankenzimmers hinausreichenden Aufgabengebietes suchen müssen.

Um eine derartige qualitative Erweiterung des therapeutischen Auftrags zu verwirklichen, um schon in der Akutphase die Dimension der Rehabilitation einführen zu können, müssen die hierfür erforderlichen speziellen Kooperationsmodelle installiert werden. Das bedeutet, und damit kommen wir auf unser Thema zurück, über die Anwendung der Methode der einzelnen Fachdisziplinen hinaus, muß eine Arbeitsweise in der Struktur des patientenbezogenen klinischen Teams eingeführt werden.

Was besagt der Begriff „Team" in diesem Zusammenhang? Wir verstehen, um eine etwas formelle Definition zu benutzen, unter einem Team eine Reihe von Einzelpersonen oder Personengruppen, die sich unter Anwendung gemeinsam erarbeiteter, erprobter und so beschlossener Regeln bemühen, ein gemeinsames Thema zu diskutieren oder sich einer gemeinsamen Aufgabe zu widmen. Dieses Bemühen basiert auf einem System ständiger gegenseitiger Information, auf der Kenntnis, fortlaufenden Analyse und bewußten Nutzung der sich entwickelnden Interaktionen sowie auf Zurverfügungstellung fachlicher Kompetenzen.

Es ist im hier gegebenen Rahmen nicht möglich, die Voraussetzungen für die Installation eines Teams und die in der Teamarbeit angewandten Verfahrensweisen im einzelnen darzustellen. Es sei aber am Beispiel des akut Rückenmarkverletzten auf einige Prinzipien und auch auf einige grundsätzliche Schwierigkeiten hingewiesen, die sich, offenbar unvermeidlich, bei einer derartigen Arbeit ergeben. Teamarbeit stellt immer einen *Prozess,* nicht aber einen installierten, statischen Zustand dar. Das bedeutet, daß zwar erprobte Formen der Kommunikation, der Kooperation, der gegenseitigen Information zur Anwendung kommen, daß diese aber immer wieder neu erarbeitet und einer Bewährung unterworfen werden müssen. Das bedeutet gleichzeitig, daß Teamarbeit systematisch eingeübt werden muß und daß die sich unvermeidlich ergebenden Widerstände und Konflikte erkannt und bewältigt werden müssen.

Bei der Behandlung eines akut Querschnittgelähmten muß jede der daran beteiligten Personen lernen, die jeweilige Vorrangigkeit oder Nachrangigkeit, den richtigen Zeitpunkt und das richtige Ausmaß seiner eigenen Leistung zu bewerten und sie in Relation zu setzen zu der Funktion anderer Glieder des Teams.

Jeder der Beteiligten muß für einen umfassenden, auf den Besitz von Herrschaftswissen verzichtenden Informationsaustausch Sorge tragen. Bei jeder pflegerischen oder therapeutischen, aber auch bei jeder psychologischen oder administrativen Maßnahme, die eines oder mehrere Mitglieder des Teams zu treffen haben, darf es jeweils ausschließlich um eine Handlung oder um das Unterlassen einer Handlung im Interesse des „Themas" der Arbeit, nämlich der verletzten, geschädigten Person, des Querschnittgelähmten, gehen.

Dieses Interesse des Rückenmarkverletzten begrenzt sich nun, auch schon in dieser Frühphase, nicht auf die Gewährleistung eines zufriedenstellenden subjektiven Befindens und eines ausgeglichenen medizinischen Befundes. Vielmehr sind darüber hinaus seine individuellen und sozialen Bedürfnisse in näherer und weiter, ja sehr weiter Zukunft zu berücksichtigen. Das fordert beispielsweise ein Zusammenwirken aller therapeutischen und pflegerischen Dienste bei so scheinbar selbstverständlichen Aufgaben wie der Vermeidung von Gelenkfehlstellungen und Kontrakturen, von Druckschäden der Haut und von Harnwegsinfekten in den ersten Tagen und Wochen. Nur dann nämlich wird es möglich sein, dem Patienten zu einem späteren Zeitpunkt die Voraussetzungen für eine Eigenaktivität und für eine erfolgreiche Bewältigung des Alltags zu sichern.

Die Indikation für irgendwelche operativen Maßnahmen oder für ein zu wählendes konservatives Verfahren stellt sich nicht nur anhand des primären Röntgenbefundes — vielmehr müssen bei der Entscheidung dieser Frage der Zustand und die spezifische Situation des Verletzten in der Zukunft, müssen seine Lebensumstände, die Möglichkeiten und Erfordernisse, unter denen er sich mit seiner Querschnittlähmung zurechtfinden muß, berücksichtigt werden. Diese Gesichtspunkte werden erarbeitet im gesamten Team — sie verlangen den Einsatz von Kompetenz und die Fähigkeit zum kritischen Abwägen von Vorteilen und Nachteilen.

Lassen Sie mich zum Abschluß noch eine kurze Bemerkung anfügen:

Das Thema meiner Darlegungen war das *interdisziplinäre* Team. Der Begriff der interdisziplinären Arbeit in der Klinik ist mehrdeutig — teils wird darunter der hier von mir dargestellte Komplex des Operierens und Kommunizierens innerhalb der verschiedenen in einer Klinik tätigen medizinischen Fachdienste verstanden. Eine andere Auslegungsmöglichkeit ist die der Mitwirkung verschiedener medizinischer Fächer am diagnostischen und therapeutischen Geschehen, im Falle des Querschnittgelähmten also der Traumatologie und der Neurochirurgie, der Neurologie und der Inneren Medizin, der Urologie und der Orthopädie und anderer Fachrichtungen.

Es besteht heute nach internationaler Erfahrung kein Zweifel daran, daß der frischverletzte Querschnittgelähmte am besten aufgehoben ist in einer auf seine spezielle, extrem bedrohte Situation zugerichteten Spezialabteilung, in dem ein qualifiziertes, kompetentes klinisches Team allen Erfordernissen der Akut- und der Langzeitbehandlung ebenso wie der umfassenden Rehabilitation genügen kann. Gleichzeitig sollte die Gesamtheit der vorhingenannten medizinischen Fächer sofort bei Bedarf ihre speziellen Leistungen für den Verletzten zur Verfügung stellen können und so die bestmögliche Versorgung und die umfassende Rehabilitation des Betroffenen sicherstellen.

Freie Themen

Kniegelenk

Sonographische Funktionsdiagnostik bei Kapselbandverletzungen des Kniegelenkes

N. M. Hien, T. Schricker und C.-J. Wirth

Orthopädische Klinik und Poliklinik im Klinikum Großhadern der Ludwig-Maximilians-Universität (Dir.: Prof. Dr. med. H. J. Refior), Marchioninistraße 15, D-8000 München 70

Kapselbandverletzungen des Kniegelenkes stellen einen Schwerpunkt unserer unfallchirurgischen Tätigkeit dar. Unfallmechanismus und klinische Untersuchung lassen meist eindeutig das Ausmaß der vorliegenden Bandläsionen bestimmen. Wenn überhaupt, so wird die vorliegende Instabilität mit gehaltenen Röntgenaufnahmen dokumentiert oder in unklaren Fällen arthroskopisch abgeklärt. Gehaltene Röntgenaufnahmen sind aufwendig und mit Strahlenbelastung für Untersucher und Patient verbunden.

Mit der hier vorgestellten sonographischen Funktionsdiagnostik gelingt es, in exakt am anatomischen Präparat festgelegten Standardschnittebenen Instabilitäten nachzuweisen und zu quantifizieren [2]. Wir verwenden einen möglichst breiten 5-MHz-Linearschallkopf, bei Bedarf mit handelsüblicher Wasservorlaufstrecke. Da die Echogenität einer Struktur nicht direkt auf deren Stabilität schließen läßt, und die sonographische Darstellung der Kniegelenksbinnenstrukturen wegen Artefaktüberlagerung problematisch ist, basiert unsere Diagnostik darauf, die Verschieblichkeit von Knochenkonturen bei manuell ausgeführten Belastungstests zu beurteilen.

Voraussetzung für diese Ultraschallfunktionsuntersuchungen ist eine genaue anatomische Definition der verwendeten Schnittebenen anhand knöcherner Fixpunkte, eine ausreichende Schallkopflänge, eine exakt auszuführende klinische Untersuchungstechnik sowie international übliche Bilddokumentation. Bei geringer Schmerzhaftigkeit der Untersuchung durch feine Dosierung der aufzuwendenden Kraft und fehlender Strahlenbelastung ist eine Meßbarkeit der Instabilität gegeben. Außerdem können Informationen über umgebende Weichteilstrukturen gewonnen werden.

Zur Dokumentation des Lachman-Zeichens verwenden wir eine unmittelbar medial parapatellar liegende sagittale Schnittebene (Abb. 1). Nach Unterlage eines Bänkchens am Oberschenkel werden in 20-Grad-Beugung die ventralen Knochenkonturen des medialen Femurcondylus und des Tibiakopfes dargestellt. Nur in einem sehr eng begrenzten Bereich läuft die cranial bogenförmige Tibiakontur gerade nach distal aus. Wird der Schallkopf in der Sagittalebene zu weit nach medial geschwenkt, erscheint die Tibiakontur nach distal vom Schallkopf fliehend. Wird der Schallkopf distal zu weit nach lateral geschwenkt, wird die Tuberositas tibiae sichtbar.

In Ruhestellung wird in der Standardebene ein Bild dokumentiert und in die ventrale Tibiaknochenkontur eine Hilfsgerade eingezeichnet. Der Abstand des medialen Femur-

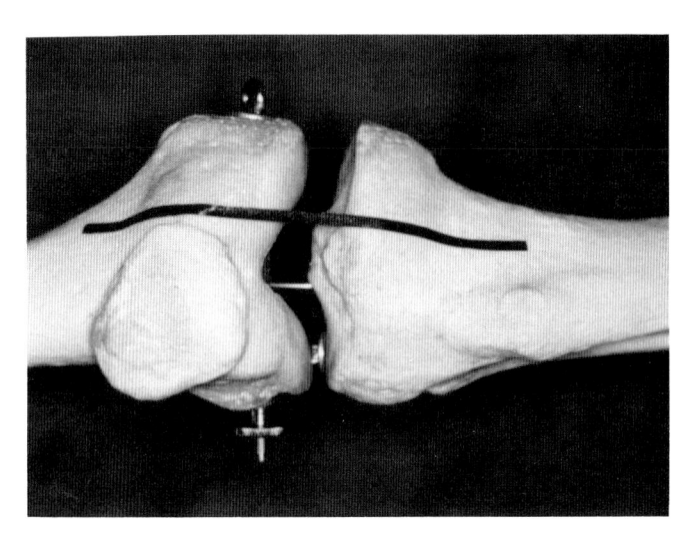

Abb. 1. Knochenpräparat – Schnittebene zur Prüfung der Kreuzbandstabilität

condylus von dieser Hilfsgerade kann in Millimetern bestimmt werden. Während eine Hilfsperson mit der flachen Hand den Oberschenkel gegen das Kniebänkchen fixiert, wird manuell eine vordere Schublade im Sinne des Lachman-Testes ausgeführt. Die maximale Dislokation der ventralen Tibiakontur kann im Realtime-Ultraschallbild beobachtet und dann eingefroren werden. Der Abstand der medialen Femurcondyluskontur zur Verlängerung der ventralen Tibiakontur wird erneut bestimmt und zudem beurteilt, ob im Realtime-Bild ein fester Anschlag der Schubladenbewegung zu beobachten ist (Abb. 2).

Zusammen mit Schricker wurde 1985 bis 1986 die Zuverlässigkeit der Methode untersucht. Bei intakten Kniebandverhältnissen (Kontrollgruppe n = 50) betrug die vordere Schublade beim Lachman-Test 2,6 mm (± 0,6 mm), bei Ruptur des vorderen Kreuzbandes (n = 42) 6,3 mm (± 1,2 mm) und bei Insuffizienz von vorderem Kreuzband und medialem Collateralband (n = 31) fanden sich 8,8 mm (± 1,9 mm). Die klinischen und sonographischen Befunde konnten bei allen 73 Patienten der letzten beiden Gruppen operativ bestätigt werden [3].

Um die Stabilität des medialen Collateralbandes zu prüfen, verwenden wir eine frontale Schnittebene in 20-Grad-Kniebeugung vom Epicondylus medialis femoris zum medialen Gelenkspalt. In Ruhe wird die Breite des sonographischen Gelenkspaltes bestimmt und anschließend unter Realtime-Beobachtung bei Valgusstreß die maximale Aufklappbarkeit des Gelenkspaltes festgehalten. Schricker fand beim Vergleich der medialen Aufklappbarkeit bei 50 gesunden Kniegelenken einen Durchschnittswert von 2,7 mm (± 0,7 mm). Ein nahezu identischer Wert ergab sich auch bei Patienten mit Kreuzbandläsion, aber unverletztem medialen Collateralband. Bei 31 Patienten mit Ruptur oder Elongation des Innenbandes zusammen mit vorderer Kreuzbandruptur betrug die durchschnittliche mediale Aufklappbarkeit 5,7 mm (± 1,1 mm) [3].

Auch eine Instabilität des hinteren Kreuzbandes läßt sich sonographisch dokumentieren. In Bauchlage und 20-Grad-Kniebeugung wird in Ruhe sagittal im intercondylären Longitudinalschnitt der Abstand der dorsalen Tibiakante zur dorsalen Femurschaftkontur bestimmt. Bei intaktem hinteren Kreuzband ist eine dorsale Schubladenbewegung der Tibia

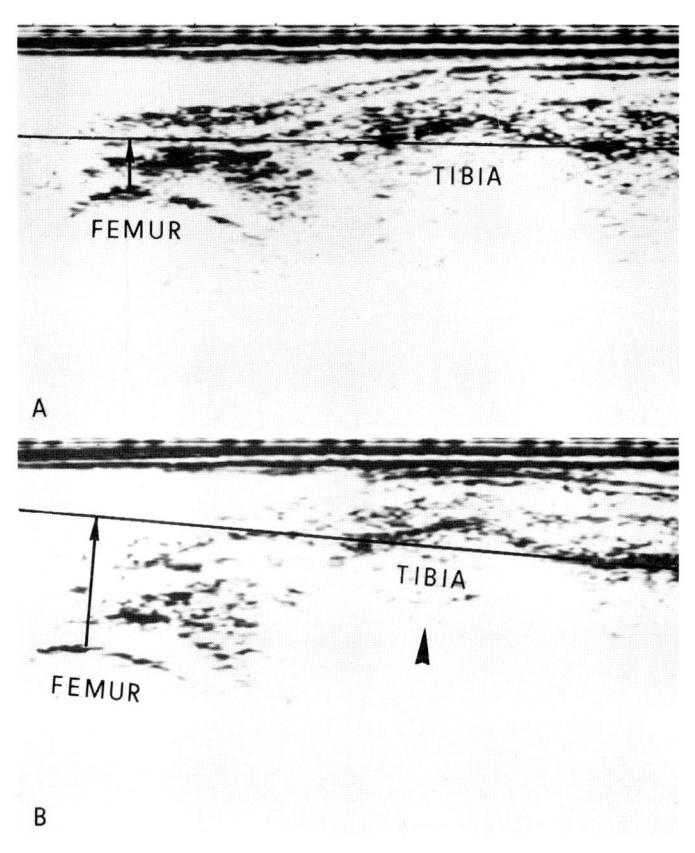

Abb. 2A, B. Sonogramme des linken Knies einer 19jährigen Patientin mit frischer anteromedialer Instabilität Grad III. Darstellung des positiven Lachman-Tests: **A** In Ruhestellung 6 mm Abstand der Femucondyluskontur zur Verlängerung der Tibiakontur. **B** Bei manuell ausgeführter ventraler Schublade zeigt sich eine Zunahme des Abstandes auf 14 mm, kein fester Anschlag im Realtime-Bild

sonographisch nicht zu beobachten. Bei rupturiertem hinteren Kreuzband ist eine Verschiebung der Tibiahinterkante nach dorsal ohne Anschlag zu beobachten [1].

Bei Kapselbandverletzungen des Kniegelenkes kann die Sonographie zur Diagnostik und zur Dokumentation einer vorderen oder hinteren Kreuzbandruptur oder eine Collateralbandinstabilität mit Erfolg eingesetzt werden.

Literatur

1. Hien NM, Wirth C.-J (1985) Diagnostik akuter und chronischer Kniegelenksverletzungen. Sporttraumatol 1(4):3–6
2. Hien NM, Sedlmeier P, Schricker T (1986) Sonographische Diagnostik bei Kapselbandverletzungen des Knie- und Sprunggelenkes. In: Otto R Ch, Schnaars P (Hrsg) Ultraschalldiagnostik '85. Thieme, Stuttgart
3. Schricker T, Hien NM, Wirth C.-J (1987) Klinische Ergebnisse sonographischer Funktionsuntersuchungen bei Kapselbandläsionen am Knie- und Sprunggelenk. Ultraschall 8(1) (in Vorbereitung)

Die Meniscusläsion im thermographischen Bild

W. Siebert, D. Kohn, E. O. Münch und C. J. Wirth

Orthopädische Klinik und Poliklinik im Klinikum Großhadern der Ludwig-Maximilians-Universität (Dir.: Prof. Dr. med. H. J. Refior), Marchioninistraße 15, D-8000 München 70

1. Einleitung

Der Nachweis einer Meniscusschädigung durch das Verfahren der kontaktlosen Infrarot-Thermographie mit allen differentialdiagnostischen Möglichkeiten ist leider noch sehr wenig bekannt.

Vielleicht findet auch der in vorwiegend anatomischen Strukturen denkende, operativ tätige Arzt schwerer Zugang zu einem Verfahren, das ihm quantifizierbare biologische Aktivitäten zur Untermauerung seiner Verdachtsdiagnose anbietet.

Neben der durch nichts zu ersetzenden exakten klinischen Untersuchung und Anamnese stehen uns heute eine Reihe von ergänzenden technischen Verfahren zur Untermauerung der Verdachtsdiagnose „Meniscusläsion" zur Verfügung. Bei den radiologischen Verfahren wie Arthrographie, Computertomographie oder gar Kernspintomographie sind neben Strahlenbelastung und teilweise sehr hohen Kosten auch Infektionsgefahr, Kontrastmittelzwischenfall und Schmerzbelastung für den Patienten als Negativum zu vermerken.

Die Ultraschalldiagnostik der Meniscusläsion war zumindest in unserer Klinik trotz sehr erfahrener Sonographeure sehr kritisch beurteilt worden. Aus all diesen Gründen suchten wir nach einem Verfahren, das nicht invasiv und ohne jegliche Belastung für den Patienten sein sollte und dennoch eine hohe diagnostische Treffsicherheit für die interessierende Fragestellung haben mußte. Aufgrund unserer Erfahrungen mit der Thermographie in anderen Bereichen der Orthopädie hielten wir es für durchaus möglich, diese Methode sinnvoll für verschiedene diagnostische Probleme am Kniegelenk einzusetzen.

2. Patienten und Methode

Entsprechend den Richtlinien der Europäischen Gesellschaft für Thermologie haben wir in einem geeigneten Raum ohne störende Infrarotstrahler, bei 18 °C Raumtemperatur, nach entsprechender Vorbereitung und Anpassung der Patienten bzw. unserer Kontrollgruppe thermographische Messungen, teils mehrfach durchgeführt. Um die Meßergebnisse intraindividuell und interindividuell vergleichen zu können, muß auch bei dieser wie vielen anderen Untersuchungsmethoden auf die Einhaltung von einheitlichen Bedingungen geachtet werden. Wir haben bei 48 gesunden Kniegelenken einer Kontrollgruppe die Temperaturverteilung von ventral, dorsal, medial und lateral durch kontaktlose Infrarot-Thermographie in Standardpositionen aufgenommen und die 64 000 Temperaturmeßpunkte pro Aufnahme im Rechner gespeichert. Zusätzlich wurde die Temperatur über einen Referenzbereich an beiden Oberschenkeln miterfaßt, Rectaltemperatur und Entzündungsparameter wurden ebenfalls bestimmt. Zusätzlich dienten uns die Meßergebnisse von Engel und Ring [1, 6] über die Temperaturverteilung an Kniegelenken unter verschiedensten Versuchsbedingungen als Bezugsgröße. Bei der besonders gut dokumentierten Patientengruppe von 128 Personen (75 Männer, 53 Frauen, 11–73 Jahre alt, m = 36,7 Jahre) haben wir dann vor der diagnostischen oder operativen Arthroskopie und teilweise auch danach im postoperativen Verlauf thermographische Untersuchungen der Kniegelenke durchgeführt. Bei diesen Patienten war neben einer gründlichen orthopädischen Untersuchung stets eine Arthrographie des erkrankten Kniegelenkes, teilweise sogar eine computertomographische Untersuchung oder ein Kernspintomogramm mit der Fragestellung Meniscusläsion durchgeführt worden. Die schriftlich fixierten Verdachtsdiagnosen von klinischer Untersuchung, radiologischer und thermographischer Untersuchung wurden vor Durchführung der Arthroskopie im Rechner gespeichert. Das Ergebnis der Arthroskopie wurde bezüglich der Diagnose einer Meniscusläsion oder einer Chondromalacie gleich 100% gesetzt.

3. Ergebnisse und Diskussion

In unserem Patientengut konnte die klinische Verdachtsdiagnose „Meniscusläsion", des einweisenden Kollegen nur in 60% arthroskopisch bestätigt werden. Im Vergleich der radiologischen Verfahren schnitt die Arthrographie gegenüber Computertomographie und Kernspintomographie in ihrer Aussagekraft bezüglich der Meniscusläsion am besten ab. Es handelte sich aber um ein sehr kleines Teilkollektiv, bei dem alle 3 radiologischen Verfahren vorlagen. Somit ist diese Aussage also sicher kritisch zu sehen. Auffallend war, daß die schriftlichen Befunde der die Arthrographie durchführenden Radiologen nur in 63% bezüglich der Meniscusläsion zutreffend waren. Bei 31 Patienten war eine Meniscusläsion radiologischerseits vermutet worden, die arthroskopisch aber kein Korrelat hatte. Gerade diese Zahl der radiologisch falsch positiven Befunde war also hoch. Bei Durchsicht der Arthrographien durch in dieser Methode sehr erfahrene Kollegen bei Kenntnis der Klinik, konnte die Treffsicherheit auf über 80% erhöht werden. Die Thermographie von ventral, dorsal, lateral und medial immer im Seitenvergleich beider Beine durchgeführt, liefert nicht nur eine Aussage über die vermutete Meniscusschädigung, sondern zeigt die Temperaturverteilung in einem das Knie nach cranial und caudal überschreitenden Bereich von etwa je 15 cm. Durch die Messung von der Haut abgegebenen Infrarotstrahlung lassen sich dann beim Vergleich der Meßpunkte mit der Gegenseite bzw. mit bekannten Referenzgrößen [1, 2, 3, 4, 5, 6] und nach rechnerischer Bearbeitung wichtige diagnostische Hilfen geben. Die Thermographie kann somit unter anderem Hinweise auf Tendopathien, M. Paget, M. Sudeck, Osteomyelitis, infizierte Wunden und Implantate sowie rheumatologische Erkrankungen geben. Es sei hier nochmals betont, daß diese Methode aber nicht anatomisch betrachtet werden darf, sondern ähnlich der Szintigraphie teilweise quantitativ meßbare und vergleichbare Aktivitäten anzeigt. Dies ist insbesondere für die Verlaufskontrolle, für das Ansprechen der verwendeten Therapie von Bedeutung. Da die Methode beliebig oft wiederholt werden kann, bietet sie sich zur Verlaufskontrolle an. Die Thermographie konnte in 85% der Fälle die Diagnose einer späteren Meniscusläsion richtig vorhersagen. Bei 15% war eine Meniscusläsion nicht erkannt worden. Es handelte sich in allen Fällen um degenerative Meniscushinterhornschädigungen. In lediglich 6 Fällen war eine Meniscusschädigung vermutet worden, ohne daß sich dafür in der Arthroskopie ein Befund ergab. Ein wichtiger Vorteil der Thermographie liegt neben der völligen Nebenwirkungsfreiheit vor allem in der Möglichkeit ein patellofemorales Schmerz-Syndrom gegenüber einer Meniscusläsion abgrenzen zu können. Bei der klinisch-anamnestischen Vermutung „femoropatellares Schmerz-Syndrom" (Chondropathia patellae) fand sich nur in 49% eine arthroskopische Chondromalacie Grad II–III (nach einem modifizierten Schema nach Outerbridge). Thermographisch lag dagegen in 96% der Fälle eine Übereinstimmung zwischen den Angaben des Patienten über retropatellare Schmerzen und einem typischen Überwärmungsmuster über der Patella vor. Die Patella stellt beim gesunden Knie sozusagen einen Kälteschild dar. Beim femoropatellaren Schmerz-Syndrom hingegen liegen die Temperaturen im Seitenvergleich und auch beim Vergleich mit Normalwerten bis zu 3° höher. Bei Besserung der Beschwerden tritt hier auch eine Normalisierung manchmal zwar zeitverzögert) des Temeraturmusters auf. Gerade die Möglichkeit Schmerz quasi sichtbar zu machen und zwischen Meniscusläsion und femoropatellarem Schmerz-Syndrom differentialdiagnostische Unterscheidungen treffen zu können, ist eine Hilfe. Die thermographische Untersuchung des Kniegelenkes scheint einige typische Muster bei pathologischen Veränderungen zu zeigen, die bei weiterer Verbesserung der Methodik wie zum Beispiel durch Einführung von dynamischen thermographischen Untersuchungsverfahren eine ausreichend sichere Interpretation im Sinne der Fragestellung ergeben könnte. 128 Patienten sind für ein neues Verfahren natürlich noch viel zu wenig. Erheblich mehr Patienten gilt es zu untersuchen. Der Vergleich mit anderen Verfahren, auch der Sonographie bei ein und demselben Patienten muß soweit dem Patienten zumutbar angestrebt werden. Vor allem muß ein weniger selektioniertes Patientengut ohne Verdacht auf eine Meniscusläsion in großer Zahl unter den gleichen standardisierten Bedingungen exakt dokumentiert werden. Dann erst wird sich zeigen können, ob die in diesem ausgewählten Kreis von 128 Patienten gemachten Erfahrungen, sich allgemein bestätigen lassen. Wir werden nach Abschluß der laufenden neuen Untersuchungen darüber berichten. Aufgrund ihrer Nebenwirkungsfreiheit für den Patienten verdient diese Methode zumindest eine exakte Überprüfung.

Zusammenfassung

Es wird die kontaktlose Infrarot-Thermographie als diagnostische Methode am Kniegelenk vorgestellt. Interessante Ergebnisse zeigen sich für die Differentialdiagnose Meniscusläsion, femoropatellares Schmerz-Syndrom. Bei einem ausgewählten Krankengut liegt die Aussagekraft der Thermographie im Sinne der Fragestellung zumindest in Höhe der bekannten weit invasiveren Verfahren. Eine weitere Prüfung an größeren unausgewählten Kollektiven erscheint deshalb sinnvoll.

Literatur

1. Engel J-M (1983) Thermographie. In: Matthies H (Hrsg) Handbuch der Inneren Medizin, Bd VI/2A: Rheumatologie A. Springer, Berlin Heidelberg New York
2. Engel J-M, Flesch U, Stüttgen G (1983) Thermologische Meßmethodik. notamed baden-baden
3. Engel J-M, Ring EF (ed) (1984) Buchreihe „Angewandte Thermologie/Applied Thermology" edition medizin, Weinheim. 1. Band: Stüttgen G, Flesch U. Dermatologische Thermographie
4. Devereaux MD, Parr GD et al (1986) Thermographic diagnosis in athletes with patello-femoral arthralgia. Br Edit Soc Bone Joint Surg 42
5. Konermann H, Koob E (1981) Thermographie. In: Witt AN, Rettig H, Schlegel KF, Hackenbroch M, Hupfauer W (Hrsg) Orthopädie in Praxis und Klinik, Bd II. Allgemeine Orthopädie. Thieme, Stuttgart
6. Ring EF et al. (1984) Recent advances in medical thermology. Plenum, London New York

Meniscusrefixation bei Sportlern – Indikation – Technik und Ergebnisse

H. O. Dustmann und G. Godolias

St.-Josef Krankenhaus, Klinik für Orthopädie und Traumatologie (Chefarzt: Prof. Dr. med. H. O. Dustmann), Wohlandstraße 18, D-5250 Engelskirchen

Es ist unbestritten, daß die Entfernung eines Meniscus die Biomechanik des Kniegelenkes empfindlich beeinträchtigt und daß die Arthroserate Jahre und Jahrzehnte nach Meniscektomie hoch ist. Meyer und Mitarb. fanden im Jahr 1975 10 Jahre nach Meniscektomie in 85% ihrer Fälle deutliche Zeichen einer Gonarthrose. Aus diesen Gründen wäre die Rekonstruktion bzw. Refixation eines verletzten Meniscus eine ideale Lösung. Leider führt sie jedoch bei den meisten Meniscusrissen zu keiner Heilung und ist deshalb nicht möglich. Darüberhinaus ist der Patient oft nicht geneigt, wegen eines Meniscusschadens eine längere Ruhigstellung der Extremität in Kauf zu nehmen. Wenn bei ensprechenden anatomischen Verhältnissen jedoch eine Meniscusnaht möglich ist, sollte diese unter allen Umständen durchgeführt werden.

Wir hatten in unserer Klinik in den letzten 10 Jahren 46mal bei 42 Patienten eine Rekonstruktion geschädigter Meniscen vornehmen können. Bei 2 Patienten waren der Innen- und Außenmeniscus reinseriert worden. 37mal war der mediale und 9mal der laterale Meniscus betroffen. Es handelt sich um 32 Männer und 10 Frauen.

Das Durchschnittsalter betrug 23 Jahre, der älteste Patient war 45 und der jüngste 13 Jahre alt. 30mal war die Meniscusruptur Folge eines Sportunfalles. 21 hatten sich die Verletzung beim Fußball zugezogen, 3 beim Tennis, je 2 beim Volleyball und bei der Leichtathletik, je einer beim Handball und beim Rugby.

Bei allen 46 Meniscusschädigungen handelte es sich um periphere, also basisnahe vertikale Rupturen, d. h. um randständige Längsrisse unterschiedlichen Ausmaßes (Abb. 1). 33 der 46 Einrisse bei 42 Patienten wurden innerhalb von 2 Wochen nach der Verletzung

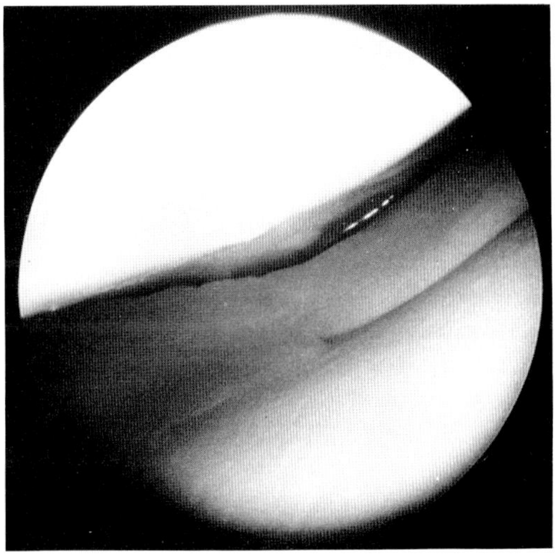

Abb. 1. Arthroskopisches Bild einer peripheren vertikalen Ruptur des li. Außenmeniscus eines 19jährigen Fußballers 10 Tage nach der Verletzung

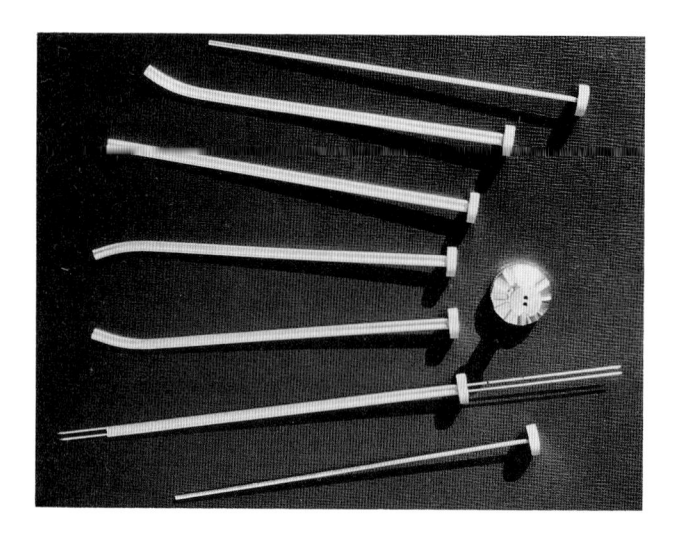

Abb. 2. Die Nadeln können durch die Kanülen eingeführt und mit Hilfe des Nadeldrückers vorgeschoben werden

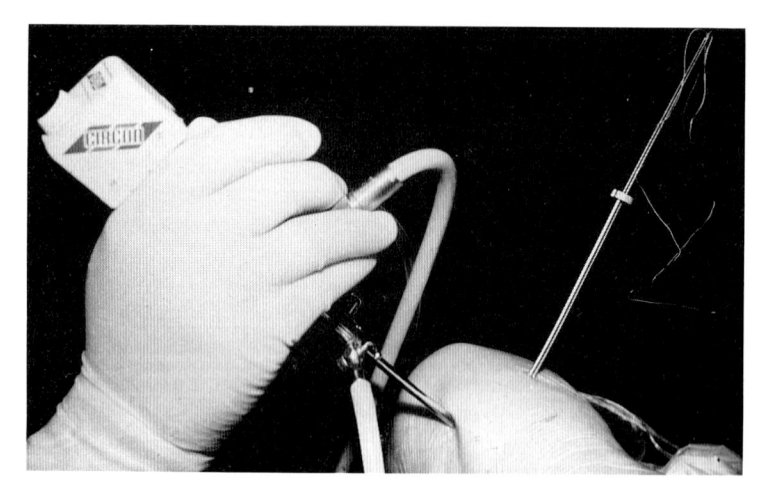

Abb. 3. Bei Ruptur des re. Außenmeniscus wird das Arthroskop vom anterolateralen und die Zweilumen-Kanüle mit den Nadeln durch den anteromedialen Zugang eingeführt

versorgt. Die übrigen 9 wurden auf Verletzungen zurückgeführt, die zwischen 2 Wochen und 2 Jahren vor der Rekonstruktion stattgefunden hatten. Bei diesen älteren Meniscusverletzungen wurden vor der Meniscusnaht die Rupturränder angefrischt. 24mal haben wir die Meniscusrekonstruktion am geöffneten Kniegelenk durchgeführt. Diese Patienten hatten außer der Meniscusruptur zusätzlich andere Verletzungen des Kniegelenkes erlitten, die in der gleichen Sitzung operativ versorgt wurden. 22mal erfolgte die Meniscusnaht unter arthroskopischer Sicht, also ohne Eröffnung des Gelenkes. Wir verwendeten dazu ein von Graf und Clancy speziell entwickeltes Instrumentarium (Abb. 2). Es besteht aus 5 geraden und gebogenen Zweilumen-Einführungskanülen, 2 geraden Einlumen-Einführungskanülen sowie aus mehreren je 25 cm langen Nadeln mit 2 verschiedenen Durchmessern in gerader und gebogener Form, die durch die Kanülen eingeführt werden können. Ein Nadeldrücker erleich-

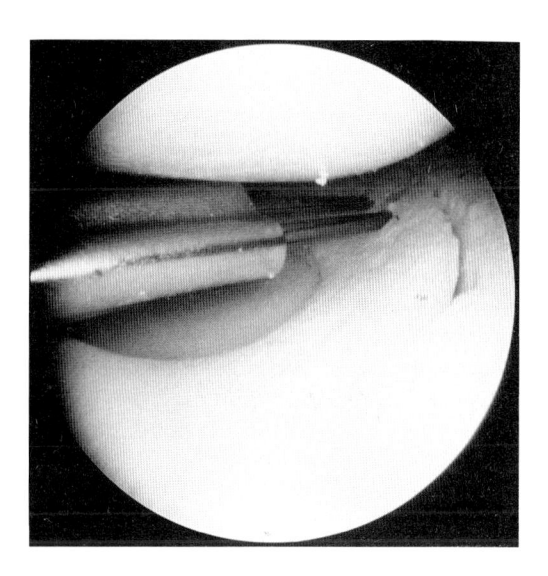

Abb. 4. Die Nadeln erfassen zunächst medial des Einrisses den Meniscus, dann durchstechen sie den lateralen Meniscusrand und werden zur Gegenseite herausgezogen

tert das Vorschieben der Nadeln. Das Arthroskop wird bei Rupturen des Innenmeniscus vom anteromedialen und bei Rupturen des Außenmeniscus vom anterolateralen Zugang aus eingeführt (Abb. 3). Die Zweilumenkanüle wird dann vom vergleichbaren Zugang der Gegenseite so in den Gelenkspalt eingebracht, daß das distale Ende der Kanüle medial der Meniscusruptur ansetzt (Abb. 4). Die Nadeln werden nun mit einem 2 x O-Vicryl- oder Dexonfaden durch die Kanüle geschoben. Die eingeführten Nadeln erfassen medial des Einrisses den Meniscus. Sie durchstechen dann den lateralen Meniscusrand, die Kapsel sowie die Weichteile und werden auf der Gegenseite durch die Haut herausgezogen (Dustmann und Godolias 1985, 1986a, 1986b). Der Vorgang wird bis zur vollständigen Reinsertion des Meniscus wiederholt. Dann werden die Fäden durch Stichincision der Haut geknotet (Abb. 5).

Bei den Fällen mit ausgedehnten Meniscusrupturen wurde das Knie durchschnittlich 6 Wochen in einem Oberschenkelgips, einem Baycast- oder Scotchcastverband ruhiggestellt. Keine Immobilisierung des Knies erfolgte bei 6 Fällen mit kleinen Rupturen, die unter

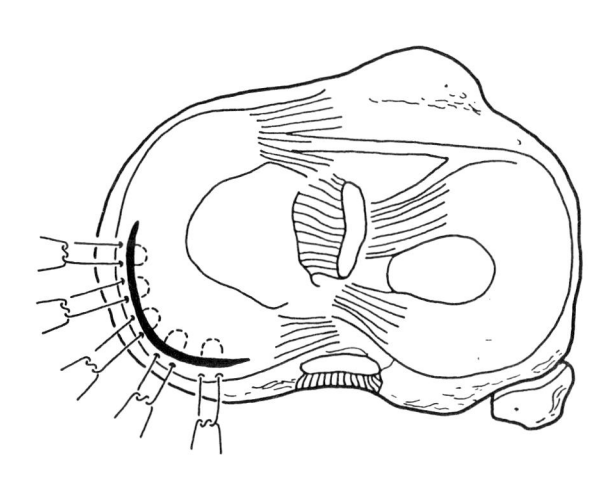

Abb. 5. Durch Stichincision der Haut werden die Fäden geknotet

arthroskopischer Sicht versorgt worden waren. Bei diesen Patienten wurde das Bein lediglich 2 Tage lang in einer Schaumgummischiene gelagert. Anschließend wurde eine funktionelle Therapie unter krankengymnastischer Anleitung eingeleitet. Die Patienten dürfen dabei an 2 Krücken zunächst 4 Wochen mit Sohlenkontakt, dann 2 Wochen mit Teilbelastung gehen.

Sie werden mich noch fragen: wann darf der Patient nach Meniscusrefixation wieder Sport treiben? Die Frage kann nur individuell entschieden werden. Sie ist abhängig von dem Alter des Patienten, der Art der Ruptur und der Anzahl der Nähte. Ganz allgemein aber gilt die Regel: 7 bis 8 Monate nach der Meniscusnaht darf der Verletzte wieder Fahrradfahren und mit Einschränkungen Schwimmen. Nach 9 bis 12 Monaten erlauben wir wieder Tennis und Spiele mit nicht unmittelbarem Gegnerkontakt. Alle übrigen Sportarten, insbesondere Kampfsportarten, werden nach 1 Jahr gestattet.

Wir konnten 27 der 42 von uns durch Meniscusnaht versorgten Patienten durchschnittlich 12 Monate postoperativ nochmal klinisch und arthroskopisch untersuchen. Über diese Nachuntersuchung waren die Patienten schon vor der Meniscusrefixation aufgeklärt worden. Sie hatten sich mit der Kontrollarthroskopie einverstanden erklärt. Von diesen 27 nachuntersuchten Patienten konnten wir 24mal eine vollständige Ausheilung des Meniscus beobachten. In 2 Fällen hatte der refixierte Meniscus 2 bzs. 3 Monate nach dem Eingriff entfernt werden müssen.

Von den 6 Patienten, die nach der Refixation unter arthroskopischer Sicht nicht länger ruhiggestellt worden waren, haben wir 4 nachuntersuchen können. Alle 4 Patienten waren beschwerdefrei, arthroskopisch zeigte sich eine Ausheilung der Ruptur.

Zusammenfassend stellen wir fest:

1. Bei den relativ seltenen isolierten basisnahen Längsrissen sollte der Meniscus unter allen Umständen rekonstruiert und keinesfalls entfernt werden. Nur so wird die Biomechanik des Kniegelenkes erhalten und die postoperative Arthroserate gesenkt. Die evtl. erforderliche längere Immobilisierung sollte als einziger Nachteil der Meniscusrekonstruktion in Kauf genommen werden.
2. Hinsichtlich der Ausheilung des Meniscus zeigten sich keine Unterschiede zwischen der offenen und der geschlossenen Refixation. Als Vorteile der arthroskopischen Meniscusrekonstruktion sind allerdings ein kürzerer stationärer Aufenthalt sowie eine kürzere Immobilisationsphase und Arbeitsunfähigkeit zu nennen. Aus diesem Grund erscheint die Meniscusrefixation unter arthroskopischer Sicht als Methode der Wahl.
3. Kleine, weit basisnah gelegene Meniscusrisse können nach Rekonstruktion auch ohne längere Immobilisation ausheilen.
4. Sportfähigkeit besteht mit Einschränkungen wieder nach ca. 7 bis 8 Monaten. Kampfsportarten werden erst nach 1 Jahr gestattet.

Literatur

Clancy WG, Graf BK Arthroscopic meniscal repair (Persönliche Mitteilung)
Dustmann HO, Godolias G (1985) Indikation, Technik und Ergebnisse der Meniskusfixation unter arthroskopischer Sicht. I. Leverkusener Symposium für arthroskopische Chirurgie mit Workshop

Dustmann HO, Godolias G (1986a) Indikation, Technik und Ergebnisse der offenen und arthroskopischen Meniskusrefixation. Orthop Praxis 2:131–137

Dustmann HO, Godolias G (1986b) Indikation, Technik und Ergebnisse der Meniskusrefixation unter arthroskopischer Sicht. In: Tiling T (Hrsg) Arthroskopische Meniskuschirurgie. Enke, Stuttgart

Meyer St, Willenegger H, Draenert K (1975) Klinische Ergebnisse mit der Meniskusnaht. Monatsschr Unfallheilkd. 78:564–571

Erste klinische Ergebnisse der Meniscustransplantation

K. Weismeier, C.-J. Wirth, K. A. Milachowski, und D. Kohn

Orthopädische Klinik und Poliklinik im Klinikum Großhadern der Ludwig-Maximilians-Universität (Dir.: Prof. Dr. H. J. Refior), Marchioninistraße 15, D-8000 München 70

Wozu brauchen wir eine Meniscustransplantation?

Wenn man diese Frage beantworten will, muß man sich zunächst die Biomechanik der Meniscen und Pathomechanik des Kniegelenkes nach Meniscektomie vor Augen halten. Die Meniscen haben eine stabilisierende Wirkung auf das Kniegelenk, in dem die Hinterhörner synergistisch zum vorderen Kreuzband wirken. Desweiteren ist bedeutend die druckübertragende Wirkung, wobei 40–60% der Gesamtlast am Kniegelenk von den Meniscen übernommen werden. Schließlich muß auch noch die energieabsorbierende Wirkung betont werden. Nach Entfernung der Meniscen kommt es zu einer Knieinstabilität, insbesonders im Rotationssinne. Diese Instabilität ist klinisch und experimentell nachgewiesen.

Die Indikation zur Meniscustransplantation ist in Anbetracht dieser pathomechanischen Aspekte besonders abgestellt auf die Knieinstabilität. Werner Müller ist es zu verdanken, daß der Synergismus zwischen Innenmeniscushinterhorn und dem vorderen Kreuzband über das mediale Schrägband bekannt wurde (1982). Dabei wirkt das Innenmeniscushinterhorn wie ein Bremsklotz gegen das Überrollen des medialen Femurcondylus, besonders dann, wenn das vordere Kreuzband gerissen ist oder fehlt. Bei einem durchtrennten vorderen Kreuzband kommt es zu einer Subluxation des Tibiakopfes nach vorne. Wird zusätzlich das Hinterhorn des Innenmeniscus entfernt, so verstärkt sich diese Subluxation, weil sich die Gelenkpartner durch das Fehlen des Hinterhornes annähern und der mediale Femurcondylus über die Tibiahinterkante abrollen kann. Durch dieses Überrollen des Femurcondylus über die dorsomediale Tibiakante entstehen typische Knorpelschäden am medialen Femurcondylus und im dorsalen Anteil des medialen Tibiaplateaus. Wird nun das fehlende, vordere Kreuzband ersetzt, so muß zum Schutz dieses Kreuzbandtransplantates auch der fehlende Innenmeniscus ersetzt werden, um den Synergismus wieder herzustellen. Die Indikation zur Innenmeniscustransplantation stellt sich also bei notwendigem Ersatz des vorderen Kreuzbandes und bei bereits fehlendem oder irreparabel zerstörtem Innenmeniscus.

Die Möglichkeit der Meniscustransplantation wurde zunächst tierexperimentell an 30 Schafen überprüft. In zwei zahlengleichen Gruppen wurde der mediale Meniscus entweder durch ein lyophilisiertes oder durch ein tiefgefrorenes Transplantat ersetzt. 27 Tiere konnten ausgewertet werden über einen Versuchszeitraum von insgesamt 48 Wochen. Es konnte gezeigt werden, daß sowohl lyophilisierte, wie auch tiefgefrorene Meniscen sich als Meniscustransplantat eignen (Milachowski 1985).

Patientengut und Methodik

Aufgrund der positiven tierexperimentellen Voruntersuchungen haben wir seit dem 25. 5. 1984 bis zum 25. 9. 1986, im Rahmen der Kniegelenksrekonstruktion bei veralteter anteromedialer Rotationsinstabilität, 22 Meniscustransplantationen vorgenommen. Es handelt sich um 16 lyophilisierte und um 6 tiefgefrorene Meniscustransplantate. Die lyophilisierten Transplantate wurden für uns von der Firma Braun-Melsungen gefriergetrocknet und gammastrahlensterilisiert. Die tiefgefrorenen Meniscen wurden von Organspendern im Operationssaal steril entnommen und unter den üblichen Kautelen bei minus 70° tiefgefroren gelagert. Bei den lyophilisierten Transplantaten kam 9mal der seitengleiche Innenmeniscus und 7mal der kontralaterale Außenmeniscus zur Implantation. Bei den tiefgefrorenen Transplantaten wurde je 3mal der seitengleiche Innenmeniscus und der kontralaterale Außenmeniscus zum Ersatz des Innenmeniscus verwandt. Es handelt sich um 19 männliche und 3 weibliche Patienten, mit einem Durchschnittsalter von 29,6 Jahren, die jüngste Patientin war 21 Jahre, der älteste Patient 45 Jahre alt. In 19 Fällen lag eine anteromediale Rotationsinstabilität Grad III vor, in 3 Fällen eine solche Grad II. Das Intervall zwischen Verletzung und Operation betrug zwischen 11 Monaten und 8 Jahren, im Mittel 3,5 Jahre. 17 Patienten waren zum Teil mehrfach voroperiert, bei 11 Patienten fand sich der Innenmeniscus intraoperativ vollständig entfernt, bei 3 Patienten hatte sich nach vorausgegangener Meniscektomie ein schmales Regenerat gebildet, in weiteren 3 Fällen war nach vorausgegangener Meniscektomie eine dünne Randleiste verblieben. In 5 Fällen fand sich intraoperativ der Innenmeniscus irreparabel zerstört und mußte entfernt werden. Als Zusatzeingriffe zur Meniscustransplantation erfolgte die vordere Kreuzbandplastik mit dem Ligamentum patellae bei 21 Patienten, bei einem weiteren Patienten ist nach auswärts durchgeführter vorderer Kreuzbandplastik, die zu weit ventral fehlinseriert wurde, das Ligamentum patellae Drittel wieder an seinen Ursprungsort reinseriert worden. In 19 Fällen wurde eine Innenbandapproximierung durchgeführt, die laterale Umleitung, modifiziert nach Ellison, erfolgte bei 21 Kniegelenken, in 1 Fall wurde eine Tractopexie durchgeführt. Als wichtigste intraarticuläre Zusatzeingriffe seien noch 3 Dissekatbohrungen erwähnt.

Die Technik der vorderen Kreuzbandplastik erfolgte in der bei uns üblichen Methode mit dem Ligamentum patellae Drittel (Wirth u. Münch 1986). Bis auf 1 Kniegelenk fand sich intraoperativ stets eine erhebliche Chondromalacie im medialen Gelenkkompartiment.

Die Meniscustransplantation erfolgte in der Gestalt, daß zunächst das Transplantat mit dem Skalpell in die passende Größe, durch Korrektur an der Meniscusbasis, eingepaßt wird, danach wird das Hinterhorn sowie das Vorderhorn refixiert, dann erfolgt die schrittweise Refixation des Meniscus an der Kapsel, Entsprechend der Naht des basisnahen Meniscuslängsrisses, mit atraumatischem Nahtmaterial. Lediglich in 1 Fall brauchte das Innenband nicht knöchern versetzt zu werden, hier erfolgte durch Längsspaltung des Innenbandes die Refixation des transplantierten Meniscus an die Kapsel. An Komplikationen sahen wir 3mal einen Kniegelenkserguß, welcher jedoch durch lokale Maßnahmen zum Abschwellen gebracht werden konnte. Einmal bildete sich ein Weichteilinfekt aus, der konservativ zur

Ausheilung gebracht wurde. In einem weiteren Fall ist es beim Ältesten unserer Patienten, einem dreifach voroperierten 45jährigen Patienten, zu einem Weichteilinfekt mit Staph. aureus gekommen, der in einer zweiten Operation zur Ausheilung gebracht werden konnte. Die in der Regel durchgeführten Antikörperbestimmungen waren, bis auf einen einmaligen geringfügigen Wert von 4% Antikörper, bei allen Patienten negativ, d. h. es fanden sich 0% Antikörper.

Ergebnisse und Diskussion

Die subjektiven Ergebnisse nach Meniscustransplantation, im Rahmen der Kniegelenksrekonstruktion, sind naturgemäß beeinflußt durch die wiedergewonnene Kniegelenksstabilität. 20 Patienten konnten zwischen 6 Monaten und 2,5 Jahren nachuntersucht werden. 8 Patienten waren sehr zufrieden, 9 zufrieden, 3 Patienten waren unzufrieden. Von den unzufriedenen Patienten hatten 2 noch eine subjektiv störende Restinstabilität, der 3. Patient war wegen des aufgetretenen Weichteilinfektes und des langen stationären Aufenthaltes unzufrieden.

Sämtliche der 20 hier ausgewählten Patienten sind in laufender Kontrolle unserer Kniebandsprechstunde.

4 Patienten konnten unter den üblichen Bewertungskritierien rein klinisch ausgewertet werden, bei 6 Patienten erfolgte zusätzlich die Arthrographie des Kniegelenkes zwischen 6 und 20 Monaten, bei 14 Patienten sind insgesamt 22 Kontrollarthroskopien zwischen 3 und 24 Monaten postoperativ durchgeführt worden. Wenngleich noch keine längerfristigen Ergebnisse vorliegen, so ist in den ersten 2 Jahren des Beobachtungszeitraumes die Tendenz zur Verkleinerung des Meniscustransplantates deutlich erkennbar. Es zeigt sich hier jedoch, daß der strukturelle Umbau der Transplantate bei den tiefgefrorenen Meniscustransplantaten wesentlich geringer ausgeprägt ist, als bei den lyophilisierten. Bei unseren arthroskopierten Patienten war darüberhinaus bei den tiefgefrorenen Transplantaten eine Besserung der Chondromalacie gegenüber den lyophilisierten Transplantaten erkennbar, auch war die synoviale Reaktion bei den tiefgefrorenen Transplantaten in der Regel geringer als bei den lyophilisierten ausgeprägt. Das Einheilungsverhalten der ersten 20 Meniscustransplantate zwischen 6 Monaten und 2,5 Jahren zeigte lediglich bei 1, dem 1. unserer Patienten, keine Einheilung. Hier war das Transplantat nach 22 Monaten vollständig aufgebraucht. Zweimal mußte eine Teileinheilung des transplantierten Meniscus beobachtet worden, einmal ist es im Bereich des Vorder- und Hinterhornes zu einer Ablösung gekommen, die anläßlich der Kontrollarthroskopie beseitigt wurde, bei einem weiteren Patienten ist auf 1 cm Länge hinter dem Innenband arthrographisch, wie auch arthroskopisch, nachgewiesen eine Nahtinsuffizienz aufgetreten. Diese bereitet dem Patienten, der seinen Sport inzwischen voll wieder ausführt, keinerlei Beschwerden. Bei 1 weiteren Patienten ist es nach Wiederaufnahme des Sportes, 9 Monate postoperativ, beim Fußballspiel zu einem erneuten Distorsionstrauma gekommen. Hier zeigte die Arthroskopie nach der Verletzung ein hypermobiles Innenmeniscushinterhorn, mit einem kleinen Lappenriß. Der Lappen mußte reseziert werden, das Hinterhorn wurde nach Anfrischung erneut an der Kapsel refixiert. Der Patient ist danach beschwerdefrei geworden. Bei allen anderen 16 Paienten heilte das Transplantat vollständig ein.

Somit läßt sich zusammenfassend feststellen, daß zumindestens für den Zeitraum der Festigung des Kreuzbandersatzes, im ersten postoperativen Jahr, durch die Meniscustransplatation eine zusätzliche gelenkstabilisierende Wirkung geschaffen werden konnte. Danach zeigte sich bei den lyophilisierten Transplantaten ausgeprägter als bei den tiefgefrorenen Transplantaten die Tendenz zur Verkleinerung der Transplantate im weiteren Beobachtungszeitraum, zum Teil bis auf Regeneratgröße.

Inwieweit auch in den Langzeitresultaten ein dauerhafter Transplantaterfolg gewährleistet ist, bleibt daher zunächst noch abzuwarten.

Literatur

1. Milachowski KA (1985) Meniskusrefixation, Meniskustransplantation. Habil-Schrift, München
2. Müller W (1982) Das Knie. Springer, Berlin Heidelberg New York
3. Wirth C-J, Jäger M, Kolb M (1984) Die komplexe vordere Knieinstabilität. Thieme, Stuttgart
4. Wirth C-J, Münch EO (1986) Eine neue Technik der vorderen Kreuzbandplastik. Orthop Praxis 22:781

Die Diagnose und Therapie der isolierten vorderen Kreuzbandruptur

R. Jelinek, F. Sellner, G. Wimberger und H. Winkler

Kaiser-Franz-Joseph-Spital, Chirurg. Abtlg. (Vorstd.: Prim. Dr. med. R. Jelinek), Kundratstraße 3, A-1100 Wien/Österreich

Die Früherkennung einer isolierten vorderen Kreuzbandruptur ermöglicht eine primäre Versorgung des Risses, im Gegensatz zu 10–14 Tage älteren Läsionen, bei denen eine beginnende Bandschrumpfung bereits bandplastische Maßnahmen erfordert.

Allerdings sind isolierte vordere Kreuzbandrupturen klinisch im Einzelfall manchmal schwer zu erkennen, weshalb die Arthroskopie als diagnostisches Hilfsverfahren häufiger herangezogen, tatsächlich zu einer wesentlich öfteren Aufdeckung dieser Verletzung beitrug.

Es erweckt bereits die *Anamnese* den Verdacht auf eine vordere Kreuzbandruptur – neben einem plötzlichen Schmerz im Kniegelenk wird ein Schnappen verspürt oder ein lauter Krach gehört. Ist der Verletzungsmechanismus rekonstruierbar, so wird ein Innenrotations-Varus-Flexions- oder ein Hyperextensionstrauma angegeben.

An Symptomen finden sich:

1. ein schwer lokalisierbarer Knieschmerz.
2. eine Bewegungs-, meist eine Streckhemmung, die weniger oft durch ein mechanisches Hindernis, wie incarcerierte Kreuzbandfasern, als durch den zunehmenden Schmerz bei der Streckung des Knies als Folge der Spannung der lädierten Kreuzbandfasern verursacht wird.
3. ein sich rasch ausbildender Hämarthros.

Den spezifisch-diagnostischen Beweis für die Ruptur des vorderen Kreuzbandes liefert der „Lachman-Test" mit einer Treffsicherheit bis zu 90%, in Narkose sogar bis 100%.

Das laterale Pivot-Shift-Zeichen ist weniger verläßlich je länger der Riß besteht, umso erkennbarer wird auch die Ausbildung einer komplexen Instabilität als Folge der Desintegration der Rollgleitbewegung.

Zur Sicherung der klinischen Diagnose, vorwiegend aber zum Ausschluß weiterer Binnenläsionen, vervollständigen wir die Untersuchung mit der Arthroskopie. Ihre diagnostische Treffsicherheit ist hoch.

De Haven sowie Noyes fanden bei einem Hämarthros in 70% eine vordere Kreuzbandruptur.

Wirth et al. (1985) erkannten sie in 79% als Ursache der Blutung.

Glinz fand unter 2633 Arthroskopien bei 334 Akutarthroskopien 95 vordere Kreuzbandrupturen, davon 58 partielle.

1986 arthroskopierten wir 22 Patienten mit einem Hämarthros und fanden eine vordere Kreuzbandruptur in 72,7%, wobei der Riß 11mal isoliert und 5mal bei einer Rotationsinstabilität angetroffen wurde.

Bestehen nach der klinischen Untersuchung und der Arthroskopie im Einzelfall noch im Detail diagnostische Unklarheiten, so bedienen wir uns der diagnostischen Wertigkeit entsprechend, der Computer-Tomografie-Arthrografie, die eine diagnostische Treffsicherheit von 97,3% erzielt (Reisser et al.), aber beim frischen Kreuzbandriß mitunter wegen Auflagerungen von Blutcoagula oder einer ödematösen Schwellung hinsichtlich einer klaren Aussage problematisch sein kann.

Mit der Magnetic Resonanc Imaging (MRI) liegen noch zu geringe Erfahrungen vor.

Die Therapie

Ein erkannter Kreuzbandriß muß sofort versorgt werden, da bereits nach 2 Wochen eine ligamentäre Schrumpfung bandplastische Maßnahmen erfordert.

Proximale und distale knöcherne Ausrisse werden osteosynthetisch versorgt.

Bei Abrissen vom knöchernen femoralen Ansatz wird das Band in unterschiedlicher Höhe nach dem Vorschlag von Trojan und Wagner zur gleichmäßigen Verteilung der Spannung mehrfach angeschlungen und einerseits der anteromediale Anteil „over the top" – das posterolaterale Bündel transcondylär fixiert.

Therapeutische Probleme ergeben sich beim *interligamentären Riß*, wenn das Band aufgefasert oder geschrumpft ist. In diesem Fall ist die Entscheidung zu treffen zwischen der Versorgung durch Naht, der Ausziehnaht, der Naht und einer zusätzlichen primären Hilfsplastik oder dem primären Ersatz des Bandes.

Der Trend bei der Augmentation und dem primären Bandersatz besteht derzeit zur Verwendung von körpereigenem Material, wobei neben Sehnen (gracilis und semitendinosus) die Meniscen und die Fascia lata Verwendung finden, vornehmlich aber der mittlere Anteil des ligamentum patellae in verschiedenen Variationen als Ersatz herangezogen wird. (Brückner-Plastik, Jones).

Wegen der Nachteile des körpereigenen Materials – der Abhängigkeit von der Vascularisation – der Gefahr der sekundären Lockerung und der langen Rehabilitationszeit – wurde nach Mißerfolgen von Bandrekonstruktionen mit Ersatzplastiken, sowie nach einem primären Bandersatz, alloplastisches Material (Kohlenstoff, Aramid, Teflon, Polyester, Dacron-Velour, PTFE) verwendet.

Beim alloplastischen Bandersatz ergibt sich die Frage der Biokompatibilität, der Steifigkeit des Materials, der Verankerung und der Materialermüdung, die durch Biegewechselbeanspruchung zum Dauerbruch führen kann. Die Abriebpartikel können Granulationsgewebebildungen bewirken, wie bei einem eigenen Fall festgestellt werden konnte.

Das alloplastische Ersatzmaterial bietet den Vorteil der sofortigen Erlangung der Stabilität und der frühzeitigen Mobilisation.

Unsere Erfahrungen mit Dacron-Velour und PTFE-Bändern, vorwiegend nach Mißerfolgen von Operationen mit körpereigenem Material angewendet, sind gut, aber zeitig noch zu kurz, um definitive Aussagen machen zu können.

Über eigene Erfahrungen mit transendoskopischen Bandimplantationen verfügen wir noch nicht.

Zusammenfassend läßt sich sagen:
Die Ruptur des vorderen Kreuzbandes führt zu einem Stabilitätsverlust bei einem Knie-Beugewinkel von 20–30 Grad, wodurch der Patient im täglichen Leben wesentlich behindert wird.

Deswegen und wegen des sich später einstellenden Syndroms des vorderen Kreuzbandes, sollte immer eine Früherkennung und Frühversorgung von vorderen Kreuzbandrissen angestrebt werden, die auch bessere Resultate ergibt.

Therapie der ligamentären vorderen Kreuzbandruptur – Nachuntersuchungsergebnisse in Abhängigkeit von der Rißlokalisation und Versorgung

Th. Tiling[1], A. Schmid[2], M. Edelmann[1] und B. Stadelmayer[1]

[1] Chirurgische Univ.-Klinik Köln-Merheim (Dir.: Prof. Dr. H. Troidl), Abt. für Unfallchirurgie (Leiter: Priv.-Doz. Dr. med. Th. Tiling), Ostmerheimer Straße 200, D-5000 Köln 91
[2] Chirurgische Universitätsklinik Göttingen (Dir.: Prof. Dr. med. H.-J. Peiper), R. Kochstraße 40, D-3400 Göttingen

Die gezielte klinische Untersuchung, insbesondere mit systematischer Prüfung des Lachman-Tests und nicht nur der Schublade und Rotationsschublade, führte in Zusammenhang mit der routinemäßigen arthroskopischen Abklärung des Hämarthros zur Aufdeckung einer hohen Rate von vorderen Kreuzbandverletzungen. In unserem Krankengut bestand bei 441 frischen, blutigen Kniegelenksergüssen 220mal eine vordere Kreuzbandruptur [7]. Die frische vordere Kreuzbandverletzung klassifizierten wir entsprechend der Einteilung nach W. Müller [5] in proximale Abrisse, wobei der gesamte proximale Ansatz periostal mit erhaltenem Synovialschlauch abgerissen ist. Bei den intraligamentären Rupturen unterscheiden wir Rupturen ohne und mit Zerstörung des Synovialschlauchs und Auffaserung der Stumpfenden. Letztere wurden primär mit einer distal gestielten Sehne vom Pes anserinus zentral augmentiert. Die distal gestielte Sehne wurde durch einen 4,5er Bohrkanal im medialen Tibiakopf ins Zentrum des proximalen Stumpfes transossär durch die laterale Condyle ausgezogen und mit einer Schraube und Unterlegscheibe fixiert. Die Kreuzbandstumpfenden wurden gegenläufig mit Nähten in der Technik nach Kleinert ausgezogen und zusätzlich ein Synoviallappen vom hinteren Kreuzband oder vom Hoffaschem Fettkörper aufgesteppt.

Bei intraligamentären Rupturen, die einen ganz kurzen proximalen ligamentären Stumpf aufwiesen und bei denen der synoviale Schlauch am großen distalen Ligamentanteil intakt war, wurden mit resorbierbarem Material armiert und in der Technik nach Müller [5] refixiert.

Krankengut

An der Chirurgischen Universitätsklinik Göttingen wurden von Januar 1980 bis Juni 1983 86 Patienten mit 87 frischen vorderen Kreuzbandrupturen primär innerhalb von 12 Tagen nach dem Unfall operativ versorgt. Das mittlere Alter der Patienten betrug 26 Jahre, wobei der Jüngste 15 und die Älteste Patientin 72 Jahre alt waren. Das Verhältnis Männer zu Frauen war 3 zu 2. Das rechte und linke Kniegelenk war gleich häufig betroffen. 61 Rupturen wurden nur durch Naht versorgt. 22 intraligamentäre Rupturen wurden zusätzlich mit einer Sehne des pes anserinus augmentiert. 4 knöcherne Eminentiaausrisse wurden refixiert (Tabelle 1).

Bei 20 Patienten fand sich zusätzlich ein Knorpelschaden. Eine Innenmeniscektomie war 2mal partiell notwendig, 5mal eine Außenmeniscektomie. Eine Innenmeniscusrefixation wurde 20mal und eine Außenmeniscusrefixation 3mal vorgenommen. Bei 50 Patienten erfolgte zusätzlich zur Rekonstruktion des vorderen Kreuzbandes eine Rekonstruktion des hinteren Schrägbandes durch Naht oder bei Auslängung durch Raffung des hinteren Schrägbandes über das Innenband in der Technik nach Hughston [2]. Das Innenband wurde 38mal durch Naht oder bei periostalem Abriß durch Schraubenrefixation rekonstruiert. Eine laterale Bandkapselverletzung fand sich nur 4mal. Die verletzten Strukturen wurden durch Naht rekonstruiert.

Tabelle 1. Anzahl der verschiedenen Kreuzbandoperationen bei 86 Patienten mit 87 frischen vorderen Kreuzbandrupturen

OP-Technik		n
Naht		61
proximaler Riß	32	
proximaler + intraligamentärer Riß	14	
intraligamentärer Riß	11	
distaler Riß	4	
Naht + Lindemann		22
Knöcherne Refixation		4

Nachuntersuchungskriterien

Nachuntersuchungskriterien waren ein eigener Stabilitäts-score mit Einbeziehung aller geraden und Rotationsinstabilitäten, sowie dem Lachman-Test und Pivot-shift-Test, der validierte Lysholm-score [4], der validierte Kettelkamp-score [3] und die nicht validierten Kriterien nach Villinger [9]. Zusätzlich wurde die Ergußbildung, der Schmerz sowie die berufliche und sportliche Aktivität als Einzelangabe bewertet. 65 Patienten konnten nachuntersucht werden. Die Wiederfindungsrate betrug damit 75 Prozent. Der mittlere Nachuntersuchungszeitraum lag bei 4,6 Jahren, wobei der kürzeste Zeitraum 3,3 und der längste Zeitraum 6,9 Jahre betrug. Vergleicht man die einzelnen Rupturgruppen bezüglich der allgemeinen Kriterien wie Alter, Geschlecht, Seitenlokalisation, Wiederfindungsrate, Zeitintervall zwischen Operation und Nachuntersuchung, Innen- und Außenmeniscusoperation und extraartikulärer Rekonstruktion, so zeichnet sich die Gruppe mit proximaler und intraligamentärer Ruptur durch einen höheren Anteil an Knorpelschäden, Außenmeniscektomien und Innenmeniscusrefixationen sowie Innenbandrekonstruktionen aus. Dies bedeutet, daß diese Gruppe eine deutliche stärkere Traumatisierung erfahren hatte. Weiterhin fiel auf, daß die Patienten mit einer intraligamentären Ruptur und Versorgung mittels Naht gegenüber den anderen Gruppen eine deutlich erniedrigte Wiederfindungsrate aufwiesen.

Nachuntersuchungsergebnisse

Die Prüfung der Stabilität ergab für das Gesamtkollektiv einen negativen Lachman-Test in nur 35 Prozent. Die vordere Schublade in 90 Grad war in 58 Prozent negativ und der Pivot-shift-Test in 72 Prozent. Eine deutliche vordere Schublade lag in 19 Prozent vor. 42 Prozent wiesen einen gering positiven Lachman-Test auf, der Pivot-shift war in 22 Prozent gering und in 6 Prozent stark positiv (Tabelle 2). Die mittlere Score-Zahl der 65 nachuntersuchten Patienten erbrachte für den Lysholm- und Kettelkamp-score je 90 Punkte (Tabelle 3).

Die Bewertung des Lachman-Testes in Abhängigkeit von der Rupturlokalisation und der Art der Versorgung ergab in 1/3 der proximalen Abrisse und in 2/3 der intraligamentären Risse mit erhaltenem Synoviaschlauch ein negatives Ergebnis. Die proximal intraligamentäre Rißform sowie die intraligamentäre Ruptur mit Zerstörung der Vascularisation und zusätzlicher Augmentation ergab nur in 9 Prozent bzw. 7 Prozent einen negativen Lachman-Test. Wir sahen bei der zusätzlich durchgeführten Augmentationsgruppe in 27 Prozent einen ganz gering negativen Lachman-Test, der bei allen Untersuchungen nur bei dieser Gruppe zu finden war und nicht einem 1+ positiven Lachman-Test entsprach. Die 3 distalen

Tabelle 2. Ergebnisse der Stabilitätsprüfung bei 65 frischen vorderen Kreuzbandrupturen

	⌀	+	++	+++
Lachman-Test	23 (35%)	27 (42%)	14 (22%)	1 (2%)
Vordere Schublade (90°)	38 (58%)	15 (23%)	11 (17%)	1 (2%)
Pivot-shift-Test	47 (72%)	14 (22%)	4 (6%)	0

Tabelle 3. Mittlere Score-Zahl der 65 nachuntersuchten primär versorgten vorderen Kreuzbandrupturen

Stabilitäts-score	88
Lysholm-score	90
Kettelkamp-score	90

Tabelle 4. Bewertung der einzelnen Kreuzbandplastiken durch den Lachman-Test

OP-Technik	Lachman-Test				
	−	(+)	+	++	+++
Naht					
proximaler Riß	9 (33%)	−	11 (41%)	6 (22%)	1 (4%)
prox. + intralig. Riß	1 (9%)	1(9%)	6 (55%)	3 (27%)	−
intraligamentärer Riß	4 (67%)	−	2 (33%)	−	−
Naht + Lindemann	1 (7%)	4 (27%)	7 (47%)	3 (20%)	−
Naht distaler Riß	−	−	1	2	−
Knöcherne Refixation	3	−	−	−	−

Tabelle 5. Vergleich der Ergebnisse mit der Stabilitätsprüfung nach Rekonstruktion einer frischen Kreuzbandruptur. Angaben in Prozent für eine negative und + Instabilität

	Riß				Naht + Lindemann	Knöcherne Refixation
	prox.	prox. + interlig.	interlig.	distal		
Lachman-Test	74	73	100	33	79	100
Vord. Schublade (90°)	89	91	100	33	67	100
Pivot-shift-Test	59	82	82	0	87	100

ligamentären Abrisse waren instabil und die knöchern refixierten distalen Ausrisse stabil (Tabelle 4).

Faßt man die negativen Stabilitätsergebnisse und 1+ Instabilität zusammen und vergleicht die prozentualen Werte in Abhängigkeit von der Rißlokalisation und Art der Versorgung, so ergibt sich eine gute Stabilität bei Bewertung des Lachman-Testes der vorderen Schublade in 90 Grad und des Pivot-shift-Testes bei der intraligamentären Ruptur und der knöchernen Refixation. Die Werte für die proximale Ruptur, die proximale intraligamentäre Ruptur sowie die intraligamentäre Ruptur mit Lindemann-Plastik ergeben vergleichbare Werte, die distale Abrißverletzung ergibt deutlich geringer stabile Ergebnisse (Tabelle 5).

Tabelle 6. Mittlerer Score-Wert in Abhängigkeit von der Rupturlokalisation und Versorgung

OP-Technik	Stabilitäts-score	Lysholm-score	Kettelkamp-score
Naht			
proximaler Riß	88	90	90
prox. + intralig. Riß	85	82	84
intraligamentärer Riß	98	95	96
distaler Riß	75	83	84
Naht + Lindemann	86	94	92
Knöcherne Refixation	98	92	94

Tabelle 7. Vergleich der Ergebnisse nach Rekonstruktion einer frischen vorderen Kreuzbandruptur. Angabe in wieviel Prozent eine geminderte berufliche oder sportliche Aktivität, ein Reizerguß oder Schmerzen bestanden

	Riß				Naht + Lindemann	Knöcherne Refixation
	prox.	prox. + interlig.	inter-lig.	distal		
Berufliche Aktivität	22	36	0	67	13	0
Sportliche Aktivität	22	45	17	67	27	33
Reizerguß	11	18	0	33	7	0
Schmerzen	19	36	0	67	7	33

Bezogen auf die einzelnen Tests findet sich jedoch keine gleichwertige Stabilitätsbeurteilung für die 3 Tests.

Eine bessere Vergleichbarkeit erhält man, wenn man die verschiedenen Scores für die einzelnen Rupturen miteinander vergleicht. Der mittlere Score-Wert in Abhängigkeit von der Rupturlokalisation und Versorgung ergibt mit 98 einen hohen Punktwert im Stabilitäts-score für die knöcherne Refixation und die Naht der intraligamentären Ruptur. Ein vergleichbarer Score mit 85–88 Punkten fand sich bei der proximalen Ruptur, der proximalen und intraligamentären Ruptur sowie der intraligamentären Ruptur versorgt mit einer Augmentation. Die distalen Abrisse weisen mit 75 Punkten einen deutlich niedrigeren Score auf. Der Lysholm-score und Kettelkamp-score ergab mit 95 bis 90 Punkten vergleichbare Werte für die proximale Ruptur mit Augmentation und knöcherner Refixation. Mit 82 bzw. 83 Punkten wurde die proximale und intraligamentäre Ruptur sowie distale Ruptur niedriger bewertet. Ein vergleichbares Ergebnis erbrachte der Kettelkamp-score (Tabelle 6).

Wird angegeben in wieviel Prozent eine geminderte berufliche und sportliche Aktivität besteht, ein Reizerguß vorhanden ist und Schmerzen vorliegen, so ist die berufliche Aktivität nur in der Gruppe der intraligamentären Rupturen und denen mit knöcherner Refixation unbehindert. Eine geringe Einschränkung mit 13 und 22 Prozent Häufigkeit lag bei der intraligamentären Ruptur mit Lindemann-Plastik sowie der proximalen Ruptur vor. Schlech-

Tabelle 8. Vergleich der Scores bei primärer Rekonstruktion des Kreuzbandes und sekundärer Kreuzbandersatzplastik

	Stabilitätsscore	Lysholmscore	Kettelkampscore
Primäre Rekonstruktion	88	90	90
Kreuzbandersatzplastik	82	81	85

ter beurteilt wird die proximal-intraligamentäre Ruptur sowie die distale Ruptur. Dem gegenüber wird die sportliche Beeinträchtigung häufiger gemindert angegeben mit 17 bis 33 Prozent bei den intraligamentären Rupturen, dem proximalen Abriß und der knöchernen Refixation und noch schlechter mit 45 Prozent und in 2/3 der Fälle bei den proximal und intraligamentären Rupturen sowie den distalen Abrissen. Bedingt wird diese Aktivitätsminderung durch Reizergüsse und Schmerzen. Es findet sich entsprechend deshalb eine vergleichbare, prozentuale Häufigkeit in der Angabe der Ergußbildung und der Schmerzen (Tabelle 7).

Diskussion

Vergleicht man alle Bewertungskriterien, so ergibt die Naht der proximalen Ruptur und der weit proximal intraligamentären Abrißverletzung mit erhaltenem Synovialschlauch gute Ergebnisse. Durch eine zentrale Augmentation mit der Lindemann-Plastik konnten wir wie auch Paar [6] vergleichbar gute Werte, wie bei den günstigeren Rupturformen finden. Aufgrund der schlechten Bewertung der distalen Ruptur versorgt nur mit Nähten sollten diese Abrißverletzungen ebenfalls augmentiert werden. Die proximalen Abrisse mit intraligamentärer Ruptur eines Bündels weisen im Vergleich zu den proximalen Rissen schlechtere Ergebnisse auf, da in einem deutlich höheren Prozentsatz Begleitverletzungen des extraarticulären Bandkapselapparates und Meniscusverletzungen vorlagen. Die ausgedehnte extraarticuläre Rekonstruktion bewirkt eine schlechtere Bewertung im Lysholm-score im wesentlichen aufgrund des höheren Anteils an Schmerzen. Man kann erkennen, daß bei der Stabilitätsprüfung die synovialisierten proximalen-intraligamentären Rupturen besser abschnitten als die schwer intraligamentär zerstörten, avaskulären Rupturen. Die zusätzliche Augmentation führt jedoch noch zu 2/3 bis 3/4 guten Stabilitätsergebnissen in Abhängigkeit vom Test. Aufgrund dieser Ergebnisse und auch guten Stabilitätsangaben mit Augmentation der ligamentären Ruptur von Paar [6] kann die alleinige Naht der intraligamentären Ruptur mit avaskulären Bandstümpfen als nicht erfolgsversprechend angesehen werden. Die zentrale Augmentation der intraligamentären Ruptur ist eine gute Alternative zur primären Ersatzplastik des vorderen Kreuzbandes. Aufgrund der schlechten Ergebnisse der distalen ligamentären Abrißverletzung empfehlen wir hier auch eine primäre zentrale Augmentation. Knöchern refixierte Kreuzbänder ergeben wegen guter Einheilung immer volle Stabilität (Tabelle 8, 9).

Vergleicht man den Stabilitäts-score, Lysholm-score und Kettelkamp-score der frischen vorderen Kreuzbandruptur mit den Ergebnissen der vorderen Kreuzbandersatzplastik [8], so ergeben sich durchweg bessere Ergebnisse für die frische Rekonstruktion als für die

Tabelle 9. Vergleich der Scores bei primärer Rekonstruktion des Kreuzbandes und sekundärer Kreuzbandersatzplastik

	Stabilitätsscore	Lysholmscore	Kettelkampscore
Proximale Refixation	88	90	90
Naht + Lindemann	86	94	92
Clancy	89	88	90
Brückner	82	82	85

Kreuzbandersatzplastik. Diese Aussage könnte den Schluß zulassen, daß frische vordere Kreuzbandrupturen grundsätzlich rekonstruiert werden sollten. Betrachten wir jedoch die Score-Werte der proximalen Refixation und intraligamentären Rupturen und vergleichen sie mit den moderneren Ersatzplastiken, insbesondere der fettkörper gestielten Plastik aus dem Ligamentenum patellae nach Clancy, so finden sich weitgehend identische Ergebnisse. Eine Aussage zur Frage, ob die Naht der frischen vorderen Kreuzbandruptur sinnvoll ist, kann aufgrund unserer Studie nicht gemacht werden, da die Kontrollgruppe noch fehlt, daß heißt das Ergebnis der Nachuntersuchung von Patienten, bei denen keine operative Versorgung durchgeführt wurde. Wenn aber die vorderen Kreuzbandersatzplastiken vergleichbar gute Ergebnisse wie bei der frischen Rekonstruktion ergeben, muß diskutiert werden, ob jede frische vordere Kreuzbandruptur operativ versorgt werden sollte. Es scheint sich abzuzeichnen, daß frische ligamentäre Kreuzbandrupturen nur bezüglich ihrer extraarticulären Verletzung stabilisiert werden könnten und die Meniscus- und Knorpelschäden arthroskopisch primär angegangen werden und erst bei Auftreten von Instabilitätsproblemen eine vordere Kreuzbandersatzplastik angezeigt ist. Andererseits ist jedoch nicht zu übersehen, daß bei den Ersatzplastiken der Anteil an Knorpel- und Meniscusschäden deutlich größer war als bei den frischen vorderen Kreuzbandrupturen, so daß trotz eines Nachuntersuchungszeitraums von $4^1/_2$ Jahren das Arthroseproblem noch nicht ausreichend beurteilt werden kann.

Literatur

1. Blauth M, Oestern HJ (1986) Ergebnisse verschiedener Operationsverfahren zur Versorgung frischer vorderer Kreuzbandrupturen. In: Hefte Unfallheilkd. 181. Springer, Berlin Heidelberg New York Tokyo, S 850–854
2. Hughston JC, Eilers AF (1923) The role of the posterior oblique ligament in repairs of acute medial (collateral) ligament tears of the knees. J Bone Joint Surg [Am] 55:923
3. Kettelkamp DB, Thompson C (1975) Development of a knee scoring scale. Clin Orthop Rel Res 107:93–99
4. Lysholm J, Gillquist J (1982) Evaluation of knee ligament surgery results with special emphasis on use of a scoring scale. Am J Sports Med 10:150–154
5. Müller W (1982) Das Knie – Form, Funktion und ligamentäre Wiederherstellungschirurgie. Springer Berlin Heidelberg New York
6. Paar O (1985) Verstärkung der frisch geklebten oder genähten Ruptur des vorderen Kreuzbandes durch die Semitendinosussehne. Chirurg 55:728–734
7. Tiling Th, Röddecker K, Klein J (1986) Operative Arthroskopie beim Hämarthros des Kniegelenks. In' Hefte Unfallheilkunde 181. Springer, Berlin Heidelberg New York Tokyo, S 782–784

8. Tiling Th, Schmid A, Edelmann M, Stadelmayer B (1986) Nachuntersuchungsergebnisse der freien und fettkörpergestielten vorderen Kreuzbandersatzplastik. In: Hefte Unfallheilkd, Heft 181. Springer, Berlin Heidelberg New York Tokyo
9. Villiger KJ (1984) Erfahrung bei 250 dynamischen, proximalen muskulär gestielten, vorderen Kreuzbandplastiken (Lindemann). Chirurg 55:710–716

Stellt die Reinsertion des vorderen Kreuzbandes mit alloplastischer Augmentation bei chronischer Insuffizienz des vorderen Kreuzbandes eine Alternative zum vorderen Kreuzbandersatz mittels autologem Transplantat dar?

O. Kwasny, R. Schabus, G. Wuppinger und M. Wagner

I. Univ.-Klinik für Unfallchirurgie (Vorstand: Prof. Dr. E. Trojan), Alser Straße 4, A-1097 Wien

Einleitung

Der intraoperative Befund bei chronisch ventralen Knieinstabilitäten zeigt meist ein fast völlig fehlendes vorderes Kreuzband bzw. eine insuffiziente, zu kurze Kreuzbandnarbe. In diesen Fällen ersetzen wir das VKB durch ein Kombinationstransplantat bestehend aus dem zentralen Drittel des Lig. patellae und einer Kunststoffverstärkung [1, 2, 4].

Nur bei wenigen Patienten zeigt der intraoperative Befund ein zu langes in der Substanz nur geringfügig verschmächtigtes vorderes Kreuzband als Resultat einer Stretchverletzung bei erhaltenem Synovialschlauch. Bei diesem Befund haben wir das vordere Kreuzband femoral abgelöst und nach der Methode nach Marshall reinseriert und mit alloplastischem Band verstärkt [5].

Wir wollen die Nachuntersuchungsergebnisse dieser Patienten mit den im gleichen Zeitraum durchgeführten Kombinationstransplantaten vergleichen.

Patientengut

Von Dezember 1983 bis Dezember 1985 haben wir 36 Patienten, 8 Frauen und 28 Männer mit einem Durchschnittsalter von 26 Jahren (15–44a) mit einem Kombinationstransplantat aus dem zentralen Drittel des Lig. patellae und einer alloplastischen Verstärkung wegen chronisch ventraler Knieinstabilität versorgt. Im gleichen Zeitraum haben wir bei 16 Patienten (7 Frauen und 9 Männer) mit einem Durchschnittsalter von 28 Jahren (14–43a) das elongierte vordere Kreuzband nur reinseriert und alloplastisch verstärkt.

Der Anamnesezeitraum bei den Patienten mit dem Ligamentum patellae Transplantat lag bei durchschnittlich 37 Monaten (2,5–144 Mo); der präoperative Lysholm-Score betrug ϕ 58 (43–68) Punkte. Die Reinsertion des vorderen Kreuzbandes wurden durchschnittlich 14 Monaten (2–50 Mo) nach dem Erstunfall durchgeführt. Hier lag der präoperative Lysholm-Score bei ϕ 63 (54–75) Punkten [3].

Bei den Patienten mit augmentiertem Ligamentum patellae Transplantat haben wir folgende Zusatzeingriffe durchgeführt: 12mal eine mediale Meniscektomie, 2mal eine Naht des medialen Meniscus, 3mal eine laterale Meniscektomie sowie 9mal eine Knorpelglättung bzw. Pridie-Bohrung. Eine Tractopexie wurde bei 31 dieser Patienten durchgeführt.

Bei den Patienten mit reinseriertem Kreuzband haben wir als Zusatzeingriffe zweimal mediale Meniscektomien, einmal eine laterale Meniscektomie sowie einmal eine Knorpelbohrung durchgeführt. Bei diesen Patienten wurde immer eine Tractopexie durchgeführt.

Die Zahl der Zusatzverletzungen ist also bei dem Patienten mit Lig. patellae Transplantat wesentlich größer und sollte damit die Ergebnisse negativ beeinflussen [6].

Nachuntersuchung

Von den 36 Patienten mit augmentiertem Ligamentum patellae Transplantat konnten wir alle durchschnittlich 16 Monate (6–28 Mo) nach der Operation nachuntersuchen. Von den 16 chronisch reinserierten Patienten konnten 15 in die Nachuntersuchung einbezogen werden. Hier beträgt der Nachuntersuchungszeitraum durchschnittlich 18 Monate (6 bis 28 Mo). Aus beiden Gruppen mußte je ein Patient wegen weiterbestehender Instabilität reoperiert werden.

Bei Vergleich der Ergebnisse der beiden Operationsmethoden bezüglich Stabilität zeigt sich folgendes Resultat:

Bei den Patienten mit Kombinationstransplantat bestand in 20 Fällen im Vergleich zur Gegenseite kein Lachman, in 13 Fällen ein + positiver, in 2 Fällen ein ++ positiver Lachman-Test. In 34 Fällen war der Pivotshift negativ, einmal positiv. Bei der KT-1000-Messung fand sich 19mal ein geringerer oder der gleiche Ausschlag wie auf der Gegenseite. 15mal war er 1 mm bis 4 mm, nur einmal lag er bei 5 mm. Bei den Patienten mit chronisch reinseriertem vorderen Kreuzband fand sich 4mal ein negativer Lachman-Test, in 7 Fällen ein + positiver, in 3 Fällen ein ++ positiver Lachman-Test. In 12 Fällen war der Pivotshift negativ, 2mal positiv. Bei der KT-Messung zeigt sich fünfmal ein geringerer oder der gleiche Ausschlag wie auf der Gegenseite, 6mal einer zwischen 1 und 4 mm und 3mal von mehr als 5 mm (Tabelle 1).

Tabelle 1

	Stabilität									
	Lachman				KT-1000			Pivot			
	–	+	++	+++	–/0	1–4	≥5	0	+	++	+++
Lig. Patellae (n = 35)	20	13 (5,7%)	2	0	19	15	1	34	1	0	0
Chron. Reinsertion (n = 14)	4	7 (21%)	3	0	5	6	3	12	1	1	0

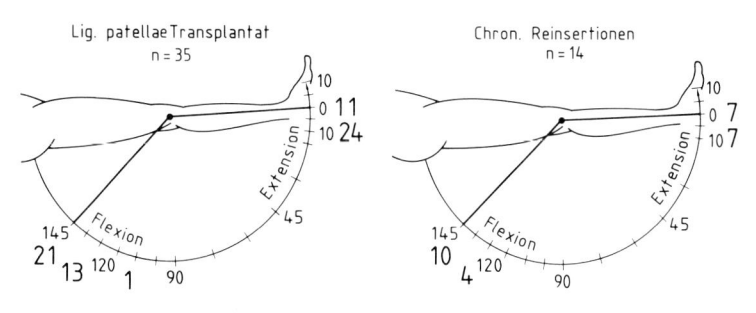

Abb. 1. Beweglichkeit

Bezüglich Stabilität schneidet das Kombinationstransplantat also wesentlich besser ab.

Die Beweglichkeit war bei den Patienten mit Ligamentum patellae Transplantat in der Extension 11mal frei, 24mal bis 10° eingeschränkt. In der Flexion 21mal frei, 13mal bis 120° eingeschränkt. Nur bei einer Patientin, die vorher eine Patellafraktur erlitten hatte, bestand eine Bewegungseinschränkung in der Beugung von 110°. Bei den Patienten mit reinseriertem Kreuzband war die Beweglichkeit in der Extension 7mal frei, 7mal bis 10° eingeschränkt, die Flexion war 10mal frei, 4mal bis 120° eingeschränkt. Bezüglich Beweglichkeit sind die Patienten mit Reinsertion geringfügig besser, als die Patienten aus der Gruppe mit augmentiertem Ligamentum patellae Transplantat (Abb. 1).

22 Patienten aus der Gruppe der Ligamentum patellae Transplantate sind wieder voll sportfähig, 13 gaben eine etwas eingeschränkte Sportfähigkeit an, kein Patient war aufgrund der Kniegelenksbeschwerden sportunfähig. Unter den reinserierten Kreuzbändern gaben 10 Patienten wieder volle Sportfähigkeit an, 3 sind eingeschränkt sportfähig, 1 Patient sportunfähig.

Bei den Patienten mit Kombinationstransplantat beträgt der Lysholm-Score bei der Nachuntersuchung nach durchschnittlich 18 Monaten 89 (65–100) und konnte somit um 31 Punkte verbessert werden. Bei den Patienten mit reinseriertem Kreuzband beträgt er durchschnittlich 85 (70–96), hier war nur eine Verbesserung um 22 Punkte möglich.

Diskussion

Der seltene intraoperative Befund „elongiertes VKB" bei noch guter Kreuzbandstruktur sollte den Chirurgen nicht täuschen. Meist ist die Mikrostruktur des Kreuzbandes zerstört und es handelt sich um Narbengewebe, bedeckt von Synovia.

Auch in diesen Fällen sollte eine Ersatzplastik des vorderen Kreuzbandes durchgeführt werden.

Die Reinsertion des chronisch ruptuierten vorderen Kreuzbandes zeigt in unserem Patientengut trotz besserer Ausgangssituation der Patienten, mit kürzerer Anamnesedauer, geringen präoperativen Beschwerden und weniger zusätzlichen Kniebinnenverletzungen schlechtere Ergebnisse als die Kreuzbandersatzplastik und sollte daher nur in Ausnahmefällen angewandt werden [5].

Literatur

1. Blauth W, Hassenpflug I (1985) Gedanken zur Kreuzbandrekonstruktion unter besonderer Berücksichtigung von synthetischem Ersatzmaterial. Unfallchirurg 88:118
2. Kennedy JC (1983) Application of prosthetics to anterior cruciate ligament reconstruction and repair. Clin Orthop Relat Res 172:125
3. Lysholm J, Gillquist J (1982) Evaluation of knee ligament surgery – results with special emphasis on use of a scoring scale. Am J Sports Med 10:150
4. Noyes FR, Butler DL, Patelas LE, Grood ES (1985) Intraarticular cruciate reconstruction I: Perspectives on graft strength, vascularisation and immediate motion after replacement. Clin Orthop Relat Res 196:71
5. Paar O, Reiser M (1985) Problematik der frischen und veralteten Elongation des vorderen Kreuzbandes. Erfahrungen zur Diagnose und Therapie. Akt Traumatol 15:59
6. Strand T, Engesæter LB, Molster AO (1985) Meniscus repair in knee ligament injuries. Acta Orthop Scand 56:130

Behandlungsergebnisse bei Kapselbandverletzungen des Kniegelenkes

H. L. Lindenmaier, E. H. Kuner und P. Schondelmaier

Zentrum Chirurgie der Albert-Ludwigs-Univerisität, Abt. für Unfallchirurgie (Dir.: Prof. Dr. med. E. H. Kuner), Hugstetter Straße 55, D-7800 Freiburg/Brsg.

Die Zahl der Kapselbandverletzungen des Kniegelenkes und auch die Schwere dieser Verletzungen ist in den letzten Jahren erheblich angestiegen [2, 3, 7, 10]. Eine Hauptursache dieser Entwicklung ist die vermehrte sportliche Betätigung der Bevölkerung, besonders der jungen Generation mit der Zunahme von Rasanzverletzungen der Kniegelenke [3, 7, 10, 12]. Parallel zur Zunahme dieser Verletzungen haben die Kenntnisse der Diagnostik und der Pathophysiologie einen erheblichen Aufschwung genommen [2, 6, 8, 10, 11, 12, 15]. Ebenso wurde die Technik der operativen Rekonstruktion verbessert, so daß im Gegensatz zur früher weitgehend konservativ durchgeführten Behandlung mit langer Immobilisation [1] die möglichst frühzeitige Rekonstruktion des Kapselbandapparates angestrebt wird, um ein optimales Behandlungsergebnis zu erzielen [3, 4, 5, 9, 10, 12, 13, 15]. Übersehene oder ungenügend behandelte Kapselbandrupturen führen zur Instabilität des Kniegelenkes und zum vermehrten Verschleiß. Diese machen Sekundäreingriffe notwendig, deren Ergebnisse nicht immer ganz befriedigen [4, 6, 8, 10, 11, 13, 14].

Bei der zunehmenden Bedeutung der Kapselbandverletzung des Kniegelenkes war es von Interesse, die Behandlungsergebnisse eines größeren Kollektivs aus dem eigenen Krankengut zu ermitteln. Nachdem bei früheren Untersuchungen kleinerer Kollektive Vergleiche der Ergebnisse wegen der verschiedenen Bewertungskriterien nur unvollständig möglich waren [4, 5, 13], werden die eignen Ergebnisse in Anlehnung an Gotzen et al. (1977) ausgewertet und beurteilt [4].

Tabelle 1. Allgemeine Angaben bei 280 Kniebandverletzungen
(1.1.1980 bis 31.12.1983)

männl. Patienten	179 (63,9%)
weibl. Patienten	101 (36,1%)
Seitenlokalisation rechts	159 (56,7%)
Seitenlokalisation links	121 (43,3%)
Gesamt	280 (100%)

Tabelle 2. Altersverteilung bei 280 Kniebandverletzungen

10–15 Jahre	9 (3,2%)
15–20 Jahre	52 (18,6%)
21–25 Jahre	57 (20,3%)
26–30 Jahre	37 (13,2%)
31–40 Jahre	61 (21,7%)
41–50 Jahre	37 (13,2%)
51–60 Jahre	22 (7,9%)
über 60 Jahre	5 (1,8%)
Gesamt	280 (100%)

(Durchschnittsalter 31,5 Jahre)

Kasuistik

Unsere Ergebnisse beziehen sich auf 280 Kapselbandverletzungen des Kniegelenkes, welche vom 1.1.1980 bis zum 31.12.1983 an der Abteilung für Unfallchirurgie der Chirurgischen Universitätsklinik behandelt wurden (Tabelle 1). Über zwei Drittel der Patienten war männlich, kanpp über die Hälfte der Verletzungen waren rechts lokalisiert.

Das Durchschnittsalter lag bei 31,5 Jahren, die Altergruppe zwischen 15 und 30 Jahren war mit einem Drittel am häufigsten betroffen (Tabelle 2).

Häufigste Unfallursache war der Sportunfall mit fast 63%. Hier führte der Unfall beim alpinen Skilauf mit 26,8%, gefolgt vom Fußball mit 18,9%. 22,1% der Verletzungen ereigneten sich bei Verkehrsunfällen (Tabelle 3).

Bei über 80% der Patienten wurde die operative Rekonstruktion innerhalb der ersten 14 Tage durchgeführt (Tabelle 4).

Beim Verletzungsmuster führten die komplexen Kapselbandverletzungen mit 58,9%. Zu über 1/4 lagen isolierte Bandverletzungen vor (Tabelle 5). Dabei waren am häufigsten das mediale Collateralband und das vordere Kreuzband verletzt (Tabelle 6).

Unter den isolierten Bandverletzungen fand sich am häufigsten eine Ruptur des medialen Collateralbandes, eine isolierte Ruptur des vorderen Kreuzbandes fand sich immerhin in fast 9% der Fälle, während die isolierte Ruptur des hinteren Kreuzbandes mit 2,1% sehr selten war (Tabelle 7).

Tabelle 3. Unfallursachen bei 280 Kniebandverletzungen

Sport	176 (62,8%)
Skilauf alpin	75 (26,8%)
Skilauf nordisch	16 (5,7%)
Fußball	53 (18,9%)
anderer Sport	32 (11,4%)
Verkehr	62 (22,1%)
Arbeit	15 (5,3%)
andere Ursachen	27 (9,6%)
Gesamt	280 (100%)

Tabelle 4. Abstand Unfall – Operation bei 280 Kniebandverletzungen

0– 4 Tage	64 (22,8%)
5– 7 Tage	63 (22,5%)
8–14 Tage	99 (35,4%)
15–21 Tage	22 (7,9%)
über 21 Tage	32 (11,4%)
Gesamt	280 (100%)

Tabelle 5. Verletzungsmuster bei 280 Kniebandverletzungen

isolierte Bandläsion	74 (26,4%)
isolierte Bandläsion + Meniscusläsion	41 (14,6%)
komplexe Bandverletzung	165 (58,9%)
Gesamt	280 (100%)

74mal fand sich eine traumatische Meniscusläsion (26%). Die Techniken der Bandrekonstruktion variierten entsprechend den verschiedenen Verletzungslokalisationen. So wurde das mediale Collateralband 91mal (45%) durch eine direkte Naht versorgt, 90mal (44,5%) erfolgte eine Schraubenfixation nach Anfrischen des Knochens beim proximalen oder distalen Ausriß. 3mal (1,5%) war eine Cutis-Plastik erforderlich.

Bei der Ruptur des vorderen Kreuzbandes wurde 125mal (69,8%) eine transossäre Refixation über 2 Bohrkanäle durchgeführt, 14mal (7,8%) wurde ein knöcherner Ausriß mit einer Schraube fixiert, 11mal (6,1%) wurde eine Jones-Plastik durchgeführt, 4mal erfolgte bei veralteter Kreuzbandläsion eine Operation nach Roux-Hauser (2,2%). Auch bei hinteren Kreuzbandrupturen war die transossäre Refixation die häufigste Operationsmethode, nämlich 31mal (58,5%), gefolgt von der Schraubenfixation, die 14mal beim knöchernen Ausriß (26,4%) durchgeführt wurde.

Tabelle 6. Bandbeteiligung bei 280 Kniebandverletzungen (Mehrfachnennung)

med. Collateralband	202 (45,1%)
lat. Collateralband	15 (3,1%)
vord. Kreuzband	179 (39,9%)
hint. Kreuzband	53 (11,8%)
Gesamt	449 (100%)

Tabelle 7. Isolierte Bandverletzungen bei 280 Kniebandverletzungen

med. Collateralband	43 (15,4%)
lat. Collateralband	1 (0,4%)
vord. Kreuzband	24 (8,6%)
hint. Kreuzband	6 (2,1%)
Gesamt	74 (26,4%)

Tabelle 8. Komplikationen bei operativer Versorgung von 280 Kniebandverletzungen

Peronaeusparese	1
Kniegelenksempyem	1
Weichteilinfekt	1
Bewegungseinschränkung mit Notwendigkeit Arthrolyse – Narkosemobilisation	2
Gesamt	5 (1,8%)

Bei den 88 Meniscusläsionen konnte 53mal (60,2%) eine Refixation durchgeführt werden, bei den übrigen war eine subtotale/totale Resektion erforderlich.

Die postoperative Behandlung erfolgte bei allen Patienten durch Ruhigstellung im Oberschenkelliegegips für 6 Wochen, bei Frühmobilisation des Patienten. Danach wurde eine intensive Physiotherapie eingeleitet mit Belastungsbeginn des verletzten Beines je nach Ausmaß der Verletzung ab der 8. Woche. In den letzten Jahren hat sich bei uns zusätzlich die Anlage eines Brace-Verbandes mit zunehmender Freigabe des Bewegungsausmaßes für weitere 3 Monate in der Belastungsphase bewährt, wie er jetzt bei uns routinemäßig verwendet wird.

Unter dieser Behandlung haben wir in unserem Krankengut fünf schwerwiegende Komplikationen beobachtet, darunter ein Kniegelenksempyem (Tabelle 8).

Tabelle 9. Nachuntersuchungszeitpunkt bei 236 Kniebandverletzungen

1 $^1/_2$ – 2 Jahre nach OP	25 (10,6%)
2–3 Jahre nach OP	101 (42,5%)
3–4 Jahre nach OP	46 (19,6%)
4–5 Jahre nach OP	64 (27,2%)
Gesamt	236 (100%)

Tabelle 10. Subjektive Beschwerden bei NU von 236 Kniebandverletzungen

keine	117 (49,6%)
gelegentlich Schmerzen	71 (30,0%)
Schmerzen bei Belastung	38 (16,1%)
Dauerschmerz	10 (4,2%)
Gesamt	236 (100%)

Tabelle 11. Einknickneigung bei Belastung bei NU von 236 Kniebandverletzungen

kein Einknicken	158 (67,0%)
gelegentliches Einknicken	55 (23,3%)
häufiges Einknicken	23 (9,7%)
Gesamt	236 (100%)

Behandlungsergebnisse

Von den insgesamt 280 Kapselbandverletzungen des Kniegelenkes konnten 210 nachuntersucht werden, bei weiteren 26 Patienten konnten die Ergebnisse durch Gutachten sowie Anfragen bei den weiterbehandelnden Ärzten und Beantwortung von Fragebögen ermittelt werden. So konnten die Behandlungsergebnisse von 236 Patienten (84,2%) ausgewertet werden.

Die Nachuntersuchung erfolgte bei 101 Patienten (42,5%) zwei bis drei Jahre nach der Operation und bei 46 Patienten (19,6%) drei bis vier Jahre nach der Operation. Die Operation lag bei 64 Patienten über zwei Jahre zurück (Tabelle 9).

Bei der Befragung nach subjektiven Beschwerden gaben fast die Hälfte der Operierten völlige Beschwerdefreiheit an. 10 Patienten klagten über Dauerschmerzen (Tabelle 10).

Eine Neigung zum Einknicken bei starker körperlicher und sportlicher Belastung wurde bei über 2/3 der Nachuntersuchten verneint, 1/5 gab gelegentliches Einknicken unter Belastung an, 1)10 häufiges Einknicken (Tabelle 11).

Tabelle 12. Muskelatrophie des Oberschenkels bei der Nachuntersuchung von 210 Kniebandverletzungen

verletzte Strukturen	bis 1 cm	bis 2 cm	bis 3 cm	über 3 cm	Gesamt
med. Collateralband	16	16	7	1	40
vord. Kreuzband	7	9	9	2	27
hint. Kreuzband	2	1	7	0	10
med. Collateralband + hint. Kreuzband	3	7	4	0	14
med. Collateralband + vord. Kreuzband	25	44	15	2	86
med. Collateralband + vord. u. hint. Kreuzband	2	4	4	0	10
andere Kombination	5	6	10	2	23
Gesamt	60 (28,6%)	87 (41,4%)	56 (26,7%)	7 (3,0%)	210 (100%)

Eine Muskelatrophie des Oberschenkels 10 cm oberhalb des Kniegelenkspaltes minimalen Ausmaßes fand sich bei knapp 29%, mäßigen Ausmaßes (bis 2 cm) bei 41,4%, deutlichen Ausmaßes (bis 3 cm) bei 26,7%. Eine erhebliche Umfangsdifferenz wurde nur bei 3% der Nachuntersuchten festgestellt (Tabelle 12). Bezieht man das Ausmaß der Muskelatrophie auf die Schwere der Verletzung, so zeigt es sich, daß die relativ geringen Umfangsdifferenzen bei den einfacheren Verletzungsmustern vorliegen.

Bei der Untersuchung der Beweglichkeit war bei über der Hälfte der Nachuntersuchten keine wesentliche Bewegungseinschränkung (bis 5°) nachzuweisen. Eine geringe fand sich bei einem Viertel der Nachuntersuchten, eine mäßige (bis 20°) bei etwa 1/7 und eine deutliche bei 3% der Nachuntersuchten (Tabelle 13).

Vergleicht man das Maß der Bewegungseinschränkung mit dem Verletzungsmuster, so findet sich die prozentual geringste Bewegungseinschränkung nach der Operation von Rupturen des medialen Collateralbandes und bei der Ruptur des medialen Collateralbandes mit dem vorderen Kreuzband.

Bei der Röntgenkontrolle fand sich eine Zunahme arthrotischer Veränderungen bei 68 Patienten (28,8%). Sie war in der Mehrzahl leicht bis mittelgradig nur bei 4 Patienten (1,7%) schwergradig. Sehr wichtig für die Beurteilung des Gesamtergebnisses ist die Sportfähigkeit. So hatten 161 der Nachuntersuchten (68%) 6 Monate nach der Operation ihren Sport wieder voll aufgenommen. 42 Patienten (17,8%) hatten ihre sportliche Tätigkeit eingestellt, es handelte sich hier vorwiegend um ältere Patienten, die auch vor der Verletzung wenig Sport getrieben hatten (Tabelle 14).

Die Beurteilung des Behandlungsergebnisses der Patienten selbst ergab, daß die große Mehrzahl mit dem Ergebnis sehr zufrieden war, jedoch beurteilten 13% der Patienten das Ergebnis als schlecht (Tabelle 15).

Bei der objektiven Beurteilung des Behandlungsergebnisses in Anlehnung an Gotzen et al. (1977), ergibt sich nun eine andere Wertung. Bei 2/3 der Nachuntersuchten findet sich ein sehr gutes und gutes Ergebnis, bei 1/3 ist es befriedigend und bei 1,3% schlecht.

Tabelle 13. Bewegungseinschränkung bei NU von 210 Kniebandverletzungen in Abhängigkeit vom Verletzungsmuster

Verletzungsmuster	bis 5°	bis 10°	bis 20°	über 20°	Gesamt
med. Collateralband	29 (72,5%)	8 (20,0%)	1 (2,5%)	2 (5,0%)	40
vord. Kreuzband	17 (63,0%)	6 (22,2%)	2 (7,4%)	2 (7,4%)	27
hint. Kreuzband	3 (30,0%)	5 (50,0%)	2 (20,0%)	0	10
med. Collateralband + hint. Kreuzband	8 (57,1%)	2 (14,3%)	4 (28,6%)	0	14
med. Collateralband + vord. Kreuzband	57 (66,8%)	20 (23,2%)	9 (10,5%)	0	86
med. Collateralband + vord. u. hint. Kreuzband	0	5 (50,5%)	5 (50,0%)	0	10
andere Kombinationen	7 (30,4%)	7 (30,4%)	6 (26,0%)	3 (13,0%)	23
Gesamt	121 (57,6%)	53 (25,2%)	29 (13,8%)	7 (3,0%)	210 (100%)

Tabelle 14. Zeitpunkt der Wiederaufnahme von Sport nach 236 Kniebandverletzungen

Abstand OP – Sportbeginn	
bis 3 Monate	103 (43,6%)
bis 6 Monate	58 (24,5%)
länger	33 (14,0%)
Sport eingestellt	42 (17,8%)
Gesamt	236 (100%)

Tabelle 15. Subjektive Beurteilung des Behandlungsergebnisses bei 236 Kniebandverletzungen

sehr gut	48 (20,3%)
gut	98 (37,7%)
befriedigend	59 (24,9%)
schlecht	31 (13,1%)
Gesamt	236 (100%)

Tabelle 16. Objektive Beurteilung in Anlehnung an Gotzen et al. in Abhängigkeit vom Verletzungsmuster

verletzte Struktur	sehr gut	gut	befriedigend	schlecht	Gesamt
isolierte Bandläsion	28 (46,7%)	15 (25,0%)	17 (28,3%)	0	60
Band- und Meniscusläsion	10 (29,4%)	9 (26,4%)	15 (44,1%)	0	34
komplexe Bandverletzung	27 (19,0%)	67 (47,3%)	45 (31,7%)	3 (2,1%)	142
Gesamt	65 (27,5%)	91 (38,6%)	77 (32,6%)	3 (1,3%)	236 (100%)

Beurteilt man das Ergebnis nun in Abhängigkeit vom Verletzungsmuster, so zeigt sich, daß bei den isolierten Bandläsionen sehr gute und gute Ergebnisse häufiger sind, als bei den komplexen Kapselbandverletzungen und den kombinierten Band- und Meniscusläsionen. Dort sind die befriedigenden Ergebnisse deutlich höher, auch die 3 als schlecht eingestuften Ergebnisse finden sich im Gefolge von komplexen Bandverletzungen (Tabelle 16).

Beurteilt man nun das Behandlungsergebnis in Abhängigkeit vom Alter der Verletzten, so zeigt es sich ganz deutlich, daß bei den jüngeren Patienten die guten und sehr guten Ergebnisse vorherrschen und diese bei den älteren Patienten auf Kosten der befriedigenden Ergebnisse deutlich geringer werden.

Tabelle 17. Beurteilung von 236 Kniebandverletzungen in Anlehnung an Gotzen et al. (1977) in Abhängigkeit vom Alter der Verletzten

Alter	sehr gut	gut	befriedigend	schlecht	Gesamt
bis 20 Jahre	18 (40,9%)	17 (38,6%)	9 (20,5%)	0	44
bis 30 Jahre	22 (27,5%)	33 (41,3%)	24 (30,0%)	1 (1,2%)	80
bis 40 Jahre	11 (23,4%)	20 (42,6%)	15 (31,9%)	1 (2,1%)	47
bis 50 Jahre	9 (24,3%)	10 (27,0%)	17 (45,9%)	1 (2,7%)	37
bis 60 Jahre	4 (17,4%)	7 (30,4%)	12 (52,2%)	0	23
älter als 60 Jahre	1	4	0	0	5
Gesamt	65 (27,5%)	91 (38,6%)	77 (32,6%)	3 (1,3%)	236 (100%)

Zusammenfassung

Die Nachuntersuchung von 236 Patienten mit operativ behandelten Kapselbandverletzungen des Kniegelenkes der Jahre 1980 bis 1983 ergab bei einer geringen Komplikationsrate in Abhängigkeit vom Verletzungsmuster und dem Alter der Patienten in der Mehrzahl sowohl subjektiv als auch objektiv sehr gute bis gute Ergebnisse. Es zeigt sich, daß die Prognose bei den Kombinationsverletzungen doch weniger gut als bei den einfachen Bandverletzungen ist. Auch zeigt es sich ganz deutlich, daß bei den jüngeren Patienten wesentlich bessere Ergebnisse erzielt werden können. Die Mehrzahl der Patienten wurde bereits nach 6 Monaten wieder sportfähig und ist durch die Verletzungsfolgen weder im Beruf noch in der Freizeit wesentlich eingeschränkt.

Literatur

1. Böhler L (1957) Die Technik der Knochenbruchbehandlung. Maudrich, Wien
2. Contzen H, Tamm J (1982) Klinische Diagnostik der Kapsel-Band-Schäden am Kniegelenk. Unfallchirurgie 8:379
3. Ehalt W (1955) Behandlungsergebnisse bei der Naht des frischen Risses des Innenbandes. Verh Dtsch Orthop-Ges. 42:235
4. Gotzen L, Muhr G, Tscherne H (1977) Ergebnisse der operativen Versorgung frischer und alter Kniebandverletzungen. In: Hefte Unfallheilkd. Heft 129. Springer, Berlin Heidelberg New York, S 202
5. Hagen P, Ecke H (1980) Ergebnisse nach operativer Behandlung von Verletzungen des Kniebandapparates. Unfallchir. 6/2:139
6. Hertel P (1980) Zur funktionellen Anatomie und Pathophysiologie des Kniebandapparates. Unfallheilkunde 83:381
7. Hipp E, Karpf PM, Mang W (1979) Akute Sportverletzungen des Kniegelenkes. Unfallheilkunde 82:143
8. Jäger M, Wirth CJ (1980) Grenzen der Wiederherstellung und Therapie irreparabler Spätfolgen nach Bandverletzungen. Unfallheilkunde 83:422
9. Ludolph E, Hierholzer G, Gretenkord K (1983) Frische Kapselbandverletzungen des Kniegelenkes – Therapie und Ergebnisse. In: Bandverletzungen am Schuler-, Knie- und Sprunggelenk. Schnetztor, Konstanz, S 104
10. Müller W (1986) Das Knie. Springer, Berlin Heidelberg New York

11. Oehler WD, Janka P (1982) Fordert der isolierte Kreuzbandschaden sofortige therapeutische Konsequenzen? Unfallheilkunde 85:33
12. O'Donoghue HD (1964) The unhappy triad. Am J Orthop 6:242
13. O'Donoghue HD (1955) Analysis and end results of surgical treatment of major injuries to ligaments of the knee. J Bone Joint Surg [Am] 37:1
14. Tscherne H, Muhr G (1980) Die sekundäre Wiederherstellung nach Bandverletzungen des Kniegelenkes. Unfallheilkunde 83:405
15. Weller S, Schmelzeisen H (1974) Die Behandlung von Verletzungen des Kniegelenkes. Bericht über die Unfallmed. Tagung in Mainz 9./10. Nov. 1974, Heft 23, 65

Operative Maßnahmen an der Wirbelsäule

Einteilung und Therapieplanung bei frischen Wirbelfrakturen – Entscheidungshilfe durch Computertomographie?

Th. Ellebrecht[1], G. Hohlbach[1], M. Kern[1] und B. Tänzer[2]

[1] Klinik für Chirurgie der Medizinischen Universität zu Lübeck (Dir. Prof. Dr. F. W. Schildberg), Ratzeburger Allee 160, D-2400 Lübeck
[2] Institut für Radiologie der Medizinischen Universität zu Lübeck (Dir. Prof. Dr. H. D. Weiss), Ratzeburger Allee 160, D-2400 Lübeck

Die röntgenologische Diagnostik von Wirbelsäulenverletzungen kann sehr schwierig sein. Die Erkennung von Frakturen der Wirbelkörper im cervico-thorakalen und thoraco-lumbalen Bereich ist durch Überlagerung von Weichteilen und der knöchernen Thoraxwand erschwert. Bei der Beurteilung der Wirbelbögen und der Gelenkfortsätze kann durch Überprojektion benachbarter knöcherner Strukturen eine röntgenologische Beurteilung in den beiden Standardebenen unmöglich sein. Spezialprojektionen können zwar wertvolle Zusatzinformationen liefern, sind jedoch zeitaufwendig und belasten den Patienten durch Umlagerungsmanöver.

Wir haben seit dem Jahr 1982 bei frischen Wirbelverletzungen zusätzlich zur konventionellen Röntgentechnik ein spinales Computertomogramm angefertigt. Im Untersuchungsteil vom 1. 1. 1982 bis 31. 12. 1985 kamen 155 frische Wirbelfrakturen bei 124 Patienten zur Beobachtung (Tabelle 1); ein Patient hatte sich innerhalb dieses Zeitraumes zweimal einen Wirbel gebrochen. Die topographische Verteilung zeigt die bekannte Häufung im thoraco-lumbalen Übergang (Tabelle 2). Verglichen wurde die Aussagekraft der konventionellen Röntgentechnik mit der Computertomographie unter Berücksichtigung von Verletzungen der Wirbelkörper, der Wirbelkörperhinterkanten, der Wirbelbögen, der Gelenkfortsätze, der Dornfortsätze und der Querfortsätze sowie der Einengung des Spinalkanales durch Knochenfragmente oder Hämatom.

Tabelle 1. Verbesserung der Diagnostik frischer Wirbelfrakturen durch Computertomographie

Beobachtungszeitraum	1.1.1982 bis 31.12.1985	
Verletzte Wirbel	n = 155	
Patientenzahl	n = 124	
Alter: Mittel	Männer (n = 52)	Frauen (n = 72)
	38 Jahre (14−77)	62 Jahre (18−84)

Unfallursachen

Verkehr	
Fußgänger	9
Motorradfahrer	7
PKW-Fahrer	4
Sport	4
Häuslicher Unfall	46
Sonstige	54
Davon Sturz aus Höhe mehr als 1,5 m	36
Mehrfachverletzte	20
Extremitäten	8
Schädel	12
Thorax	7
Abdomen	4
Becken	1
Neurologische Ausfälle	1 (temporär)

Die Instabilität eines Wirbelbruches war folgendermaßen definiert: Brüche der Wirbelkörperhinterkanten, Keilwirbelbildungen von mehr als 20°, Wirbelbrüche mit Verletzungen der Wirbelbögen und/oder der Gelenkfortsätze sowie Verletzungen der entsprechenden Bandverbindungen.

Die Wertigkeit der beiden Untersuchungsverfahren sei an einigen exemplarischen Beispielen kurz dargestellt. Brüche der Wirbelkörperhinterkanten wurden durch Röntgennativaufnahmen 21mal und durch das CT 40mal festgestellt. Die Röntgenübersichtsaufnahmen einer 34jährigen Patientin zeigten nach einem Sturz aus 10 m Höhe in der a.p.-Projektion eine rechtslaterale Erniedrigung von BWK 11, 12 und LWK 1, ein leichtes Klaffen der Dornfortsätze zwischen BWK 12 und LWK 1 sowie einen Querfortsatzbruch links. In der seitlichen Aufnahme fanden sich Deckplatteneinbrüche mit ventraler Randleistenabstauchung bei BWK 12 und LKW 1 (Tabelle 3).

Das Computertomogramm des 1. Lendenwirbelkörpers zeigte eine in die Hinterkante verlaufende Bruchzone mit Protrusion eines größeren Knochenfragmentes mit Einengung des Spinalkanales. Die laterale Bogenkontur war unterbrochen. Die Schnittebene in der Höhe der Deckplatten von LWK 1 zeigte eine kranzförmige Abstauchung der Randleiste und einen Prolaps von Discusgewebe in die eingebrochene Deckplatte.

4 röntgenologisch festgestellten Wirbelbogenbrüchen stehen 13 durch CT diagnostizierte gegenüber. Das Röntgenbild eines 47jährigen Mannes, der aus einer Schiffkoje gestürzt war, zeigte eine vollständig ausgebildete Wirbelverletzung, Bogenfrakturen waren nicht zu erkennen. In der a.p.-Aufnahme fiel eine Verbreiterung des Intevetebralgelenkes zwi-

Tabelle 2. Topographische Verteilung bei frischen Wirbelfrakturen

Instabil (n = 46)	Wirbelsegmente	Stabil (n = 109)
	Thorakal	
1	1	
	2	
	3	
	4	1
	5	1
	6	3
2	7	1
2	8	4
	9	1
1	10	1
2	11	8
8	12	27
	Lumbal	
17	1	35
5	2	14
5	3	9
2	4	3
1	5	1
1 Wirbel gebrochen	103	
2 Wirbel gebrochen	13	
3 Wirbel gebrochen	8	

schen BWK 12 und LWK 1 links auf. Das Computertomogramm ließ eine Fraktur beider Bogenwurzeln erkennen. Im Dornfortsatz von LWK 1 fand sich eine Sagittalfraktur.

Einengungen des Spinalkanales fanden wir in 16 Fällen, 10 durch Knochenfragmente und 6 durch intraspinale Hämatome. Die Röntgenübersichtsaufnahmen eines 52jährigen Patienten nach einem Treppensturz zeigten in der a.p.-Projektion eine Verschmälerung des Wirbelkörpers, Abstauchung der cranialen Randleisten, besonders links, ein Klaffen der Dornfortsätze LWK 1 – LWK 2 und außerdem bestand der Verdacht auf Fraktur des linken oberen Gelenkfortsatzes. In der seitlichen Aufnahme fand sich eine dislocierte, abgestauchte ventrale Randleiste LWK 1, ein Ausbruch der Wirbelkörperhinterkante und eine Einengung des Foramen intervertebrale. Das Computertomogramm des 2. LWK zeigte eine Absprengung der ventralen und lateralen Wirbelkörperkanten, eine Protrusion zweier großer Fragmente der Wirbelkörperhinterkante mit starker Einengung des Spinalkanales und einen oberen Gelenkfortsatzabbruch links. Im CT des 3. LWK fand sich ein intraspinales, extradurales Hämatom mit Einengung des Spinalkanales, die Cauda equina war nach dorsal verlagert. Außerdem kam ein Spinalnerv zur Darstellung.

Die zusammenfassende Darstellung aller Einzelverletzungen zeigt, daß davon röntgenologisch nur 35 diagnostiziert werden konnten. Im CT kamen 95 Einzelverletzungen zur Darstellung (Tabelle 3).

Dies entspricht einem Informationsgewinn von 63% durch das Computertomogramm. Die Übersicht zeigt auch, daß insbesondere die Diagnostik von Brüchen der Wirbelkörper-

Tabelle 3. Diagnostische Sicherheit wichtiger Einzelverletzungen bei 155 frischen Wirbelfrakturen

	durch konventionelle Röntgenaufnahmen	durch Computertomographie
Frakturen im Bereich der Wirbelkörperhinterkante	21	40
Einengung des Spinalkanales		
durch Knochenfragmente	1	10
durch Hämatom	0	6
Brüche der Wirbelbögen	5	21
Brüche der Gelenkfortsätze	0	6
Brüche der Querfortsätze	8	8
Brüche der Dornfortsätze	0	2
Summe der erkannten Einzelverletzungen	35 (37%)	95 (100%)

Folgerung: Bezogen auf die Diagnostik von Einzelverletzungen betrug der Informationsgewinn durch den Einsatz der Computertomographie im Vergleich zur konventionellen Röntgendiagnostik 63%

Tabelle 4. Beurteilung der Stabilität bei frischen Wirbelfrakturen (n = 155)

	Röntgennativaufnahmen (2 Ebenen)	CT
Stabil	138	109
Instabil	17	46

29 Wirbelfrakturen durch Röntgennativaufnahmen nicht als instabil erkannt = Diagnostischer Irrtum 18,7%

hinterkanten, Brüchen der Wirbelbögen, Verletzungen der Intervertebralgelenke und Einengung des Spinalakanales durch Knochenfragmente oder Hämatome durch die Computertomographie verbessert werden kann.

Beurteilt man die Wirbelfrakturen nach den eingangs gegebenen Stabilitätskriterien, dann mußten 138 Frakturen durch das Röntgenbild und 109 aufgrund des CT-Befundes als stabil eingestuft werden. 17 Frakturen waren röntgenologisch instabil. Im CT wurden jedoch 46 Frakturen als instabil erkannt. Bei 29 Frakturen wurden Verletzungen des osteoligamentären Mittelkomplexes durch die Röntgennativaufnahmen nicht erkannt. Dies entspricht einem diagnostischen Irrtum von 19% (Tabelle 4).

Da stabile Wirbelfrakturen nach weitgehender Übereinstimmung in der Literatur frühfunktionell behandelt werden können, instabile Wirbelfrakturen jedoch einer längerdauernden Ruhigstellung oder einer operativen Therapie bedürfen, wurde der Therapieplan unseres Krankengutes durch das Ergebnis der Computertomographie in 19% aller Fälle direkt beeinflußt (Tabelle 5).

Tabelle 5. Einfluß der Computertomographie auf den Therapieplan

Behandlungsprinzip an unserer Klinik:	
Stabile Wirbelfrakturen:	Frühfunktionelle Behandlung
Instabile Wirbelfrakturen:	Mehrwöchige Ruhigstellung im Prothera®-Bett
Definition der instabilen Wirbelfrakturen:	Brüche der Wirbelkörperhinterkanten
	Brüche der Wirbelbögen
	Brüche der Gelenkfortsätze
	Zerreißung der Bandverbindungen
Instabile Brüche mit konventioneller Röntgentechnik nicht erkannt	29 (18,7%)
Fraglich instabiler Bruch durch CT ausgeschlossen	3 (1,9%)
	32 (20,6%)

Bei 32 Patienten (20,6% aller Wirbelverletzungen) wurde der Therapieplan aufgrund der computertomographischen Befunde geändert

Nach unseren bisherigen Erfahrungen stellt das Computertomogramm eine wertvolle Ergänzung der konventionellen Röntgenuntersuchung, insbesondere bei der Erkennung von Instabilitätsgraden und der Festlegung des Instabilitätsgrades bei frischen Wirbelfrakturen dar.

Operative Versorgung veralteter Frakturen der Brust- und Lendenwirbelsaule

R. Donk[1], J. Harms[2], H.-P. Hack[2] und K. Zielke[1]

[1] Werner-Wicker-Klinik, Zentrum für Wirbelsäulenchirurgie (Chefarzt: Dr. med. K. Zielke), D-3590 Bad Wildungen-Reinhardshausen
[2] Rehabilitationskrankenhaus Karlsbad-Langensteinbach, Abt. Orthopädie – Traumatologie I (Dir.: Prof. Dr. med. J. Harms), Guttmannstraße, D-7516 Karlsbad

Vorweg sei nochmals extra betont, daß es sich hier um eine retrospektive Studie von veralteten Wirbelfrakturen der Brust- und Lendenwirbelsäule handelt. Frakturen der HWS und operativ versorgte frische Frakturen werden außer Betracht gelassen. In der Periode von 1978 bis Juli 1985 wurden in der Klinik Langensteinbach und im Zentrum für Wirbelsäulenchirurgie der Werner-Wicker-Klinik 73 veraltete Wirbelfrakturen operativ versorgt. Die Minimalzeit zwischen Unfall und operativer Versorgung sollte minimal sechs Monate sein. Auswertbar waren 66 Fälle. Die Maximalzeit zwischen Unfall und operativer Versorgung von 36 Jahren. Die Geschlechtsverteilung war ungefähr gleich mit 53% Frauen und 47% Männern.

Die Ursachen, welche zur Verletzung führten, waren überwiegend Verkehrsunfälle. 14mal war ein Absturz aus einer Höhe, variierend von 3 bis 300 m, Ursache und 4mal ein Suicidversuch. Die primär durchgeführte Therapie in den erstversorgenden Kliniken schloß immer eine Immobilisation ein, 9mal wurde ein operativer Stabilisierungsversuch durchgeführt, wobei 1mal gleichzeitig eine Laminektomie durchgeführt wurde. Nur eine Laminektomie wurde in 12% der Fälle durchgeführt.

Definieren wir Frakturen von Th12 und L1 als thoraco-lumbale Verletzungen setzt sich die Verteilung der Frakturen über die Wirbelsäule wie folgt zusammen: thorakal 23%, thoraco-lumbal 50% und lumbal die restlichen 27%. Nur 1mal bei einer Fraktur der Lendenwirbelsäule war keine Kyphose vorhanden, die Lendenlordose war jedoch deutlich abgeflacht im Sinne einer Kyphosierung. 91% klagte über Schmerzen, neurologische Störungen fanden wir bei 68%. Bei 81% der gesamten Fälle waren Schmerzen der Grund zur Operation. Eine progrediente Kyphose und progrediente Neurologie führten jeweils in 11 bzw. 8% zur Operation.

Die große Verschiedenheit der angewandten Operationstechniken in der Anfangszeit dokumentiert die Suche nach einem guten Standardverfahren. 38mal wurde dorso-ventral, 18mal nur ventral und 10mal nur dorsal operiert. Die nachfolgenden Methoden wurden nur dorsal angewandt.

Harrington-Distraktionsspondylodese mit einem oder zwei Stäben.

Harrington-Kompressionsspondylodese.

Postero-laterale Distraktionsspondylodese über Sacralknie nach Zielke. Die ventralen Eingriffe wurden teils mit und teils ohne Instrumentation durchgeführt. Das Universal Spinal Instrumentation System nach Zielke, abgekürzt USIS, wurde häufig in Kombination mit dem VDS-Distraktor angewandt. Zur Spondylodese wurden autologe Beckenspäne und die bei der Thoracotomie entnommene Rippe genommen. Es folgen jetzt einige Beispiele der ventralen Eingriffe.

Ventrale interkorporelle Fusion ohne Instrumentation.

USIS mit VDS-System.

USIS mit VDS-Distraktor.

Das kombinierte Verfahren, wie wir es heutzutage durchführen mit einer segmentalen transpediculären Verschraubung dorsal und eine ventrale interkorporelle Fusion mit entweder einem temporären VDS-Distraktor oder kurzem VDS-System stellt offenbar die meist stabile Instrumentation dar, die wir heute regelmäßig und meistens in einer Sitzung durchführen. Zur Sicherung des Operationsergebnisses wurde in der Regel für vier Monate ein Rumpfgips angelegt, wonach die Versorgung mit einem Stagnara-Korsett, ebenfalls für vier Monate, erfolgte.

Bei einem minimalen Follow-up von einem Jahr sahen wir 2mal einen Hakenausriß, 2mal einen Pneumothorax, 2mal eine Pneumonie, 1mal einen tiefen Infekt und 2mal einen oberflächlichen Infekt. 4mal kam es zu oberflächlichen Decubitalulcera. 2mal war eine operative Revision wegen Pseudarthrosen erforderlich. Bei einer Patientin kam es zu einer Zunahme der neurologischen Ausfälle, welche auf ein epidurales Hämatom zurückzuführen war. Nach der sofortigen operativen Revision ergab sich eine vollständige Rückbildung der Neurologie. Eine operative Dekompression wurde nur bei vorliegenden neurologischen Ausfällen durchgeführt, eine Spinalkanaleinengung ohne Neurologie wurde nicht dekomprimiert. Bei den dorsoventralen Eingriffen wurde 8mal dekomprimiert, bei den ventralen nur 2mal und bei den dorsalen nur 1mal.

Resultate

Unmittelbar postoperativ sind zusätzlich 29 Patienten schmerzfrei, das ist 48%. Nach einem Jahr ist dies gestiegen bis 50%, nach zwei Jahren ist dies jedoch nur noch 34%. 13mal sahen wir eine Besserung des neurologischen Status, wobei es sich 7mal um nur sensorische, 4mal um nur motorische und 2mal um sensorische und motorische Ausfälle handelte. Darunter war eine Besserung einer Peronaeusparese, 25 Jahre nach dem Unfall. Die neurologischen Resultate sind ein und zwei Jahre nach der Operation gleich. Die Ursachen der starken Zunahme der Patienten, die zwei Jahre nach der Operation, erneut über Schmerzen klagen, läßt sich röntgenologisch bei fester Fusion nicht erklären.

Gemessen nach der Methode von COBB betrug der mittlere präoperative Kyphosewinkel 36 Grad mit einem Maximalwert von 35 Grad. Der postoperative Mittelwert der Kyphose betrug 18 Grad nach COBB. Prozentual konnte postoperativ eine Korrektur von 50% erzielt werden. Nach einem Jahr betrug dies noch 45%, nach zwei Jahren 39%.

20mal trat ein Korrekturverlust von mehr als 10 Grad auf, wobei es sich 8mal um nur dorsale, 8mal um nur ventrale und 3mal um kombinierte Eingriffe handelte. Bei den kombinierten Eingriffen wurde 1mal ein Hakenausriß registriert, 1mal ein tiefer Infekt, welcher eine Metallentfernung erforderlich machte und 1mal eine Pseudarthrose. Keiner mit Pedikelschrauben instrumentierten Fälle zeigte Korrekturverlust, wobei noch bemerkt sei, daß nur bei diesen Fällen eine Relordosierung möglich war. Die Korrektur wurde 46mal gehalten, 8mal wurde nur ventral, 2mal nur dorsal instrumentiert und die restlichen wurden dorso-ventral instrumentiert. Bei den nur ventral und nur dorsal instrumentierten Fällen handelt es sich doch um ein relativ kurzes Follow-up von nur einem Jahr.

Zusammenfassend können wir folgendes sagen:

1. Eine primäre Laminektomie ohne Stabilisierung bedeutet in der Regel auch im Erwachsenenalter eine zusätzliche Instabilität, welche zur vermehrten kyphotischen Deformität führt.
2. Anfänglich ist eine gute Besserung der Schmerzsymptomatik zu erzielen, jedoch auf lange Sicht ist diese unbefriedigend. Eine weitere Abklärung ist hier unbedingt erforderlich, eine präoperative neuropsychiatrische Abklärung wäre wünschenswert.
3. Eine Rückenmarksdekompression sollte nur bei vorliegenden neurologischen Störungen durchgeführt werden. Auch bereits bei lang zurückliegenden neurologischen Ausfällen kann sich eine Besserung einstellen.
4. Nach wie vor sind wir der Meinung, daß eine stabile, statisch ausgeglichene Wirbelsäule die Voraussetzung für eine Schmerzreduktion ist. Mit dem kombinierten Verfahren, dorsale transpedikuläre Fixation und ventrale interkorporelle Fusion, läßt sich eine gute Aufrichtung und Stabilität der Deformität erzielen. Wegen der hohen Korrekturverluste bei den nur dorsal oder nur ventral instrumentierten Fällen, sind wir der Meinung, daß veraltete Wirbelfrakturen einer dorso-ventralen Fusion bedürfen.

Diagnose, Behandlung und Prognose der atlanto-occipitalen Ruptur

A. Hummel[1], R. Plaue[1] und U. Bethke[2]

[1] Klinikum der Stadt Mannheim, Unfallchirurgische Klinik (Dir. Prof. Dr. med. R. Plaue), Theodor-Kulzer-Ufer, D-6800 Mannheim 1
[2] Klinikum der Stadt Mannheim, Institut für Anästhesiologie und Reanimation (Dir. Prof. Dr. med. H. Lutz), Theodor-Kutzer-Ufer, D-6800 Mannheim 1

Die atlanto-occipitale Zerreißung gilt als außergewöhnlich seltene und meist letale Verletzung. Wir haben 5 derartige Fälle gesehen und das gehäufte Auftreten von 3 Rupturen innerhalb eines halben Jahres hat bei uns Zweifel an der absoluten Seltenheit dieser Verletzung geweckt. An der schlechten Prognose der Läsion besteht allerdings kein Zweifel: Uns sind aus der Literatur nur 16 Patienten bekannt, die eine solche Ruptur langfristig überlebt haben.

Der erste Patient, ein 19jähriger Motorradfahrer war mit hoher Geschwindigkeit auf einen parkenden PKW aufgefahren und etwa 20 Meter durch die Luft geschleudert worden. Er wurde am Unfallort reanimiert und kam 50 min später zur stationären Aufnahme. Die atlanto-occipitale Zerreißung wurde während der Primärversorgung röntgenologisch sofort erkannt. Bereits 10 min nach der Einlieferung verstarb der Patient jedoch an zentralem Herz-Kreislaufversagen.

Bei unserem zweiten Fall handelt es sich um ein 13jähriges Mädchen, das beim Überqueren der Straße von einem PKW angefahren worden war. Es wurde am Unfallort reanimiert und zunächst in einem auswärtigen Krankenhaus primär versorgt. $3^{1}/_{2}$ h nach dem Unfall erfolgte dann die Verlegung in unser Klinikum.

Bei der Aufnahme war die Patientin intubiert, beatmet und kreislaufstabil. Sie blutete stark aus der Nase und dem Rachen, der Hb-Wert betrug 3,4g%. Mittelweite, lichtstarre Pupillen und eine komplette Areflexie kennzeichneten die neurologische Situation. Auch hier wurde die atlanto-occipitale Ruptur röntgenologisch sofort nachgewiesen. Trotz aller Bemühungen den Kreislauf zu stabilisieren, verstarb das Mädchen aber 6 h nach dem Unfall an zentrogenem Herz-Kreislaufversagen.

Unser dritter Fall, eine 10jährige Patientin wurde als Radfahrerin von einem PKW angefahren und mußte am Unfallort reanimiert werden. Sie traf 40 min nach dem Unfall bei uns ein. Bei der Aufnahme war die Patientin tief bewußtlos, intubiert und beatmet, aber kreislaufstabil. Die Pupillen waren mittelweit und lichtstarr. Röntgenologisch konnte unmittelbar nach der Einlieferung die atlanto-occipitale Verletzung und eine Schädelbasisfraktur nachgewiesen werden.

Nach 48 h war die Unfallverletzte hirntot. Die spätere Obduktion bestätigte eine komplette atlanto-occipitale Zerreißung. Es lag ferner ein Abriß der rechten Arteria vertebralis vor, der zu einer rechtsseitigen Hirnnekrose und zu einer massiven Einblutung in die Halsweichteile geführt hatte. In der rechten Hinterhauptscondyle war eine tiefe Kerbe zu erkennen, die durch den nach hinten luxierten Atlas verursacht worden war.

Unser vierter Patient, ein 14jähriger Junge hat die Verletzung immerhin 4 Wochen überlebt. Er war ebenfalls als Radfahrer mit einem PKW kollidiert und wurde etwa 1 h später stationär aufgenommen. Er war tief bewußtlos, atmete jedoch spontan und war kreislaufstabil. Der Junge zeigte enge reagierende Pupillen, die Hirnstammreflexe waren erhalten,

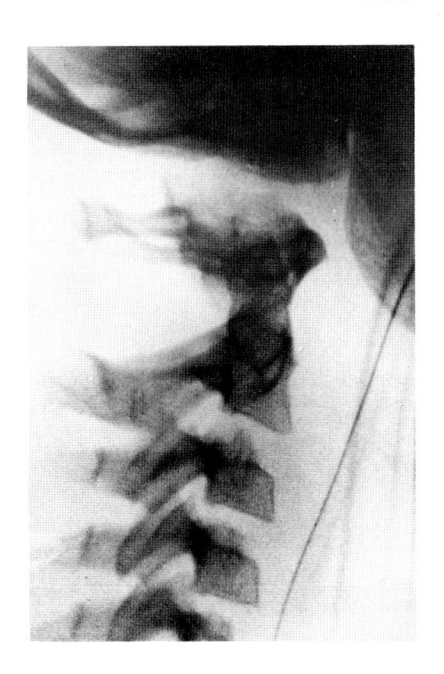

Abb. 1. Fall 5: Atlanto-occipitale Zerreißung mit anteriorer Kopfluxation

die Muskeleigenreflexe gesteigert. Es traten aber innenrotatorische Streckkrämpfe auf, die eine Intubation und Beatmung notwendig machten.

Das Schädel-Hirntrauma stand zunächst völlig im Vordergrund, von neurochirurgischer Seite bestand keine Operationsindikation. Es wurde eine Hirndrucksonde implantiert. $6^1/_2$ h später erkennt der konsiliarisch hinzugezogene Unfallchirurg die atlanto-occipitale Ruptur. Es wurde eine Crutchfield-Extension angelegt.

Extrem erhöhte Hirndruckwerte ließen die Prognose infaust erscheinen, so daß eine operative Fixation des Kopf-Halsüberganges unterblieb. Dennoch führte das Schädel-Hirntrauma nicht wie erwartet in den nächsten Tagen zum letalen Ausgang, der Patient blieb aber inoperabel, da er eine schwere Pneumonie erwarb, an deren septischen Folgen er schließlich nach 4 Wochen verstarb. Die Obduktion bestätigte eine vollständige atlanto-occipitale Bandzerreißung.

Die geschilderten Fälle unterstreichen die unfallchirurgische Regel, daß bei bewußtlosen Schädel-Hirn-Verletzten grundsätzlich eine sorgfältige HWS-Diagnostik erfolgen muß. Kraß formuliert hat die Halswirbelsäule solange als mitverletzt zu gelten, bis das Gegenteil eindeutig bewiesen ist. Nur zu leicht wird dabei der cranio-cervicale Übergang übersehen. Etwa die Hälfte der in der Literatur mitgeteilten Verletzungen wurden erst verspätet diagnostiziert.

An sich ist die atlanto-occipitale Ruptur an der gestörten Lagebeziehung zwischen den Atlasgelenkflächen und den Hinterhauptscondylen leicht erkennbar. In Zweifelsfällen kann eine vorsichtige Untersuchung unter Durchleuchtung die Diagnose sichern helfen, wie sich aus unserer letzten Beobachtung ergibt.

Das 9jährige Mädchen wurde beim Überqueren der Straße von einem PKW angefahren. Nach Reanimation am Unfallort erfolgte Einlieferung ins nächstgelegene Krankenhaus. Dem aufmerksamen Chirurgen fielen bei der Lagerung der bewußtlosen Patientin auf dem Röntgentisch eigenartige Knackgeräusche im Bereich der Halswirbelsäule auf. Die Rönt-

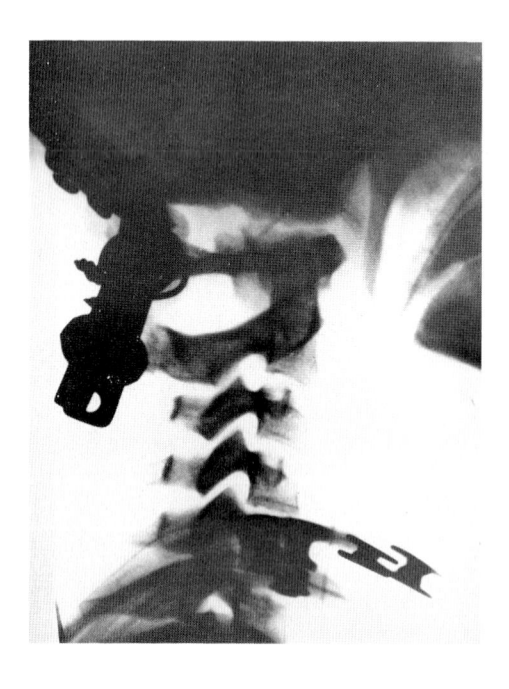

Abb. 2. Fall 5: Atlanto-occipitale Zerreißung nach Verblockung

genbilder schienen aber die vermutete HWS-Verletzung nicht zu bestätigen. Die neurologische Situation besserte sich rasch und das Kind wurde bedingt ansprechbar.

Der Kreislauf hingegen blieb instabil, unter der Verdachtsdiagnose einer Leberruptur erfolgte die notfallmäßige Verlegung in unser Klinikum. Das Mädchen wurde unverzüglich laparotomiert, es fand sich die vermutete Leberruptur, die übernäht und geklebt wurde.

Neurologisch bot das Kind eine linksseitige Parese, die durch einen rechtsseitigen Contusionsherd mit einem subduralen Hämatom verursacht wurde. Anläßlich der Implantation einer Hirndrucksonde sind wir nun dem wertvollen Hinweis des erstbehandelnden Chirurgen nachgegangen und haben eine vorsichtige Narkoseuntersuchung der Halswirbelsäule durchgeführt. Hierbei zeigte sich eine deutliche anteriore atlanto-occipitale Luxation, weshalb in gleicher Sitzung ein Diademkunstharzverband angelegt wurde. Mit dieser Verbandsanordnung konnte jedoch der Luxationstendenz nicht ausreichend begegnet werden, so daß wir uns für eine atlanto-occipitale Fusion entschieden. Atlasbogen und Hinterhaupt wurden angefrischt und mit einem corticospongiösen Beckenkammspan abgedeckt. Zur Osteosynthese wurden gebogene Kleinfragmentplättchen benutzt. Die Befestigung erfolgte am Hinterhaupt und am Dornfortsatz des 2. HWK mittels Schrauben, am Atlasbogen durch Drahtcerclage.

Postoperativ wurde im Diademkunstharzverband ruhiggestellt, später mit einer Kopfhalsstütze. Die neurologische Situation besserte sich rasch und vollständig, inzwischen ist das Mädchen weitgehend rehabilitiert, die Metallentfernung steht an.

Wie bei unseren ersten 4 Beobachtungen lag auch in unserem letzten glücklich ausgegangenen Fall neben der atlanto-occipitalen Ruptur ein Schädel-Hirntrauma vor. Es kann in solchen Fällen schwierig sein die neurologische Symptomatik der cranio-cervicalen Zerreißung von der des Schädel-Hirntraumas exakt abzugrenzen. So können Fehlstellungen der Halskopfverbindung nicht nur Schäden am Halsmark hervorrufen, sondern auch Störungen der Liquorzirkulation und der Hirndurchblutung verursachen, die dann unter Umständen fälschlich der Schädelverletzung zugeschrieben werden. Wann immer vertretbar sollte man deshalb rasch eine Stabilisierung des Hals-Kopfüberganges herbeiführen. Dabei ist der operativen Fusion der Vorzug zu geben, denn die Überlebensfälle der Literatur haben gezeigt, daß nach konservativer Behandlung Instabilitätsbeschwerden zurückbleiben können, die dann doch nachträglich zur Operation führen.

Atlanto-occipitale Rupturen mögen seltene Verletzungen sein, gerade deshalb ist es aber notwendig, stets auch daran zu denken.

Posttraumatische Spätinstabilitäten und Fehlstellungen der Wirbelsäule und ihre operativen Korrekturmöglichkeiten

D. Wolter, Ch. Eggers und Ch. Jürgens

Allgemeines Krankenhaus St. Georg, Abt. für Unfall-, Wiederherstellungs- und Handchirurgie (Dir.: Prof. Dr. med. D. Wolter), Lohmühlenstraße 5, D-2000 Hamburg 1

Einleitung

Eine zunehmende Deformität oder eine bleibende Instabilität bei vorausgegangener Fraktur, primär nicht diagnostizierte Luxationen oder Frakturen sowie die nicht durchführbare primäre Versorgung bei Mehrfachverletzungen sind wesentliche Ursachen für einen Korrektureingriff an der Wirbelsäule. Dabei ist es in erster Linie die Instabilität, welche zu segmentförmigen Schmerzen führt. Discus- und Bandverbindungen sind insuffizient oder gar nicht verheilt, die chronische abnorme Beweglichkeit führt zur Synoviitis der Wirbelgelenke und Dehnung der Schmerzreceptoren in den Bändern. Da die Instabilität durch die paravertebrale Muskulatur kompensiert werden muß, zeigen sich schmerzhafte Muskelverspannungen [3]. Durch die in der Regel stärkere ventrale Kompression der Wirbelkörper entsteht eine schiefe Ebene oder die Ausbildung von zwei schiefen Ebenen im Sinne einer Keilbildung. Diese mechanisch ungünstige Situation läßt eine achsengerechte Belastung der Wirbelkörper nicht mehr zu [1]. Ein Teil der Druckkräfte wird in Scherkräfte umgewandelt, die andere durch die Verletzung schon geschädigte Segmentanteile zusätzlich pathologisch beanspruchen (Abb. 1).

Bezieht man die Konfiguration des Spinalkanales in die Operationsindikation ein, so kann man als Faustregel davon ausgehen, daß eine Einengung des Spinalkanales um 1/3 unproblematisch, eine Einengung bis zu 2/3 problematisch und eine Einengung von mehr als 2/3 in jedem Fall korrekturbedürftig ist. Dabei wird eine Einengung um bis zu 1/3 keine Rolle spielen in der Indikation zur Korrektur, eine Einengung bis zu 2/3 zusammen mit Instabilitäten oder Deformationen eine wichtige zusätzliche Indikation zum operativen Vorgehen sein und eine Einengung über 2/3 eine alleinige Indikation zum operativen Vorgehen darstellen [4, 5].

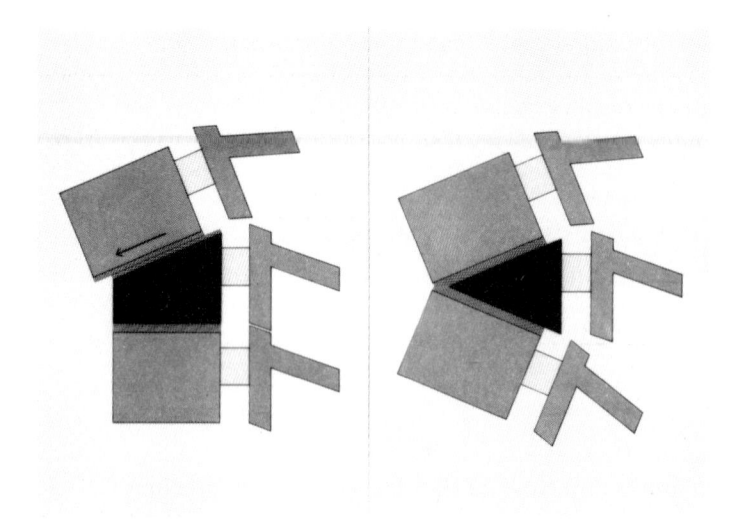

Abb. 1. Schematische Darstellung der biomechanischen Situation bei Ausbildung einer schiefen Ebene oder eines Keilwirbels nach Fraktur

Neben den in erster Linie geübten diagnostischen Verfahren, wie Röntgennativ-, Röntgenschichtaufnahmen, Myelographie und Computertomographie sollte bei Verdacht auf Instabilität eine Funktionsaufnahme zur präoperativen Befunderhebung hinzugenommen werden. Die Funktionsaufnahmen lassen besonders an der Halswirbelsäule erst den Grad der Instabilität erkennen.

Operative Methoden

Das Ziel der operativen Therapie besteht:
1. in einer Erweiterung des Spinalkanales bei einer Einengung um mehr als 1/3,
2. der Wiederherstellung der Stabilität (knöcherne Überbrückung) und
3. in einer Achsenkorrektur.

Dabei sollte derjenigen Technik der Vorzug gegeben werden, die am risikoärmsten mit dem geringsten Funktions- und Zeitverlust zum Ziel führt.

Je nach Wirbelsäulenabschnitt und anatomischer Situation wird die Art des Vorgehens unterschiedlich sein. Ein alleiniges ventrales oder dorsales Vorgehen wird insbesondere dann in Frage kommen, wenn die Deformität und Einengung des Spinalkanales hinter die Instabilität zurücktreten. Findet sich dagegen eine stärkere Abknickung, meistens in Verbindung mit einer Spinalkanaleinengung, wird ein ventrales und gleichzeitiges dorsales simultanes Vorgehen notwendig.

Krankengut und Ergebnisse

An der Abteilung für Unfallchirurgie des Allgem. Krankenhauses St. Georg wurden zwischen 1982 und 1986 bei 31 Patienten Spätrekonstruktionen der Wirbelsäule nach Ver-

Tabelle 1. Operative Methoden der Spondylodese bei rekonstruktiven Eingriffen

Ventraler Sandwich-Block und Rekonstruktionsplatte	22
Dorsale Platte + Spongiosa	5
Dorsale Platte, ventraler Block	1
Ventrale Platte, dorsale Platte	3
	31
Zugang (dorsal und ventral)	10

letzungen durchgeführt. In der überwiegenden Zahl der Fälle wurde eine ventrale Spondylodese mit einem Sandwich-Block und einer ventro-lateralen Platte vorgenommen. Eine dorsale Schlitzlochplattenspondylodese und Spongiosa wurde bei Patienten, bei denen die Verletzung erst 4–6 Wochen zurücklag, durchgeführt. Bis zu diesem Zeitraum läßt sich auch durch ein alleiniges dorsales Vorgehen in günstigen Fällen eine ausreichende Reposition erzielen. Eine ventrale und dorsale Stabilisierung durch Platten wurde nur bei schweren Translationsverletzungen im thoraco-lumbalen Bereich vorgenommen. Ein wichtiger neuer Weg ist die Kombination von dorsalem Implantat (Plattenfixateur) und ventralem Block [6, 7]. Wir sind der Auffassung, daß gerade bei den überwiegend jugendlichen Patienten die Entfernung des Materials ins Auge gefaßt werden sollte. Die Implantation des Materials dorsal erleichtert die Materialentfernung erheblich, da ein erneutes ventrales Eingehen vermieden werden kann.

Bei 10 von 31 Patienten mußten zur Erreichung des Operationsergebnisses ein simultaner dorso- und ventraler Zugang durchgeführt werden, um insbesondere die Kapsel- und Bandstrukturen zu lösen bzw. fehlverheilte oder luxierte Wirbelgelenke zu mobilisieren (s. Tabelle 1).

Die Eingriffe verteilen sich über die verschiedenen Wirbelsäulenabschnitte in etwa gleichmäßig. Zwölfmal wurde im Bereich der Halswirbelsäule, neunmal im Bereich der Brustwirbel-säule und zehnmal im Bereich der Lendenwirbelsäule vorgegangen. Bei fast allen Patienten erfolgte die Transplantation von autologem Knochen, bei 10 Patienten wurde im Bereich der Brust- und Lendenwirbelsäule ein sogen. Sandwich-Block verwandt, um größere Wirbeldefekte, insbesondere im Lumbalbereich, aufzufüllen [6].

Dazu einige Fallbeispiele:
1. 37jähriger Pat., Zustand nach Polytrauma und Fraktur des 7. BWK (Typ ABD II) ohne Rückenmarksbeteiligung. Über eine Thoracotomie Ausräumung der Zwischenwirbelscheiben und des keilförmigen Wirbelkörpers unter Mitnahme der Hinterwand. Aufrichtung der Achse und Einsetzen eines cortico-spongiösen Sandwich-Blockes. Die einzelnen Anteile des Blockes werden durch Kleinfragmentschrauben fixiert. Zusätzliche Stabilisierung in diesem Fall durch eine 3-Loch-Unterschenkel-DC-Platte ventro-lateral. Der Patient ist beschwerdefrei (Abb. 2).
2. 30jähriger Pat., Zustand nach Fraktur des 1. LWK (Typ AB I). Erhebliche Instabilitätsbeschwerden. Simultanes ventrales und dorsales Vorgehen. Ausräumen der Zwischenwirbelscheibe zwischen T12 und L1 und Auffüllen des Defektes mit einem cortico-

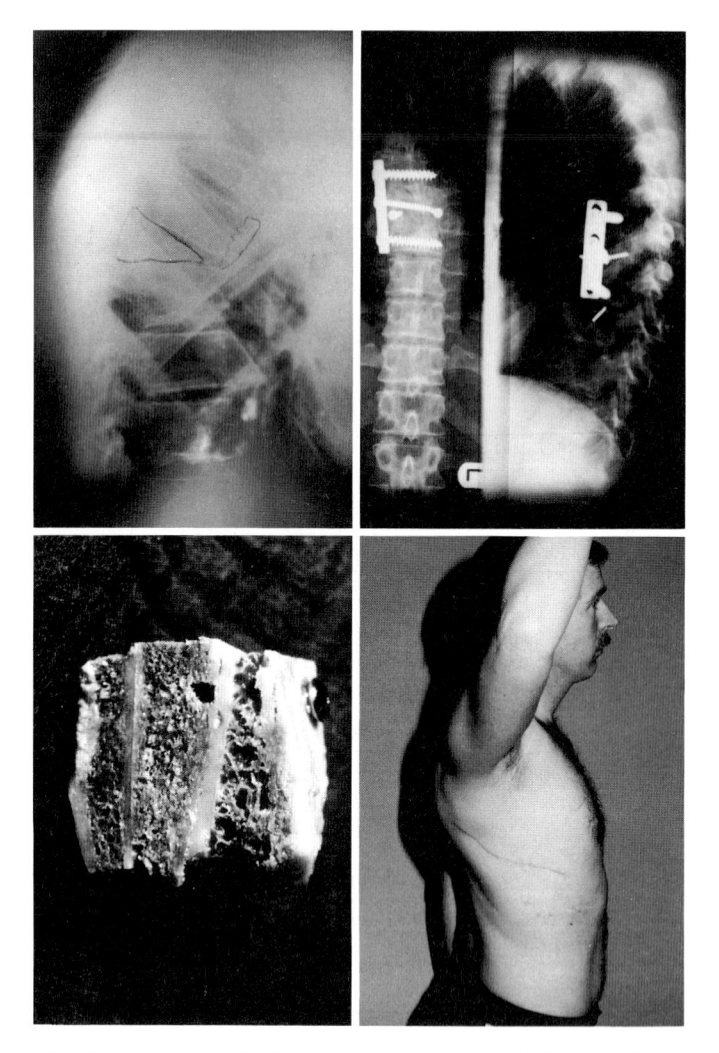

Abb. 2. Ventrale Aufrichtungsspondylodese mit Platte und Sandwich-Block

spongiösen Sandwich-Block. Die einzelnen cortico-spongiösen Teile werden dabei durch sogen. Ethi-Pins zusammengehalten. Stabilisierung der Wirbelsäule von dorsal mit einem Plattenfixateur. Vollständige anatomische Rekonstruktion. Erleichterung der Metallentfernung durch die Materiallage dorsal. Patient ist beschwerdefrei (Abb. 3).

3. 26jähriger Pat., Zustand nach Fraktur des 3. LWK (Typ A 0) mit Einbruch der Zwischenwirbelscheiben cranial und ventral in den Wirbelkörper. Persistierendes ausgeprägtes Beschwerdebild. Alleiniges ventrales Vorgehen und Resektion der vorderen 2/3 des Wirbelkörpers unter Mitnahme der Zwischenwirbelscheiben. Spondylodese durch corticospongiösen Sandwich-Block und ventro-laterale Platte von einem extraperitonealen Zugang. Nach Metallentfernung feste Fusion der betroffenen Segmente bei anatomischer Stellung der Wirbelsäule. Die Patientin ist beschwerdefrei (Abb. 4).

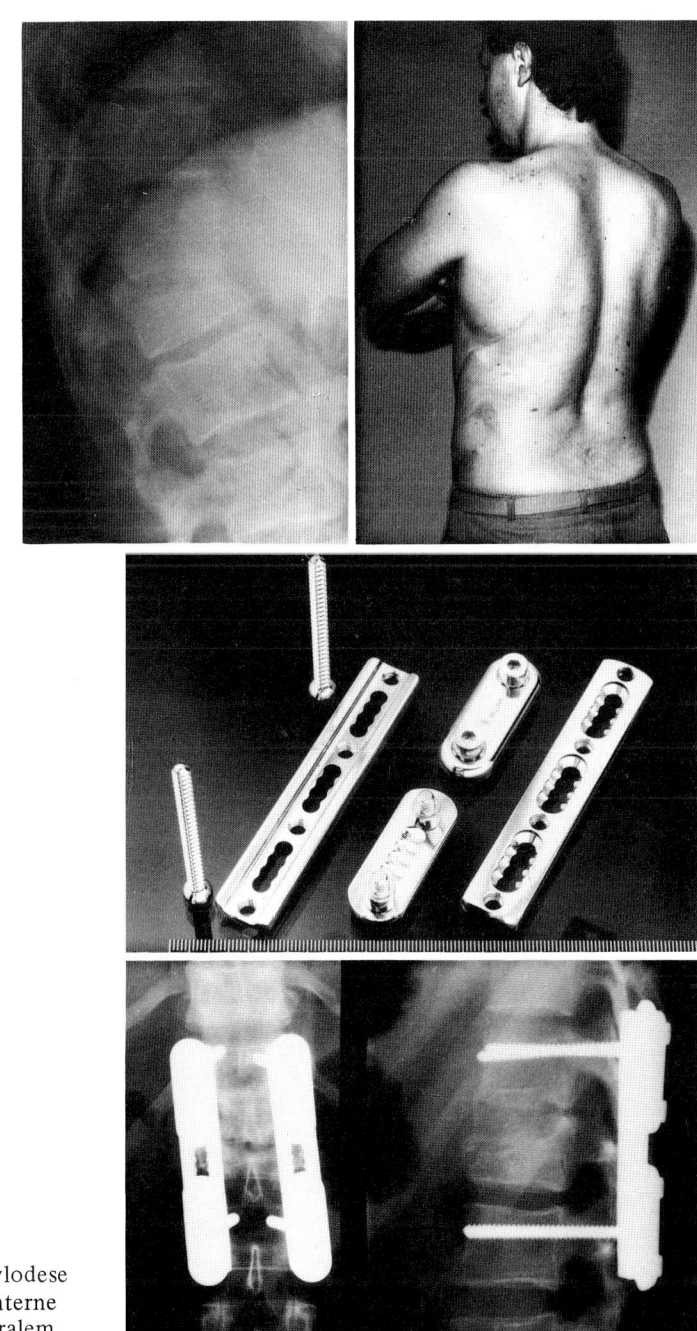

Abb. 3. Dorsale Spondylodese durch Plattenfixateur interne in Verbindung mit ventralem Sandwich-Block

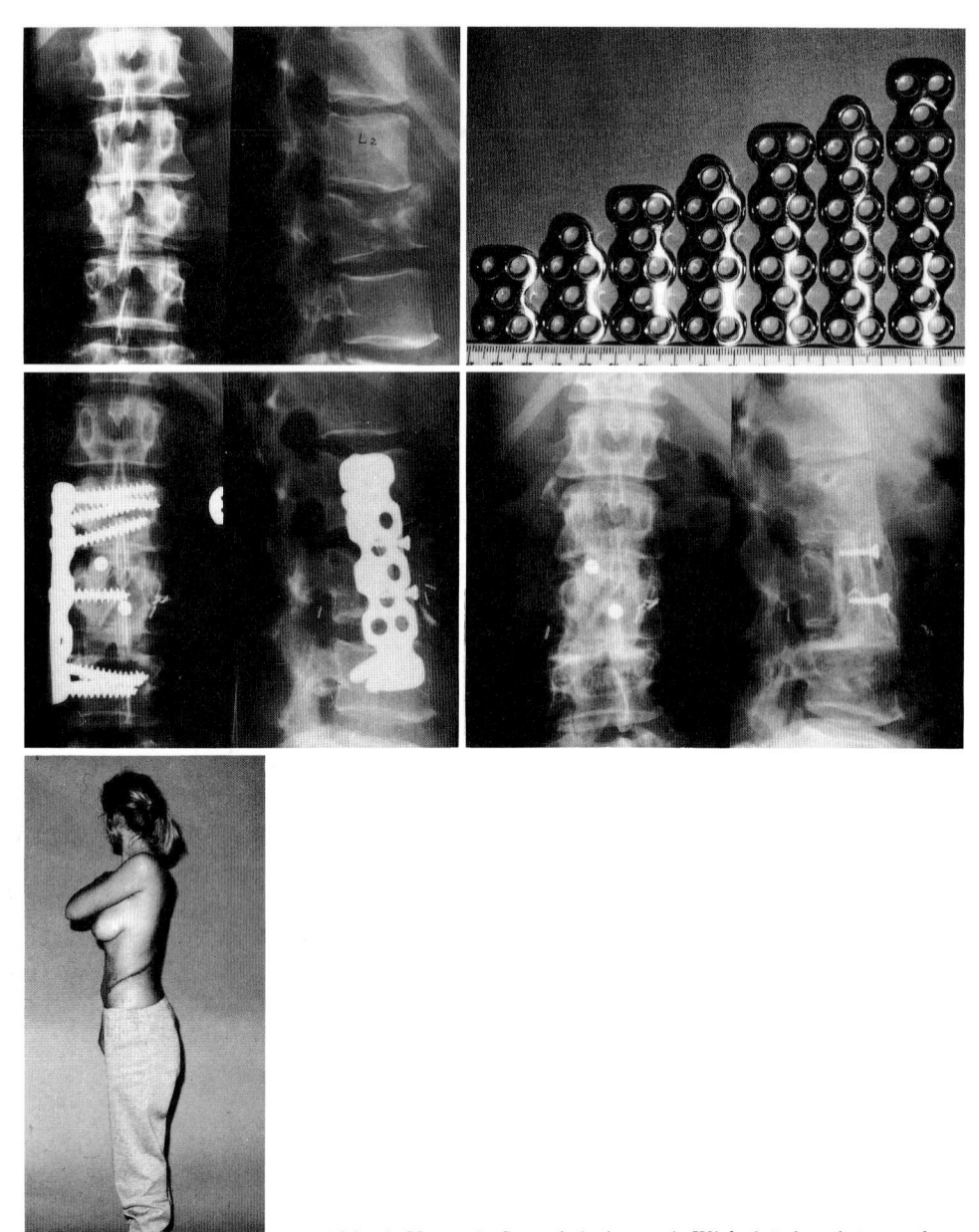

Abb. 4. Ventrale Spondylodese mit Wirbelsäulenplatte und Sandwich-Block

Schwere Komplikationen, wie Infektionen und Nervenschäden, waren bei den 31 Patienten nicht zu beobachten. Bei 3 Patienten kam es im Verlaufe der nächsten Monate zu Zeichen der Implantatlockerung, so daß bei einem Patienten aus der vorher alleinigen ventralen Spondylodese eine zusätzliche dorsale Fusion notwendig wurde. Es handelt sich hier um einen jungen paraplegischen Patienten.

Tabelle 2. Prä- und postoperativer Kyphosewinkel nach COBB (n = 31)

	0–10°	11–20°	21–30°	31–40°	41–50°	über 51°
präop.	4	7	8	4	5	3
postop.	22	6	3	–	–	–

Bei den übrigen 2 Patienten kam es zu einem knöchernen Durchbau der Spondylodese ohne zusätzlichen Maßnahmen. Der Kyphosewinkel konnte wesentlich reduziert, aber nicht in allen Fällen vollständig aufgehoben werden. In der Gruppe mit einem Kyphosewinkel bis zu 20 Grad fanden sich präoperativ 11 und postoperativ 28 Patienten (Tabelle 2).

In 80% der Fälle konnte Beschwerdefreiheit oder Beschwerdearmut erzielt werden. Eine weitgehende anatomische Achsenstellung ließ sich in ca. 60% der Fälle erreichen.

Diskussion

Späteingriffe an der Wirbelsäule bedeuten insbesondere im Bereich der thorakalen und lumbalen Wirbelsäule für den Patienten einen großen operativen Eingriff, weil in der Regel ventral vorgegangen werden muß und dabei eine Thoracotomie oder entsprechende größere ventrale Freilegung der Wirbelsäule zu erfolgen hat. Weiterhin ist ein simultanes dorsales und ventrales Vorgehen bei 1/3 der Patienten notwendig.

In der Regel wird dabei die Stabilisierung der Wirbelsäule durch metallische Implantate notwendig sein, da die ventrale und dorsale Lösung der Strukturen eine Achsenkorrektur erst ermöglicht. In unserem eigenen Krankengut haben wir dabei auch einen Wechsel in der Methodik beobachten können. Die Forderung einer genügenden Stabilisierung durch das Implantat muß dabei in Einklang gebracht werden mit einer möglichst kurzen Fusionsstrecke.

Gleichzeitig sollte der Aspekt der Materialentfernung bei den in erster Linie jugendlichen Patienten nicht vernachlässigt werden. Wir vertreten dabei die Auffassung, daß eine Materialentfernung in der Regel zu erfolgen hat. Dabei sind nicht nur der Spätinfekt oder Fremdkörperprobleme ein Grund, sondern auch die Tatsache, daß jedes metallische Implantat zu einer stärkeren Rigidität dieses Abschnittes führt, was wiederum auf lange Sicht gesehen zu einer vermehrten Mobilität der Nachbarsegmente mit den bekannten Spätfolgen führen kann.

Unter diesem Aspekt ist eine dorsale Materiallage einer ventralen vorzuziehen. So sehen wir eine Verbesserung der posttraumatischen rekonstruktiven Späteingriffe im Brust- und Lendenwirbelsäulenbereich darin, daß durch einen Plattenfixateur interne eine ausreichende Stabilität dorsal erreicht und ventral der Defekt durch einen cortico-spongiösen Sandwich-Block aufgefüllt wird.

Zusammenfassung

Bei 31 Patienten erfolgte die Spätrekonstruktion der Wirbelsäule durch ventrale Platten, dorsale Schlitzlochplatten oder Plattenfixateur in der Regel mit einer Transplantation von autologem Knochen. Für die großen Eingriffe im Bereich der Brust- und Lendenwirbelsäule mit häufig doppeltem Zugang und zusätzlicher Knochenentnahme sind in der Regel nur jüngere Patienten geeignet. Eine alleinige dorsale Materiallage ist anzustreben.

Literatur

1. Louis R (1985) Die Chirurgie der Wirbelsäule. Springer, Berlin Heidelberg New York Tokyo
2. Kortmann H-R, Wolter D, Reckert L, Jürgens Ch (1987) Die Rotationsstabilität der LWS nach verschiedenen transpediculären Osteosynthesen. In: Peiger H-J (Hrsg) Chirurg. Forum 1987 für experimentelle und klinische Forschung. Springer, Berlin Heidelberg New York
3. Muhr G, Tscherne H (1980) Folgezustände nach Wirbelsäulenverletzungen. Hefte Unfallheilkd, Heft 149. Springer, Berlin Heidelberg New York, S 252–256
4. Wolter D (1985) Vorschlag für eine Einteilung von Wirbelsäulenverletzungen. Unfallchirurg 88:481
5. Wolter D (1985) Die Wiederherstellung der Knochenstatik nach Defekten an der Wirbelsäule. Hefte Unfallheilkd, Heft 174, Springer, Berlin Heidelberg New York, S 530–541
6. Wolter D, Eggers Ch, Jürgens Ch (1987) Die Knochentransplantation im Bereich der Wirbelsäule. In: Wolter D, Jungbluth K-H (Hrsg) Wissenschaftliche und klinische Aspekte der Knochentransplantation (2. Paul-Sudeck-Symposium) Hefte Unfallheilkd, Heft 185. Springer, Berlin Heidelberg New York
7. Wolter D, Reckert L, Kortmann HR, Grüber J (1986) Der Plattenfixateur intern zur Wirbelsäulenstabilisierung – Operationstechnik und Ergebnisse. In: Rodewald G (Hrsg) Kurzfassungen der Referate der 138. Tagung der Vereinigung Nordwestdeutscher Chirurgen. Hansisches Verlagskontor, Lübeck, S 62

Pseudarthrosen nach Frakturen der Brust und Lendenwirbelsäule

Th. Grass und J. Harms

Rehabilitationskrankenhaus Karlsbad-Langensteinbach, Abt. für Orthopädische – Traumatologie I (Dir.: Prof. Dr. med. J. Harms), Guttmannstraße, D-7516 Karlsbad

Frakturen der HWS werden bei uns normaler Weise operativ behandelt und bieten bezüglich der Heilung keine Probleme.

Pseudarthrosen nach Frakturen der LWS und BWS sind meist Folge einer *inadäquaten* oder *fehlenden* Behandlung. Die Fraktur wird in ihrem ganzen Ausmaß nicht richtig eingeschätzt oder vitale Interessen stehen der sofortigen Stabilisierung entgegen. Nicht selten wird die Verletzung nicht erkannt.

Pseudarthrosen der Wirbelsäule haben einen anderen Stellenwert als Pseudarthrosen der Extremitäten. Wir umschreiben damit summarisch – als Arbeitshypothese – die posttraumatischen Instabilitäten, instabile und zunehmende Fehlstellungen; außerdem posttraumatische Veränderungen der Wirbelsäule, die durch ihre Symptomatik einer späteren operativen Korrektur bedürfen.

Die Symptomatik der posttraumatischen Pseudarthrosen ist sterotyp. Schmerzen, Fehlstellungen, Belastungsinsuffizienz, neurogene Störungen.

Im Vordergrund der Beschwerden steht der Schmerz. Die Ursachen der Schmerzen sind vielschichtig und bedürfen einer sorgfältigen präoperativen Diagnostik.

Ein Teil der Schmerzen läßt sich durch unmittelbare Irritation der Nervenwurzel erklären, andere werden durch Überforderung der sehr gut innervierten Ligamente und Wirbelgelenke hervorgerufen.

Die Kompensation der Fehlstellungen durch gesunde Wirbelsäulenabschnitte führt zu Überbelastung und Schmerzen der Bewegungssegmente und der Muskulatur. Nicht zuletzt verursacht die persistierende Instabilität chronische Schmerzen.

Eine zunehmende Fehlstellung wird selten als kosmetisch störend empfunden, in den meisten Fällen wird die Beeinträchtigung durch die begleitenden Schmerzen verursacht.

Es resultiert daraus nicht selten eine Belastungsinsuffizienz und Arbeitsunfähigkeit.

Ursachen der Fehlstellungen sind persistierende Instabilitäten durch discoligamentäre Verletzungen, durch Impressionen von Bandscheibenmaterial in den Wirbelkörper und Sinterung der Spongiosa.

Die *Belastungsinsuffizienz* ist in der Regel schmerzhaft, sie wird meist durch eine segmentale Instabilität oder traumatische Fehlstatik verursacht. Dies führt zur Überbeanspruchung der Kompensationsfähigkeit und zur Überlastung der Rückenmuskulatur, mit schmerzhaften Verspannungen und Insertionstendinosen. Die Folgen sind nicht selten Arbeitsunfähigkeit und vorzeitige Berentung.

Die Beeinträchtigung der Wirbelsäulenfunktion führt sekundär zu neurogenen Störungen mit Schädigung des Rückenmarks und der Nervenwurzeln. Das Myelon wird im betroffenen Wirbelsäulenabschnitt eingeengt durch Bandscheibenreste, Fehlstellungen der Wirbelkörper, oder knöcherne Fragmente, es kommt zu einer spinalen Stenose. Auch narbige Verwachsungen engen das Rückenmark ein. Durch eine gleichzeitige Instabilität wird die Symptomatik verstärkt.

Ausgeprägte Fehlstellungen – meist Kyphosen – können über dem Kyphosescheitel zur Dehnung des Rückenmarks führen mit den Folgen einer Myelopathie und Querschnittlähmung. Die Gefährdung einer sekundären Myelopathie ist bei spitzwinkligen und nachkyphosierenden Fehlstellungen am größten.

Eine sorgfältige präoperative Bestandsaufnahme ist dringend angezeigt, damit die Erwartungen der Patienten und das operativ Erreichbare korreliert werden können.

Fehlstellung und Instabilität lassen sich operativ gut korrigieren, neurogene Störungen und Ausfälle sind nur bedingt zu verbessern. Schmerzen, deren Ursache in der Fehlstatik liegen, sind somit gut zu beeinflussen, die unmittelbar neurogenen Beschwerden nicht. Der Patient muß darüber aufgeklärt werden.

Das Ziel der Operation ist die Linderung der Beschwerden, die Korrektur der Fehlstellungen, die Entlastung des Rückenmarks und die Stabilisierung der Fraktur und damit die Verbesserung der Wirbelsäulenstatik und Belastbarkeit.

Es wird dabei die monosegmentale oder disegmentale Instrumentation und Fusion angestrebt, die sich ausschließlich auf die betroffenen Bewegungssegmente beschränkt.

Der Eingriff muß von dorsal und ventral durchgeführt werden, da sonst die Korrektur unzureichend ausfällt und das Repositionsmanöver eine erhebliche Gefährdung für das Rückenmark darstellt.

Der operative Aufwand bei älteren Wirbelsäulenverletzungen ist beim Vorliegen narbiger Verwachsungen erheblich. Reposition und Korrektur der Fehlstellungen sind infolge der Verwachsungen nicht mehr ohne Narbenrevision möglich.

Unter diesem Aspekt ist eine Wirbelsäulenverletzung nach 4–6 Wochen bereits als veraltet anzusehen, da zu diesem Zeitpunkt die Verwachsungen schon fortgeschritten sind und das kombinierte dorsale und ventrale Vorgehen erfordern.

Anlaß zur Operation sind in erster Linie die Schmerzen.

Die Indikation ergibt sich aus den Instabilitäten, der Fehlstellung, der spinalen Stenose mit neurogenen Ausfällen und daraus resultierenden Beschwerden.

Die Technik des operativen Vorgehens läßt sich den Erfordernissen anpassen.

In der Regel wird eine dorsale Revision der Gelenke mit Arthrolyse erforderlich und eine Revision der Nervenwurzeln. Anschließend wird die dorsale transpediculäre Instrumentation vorgenommen und die dorsale Spondylodese vorbereitet.

Der ventrale Eingriff wird in gleicher Sitzung durchgeführt und beinhaltet nach sorgfältiger Darstellung der Fraktur das Ausräumen der Narben mit Dekompression des Rückenmarks und die ventrale Instrumentation mit dem USI-System.

Nach Fixation der Schrauben in den Wirbelkörpern wird ein VDS Gewindestab eingebracht, mit dem in einem ersten Schritt distrahiert und korrigiert wird. Nach Einfalzen eines Knochenspans zwischen die Wirbelkörper wird die Distraction aufgehoben und in eine Kompression umgewandelt. Dadurch wird der Knochenspan gesichert und kann die Funktion der Wirbelkörperhinterwand übernehmen.

Anschließend wird im Sinne einer Zuggurtung die dorsale Instrumentation vervollständigt.

Für die Nachbehandlung wird im Regelfall ein Korsett erforderlich sein. Bei monosegmentalen Instrumentationen im thorakalen und mittleren Lumbalbereich kann auf ein Korsett verzichtet werden.

In Langensteinbach haben wir in der Zeit von 1980 bis 1986 320 Wirbelsäulenfrakturen operativ versorgt 135 entfallen auf die Halswirbelsäule und 185 auf die Brust und Lendenwirbelsäule.

Etwa 60% der Patienten konnten frühzeitig operiert werden, die verbleibenden 40% wurden 4 Wochen bis 9 Jahre nach dem Unfallereignis versorgt.

Pseudarthrosen der Halswirbelsäule – Konservative oder operative Verfahren

C. Josten, A. Ekkernkamp, J. Scheuer und W. Knopp

Chirurgische Universitätsklinik und Poliklinik der Berufsgenossenschaftlichen Krankenanstalten „Bergmannsheil" (Dir.: Prof. Dr. med. G. Muhr), Hunscheidtstraße 1, D-4630 Bochum

Einleitung

Pseudarthrosen der Halswirbelsäule sind eine immer wieder vorkommende und oft unerkannte Komplikation einer Wirbelsäulenfraktur.

Sie lassen sich neben der anatomischen Lokalisation unterteilen in:
1. verzögert diagnostizierte, posttraumatische Pseudarthrosen
2. Pseudarthrosen nach konservativer Behandlung
3. postoperative Pseudarthrosen

Während der Jahre 1981 bis 1985 wurden 15 Patienten mit Falschgelenkbildungen im Halswirbelsäulenbereich am Bergmannsheil Bochum behandelt. Vorrangig war hier die Pseudarthrosenbildung am Dens axis bei insgesamt 9 Patienten (Tabelle 1).

1. Dens axis

Ursache für das Vorherrschen dieses Wirbelanteiles liegt sowohl in der Diagnostik, der Anatomie als auch in der Therapie begründet.

a) Diagnostik: Ursache einer Dens-Fraktur ist häufig nebem dem Verkehrsunfall ein banaler Sturz mit begleitendem gedecktem Schädel-Hirn-Trauma. Die vorrangige Behandlung der Schädelverletzung bei fehlender Neurologie führt zum Übersehen der Fraktur. Das oft nicht eindeutige Beschwerdebild wird häufig fehlinterpretiert als Schulter-Arm-Syndrom oder die Patienten werden als Simulanten bezeichnet.

b) Anatomie: Jahna (1977) und Pierce, Barr (1979) sahen den Hauptgrund eines sich einstellenden Falschgelenkes in der Diastase und der Translation.

Schiff und Parke (1973) sahen dagegen eine gefährdete Durchblutung als Ursache der Dens-Pseudarthrose an.

Tabelle 1. 15 Pseudarthrosen der HWS

9 DENS	5 Dorsale Spondylodesen
	4 HALO
6 Übrige HWS	5 Ventrale Spondylodesen
	1 HALO

Tabelle 2. Literaturübersicht. Pseudarthrosenrate

		Frakturen	
Jahna	1984	104	3%
Anderson	1956	63	5%
Roberts et al.	1972	50	20%
Apuzzo et al.	1978	45	33%
Schatzker	1971	37	63%

Frakturen im Übergangsbereich des Dens zur Basis führten zu einer Schädigung der aus den Vertebralarterien entstammenden zuführenden Gefäßen mit folgender avasculärer Nekrose.

Dieser These stehen Untersuchungen entgegen, die eine sehr gute Durchblutung des Dens axis nachweisen.

Sowohl Althoff und Goldie als auch Schatzker und Mitarb. wiesen neben den aufsteigenden Arterien eine gut durchblutete Arcade der Dens-Spitze nach mit untereinander bestehenden Anastomosen.

Aufgrund letzterer Ergebnisse erscheint es wenig wahrscheinlich, daß eine mangelnde Blutzufuhr für eine Pseudarthrose verantwortlich ist.

In der Literatur werden unterschiedliche Angaben über die Pseudarthroseincidenz gemacht.

Die Pseudarthroserate unter konservativer Behandlung schwankt zwischen 2,9% bei Jahna (1984) und 63% bei Schatzker (1971).

Eine ebenfalls auffallend niedrige Pseudarthroserate unter konservativer Therapie wies Anderson 1965 mit 5% von 63 Frakturen auf.

Roberts und Mitarb. beobachteten 1972 eine Gesamtpseudarthroserate von 20% bei 50 Frakturen, wobei bei dislocierten Brüchen zu 30% keine knöcherne Überbauung eintrat, bei nicht dislocierten nur zu 17%.

Apuzzo sah die Ursache in einer Falschgelenkbildung von 33% unter konservativen Richtlinien sowohl in der Dislokation als auch altersbedingt (Tabelle 2).

c) Therapie: Iatrogene Ursachen für das Entstehen einer Pseudarthrose des Processus odontoideus sind in einer falschen Therapieindikation oder ungenügenden Fixation zu suchen.

Häufig werden Frakturen, vornehmlich nicht dislocierte, lediglich in einer Krawatte ruhigstellt oder ein schlecht sitzender Brustkopfgipsverband für zu kurze Zeit angelegt.

Die Behandlung der Dens-Pseudarthrosen in unserer Klinik stützt sich auf die Fraktureinteilung entsprechend der Klassifikation nach Anderson. Verletzungen der Gruppe 3 und noch bis 6 Wochen nach dem Unfall erkannte Verletzungen der Gruppe 2 ohne Diastase oder Verschiebung können konservativ behandelt werden. Bei vortherapierten Verletzungen ist ein erneuter konservativer Behandlungsversuch nur nach zu kurzer Ruhigstellung und guter Fragmentposition gerechtfertigt. Alle anderen Fälle werden operativ stabilisiert.

In der konservativen Behandlung kommt der Halo-Fixateur zur Anwendung. Dieser bietet gegenüber dem Brustkopfgipsverband den Vorteil, daß das Repositionsergebnis, besonders bei adipösen Patienten, besser gehalten werden kann. Weitere Vorteile liegen in

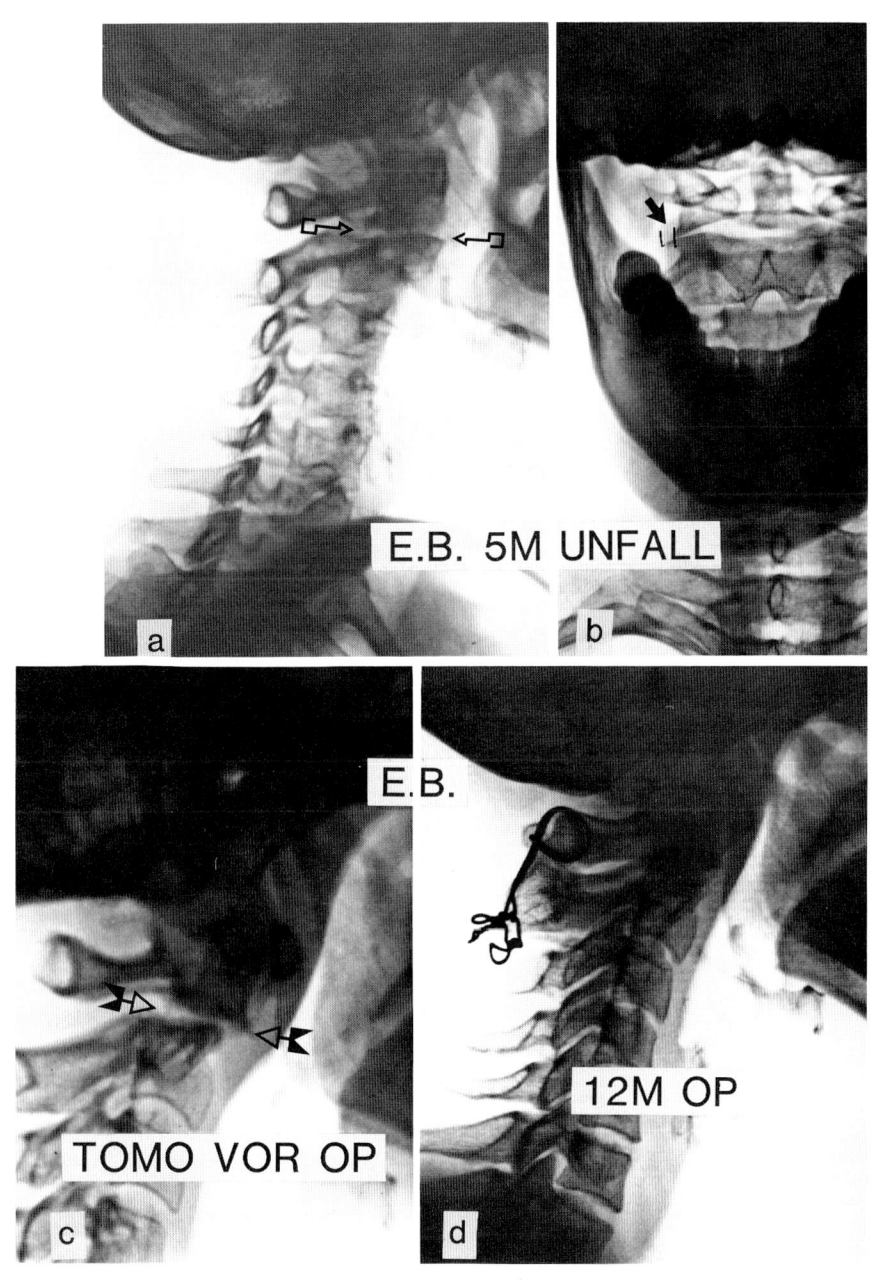

Abb. 1a–d. 32jähriger Patient, PKW-Unfall, Vorstellung 5 Monate nach Unfall wegen chronischer Halswirbelsäulenbeschwerden. **a, b** Röntgenaufnahmen 5 Monate nach dem Unfall, **c** Tompgraphie vor der Operation, **d** 12 Monate nach dorsaler Fusionierung

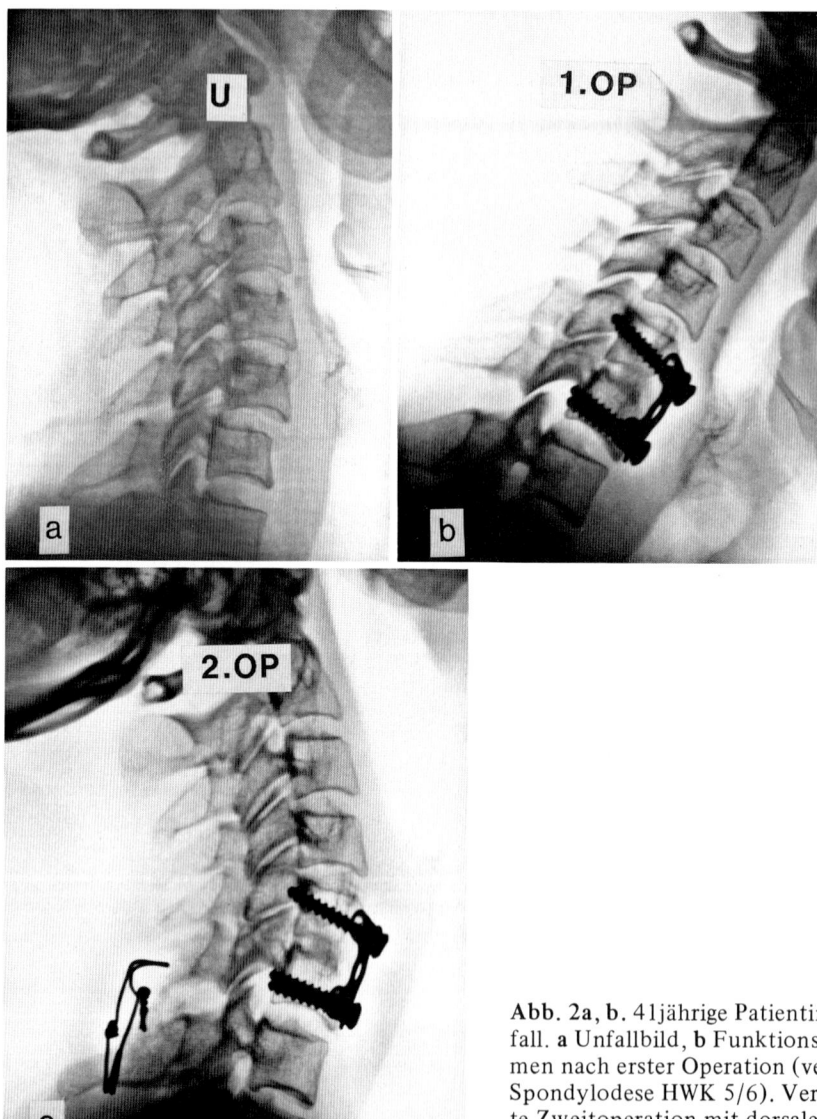

Abb. 2a, b. 41jährige Patientin, PKW-Unfall. **a** Unfallbild, **b** Funktionsaufnahmen nach erster Operation (ventrale Spondylodese HWK 5/6). Verzögerte Zweitoperation mit dorsaler Spondylodese HWK 6/7

seiner einfachen und sicheren Handhabung mit dorsierbarer Reposition und permanenter Korrektur- und Röntgenmöglichkeit.

Nach einer Untersuchung von Johnson stellt der Halo-Fixateur für die obere HWS-Region das stabilste externe Fixationssystem dar, mit einer Bewegungseinschränkung von 75% im Atlanto-Axialgelenk.

4 Patienten mit Dens-Pseudarthrosen wurden mittels dieses Systems behandelt. Die durchschnittliche Ruhigstellungszeit im Halo betrug 10,6 Wochen, wobei anschließend eine Schanzsche Krawatte für weitere 6 Wochen appliziert wurde. Entscheidend für die Verlaufs-

beurteilung ist die regelmäßige tomographische Untersuchung bis zur Durchbauung der Fraktur.

Bei weiteren 5 Patienten mit Dens-Pseudarthrosen erfolgte die operative Versorgung mittels dorsaler Spondylodese. (Abb. 1a–d).

Pseudarthrosen nach Frakturen des 1. Halswirbelkörpers bzw. des 2. Halswirbelkörpers sind selten.

2. Mittlere und untere HWS

An der mittleren und unteren HWS stellen Frakturen mit ligamentären Instabilitäten das Hauptkollektiv dar.

Wegen der erheblichen Beschwerden, oft mit begleitenden neurologischen Symptomen, werden hier entstandene Luxationsfrakturen rechtzeitig diagnostiziert. Pseudarthrosen entstehen meist nach konservativer Immobilisationsbehandlung oder als postoperative Komplikation.

Postoperative Pseudarthrosen beruhen überwiegend auf einer inkorrekt durchgeführten Osteosynthese oder einer nicht erkannten, zusätzlichen ligamentären Verletzung.

Erst nach Funktionsaufnahmen lassen sich hier die zusätzlichen Bandzerreissungen erkennen (Abb. 2a–c).

Bei diesen Verletzungskombinationen ist die Osteosynthese angezeigt, die von dorsal oder ventral erfolgen kann.

3. Bechterewsche Erkrankung

Ein besonderes Problem stellen Wirbelsäulenfrakturen bei Morbus Bechterew dar. Aufgrund der ausgedehnten Hebelverhältnisse neigen diese Arten von Frakturen zur Pseudarthrose. Der primär wünschenswerten Osteosynthese stehen häufig organische Kontraindikationen sowie die schlechte operative Zugangsmöglichkeit entgegen. Hier kann ein Versuch der Reposition und Fixation im Halo-Fixateur gerechtfertigt sein mit entsprechend langer Ruhigstellungszeit.

Zusammenfassung

Die konservative Behandlung von Pseudarthrosen der Halswirbelsäule ist eine Ausnahme. Dennoch kann aus allgemeinen oder lokalen Kontraindikationen zur Osteosynthese in geeigneten Situationen dieses Verfahren zur Ausheilung führen.

Literatur

1. Althoff B, Goldie IF (1977) The arterial supply of the odontoid process of the axis. Acta Orthop Scand 48:622
2. Anderson LD, D'Alonzo RT (1974) Fractures of the odontoid process of the axis. J Bone Surg [Am] 56:1663–1674

3. Apuzzo MLJ et al. (1978) Acute fractures of the odontoid process. J Neurosurg 48:85
4. Bailey RW (1983) The cervical spine. JB Lippincott, Philadelphia
5. Fielding JW (1985) Cervical spine surgery. Clin Orthop 200:284–290
6. Jahna H (1977) Vorschläge zur Vermeidung von Pseudarthrosen nach Frakturen des Dens axis. Unfallchirurgie 3:19–23
7. Jahna H (1984) Die konservative Therapie von Frakturen und Luxationsfrakturen des Dens axis. Hefte Unfallheilkd. Heft 163. Springer, Berlin Heidelberg New York, S 156–159
8. Johnson RM et al. (1977) Cervical orthesis. J Bone Joint Surg [Am] 59:332–339
9. Pierce DS, Barr JS (1979) Use of the halo in cervical spine problems. Orthop Trans 3:125
10. Roberts A, Wickstrom J (1972) Prognosis of odontoid fracutres. J Bone Joint Surg [Am] 54:(6)
11. Schatzker J et al. (1971) Fractures of the dens. J Bone Joint Surg [Br] 53:392–405
12. Schiff DCM, Parke WW (1973) The arterial supply of the odontoid process. J Bone Joint Surg [Am] 55:1450–1456
13. Southwick WO (1986) Current concepts review. Management of fractures of the dens (odontoid process). J Bone Joint Surg [Am] 62:482–486

Zur operativen Behandlung der Pseudarthrose des Dens axis durch Spongiosaplastik und Plättchen-Osteosynthese über den anterolateralen Zugang

P. Knöringer

Neurochirurgische Abt. der Universität Ulm, Bezirkskrankenhaus Günzburg (Dir.: Prof. Dr. med. K. Schmidt), Ludwig-Heilmeyer Straße 2, D-8870 Günzburg

Einleitung

Nach Böhler ist die Pseudarthrose des Dens axis die einzig lebensbedrohliche Pseudarthrose. Vor allem schlaffe Pseudarthrosen können durch ständige Mikrotraumatisierung des Rückenmarks zum Bild der chronischen cervicalen Myelopathie führen oder durch bewegungsabhängige Kompression der Arteriae vertebrales eine akute intermittierende vertebrobasiläre Insuffizienz mit Drehschwindel oder drop attacks hervorrufen. Schließlich besteht bei jedem neuen Trauma durch den mobilen Dens die Gefahr einer Rückenmarkskompression mit hoher Querschnittläsion. Auch chronische Schmerzzustände, hervorgerufen durch die pathologische Mobilität können äußerst quälend sein, so daß bei pseudarthrotisch ausgeheilten Densfrakturen die Indikation zur operativen Stabilisierung gestellt werden muß.

Die dorsalen Stabilisierungsverfahren der interarcualen Fusion (Op. nach Brooks, Strehli Platte, Kompressionsklammer nach Roosen, transarticuläre Verschraubung nach Magerl) sind abgesehen von der transarticulären Verschraubung zwar relativ einfache Eingriffe, befriedigen jedoch nicht voll, da sie die Rotationsbeweglichkeit der Halswirbelsäule einschränken. Dies gilt naturgemäß auch für die dorsoventralen Kombinationseingriffe. Die gleichen Nachteile haften der atlantoaxialen Schraubenarthrodese an, die wie der Kombinationseingriff 2 operative Zugangswege erfordert.

Die transoralen Operationsmethoden lassen zwar die Erhaltung des Kopfdrehgelenkes zu, weisen jedoch für Osteosyntheseverfahren ein relativ hohes Infektionsrisiko auf und belasten den Patienten durch den Zugangsweg perioperativ.

Da wir bei akuten Densfrakturen mit der Verschraubung nach Magerl und Böhler vor allem auch mit der Doppelgewindeschraube (Knöringer) gute Ergebnisse unter Vermeidung der geschilderten Nachteile erzielen konnten, lag es nahe, die Pseudarthrose des Dens vom anterolateralen Zugang her auszuräumen, den Defekt durch autologes Knochengewebe auszufüllen und in derselben Sitzung über diesen Zugang auch die osteosynthetische Stabilisierung vorzunehmen.

Methode

Zur Operation liegt der Patient in Rückenlage, der Dens wird unter Bildwandlerkontrolle (ap. und seitlich) durch Extension reponiert. Die Stellung wird entsprechend fixiert und die Extension mit ca. 3 bis 3,5 kp aufrecht erhalten. Der Tubus soll links seitlich der Mitte liegen und der Mund durch Einlegen von Mullbinden soweit geöffnet sein, daß bei der ap.-Durchleuchtung der Dens gut dargestellt werden kann. Die benötigte Spongiosa bzw. cortico-spongiösen Späne werden aus dem rechten ventralen Beckenkamm zu Beginn der Operation entnommen. Der Hautschnitt am Hals liegt etwa in Höhe des Ringknorpels und soll in den Spannungslinien der Haut verlaufen. Nach vertikalem Spalten des Platysmas wird der Oberrand des Musculus omohyoideus dargestellt und die Halswirbelsäule durch Fingerdissecting unter Ausnutzung der Spalträume etwa bei C4/5 erreicht. Von hier aus wird unter Sicht des Kopflichtes retropharyngeal bis knapp unterhalb des Arcus anterior des Atlas vorgegangen. Zwei Bildwandler werden in beiden Ebenen des Raumes in Stellung

Abb. 1. Die Denspseudarthrose ist ausgefräst und mit Spongiosa ausgestopft. Ein Schraubenpaar verankert das Axisplättchen im unteren Wirbelkörperbereich, eine weitere Schraube verläuft diagonal durch den 2. Halswirbel. Durch sie wird eine Kompression des Dens gegen den Axiskörper ausgeübt. Hierzu muß die dorsale Corticalis der Densspitze mit 1,5 Gewindegängen gefaßt werden.

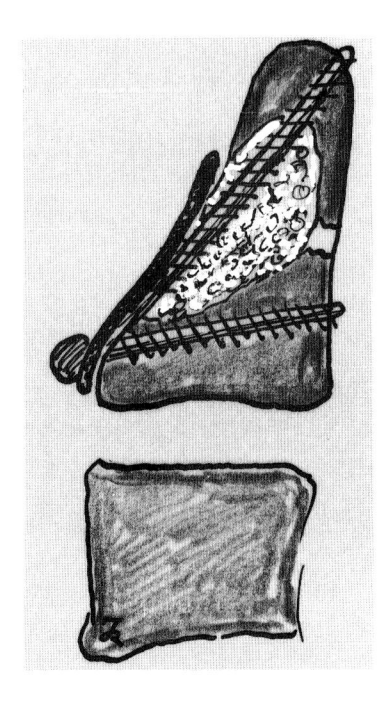

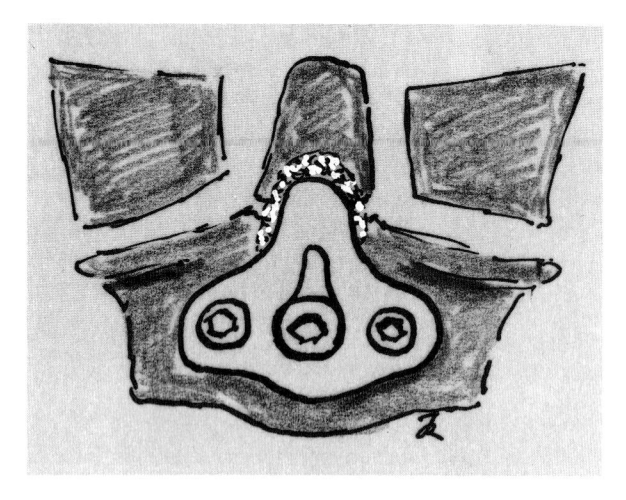

Abb. 2. Schemazeichnung des Operationssitus a.p. Das birnenartig geformte Schraubenloch in der unteren Plattenmitte gestattet ein problemloses Einbringen der diagonalen Spezialschraube, die im festgezogenen Zustand nur wenig nach ventral übersteht. Bei korrekter Osteosynthese wird das Segment C2/3 nicht tangiert

gebracht und ein röntgennegativer Retractor so eingesetzt, daß die Spitze knapp unterhalb des Arcus anterior atlantis zu liegen kommt. Mit diesem Retractor lassen sich die Halseingeweide schonend anheben, so daß unter guter Sicht und unter seinem Schutze mit einer Diamantfräse (8 bis 10 mm) die Pseudarthrose ausgefräst werden kann. Dies geschieht unter Bildwandlerkontrolle in beiden Ebenen, indem mit dem Bohrer unterhalb der Pseudarthrose in den Axiskörper eingegangen und die Pseudarthrose bis zum Erreichen von gesundem Knochengewebe ausgehöhlt wird. Anschließend wird mit Spongiosa ausgestopft oder ein corticospongiöser Span eingepaßt. Die Stabilisierung geschieht durch Osteosynthese mit einem Axisplättchen. Zwei Schrauben werden im unteren Bereich des Axiskörpers verankert und eine weitere verläuft diagonal durch den zweiten Halswirbel und soll zur Erreichung einer guten Kompression die Corticalis der dorsalen Densspitze fassen (Abb. 1 u. 2). Nach bipolarer Blutstillung wird eine prävertebrale Redondrainage gelegt, die Wunde in üblicher Weise schichtweise verschlossen und für ca. 6 Wochen eine Ruhigstellung durch Kunststoffkragen mit Kinnstütze durchgeführt.

Diskussion

Durch das geschilderte Verfahren können pseudarthrotisch ausgeheilte Densfrakturen über den anterolateralen Zugang zur stabilen Ausheilung gebracht werden, ohne daß das Kopfdrehgelenk ausgeschaltet oder das Bewegungssegment C2/3 irritiert wird. Gegenüber den dorsalen und transoralen Operationsmethoden ist der technische Schwierigkeitsgrad höher. Gegenüber der transoralen Operation dürfte die Infektionsgefährdung signifikant geringer ausfallen.

Es wurden bislang 3 Patienten mit der angegebenen Methode erfolgreich behandelt. Komplikationen waren nicht zu verzeichnen.

An der Verbesserung des Verfahrens wird z. Z. noch gearbeitet. Dies betrifft die Plattenform, den Applikationsvorgang und die Frage, ob es möglich und besser ist, wie bei der Densverschraubung zwei diagonale Schrauben zu verwenden.

Operative Maßnahmen an der oberen Extremität

Funktionelle Anatomie im Schultereckgelenk

H. G. Rau und G. Hohlbach

Medizin. Universität, Klinik für Chirurgie (Dir.: Prof. Dr. med. F. W. Schildberg), Ratzeburger Allee 160, D-2400 Lübeck

Einleitung

Aufgrund der anatomischen Gegebenheiten ermöglicht das Schultereckgelenk Bewegungen in 3 Freiheitsgraden. Der Bewegungsspielraum ist hierbei im wesentlichen durch die acromio-claviculare und coraco-claviculare Bandverbindung gegeben. Die zur Reißfestigkeit dieser Bänder angegebenen Daten sind unterschiedlich und zum Teil widersprüchlich [1, 3]. Wie sich diese Bänder unter Streßbedingungen verhalten und welche Kräfte toleriert werden, war die Zielsetzung unserer Untersuchung.

Material und Methode

An 5 anatomischen Präparaten wurden vor und nach Durchtrennung der Muskelmanschette des acromio-clavicularen Bandes und der Pars trapezoidea des coraco-clavicularen Bandes Kraft-Weg-Messungen in dorsaler, ventraler und cranialer Richtung über dem acromio-clavicularen Band, über der Pars trapezoidea und über der Pars conoidea des coraco-clavicularen Bandes durchgeführt.

Kraft und Weg wurden in elektrische Signale gewandelt und über ein elektronisches Verarbeitungsteil als Kraft-Weg-Diagramm graphisch aufgezeichnet.

Ferner wurden an 20 anatomischen Präparaten dynamische Zerreißungen des Ligamentum acromio-claviculare und des Ligamentum coraco-claviculare mit einer Universalprüfmaschine durchgeführt. Die dynamische Reißgeschwindigkeit betrug 850 mm/min.

Ergebnisse

Die Kraft-Weg-Beziehung des Ligamentum acromio-claviculare ergibt bei einem Zug von 30 kp eine Maximalauslenkung bis ca. 3 mm. Wird die Muskelmanschette durchtrennt, läßt sich ein zusätzlicher Bewegungsspielraum von nur durchschnittlich 0,1–0,2 mm erreichen. Am Kurvenverlauf ist zu erkennen, daß bereits nach einer Auslenkung von 1 mm ein deutlicher Kraftanstieg zu verzeichnen ist, der bei 2 mm schon 10 kp überschreitet.

Nach Durchtrennung des Ligamentum acromio-claviculare ist nun bis zu einer Auslenkung von 1 cm in ventraler Richtung fast kein Kraftaufwand erforderlich. In dorsaler Richtung steigt die Kraft-Weg-Kurve bereits nach 0,25 cm deutlich an. Bei einem Zug von 20 kp erreicht man in ventraler Richtung 1,88, in dorsaler 0,6 und in cranialer 1,36 cm.

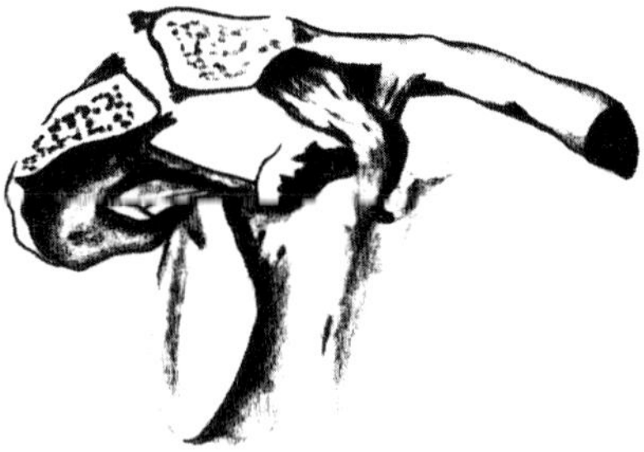

	Zugrichtung	20 kp Zugkraft	
Meßstrecke	Weg (cm) ventral	dorsal	cranial
acromio claviculare	1,88 ± 0,24	0,6 ± 0,25	1,36 ± 0,34
Pars trapezoidea	0,94 ± 0,36	0,54 ± 0,25	0,92 ± 0,45
Pars conoidea	0,73 ± 0,41	0,31 ± 0,14	0,6 ± 0,22

Abb. 1. Ligamentum acromio-claviculare durchtrennt

Wird der Wegmesser über der Pars trapezoidea angelegt, so ergeben sich geringere Wegstrecken, in ventraler Richtung erreicht man bei einem Zug von 20 kp 0,94, in dorsaler 0,54 und in cranialer Richtung 0,92 cm.

Bei Messung über die Pars conoidea sind die Wegstrecken am geringsten, in ventraler Richtung erreicht die Dislocierbarkeit 0,7, nach dorsal 0,3 und nach cranial 0,6 cm (Abb. 1).

Wird nun zusätzlich die Pars trapezoidea des Ligamentum coraco-claviculare durchtrennt, so ist bei Messung über dem Ligamentum acromio-claviculare eine Dislocierbarkeit in ventraler Richtung ohne Kraftaufwand bis 1,5 cm möglich, von dort an steigt die Kraft-Weg-Kurve steil an. Bei 20 kp erreicht man nach ventral 1,93, nach dorsal 1,2, nach cranial 1,55 cm. Gemessen über die Pars conoidea ergibt sich ein ähnlicher Kurvenverlauf. Hier wird bei 20 kp nach ventral 1,29, nach dorsal 0,97 und nach cranial 1,17 cm erreicht (Abb. 2).

Diese Ergebnisse machen deutlich, daß die ventrale Dislocierbarkeit nach der Durchtrennung der Pars trapezoidea nur unwesentlich beeinflußt wird. Hingegen nimmt die dorsale Dislocierbarkeit nach Durchtrennung der Pars trapezoidea deutlich zu, d. h., die Pars trapezoidea hemmt vor allem die Dislokation der Clavicula nach dorsal und die Pars conoidea die Dislokation nach ventral.

Bei der Zerreißung der Bänder am Schultereckgelenk ergeben sich 3 wesentliche Gesichtspunkte:

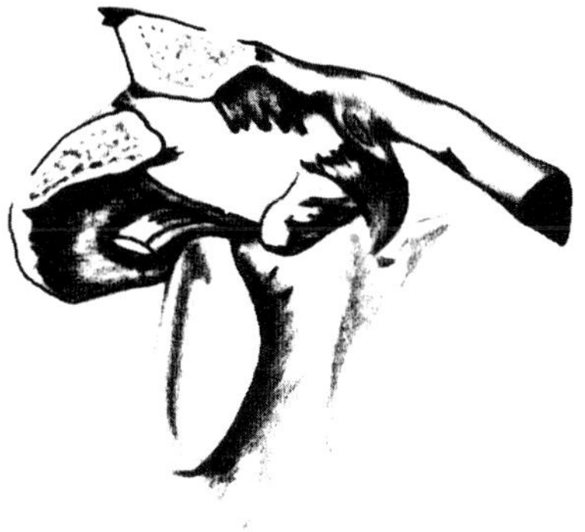

Meßstrecke	Zugrichtung	20 kp Zugkraft	
	Weg (cm) ventral	dorsal	cranial
acromio claviculare	1,93 ± 0,47	1,2 ± 0,31	1,55 ± 0,62
Pars conoidea	1,29 ± 0,45	0,97 ± 0,24	1,17 ± 0,65

Abb. 2. Ligamentum acromio-claviculare und Pars trapezoidea durchtrennt

1. Das Ligamentum acromio-claviculare und die Pars trapezoidea des coraco clavicularen Bandes entsprechen sich in etwa in ihrer Reißfestigkeit mit 39 und 44 kp.
2. Das schwächste Band ist die Pars conoidea mit ca. 32 kp.
3. Das acromio-claviculare Band zerreißt monophasisch in allen Fasern, hingegen zerreißt das coraco-claviculare Band fraktionell.

Der Verletzungsablauf der Schultereckgelenkssprengung wird in den meisten Fällen durch die direkte Krafteinwirkung auf das Acromion ausgelöst. Wie unsere Messungen zeigen, gerät das acromio-claviculare Band bereits nach Auslenkung von 1 mm unter Zug und zerreißt schließlich, so daß Scapula und Clavicula nur noch mit dem coraco-clavicularen Band verbunden sind; wie auf einer schiefen Ebene gleitet nun die Clavicula über das Acromion cranialwärts und die Scapula rotiert nach innen [2]. Hierbei gerät die Pars trapezoidea unter Zug und zerreißt schließlich. Als letztes und erwiesenermaßen schwächstes Band reißt die Pars conoidea.

Die Bandruptur am Schultereckgelenk, wie sie von Tossy [4] beschrieben und eingeteilt wurde, erfolgt folglich nicht nach der Stärke der einzelnen Bandverbindungen, sondern richtet sich alleine nach den funktionell-anatomischen Gegebenheiten.

Zusammenfassung

1. Das Bewegungsausmaß im Schultereckgelenk wird hauptsächlich durch das acromio-claviculare Band festgelegt. Bei Verletzungen wird zuerst der funktionelle Grenzbereich dieses Bandes überschritten.
2. Die Reißfestigkeit der Bänder des Schultereckgelenks unterscheiden sich nicht wesentlich. Das kräftigste Band ist die Pars trapezoidea, das schwächste die Pars conoidea des Ligamentum coraco-claviculare.
3. Die Muskelmanschette liefert am anatomischen Präparat keinen Beitrag zur Festigkeit im Schultereckgelenk.
4. Nach Durchtrennung des Ligamentum acromio-claviculare wird die dorsale Dislokation der Clavicula im wesentlichen durch die Pars trapezoidea und die ventrale Dislokation vor allem durch die Pars conoidea des coraco-clavicularen Bandes gehemmt.

Literatur

1. Fessler J (1894) Festigkeit der menschlichen Gelenke. Habilitationsschrift, Ludwig-Maximillians-Universität, München
2. Lanz Tv, Wachsmuth W (1959) Praktische Anatomie, Bd 1, 3. Teil, 2. Aufl. Springer, Berlin Göttingen Heidelberg
3. Tiedtke R, Rahmanzadeh R, Faensen M (1984) Die Behandlung der Schultereckgelenkverletzung unter Berücksichtigung des Bandapparates. In: Hefte Unfallheilkd, Heft 163. Springer, Berlin Heidelberg New York, S 217
4. Tossy JD (1963) Acromioclavicular separations: Useful and practical classification for treatment. Clin Orthop 28:111

Ultraschallsonographie der frischen traumatischen Rotatorenmanschettenrupturen

R. Weinstabl[1], N. Gritzmann[2] und H. Hertz[1]

[1] I. Univ.-Klinik für Unfallchirurgie (Vorstand: Prof. Dr. med. E. B. Trojan), Alser Straße 4, A-1097 Wien
[2] Zentrales Institut für Radiodiagnostik der Univ. (Vorstand: Prof. Dr. med. H. Pokieser), Alser Straße 4, A-1097 Wien

Die Läsion der Rotatorenmanschette bedarf zur Abklärung neben der klinischen Untersuchung zumeist zusätzlicher diagnostischer Methoden. Während die Arthroskopie und die Arthrographie invasive Methoden mit allen ihren Risiken darstellen, so steht mit der Sonographie eine nicht invasive Methode zur Verfügung. Vor kurzem publizierte Studien von Middleton [4], Crass [3], Triebel [7], etc. konnten zeigen, daß die Treffsicherheit der Ultraschalluntersuchung etwa 95% beträgt. Sie ist damit den invasiven Methoden nahezu gleichzusetzen und bietet gegenüber der Arthrographie gewisse Vorteile, die in der Unterscheidung der frischen zur degenerativen Veränderung liegen. Es scheint daher sinnvoll, die Sonographie in der Diagnostik von Schulterverletzungen einzusetzen.

An der I. Univ.-Klinik für Unfallchirurgie in Wien werden seit 1985 Patienten mit suspekten Verletzungen der Rotatorenmanschette sonographisch untersucht. Die Untersuchung wird im Zentralinstitut für Radiodiagnostik von einem Radiologen nach vorheriger Rücksprache mit dem behandelnden Unfallchirurgen durchgeführt.

Wir verwenden einen mechanischen Real-Time-Sektorscanner, wobei ein 7,5-MHz-Transducer zur Anwendung kommt. Dieser hat gegenüber dem 10-MHz-Transducer den Vorteil einer größeren Eindringtiefe, wobei die ideale Schalltiefe in ca. 3–4 cm liegt.

Die Untersuchung wird am sitzenden oder liegenden Patienten durchgeführt. Der Arm wird in der Frontalebene und von maximaler Innenrotation zur maximalen Außenrotation bewegt. Dabei ist der Schmerz für das Ausmaß der Bewegung der limitierende Faktor. Der Schallkopf wird im Bereich zweier Ebenen, einer frontalen und einer horizontalen Ebene, geführt.

Das Sonogramm einer normalen unverletzten Schulter zeigt folgende Strukturen:
— Bicepssehne (Landmarke).
— M. supra- und infraspinatus, welche kaum voneinander getrennt werden können, zeigen sich als echoarme, bandförmige Strukturen.
— Der M. subscapularis sowie der M. deltoides zeigen gefiederte Echostruktur.
— Humerus und Acromion sind als bandförmige echoreiche Struktur darstellbar.

Die Erfahrung zeigt, daß mittels Sonographie neben Rupturen der Rotatorenmanschette und Bicepssehnenrupturen auch die Ausdehnung und Stärke der musculären und bandhaften Strukturen darstellbar ist.

Eine frische Verletzung der Rotatorenmanschette zeigt folgendes Bild:
a) Das Hämatom: Dieses stellt sich als echofreies bis sehr echoarmes Areal dar und gilt als sicherster Hinweis einer frischen Ruptur.
b) Eine nicht abgrenzbare Rotatorenmanschette mit diffus oder focal echoarmen Zonen in der Rotatorenmanschette.

Eine nicht abgrenzbare Rotatorenmanschette ohne begleitendes Hämatom ist ein Hinweis für eine chronische Verletzung.

Weitere Zeichen einer chronischen Verletzung sind echoreiche narbige Areale, welche jedoch zum Teil schwer von der Bursitis calcarea abgrenzbar sind.

Die Fehlermöglichkeiten der Sonographie

Prinzipiell kann man falsch positive und falsch negative Befunde unterscheiden. Falsch positive Befunde können durch eine Bursitis, durch einen Einriß eines anderen Muskels oder eine chronische Ruptur verursacht sein.

Ein Einriß ohne deutliche Hämatombildung oder an einer atypischen Lokalisation können zu falsch negativen Befunden führen.

Die am häufigsten betroffene Sehne bei Verletzungen der Rotatorenmanschette ist die des M. supraspinatus; diese verläuft zwischen Humeruskopf und Bursa subacromialis bzw. Acromion. Sie ist somit zwischen zwei knöchernen Strukturen eingeschlossen und soll einer starken Degeneration unterworfen sein. Untersuchungen über die Blutversorgung der Supraspinatussehne zeigen eine relativ avasculäre Zone nahe des Ansatzes. In eigenen anatomischen Injektionspräparaten sahen wir, daß die Gefäßversorgung der Supraspinatussehne in engem Zusammenhang mit dem Degenerationszustand der übrigen ligamentären Strukturen der Schulter steht. Mit zunehmender Alterung oder Schädigung des Sehnengewebes bildet sich knapp über dem Ansatz eine avasculäre Zone aus, welche in ca. 10% der Fälle zu ulcusartigen Defekten derselben führt. Durch diese kommt es ebenso wie durch physiologisch vorhandene Verbindungen der Gelenkskapsel mit der Bursa subacromialis zu falsch positiven Arthrographiebefunden. Sonographisch kann jedoch diese degenerative Erscheinung von der frischen Verletzung durch die fehlenden Verletzungskriterien unterschieden werden.

Wenn man die Faktoren
a) nicht invasive Methode
b) Treffsicherheit
c) Wirtschaftlichkeit
d) Untersuchungszeit

zusammenfaßt, kommt man zu dem Schluß, daß die Sonographie einen wichtigen Beitrag zur Diagnostik von frischen traumatischen Schulterverletzungen leisten kann. Aufgrund der sehr diffizilen anatomischen Verhältnisse sollte die Untersuchung jedoch dem Fachmann, also dem in der Sonographie sehr Geübten, vorbehalten bleiben.

Literatur

1. Andrews JR, Carson WG, Ortega K (1984) Arthroscopy of the shoulder: Technique and normal anatomy. Am J Sports Med 12:1–7
2. Cofield RH (1980) Tears of rotator cuff. Mayo Fondation, Rech Min, pp 258–273
3. Crass JR, Craig EV, Bretzke C, Feinberg SB (1985) Ultrasonography of the rotator cuff. Radiographics 5:941–953
4. Middleton WD, Edelstein G, Reinus WR, Melson GL, Murphy WA (1984) Ultrasonography of the rotator cuff: Technique and normal anatomy. J Ultrasound Med 3: 549–551
5. Middleton WD, Edelstein G, Reinus WR, Melson GL, Totty WG, Murphy WA (1985) Sonographic detection of rotator cuff tears. AJR 144:349–353
6. Rapf C, Furtschegger A, Resch H (1986) Die Sonographie als neues diagnostisches Verfahren zur Abklärung von Schulterbeschwerden. Fortschr Röntgenstr 145:288–295
7. Triebel H-J, Wening V, Witte G (1986) Rotatorenmanschettenrupturen des Schultergelenks: Sonographie – Arthrographie. Röntgenbl 39:266–272

Arthroskopisch diagnostische und therapeutische Aspekte bei Sportverletzungen am Schultergelenk

H. Seiler, V. Bühren und O. Trentz

Chirurgische Universitätsklinik, Abt. für Unfallchirurgie (Dir.: Prof. Dr. med. O. Trentz), D-6650 Homburg/Saar

Die Schultergelenksarthroskopie ist an sich eine lange bekannte Methode. Daß sie sich erst heute zunehmend etabliert, ist nicht zuletzt auf den Bedarf im sportmedizinischen Bereich zurückzuführen.

Im wesentlichen sind es Rotatorenmanschetten-, Bicepssehnenprobleme und vorhandene Instabilitäten, bei denen das Verfahren unseres Erachtens gerechtfertigt, empfehlenswert oder gar notwendig ist. Daß Andrews aus der Hughston-Klinik heute bereits über 490 Schulterarthroskopien berichtet, ist der Häufigkeit von Schulterverletzungen, speziell beim Baseball und Football zuzuschreiben. In unserem Krankengut überwiegen dagegen Handballer, Tennisspieler und Schwimmer.

Was nun die einzelnen Läsionen betrifft, so ist die Bicepssehne bei fraglicher Tendinitis vom Tuberculum supraglenoidale, wo sie im Limbus und nicht direkt am Knochen fixiert ist, bis zum Eintritt in den Sulcus einsehbar, durch Hakenzug weiter vorluxierbar und operabel [2].

Die Bicepssehnentendinitis ist praktisch immer mit einer Rotatorenmanschettendegeneration verbunden, die klinische Abgrenzung eines alleinigen Bicepssehnenimpingements erscheint somit wenig sinnvoll. Da auch einerseits zu den bekannten klinischen Tests arthroskopisch nur eine schlechte Korrelation besteht, andererseits bildgebende Verfahren in diesem Bereich gleichermaßen problematisch sind, ist die Arthroskopie hier die optimale diagnostische Methode. Es kommt hinzu, daß z. B. bei freien Fragmenten nach Bicepssehnenruptur mit Interposition eine endoskopische Resektion durchgeführt werden kann.

Für Schwimmer und Tennisspieler sind unterschiedliche Stadien des subacromialen Impingementsyndroms typisch, die vom Ödem mit punktförmigen Einblutungen bis zur Teilruptur der Manschette reichen [3].

Bei allen chronischen Rotatorenmanschettensyndromen endoskopieren wir nach halbjährlicher erfolgloser Behandlung unter Verzicht auf die Arthrographie und meinen, daß die damit mögliche exakte Beurteilung von Schadensausmaß und Lokalisation allen bekannten bildgebenden Verfahren überlegen ist. Unverzichtbar ist dabei die Betastung der Manschette mit einem Haken, um keine Defekte zu übersehen. Beim älteren Patienten und auch Gelegenheitssportler führt das alleinige arthroskopische Debridement der Ränder zur Verbesserung der Schmerzsymptomatik, zum Verschwinden von Schnappphänomenen, naturgemäß kaum zur Veränderung von Beweglichkeit und Kraft [1].

Die arthroskopisch mögliche operative Entlastung des subacromialen Bogens mit Durchtrennung des Lig. coraco-acromiale, Resektion der Bursa und der ventrolateralen Acromionunterfläche erscheint in Anbetracht der diffizilen Technik zunächst wenig sinnvoll [6]. Da jedoch nach der offenen Neer-Operation kaum wieder Hochleistungssport betrieben werden kann, was u. a. auf die deletäre, jedoch unverzichtbare Teilablösung des M. deltoideus zurückgeführt wird, sind auch hier von der arthroskopischen Technik evtl. Vorteile zu erwarten.

Tabelle 1. Komplikationen bei 48 Schultergelenksarthroskopien (n)

Arthroskopien nicht gelungen	2
Knorpelschäden	5
Bicepssehnenperforation/Usur	3
Instrumenten-/Staple-Verbiegung	2
passagere Ulnarisparese	1
Infekt	1

Generell wird der Wert der Schulterarthroskopie in Zukunft insbesondere im Hinblick auf kommende Diagnostikverfahren, wie die Kernspintomographie, vor allem an den operativen Möglichkeiten gemessen werden müssen. Freie Gelenkkörper können ohne Probleme extrahiert werden. Für postoperative Schnappphänomene verantwortliche Verwachsungsstränge können durchtrennt, lokale Synovektomien durchgeführt und in ausgewählten Fällen mit Limbusinterposition auch dessen Teilresektion durchgeführt werden [2]. Bei degenerativen Knorpelschäden fördert die Abrasionarthroplastik die faserknorpelige Regeneration [6]. Die posterocraniale Sachs-Hill-Delle ist das diagnostische Kriterium für die vermutete subtile vordere Subluxation. Über die Diagnostik hinaus entwickeln sich hier auch faszinierende operative Möglichkeiten.

Ganz in Übereinstimmung mit den experimentellen Untersuchungen zum Luxationsmechanismus von Hertz [5] ist die Ablösung des vorderen Limbus bei allen unseren vorderen Instabilitäten einschließlich Subluxation und beim bis zu 50jährigen Patienten ein konstanter Befund gewesen. Pathophysiologisch entscheidend ist der Ansatzverlust und damit die Insuffizienz der Ligg. gleno-humeralia an der Scapula [7]. Unter Adaptation der lange bekannten offenen Staplingoperation von Perthes bzw. Du Toit [4] kann nach Anfrischung des Scapulahalses der Oberrand des Lig. gleno-humerale inferius in Innenrotation und Adduktion mit einer speziellen Krampe gefaßt und unter Straffung nach cranial und medial an den Scapulahals refixiert werden [6]. Diese Operation ist sowohl für die Subluxation als auch die rezidivierende vordere Luxation ohne wesentlichen Pfannendefekt, nicht jedoch für multidirektionale Instabilitäten geeignet. In Anbetracht der sonst hohen Reluxationsrate empfehlen wir den Eingriff dem Sportler auch nach traumatischer Erstverrenkung. Trotz einer etwas höheren Versagerquote gegenüber offenen Rekonstruktionstechniken – bei der manifesten Instabilität im eigenen Krankengut von 9% – entscheidet sich die Mehrzahl der Sportler für die Alternative der arthroskopischen Operation. Die Verringerung des Weichteilschadens bei sonst unverändertem Behandlungsregime läßt sich in Form der unterschiedlichen Hautincisionslänge bereits darstellen.

Abschließend noch ein Wort zu den Komplikationen (Tabelle 1). Sie sind selten und meist harmlos, wenn von teilweise erheblichen periarticulären Schwellungszuständen, insbesondere nach arthroskopischen Operationen abgesehen wird. Den beiden in Tabelle 1 aufgeführten wesentlichen Komplikationen, die ausnahmslos nach sofort anschließend durchgeführter Arthrotomie beobachtet wurden, steht das mögliche operative Spektrum gegenüber, das in Zukunft sicherlich noch erweitert werden wird.

Literatur

1. Andrews JR, Broussard TS, Carson WG (1985) Arthroscopy of the shoulder in the management of partial tears of the rotator cuff: a preliminary report. Arthroscopy 1:117
2. Andrews JR, Carson WG, McLeod WD (1985) Glenoid labrum tears related to the long head of the biceps. Am J Sports Med 13:337
3. Cofield RH, Simonet WT (1984) The shoulder in sports. Mayo Clin Proc 59:157
4. Du Toit GT, Roux D (1956) Recurrent dislocation of the shoulder: A twenty-four-year study of the Johannesburg Stapling Operation. J Bone Joint Surg [Am] 38:1
5. Hertz H (1984) Die Bedeutung des Limbus glenoidalis für die Stabilität des Schultergelenkes. Beilage zur Wien Klin Wochenschr 96
6. Johnson LL (1986) Arthroscopic surgery. Mosby, St Louis Toronto Princeton
7. Turkel SJ, Passio MW, Marshall JL, Girgis FG (1981) Stabilizing mechanisms preventing anterior dislocation of the glenohumeral joint. J Bone Joint Surg [Am] 63:1208

Ergebnisse nach operativer Versorgung von Verletzungen der Rotatorenmanschette

H. Kiefer, G. Helbing und S. Heiss

Klinik für Unfallchirurgie, Hand-, Plastische und Wiederherstellungschirurgie der Universität (Dir.: Prof. Dr. med. C. Burri), Steinhövelstraße 9, D-7900 Ulm

Eine chirurgische Behandlung der Rotatorenmanschettenruptur hatte erstmals Codman durchgeführt [1]. In den vergangenen Jahrzehnten wurden Pathologie, Diagnostik und therapeutische Verfahren dieses Krankheitsbildes vor allem durch amerikanische Autoren weiterentwickelt.

Heute werden komplette und inkomplette Rupturen der Rotatorenmanschette sowie knöcherne Sehnenausrisse am Tuberculum majus unterschieden. Die Verletzungen werden mit 5% im Sektionsgut angegeben [4]. Sie sind bei Männern, auf der dominanten Seite und in höherem Lebensalter häufiger. Meist ist die Supraspinatussehne betroffen. Es werden traumatische und degenerative Rupturen unterschieden [2, 3, 5, 6].

Material und Methode

Im Rahmen einer retrospektiven Studie wurden 38 Patienten nachuntersucht, die zwischen 1978 und 1985 in der unfallchirurgischen Universitätsklinik Ulm operiert worden waren. 2/3 der Kranken waren Männer; das Durchschnittsalter lag bei 50 Jahren, wobei eine deutliche Häufung zwischen dem 45. und 50. Lebensjahr zu beobachten war. Ebenfalls in 2/3 der Fälle war die rechte Seite betroffen. Nur 1/4 der Patienten übte einen manuellen Beruf aus. 80% der Untersuchten gaben ein Trauma oder ein Bagatelltrauma als Auslöser der zur Operation führenden Beschwerden an. Angeschuldigte Ereignisse waren Sturz auf die Schulter in 34%, Heben einer Last in 13% der Fälle oder andere Gelegenheitsursachen. 18% konn-

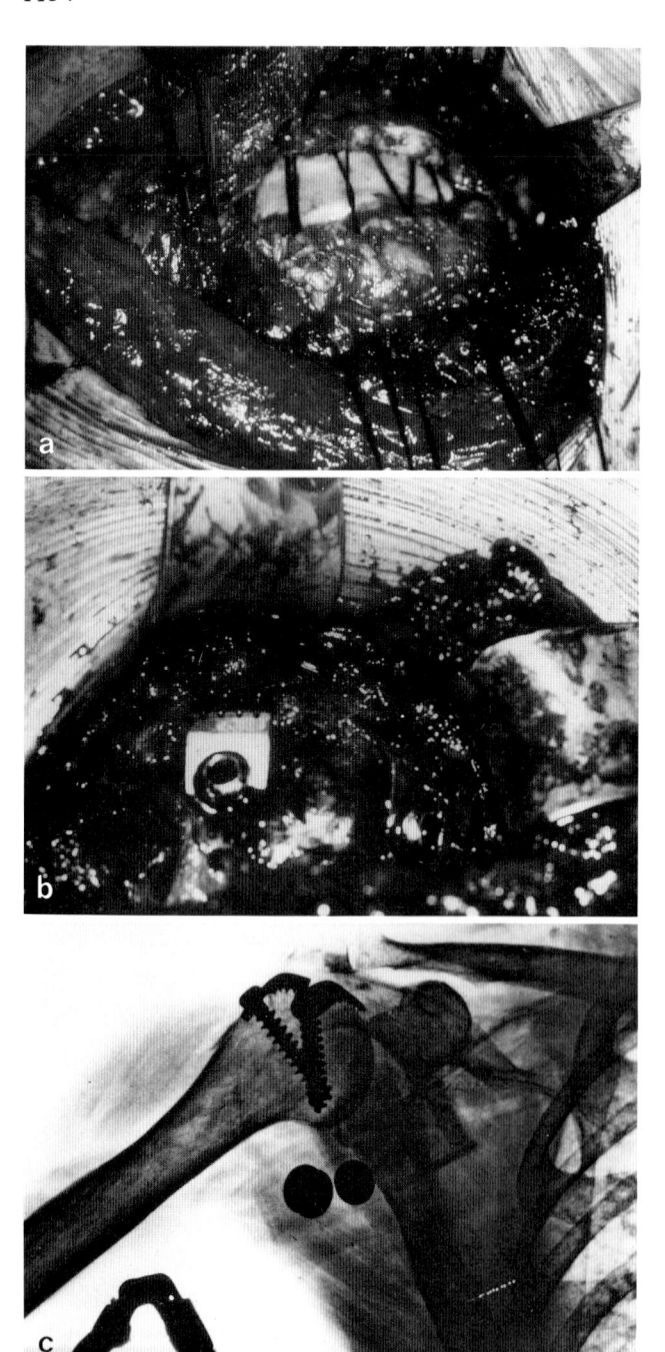

Abb. 1a–c. Frische Ruptur im Bereich der Supraspinatussehne. **a** und **b** Intraoperativer Befund der Ruptur mit bereits gelegten Fäden bzw. mit refixierenden Krallenplättchen, **c** Postoperatives Röntgenbild

ten sich an keinerlei Trauma erinnern. Das Zeitintervall zwischen Unfall bzw. Beschwerdebeginn und Operation betrug zwischen 4 h und $2^{1}/_{2}$ Jahren. 55% wurden innerhalb 3 Monate und 76% innerhalb 6 Monate operiert. Spontanrupturen traten bei 10% der unter 45jährigen und bei 25% der 46—50jährigen Patienten auf. Die Symptomatik bestand in Schmerzen bei 61% (24% zeigten den typischen „painful arc"), aktiver Bewegungseinschränkung (74%) vor allem bei Abduktion (58%), passiver Bewegungseinschränkung (13%) und Muskelatrophie (27%). Die Diagnose wurde in 13% klinisch und in 29% durch Röntgen-Nativaufnahmen gestellt (Tuberculum majus-Ausriß, „Periarthritis humeroscapularis"). Bei 58% der Patienten waren zur Diagnosestellung Arthrographien veranlaßt worden.

Operiert wurde in 47% von einer Säbelhiebincision und in 42% von einem vorderen Zugang aus. Zur Anwendung kamen die direkte Naht der Sehnenplatte — teilweise nach Anfrischen der Wundränder —, die Refixation abgerissener Sehnen durch transossäre Naht oder durch Verschraubung bzw. Refixation mittels einer Krallenplatte bei knöchernen Ausrissen (Abb. 1). In einem Fall mit ausgewalzter Rotatorenmanschette wurde eine C-Faser-Verstärkungsplastik vorgenommen. Seit 1982 wurde gehäuft (68%) eine Acromioplastik nach Neer, teilweise kombiniert mit einer Resektion des Ligamentum coraco-acromiale vorgenommen. Die stationäre Verweildauer betrug 10 Tage. Nachbehandelt wurde je nach Rupturausmaß in 80% mit einer Thorax-Abduktionsschiene, in 8% im Desault-Verband und in 11% sofort funktionell.

Ergebnisse

Die Auswertung der präoperativen Röntgenbilder ließ in 76% degenerative Veränderungen erkennen. Der Abstand zwischen Acromion-Unterrand und Humeruskopf betrug in 82% 10 mm oder mehr. Nur bei einem Patienten wurde ein geringerer Abstand als 7 mm gefunden. In 5 Fällen wurden intraoperative Biopsien entnommen; alle wiesen deutliche degenerative Sehnenveränderungen auf.

Intra- oder postoperative Komplikationen traten nicht auf. Jedoch wurden bei 1/4 der Patienten nach durchschnittlich 16 Wochen Folgeeingriffe wie Metallentfernung und/oder ein Detrappment mit Schultermobilisation — wegen persistierender Bewegungseinschränkung — notwendig.

Nach Vergleich der prä- und postoperativen Beweglichkeit und der Schmerzen erfolgte eine Beurteilung der Ergebnisse in 2 Gruppen:

Gruppe I umfaßt die Patienten mit guten bis mäßigen Resultaten. Kriterien hierfür waren: weitgehend freie Abduktion, signifikante Verbesserung der aktiven Abduktion und deutliche Besserung der Schmerzen (60% der nachuntersuchten Patienten).

Gruppe II (40%) enthält Patienten mit unverändert eingeschränkter Beweglichkeit bzw. mit fortbestehenden Schmerzen zum Nachuntersuchungszeitpunkt nach durchschnittlich 15 Wochen.

Diskussion

Altersverteilung, Geschlechtsverhältnis und Seitenlokalisation der Patienten mit operativ behandelter Rotatorenmanschetten-Läsion stimmen mit den Angaben anderer Autoren in etwa überein. Angehörige von Dienstleistungsberufen waren dreimal so häufig wie manuell

Tätige betroffen. Körperliche Arbeit ist demnach nicht als kausaler Faktor in der Entstehung einer Rotatorenmanschettenläsion anzusehen. Vielmehr dürften degenerative Veränderungen prädisponierend wirken [2, 5], wie auch unsere histologischen Ergebnisse verdeutlichen. Die degenerativen Prozesse liefen jedoch fast immer klinisch unbemerkt ab. Dies wird durch die Beschwerdefreiheit fast aller Patienten mit traumatisch rupturierter Rotatorenmanschette vor dem Ereignis deutlich. Ein adäquates Trauma war bei allen Patienten mit „großer" Ruptur eruierbar, während kleinere Rupturen auch spontan auftraten.

Die besondere Anfälligkeit der Supraspinatussehne für degenerative Veränderungen dokumentiert sich nicht nur in der hohen Beteiligung an der Gesamtzahl der hier untersuchten Rupturen, sondern auch darin, daß etwa 1/3 aller Risse in diesem Bereich spontan entstanden sind. Dagegen waren Rupturen der Subscapularissehne nur in etwa 13% ohne Trauma und überwiegend bei jüngeren Patienten aufgetreten.

Die klassischen Symptome — Schmerzen und Bewegungseinschränkung — ließen sich bei den Patienten in der vorliegenden Studie regelmäßig nachweisen. Klinische Untersuchungen und Röntgen-Nativaufnahmen wiesen auf die Diagnose hin und genügten häufig zur Indikationsstellung. Das wichtigste diagnostische Hilfsmittel ist jedoch die Arthrographie, wenngleich in unserer Serie in 3% falsch-negative Befunde und häufig Diskrepanzen zwischen arthrografischem und klinischem Befund bezüglich Rupturgröße und Lokalisation zu finden waren. Der operative Verschluß veralteter Defekte bereitete im Gegensatz zu den Erfahrungen Anderer [5] keine Schwierigkeiten. Nur einmal mußte eine Kohlenstoffaser-Sehnenplastik vorgenommen werden. Eine Erweiterung des Defilées wurde in letzter Zeit oftmals primär angewandt, da diese Maßnahme früher häufiger wegen verbliebener Bewegungseinschränkungen sekundär durchgeführt werden mußte. Zudem kann eine Progredienz der degenerativen Veränderungen vielleicht durch ein erweitertes Defilée verhindert werden, zumal eine narbig verdickte Sehne einen höheren Platzbedarf aufweist. Der relativ hohe Anteil unveränderter oder schlechter Ergebnisse (40%) lag am hohen Altersdurchschnitt unserer Patienten. Echte traumatische Rupturen hatten nur wenige erlitten; meist handelte es sich bei den angeschuldigten Traumen lediglich um eine Gelegenheitsursache bei degenerativer Vorschädigung.

Größere Zurückhaltung ist daher angezeigt bei der Indikationsstellung zur Operation einer Rotatorenverletzung beim älteren Menschen mit schleichender Ruptur. Eine deutlich bessere Prognose darf hingegen bei jüngeren Patienten mit echter traumatischer Rotatorenmanschettenruptur oder knöcherner Sehnenausrißfraktur erwartet werden.

Zusammenfassung

Rotatorenverletzungen werden seit 1978 an unserer Klinik operativ versorgt. In einer retrospektiven Erhebung wurde das Ergebnis der Behandlung an 38 Patienten untersucht. Bei 30 Verletzten war ein „traumatisches" Ereignis in der Vorgeschichte zu eruieren, 8 Patienten waren anamnestisch unergiebig. Sie hatten allerdings ein deutlich längeres Intervall zwischen Beschwerde- und Behandlungsbeginn. Spontanrupturen sind bei einem Lebensalter unter 45 Jahren in weniger als 10% zu erwarten, nehmen in höherem Lebensalter allerdings erheblich zu. 3/4 der Patienten zeigten eine Bewegungseinschränkung als führendes Symptom, in 1/5 der Fälle war die Beweglichkeit nicht eingeschränkt. 60% wiesen ein positives Behandlungsergebnis mit Besserung von Funktion und Beschwerden auf, bei 40% war keine Besserung zu verzeichnen. Die Analyse der beiden Gruppen mit positivem bzw. negativem

Resultat ergab signifikante Unterschiede hinsichtlich der Ursache der Rotatorenschädigung: Patienten mit echten traumatischen Rupturen schnitten wesentlich besser bezüglich Schmerz und Funktion ab als die chronischen Rotatorenschädigungen im höheren Alter.

Literatur

1. Codman EA (1911) Complete rupture of the supraspinatus tendon. Operative treatment with report of two successful cases. Boston Med Surg J 164:708–710
2. Ha'eri GB, Wiley AM (1981) Advancement of the supraspinatus muscle in the repair of ruptures of the rotator cuff. J Bone Surg [Am] 63:232–238
3. MacNab J (1981) Die pathologische Grundlage der sogenannten Rotatorenmanschetten-Tendinitis. Orthopäde 10:191–195
4. Neer CS (1983) Impingement lesions. Clin Orthop 173:70–77
5. Rössler H (1976) Rupturen in der Rotatorensehnenplatte. Z Orthop 114:282–294
6. Wörsdörfer O, Wasmer G (1984) Die operative Behandlung der Schultersteife. In: Unfallheilkunde, Heft 170. Springer, Berlin Heidelberg New York, S 150–158

Das akute posttraumatische Impingementsyndrom

U. Kroitzsch, B. Bader und E. Egkher

II. Univ.-Klinik für Unfallchirurgie (Vorstand: Prof. Dr. med. P. Fasol), Spitalgasse 23, A-1090 Wien

Stürze auf den Arm beziehungsweise auf den Ellbogen können zu einer Quetschung der Weichteile im subacromialen Raum führen. Auch Mikrotraumen, die bei verschiedenen sportlichen Aktivitäten wie Tennis, alpinem Skilauf und Skilanglauf gesetzt werden, können eine akute Schmerzsymptomatik des Schultergelenks bewirken, die auf eine absolute oder auch relative Enge im subacromialen Raum zurückzuführen ist. Die exakte Differentialdiagnostik ist wegen der Komplexität der anatomischen Strukturen oft schwierig. Im Rahmen einer gelenktraumatologischen Ambulanz an der II. Univ.-Klinik für Unfallchirurgie Wien wurden zwischen 1980 und 1985 52 Patienten mit einer akuten, zunächst nicht interpretierbaren Schmerzsymptomatik erfaßt, deren Ursache letztlich als „Impingementsyndrom" gewertet und einer gezielten Therapie zugeführt wurde.

Material und Methode

Wir möchten in diesem Beitrag über 21 Patienten berichten, die wegen eines Impingements der Supraspinatussehne ohne begleitende Ruptur der Rotatorenmanschette an unserer Klinik operiert wurden. Im gleichen Zeitraum kamen 31 Patienten wegen einer Ruptur der

Tabelle 1. Impingementsyndrom
(n = 21)

Alter: 50 a
re : li = 13 : 8
m : w = 15 : 6

Tabelle 2. Rotatorenmanschettenruptur
(n = 31)

Alter: 60 a
re : li = 23 : 8
m : w = 18 : 13

Rotatorenmanschette zur Operation. Diese beiden Patientengruppen sollen gegenübergestellt werden (Tabelle 1, 2).

Das höhere Durchschnittsalter der Patienten, die wegen einer RMR operiert wurden, entspricht der degenerativen Kausalität dieser Erkrankung. Ebenso war die Arbeitshand bei der RMR wesentlich häufiger betroffen als beim Impingementsyndrom ohne Ruptur.

Die nächsten beiden Tabellen 3 und 4 zeigen die Unfallsursachen dieser beiden Kollektive.

Es fällt auf, daß die Anzahl der Patienten, die kein Trauma angeben konnten, in der Gruppe, die wegen eines Impingementsyndroms operiert wurde, im Verhältnis größer ist. Die schwereren Traumen finden sich in der RMR-Gruppe. Eine Verengung des subacromialen Raumes auf unter 7 mm war häufiger bei den Rupturen des Cuffs zu finden (10 : 5), während Kalkeinlagerungen in der distalen Supraspinatussehne bei den Impingement-Patienten öfter gefunden wurden.

Tabelle 3. Impingementsyndrom

Sturz	8
Schulterluxation	1
kein Trauma	6
andere	6

Tabelle 4. Rotatorenmanschettenruptur

Sturz	20
Schulterluxation	5
kein Trauma	5
andere	1

Diagnostik und Therapie

Erwartungsgemäß stand in der RMR-Gruppe der Bewegungsausfall an der Spitze der Beschwerden, während die Patienten in der Impingementgruppe hauptsächlich über die Schmerzsymptomatik wie Nachtschmerz, Druckschmerz unter dem Acromion oder Schmerzen bei Abduktion im Sinne eines „schmerzhaften Bogens" klagten.

Ausgedehnte Rupturen der Rotatorenmanschette erfordern ein operatives Vorgehen, die meisten anderen Erkrankungen des subacromialen Raumes verlangen jedoch primär ein konservatives Vorgehen. Die primären Symptome sind in der Regel nicht so eindeutig, daß eine RMR alleine auf Grund der Klinik ausgeschlossen oder bestätigt werden kann. Bezüglich des weiteren Vorgehens hat sich daher bei uns folgender Therapieplan bewährt:

Um die akuten Schmerzen zu erleichtern, wird für die ersten 5 Tage eine Mitella angelegt, nichtsteroidale Antirheumatica werden verordnet. Dann wird mit aktiven und passiven Bewegungsübungen („stretching") begonnen. Bei Therapieresistenz können Infiltrationen mit Impletol (Procainhydrochlorid) oder Peroxinorm (Orgotein) in der akuten Phase durchgeführt werden. Nur ausnahmsweise wurden lokal Corticoide appliziert. Physikalische Maßnahmen, wie eine Iontophorese mit Salicylaten oder Barnardsche Ströme, werden in der akuten Phase eingesetzt, später therapeutischer Ultraschall und Kurzwelle. Falls nach 3 bis 4 Wochen keine wesentliche Besserung der Beschwerden und vor allem des Bewegungsumfanges eingetreten ist, erfolgt zum Ausschluß einer Rotatorenmanschettenruptur eine Arthrographie oder eine Ultraschalluntersuchung. Falls eine RMR für die Beschwerden verantwortlich gemacht werden kann, wird die Naht der rupturierten Sehne angeschlossen, verbunden mit einer Acromioplastik nach Neer und einer Durchtrennung des Ligamentum coracoacromiale, um ein Impingement der Narbe der Rotatorenmanschette zu verhindern. Wenn eine Ruptur der RM jedoch nicht nachgewiesen werden kann, wird eine längerdauernde konservative Behandlung durchgeführt. Intensive Physikotherapie ist der wichtigste Teil der Behandlung, um das Auftreten einer Capsulitis adhaesiva während der schmerzbedingten Immobilisierungsphase zu verhindern.

Wenn die oben angeführten Behandlungsmethoden nach 3 bis 4 Monaten zu keiner Abnahme der Schmerzsymptomatik geführt haben, wird ein operatives Vorgehen zumeist auf Drängen des Patienten beschlossen.

Wir bevorzugen bei der operativen Revision den transacromialen Zugang nach Kessel: Der Hautschnitt erfolgt in der Frontalebene, danach wird das Acromion ebenfalls in der Frontalebene osteotomiert. Der M. deltoideus und der M. trapezius werden in Faserrichtung gespalten. Nach dem Auseinanderspreizen der Osteotomie findet sich beim reinen Impingement zumeist eine entzündlich verdickte Bursa subacromialis, die entfernt werden muß, um die Revision der Rotatorenmanschette zu ermöglichen. Eventuell vorhandene Cysten mit kalkhaltigem Zelldetritus können nun leicht entleert werden. Wenn eine Kapselschrumpfung bereits zu einer Einschränkung der passiven Beweglichkeit geführt hat, muß die Schulter nun durchbewegt werden. Dann wird der subacromiale Raum durch Ausmeißeln der caudalen Hälfte des Acromions besonders im vorderen Anteil erweitert, das Ligamentum coracoacromiale durchtrennt und zumeist in seiner acromialen Hälfte reseziert. Der Verschluß der Osteotomie wird mit resorbierbaren transossären Nähten durchgeführt. Eine Ruhigstellung ist nur während der ersten postoperativen Tage mit einem Gilchrist-Verband erforderlich, nach einer Woche wird mit passiven Bewegungsübungen begonnen. Nach der Nahtentfernung erfolgen die ersten aktiven Bewegungsversuche.

Ergebnisse

12 der 22 operierten Patienten konnten nachuntersucht werden. Der durchschnittliche Nachuntersuchungszeitraum betrug 3,6 Jahre. Bis auf zwei Patienten mit schon präoperativ bestehender Kapselschrumpfung erreichten alle einen vollen Bewegungsumfang. Es trat bei allen Patienten eine Besserung ihrer Beschwerden ein. Vor allem der quälende Nachtschmerz konnte bei allen Patienten beseitigt werden. Lediglich 3 Patienten klagten noch über Schmerzen bei Arbeiten über Kopf in der Art des „schmerzvollen Bogens".

Literatur

1. Bayley I, Kessel L (1982) Shoulder surgery. Springer, Berlin Heidelberg New York
2. Hefti F et al (1984) Das Impingementsyndrom der Schulter. Verletzungen und Erkrankungen der Schulterregion. Thieme, Stuttgart New York
3. Kessel L, Watson M (1977) The painful arc syndrome. J Bone Joint Surg [Br] 59: 166–172
4. Kroitzsch U, Martinek H (1983) Klinische Erfahrungen und Behandlungsergebnisse beim Patienten mit einer Verletzung der Rotatorenmanschette. In: Unfallheilkd, Heft 165. Springer, Berlin Heidelberg New York, S 210–212
5. Laumann U, Hertel E (1978) Biomechanische Probleme der Acromionplastik am Schultergelenk. Arch Orthop Traumat Surg 93:49
6. Martinek H, Egkher E (1978) Die Bedeutung der Schultergelenksarthrographie für die Diagnose posttraumatischer Funktionsstörungen. Unfallchirurgie 4:215–220
7. Watson M (1978) The refractory painful arc syndrome. J Bone Joint Surg [Br] 60: 544–546

Die operative Therapie von Schultereckgelenksprengungen mit resorbierbarem Fixationsmaterial

M. Sangmeister, C. Pohl und L. Gotzen

Klinik für Unfallchirurgie der Philipps-Universität (Dir.: Prof. Dr. med. L. Gotzen), Baldinger Straße, D-3550 Marburg

Einleitung

Verletzungen des Schultereckgelenkes bedeuten für den körperlich aktiv in Beruf und Sport tätigen Menschen eine ernstzunehmende Verletzungen.

Wir haben uns speziell mit den Schultereckgelenksprengungen Typ III nach Tossy unter funktionell anatomischen Gesichtspunkten beschäftigt.

Aufgrund teilweise schlechter eigener Resultate und Komplikationen nach operativer Versorgung von Tossy-III-Verletzungen durch Metallimplantate wurde zur Rekonstruktion und Augmentierung des Bandapparates am AC-Gelenk nunmehr resorbierbares Fixationsmaterial verwendet.

Diese Art der operativen Versorgung wird nach unserer Auffassung den Anforderungen der biologischen Gelenkdynamik und einer funktionellen Nachbehandlung weithin gerecht.

Die angewandte Technik, die Art der Nachbehandlung und Ergebnisse sollen anhand eines ausgewählten Kollektivs von 22 sportlich aktiven Patienten dargestellt werden.

Methode

Ausgehend von einem Säbelhiebschnitt über der lateralen Clavicula werden die Strukturen des AC-Gelenkes sowie die coraco-acromialen und coraco-claviculären Bänder dargestellt. Diese werden in jedem Fall rekonstruiert — die entsprechenden Bandnähte werden zunächst mit resorbierbarem Nahtmaterial vorgelegt.

Anschließend wird eine in Doppeltour geführte Cerclage mit 10-mm-PDS-Band um Coracoid und Clavicula gelegt (Abb. 1).

Die horizontale Gelenkstabilisierung erfolgt über die transossäre Verankerung eines weiteren 10-mm-PDS-Bandes über laterales Claviculaende und Akromion, dazu werden V-förmige Bohrkanäle gelenknah eingebracht und darüber eine achtertourförmige Bandcerclage ausgeführt. Eine subperiostale Verankerung des Bandes akromialseitig hat sich nicht bewährt (Abb. 2).

Ein verletzter Discus articularis wird reseziert.

Bei der folgenden Gelenkreposition ist eine exakte Gelenkeinstellung erforderlich — dabei ist eine mögliche Überkorrektur in der Vertikalen unbedingt zu vermeiden. Die erforderliche Bandspannung in beiden Zugrichtungen ist vor dem endgültigen Festziehen der Knoten durch geeignete Manipulation der frei gelagerten Schulter zu prüfen.

Es erfolgt die Adaptation der Bandnähte und Refixation der Muskulatur. Eine Wunddrainage ist obligat.

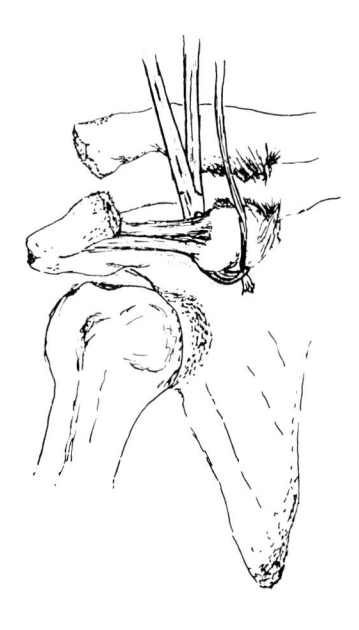

Abb. 1. Anlegen der coraco-claviculären Bandcerclage

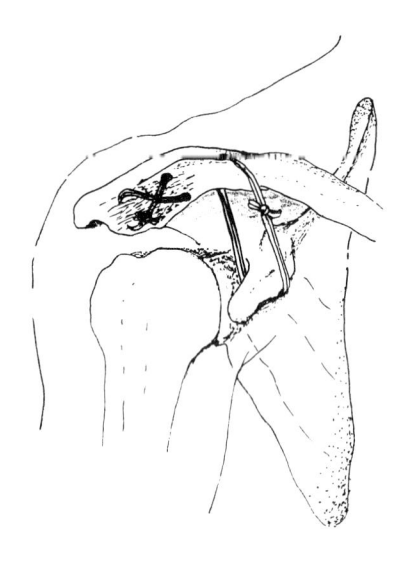

Abb. 2. Situs nach Knoten der Bandcerclage

Postoperativ wurde bei einem Teil der Patienten ein Desault-Verband angelegt, inzwischen wird ausschließlich ein Gilchrist-Verband zur Ruhigstellung für zwei Wochen postoperativ verwendet.

Spätestens ab dem 3. postoperativen Tag wird mit krankengymnastischen passiv geführten Bewegungsübungen bis zur Horizontalen begonnen, vorteilhaft ist dabei die lokale Eisanwendung und Gabe von Analgenetica.

Nach Ablauf der 2. postoperativen Woche folgen funktionell aktive Bewegungsübungen ebenfalls bis zur Horizontalen – ab der 4. postoperativen Woche darüber hinaus.

Ergebnisse

Die Nachuntersuchungsergebnisse aus dem Zeitraum Januar 1985 bis August 1986 liegen vor. Es handelt sich um 18 männliche und 3 weibliche Patienten. Das mittlere Alter beträgt 33 Jahre mit der Spanne von 17 bis 47 Jahren.

In jeweils 11 Fällen waren rechtes und linkes Schultereckgelenk betroffen, sämtliche Patienten waren Rechtshänder. Alle Patienten treiben aktiven Freizeitsport, 8 Patienten üben eine schwere körperliche Arbeit aus.

Unfallereignisse waren in jeweils 4 Fällen Sport- und Arbeitsunfälle, 2 häusliche Unfälle sowie 12 Verkehrsunfälle – darunter am häufigsten Zweiradunfälle. In 6 Fällen lagen teilweise erhebliche Begleitverletzungen vor.

Die operative Versorgung erfolgte im Zeitraum von 3–10 Tagen nach dem Unfallereignis.

Die mittlere Dauer der Arbeitsunfähigkeit betrug 7 Wochen unter den berufstätigen Patienten bei einer durchschnittlichen Dauer des stationären Aufenthaltes von 1 Woche.

Bei 3 Patienten war eine Revision wegen Wundinfekt erforderlich, welche folgenlos für das Ergebnis ausheilte.

Bei einem Patienten wurde im Rahmen der Nachuntersuchung eine komplette AC-Instabilität festgestellt, in diesem Fall war eine auswärtige Weiterbehandlung erfolgt.

Subjektiv waren 16 Patienten mit dem Behandlungsergebnis vorbehaltlos zufrieden, ein Patient klagte über morgendliche Anlaufschmerzen in der betroffenen Schulter, ein weiterer über nächtliche Schmerzen beim Liegen. 4 Patienten beklagten eine störende Narbenbildung.

Objektive Beschwerden traten bei 6 Patienten beim Heben von Lasten auf — in 2 Fällen bereits über 10 kg, in 4 Fällen über 30 kg.

Die objektiven klinischen Befunde sind zusammengefaßt:

— in 4 Fällen eine Muskelverschmächtigung der Schulter
— in 2 Fällen ein leichter Claviculahochstand
— in 5 Fällen ein Narbenkeloid zwischen 3 und 5 mm Breite, darunter ein Fadengranulom über der Clavicula
— in 2 Fällen geringe Einschränkung der Funktionsgriffe endgradig
— in 2 Fällen Hypästhesie lateral der Schnittführung
— in 1 Fall deutlich vermehrtes Federn.

Sämtliche Patienten trieben wieder aktiv Sport, darunter 8 Patienten mit leichten Einschränkungen der Aktivität.

Bei 18 Patienten wurde eine Röntgenkontrolluntersuchung unter Belastung mit 15 kp durchgeführt.

Darunter bestand in 17 Fällen vollständige Bandstabilität, in 2 Fällen fand sich eine Überkorrektur ohne klinisches Korrelat einer Bewegungseinschränkung, nur bei einem Patienten wurde eine komplette Dehiscenz im AC-Gelenk nachgewiesen, und dieser Patient hatte auch klinische Beschwerden.

In 11 Fällen bestanden röntgenologisch Verkalkungen im Bereich der coraco-acromialen sowie in 12 Fällen der coraco-claviculären Bandstrukturen, klinische Beschwerden hatten diese Patienten nicht.

Röntgenologische Zeichen arthrotischer Veränderungen im AC-Gelenk-Spalt fanden sich in 5 Fällen. Jedoch auch hier ohne klinisches Korrelat!

Zusammenfassung

Zusammenfassend halten wir nach den vorliegenden Ergebnissen die operative Versorgung einer Tossy-III-Verletzung durch Bandcerclagen mit PDS Band für eine sichere Methode der Stabilisierung des AC-Gelenkes. Unter Berücksichtigung der Gelenkbiomechanik läßt sie gute Resultate erwarten und macht einen Zweiteingriff zur Metallentfernung unnötig.

Die Reluxationshäufigkeit unter konservativer Therapie bei der Schulterluxation

Th. Wolf[1] und F. Schauwecker[2]

[1] Zentrum Chirurgie der Albert-Ludwigs-Universität, Abt. für Orthopädie (Dir.: Prof. Dr. med. A. Reichelt), Hugstetter Straße 55, D-7800 Freiburg/Brsg.)
[2] Klinikum der Stadt Wiesbaden, Unfallchirurgische Klinik (Dir.: Prof. Dr. med. F. Schauwecker), Ludwig-Erhard-Straße 100, D-6200 Wiesbaden

Während bei der habituellen und posttraumatischen rezidivierenden Schulterluxation die operative Therapie bei richtiger Indikationsstellung ihre Vorteile bereits bewiesen hat, bestehen über die konservative Therapie der Primärluxation an der Schulter, besonders was die Dauer der Ruhigstellung und den Beginn der funktionellen Nachbehandlung betrifft, teilweise erhebliche Meinungsunterschiede. Zur Bewertung unserer retrospektiven Studie erscheint jedoch zunächst eine klare Definition der Begriffe der habituellen und posttraumatisch rezidivierenden Schulterluxation, welche oft synonym und auch teilweise mißverständlich gebraucht werden, nötig.

Wie einige andere Autoren teilen auch wir die Schulterluxationen nach deren Ursachen ein. Es muß also geklärt werden, ob ein adäquates Trauma stattgefunden hat, oder ob es bestimmte anatomische Abweichungen gibt, die eine Luxation prädisponieren. Wir kommen somit zu der Einteilung in traumatisch einmalige, posttraumatisch rezidivierende und habituelle Luxationen. Definitionsgemäß beinhaltet die einmalige traumatische Luxation ein adäquates Trauma bei vorher funktionsstabilem Gelenk. Diese Luxation führt nach der Behandlung entweder zur Restitutio ad integrum oder zur Defektheilung, welche dann in die posttraumatisch rezidivierende Luxation mündet.

Nach traumatischer Erstluxation entstandene Hill-Sachs-Läsionen, Verletzungen des Labrum glenoidale, knöcherne Abrisse am Pfannenrand nach Bankart sowie Verletzungen am Muskel- und Kapselapparat können zu einer Instabilität mit nachfolgender erneuter Luxation der Schulter führen. Diese werden dann unter dem Begriff der posttraumatisch rezidivierenden Luxation zusammengefaßt.

Bei der habituellen Luxation, welche nach einem Bagatelltrauma hauptsächlich im jugendlichen Alter auftritt, sind hingegen konstitutionelle Faktoren, wie Dysplasie und/oder verstärkte Anteversion der Pfanne, abnorm schlaffe Kapsel und Bänder, musculäre Insuffizienz und verminderte Humerusretrotorsion die Faktoren, die eine primäre Instabilität bedingen. Natürlich sind manchmal posttraumatische und habituelle Faktoren beteiligt, wodurch die Einteilung schwierig wird.

In der Unfallchirurgischen Klinik der Städtischen Kliniken Wiesbaden wurden innerhalb von 3 Jahren 92 Patienten mit Schulterluxationen behandelt, von denen 75 Patienten mit 118 Luxationen anhand der Krankenakten und der Röntgenbilder retrospektiv ausgewertet werden konnten. Hierunter waren 67 Patienten mit traumatischen Luxationen, von denen wiederum 10 Patienten eine oder mehrere posttraumatisch rezidivierende Luxationen entwickelt hatten. 8 Patienten wiesen von vornherein habituelle Luxationen auf.

Die jüngeren männlichen Patienten und die älteren weiblichen stellten die größten Gruppen dar. Hauptsächlich bei diesen Patienten traten wiederholte Luxationen auf.

Tabelle 1. (n = 118)

Ruhigstellung		traumatisch einmalig	posttraumat. rezidivierend	habituell
Desault	87	53	19	15
ohne	19	4	4	11
nicht bekannt	12	–	5	7

Tabelle 2

Dauer der Ruhigstellung		wiederholte Luxationen	
		posttraumatisch rezidivierend	habituell
3–4 Tage	60	5	7
bis 1 Woche	13	2	2
bis 2 Wochen	4	0	1
bis 3 Wochen	10	1	2
bis 4 Wochen	0		

Nach der Reposition der Luxation wurde zur Ruhigstellung normalerweise ein Desault-Verband angelegt. Bei 19 Luxationen, die Patienten mit wiederholten habituellen oder posttraumatischen Verrenkungen betrafen, wurde bei Beschwerdefreiheit nach einer Luxation auf eine Ruhigstellung ganz verzichtet, da kein kurativer Effekt mehr zu erwarten war und sie bereits zur Operation anstanden (Tabelle 1).

Die Dauer der Ruhigstellung betrug nach der Luxation meistens 3–4 Tage. Bis zum Ablauf der 1. Woche waren 73 Schultern (83,9%) für die frühfunktionelle Mobilisation unter krankengymnastischer Anleitung wieder freigegeben (Tabelle 2).

Bei wiederholten Luxationen derselben Schulter wurde unterschieden, ob die Erstluxation auf ein adäquates Trauma zurückgeführt werden konnte, oder ob habituelle Faktoren, wie eingangs erwähnt, die Ursache der Luxation darstellten, welche dann nur bedingt durch eine externe Ruhigstellung beeinflußt werden können. Unter 60 kurzzeitig, d. h. 3–4 Tage ruhiggestellten Luxationen entwickelten sich 5 posttraumatisch rezidivierende und 7 habituelle Luxationen. Die Zahlen der länger ruhiggestellten Schultern sind relativ gering, da eine längerfristige Ruhigstellung normalerweise nicht durchgeführt wird.

In der Literatur plädiert ein Teil der Autoren für eine längere Ruhigstellungsdauer von ca. 3 Wochen, andere Untersucher fanden keine Verbindung zwischen kurzer Ruhigstellung und rezidivierend auftretenden Luxationen.

Ein genauer Vergleich der Rezidivquoten gestaltet sich jedoch schwierig, da meist keine klare Trennung zwischen posttraumatisch rezidivierender und habitueller Luxation trotz der unterschiedlichen Ursache und der daraus folgenden Prognose vorgenommen wurde. Eine Rezidivquote zwischen 12 und 37% nach der Primärluxation hat deshalb nur bedingten Informationswert. In unserem Kollektiv erlitten nach überwiegend 3–4tägiger Ruhigstellung 10 Patienten (14,9%) posttraumatisch rezidivierende Luxationen, und 8 Patienten (10,7%) habituelle Verrenkungen. Auch Autoren wie Buchinger und Ehgartner, welche eine Kontrollgruppe unterschiedlich lange ruhigstellten, konnten keinen durch die Dauer der Ruhigstellung bedingten signifikanten Unterschied im Hinblick auf die Rezidivquote feststellen.

Durch die nach wenigen Tagen beginnende frühfunktionelle Nachbehandlung der Schulter wird den Gefahren einer längerfristigen Immobilisation, wie etwa der Gefahr der Schultersteife und der Muskelatrophie, vorgebeugt. Ist bereits eine posttraumatisch rezidivierende oder habituelle Luxation eingetreten, sollten die Patienten ohne Zögern einer adäquaten Operation zugeführt werden.

Die Behandlungsergebnisse nach Stabilisierung der Oberarmschaftbrüche mit dem Bündelnagel

M. Cebulla, P. Konold, K. Frederking, E. Wernicke und A. Pannike

Klinikum der Johann-Wolfgang-Goethe-Universität, Zentrum der Chirurgie, Unfallchirurgische Klinik (Dir.: Prof. Dr. med. A. Pannike), Theodor-Stern-Kai 7, D-6000 Frankfurt/M. 70

Die Versorgung der Oberarmschaftbrüche gilt als Domäne der konservativen Frakturenbehandlung. Dennoch ist bei vielen Patienten, die keine Indikation zur notfallmäßigen operativen Versorgung wegen offener Verletzungen oder wegen Begleitverletzungen von Nerven und Gefäßen aufweisen, eine relative Operationsindikation gegeben, für die sich vorzugsweise die Bündelnagelung eignet (Tabelle 1).

In unserem Hause wurden in den Jahren 1975 bis Oktober 1986 54 Oberarmschaftfrakturen bei 53 Patienten mit Bündelnägeln stabilisiert.

Keiner dieser Patienten wies präoperativ eine Nervenschädigung auf. Die Patienten waren im Durchschnitt 40,7 Jahre alt, der Jüngste 14 Jahre und der Älteste 79 Jahre. Die Operationen wurden ausschließlich als aufsteigende Nagelungen vorgenommen. Es wurden jeweils 2–6 Bündelnägel von 4 mm bzw. 3 mm Durchmesser eingebracht, im Durchschnitt 3 bis 4 Nägel.

44 Frakturen lagen in der Schaftmitte, im 3. und 4. Sechstel des Knochens, und 8 davon zeigten einen größeren Biegungskeil oder ein segmentartiges Bruchstück (Tabelle 2).

In 24 Fällen handelte es sich um polytraumatisierte oder mehrfachverletzte Patienten, die im Durchschnitt am 13. Tag nach dem Unfall operativ versorgt wurden. Zahlenmäßig identisch war der Anteil der isolierten Humerusschaftbrüche, die im Mittel 5 Tage nach dem Unfall stabilisiert wurden.

6mal waren pathologische Frakturen zu verzeichnen, darunter 3mal bei metastasierendem Hypernephrom, 2mal bei Plasmocytom und einmal als Metastase eines Mamma-Ca.

Tabelle 1. Indikationen für Bündelnagelungen bei Oberarmschaftbrüchen

- polytraumatisierte Patienten
- pathologische Frakturen
- erfolglose konservative Behandlung bzw. erhebliche Diastase der Fraktur
- segmentale Brüche
- mangelnde Akzeptanz der konservativen Therapie
- verschiedene Begleiterkrankungen
- (Pseudarthrosen)

Tabelle 2. Frakturtypisierung der Oberarmschaftbrüche

(n = 54 Bündelnagelungen)

36 Einspaltbrüche im 3. und 4. Knochen-Sechstel
 4 Einspaltbrüche im (proximaleren) 2. Sechstel
 8 Zweispaltenbrüche im 3. und 4. Sechstel
 6 pathologische Frakturen (Lysezonen in verschiedenen Höhen)

Fallbeispiele

Für die Versorgung eines polytraumatisierten Patienten sei ein 56 Jahre alter Mann vorgestellt, der sich nach einem Sturz aus 5 m Höhe u. a. beidseits geschlossene Oberarmschaftbrüche zugezogen hatte.

Der Oberarmschaftbruch links wurde 15 Tage nach dem Unfall mit 3 Bündelnägeln von 4 mm Durchmesser übungsstabil versorgt (Abb. 1). Die Behandlung des Bruches rechts wurde konservativ fortgeführt.

Beide Frakturen waren bei der Röntgenkontrolle nach 11 Wochen knöchern konsolidiert. Die Metallentfernung links erfolgte nach 1 Jahr. Das Behandlungsergebnis ist mit der freien Funktion der angrenzenden Gelenke beider Oberarme als gut zu bezeichnen.

Problematisch kann die Behandlung des Oberarmschaftbruches bei älteren, hinfälligen Patienten mit fortgeschrittener Osteoporose werden, denen eine längere Ruhigstellung nicht mehr zugemutet werden soll. In unserem Patientengut lagen derartige Fälle 8mal vor.

Als Beispiel wird dieser 77jährige Patient vorgestellt, der als Fußgänger von einem Pkw angefahren wurde und sich dabei eine geschlossene Oberarmschaftfraktur rechts zuzog. Unter der eingeleiteten funktionell-konservativen Brace-Behandlung kam es zu einer zunehmenden Dislokation der Fraktur mit erheblichen Umlaufstörungen. Die Schaftfraktur wurde daraufhin mit 4 Bündelnägeln mit einem Durchmesser von 4 mm aufgefädelt. Nach weitgehender Konsolidierung wurde die Behandlung nach 3 Monaten abgeschlossen, bei freier Funktion im Ellenbogen und einer endgradig eingeschränkten Abduktion in der Schulter, wie sie vor dem Unfall bestanden hatte.

Beispielhaft für die Versorgung von pathologischen Oberarmschaftfrakturen sei der Fall dieser 68 Jahre alten Frau geschildert, die an einem Plasmocytom litt. Am linken Arm kam es zur Fraktur, die mit 5 dünnen Bündelnägeln stabilisiert wurde (Abb. 2). Nach komplikationslosem postoperativen Verlauf mußte die Patientin $3^{1}/_{2}$ Wochen später erneut stationär aufgenommen werden, da eine Fraktur am rechten Arm aufgetreten war, die diesmal mit 4 dünnen Bündelnägeln aufgefädelt wurde. Der postoperative Verlauf war wiederum kom-

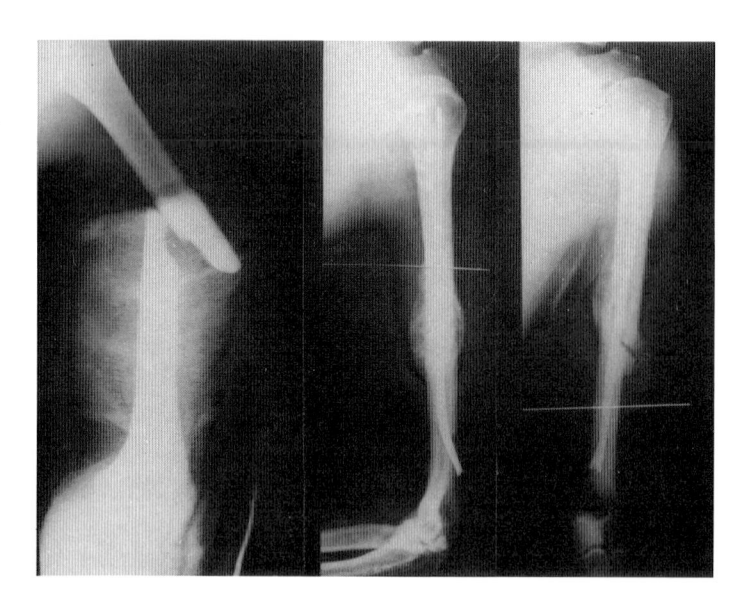

Abb. 1. E. S., 56 Jahre alter polytraumatisierter Patient; Frakturstand des Oberarmschaftbruches links 10 Tage nach dem Unfall und Röntgenkontrolle 11 Wochen nach der Operation

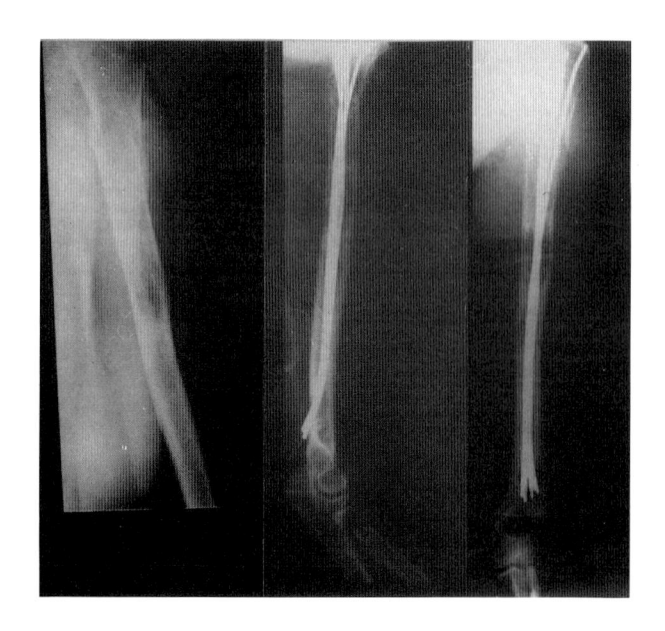

Abb. 2. E. H., 68 Jahre alte, an einem Plasmocytom leidende Frau; Hemithorax mit poximaler pathologischer Humerusschaftfraktur links und postoperative Röntgenkontrollen

plikationslos. Von den 5 Patienten mit pathologischen Frakturen erlagen 4 innerhalb von 12 Wochen nach dem Eingriff ihren bösartigen Grunderkrankungen. 1 Patient überlebte 18 Monate. Entscheidend ist, daß bei allen diesen Patienten der Arm schmerzfrei bewegt werden konnte.

Behandlungsergebnisse und Komplikationen

Bei allen 54 Frakturen, die durch Bündelnagelung stabilisiert wurden, stellte sich eine primäre Wundheilung ein. Von den 48 nicht pathologischen Frakturen wurden 47 knöchern fest. Die Konsolidierung trat unter Ausbildung einer Callusmanschette ein, im Durchschnitt nach 10 Wochen.

Bis auf 4 Patienten hatten alle nach Abschluß der Behandlung freie Funktion der angrenzenden Gelenke; bei jeweils 2 Patienten resultierte ein Defizit von 10° und von 15° zur vollen Streckung im Bereich des Ellenbogens. Vergleichbares trifft für die Beweglichkeit der Schulter zu. 2 Patienten konnten ihren Arm nicht über 100° heben, bei 2 weiteren Patienten war die maximale Elevation über 140° nicht möglich.

Nervenschädigungen und Gefäßverletzungen beobachteten wir nicht.

Als Komplikation sahen wir einmal das Teilauswandern von Bündelnägeln nach distal, ohne daß allerdings die Heilung beeinträchtigt wurde.

Dreimal traten intraoperativ Frakturen am ellenbogennahen Corticalisfenster auf. Dauerhafte und funktionell wirksame Schäden blieben bei keinem Patienten zurück.

Bei einem 42 Jahre alten Mann bildete sich eine Pseudarthrose. Es handelte sich um den Zustand nach einer auswärts durchgeführten Plattenosteosynthese mit Refraktur und Materialbruch infolge eines adäquaten Traumas ein Jahr später. Nach der Metallentfernung wurde auswärts eine konservative Behandlung mit dem Thorax-Abduktionsgips weitergeführt. Als die Knochenbruchheilung ausblieb, wurde in unserer Klinik nach 17 Wochen die Bündelnagelung vorgenommen. Die Knochenheilung trat aber erst nach einer 6 Monate später durchgeführten Spongiosaplastik ein.

Zusammenfassung

Insgesamt haben wir bei den nicht pathologischen Humerusschaftfrakturen in 47 von 48 Fällen eine knöcherne Konsolidierung erreicht, ohne daß schwerwiegende dauerhafte Komplikationen auftraten.

Literatur

1. Beck H (1963) Vollapparative Reposition und Bündelnagelung bei Oberarmschaftbrüchen. Langenbecks Arch Klin Chir 302:381–402
2. Durbin R, Gottesman M, Saunders K (1983) Hackethal stacked nailing of humeral shaft fractures. Clin Orthop Rel Res 179:168–174
3. Hackethal KH (1961) Die Bündel-Nagelung. Springer, Berlin Göttingen Heidelberg
4. Menger DM, Gauger J-U, Schmitt-Köppler A (1985) Erfahrungen mit der Bündelnagelung bei Oberarmschaftfrakturen. Unfallchirurgie II (Nr. 2):70–75

Gelenkfrakturen

Elektronenmikroskopische Untersuchungen am humanen Gelenkknorpel bei Gelenkfrakturen

A. Schmid[1], F. Schmid[1] und Th. Tiling[2]

[1] Chirurgische Universitätsklinik Göttingen (Dir.: Prof. Dr. med. H.-J. Peiper), R.-Koch-Straße 40, D-3400 Göttingen
[2] Chirurgische Univ.-Klinik Köln-Merheim (Dir.: Prof. Dr. med. H. Troidl), Abt. für Unfallchirurgie (Leiter: Priv.-Doz. Dr. med. Th. Tiling), Ostmerheimer Straße 200, D-5000 Köln 91

Einleitung

Nelson Mitchell beschrieb 1980 eine — nach seinen Worten — bis zu diesem Zeitpunkt nicht bekannte Fähigkeit des hyalinen Gelenkknorpels einen Strukturdefekt zu reparieren [1]. Er hatte bei ausgewachsenen Ratten Femurcondylenfrakturen erzeugt und diese einerseits durch anatomische Reposition und interfragmentäre Kompression, andererseits ohne ideale Fragmentadaptation zum Ausheilen gebracht. Aufgrund seiner licht-, raster- und transmissionselektronenoptischen Untersuchungen bewertete er die Heilung des Frakturspaltes im Knorpel als organotypisch.

Diese Untersuchungsergebnisse veranlaßten uns der Frage nachzugehen, ob bei idealer Reposition und interfragmentärer Kompression eine Knorpelwunde beim Menschen organotypisch verheilen kann.

Patientengut

Wir wählten folgende Einschlußkriterien:
1. intraarticuläre Femurcondylenfraktur
2. anatomische Reposition
3. interfragmentäre Kompression. Ausgeschlossen wurden Patienten mit Vorschaden am betroffenen Gelenk.

Wir konnten bisher 17 Patienten im Alter von 12 bis 35 Jahren auswerten.

Da das Alter der Patienten hinsichtlich der Heilung von Knorpelläsionen als mögliche wesentliche Einflußgröße angesehen wird, haben wir zwei Patientengruppen gebildet:
1. 7 Patienten mit offenen Wachstumsfugen
2. 10 Patienten mit geschlossenen Wachstumsfugen.

Methode

Zum Zeitpunkt der Metallentfernung führten wir bei den Patienten eine Kniespiegelung durch. Die Gelenkfläche wurde inspiziert und mit einer Hakensonde palpiert. Der ehemalige Frakturverlauf konnte dabei — soweit einsehbar — immer lokalisiert werden. An Stellen, wo bekannt war, daß durch die Fraktur kleine Knorpelteile am Bruchrand abgeschlagen waren, konnte der Verlauf meist aufgrund einer weichen Konsistenz aufgesucht werden. Minimale Niveauabsenkungen ließen den Frakturverlauf im Knorpel auch dort erkennen, wo eine optimale Heilung erfolgt war.

Mit einer 2 mm im Durchmesser großen Knorpelstanze wurden aus der optimal verheilten Knorpelfraktur und aus weniger ideal verheilten Knorpelzonen jeweils zwei Gewebsstanzen mit chondralen Knochenanteilen entnommen.

Die Proben wurden im Intervall von 1/2 Jahren bis $1^{1}/_{4}$ Jahren nach Verschraubung der Fraktur entnommen.

Sämtliche Proben wurden für licht- und transmissionselektronenoptische Untersuchungen aufgearbeitet.

Als gesunder Vergleich diente Femurcondylenknorpel von Organspendern.

Beobachtungseinheit waren die Gewebssubstanzen aus den optimal verheilten Frakturzonen. Von diesen war eine für die gewählte Fragestellung entscheidende Antwort zu erwarten.

Ergebnisse

Einen methodischen Faktor — etwa in Form der Gewebsentnahme neben der verheilten Fraktur — konnten wir insoweit ausschließen, als in jedem Stanzzylinder ein Substrat einer ehemaligen Knorpelverletzung lichtmikroskopisch nachweisbar war. Eine Heilung im Sinne von restitutio ad integrum konnte soweit ausgeschlossen werden.

Bei erreichter optimaler Ausheilung war nur noch ein schmaler Saum, bestehend aus einer Einer- oder Doppelreihe von länglichen Zellen zu erkennen (Abb. 1). Dieser Saum verlief meist gekrümmt von der Knorpeloberfläche durch den gesamten hyalinen Knorpel

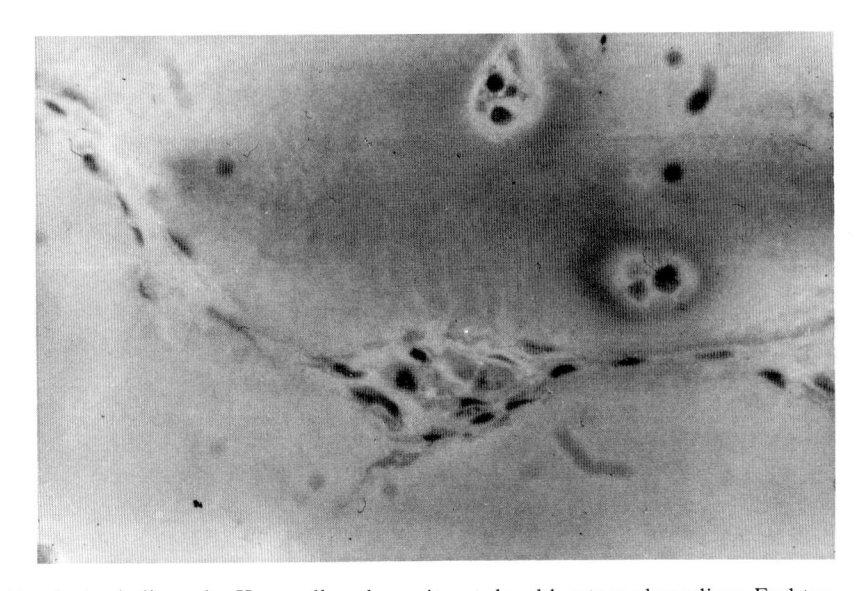

Abb. 1. Optimale Ausheilung des Knorpelbruches mit gut durchbautem ehemaligen Frakturspalt

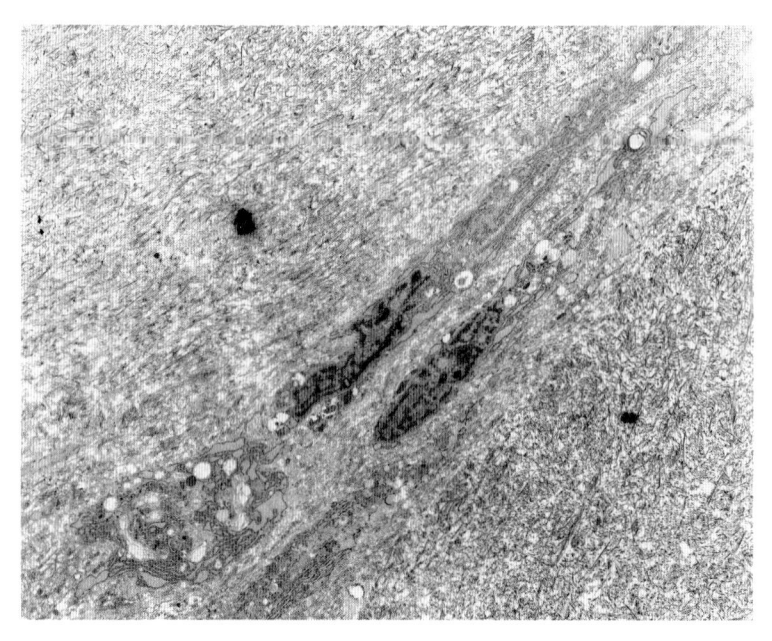

Abb. 2. Zellen im ehemaligen Frakturspalt entsprechen ultrastrukturellen Fibrocyten.

und war gelegentlich durch eine Anhäufung von wenigen Zellen unterbrochen. Es bestand immer eine nahtlose Matrixverheilung in der radiären und kalzifizierenden Zone des Knorpels. Die Superficialschicht und die tangentiale Zone waren dagegen nur aneinander gepreßt. Es war hier in allen Fällen ein Spalt nachzuweisen.

Die elektronenoptischen Bilder zeigten, daß die langgestreckten Zellen im durchgebauten Spalt deutlich von den Knorpelzellen der umgebenden Knorpelzone zu unterscheiden waren. Derartig langgestreckte Zellen weist der gesamte Gelenkknorpel in keiner Zone auf. Diesen langgestreckten Zellen fehlte eine abgrenzbare für hyaline Knorpelzellen typische territoriale Matrix (Abb. 2).

Die Faserarchitektur, die diese Zellen umgab, glich vielmehr der interterritorealen Matrix des direkt benachbarten ehemaligen Frakturrandes. Vom ultrastrukturellen Standpunkt war der ehemalige Bruchspalt in der calcifizierenden und der radiären Knorpelzone durchgebaut. Ein ultastrukturell nachweisbarer Spalt war immer in der Superficialschicht vorhanden. Im Bereich der Tangentialschicht überbrückten zunehmend kollagene Fasern den ehemaligen Bruchspalt.

Bei optimaler Frakturspaltverheilung war weder licht- noch elektronenoptisch ein Unterschied hinsichtlich der Patienten mit offenen und geschlossenen Wachstumsfugen feststellbar. Bei allen entnommenen Gewebsproben zeigte sich, daß die subchondrale Knochenschicht verheilt war.

Gewebsproben aus bereits makroskopisch nicht ideal verheilten Frakturzonen zeigten licht- und elektronenoptisch die typischen Bilder mit aus dem subchondralen Raum vorgewachsenen Bindegewebe. Dieses Gewebe hatte als sogenannter Ersatzknorpel meist den hyalinen Rand überwuchert. Im Vergleich zum optimal verheilten Knorpelbruchspalt zeigten die hyalinen Knorpelzellen im Randwall deutliche degenerative Veränderungen.

Diskussion

Mitchell spekulierte, daß bei Ausheilung einer Gelenkfraktur unter Kompression biomechanisch günstige Bedingungen vorliegen, so daß es durch Leistungen der hyalinen Knorpelzellen zu einem Durchbau des Knorpelbruches kommt. Sicherlich sind bei interfragmentärer Kompression andere Bedingungen für den Knorpel vorhanden als bei Ausheilung von tiefen Defekten mit eröffnetem subchondralen Raum oder bei oberflächlichen tangentialen Knorpelläsionen [2]. Biomechanische Untersuchungen haben aber gezeigt, daß die zunächst angelegte interfragmentäre Kompressionskraft rasch absinkt. Eine interfragmentäre Kompressionskraft, die in Höhe des Bruchspaltes im Knorpel einen Mechanismus auslöst, der zu einer direkten Fusion des Knorpelbruchspaltes führt, konnten wir nicht beobachten.

Die in dem schmalen Saum aufgetretenen Zellen sind vom morphologischen Standpunkt aus gesehen in einem gesunden hyalinen Knorpel nicht nachweisbar. Für eine Migration von Knorpelzellen etwa aus der Superficialschicht oder aus der „tidemark" Linie am Übergang von der radiären zur kalzifizierenden Zone sahen wir keinen Hinweis. Ultrastrukturell gleichen die schmalen langgestreckten Zellen am ehesten Fibrocyten.

Das dennoch sehr gute und annähernd organotypische Ausheilungsergebnis des Knorpelfrakturspaltes ist unseres Erachtens auf die ideale Reposition und die interfragmentäre Kompression zurückzuführen. Die ideale Reposition bewirkt dabei im Spaltbereich des Knorpels, daß keine Defektzone mit Substanzverlust am Knorpel ausgeheilt werden muß. Die interfragmentäre Kompression führt zu einer primären Knochenbruchheilung im subchondralen Knochen. Dies bedingt einen Verriegelungseffekt, der das massenhafte Versprossen von Bindegewebszellen aus dem subchondralen Raum verhindert [3]. Einzelne Fibrocyten gelangen durch immer vorhandene winzigste Frakturspalten zwischen die aufgebrochenen Knorpelränder. Die regelrechte Verankerung der neugebildeten kollegenen Fasern mit den ursprünglichen hyalinen Matrixbestandteilen erklären wir uns durch den bei fehlendem Substanzverlust stabilen Verhältnissen der Knorpelränder.

Schlußfolgerung

Die annähernd organotypische Ausheilung von Frakturspalten im Gelenkknorpel bei idealer Reposition und interfragmentärer Kompression unterstreicht die Bedeutung einer anatomischen Rekonstruktion von Gelenkfrakturen. Der Gelenkknorpel heilt jedoch bei tiefer Läsion mit Eröffnung des subchondralen Knochens nicht durch Leistungen der ortsständigen Chondrocyten im Sinne einer restitutio ad integrum aus.

Literatur

1. Mitchell N, Shepard N (1980) Healing of articular cartilage in intra-articular fractures in rabbits. J Bone Joint Surg [Am] 62:628–634
2. Schmid A, Schmid F, Tiling Th (1986) In: Gächter A (Hrsg) Elektronenmikroskopische Befunde nach Knorpelshaving. Fortschritte in der Arthroskopie III. Enke, Stuttgart
3. Ghadially JA, Ghadially R (1977) Long-terms results of deep defects in articular cartilage. Virchows Arch B Cell Path 25:125–130

Traumatische Knorpelläsionen am Kniegelenk – Diagnose, Indikationsstellung und Behandlungsmöglichkeiten

D. Höntzsch und S. Weller

Berufsgenossenschaftliche Unfallklinik (Dir.: Prof. Dr. med. S. Weller), Rosenauer Weg 95, D-7400 Tübingen

Knorpelverletzungen haben eine große Bedeutung, weil, wenn sie nicht erkannt und richtig behandelt werden, chronische und fortschreitende Defekte entstehen.

An eine Knorpelverletzung ist immer dann zu denken, wenn bei adäquatem Trauma ein blutiger Erguß vorliegt und Symptome für andere Läsionen, z. B. Bandverletzungen, fehlen.

Wenn ein Defekt relativ flach verläuft oder nur eine Kontusion in der Tiefe der Spongiosa vorhanden ist, fehlt allerdings der Erguß.

So ist es nicht verwunderlich, daß die Knorpelverletzungen oft erst im chronischen Stadium erkannt und behandelt werden.

Der chronische Schaden wird durch einen rezidivierenden Reizzustand und Schmerzen in einem bestimmten Bewegungsabschnitt gekennzeichnet.

Röntgenbilder sind unumgänglich, zeigen aber einen Schaden nur bei genügender knöcherner Beteiligung. Bei frischen Verletzungen sind Einsichts- und Schichtaufnahmen meist nicht notwendig, da vorher die Indikation zur Arthroskopie gestellt werden kann.

Bei chronischen Schäden helfen diese Aufnahmen und auch einmal ein Computertomogramm, Größe und Lokalisation des Schadens zu bestimmen.

Weitere diagnostische Maßnahmen sind in dem Maße zurückgedrängt worden, wie die Arthrographie in den Vordergrund getreten ist.

Als Behandlungsmöglichkeiten stehen zur Verfügung:

1. Knorpelglättung
2. Anbohren   } als reparative Maßnahmen
3. Unterfüttern

4. Refixation   } als rekonstruktive Maßnahmen
5. Knorpelknochentransplantation

1. Bei flachen Knorpeldefekten können Überstände und Unregelmäßigkeiten tangential angeschnitten werden.
2. Durch Anbohren kann die sklerosierte Schicht am Grund durchbrochen werden und das Hervorsprießen von Narbengewebe ist möglich. Die Bohrungen sollten mindestens 3,5 besser 4,5 mm stark sein.
3. Unterfüttern kann man subchondral gelegene Defekte. Ortsständige Spongiosa aus der Condyle läßt sich durch ein großes (6–10 mm) Bohrloch von der Condylenseitenfläche kommend in die subchondrale Defektzone einpressen.
4. Die Fixation eines Knorpelknochenfragmentes sollte immer versucht werden. Je größer der knöcherne Anteil ist und je kürzer das Fragment ausgelöst war, desto besser ist die Chance der Einheilung.

Frische oder nur teilweise ausgelöste Fragmente passen gut, ältere müssen angepaßt und angefrischt werden.

Bei der Befestigung kennen wir verschiedene Möglichkeiten: Bei großen Fragmenten können Schrauben oder Kirschner-Drähte von „hinten" oder von der Seitenfläche eingebracht werden. Den Schraubenkopf oder die Kirschner-Drähte in die Knorpelfläche zu plazieren ist sicher nicht vorteilhaft.

Erfolgreich ist das Anheften mit Corticalisstiften oder resorbierbaren Stiften, die rasche Verbreitung fanden.

Allein oder kombiniert mit den letztgenannten Methoden hat sich das Kleben mit Fibrinkleber bewährt.

5. Wenn kein Fragment vorhanden ist und der Defekt tief reicht, bleibt neben den reparativen Maßnahmen nur die homologe oder autologe Knorpelknochentransplantation.

Für die Transplantation kann man sich umso leichter entscheiden, je einfacher und sicherer die Technik ist, und je besser das Transplantat paßt und dann einheilt.

Von der Knochentransplantation wissen wir, daß homologe Transplantate dann erfolgversprechend sind, wenn das Transplantationslager gut ist, möglichst viele Spongiosaflächen Kontakt haben und wenn Stabilität vorliegt, Die homologe Transplantation ist unter diesen Bedingungen gerechtfertigt, wenn die Gewinnung von autologem Material mit zusätzlichen Schwierigkeiten und Risiken verbunden ist.

Die bisher angebotenen Instrumente und Methoden für Knorpelknochentransplantationen waren nicht gut geeignet, ein schönes Empfängerbett und einen kongruenten Spenderblock herzustellen. Ein neu entwickeltes Instrumentarium macht die Transplantation einfach, schnell und sicher.

Der Grundgedanke ist, daß der Defekt zylindrisch tief in die Spongiosa ausgesägt wird. In dieses Loch wird ein äußerst paßgenauer knorpeltragender Knochenzylinder eingepreßt.

Schritt 1:
Der Defekt soll mit einer Zylindersäge kreisförmig umsägt werden.
Dort, wo der äußere Sägerand verläuft, wird der Knorpel zuvor mit einem vorne scharfen Zylinder angeschnitten, um eine Verletzung des Knorpels außerhalb des Kreises zu verhindern.

Schritt 2:
Der Schneidezylinder und die Zylindersäge haben einen zentralen Bohrer (mit variablem Vorschub). Dadurch werden Schneide- und Zylindersäge zentral sicher geführt.

Die Säge kann nicht abrutschen und trifft vollkommen deckungsgleich auf den geschnittenen Kreis. Der gesägte Zylinder sollte 5 bis 15 mm in die Spongiosa reichen (korrespondierende Tiefenmarkierungen auf allen Instrumenten).

Schritt 3:
Der in der Mitte stehende Zylinder mit zentralem Loch wird mit einem Meißel wie ein Kuchen in 6–8 „Stückchen" zerteilt. Diese einzelnen Säulen brechen dann leicht ab und zurück bleibt ein zylindrisches Loch.

Schritt 4:
Der Boden kann dann noch mit einem Tellerhobel geebnet werden.

Schritt 5:

Das homologe Transplantat wird von einer Condyle aus der Knochenbank gewonnen. Ein entsprechendes Areal mit gleicher Krümmung wie beim Empfängerbezirk wird ausgesucht.

Nun wird mit einer zweiten Zylindersäge ohne zentralen Bohrer der Spenderblock gesägt.

Der Innendurchmesser dieser Säge entspricht dem Außendurchmesser jener für das Empfängerbett. Es sind 3/10 mm zugegeben, damit der Zylinder dann mit etwas Druck eingepreßt werden muß (noch besserer Halt!).

Schritt 6:

Der Zylinder wird in der Höhe genau an die Tiefe des Empfängerbettes angepaßt. Dies sollte sehr sorgfältig geschehen. Durch die Paßgenauigkeit kann der einmal eingedrückte Zylinder nicht mehr entfernt werden, ohne ihn oder das Bett zu zerstören.

Die Unterkante des Spenderzylinders wird leicht gebrochen, um das Eindrücken zu erleichtern.

Schritt 7:

Der Zylinder wird in das Loch eingedrückt und mit einem konvexem, weichen und flächigen Kunststoffstößel eingeschlagen.

Schritt 8:

Der Zylinder hält absolut fest. Zur Sicherung kann er von der Condylenseitenfläche mit Kirschner-Drähten oder resorbierbaren Stiften fixiert werden.

Das beschriebene Instrumentarium steht uns in 2 Größen als Prototypen zur Verfügung.

Die Nachbehandlung sollte dem Grundsatz „früh bewegen, spät belasten" folgen, d. h. sofort oder nach wenigen Tagen bewegen und 6 bis 9 Wochen entlasten.

Neben der aktiven Krankengymnastik ist besonders die kontinuierliche passive Bewegung ein wichtiges Behandlungsprinzip.

Homologe Knorpelknochentransplantation Oktober 1984 bis Oktober 1986 (n = 6):

3 ♀, 3 ♂
22–50 Jahre
4mal posttraumatisch
2mal fragliche Genese
4mal isolierter Schaden mediale Condyle
2mal kombiniert mit chronischer Kreuzbandinsuffizienz

alle nachuntersucht bis Oktober 1986 (n = 6)
Zeitraum seit Operation 3–24 Monate

alle beschwerdefrei bis beschwerdearm; deutliche Besserung, rö gute Einheilung
4mal freie Funktion, kein Erguß (isolierter Schaden)
2mal Beugebehinderung (90° und 110° bei Kniebandplastik)
Keine Komplikation

Der Aufwand der autologen Transplantatentnahme würde die geschilderte einfache und zügige Operation erheblich erschweren und zusätzliche Probleme mit sich bringen.

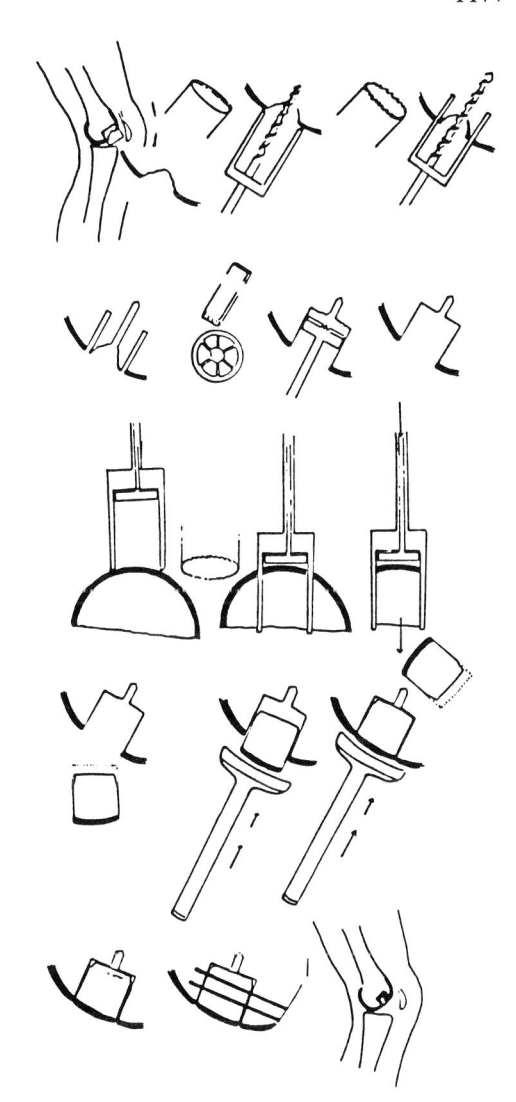

Abb. 1. Schematische Darstellung der homologen Knorpelknochentransplantation

Autologe Transplantate müssen vom dorsalen Drittel der Condyle gewonnen werden. Dies ist nicht einfach. Besonders schwierig ist es, solch einen paßgenauen Zylinder zu gewinnen. Zudem entsteht zusätzlich ein nicht unerheblicher Defekt. Ab 90–100° Beugung ist das dorsale Drittel der Condyle Gleitfläche, so daß ein größerer Defekt dort nicht bestehen sollte.

Die bisher guten Ergebnisse sind Ermutigung, den eingeschlagenen Weg mit der homologen Knorpelknochentransplantation fortzusetzen.

Ergebnisse und Komplikationen von 116 intraarticulären Tibiakopffrakturen nach Osteosynthese und Rekonstruktion der Gelenkfläche

H. Bauer und K. D. Moser

(Manuskript nicht eingegangen)

Korrelationsuntersuchung zwischen dem röntgenologischen und funktionellen Ergebnis nach konservativer und operativer Tibiakopffrakturbehandlung

W. Friedl und W. Ruf

Chirurgische Universitätsklinik (Dir.: Prof. Dr. med. Ch. Herfarth), Im Neuenheimer Feld 110, D-6900 Heidelberg

Tibiakopffrakturen können sowohl als reine Stauchungstraumen wie in Kombination mit Valgus, Varus oder Flexionskräften des Kniegelenkes auftreten. Dementsprechend vielgestaltig ist das Erscheinungsbild der Tibiakopffrakturen. Daher rühren auch zahlreiche Einteilungsversuche. Die geeigneteste und am meisten gebräuchliche ist die Einteilung der Schweizer Arbeitsgemeinschaft für Osteosynthesefragen von M. E. Müller (Abb. 1).

In die Indikation zur konservativen und operativen Therapie müssen neben der Frakturform auch der Zustand der Weichteile, das Alter und die Aktivität des Patienten berücksichtigt werden. Daher ist in keiner Untersuchung eine gleiche Verteilung von konservativ und operativ behandelten Patienten mit Tibiakopffrakturen vorhanden. Ein Vergleich der Behandlungsergebnisse ist daher nur innerhalb der einzelnen Frakturtypen möglich. Von besonderem Interesse erscheint jedoch der Langzeitverlauf der röntgenologischen und funktionellen Veränderungen nach Tibiakopffrakturbehandlung bei konservativer und operativer Therapie. Dremsek und Baltensweiler [1, 2] berichten über deutliche Diskrepanzen zwischen den röntgenologischen und funktionellen Behandlungsergebnissen, so daß auch in dieser Untersuchung eine Gegenüberstellung des funktionellen und röntgenologischen Ergebnisses erfolgt.

Material und Methode

Von 1976 bis 1980 wurden in unserer Klinik 161 Tibiakopffrakturen bei 159 Patienten stationär behandelt. 58,5% der Patienten waren männlich; deren Altersverteilung zeigte ein Maximum im zweiten und fünften Lebensjahrzehnt. Dagegen waren Tibiakopffrakturen bei weiblichen Patienten im achten Lebensjahrzehnt am häufigsten. Die unicondyläre laterale Fraktur stellte mit 36% die häufigste Einzelverletzungsform. Die Incidenz bicondylärer

A Extraarticulär

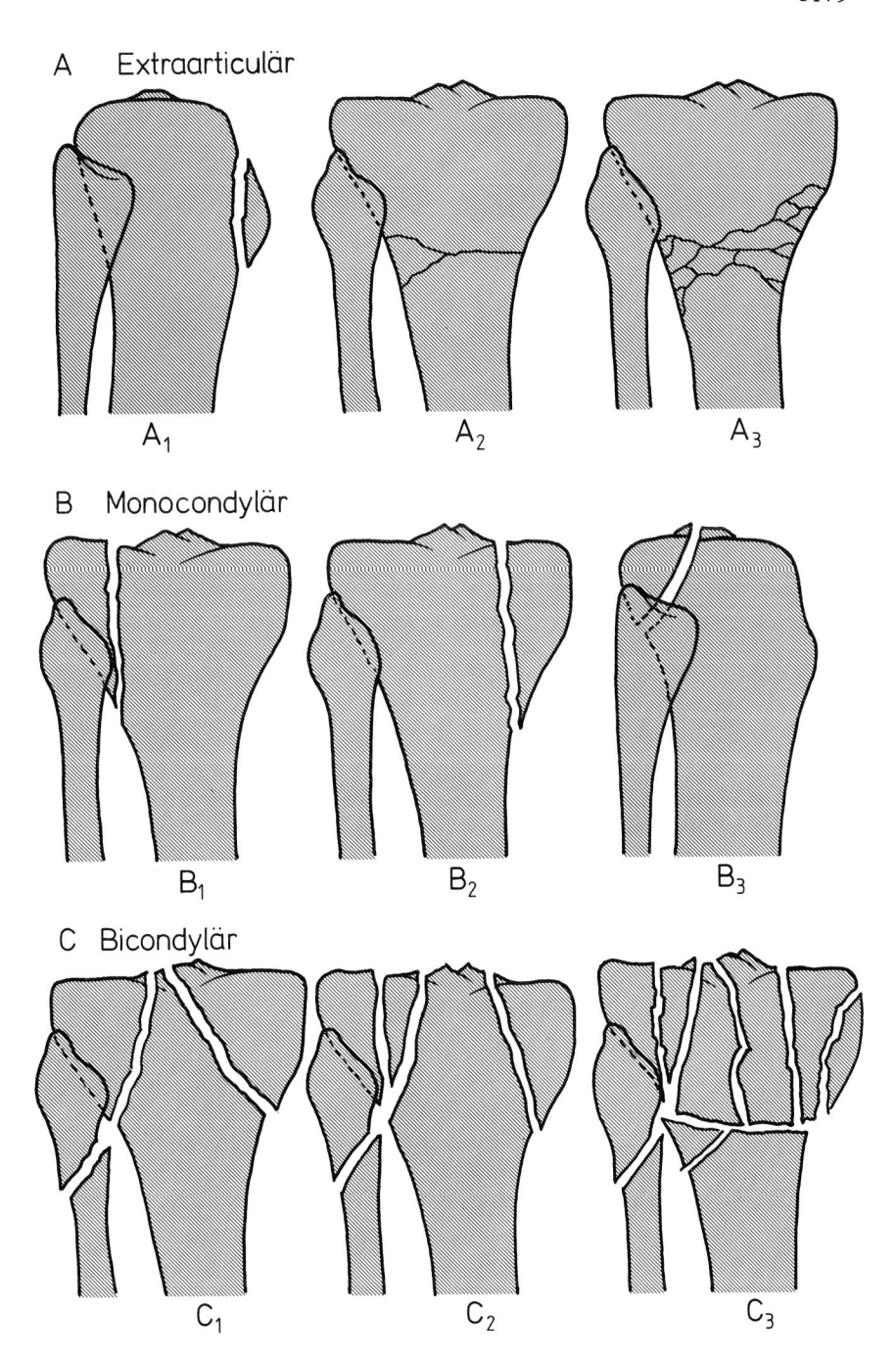

A_1 A_2 A_3

B Monocondylär

B_1 B_2 B_3

C Bicondylär

C_1 C_2 C_3

Abb. 1. Klassifikation der Tibiakopffrakturen nach M. E. Müller

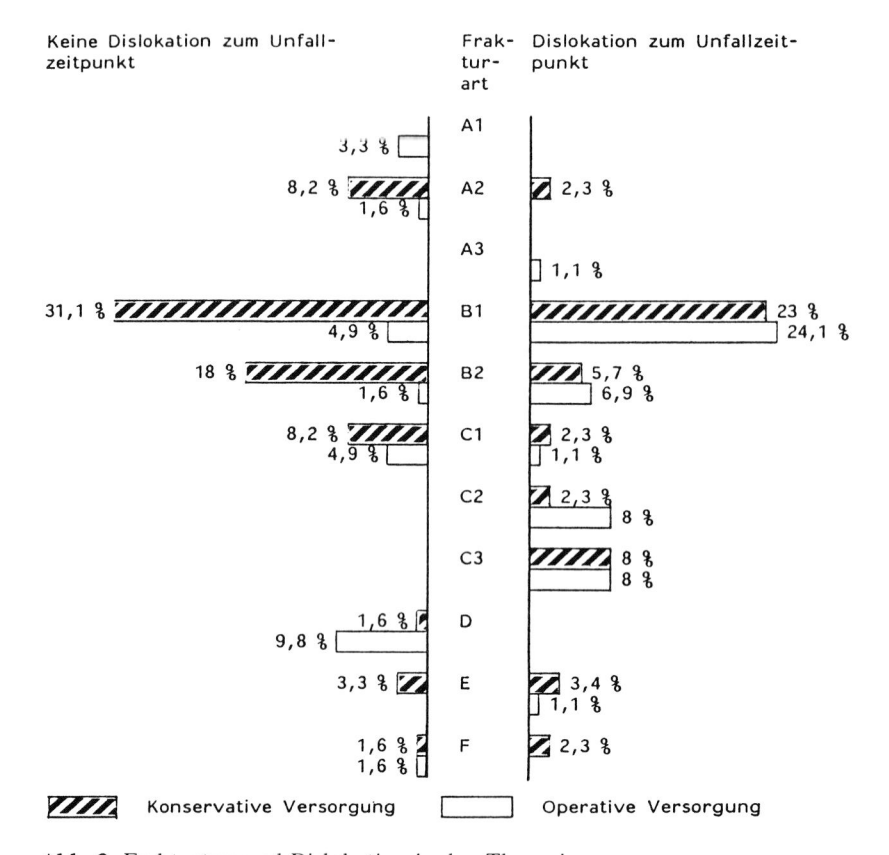

Keine Dislokation zum Unfall-	Frak-	Dislokation zum Unfallzeit-
zeitpunkt	tur-	punkt
	art	

```
                          A1
              3,3 %   ┌─┐
                      
         8,2 % ▨▨▨    A2    ▨ 2,3 %
              1,6 % ┌┐
                          A3
                              ┌┐ 1,1 %
 31,1 % ▨▨▨▨▨▨▨▨▨▨▨   B1    ▨▨▨▨▨▨▨▨▨▨ 23 %
              4,9 % ┌──┐                24,1 %
         18 % ▨▨▨▨▨    B2    ▨▨ 5,7 %
              1,6 % ┌┐         ┌┐ 6,9 %
         8,2 % ▨▨▨    C1    ▨ 2,3 %
              4,9 % ┌─┐         ┌┐ 1,1 %
                          C2    ▨ 2,3 %
                                    8 %
                          C3    ▨▨▨ 8 %
                                    8 %
                  1,6 % ▨  D
         9,8 % ┌────┐
         3,3 % ▨▨    E     ▨▨ 3,4 %
                                ┌┐ 1,1 %
              1,6 % ▨   F     ▨ 2,3 %
              1,6 % ┌┐
```

▨▨▨ Konservative Versorgung   ☐ Operative Versorgung

Abb. 2. Frakturtyp und Dislokation in den Therapiegruppen

Frakturen stieg mit zunehmendem Alter an. 40% der Patienten wurden operativ, 60% konservativ behandelt. Es bestand ein deutliches Übergewicht dislocierter Frakturen in der operativ behandelten Patientengruppe (Abb. 2), so daß ein direkter Vergleich der Behandlungsergebnisse nicht möglich ist. Nur 43 Patienten, die jedoch eine nahezu identische Frakturartverteilung wie das gesamte Patientenkollektiv aufwiesen, konnten 4 bis 8 Jahre nach dem Unfall klinisch und röntgenologisch nachuntersucht werden (Tabelle 1).

Ergebnisse

Nachuntersuchungsbefunde nach konservativer und operativer Therapie

Die zusammenfassende Beurteilung des *röntgenologischen Ergebnisses* zum Nachuntersuchungszeitpunkt erfolgte wie folgt:

Sehr gut keine Arthrose, keine Gelenkstufe
Gut   keine Arthrose bei kleiner Gelenkstufe oder geringe Arthrose bei fehlender Gelenkstufe,

Tabelle 1. Frakturart der nachuntersuchten Patienten im Verhältnis zum Gesamtkollektiv

Frakturart	Zahl der Fälle bei Nachuntersuchung	Prozentualer Anteil	Prozentualer Anteil am Gesamtkollektiv
Extraarticular einfach	1	2,3	1,2
Extraarticulär gemischt	1	2,3	5
Extraarticulär mehrfach	0	0	0,6
Unicondylär lateral	17	39,5	41,6
Unicondylär medial	9	20,9	14,3
Bicondylär einfach	1	2,3	7,5
Bicondylär mit einseitger Kompression	4	9,3	5,6
Bicondylär Trümmer	3	7	9,3
Knöcherner Ausriß der Eminentia intercondylica	2	4,7	4,3
Kombinierte Fraktur	2	4,7	3,7
Epiphysenlösungsfraktur	2	4,7	2,5
Nicht einteilbare Fraktur	1	2,3	4,3
Gesamt	43	100	100

Mäßig   ausgeprägte Arthrose bei geringer Stufenbildung
Schlecht   ausgeprägte Gelenkstufenbildung, ausgeprägte Fehlstellung oder Arthrose.

Während der Anteil von Patienten mit gutem und sehr gutem Ergebnis in der Gruppe der Patienten mit konservativer und operativer Therapie etwa gleich ist, besteht ein erheblich höherer Anteil mit schlechten Behandlungsergebnissen nach konservativer Therapie. Das durchschnittliche Alter der Patienten mit schlechtem röntgenologischem Ergebnis war mit 55,1 Jahren deutlich über dem durchschnittlichen Patientenalter von 44,7 Jahren (Abb. 3a).

Funktionelle Ergebnisse

Zur Gesamtbeurteilung des funktionellen Ergebnisses wurden, wie in Tabelle 2 angegeben, sowohl subjektive Angaben des Patienten wie objektive Angaben zur Beweglichkeit und Muskulaturentwicklung, die Gehfähigkeit, die berufliche und sportliche Rehabilitation einbezogen. Unter Verwendung o. g. Kriterien wurden vier Gruppen gebildet: Sehr gut bis 12 Punkte, gut 12–16, mäßig 16–20 und schlecht über 20 Punkte.

Der Anteil von Patienten mit sehr guten funktionellen Ergebnissen war nach operativer Therapie, der Anteil von Patienten mit schlechtem Ergebnis nach konservativer Therapie deutlich höher. Entsprechend fand sich auch unter Zusammenfassung der röntgenologischen und funktionellen Gesamtbeurteilung ein höherer Anteil schlechter Behandlungsergebnisse nach konservativer Therapie mit 20% verglichen mit nur 5,6% nach operativer Therapie (Abb. 3b+c).

a

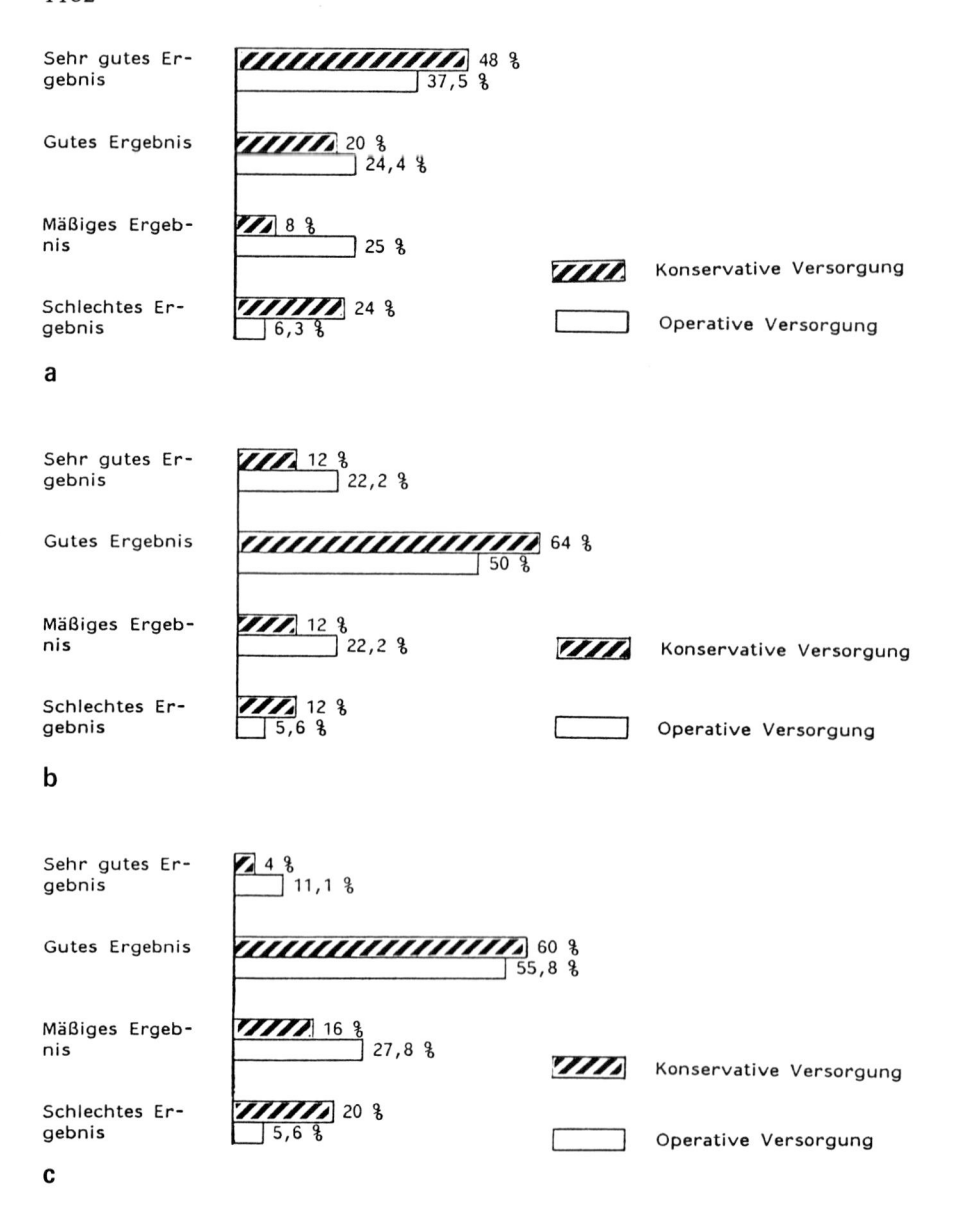

	Konservativ	Operativ
Sehr gutes Ergebnis	48 %	37,5 %
Gutes Ergebnis	20 %	24,4 %
Mäßiges Ergebnis	8 %	25 %
Schlechtes Ergebnis	24 %	6,3 %

b

	Konservativ	Operativ
Sehr gutes Ergebnis	12 %	22,2 %
Gutes Ergebnis	64 %	50 %
Mäßiges Ergebnis	12 %	22,2 %
Schlechtes Ergebnis	12 %	5,6 %

c

	Konservativ	Operativ
Sehr gutes Ergebnis	4 %	11,1 %
Gutes Ergebnis	60 %	55,8 %
Mäßiges Ergebnis	16 %	27,8 %
Schlechtes Ergebnis	20 %	5,6 %

Abb. 3. a Gesamtbeurteilung des röntgenologischen Ergebnisses zum Nachuntersuchungszeitpunkt in den Therapiegruppen, **b** Funktionelles Gesamtergebnis zum Nachuntersuchungszeitpunkt, **c** Zusammenfassende röntgenologische und funktionelle Gesamtbeurteilung des Behandlungsergebnisses

Tabelle 2. Beurteilungsschema der funktionellen Ergebnisse

	1 Punkt	2 Punkte	3 Punkte	4 Punkte
Beugefähigkeit Kniegelenk	frei	$>90°$	$60-90°$	$<60°$
Umfangsdifferenz Oberschenkel 20 cm über Kniegelenk	keine	<2 cm	$2-5$ cm	>5 cm
Umfangsdifferenz Kniegelenk	keine	<2 cm	$2-5$ cm	>5 cm
Umfangsdifferenz 15 cm unter Kniegelenk	keine	<2 cm	$2-5$ cm	>5 cm
Gehleistung	frei	1 Gangart behindert	leichtes Hinken	Hinken oder Stockhilfe
Berufliche und Freizeitaktivität	voll	kein Sport	Berufliche Einschränkung	Berufswechsel
Subjektive Beschwerden	keine	Wetterfühligkeit	bei starker Belastung	bei normalem Gang
Kniegelenksinstabilität	stabil	+	++ Collateral- + Kreuzbänder	++ und Meniscuszeichen
Beinlänge	gleich	bis 1 cm	über 1 cm	über 2 cm

Korrelation zwischen röntgenologischem und klinischem Befund

Es ist ein deutlicher Zusammenhang zwischen dem rontgenologischen Gesamtergebnis und dem funktionellen Gesamtergebnis festzustellen. Dabei bestehen jedoch auch zahlreiche Ausnahmen. So wiesen nur 3 von 17 Patienten mit einem sehr guten röntgenologischen Ergebnis auch ein sehr gutes funktionelles Ergebnis auf. Andererseits hatten 3 von 5 Patienten mit einem sehr guten funktionellen Ergebnis auch ein sehr gutes röntgenologisches Gesamtergebnis. Bei keinem Patienten mit funktionell oder röntgenologisch sehr gutem Ergebnis war ein nur mäßiges oder schlechtes Ergebnis bei der jeweils anderen Bewertungsskala festzustellen (Tabelle 3). Die subjektiven Beschwerden zeigten eine weniger gute Korrelation zu dem röntgenologischen Befund. So wiesen nur 4 von 16 Patienten mit sehr gutem röntgenologischen Ergebnis keine Beschwerden auf. Auch 2 von 16 Patienten mit mäßigem und einem von 7 Patienten mit schlechtem röntgenologischen Ergebnis wiesen ebenfalls keine Beschwerden auf. Die Gehleistung zeigte eine noch geringere Abhängigkeit von dem röntgenologischen Gesamtergebnis. Es hatte zwar kein Patient mit gutem röntgenologischem Gesamtergebnis eine Geheinschränkung, jedoch 5 von 7 Patienten mit einem schlechten röntgenologischen Gesamtergebnis wiesen keine Einschränkung der Gehleistung auf. Auch die Beweglichkeit des Kniegelenkes zeigt nur einen partiell parallelen Verlauf zu dem röntgenologischen Befund. Bei gutem und sehr gutem röntgenologischen Befund war nie eine schwere Bewegungseinschränkung vorhanden. Diese war jedoch mit 3 von 6 bei mäßigem und 1 von 7 bei schlechtem röntgenologischen Befund ebenfalls nur selten festzustellen.

Tabelle 3. Korrelation zwischen funktionellem und röntgenologischem Ergebnis

Röntgenergebnis \ Funktionelles Ergebnis	sehr gut	gut	mäßig	schlecht	Gesamt
sehr gut	3	14			17
gut	2	7	2		11
mäßig		1	2	3	6
schlecht		4	3		7
Gesamt	5	26	7	3	41

Tabelle 4. Verlaufsveränderungen des röntgenologischen Befundes nach operativer und konservativer Therapie von Tibiakopffrakturen

operative Therapie

		Unfallzeitpunkt	Nach OP	NU
Stufe	ja	15	4	6 (5 + 1)
	nein	3	14	10
Arthrose	ja	–	1	7 (3 + 4)
	nein	18	17	11

konservative Therapie

		Unfallzeitpunkt	Nach Reposition	NU
Stufe	ja	13	12	11 (4 + 1 + 6)
	nein	10	9	14
Arthrose	ja	–	2	10 (5 + 5)
	nein	25	23	15

Verlaufsveränderungen des röntgenologischen Befundes nach operativer und konservativer Tibiakopffrakturbehandlung

Der Verlauf des röntgenologischen Befundes zeigt, daß nach operativer Therapie in allen Fällen eine Stufenverkleinerung und in 11 der 15 Fälle mit primärer Stufenbildung ein vollständiger Stufenausgleich möglich war. Im Verlauf kam es jedoch bei 2 weiteren Tibiakopffrakturen zu einer erneuten Stufenbildung. Nur in einem Fall war jedoch eine ausgeprägte Stufenbildung festzustellen (Tabelle 4). Nach konservativer Therapie konnte durch die Reposition keine wesentliche Verbesserung der Stufenbildung erreicht werden. Bei der Nachuntersuchung wiesen 16 Patienten einen unveränderten röntgenologischen Befund, 5 eine Verbesserung des röntgenologischen Befundes und nur 2 eine Verschlechterung der Stufenbildung auf. Obwohl der Anteil der Patienten mit Stufenbildung nach konservativer Therapie somit nahezu gleich mit dem nach operativer Therapie ist, war der Anteil mit ausgeprägter Stufenbildung deutlich höher. Zudem muß die primär wesentlich häufigere Stufenbildung bei der operativ behandelten Patientengruppe berücksichtigt werden (Tabelle 4).

Bei keinem Patienten war eine vorbestehende Arthrose vorhanden. Während zum Abschluß der ambulanten Behandlung nur eine respektive 2 beginnende Arthrosen nach operativer respektive konservativer Therapie festzustellen waren, kam es zum Zeitpunkt der Nachuntersuchung mit 7 von 16 respektive 10 von 25 Patienten etwa gleich häufig zu arthrotischen Veränderungen. Auch hier muß jedoch die ungünstigere Selektion von Patienten mit dislocierten Tibikopffrakturen in der operativ behandelten Patientengruppe berücksichtigt werden.

Schlußfolgerungen

Während ein alleiniger Vergleich der Behandlungsergebnisse nach operativer und konservativer Therapie die Schlußfolgerung von gleichwertigen Behandlungsergebnissen erlauben würde, zeigt die Verlaufsbewertung und die Berücksichtigung der Frakturklassifikation doch einen deutlichen Vorteil der operierten Patientengruppe. Insgesamt war der Anteil von Patienten mit röntgenologischem und funktionellem schlechten Behandlungsergebnis sowie mit großer Gelenkstufenbildung nach konservativer Therapie deutlich höher. Während nach konservativer Therapie der Anteil der Patienten mit Gelenkstufenbildung dem Unfallzeitpunkt entspricht, konnte durch die operative Behandlung der Anteil von Patienten ohne Gelenkstufenbildung von 12,5% auf 62,5% gesteigert werden.

Literatur

1. Baltensweiler J (1986) Die Abstützung der Tibiakopffraktur mit Gabelplatte. Unfallchir 78:237–247
2. Dremsek JA, Pachuki A (1985) Ergebnisse eines Behandlungskonzeptes für Schienbeinkopfbrüche. Chir Praxis 34:279–292

Spätergebnisse nach operativ versorgter Pilon Tibial-Fraktur

H. Kiefer, G. Helbing, F. Kemper und T. Hirneisen

Klinik für Unfallchirurgie, Hand-, Plastische und Wiederherstellungschirurgie der Universität (Dir.: Prof. Dr. med. C. Burri), Steinhövelstraße 9, D-7900 Ulm

Pilon Tibial-Frakturen entstehen durch die axiale Stauchung des Unterschenkels. Diese führt je nach Fußstellung im oberen Sprunggelenk zu typischen Frakturformen [6].

Frakturen des Pilon tibial gehören wegen ihrer hohen posttraumatischen Arthroserate zu den prognostisch ungünstigeren Verletzungen der unteren Extremität. Trotz der heute üblichen operativen Versorgung mit dem Ziel der anatomischen Gelenkflächenrekonstruktion [5] werden die Ergebnisse uneinheitlich beurteilt, so schwanken die guten Resultate zwischen 20% [5] und 90% [3, 4].

Material und Methoden

Von den 61 in der Mitte der 70er Jahre an der Unfallchirurgischen Universitätsklinik Ulm operierten Patienten konnten zwar nur 31 im Rahmen einer retrospektiven Studie nach durchschnittlich 93 Monaten klinisch und radiologisch kontrolliert werden. Es handelt sich jedoch um Spätergebnisse, die anderen Patienten konnten daher nicht mehr erreicht werden. 84% der Frakturen waren geschlossen, 16% offen. Vom Frakturtyp entsprachen 1/3 einer Stück- und 2/3 einer Trümmerfraktur. Die Verletzungen entstanden zu 35% durch Verkehrs- und zu 13% durch Arbeitsunfälle. In 10% lagen Sportverletzungen, in 42% Haus- und Freizeitunfälle zugrunde. Knapp 30% der Patienten waren polytraumatisiert. In 40% war das rechte, in 60% das linke Bein betroffen. Männer verletzten sich doppelt so häufig wie Frauen; das durchschnittliche Alter betrug 45 (21 bis 83) Jahre.

Falls eine operative Versorgung nicht primär möglich war (Mehrfachverletzungen, Weichteilschaden), erfolgte diese nach Konditionierung des Allgemeinbefindens und der Lokalsituation zu einem späteren Zeitpunkt (durchschnittlich nach 6,6, in einem Fall erst nach 27 Tagen). Lediglich bei 30% erlaubten Weichteil- und Allgemeinverhältnisse die sofortige Versorgung.

Spalt- oder Stückfrakturen konnten meist durch Schraubenosteosynthesen behandelt werden. Trümmer-(Defekt-)Brüche wurden in 4 Schritten rekonstruiert: 1. Fibulaosteosynthese, 2. Gelenkflächenrekonstruktion, 3. Auffüllung des Defektes mit Spongiosa (32%) und 4. abstützende Plattenosteosynthese. Fünf Fälle mit II.- bis III.-gradig offenen Frakturen wurden mit dem Fixateur externe gelenküberbrückend bis zur Weichteilsanierung stabilisiert; anschließend fand eine innere Osteosynthese Anwendung.

An operativen Zugangswegen fanden je nach Frakturlokalisation eine ventromediale oder eine ventrolaterale Incision Anwendung. Fibulafrakturen und Syndesmosenrupturen wurden ggf. durch eine zweite laterale Incision versorgt, wobei auf eine genügend breite Hautbrücke geachtet wurde.

Zur Weichteilberuhigung und Spitzfußprophylaxe erfolgte die Nachbehandlung für die ersten Tage in Rechtwinkelstellung im OSG in einer Unterschenkelgipsschiene. Anschließend fand eine funktionelle Weiterbehandlung mit Mobilisation an Gehstöcken unter Abrollen je nach Frakturbeschaffenheit über 8 bis 12 Wochen statt.

An Frühkomplikationen waren eine Peronaeusläsion durch Lagerschaden, eine Wundrandnekrose und eine tiefe Beinvenenthrombose aufgetreten. In 4 Fällen hatte sich eine posttraumatische Osteitis ausgebildet (3mal nach offenen Frakturen), die jeweils durch weitere operative Maßnahmen zur Ausheilung gebracht werden konnte.

Bei der Spätkontrolle wurde die subjektive Beurteilung erfragt. Wesentlichster klinischer Parameter war bei der Untersuchung die Funktion im oberen und unteren Sprunggelenk. Der Arthrosegrad wurde im Seitenvergleich nach einem 4stufigen Schema [1] anhand von Röntgenstandardaufnahmen festgelegt.

Ergebnisse

Die subjektiven Angaben sind in der Tabelle 1 zusammengestellt. Die objektiven Untersuchungsbefunde sind aus den Tabellen 2 und 3 zu ersehen. Achsenfehlstellungen lagen 5mal vor, so daß später 3mal Korrekturosteotomien vorgenommen werden mußten. Zudem traten im weiteren Verlauf posttraumatische Arthrosen auf, die in 3 Fällen eine sekundäre Arthrodese im OSG erforderten. Ein Beispiel für den Verlauf einer Trümmerfraktur ist in Abb. 1 dargestellt.

Tabelle 1. Subjektive Ergebnisse. Angaben in % bezogen auf jeden Frakturtyp

	Stückfraktur n = 11 (%)	Trümmerfraktur n = 20 (%)	alle Frakturen n = 31 (%)
Schmerz			
kein	45	30	35
leicht/mäßig	55	55	55
stark	0	15	10
Ruhe-	0	20	13
Anlauf-	0	50	35
Gebrauchsfähigkeit			
normal	55	35	42
leicht vermindert	27	40	35
stark eingeschränkt	18	25	23
Sportfähigkeit			
ja	64	75	71
nein	0	5	3
vorher schon			
kein Sport	36	20	26
Subjekt. Beurteilung			
sehr gut/gut	73	60	64
mäßig	27	25	26
schlecht	0	15	10

Tabelle 2. Objektive Befunde. Angaben in % für jeden Frakturtyp

	Stückfraktur n = 11 (%)	Trümmerfraktur n = 20 (%)	alle Frakturen n = 31 (%)
Beweglichkeit des OSG			
seitengleich	73	35	49
Verlust 1/4	9	13	12
Verlust 1/2	4	28	20
Verlust > 1/2	14	25	19
Beweglichkeit USG			
seitengleich	91	75	81
Verlust > 1/3	9	25	19
Funktion/Belastbarkeit			
gut	91	77	82
schlecht	9	23	18
Umfangsdifferenz > 5 mm	18	45	35
Berufswechsel	9	10	10
Berentung	18	25	23

Tabelle 3. Radiologische Ergebnisse und objektive Gesamtbeurteilung in %

	Stückfraktur n = 11 (%)	Trümmerfraktur n = 20 (%)	alle Frakturen n = 31 (%)
Arthrosezunahme			
keine	30	18	22
um 1 Grad	70	52	60
um 2 Grad	0	18	11
um 3 Grad	0	12	7
Klinische und radiolog. Gesamtbeurteilung			
sehr gut/gut	82	55	65
mäßig	0	30	19
schlecht	18	15	16

Diskussion

Ziel der operativen Therapie von Gelenkfrakturen ist die anatomische Rekonstruktion, d. h. in den meisten Fällen Anhebung der Gelenkflächen mit einer entsprechenden statischen Absicherung des knöchernen Unterbaues durch Spongiosaplastik. Die Grenzen des Behandlungserfolges sind wesentlich vom Ausmaß der Knorpelzerstörung abhängig. Schwergeschädigter Knorpel ist nicht erholungsfähig; eine konsekutive posttraumatische Arthrose ist somit trotz bestmöglicher Rekonstruktion oftmals vorprogrammiert [5], wie auch unsere radiologischen Befunde zeigen. Überdies lassen sich kleine knorpeltragende Fragmente oft nicht

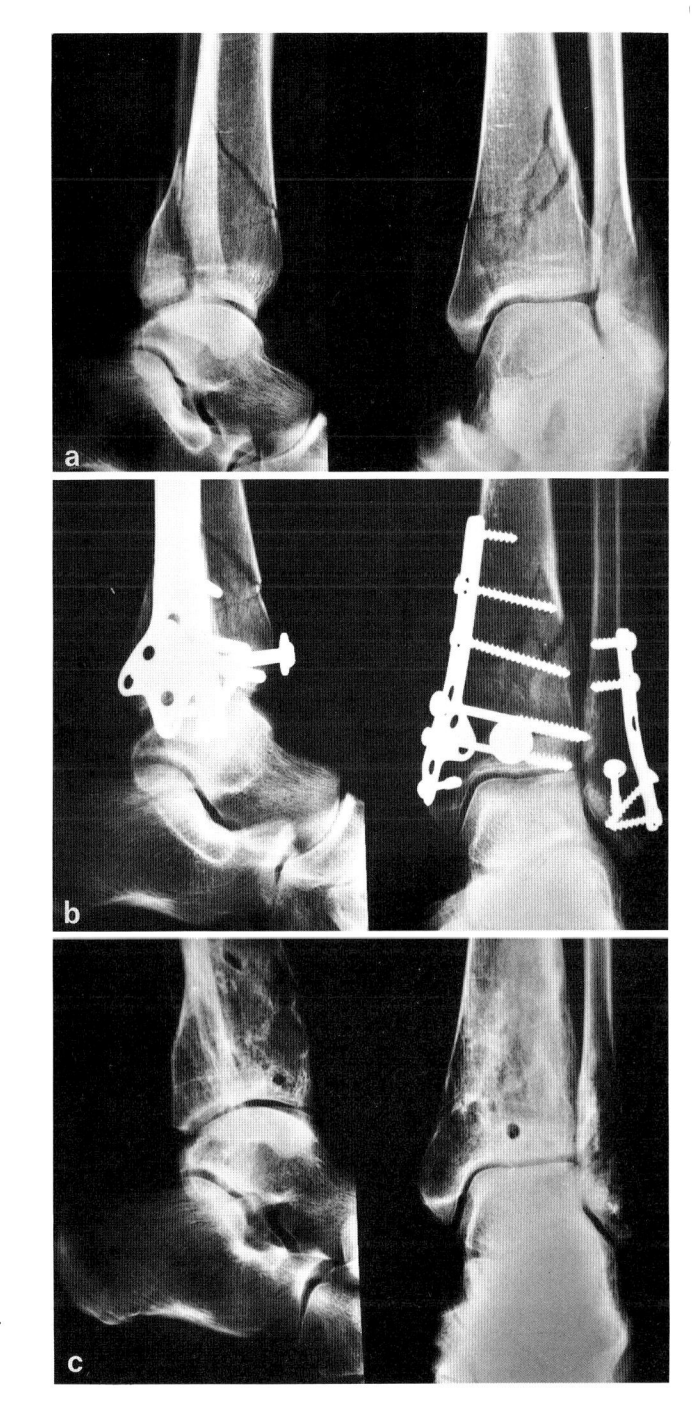

Abb. 1a–c. Pilon-Tibial-Trümmerfraktur bei einer 36jährigen Pkw-Fahrerin. **a** Unfallbild, **b** 7 Wochen nach Plattenosteosynthese und separater Zugschraube der Tibia sowie Plattenosteosynthese mit Zugschraube der Fibula, **c** Ausheilungsbild 6½ Jahre später. Klinisch und subjektiv sehr gutes Ergebnis

fest genug in der wiederherzustellenden Gelenkfläche verankern, so daß kleinere Gelenkstufen verbleiben können.

Klinisches Ausmaß, Incidenz und Intervall bis zur symptomatischen Manifestation hängen daher wesentlich von Verletzungsform und Größe der Gewalteinwirkung ab. Dies mag ein Teil der Erklärung für die stark differierenden Ergebnisse in der Literatur sein. Je nachdem, ob sich das Krankengut aus „leicht Verletzten" (monotraumatisierten, z. B. Skifahrern mit einem hohen Anteil an Stückfrakturen [3, 4]) oder mehr polytraumatisierten mit Trümmer- (Defekt-)Frakturen und großen Weichteilschäden zusammensetzt [2, 5], können auch die Endresultate stark differieren. Bei unseren Patienten betrug der Anteil an Trümmerfrakturen 67%, so daß die subjektiv und objektiv guten Ergebnisse in 2/3 der Fälle zufriedenstellen dürfen. Wesentlich haben zu diesen Resultaten die stets exakt angestrebte Rekonktruktion von Fibulalänge, Kapselbandapparat und Syndesmose beigetragen.

Nachteilig auf unsere Ergebnisse wirkt sich die oftmals erst verspätet mögliche operative Versorgung schwerstverletzter Patienten wegen der hierdurch bedingten höheren Komplikationsrate aus.

Die nach Schweregrad der Verletzung getrennt vorgenommene Bewertung nach $7^{1}/_{2}$ Jahren zeigt trotz der relativ kleinen Fallzahlen deutliche Unterschiede mit rund 30% schlechteren Resultaten für die Trümmerbrüche auf. Da hierbei unter anderem ein sekundärer Repositionsverlust durch Nachsintern mit der Folge von Gelenkinkongruenzen und Achsenfehlern angeschuldigt wird, wurde in den letzten Jahren die Indikation zur primären Spongiosaplastik deutlich großzügiger gestellt. Sie wird heute fast ausnahmslos bei jeder Trümmerfraktur durchgeführt.

Zusammenfassend darf gesagt werden, daß sich die Behandlungsprinzipien bewährt haben, die Prognose jedoch wesentlich vom Ausmaß der Gelenkzerstörung sowie des begleitenden Weichteilschadens und nicht zuletzt von einer zeitgerechten Versorgung durch ein erfahrenes Chirurgenteam abhängt.

Zusammenfassung

31 von 1975 bis 1979 operativ versorgten Pilonfrakturen konnten nach durchschnittlich 93 Monaten nachkontrolliert werden. 84% der Frakturen waren geschlossen, 16% offen; vom Frakturtyp entsprachen 1/3 einer Stück- und 2/3 einer Trümmerfraktur. 1/3 der Verletzten wurden am Unfalltag operiert. Zur Anwendung gelangten überwiegend Plattenosteosynthesen, häufig kombiniert mit autologer Spongiosaplastik. In 3 Fällen wurde später eine Arthrodese notwendig. Subjektiv beurteilten 64% ihr Ergebnis als sehr gut oder gut, 26% als befriedigend und 10% als schlecht.

Schwellneigung und gelegentlicher Belastungsschmerz wurden von 2/3 der Patienten angegeben, ebenso viele waren wieder sportfähig. Die Beweglichkeit im OSG war bei der Hälfte normal, in 20% auf weniger als 1/2 reduziert. Funktionelle Einschränkungen waren in 10 bis 25% zu verzeichnen. Radiologisch war in 82% höchstens eine geringe, in 11% eine mittelgradige und in 7% eine ausgeprägte Arthrose zu erkennen. Insgesamt können 2/3 der Ergebnisse zufrieden stimmen, 1/3 muß als unzureichend beurteilt werden.

Literatur

1. Bergon G (1978) Röntgenmorphologische Gradeinteilung der posttraumatischen Arthrose im oberen Sprunggelenk. Hefte Unfallheilkd 133:28–34
2. Dürig M et al (1978) Vergleichende Ergebnisse nach operativer Versorgung von Pilon-Tibial-Frakturen an zwei verschiedenen Kliniken. Hefte Unfallheilkd 131:158–162
3. Hackenbruch W (1977) Die Pilon-Fraktur des Skifahrers. Fortschr Med 95:219–228
4. Heim U, Mäser M (1976) Die operative Behandlung der Pilon-Tibial-Fraktur. Technik der Osteosynthese und Resultate bei 128 Patienten. Arch Orthop Unfallchir 86:341–356
5. Käß K (1982) Die Fraktur des Pilon-Tibial. Erfahrungen und Ergebnisse operativer und konservativer Therapie. Inaug Diss Tübingen
6. Rüter A (1978) Einteilung und Behandlung der Frakturen des Pilon-Tibial. Hefte Unfallheilkd 131:143–157

Operatives Behandlungskonzept und Ergebnisse nach 8 Jahren bei Frakturen des Pilon tibial

Ch. Etter, M. Aebi, Th. Kehl und R. Ganz

Klinik für Orthopädie und Chirurgie des Bewegungsapparates der Universität (Dir.: Prof. Dr. med. R. Ganz), Inselspital, CH-3010 Bern

Die Pilonfrakturen zählen zu den schwerwiegendsten Brüchen und wurden bis noch vor 2 Jahrzehnten allgemein als Verletzung mit bleibender Gelenkschädigung und starker funktioneller Beeinträchtigung hingenommen. Seit 1966 ist das operative Vorgehen mit bis dahin unvergleichbar guten Ergebnissen in den Vordergrund gerückt. Dabei haben in erster Linie Rüedi und Heim das operative Konzept entscheidend mitbestimmt und anhand eines größeren Patientenkollektivs belegt [2, 4].

Der Vorteil der operativen Therapie liegt in der Möglichkeit der anatomisch exakten Reposition und dem substantiellen Ersatz des metaphysären Spongiosadefektes. Zusammen mit der durch die stabile Fragmentfixation möglichen frühfunktionellen Therapie sind durch die Osteosynthese optimale Bedingungen zur Verhinderung einer schweren posttraumatischen Arthrose geschaffen.

Mit der vorliegenden Arbeit wird die eingeschlagene Verfahrenswahl in Abhängigkeit vom Frakturtyp und der begleitenden Weichteilläsion anhand eines Patientenkollektivs von 43 Patienten analysiert. Dabei interessierte nebst den Spätresultaten, durchschnittlich 8 Jahre postoperativ, auch die Wertigkeit einzelner arthrosebildender Faktoren und deren klinische Bedeutung.

Krankengut

An der Klinik für Orthopädische Chirurgie des Inselspitals Bern wurden von 1972 bis 1978 55 Pilonfrakturen operativ behandelt. 43 Patienten konnten durchschnittlich 8 Jahre (6–10 Jahre) postoperativ klinisch und radiologisch nachuntersucht werden.

Tabelle 1. Frakturtypen nach der Rüedi-Klassifikation bei 43 Patienten

Frakturtyp	Anzahl	Prozent
I	4	9
II	17	40
III	22 (5 offen)	51
Total	43	100

Tabelle 2. Implantate zur Tibiarekonstruktion bei 41 Patienten

Gerade Platte (US DCP)	11
Löffelplatte	15
T-Platte	6 (2mal mit 1/3 Rohrplatte)
1/2 Rohrplatte	1
1/3 Rohrplatte	1
1/2 und 1/3 Rohrplatte	2
Schrauben	6
Total	41
(Primäre Arthrodese	2)

Das Durchschnittsalter betrug 41,9 Jahre, als Unfallursache überwiegen Sportverletzungen in 24 Fällen sowie Arbeits- und Verkehrsunfälle bei 17 Patienten.

Die Frakturtypen nach der Rüedi-Klassifikation sind auf Tabelle 1 zusammengefaßt. 5 offene Frakturen waren jeweils dem Schweregrad III zuzuordnen, in 35 Fällen war die Fibula zusätzlich frakturiert.

Die 5 offenen und 33 geschlossenen Frakturen wurden sofort primär am Unfalltag osteosynthetisch versorgt. 5 Frakturen wurden postprimär zwischen dem 5. und 10. Tag nach dem Unfall operativ angegangen, in 2 Fällen mittels primärer Arthrodese.

Die zur Tibiarekonstruktion angewandten Implantate sind auf Tabelle 2 dargestellt. Zur Stabilisierung der 5 offenen Frakturen (2mal zweitgradig, 3mal drittgradig offen) konnte auf den Fixateur externe verzichtet werden.

Die durchschnittliche Hospitalisationsdauer betrug 12 Tage (5–42). Die Arbeitsunfähigkeitsdauer in Abhängigkeit vom Frakturtyp korreliert mit dem Schweregrad der Fraktur und beträgt für die Typ-I-Fraktur 14 Wochen, die Typ-II-Fraktur 17 Wochen, die Typ-III-Fraktur 20 Wochen.

Bei 10 Patienten kam es zu lokalen Komplikationen. Ein fistelnder Knocheninfekt konnte bis heute beherrscht werden. In 5 Fällen kam es zu einer verzögerten Frakturheilung, wobei nur in einem Fall ein zusätzlicher Eingriff mit Reosteosynthese und Spongiosaplastik notwendig wurde. Bei einem unkooperativen Patienten kam es 4 Monate postoperativ zu Metallbruch mit Pseudarthrose. Diese heilte nach der Reosteosynthese mit dem Fixateur externe aus. Bei insgesamt 3 Patienten trat eine Sudeck-Dystrophie bzw. tiefe Unterschenkelvenenthrombose auf.

Tabelle 3. Evaluationsschema zur Beurteilung des subjektiven (a) und funktionellen (b) Ergebnisses nach Burwell und Charnley)

a)	gut	vollständige Wiederherstellung ± leichte belastungsabhängige Schmerzen
	befriedigend	Belastungsschmerz leichte Bewegungseinschränkung kein Arbeitsausfall Gehfähigkeit uneingeschränkt
	schlecht	Schmerzen Eingeschränkte Gehfähigkeit limitierte Arbeitsfähigkeit
b)	gut	OSG-Beweglichkeit 3/4 bis normal Minimale Schwellung Normales Gangbild
	befriedigend	OSG-Beweglichkeit 1/2 bis 3/4 Leichte Schwellung Normales Gangbild
	schlecht	OSG-Beweglichkeit unter 1/2 Deutliche Schwellung Fehlstellung Hinkendes Gangbild

Tabelle 4. Gesamtbeweglichkeit in Abhängigkeit vom Frakturtyp (Rüedi-Klassifikation)

Gesamtbeweglichkeit		I	II	III	n	%
seitengleich		2	4	7	13	32
geringe Einschränkung	bis 10°	1	5	4	10	24
mäßige Einschränkung	11–30°	1	5	6	12	29
starke Einschränkung	30°	–	3	3	6	15
Total		4	17	20	41	100

Resultate

Das subjektive und funktionelle Ergebnis wurde nach dem Schema von Burwell und Charnley (Tabelle 3a und b) ausgewertet. Das subjektive Ergebnis war in 76% gut und 19% befriedigend, das funktionelle Ergebnis in 66% gut und 24% befriedigend (Tabelle b). Die Korrelation zwischen dem Ergebnis und dem Frakturschweregrad war unregelmäßig. 22 Patienten (54%) treiben die gleiche sportliche Aktivität wie vor dem Unfall. 11 Patienten (27%) haben ihre sportliche Aktivität reduziert.

Die Gesamtbeweglichkeit war in 23 Fällen oder 56% seitengleich oder nur diskret eingeschränkt. Eine starke Einschränkung fand sich nur bei Typ-II- und -III-Frakturen in insgesamt 6 Fällen (15%). Eine Korrelation zwischen den Frakturschweregraden findet sich nicht (Tabelle 4).

Tabelle 5. Arthrosegrad in Abhängigkeit vom Frakturtyp (Rüedi-Klassifikation)

Arthrose	I	II	III	n	%
Keine	2	8	5	15	36,5
Mäßig	2	6	9	17	41,5
Schwer	–	3	6	9	22
Total	4	17	20	41	100

Tabelle 6. Korrelation zwischen Arthrosegrad und subjektivem bzw. funktionellem Ergebnis

Ergebnis	Arthrosegrad			Gesamt
	keine	mäßig	stark	
subjektiv				
gut	12	15	4	31
befriedigend	2	2	4	8
schlecht	1	–	1	2
funktionell				
gut	13	13	1	27
befriedigend	2	4	4	10
schlecht	–		4	4

Der Arthrosegrad wurde nach dem von Evrard [3] angegebenen Evaluationsschema bestimmt und ergab in 15 Fällen (36,5%) keine, in 17 Fällen (41,5%) eine mäßige sowie in 9 Fällen (22%) schwere arthrotische Veränderungen. Während sich bei den Typ-I-Frakturen keine schwere Arthrose entwickelte, mußte bei den Typ-II-Frakturen in der Hälfte der Fälle sowie bei den Typ-III-Frakturen in Dreiviertel der Fälle eine mäßige bis schwere Arthrose konstatiert werden (Tabelle 5). Zwischen erreichter Frakturreposition und Arthrose besteht nur eine unregelmäßige Korrelation. Die Korrelation mit der intraoperativ beschriebenen Knorpelzerstörung jedoch ist eindeutig, was die in 4 Fällen mit einwandfreier radiologischer Reposition aufgetretene schwere Arthrose erklärt. Ein wesentlicher Einfluß der Arthrose auf das objektive und subjektive Ergebnis konnte nicht festgestellt werden (Tabelle 6).

Bei den 2 Patienten mit primärer Arthrodese zeigte sich anläßlich der Nachkontrolle ein in korrekter Stellung arthrodesiertes oberes Sprunggelenk bei geringer Beschwerdesymptomatik.

Diskussion

Die Osteosynthese mit optimaler Rekonstruktion der Gelenkfläche gilt heute bei den Pilonfrakturen allgemein als Verfahren der Wahl und wird durch die in 70–90% guten funk-

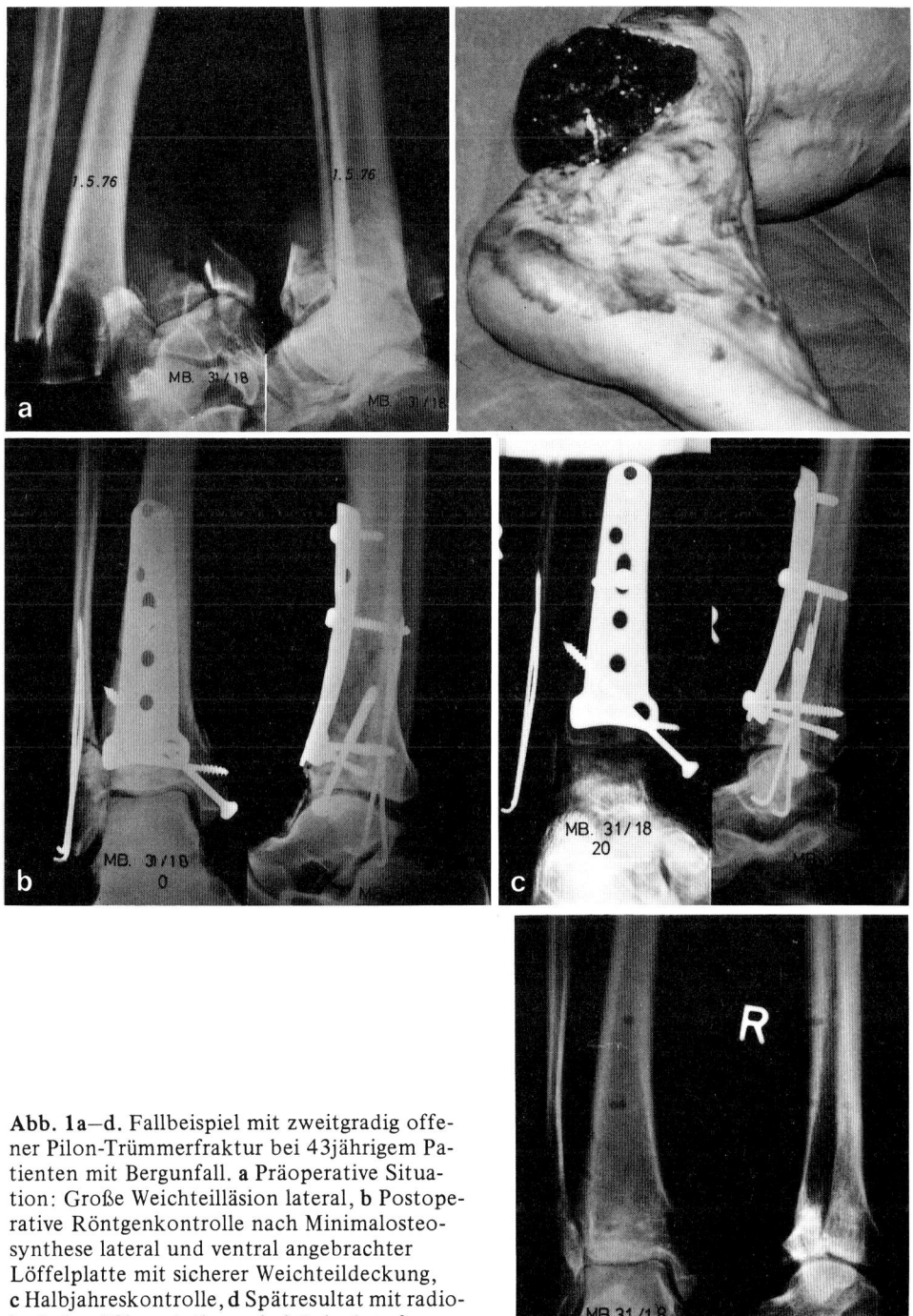

Abb. 1a–d. Fallbeispiel mit zweitgradig offener Pilon-Trümmerfraktur bei 43jährigem Patienten mit Bergunfall. **a** Präoperative Situation: Große Weichteilläsion lateral, **b** Postoperative Röntgenkontrolle nach Minimalosteosynthese lateral und ventral angebrachter Löffelplatte mit sicherer Weichteildeckung, **c** Halbjahreskontrolle, **d** Spätresultat mit radiologisch mäßiger Arthrose bei Gelenkstufe, funktionell gutes Resultat

tionellen Resultate gerechtfertigt [2, 4]. Auch die eigenen Resultate, durchschnittlich 8 Jahre postoperativ, belegen dies mit in 66% gutem und 24% befriedigendem funktionellen Ergebnis, bei einem hohen Anteil an Frakturen der Schweregrade II und III mit insgesamt 91%.

Zur Rekonstruktion des Gelenkes wurde das von Heim und Rüedi erarbeitete Konzept der 4 taktischen Schritte der Osteosynthese weitgehend angewandt. In 8 Fällen, darunter 5 offenen Frakturen, wurde wegen der Weichteilsituation eine atypische Osteosynthesetechnik mit Minimalosteosynthese oder atypischer Plattenlage durchgeführt (Abb. 1). Zur Tibiarekonstruktion wurde vorwiegend die gerade Unterschenkel-DCP und die Löffelplatte angewandt. Die ventral abstützende Löffelplatte fand vorzugsweise bei Frakturen mit ventraler Trümmerzone und größeren dorsalen Gelenkfragmenten ihren Anwendungsbereich (Abb. 1). Mit diesem Implantat können die ventralen Fragmente und die Spongiosaplastik unter Mitfixierung der dorsalen Fragmente sandwichartig eingeklemmt werden. Zusätzliche Vorteile liegen in der der ventralen Tibiafläche angepaßten Formgebung sowie der sichereren ventralen Weichteildeckung in Anbetracht der häufig vorkommenden medial gelegenen Hautkontusion. Als Nachteil muß jedoch das Risiko der primären oder sekundären Achsenfehlstellung in der Frontalebene erwähnt werden. Ins Gewicht fällt im Vergleich zu anderen Untersuchungsserien die relativ hohe Komplikationsrate mit 24%, wobei der hohe Anteil an Typ-II- und -III-Frakturen entsprechend dem Verteilungsmuster aus Kliniken mehr städtisch/industrieller Regionen mit vermehrt Verkehrs- und Arbeitsunfällen ein wesentlicher Faktor darstellt.

Verschiedene Autoren sind auch heute noch Befürworter der primären oder spätprimären Arthrodese bei schweren Trümmerfrakturen. Diese ist unseres Erachtens jedoch sehr selten primär indiziert, da sie einerseits bei frischen Frakturen technisch sehr anspruchsvoll und andererseits die Prognose nach einer guten Osteosynthese nicht unbedingt schlecht ist. In unserer Serie war die primäre Arthrodese in 2 Fällen mit massiver Knorpelabscherung und übermäßiger Osteoporose indiziert.

Die Wertigkeit einzelner arthrosebildender Faktoren zeigt sich anhand der klinischen und röntgenologischen Spätresultate. Eine eindeutige Korrelation besteht zwischen Schweregrad der Fraktur und der Arthrosebildung. Keine Wechselbeziehung konnte zwischen der radiologisch bestimmten Reposition und Arthroseentstehung festgestellt werden. Eine korrektere Übereinstimmung fand sich zwischen intraoperativ erhobenem Befund mit Beurteilung der Knorpelläsion und der Arthrose. Zwischen dem funktionellen Ergebnis und dem Arthrosegrad war die Korrelation nur approximativ. Zwischen röntgenologischer Arthrose und subjektiver Einschätzung durch den Patienten bestand in Übereinstimmung zur Literatur nur eine geringere Übereinstimmung [5].

Zusammenfassend zeigen die Resultate, daß sich mit einer dem individuellen Fall angepaßten Verfahrenswahl unter möglichster Berücksichtigung der 4 taktischen Operationsschritte bei anatomisch gutem Repositionsgrad im allgemeinen ein gutes funktionelles Ergebnis erreichen läßt.

Literatur

1. Bourne RB, Rorabeck CH, NcNab J (1983) Intra-articular fractures of the distal tibia — the pilon fracture. Trauma 23:291
2. Dürig M, Zeugin M, Rüedi Th (1978) Vergleichende Ergebnisse nach operativer Versor-

gung von Pilon-tibial-Frakturen an zwei verschiedenen Kliniken. Hefte Unfallheilkd 131, Springer, Berlin Heidelberg New York, S 158
3. Gay R, Evrard J (1963) Les fractures récentes du pilon tibial chez l'adulte. Rev Chir Orthop 49:397
4. Heim U, Näser M (1976) Die operative Behandlung der Pilon-tibial-Fraktur. Technik der Osteosynthese und Resultate bei 128 Patienten. Arch Orthop Unfallchir 86:341
5. Resch H, Benedetto KP, Pechlaner S (1986) Die Entwicklung der posttraumatischen Arthrose nach Pilon-Tibial-Frakturen. Unfallchirurg 89:8
6. Trojan E, Jahna H (1965) Konservative Behandlung der Brüche am distalen Ende des Unterschenkels. Langenbeck Arch Klin Chir 313:526
7. Weber BG (1965) Behandlung der Sprunggelenks-Stauchungsbrüche nach biomechanischen Gesichtspunkten. Unfallheilkunde 81:176

Frakturheilung unter den besonderen Bedingungen einer hochstabilen Osteosynthese mit einem neuartigen Kompressionsverriegelungsnagel

G. Ritter, M. Biegler und J. Ahlers

Chirurgische Universitätsklinik Mainz, Abt. für Unfallchirurgie (Dir.: Prof. Dr. med. G. Ritter), Langenbeckstraße 1, D-6500 Mainz

Über einen Zeitraum von jetzt drei Jahren wurde an unserer Klinik ein neuartiger Verriegelungsnagel klinisch erprobt. Dieser neue Nagel basiert auf Vorschlägen des Erstautors (Ritter 1974), die technische Entwicklung wurde in Zusammenarbeit mit dem Metallurgischen Forschungsinstitut Straumann, Schweiz durchgeführt (Ritter und Comte 1985; Ritter et al. 1985). Auf den Grundgedanken dieses Nagels und den während der klinischen Erprobung gemachten Erfahrungen basiert entscheidend der neue „AO-Universalnagel".

Grundgedanke unseres neuen Nagels ist, nicht nur eine übliche statische Verriegelung, sondern bei dafür geeigneten Quer- und kurzen Schrägbrüchen eine dynamische Verriegelung mit Kompression der Fragmente zu erzielen. Solche Frakturen finden sich häufiger im proximalen, insbesondere aber im distalen Drittel des Knochenschaftes. Hier erzielt der normale Marknagel aufgrund der sehr rasch immer weiter werdenden Markhöhle keine ausreichende, der übliche Verriegelungsnagel auch nur eine relative Stabilität des Osteosynthesesystems.

Durch das in dem neuen Nagel verwirklichte mechanische Prinzip einer im Zentrum des Röhrenknochens liegenden Verspannung läßt sich eine hohe Stabilität der Osteosynthese gegenüber Biegebeanspruchungen aus allen Richtungen und über die Flächenpressung gegen Rotation erzielen. Über die ausführlichen experimentellen Untersuchungen über eine geeignete Krafteinleitung über die Verriegelungsschrauben in den Knochen wurde früher ausführlich berichtet (Ritter 1974; Ritter et al. 1982; Ritter und Comte 1985).

Beschreibung des Verriegelungsnagels

Prinzipiell handelt es sich um einen rohrförmigen Marknagel, der mit einer speziellen Spannvorrichtung versehen ist, die es erlaubt, die Fraktur unter langfristige Kompression zu set-

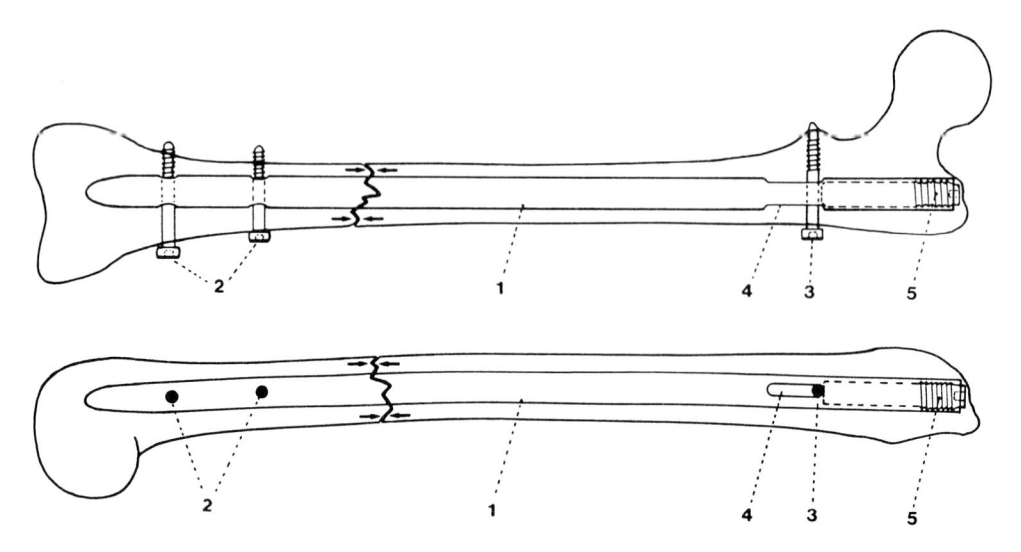

Abb. 1. Neuartiger Verriegelungsnagel mit der Möglichkeit der dynamischen Verriegelung und Kompression der Fragmente zur Stabilisierung von Quer- und kurzen Schrägbrüchen (*1* Nagel, *2* distale Verriegelungsschrauben, *3* proximale Verriegelungsschraube, *4* Längsschlitz im Nagel, *5* einschraubbarer Druckbolzen). Bei statischer Verriegelung (Trümmerbrüche) wird die Verriegelungsschraube 3 in das distale Ende des Längsschlitzes 4 positioniert und hier mit dem eingeschraubten Druckbolzen 5 fixiert

zen. Konstruktion und Wirkungsweise sollen an Hand der Abb. 1 für den Oberschenkelnagel dargestellt werden:

Der Marknagel (1) besitzt im unteren Endbereich zwei Querbohrungen, durch die über zwei Schrauben (2) in üblicher Weise das distale Fragment mit dem Nagel verriegelt wird. Zirka 6 cm unterhalb des oberen Nagelendes befindet sich eine in Längsrichtung schlitzförmige Bohrung (4), durch die über das proximale Knochenfragment die proximale Verriegelungsschraube (3) eingesetzt wird. Gegenüber dieser Schraube (3) ist der Nagel in Längsrichtung im Ausmaß der Länge des Schlitzes (4) verschieblich. In das obere Ende des Nagels wird ein Druckbolzen (5) eingesetzt, der bis auf die proximale Verriegelungsschraube (3) reicht. Der Druckbolzen hat am proximalen Ende ein Gewinde, mit dem er in ein entsprechendes Innengewinde im Nagel eingedreht werden kann. Um das Osteosynthesesystem zu spannen, d. h. die Fragmente unter Druck zu bringen, wird der Druckbolzen über einen Inbus-Schlüssel in den Nagel hinein und gegen die proximale Verriegelungsschraube (3) gedreht. Da auf der einen Seite die proximale Verriegelungsschraube (3), auf der anderen Seite die distalen Verriegelungsschrauben (2) fest in den jeweiligen Knochenfragmenten sitzen, wird beim Spannvorgang über den selbst als Zuganker wirkenden Nagel zuerst ein Aufeinanderzubewegen der beiden Knochenfragmente (durch die Verschiebemöglichkeit der Schlitzbohrung (4)) und dann eine Kompression der Fragmente bewirkt. Bei dem gewählten Gewinde und Instrumentarium kann ein Druck zwischen 80 und 150 kp leicht erreicht werden, ein Wert, der auch beim Spannen breiter Osteosyntheseplatten angestrebt wird.

Soll mit dem gleichen Nagel eine übliche statische Verriegelung bei instabilen Schräg-, Stück- oder Trümmerbrüchen durchgeführt werden, so wird die proximale Verriegelungsschraube in das distale Ende des Längsschlitzes (4) positioniert und hier mit dem tiefer eingedrehten Druckbolzen (5) fixiert. Eine solche statische Verriegelung kann dann in üblicher Weise (Klemm und Schellmann 1972) nach ausreichender knöcherner Überbrückung der Frakturen durch Entfernung der distalen Verriegelungsschrauben in eine dynamische Verriegelung umgewandelt werden.

Biomechanik

Für die Frakturheilung sind aufgrund der erzielbaren besonderen Stabilität einer Kompressionsosteosynthese entscheidende Vorteile zu erwarten. Durch die im Zentrum liegende axiale Verspannung wird eine hohe Stabilität gegenüber Biegebelastungen in allen Richtungen erreicht, vor allem aber werden durch die Flächenpressungen auch Rotationsbewegungen ausgeschaltet, die beim normalen Nagel auch bei Verriegelung aufgrund der hohen Verdrehelastizität eines längsgeschlitzten Rohres unvermeidlich sind. Ein entscheidender Vorteil ist dadurch zu erwarten, daß bei so versorgten Frakturen der Kraftfluß bei dynamischen Beanspruchungen der Extremität voll über den Knochen verlaufen kann, was die physiologische Voraussetzung für den Erhalt der normalen Knochenstruktur bzw. im späteren Heilverlauf dann auch für die Differenzierung und Ausrichtung des neu gebildeten Knochens ist (Abb. 2b). (Grundsätzlich anders liegen die Verhältnisse bei einem Trümmerbruch mit statischer Verriegelung: hier ist der Knochen instabil, hier muß und soll der Kraftfluß über den Nagel verlaufen, wie schematisch in Abb. 2a dargestellt ist. Erst nach ca. 2–3 Monaten und ausreichender Bindung der Frakturen kann durch Entfernung einer Verriegelungsschraube

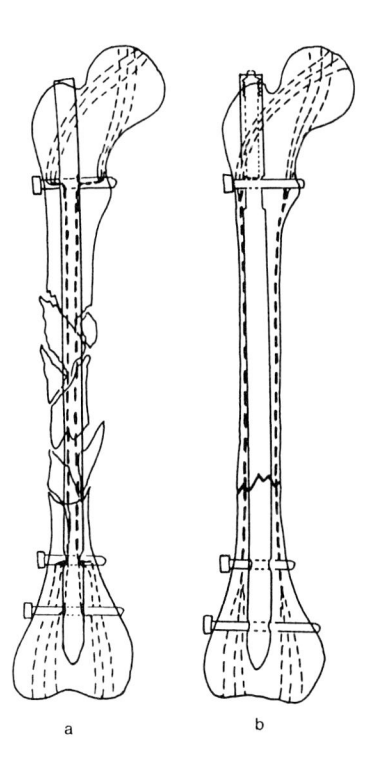

Abb. 2a, b. Schematische Darstellung des Kraftflusses. **a** Bei statischer Verriegelung eines Trümmerbruches Verlauf des Kraftflusses zwischen den Verriegelungsschrauben voll über den Nagel, **b** Bei dynamischer Verriegelung eines Querbruches mit Kompression der Fragmente physiologischer Kraftfluß über den Knochen; Nagel unter Zugspannung. Hohe mechanische Stabilität der Osteosynthese gegenüber Biegung und Rotation. Durch den Längsschlitz im Nagel um die proximale Verriegelungsschraube nach Frakturheilung keine „Sperrwirkung" über die axialen Belastungen durch den Nagel

die Osteosynthese „dynamisiert" werden, wodurch dann unter den zunehmenden dynamischen Belastungen die endgültige Strukturierung und Stabilisierung des Knochens erfolgt, was einen weiteren Zeitaufwand von ca. drei Monaten erfordert.) Ein weiterer Vorteil der beschriebenen dynamischen Kompressionsosteosynthese ist, daß auch nach der Frakturheilung keine „Sperrwirkung" des Nagels durch die Längsverschieblichkeit des Nagels im Knochen bzw. der proximalen Verriegelungsschraube im Nagel auftreten kann. Zusätzlich sind noch die grundsätzlichen Vorteile des Marknagels bei der Versorgung von Schaftfrakturen im Vergleich zu den Plattenosteosynthesen zu erwarten, die sich aus der ungleich geringeren Veränderung der Mechanik des Knochens hinsichtlich Elastizität, plötzlicher Elastizitätssprünge, Veränderung des Kraftflusses und der ungleich geringeren Störung der Vitalität ergeben. So können auch nach der Metallentfernung keine Komplikationen in Form von Refrakturen auftreten, da nach der Frakturheilung um einen Marknagel ein schon lange physiologisch beanspruchter und damit auch nach der Metallentfernung voll belastbarer Knochen vorliegt.

Klinische Erfahrungen

In unserer Klinik wurden bis heute 36 der neuen Marknägel implantiert, bei neun Fällen war aufgrund der Frakturform eine dynamische Verriegelung mit Kompression möglich. Aufgrund der erwarteten Stabilität ließen wir sofort mit 30–40 kp, nach sechs Wochen voll belasten. Die klinischen Ergebnisse bestätigten unsere auf experimentellen Überprüfungen und biomechanischen Überlegungen basierenden Erwartungen. In allen Fällen kam es, wie im Vortrag an Hand der Röntgenserien von drei Fällen demonstriert wird, unter den röntgenologischen Zeichen völliger Stabilität zu einer raschen knöchernen Ausheilung. Die Heilung erfolgte dabei über einen Callusmantel, der sehr früh eine Durchstrukturierung und funktionelle Ausrichtung bei völligem Fehlen sonst häufig zu beobachtender Demineralisation in den übrigen Knochenabschnitten aufwies.

Wir sind der Überzeugung, daß bei dafür geeigneten Frakturen die Kompressionsosteosynthese mit dem dafür vorgestellten neuen Nagel, der zudem nur einen geringen technischen und operativen Mehraufwand erfordert, eine wertvolle Bereicherung unserer Osteosynthesemöglichkeiten darstellt, da hier die Vorteile einer hochstabilen Osteosynthese für die Frakturheilung mit den grundsätzlichen biomechanischen Vorzügen des Marknagels verbunden sind.

Literatur

1. Klemm K, Schellmann W (1972) Dynamische und statische Verriegelung des Marknagels. Monatsschr Unfallheilkd 75:568
2. Ritter G, Grünert A (1973) Experimentelle Untersuchungen zu den mechanischen Eigenschaften des Knochens im Hinblick auf die Druckosteosynthesen. Arch Orthop Unfallchir 75:302
3. Ritter G (1974) Experimentelle Untersuchungen und theoretische Betrachtungen zur Biomechanik der Druckosteosynthese und Entwicklung eines neuen Druckosteosyntheseverfahrens. Habilitationsschrift Johannes-Gutenberg-Universität Mainz
4. Ritter G, Grünert A, Weigand H (1982) Experimentelle Untersuchungen über die axiale Druckbelastbarkeit von Röhrenknochen durch Steinmann-Nägel. Akt Traumatol 2:96
5. Ritter G, Comte P, Schürch A (1986) Zur Entwicklung einer neuartigen Zielvorrichtung

für die Einbringung der distalen Schrauben beim Verriegelungsnagel. Hefte Unfallheilkd 181. Springer, Berlin Heidelberg New York Tokyo, S 131
6. Ritter G, Comte P (1986) Experimentelle Untersuchungen über die biomechanischen Eigenschaften von Röhrenknochen als Voraussetzung für die Konzeption eines neuen Verriegelungsnagels. Hefte Unfallheilkd, Heft 181. Springer, Berlin Heidelberg New York Tokyo, S 68

Die Indikation zur Reosteosynthese

K.-K. Dittel[1], W. Steinleitner[1] und D. Oltzscher[2]

[1] Marienhospital Stuttgart, Chirurgische Klinik (Dir.: Prof. Dr. med. E. Kraft), Böheimstraße 37, D-7000 Stuttgart
[2] Kreiskrankenhaus Böblingen, Abt. für Unfallchirurgie (Chefarzt: Dr. med. D. Oltzscher), Bunsenstraße, D-7030 Böblingen

Einleitung

Die primäre definitive Versorgung einer Fraktur zur Wiederherstellung der Anatomie und damit der Funktion der betroffenen Körperregion bei zeitgerechter Frakturheilung und komplikationsfreiem Verlauf ist das anspruchsvolle Ideal. Die genaue Beachtung der operativen Behandlungsprinzipien bei der Osteosynthese stellt eine grundlegende Voraussetzung für den klinischen Erfolg dar.

Bei Mehrfachverletzungen oder bei offenen Frakturen können jedoch Verletzungsmuster vorliegen, die die primäre endgültige Versorgung nicht zulassen. Eine individuell angemessene Primärversorgung mit geplanten Folgeeingriffen kann sich als günstiger erweisen als ein einmaliger umfassender, aber mißlungener Eingriff. Gute Spätergebnisse sind zudem abhängig von der richtigen Wahl des Operationszeitpunktes und der Mitarbeit des Patienten in der unmittelbaren postoperativen Phase, durch den der primäre Verlauf entscheidend beeinflußt wird. Die Ursachen von Mißerfolgen können aber ebenso in prätraumatischen Faktoren wie in der Manifestation der Initialverletzung bestehen.

Krankengut

Im Laufe von 6 Jahren (1980 bis 1985) wurden bei 150 Patienten wegen 166 Frakturen insgesamt 197 Reosteosynthesen durchgeführt. Dies entspricht 3,5% bezogen auf das Gesamtkrankengut. 2/3 der Patienten (66%) wurden in den eigenen Häusern primär versorgt, 1/3 (34%) von auswärtigen Kliniken zugewiesen.

Die Häufigkeit der Reosteosynthesen liegt nach Literaturangaben breitgestreut zwischen 2% und 20%. Diese Einzelergebnisse dürfen nicht ohne weiteres verglichen werden, da die meisten Statistiken von unterschiedlichen Voraussetzungen ausgehen und vielfach weder aseptische von septischen Verläufen, noch die unterschiedlichen Indikationsbereiche differenzieren.

Tabelle 1. Auswahlkriterien der Patienten mit Reosteosynthesen

1. Zeitgerechte Primärosteosynthese an langen Röhrenknochen
2. Aseptischer Verlauf vor und nach Reosteosynthese
3. Zwischenzeitliche knöcherne Konsolidierung (Behandlungsabschluß)

Es handelte sich um 92 Männer (61,3%) und um 58 Frauen (38,7%). Das Durchschnittsalter lag bei 42,8 Jahren (11–90 Jahre), das der männlichen Patienten bei 36,3, das der weiblichen Patienten bei 53,1 Jahre. Die weiblichen Patienten waren durchschnittlich 17 Jahre älter.

Die Patientenauswahl erfolgte unter 3 Gesichtspunkten: Als primäre Versorgung, ein aseptischer Verlauf und ein zwischenzeitlicher Behandlungsabschluß berücksichtigt (s. Tabelle 1).

In diesem Zusammenhang erfolgten 4 Fragestellungen:

1. Welche Frakturlokalisationen lagen vor?
2. Welche lokalen Komplikationen mit Nachoperationsindikation traten auf?
3. Welche operativen Maßnahmen wurden notwendig?
4. Welcher zeitliche Aufwand war bis zur Frakturheilung erforderlich?

Frakturlokalisation und Frakturtyp

Die obere Extremität war 26mal (15,6%), die untere Extremität 140mal (84,4%) betroffen. Es lagen 40 Gelenk- und 126 Schaftfrakturen vor.

70,5% der Frakturen waren geschlossen, 29,5% erst- bis drittgradig offen (wobei von 49 offenen Frakturen 43 zweit- bis drittgradig offen vorlagen (Abb. 1).

Die Verletzungen lagen zur Hälfte isoliert, zu je 1/4 im Rahmen einer Mehrfachverletzung und bei Polytraumatisierten vor.

Die Primärversorgung erfolgte zu 55,4% am Unfalltag, zu 44,6% wurde zunächst konservativ verfahren und die operative Behandlung innerhalb von 14 Tagen angeschlossen. Die primär konservative Behandlung vor postprimärer operativer Versorgung erfolgte gleich häufig aus Altersgründen, wegen akuten dekompensierten Schockzuständen, schweren Polytraumata oder Suchtkrankheiten.

Den Vorteilen bezüglich des Zeitpunktes der primären Versorgung, die in sofortiger stabiler Reposition und damit in stabilen Verhältnissen beim Auftreten von Komplikationen, in einer geringeren Exposition mit Hospitalkeimen und in einer geringeren Gefahr eines zusätzlichen Weichteilschadens durch bewegliche Fragmente zu sehen sind, stehen die Vorteile der postprimären Versorgung entgegen, die in einer besseren Beurteilung der Weichteilsituation und damit besseren Heilungsbedingungen und in optimalen Operationsbedingungen zu sehen sind.

Eine primäre Reposition und Immobilisierung der Frakturen stellt eine Voraussetzung für die postprimäre Versorgung dar. Aufgrund der eigenen Ergebnisse scheinen sich Vor- und Nachteile der primären bzw. postprimären Versorgung die Waage zu halten (s. Tabelle 2).

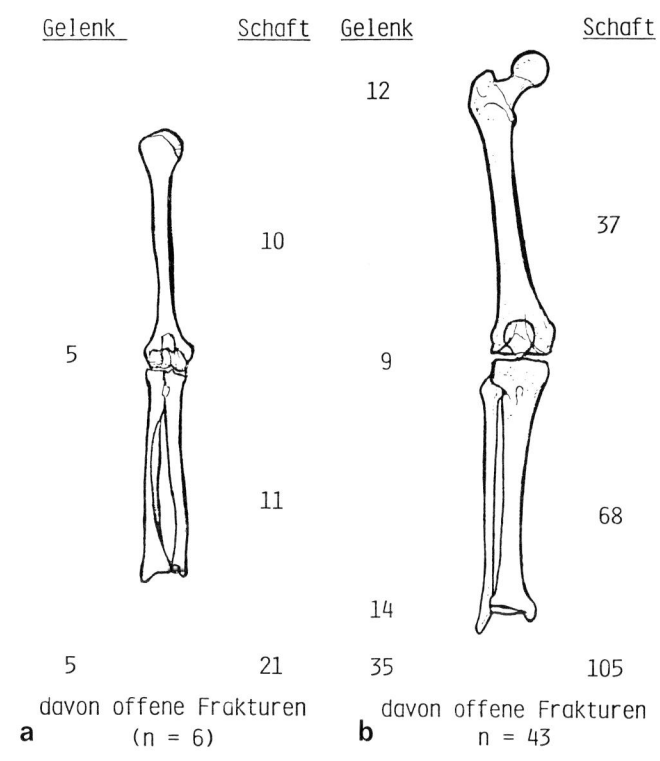

```
              Gelenk      Schaft  Gelenk              Schaft
                                    12
                            10                         37
                  5                   9
                            11                         68
                                    14
                  5         21      35                 105
              davon offene Frakturen   davon offene Frakturen
          a          (n = 6)        b        n = 43
```

Abb. 1a, b. Frakturlokalisation an der oberen (n = 26) (**a**) bzw. unteren Extremität (n = 140) (**b**)

Tabelle 2. Primärtherapie bei 166 Frakturen

	Minimal-osteo-synthese	Zug-gurtung	Platte	DHS, Pohl	Nagel	Fixateur
Oberarm (n = 11)	2	–	7	–	1	1
Unterarm (n = 15)	2	3	7	–	–	3
Oberschenkel (n = 49)	6	–	20	5	16	2
Unterschenkel (n = 91)	10	3	38	–	8	32
	20	6	72	5	25	38

Tabelle 3a. Differenzierung der Indikationsstellung zur Reosteosynthese (n = 166 Frakturen)

	Nachoperation			
	frühe < 5 Mon	späte > 5 Mon	primär geplant	primär nicht geplant
obere Extremität (n = 26)	16	10	2	24
untere Extremität (n = 140)	81	59	38	102
	97	69	40	126

Tabelle 3b. Differenzierung der Indikationsstellung zur Reosteosynthese (n = 197 Korrekturen)

	Nachoperation			
	mit	ohne	einmalig	mehrmalig
	Implantatwechsel			
obere Extremität (n = 30)	25	5	20	6
untere Extremität (n = 167)	119	48	122	18
	144	53	142	24

Einteilung der Reosteosynthesen

Die Reosteosynthesen lassen sich unter differenzierten Gesichtspunkten betrachten. Einerseits sind frühe von späten Reinterventionen, andererseits primär geplante von nicht geplanten Wiederholungseingriffen abzugrenzen. Ferner sind Operationen mit und ohne Verfahrenswechsel, einschließlich additiver und flankierender Maßnahmen zu unterscheiden. Schließlich müssen die einmaligen von den mehrmaligen rekonstruktiven Eingriffen getrennt betrachtet werden.

Bei Differenzierung der Indikationsstellung bezügl. des Zeitpunktes für die Korrektureingriffe erfolgten diese zu 58,5% als frühe und zu 41,5% als späte Interventionen. Während in 27,1% die spätere Reosteosynthese bereits geplant war, ergab sich in 72,9% die Korrekturindikation unerwartet. Implantatwechsel erfolgten bei 75% aller Korrekturen, einmalige bei 85% und mehrmalige Nachoperationen bei 15% der Patienten (s. Tabelle 3a, b).

Tabelle 4a. Retrospektive Hauptursachen der Nachoperationen in abnehmender Häufigkeit bei 166 Frakturen

	n	%
1. Indikatorische und methodisch-technische Fehler	60	36,1
2. Primär geplante spätere Verfahrenswechsel	45	27,1
3. Unerwartete postoperative Komplikationen	34	20,5
4. Verzögerte Knochenbruchheilung durch Lokalbefund	27	16,3

Tabelle 4b. Aktuelle Hauptursachen der Nachoperationen in abnehmender Häufigkeit bei 166 Frakturen anläßlich der 1. Reosteosynthese

	n	%
1. Persistierende Fraktur bzw. Pseudarthrose	109	65,7
2. nicht tolerable postoperative Fehlstellung	25	15,1
3. Bruch, Ausbruch oder Verbiegung der Implantate	17	10,2
4. Genetische Refraktur bzw. Sekundärfraktur nach ME	15	9,0

Korrekturindikation

Die Ursachen für die frühen Reosteosynthesen – wozu diejenigen gezählt werden, die innerhalb des Zeitraumes durchgeführt werden, den die normale Knochenbruchheilung beansprucht – liegen überwiegend in insuffizienten Erstosteosynthesen oder im Bruch des Osteosynthesematerials, können aber auch durch Frühinfekte bedingt sein. Die Ursachen für die späten Reosteosynthesen – die jenseits der Grenze von 20 Wochen erfolgen – sind überwiegend in verzögerter Frakturheilung, Pseudarthrosenbildung und Fehlstellungen, aber auch in Spätinfekten zu sehen.

Die Analyse des Krankengutes ließ erkennen, daß folgende Ursachen für die korrigierenden Eingriffe in der Reihenfolge ihrer Häufigkeit vorlagen.

Die Mehrzahl der Mißerfolge nach operativer Versorgung einer Fraktur waren indikatorischen und methodisch-technischen Fehlern mit 36,1% zuzuordnen. Zweihäufigste Ursache mit 27,1% waren primär geplante spätere Verfahrenswechsel. Zu unerwarteten postoperativen Komplikationen kam es bei 20,5% und zu einer verzögerten Knochenbruchheilung durch den Lokalbefund bei 16,3% der Patienten (s. Tabelle 4a) (Abb. 2).

Hauptursache der primären Reosteosynthese war bei nahezu 2/3 der Patienten eine verzögerte Knochenbruchheilung. In immerhin 15% bestand eine nicht tolerable Fehlstellung und nahezu gleich häufig war es zu einer Komplikation im Zusammenhang mit dem Implantat vor bzw. nach der Metallentfernung gekommen (s. Tabelle 4b).

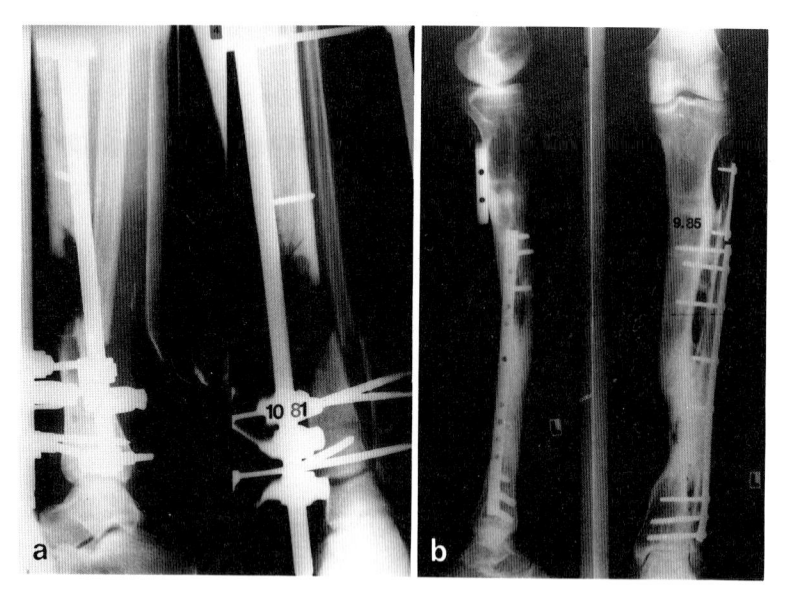

Abb. 2a, b. Defektfraktur an der distalen Tibia vor und nach knöcherner Konsolidierung

Tabelle 5. Implantat- und Verfahrenswechsel (n = 144)

von ↓	n	nach →	Minimal-osteo-synthese	Zug-gurtung	Platte	DHS, Pohl	Nagel	Fixa-teur
Minimal-osteo-synthese	16		8	–	4	–	1	3
Zuggurtung	6		–	4	2	–	–	–
Platte	68		2	–	42	–	15	9
DHS, Pohl	6		–	–	3	3	–	–
Nagel	16		–	–	8	–	7	1
Fixateur	32		1	–	13	–	13	5
			11	4	72	3	36	18

Operative Maßnahmen

Die Reosteosynthese stellt einen korrigierenden, die Stabilisierung verbessernden operativen Eingriff am Knochen nach einer Primärosteosynthese dar. Sie unterliegt bei der Auswahl des operativen Verfahrens anderen Kriterien als die Primärosteosynthese, da beim Korrektureingriff das primär gewählte Osteosyntheseverfahren, die lokalen Weichteile und der Zustand der Fraktur, bzw. der Pseudarthrose zu berücksichtigen sind. Vielfach ist es deshalb nicht sinnvoll, das ursprüngliche Verfahren erneut anzuwenden, vielmehr ist häufig ein Verfahrenswechsel indiziert (s. Tabelle 5).

Tabelle 6a. Anzahl der operativen Eingriffe (n = 197)

Maßnahme	n	%
Implantatwechsel	144	
Additivmaßnahmen	108	
Reine Implantatwechsel	89	45,2
Reine Additivmaßnahmen	53	26,9
Implantatwechsel + Additivmaßnahme	55	27,9
Flankierende Maßnahmen	40	

Tabelle 6b. Additive und flankierende Maßnahmen

	obere Extr.	untere Extr.	
Spongiosaplastik			
autolog	14	67	81
homolog	–	5	5
Rippentransplantat	–	5	5
Fibula pro Tibia O.	–	10	10
2. Implantat	2	5	7
	16	92	
Sequestrotomie	1	4	
Hauttransplantat	1	17	
Debridément	–	10	
Muskellappen	–	4	
Kompartimentspaltung	–	3	

Tabelle 7. Zusätzliche Komplikationen bei 150 Patienten

	nach der	
	Primärversorgung	Reosteosynthese
Hämatom	10	6
blande Fistel	4	14
Weichteilnekrose	3	3
Nervenläsion	5	3
Thrombose	7	10
Embolie	3	7
(bezogen auf Pat. in %)	14,7%	22%

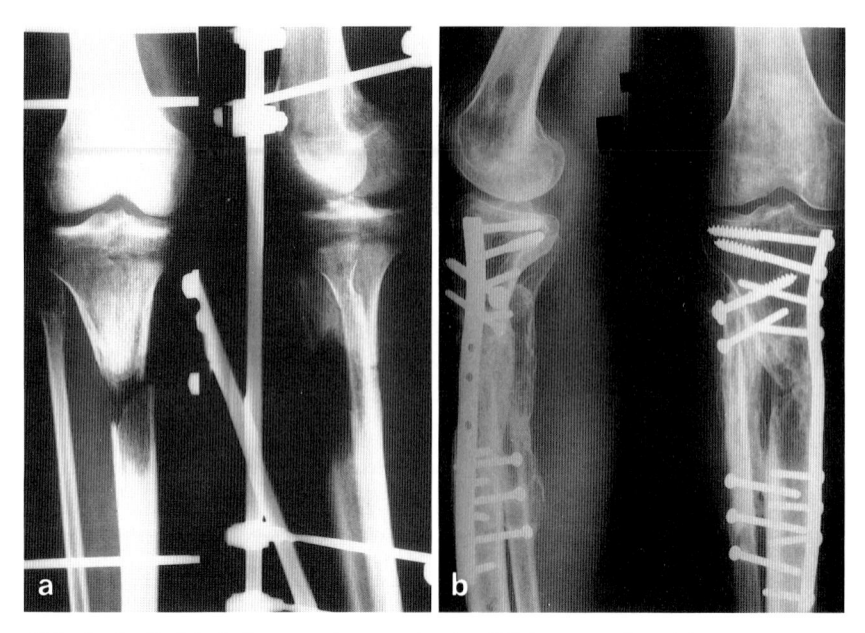

Abb. 3a, b. Defektfraktur an der proximalen Tibia vor und nach knöcherner Konsolidierung

Im Rahmen der 197 operativen Korrekturen erfolgten in 144 Fällen ein Implantat- bzw. Verfahrenswechsel und in 108 Fällen additive Maßnahmen. Verfahrenswechsel kamen isoliert bei 45,2%, in Kombination mit Additivmaßnahmen bei 27,9% und reine Additivmaßnahmen in 26,9% der Patienten zur Anwendung. Die additiven Maßnahmen bestanden in 101 Spongiosaplastiken und in 7 Zweitimplantaten (s. Tabelle 6a, b).

Bei 144 Nachoperationen mußte das primär eingebrachte Osteosynthesematerial entfernt werden. Ein identisches Implantat wurde 69mal verwendet, 75mal erfolgte der Umstieg auf ein anderes Implantat (Abb. 3).

Zusätzliche Komplikationen fanden sich nach der Primärversorgung bei 14,7% und nach der Reosteosynthese bei 22%. Die höhere Zahl der blanden Fisteln nach der Reosteosynthese muß im Zusammenhang mit dem hohen Anteil an Spongiosaplastiken, die höhere Zahl an Thrombosen und Embolien im Zusammenhang mit der zuvor bestehenden erschwerten Mobilisierung aufgrund der gestörten Knochenbruchheilung erklärt werden (Tabelle 7).

Behandlungsdauer

Die Auswertung der Verläufe zeigt, daß die Reosteosynthese in 58,4% innerhalb der ersten 3 Monate, in 75,3% innerhalb der ersten 6 Monate nach dem Unfallereignis erfolgte. Bis zum Ende des ersten Unfalljahres war die erstmalige Korrektur bei 83,7% aller Frakturen erfolgt. Lediglich in 16,3% erfolgte sie nach Ablauf dieses Zeitraumes.

Innerhalb von 3 Monaten nach der Reosteosynthese kam es bei 42,2% zu einer knöchernen Konsolidierung, diese Quote erhöhte sich bis zum Ablauf des 6. Monats auf 62% und bis zum Ende des 1. Jahres auf 76,5%. Lediglich 23,5% der Frakturen benötigten länger als 1 Jahr bis zur Belastungsstabilität.

Tabelle 8a. Ausheilungsergebnisse aller Frakturen

Fraktur	Behandlungsdauer (in Monaten)				
	3	6	12	18	24
obere Extremität	6	6	6	3	5
untere Extremität	18	27	38	32	25

Tabelle 8b. Verläufe bei 166 Frakturen

in Monaten	3	6	12	18	24
Primärosteosynthese – Reosteosynthese	97	28	14	19	8
Reosteosynthese – Frakturheilung	70	33	24	25	14
Primärosteosynthese – Frakturheilung	24	33	44	35	30

Tabelle 8c. Durchschnittliche Behandlungszeiträume (in Monaten)

	obere Extremität	untere Extremittät	alle Frakturen
Erstoperation bis zur Reosteosynthese	3,6	5,4	5,1
Reosteosynthese bis Zeitpunkt der knöchernen Konsolidierung	6,7	8,0	7,7
Gesamtzeitraum bis zum Behandlungsabschluß	10,3	13,4	12,8

Bezüglich der gesamten Behandlungsdauer waren 34,3% der Frakturen nach 6 Monaten abgeheilt, nach Ablauf eines Jahres 60,8%. Zur Belastungsstabilität benötigten 39,2% bis zu 24 Monate.

Die Reosteosynthesen an der oberen Extremität wurden durchschnittlich 2 Monate früher durchgeführt, der Gesamtbehandlungszeitraum war insgesamt 3 Monate kürzer als am Bein. Der durchschnittliche Gesamtbehandlungszeitraum lag für alle Frakturen bei 12,8 Monaten (s. Tabelle 8a–c).

Schlußfolgerungen

Die retrospektive Betrachtung ergibt 4 zusammenfassende Überlegungen:
1. Die Operationsindikation wurde nicht immer kritisch genug gestellt. Jede 5. Fraktur wäre wahrscheinlich auch durch eine adäquate konservative Behandlung knöchern abge-

heilt. Zumindest ist davon auszugehen, daß die Osteosynthese die Frakturheilung nicht begünstigt hat.
2. Die methodisch-technische Ausführung war vielfach fehlerhaft. Betroffen war wiederum jeder 5. Patient und vorwiegend solche, bei denen die operative Versorgung am Unfalltag erfolgte, wobei auch die regulären Operationsbedingungen zu berücksichtigen sind.
3. Sowohl die primär geplanten als auch die nicht geplanten späteren Verfahrenswechsel zeigten vorteilhafte Verläufe mit guten Behandlungsergebnissen bei Beachtung der Verhältnismäßigkeit der therapeutischen Maßnahmen.
4. Das Behandlungsergebnis wurde perioperativ durch den Patienten vielfach negativ beeinflußt. Als vordergründige Ursache sind hohes Alter, Suchterkrankungen, erneute adäquate Traumata, zu frühe Belastung und mangelnde Mitarbeit zu nennen.

Der Belastbarkeit des Patienten sind Grenzen gesetzt. Die Erforderlichkeit eines Wiederholungseingriffes bedeutet für den Betroffenen nicht nur hinsichtlich des zeitlichen und finanziellen Aufwandes, sondern auch unter psychologischen Gesichtspunkten eine manifeste Belastungsprobe. Der Patient wird rasch geneigt sein, dem Operateur einen Behandlungsfehler vorzuwerfen, auch dann, wenn eine schicksalsmäßige Entwicklung den protrahierten Verlauf bedingt. Das persönliche Gespräch hat hier einen besonderen Stellenwert, um das Vertrauen des Patienten aufrecht zu erhalten.

Seminar: Medizin und Management

Einführung

H. Cotta

Orthopädische Klinik und Poliklinik, Schlierbacher Landstraße 200a, D-6900 Heidelberg

Es besteht weitgehende Übereinstimmung dahingehend, daß ein *effektives Management im Gesundheitswesen* außerordentlich wichtig ist, um einen höheren Standard zu erreichen. Sonst wird unser Bemühen, die *Organisationen, Strukturen* und *Funktionen* im Gesundheitswesen zu verbessern, kaum erfolgreich sein.

Ein Management im Gesundheitswesen darf keinesfalls isoliert betrachtet werden, sondern es muß im Zusammenhang mit *sozialen, politischen, kulturellen* und *ökonomischen* Entwicklungen gesehen werden.

Management sollte folgende Aktivitäten beinhalten:
1. Kritische Betrachtung des gemanagten Objektes;
2. Diagnose derzeitiger und künftiger Probleme;
3. Formulierung der Probleme;
4. Definition der Aufgabenstellung und Zielsetzung;
5. Herausarbeitung alternativer Möglichkeiten zur Erreichung der Zielvorstellung;
6. Beschaffung der Mittel (materiell, personell und finanziell);
7. Vorhandenes Können effektiv einsetzen;
8. Motivierung der Mitarbeiter;
9. Überwachung und Kontrolle der durchzuführenden Maßnahmen.

Betrachtet man die derzeitige Situation in unseren Kliniken, so stellt sich die Frage, ob und inwieweit in einem *unflexiblen System zwischen Verwaltung, Politik und Recht* mit dem ständigen Fingerzeig u. a. auf die *Kostendämpfung,* ein modernes, den derzeitigen Erfordernissen angepaßtes Management einerseits gefragt und andererseits überhaupt möglich ist. Die Frage ist, ob und inwieweit das *Aufgabenspektrum eines leitenden Arztes* über die Verantwortung für eine *gut organisierte* und *technisch perfekte Krankenversorgung* hinausreichen sollte.

Durch eigene Initiativen und sicher auch durch besondere Fertigkeiten haben viele unter uns – oft rein zufällig – das Richtige getan. Vereinzelt haben sich auch verantwortliche Kliniker über die *Grundsätze des modernen Management* informiert und sogar *Seminare* besucht. Jedoch können wir von uns nicht behaupten, daß wir ohne Information und Vorbereitung den Anforderungen, die heute und in der Zukunft auf diesem Gebiet an uns gestellt werden, nur annähernd gewachsen sein werden.

Bei der gegenwärtigen *Explosion des Wissens und der Technik* herrscht in unserem Kreise eher ein defensiver Geist mit einer introvertierten Grundhaltung vor. Neue Abteilungen, neue Bereiche wurden beinahe täglich installiert, deren innerer Zusammenhang mit zunehmender Spezialisierung immer mehr zu entschwinden droht. Der *personellen Überblühung* steht die *Ausdehung des verfügbaren Wissens* gegenüber. Beides muß — auf welchem Weg auch immer — zur gleichen Zeit bewältigt werden. Es entsteht zwangsläufig ein *Überdruck*, der *viele falsche Antworten* auf *viele falsche Fragen* erzeugt.

Wir werden heute mit einer *Flut von Gesetzen, Verordnungen* und *Erlassen* überschwemmt, die eher verwirren als ordnen. Es werden häufig Machtkämpfe induziert und wenn zwei sich streiten freut sich bekanntlich der dritte, und das ist in erster Linie die staatliche Verwaltung. Für einen Beamten mag es genußreich sein, ein 30 Seiten langes Formular auszuarbeiten, für einen Kliniker ist es eine Qual, damit umzugehen. Beide haben *verschiedene Gangarten, verschiedene Geschwindigkeiten, verschiedene Richtungen* und sprechen dazu noch *verschiedene Sprachen*.

Viele leitende Ärzte, die zu Hause in ihrer Klinik fleißig und korrekt vor sich hinarbeiten, würden daher allzu gerne wissen, was sie richtig oder falsch machen. Ein Handbuch über das Verhalten eines leitenden Arztes unter dem Gesichtspunkt des modernen Managements gibt es bis heute nicht. Jeder, der eine Klinik leitet oder mitleitet, muß daher oft mit seiner eigenen individuellen Lage fertig werden. Vielleicht kann eine Veranstaltung wie diese Denkanstöße geben, Richtungen zeigen und Ratschläge formulieren.

In einer Zeit, in der einerseits die *Kommunikationsmöglichkeiten* durch den *Computer* immer schneller, einfacher und hoffentlich auch sicherer werden, wird andererseits der *Freiraum des Arztes* zwischen *Markt, Politik, Verwaltung* und *Recht* immer enger. Freiheitsbeschränkende Verhaltensverpflichtungen werden uns von einem Gesetzes- und Verfahrensstaat mit universeller Regelungskompetenz obstruiert. Wir brauchen dringend mehr Freiheit im Krankenhaus. Hier ist einer der kritischen Punkte, an dem der Gesetzgeber m. E. möglichst rasch reagieren muß.

Der Soziologe und Mediziner Bayer hat vor kurzem eine *Analyse der Medizin im Sozialstaat* gefordert, um das zu erkennen, was aus dieser unserer Medizin im Sozialstaat geworden ist: Eine *Wirtschaftsleistung zur Gewinnerzielung*, eine *Sozialleistung zur Patientenbeschaffung* oder eine *Rechtsleistung zur Fügsamkeitskontrolle?*

Man kann ermessen, welche Sorgen, aber auch Ängste vor dieser schwer lösbar erscheinenden Aufgabe den verantwortungsbewußten Arzt bei seiner täglichen klinischen Arbeit begleiten können.

Anläßlich eines Managementseminars wurde darauf hingewiesen, daß man in der heutigen Zeit *Unsicherheit* und *Ungewißheit* als *Bestandteil des Lebens* akzeptieren muß und sie nicht als Entschuldigung dafür heranziehen darf, sich vor Entscheidungen zu drücken. Infolgedessen müssen wir selbst mit unseren *Unsicherheiten* und *Ungewißheiten* fertig werden. Darin besteht auch das Wesen eines großen Anteils der *persönlichen Freiheit*. Wahrscheinlich haben wir Mediziner aus vielen Gründen auch *zu viel Respekt vor dem Management*, in das wir uns langsam aber sicher integrieren müssen. Unternehmerischer Erfolg kann organisiert werden. *Management ist eine Technik*, die zum großen Teil auch erlernbar ist. Vielleicht kann dieser Vormittag für uns wichtige, verwertbare Informationsmöglichkeiten bieten.

Wissensexplosion und Zeitnot. Management beginnt bei sich selbst

G. Lob

Beim Wort „Management" befällt den Mediziner ein ungutes Gefühl. Es besteht die Angst, von außen „gemangelt" zu werden, das aktive Tun zu verlieren.

Ein wesentlicher Grund liegt in der täglichen Zeitnot des Arztes:
Die Wissensexplosion führt zu einer Verdoppelung der Fachkenntnisse alle fünf Jahre.
Entsprechend wächst die medizinische Literatur und ist für den einzelnen nicht mehr überschaubar.

Eine Fortbildungsveranstaltung jagt die andere.

Verwaltungsaufgaben nehmen zu und sind nur noch durch hohen Zeitaufwand oder Spezialkenntnisse zu lösen.

Dem Arzt wird zunehmend mehr Verantwortung für eine möglichst kostengünstige Behandlung abverlangt.

Die Zeit, die dem einzelnen zur Verfügung steht, ist endlich. Eine freiwillige Ausweitung in die Nachtstunden und Wochenenden wird das Problem nur vertagen.

Eine Lösung kann nur dann erarbeitet werden, wenn der einzelne die ihm offen erscheinenden Fragen erkennt und definiert. Es wurde daher eine Umfrage an einigen Krankenhäusern und Universitätskliniken durchgeführt und um die Beantwortung folgender Fragen gebeten:
— Welche Probleme sehen Sie, die Ihnen die Zusammenarbeit in der Klinik erschweren und die Effektivität Ihrer Arbeit mindern?
— Menschliche Probleme, z. B. zu wenig Zeit für persönliche Entwicklung
— Organisatorische Probleme
— Technische Probleme
— Andere Probleme
— Was schlagen Sie vor, um eine Verbesserung zu erreichen?

Im folgenden ist eine Zusammenfassung der wesentlichen Anregungen aus den Antworten wiedergegeben:
— „Papierflut steigend — diagnostischer Aufwand pro Patient steigend — Behandlungsaufwand steigend — Behandlungszeiten fallend — Arbeitszeit/Bezahlung fallend — Entwicklung traurig"
— „Der enorme bürokratische Aufwand in Großkliniken blockiert klinische, medizinische und wissenschaftliche Leistungen. Stationsarbeit besteht zur Hälfte in Formularausfüllen"
— „Kliniken werden zu wenig von Ärzten gemanagt, die Ärzte sind hierfür schlecht ausgebildet, häufig wenig interessiert am Management."
— „Zentraler Punkt ist sicherlich Interesse, Ausbildungsstand und Manpower des leitenden Arztes."
— „Mehr computerisierte Datenverarbeitung mit eigenem Personal erforderlich"
— „EDV-Datenerfassung prinzipiell dringend erforderlich. Zur Arbeitsentlastung können jedoch nur Fachkräfte mit speziellen Kenntnissen beitragen. Der Verwaltung stehen hierfür zusätzliche Arbeitskräfte zur Verfügung, nicht jedoch dem medizinischen Bereich"
— „Als großes Problem sehe ich die Überlastung mit Verwaltungstätigkeiten in Form von Sitzungen in den Entscheidungsgremien und vielfältigen schriftlichen Anfragen, damit bleibt wenig Zeit für ärztliche und medizinische Aufgaben"

- „In den Krankenhäusern besteht eine schlechte Kooperation zwischen Verwaltung und Klinik: Mehrarbeit durch administrative Vorschriften, z. B. Arbeitszeitnachweis, Arbeitszeitregelung"
- „Kooperationsprobleme mit anderen Abteilungen"
- „Verwaltung muß Service für den Arzt leisten, nicht umgekehrt"
- „Ärzte müssen endlich soziale und politische Dimensionen der Medizin erkennen und wahrnehmen"
- „Rationelles Management in der Krankenhausverwaltung anstelle beamteter Eigeninstitution"
- „Einsetzen von Arbeitsgruppen zur Erarbeitung entsprechender Modelle (Zusammenarbeit mit anderen Fachleuten) und zur Verbesserung der gesamten Organisationsabläufe in der Klinik"
- „Wie im Wirtschaftsmanagement muß Personalführung und Arbeiten in einer „Teamstruktur" erlernt und trainiert werden. Die Meinung, der beste Assistent sei der, der am spätesten nach Hause geht, muß einer nüchternen Betrachtung der erbrachten Leistung weichen"

Die einzelnen Problemkreise werden klar erkannt und beschrieben.

Der Arzt hat gelernt, mit medizinischem Fachwissen umzugehen, es einzuordnen und anzuwenden. Wir haben während unseres Studiums und in der Weiterbildung jedoch nicht gelernt, wissenschaftliche Organisationsformen anzuwenden, geschweige denn Organisationsmittel für unsere Belange zu entwickeln.

Dem Arzt fehlen Basiskenntnisse über moderne Organisation und Management. Der Mangel betrifft auch die Zeiteinteilung und Organisation der eigenen Tagesarbeit. Dies behindert nicht nur den einzelnen Arzt selbst, sondern den gesamten Betriebsablauf. So ist z. B. Kooperation durchaus erwünscht, scheitert jedoch häufig an nicht gekonnter Organisation.

Für einen erfolgreichen Industriebetrieb ist ein durchdachtes Management selbstverständlich. Die leitenden Mitarbeiter erfolgreicher Firmen werden ständig in Fragen des Managements und der Kooperation geschult.

Die Lösung der Frage „Wissensexplosion und Zeitnot" kann nur in der Rationalisierung der eigenen Arbeit bestehen. Die Aufgabe heißt nicht mehr, sondern intelligenter arbeiten.

Kooperation statt Konfrontation – Effizienzsteigerung durch Mut zu offener Zusammenarbeit

G. Jooss

Ministerialdirigent im Bayer. Staatsministerium der Finanzen, Odeonsplatz 4, D-8000 München 22

Vorbemerkung

Generelle Kritik am Gesundheitswesen in Deutschland, an der Krankenhausfinanzierung, an der Findung der Pflegesätze, an der Honorierung ärztlicher Leistung usw. wäre hier und heute ebensowenig hilfreich wie der Versuch eines weiteren Beitrags zum Dauerthema Kostensenkung im Gesundheitswesen. Ausgangspunkt unserer heutigen Betrachtungen sollte daher der status quo sein und Ansatzpunkt unserer gemeinsamen Überlegungen das Bemühen, innerhalb der vorgefundenen Rahmenbedingungen zu besseren Ergebnissen für Arzt, Patient und Krankenhausträger zu kommen.

Wir sollten also heute (ungeachtet der Berechtigung im Einzelfall) nicht Forderungen nach mehr Personal, mehr Sachmitteln und mehr Investitionen in den Vordergrund stellen, denn Management im Krankenhaus zielt nicht auf eine Erhöhung der Ressourcen, sondern auf eine Verbesserung ihres Einsatzes.

Dazu möchte ich – vielleicht sogar provokativ – einige Thesen an ihre, also der Mediziner Adresse formulieren:

1. These: Der Krankenhausarzt muß wissen, erkennen und berücksichtigen, daß seine Tätigkeit *auch* den Produktionsbeitrag in einem Wirtschaftsbetrieb bedeutet.

Dazu:
Die Krankenhäuser sind ein bedeutsamer Faktor in unserer Volkswirtschaft. Wegen der besonderen Aufgabenstellung des Gesundheitswesens ist dabei der Gesetzgeber davon ausgegangen, daß der *Wirtschaftsbetrieb Krankenhaus* i. d. R. *nicht* auf *Gewinnmaximierung, sondern* auf die *Wiederherstellung oder Erhaltung des immateriellen Gutes „Gesundheit"* ausgerichtet ist. Dieser Verzicht auf die sonst im Wirtschaftsleben übliche Gewinnmaximierung darf nicht in der Weise mißverstanden werden, daß der Arzt im Krankenhaus allein in hippokratischem Geiste dem Wohl des Patienten, nicht aber der ökonomischen Rationalität der Effektivität und der Kostenrelevanz seines Tuns verpflichtet wäre.

Defizite in diesem Bereich sind erfahrungsgemäß sehr weitgehend durch *unbewußtes Mißmanagement* bedingt. Wer Leerlauf oder Streß beklagt, täte immer gut daran zu überdenken, warum Ressourcen wie Zeit, Personal, Sachmittel teils unzureichend, teils über Gebühr in Anspruch genommen werden. Sehr schnell stoßen wir dann auf Organisationsmängel. Die fortschreitende Spezialisierung und Technisierung in der Medizin löst zwangsläufig einen steigenden Bedarf an Kommunikation und Koordination aus.

Dem muß sich der Arzt stellen. Wenn das gleiche medizinische Ergebnis durch organisatorische Maßnahmen schneller oder wirtschaftlicher erreicht werden kann, dann ist der Arzt als „Herr des Verfahrens" sogar verpflichtet, entsprechend zu handeln.

Beispiel: Es genügt nicht, Spezial-, Röntgen- und Laboruntersuchungen anzuordnen, vielmehr sollten deren Beginn und Ablauf überlegt und „ressortübergreifend" koordiniert werden. Wie oft werden ambulante und stationäre Patienten gleichzeitig und mit gleichartigem Programmschema zu solchen Untersuchungen bestellt, mit der Folge des vormittäglichen Chaos und der nachmittäglichen Leere. Abhilfe ist hier oft mit einfachen Zeitstaffeln, mit zeitversetztem Einsatz teilzeitbeschäftigter Hilfskräfte und Turnusregelungen im ärztlichen Dienst möglich.

Der Arzt, der sich neben seiner medizinischen auch seiner betrieblichen Verantwortung stellt, wird sehr schnell merken, daß dies nicht nur dem Patienten und dem Krankenhausträger, sondern vor allem ihm selbst zugute kommt. Warum? – weil die durchdachte Steuerung aller Arbeitsabläufe eines komplexen Produktionsprozesses Reibungsverluste, Nadelöhreffekte und damit Streß mindern hilft, einfacher ausgedrückt – je besser durchorganisiert, desto mehr zeitliche Dispositionsfreiheit für den Arzt.

2. These: Leitende Ärzte im Krankenhaus sind Manager, auch wenn sie dies nicht wahrhaben wollen.

Dazu:
Herr Lob hat zur Vorbereitung dieser Runde Fragebogen verschickt. Aus den Antworten möchte ich zwei herausgreifen.

Ad 1: Wer organisatorische Probleme allein als „Belastung durch administrative Angelegenheiten, die höchstens paramedizinische Belange berühren, häufig völlig medizinfremd sind", begreift, wird diese Probleme selbst nicht in den Griff bekommen.

Ad 2: Richtig dagegen scheint mir der Ansatzpunkt der anderen ausgewählten Antwort: "Kliniken werden zu wenig von Ärzten gemanagt, die Ärzte sind hierfür schlecht ausgebildet, häufig wenig interessiert am Management. Management setzt voraus eine optimale Personenführung."

M. a. W. der komplexe moderne Krankenhausbetrieb läßt den leitenden Ärzten gar keine Wahl: sie können ihren Aufgaben nur durch Planung, Organisation, Steuerung von Betriebsabläufen und Personalführung – also durch Management – gerecht werden. Da nur so auch die medizinischen Aufgaben bestmöglich bewältigt werden können, ist dieses Feld gar nicht so paramedizinisch, wie dies auf den ersten Blick scheinen mag.

Aufgaben können nur dann mit Erfolg bewältigt werden, wenn man sich ihnen stellt. Für Management im Krankenhaus heißt das, daß der leitende Arzt sich dieser Problematik zunächst selbst annehmen muß, um seiner Führungsverantwortung gerecht werden zu können. Delegieren kann man mit Erfolg nur dort, wo man die anstehende Aufgabe nach Art, Inhalt, Tragweite und Bedeutung selbst beurteilen kann.

Management im Krankenhaus ist also auf das Interesse und die Lernbereitschaft jedes einzelnen leitenden Arztes angewiesen. Bitte mißverstehen Sie das hippokratische „nil nocere" hier nicht als „am besten nichts wissen, nichts hören, nichts sagen, nichts sehen und nichts riskieren"!

3. These: Management beginnt mit der Selbstorganisation

Dazu:
In unserer Gesellschaft hat man sich daran gewöhnt, als Folge der rasanten technischen und sozialen Entwicklung einer zeitlich hinterher hinkenden sozialen Akzeptanz der neuen Gegebenheiten das Wort zu reden. Besonders gerne wird dieser sog. cultural lag strapaziert, wenn man selbst zur Änderung von Gewohnheiten oder zum Umdenken oder nur zum schlichten Lernen gezwungen wäre.

Auf unsere Problematik angewandt heißt das, daß mit der Übernahme von Leitungsfunktionen die Bereitschaft verbunden sein muß, über die gestiegene ärztliche Verantwortung hinaus auch Führungsverantwortung zu übernehmen und alles zu tun, dieser gerecht zu werden. Wer z. B. als leitender Arzt in der Datenverarbeitung nur eine Mehrbelastung der Ärzte zugungsten der Verwaltung sieht, verfügt entweder über eine völlig unzureichende EDV oder hat deren Nutzen zur Wahrnehmung der Führungsverantwortung nicht erkannt. In diesem Fall liegt auch der Verdacht nahe, daß ein EDV-Nutzer mit solcher Einstellung, den Nutzen der Technik für Dokumentation von Befunden und Krankheitsverlauf sowie deren wissenschaftlicher Auswertung nicht wahrgenommen hat.

EDV ist erlernbar, EDV ist nicht nur organisatorisch und verwaltungsbezogen, sondern auch medizinisch nutzbar: Erfahrungen mit berufsbezogener soft-ware in den USA belegen dies eindringlich.

Erlernbar ist auch der Umgang mit Textverarbeitung, bei Befundberichten, Gutachten etc. bieten sich Einsatzfelder im medizinischen Bereich.
Aber: Technik allein kann nie zum Erfolg führen. Organisation muß immer beim Handelnden selbst beginnen. Sie dürfen nicht rezeptiv auf andere warten, sondern müssen aktiv im eigenen Bereich beginnen.

Wer Kenntnisse gesammelt hat, zur Umsetzung bereit ist, dem wird es rasch gelingen, zusammen mit seinen engeren Mitarbeitern im eigenen Bereich, Organisation und Betriebsablauf zu analysieren und zu verbessern. Erfolge werden Nachbareinheiten interessieren und so einen positiven Leithammeleffekt auslösen. Tragen Sie also Management evolutionär, nicht revolutionär in Ihre Abteilungen, Kliniken und Krankenhäuser.

4. These: Der Weg zum Erfolg führt über das Erkennen übergeordneter Funktionszusammenhänge notwendigerweise zu vertrauensvoller Zusammenarbeit zwischen Arzt und Verwaltung.

Dazu:
Management im Krankenhaus ist notwendig, kann aber nur funktionieren, wenn der Einbahnstraßeneffekt überwunden werden kann. Das erfolgreiche Krankenhaus braucht nicht nur gute Ärzte, es braucht genauso moderne Verwaltung, Planung, Betriebsorganisation, Betriebssteuerung und Menschenführung.

Neben vielen anderen Vorurteilen gibt es dabei zunächst das zu überwinden, Verwaltung sei eine grundsätzlich uneinsichtige Einrichtung und vor allem dazu bestimmt, Sand in das ärztliche Getriebe zu werfen. Selbstverständlich braucht ein gutes Krankenhausmanagement gute, d. h. ausreichend qualifizierte Verwalter. Leitende Ärzte sind aber durchaus gehalten, hier die Probe auf das Exempel zu machen und ihrerseits die vertrauensvolle Zusammenarbeit mit der Verwaltung zu suchen oder zumindest zu versuchen. Wer als Arzt allerdings meint, Management sei allein Sache des Verwaltungsdirektors, irrt. So wie Ihnen beim polytraumatisierten Patienten die interdisziplinäre Zusammenarbeit längst als selbstverständlicher Schlüssel zum Erfolg gilt, genauso kann die Problemlage der erfolgreichen Führung eines modernen Krankenhauses nur in vertrauensvoller Zusammenarbeit von Arzt und Verwaltung bewältigt werden. Betriebsbudget, Investitionshaushalt, Personaldisposition, laufende Budgetkontrolle nach Kostenstellen und Kostenträgern sind Instrumente, die dem leitenden Arzt helfen, seinen Managementaufgaben gerecht zu werden. Entscheidungen über Personaleinsatz, Wechselschichtdienst, Sitzwachen, Dienstplan der Stationsärzte usw. ebenso wie Investitionsentscheidungen, insbesondere Gerätebeschaffungen werden sinnvollerweise nicht alleine von der einen oder anderen Seite, sondern in partnerschaftlichem Zusammenwirken getroffen. Probleme müssen erkannt werden, zwischen ärztlicher Leitung und Verwaltungsdirektion besprochen und wo immer möglich einvernehmlich und gemeinsam gelöst werden, auch dann, wenn sich alle Wünsche nicht auf einmal realisieren lassen.

Dem Einwand, dies alles führe doch nur zu mehr Bürokratie, will ich mich gerne stellen. Der Herr Bundespräsident hat beim Jubiläum der Universität Heidelberg vor wenigen Wochen begleitet von heftigem Beifall gefordert, den Universitäten wieder mehr Vertrauen entgegen zu bringen und sie nicht durch Bürokratie einzuengen. Dem kann man nur zustimmen, aber bitte verwechseln Sie das Lösen der Managementaufgabe nicht mit Bürokratie. Der Wunsch, ja die Notwendigkeit zu Effizienzsteigerungen zu kommen, geht normalerweise einher mit dem Abbau unnötiger Bürokratie und mit der Vermeidung von Leerlauf. Das kann zur Verbesserung von Prozeßqualität und Ergebnisqualität sowie schließlich zu mehr individueller Freiheit bei höherer Ausnutzung der vorhandenen Ressourcen führen.

Der Kanzler der Universität Erlangen-Nürnberg wird am Beispiel des dortigen Klinikums den Beweis für die These führen, daß die Bereitschaft zu offener und konstruktiver Zusammenarbeit von Medizinern und Verwaltung zu beiderseits höchst erfreulichen Ergebnissen führen kann.

Erlanger Modell, Mut zum Management erschließt Finanzmittel

K. Köhler

Kanzler der Friedrich-Alexander-Universität Erlangen-Nürnberg, Schloßplatz 4, D-8520 Erlangen

Man kommt, worauf Herr Dr. Jooss bereits zutreffend hingewiesen hat, nicht umhin festzustellen, daß es sich bei den großen Kliniken um Großbetriebe handelt, die von staatlichen, kommunalen oder caritativen Einrichtungen betrieben werden. Diese Feststellung kann ich anhand unserer Kliniken belegen, die über rd. 1700 Betten verfügen und 1986 Einnahmen in Höhe von rd. 210 Mio. DM erzielen werden und über eine Ausgabebefugnis allein im Betriebshaushalt, d. h. ohne den Aufwand für Personal und Investitionen von rd. 140 Mio. DM verfügen. Die einzelnen Fachkliniken und zentralen Einrichtungen eines großen Krankenhauses sind in der Regel zu einer oder mehreren Betriebseinheiten, dem sog. Klinikum zusammengefaßt, das von einem Direktorium geleitet wird. Dem Direktorium gehören in der Regel u. a. mehrere Klinikdirektoren und der Verwaltungsdirektor des Klinikums als der für den Haushalt Verantwortliche an. Einer der Klinikdirektoren wird zum Geschäftsführenden Direktor bestellt. Das jährliche Einnahmesoll und die Ausgabebefugnis im Betriebshaushalt (= Budget des Klinikums) werden vom Krankenhausträger nach den Regeln der Planwirtschaft festgesetzt. In Ermangelung objektiver Kriterien baut das Budget für das jeweils folgende Wirtschaftsjahr auf den Ist-Ausgaben und -Einnahmen des abgelaufenen Wirtschaftsjahres auf. Defizite werden vom Krankenhausträger weggesteckt, Folgerungen hieraus in bezug auf die Leitung des Klinikums nicht gezogen. Der Träger des Krankenhauses kann, weil gesetzlich ausgeschlossen, nicht in Konkurs geraten. Die Klinika selbst unterliegen nicht den Gesetzen der freien Marktwirtschaft. Da ihnen über den Krankenhausbedarfsplan eine bestimmte Anzahl von Menschen aus der Region als potentielle Patienten zugeordnet sind, wird die Auslastung der von ihnen vorgehaltenen Betten auch in etwa garantiert und zwar ohne Rücksicht darauf, ob die Behandlung in einem Klinikum im Verhältnis zu anderen Kliniken teuer oder billig ist. Im Gegenteil, Klinika, die im abgelaufenen Wirtschaftsjahr hohe Betriebsausgaben nachweisen können, sind bei der Aufstellung des neuen Budgets im Vorteil, weil auch bei ihnen unterstellt wird, daß sie sich sparsam und wirtschaftlich verhalten haben. Das ist kein Phänomen des Krankenhauses, sondern gilt für alle öffentlichen Einrichtungen, deren Betrieb keinen marktwirtschaftlichen Zwängen unterliegt und zwar ohne Rücksicht darauf, in welcher Rechtsform diese betrieben werden. Es ist deshalb auch nicht verwunderlich, daß die Ausgaben der Kliniken Jahr für Jahr überproportional ansteigen mit der Folge, daß der Aufenthalt des Patienten in den Kliniken die Krankenkassen und den Patienten früher oder später an den Rand des finanziellen Ruins bringen wird. Der Ruf nach dem Gesetzgeber wird daher immer lauter. Durch gesetzgeberische Maßnahmen wird, dessen bin ich sicher, der Kostenexplosion im Krankenhauswesen jedoch nicht Einhalt geboten werden können. Es werden im Höchstfalle die von den Kliniken erwirtschafteten Defizite noch stärker als bisher anwachsen und den finanziellen Handlungsspielraum der Krankenhausträger noch weiter einschränken. Damit ist eine weitere Konfrontation zwischen Arzt und Verwaltung vorprogrammiert. Daß dem nicht so sein muß, möchte ich anhand des von uns entwickelten Modells belegen.

Wir hatten für unser Klinikum bis zum Jahre 1982 wie alle übrigen bayerischen Kliniken ein Gesamtbudget, dessen sich die einzelnen Kliniken mehr oder weniger großzügig bedienten. Auf der Einnahmen- und Ausgabenseite bildeten die einzelnen Kliniken und zentralen Einrichtungen eine sog. Solidargemeinschaft. Wer sparte war, wie oben gezeigt, der Dumme, steigende Defizite die Folge. Spätestens ab September eines jeden Jahres begann das Gerangel zwischen der Verwaltung und den Klinikdirektoren um die Einhaltung der vorgegebenen Budgets mit allen ihren unangenehmen Begleiterscheinungen. Wir haben uns deshalb überlegt, wie wir aus diesem Gegeneinander zu einem Miteinander kommen, wie wir unsere Verwaltungskunst als Dienstleistung in den vom Klinikdirektor zu verantwortenden Klinikbetrieb zur Steigerung dessen Effizienz einbringen könnten. Bei den Gesprächen mit den Klinikdirektoren wurde deutlich, daß wir, wenn wir zu einem sparsamen und wirtschaftlichen Verhalten unserer Kliniken kommen wollen, für den einzelnen Klinikdirektor Anreize zum Sparen bei den allgemeinen Betriebsausgaben schaffen müssen und daß es die wirksamste Methode wäre, den Klinikdirektor an den von ihm erwirtschafteten Einsparungen oder erzielten Überschüssen im Betriebshaushalt angemessen zu beteiligen. Das läßt, im Gegensatz zur freien Wirtschaft, unser Haushaltssystem leider nicht zu. In den Gesprächen mit den Klinikdirektoren wurde aber auch deutlich, daß diese aus den verschiedensten Gründen an der Erneuerung und Komplettierung ihres Geräteparks und auch daran ein ge-

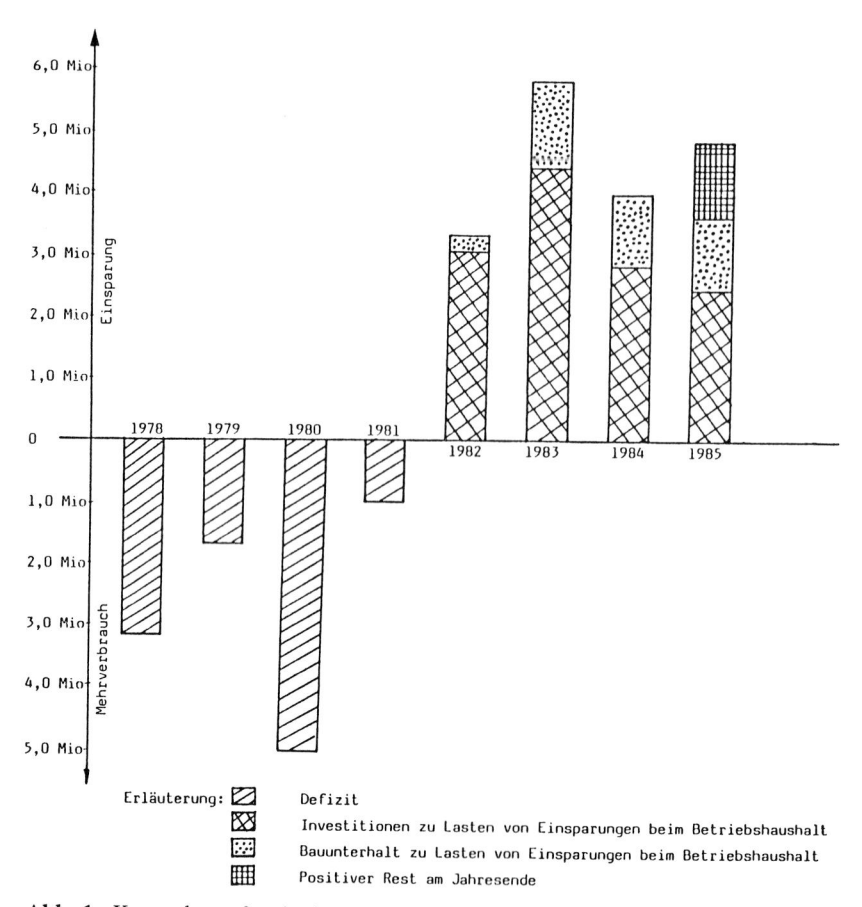

Abb. 1. Kostenbewußtsein in einem Klinikum nach Einführung eines Anreizmechanismus im Jahre 1982 durch die Verwendbarkeit von Einsparungen für die jeweilige Klinik

steigertes Interesse haben, daß die zur Klinik gehörenden Gebäude sich in einem tadellosen Zustand befinden und den Anforderungen an einen modernen Klinikbetrieb genügen. Dieses gesteigerte Interesse ließ und läßt sich bei der sicher gebotenen Zurückhaltung unseres Finanzministeriums über den Investitionshaushalt unserer Kliniken auch künftighin nicht befriedigen. Wir haben uns deshalb überlegt, ob unser geltendes Haushaltsrecht nicht die Möglichkeit eröffnet, Überschüsse oder Einsparungen aus dem Betriebshaushalt für Investitionen und für Gebäudesanierungen freizugeben und zwar ohne daß uns das bei der Aufstellung künftiger Budgets zum Nachteil gereicht. Wir haben festgestellt, daß unser Haushaltsrecht diese Möglichkeit offenläßt. Daß Investitionen und Gebäudesanierungen zu Lasten des Betriebshaushalts uns bei der Aufstellung künftiger Budgets nicht zum Nachteil gereichen, haben wir in Gesprächen mit dem Wissenschaftsministerium, dem Finanzministerium und dem Bayerischen Obersten Rechnungshof abgeklärt und sichergestellt. Wir haben uns dann überlegt, welche organisatorischen Maßnahmen wir intern treffen müssen, damit der Klinik, die die Überschüsse oder Einsparungen im Betriebshaushalt erwirtschaftet, diese Überschüsse oder Minderausgaben auch tatsächlich zugute kommen. Das Ergebnis unserer Überlegungen war:

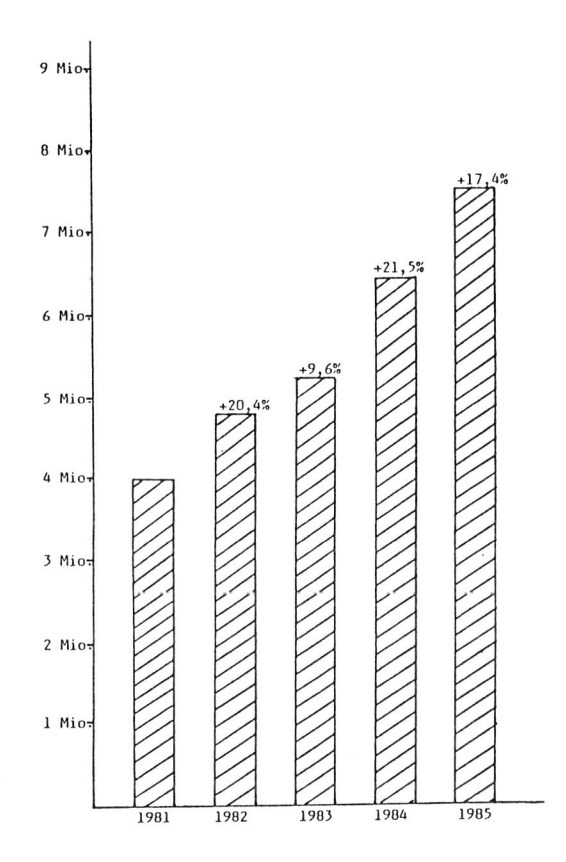

Abb. 2. Entwicklung der Kostensituation in einem Zentrallager

1. Das für das Klinikum aufgestellte Gesamtbudget muß in Einnahmen und Ausgaben so auf die einzelnen Kliniken und zentralen Einrichtungen aufgeteilt werden, daß jede dieser Einrichtungen über einen eigenen, in Einnahmen und Ausgaben abgestimmten Betriebshaushalt (= Budget) verfügt.
2. Es muß sichergestellt werden, daß Mehr- oder Minderausgaben sowie Mehreinnahmen einer Klinik oder zentralen Einrichtung deren Budget belasten oder ausgabenseitig verstärken und damit deren Investitionsmasse schmälern oder verstärken.
3. Jede Klinik oder zentrale Einrichtung, die für eine andere Einrichtung des Klinikums eine ihr abverlangte Leistung erbringt, muß von dieser Einrichtung zumindest die ihr entstandenen Kosten erstattet erhalten (= interne Leistungsverrechnung).
4. Jeder Leiter einer Klinik oder zentralen Einrichtung muß von der Verwaltung über sich abzeichnende oder bereits eingetretene Veränderungen im Betriebshaushalt so rechtzeitig unterrichtet werden, daß er noch steuernd in den Betriebsablauf einzugreifen vermag. Dazu muß die Verwaltung ein (EDV-unterstütztes) Informationssystem erstellen, das über die Bewegungen auf den einzelnen Konten bis ins Detail Aufschluß gibt. Die EDV-Ausdrucke dürfen dem Klinikdirektor oder dem Leiter der zentralen Einrichtung nicht auf dem Postweg übermittelt, sondern sie müssen diesem von dem zuständigen Sachbearbeiter der Verwaltung persönlich übergeben und erläutert werden.
5. Über den Einsatz freigesetzter Investitionsmittel muß der Direktor der Klinik bzw. der zentralen Einrichtung im Rahmen der gesetzlichen Vorschriften frei entscheiden können.

6. Am Ende eines Wirtschaftsjahres nicht verbrauchte Betriebsmittel müssen der Klinik bzw. der zentralen Einrichtung auf den neuen Betriebshaushalt als positiver, erwirtschaftete Defizite als negativer Ausgaberest übertragen werden.
7. Investitionen aus dem Betriebshaushalt des abgelaufenen Wirtschaftsjahres müssen bei der Erstellung des neuen Budgets wie echte Betriebsausgaben behandelt und bewertet werden.
8. Schließlich müssen die Direktoren der Kliniken und zentralen Einrichtungen sich auf den Bestand dieser Regelungen und damit auf ihre Verwaltung verlassen können und mit dieser an einem Strick in die gleiche Richtung ziehen.

Wir praktizieren dieses Verfahren in Erlangen nunmehr seit 1982. Wie Sie Abb. 1 entnehmen können, benötigen wir zur Abdeckung unserer bis dahin im Betriebshaushalt aufgelaufenen Defizite vom Krankenhausträger pro Jahr zusätzliche Haushaltsmittel in Höhe von bis zu 5 Mio. DM. Seither kommen wir mit dem vorgegebenen Betriebshaushaltsbudget nicht nur zurecht, sondern haben aus dem Betriebshaushalt der Kliniken pro Jahr bis zu 6 Mio. DM für Investitionen und für die Sanierung unserer Gebäude freigeben können. Dieses für uns außerordentlich positive Ergebnis hat sich auch 1986 fortgesetzt. Mit den Mitteln des Jahres 1986 haben wir seit 1982 für über 20 Mio. DM aus dem Betriebshaushalt investiert. Das ist mehr als ein Drittel dessen, was wir während des gleichen Zeitraumes an Investitionsmitteln offiziell bereitgestellt erhalten haben. Wir werden, wenn das Modell Bestand hat, innerhalb weniger Jahre über einen modernen Gerätepark verfügen, der wenig anfällig und damit besonders betriebssicher ist. Das wiederum hat zur Folge, daß sich die für den Gerätepark aufzuwendenden Instandhaltungs- und Betriebskosten minimieren werden. Wir werden weiter Gebäude haben, die den Anforderungen an ein modernes Klinikum genügen. Da in die Ermittlung der Ausgaben, die für die Berechnung des Allgemeinen Pflegesatzes maßgeblich sind, die Ausgaben für Investitionen nicht einfließen, wird unser Modell, langfristig gesehen, auch zur Kostendämpfung im Krankenhauswesen einen maßgeblichen Beitrag leisten und zwar ohne, daß den Kliniken hierdurch etwas abgeht. Darüber hinaus werden, was nicht zu gering bewertet werden sollte, die Direktoren unserer Kliniken und zentralen Einrichtungen mit ihrer Klinikverwaltung zufrieden sein. Aus dem Gegeneinander wird ein Miteinander werden.

Daß wir aus den Leitern unserer Kliniken und zentralen Einrichtungen gleichwohl keine Heiligen gemacht haben, mögen Sie der Abb. 2 entnehmen. Diese zeigt, daß wir im Bereich des zentralen Lagers, in dem wir pro Jahr über 10 Mio. DM umsetzen, noch Ausgabensteigerungen von rd. 20%/Jahr zu verzeichnen haben. Das zentrale Lager gehört noch zu dem Bereich unserer Kliniken, bei dem wir mangels eines entsprechenden EDV-Systems noch nicht in der Lage sind, die getätigten Entnahmen den einzelnen Kliniken oder zentralen Einrichtungen anzulasten. Die Leiter unserer Kliniken und zentralen Einrichtungen verhalten sich denn auch insoweit wie Menschen unserer Zeit.

Management aus der Sicht des „Mittelbaues" — Mangel an Zeit — Mangel an Information — Mangel an Verantwortung

F. U. Niethard

Orthopädische Universitätsklinik Heidelberg (Dir.: Prof. Dr. H. Cotta), Schlierbacher Landstraße 200a, D-6900 Heidelberg

Zur Vorbereitung der Diskussionsrunde „Medizin und Management" wurde von Herrn Lob eine Fragebogenaktion durchgeführt, in der menschliche und organisatorische Fragen aufgespürt werden sollten, die die Zusammenarbeit in der Klinik erschweren und die Effektivität der Arbeit mindern. In allen Stellungnahmen wurde die Verbürokratisierung des Arztberufes beklagt („der enorme bürokratische Aufwand blockiert klinische, medizinische und wissenschaftliche Leistungen". — „Als großes Problem sehe ich die Überlastung mit Verwaltungstätigkeiten. ..., damit bleibt zu wenig Zeit für ärztliche und medizinische Aufgaben.") Die meisten Betragten äußerten die Hoffnung, daß von einer praktikablen EDV-Dokumentation eine Vereinfachung der Verwaltungsaufgaben und damit auch eine zeitliche Entlastung zu erreichen ist. Dabei handelt es sich allerdings mehr um Hoffnungen als um positive Erfahrungen, da die Umsetzung derartiger Zielvorstellungen offenbar auf Schwierigkeiten stößt („Ich wüßte gar nicht, woher ich qualifizierte Leute nehmen sollte ..., kaum ist jemand in das Datenverarbeitungssystem eingearbeitet, dann steigt er aus dem Berufsleben aus.") An Verbesserungsvorschlägen hat es bei der Umfrage nicht gefehlt: „Die veralteten verkrusteten hierarchischen Strukturen in der Klinik sollten abgebaut werden". „Die Kliniken werden zu wenig von Ärzten gemanagt, die Ärzte sind hierfür schlecht ausgebildet und häufig wenig interessiert am Management" — für die moderne Klinikleitung müsse jedoch die „Personalführung und das Arbeiten in einer Teamstruktur wie im Wirtschaftsmanagement erlernt und trainiert werden". — Daß eine optimale Personenführung in den Kliniken allerdings durch schlechte Arbeits- und Verpackstuationen erheblich erschwert wird, wird sowohl von leitenden Ärzten als auch von den Vertretern des sogenannten „Mittelbaues" hervorgestrichen.

Die genauere Analyse der Fragebogenaktion zeigt, daß sich Kritiken und Verbesserungsvorschläge schwerpunktmäßig verschiedenen Klinikstrukturen zuordnen lassen. Bei Kliniken, die ausschließlich für die Patientenversorgung zuständig sind, steht der Zeitmangel durch die Verwaltungsarbeit im Vordergrund. Aus Kliniken, die sowohl für Lehre und Ausbildung als auch für Forschung zuständig sind, kommen gehäuft Angaben über Mängel in der Personenführung („unerbittliches Konkurrenzdenken, Neigung zur Profilsucht, Neid, Unehrlichkeit"). Hier ist offenbar die Skepsis besonders groß, daß eine moderne Technik allein bereits zu einer Lösung aller anstehenden Probleme führen könne.

Daraus folgt, daß eine Klinik eigentlich immer nur so gut sein kann wie ihre Mitarbeiter. Diese können wiederum nur dann gut sein, wenn sie gut geführt werden; wenn es die Klinikleitung versteht, sie so zu motivieren, daß sie das Beste leisten und nicht nur das Notwendigste. Führung ist somit eine der wichtigsten Aufgaben eines „Klinikmanagers", aber wer soll das in den Kliniken sein?

In Abhängigkeit vom Fachgebiet, der Klinikart und -größe, dem Klinikträger sowie den räumlichen und technischen Einrichtungen, werden sich die Führungsaufgaben von Klinik zu Klinik unterschiedlich verteilen. Letztlich aber werden die Management-Probleme stets beim leitenden Arzt und dem sogenannten „Mittelbau" gehäuft auftreten.

Der *leitende Arzt* (Chefarzt/Ordinarius) wahrt die Kontinuität in der Klinikleitung. Gemäß seiner Vertragsbedingungen ist er durchschnittlich über etwa 20 Jahre im Amt. Das Verhältnis von Chefärzten zu Vertretern des „Mittelbaues" beträgt ca. 1:3. Kontinuität einerseits und Führungsstruktur einer Klinik andererseits erscheinen damit durchaus nicht ungünstig für die Lösung von Management-Problemen zu sein. Dennoch ergeben sich in den Kliniken vielfach Schwierigkeiten, deren Ursache offenbar wie so häufig im Detail zu suchen ist.

Ärzte des „Mittelbaues" (Oberärzte) sind in der Regel nur ca. 2–7 Jahre im Amt. Warum ist dies der Fall?

Der leitende Arzt ist in allen Kliniken stets der Alleinvertreter seines Fachs. Er ist vor dem Klinikträger und auch sonst juristisch für sein Gebiet voll verantwortlich. Die Möglichkeiten der Delegation an den Mittelbau sind daher stark eingeschränkt. Wenn delegiert wird, so ist es Arbeit, nicht aber Verantwortung. *Ein Mangel an Verantwortung ist aber auch ein Mangel an Motivation.*

Solange der leitende Arzt bei einem Fehler seiner nachgeordneten Ärzte als Organisationsschuldner belangt werden kann, wird er die Gesamtverantwortung an sich binden müssen. Solange aber ein Oberarzt nicht verantwortlich tätig sein kann, wird er sich nur mit halbem Herzen für die Klinik engagieren. Dies umso mehr, zumal seine zukünftigen Perspektiven ungewiß sind. Viele Ärzte des „Mittelbaues" stehen daher ständig zwischen „Tür und Angel". Die hierarchische Führungsstruktur der Kliniken wird dadurch nicht selten auf den Kopf gestellt: *In zahlreichen Kliniken besteht eine größere Kontinuität bei den Auszubildenden als bei den Ausgebildeten!*

Management wird aber dort unmöglich, wo sich keine Manager finden: *Ohne Motivation kein Engagement für die Klinik, ohne Engagement kein Management!*

Durch fehlendes Engagement im „Mittelbau" konzentrieren sich die Aufgaben des Managements auf wenige Ärzte. Häufig werden Kliniken lediglich vom leitenden Arzt und Stellvertreter geführt. Das bedeutet starke Arbeitsbeanspruchung und Mangel an Zeit für die verantwortlich Tätigen.

Der Arbeitsrhythmus ist aber durch die 40-Stunden-Woche vorgegeben. Die Fragebogenaktion zeigt deutlich, daß viele leitende Ärzte kaum mehr Möglichkeiten sehen, den Managementaufgaben in diesem Rahmen nachzukommen. Durch Tätigkeiten im OP, bei Ambulanzen, Visiten, durch die Ausbildung und anderes wird der 8-Stunden-Tag bereits erheblich überschritten. Eine Unternehmensführung ist in der Medizin jedoch nicht nur am grünen Tisch in den Abendstunden möglich. Sie erfordert die Auseinandersetzung mit Berufsgruppen, die am Abend in der Klinik kaum mehr zur Verfügung stehen. Die Delegation von Führungsaufgaben an den „Mittelbau" ist daher unbedingt erforderlich, „um die Last etwas zu verteilen,"

Um diese in der Führungsstruktur der Klinik gelegenen Probleme zu lösen, sind zwei *Ziele* zu verfolgen:

1. *Es müssen (auch juristische) Voraussetzungen geschaffen werden, damit nicht nur Arbeit, sondern auch Verantwortung delegiert werden kann.*
2. Nicht nur von jedem leitenden Arzt, sondern auch *von jedem Arzt des „Mittelbaues" muß Führungs- und Managementqualität erwartet werden,* damit Aufgaben in großem Umfang delegiert werden können, um Zeit für alle anderen Bereiche zu gewinnen. Dies ist keine utopische Forderung, denn Management ist erlernbar. Es ist immer wieder zu

beobachten, daß sich Assistenz- und Oberärzte vor ihrer Niederlassung nicht im Mindesten um Management-Probleme kümmern. Mit dem Aufbau einer eigenen Praxis und der Notwendigkeit zur Investition größerer Geldsummen werden Probleme des Managements jedoch nicht nur erkannt, sondern auch optimal bewältigt. In diesen Fällen scheint die Motivation durch Eigenverantwortlichkeit und adäquate Honorierung bedingt zu sein.

Leistungsgerechte Einstufung und entsprechende Vertragsbedingungen sollten daher auch für Kliniken angestrebt werden. Dies ist jedoch bisher kaum möglich. So sind in Universitäten für ausgebildete Ärzte durchaus befristete Verträge üblich. Habilitierte, für die Führung der Klinik verantwortliche Ärzte werden unter Umständen dazu gezwungen, die Klinik ihrem Vertrag entsprechend zu verlassen, obwohl sie sich als Manager bewährt haben. Von Ärzten ohne Perspektive in der Klinik kann auch ein Engagement für diese Klinik nicht erwartet werden. Eine Verbesserung der Vertragsbedingungen ist hier nicht unbedingt mit einer Ausweitung lebenslänglicher Verträge für alle Ärzte des „Mittelbaues" gleichzusetzen, da eine „Vergreisung" in der Führungsstruktur der Kliniken nicht erwünscht sein kann. Die Fragebogenaktion zeigt jedoch, daß individuelle Vertragsbedingungen wünschenswert sind („Spezialisten, die es an renommierten Kliniken zu Oberärzten gebracht haben, sollten in größerem Umfang als bisher die Möglichkeit haben, lebenslang in diesen Spezialgebieten zu arbeiten"). Dies läßt der öffentliche Dienst bisher jedoch nicht zu. Das Management kann daher auf diese Weise nicht gefördert werden und muß oft Kompromiß bleiben.

Trotz zahlreicher Hemmnisse sind Schritte zur *Verwirklichung* der genannten Zielvorstellungen unternommen worden. In der Orthopädischen Universitätsklinik Heidelberg bestehen seit 1983 Erfahrungen mit einem „Team-System"; die Klinik wurde in 5 spezialisierte Teilbereiche gegliedert, die sich unter der Leitung von Oberärzten selbst regulieren, aber dem Ganzen unterordnen. Dabei hat sich die Übertragung von Aufgaben und in beschränktem Umfang auch von Verantwortung an qualifizierte Mitarbeiter als eine grundsätzlich positive Maßnahme herausgestellt. Der Arzt ist eher in der Lage, sich mit „seiner Leistung" zu identifizieren. Eine Effizienzsteigerung ist besonders in den Teilbereichen zu verzeichnen, wo ein kontinuierlicher Aufbau des Systems möglich war. Anerkennung, Selbstentfaltung und Prestige sind nach diesen Erfahrungen wichtige Voraussetzungen für eine verbesserte Motivation und ein entscheidender Faktor der Leistungssteigerung. Allerdings wird auch in diesem System deutlich, daß die Motivation für ein vertieftes Engagement in der Klinik ohne entsprechende Vertragsbedingungen an Grenzen stößt.

Stichworte zu Führung und Motivation

R. W. Stroebe

Kuckuckstraße 27, D-8031 Wörthsee/Steinebach

Kooperativ führen heißt, eine Gruppe auf ein gemeinsames Ziel hin beeinflussen.
Erfolgreiche Führung beruht auf *2 Grundfunktionen* sowie *2 Basis-Führungsfähigkeiten*.

Herbeiführen und Aufrechterhalten der Stabilität und Beständigkeit der Arbeitsgruppe = *Lokomotion*	← Gespür für das Verhalten von Individuen und Gruppen = *social sensibility*
Beeinflussen der Arbeitsgruppe zum Erreichen des Gruppenzieles = *Kohäsion*	← sich auf wechselnde Situationen flexibel einstellen können = *action flexibility*

Die Art der Führung muß sich am Reifegrad/Entwicklungsstand der Mitarbeiter ausrichten. Die Höhe des Reifegrades hängt ab von Leistungsmotivation/Verantwortungsbewußtsein sowie den Fähigkeiten und Fertigkeiten des Mitarbeiters.

Motivation ist ein Prozeß, in dem von Bedürfnissen produzierte Energie auf ein Ziel hingelenkt wird. Aufgabe der Führungskraft ist es damit, mit dem Mitarbeiter Ziele zu vereinbaren, die dessen Bedürfnisstruktur entsprechen.

Die Hierarchie der Bedürfnisse (A. Maslow)

Bedürfnis nach persönlichem Wachstum
Bedürfnis nach Bestätigung
Bedürfnis nach Kontakt
Sicherheitsbedürfnis
Physiologische Bedürfnisse

Ein gutes Resultat ergibt sich nicht nur aus guten Entscheidungen sondern wird ebenso durch die Motivation des Mitarbeiters beeinflußt:

$$\text{Resultat} = \text{Güte der Entscheidungen} \times \text{Motivation zu ihrer Realisierung}$$

Mitarbeiter mit hohem Reifegrad stellen ganz besonders an eine *motivierende Arbeit* die folgenden Anforderungen (F. Herzog):
1. Identifizierbarkeit
2. Handlungsspielraum
3. Persönliche Verantwortung für Kosten/Qualität/Quantität/Zeit
4. Unmittelbare Kommunikation mit allen Beteiligten sowie den „Kunden"
5. Unmittelbares Feedback
6. Lernpotential

Stichworte zur Arbeitsmethodik

Diagnose: Psychologische Ursachen für falsche Arbeitsmethodik:

1. Arbeitssucht (nach M. Machlowitz 1981)

Merkmale des Arbeitssüchtigen:
— meist nur ein Betätigungsfeld
— will nicht weniger arbeiten, braucht Streß
— denkt zur unpassendsten Zeit an Arbeit
— oft erstaunlich glücklich — weniger die Umwelt
— Sex als Leistung oder aber Asexualität, Familienleben aus Pflicht, wenig Kooperationsbereitschaft.
— Ruhe löst Angst und Depression aus
— Wettlauf mit der Zeit
— erwarten Gleiches von anderen
— Tüchtigkeit ist häufig nur ein Mythos
— schafft sich notfalls selbst Probleme
— arbeitet nach altbewährten Mustern
— fühlt sich als Zweitbester als Verlierer
— sucht keine Hilfe – außer in der Krise

2. Innere Antreiber

Der Unterschied zwischen *Antreiber* und *Selbstmotivation*

unbewußt	bewußt
automatisch/gesteuert	selbstgeregelt
unbegrenzt	begrenzt
„Es treibt mich"	„Ich treibe mich"
(meine Karriere hat mich)	(Ich habe meine Karriere)
ich muß	ich will

Die *Antreiber:* Sei perfekt! Beeil dich! Streng dich an! Mach es mir recht! (Sei gefällig) Sei stark!

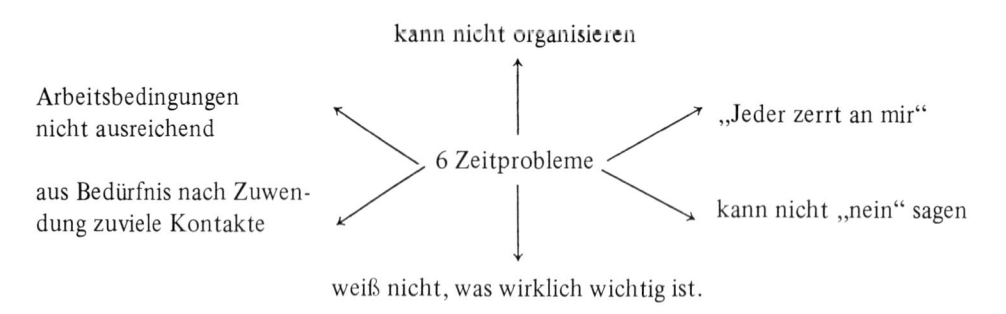

```
                    kann nicht organisieren
                              ↑
Arbeitsbedingungen    ↖       |       ↗   „Jeder zerrt an mir"
nicht ausreichend             |
                       6 Zeitprobleme
aus Bedürfnis nach Zuwen-  ↙  |  ↘
dung zuviele Kontakte         |         kann nicht „nein" sagen
                              ↓
                    weiß nicht, was wirklich wichtig ist.
```

Therapie: Zum *Bewältigen der 6 Zeitprobleme:*

3 Schritte zur Arbeitsrationalisierung
↓
Ziele
↓
daraus resultieren
↓
Aufgaben (diese sind nach ABC zu gewichten/nach Wichtigkeit und Dringlichkeit)
↓
von diesen Aufgaben sind manche zu delegieren
(Routine-/Detail-/Spezialistenaufgaben)

Nicht-delegierbare Führungsaufgaben:
Mitarbeiter-Auswahl/Anstoß zur Problemfindung/Zielvereinbarung/Delegation/Motivation/
Reifegradspezifische Kontrolle/Beurteilung/Förderung

Stichworte zur Arbeitsmethodik (2)

Grundsatz der Delegation: Aufgabe/Kompetenz/Verantwortung müssen sich entsprechen.

Voraussetzung der Delegation: Analyse der Tätigkeiten:

Die ABC-Analyse

Aufgaben	A	B	C
Menge	15%	20%	65%
Wert für Ziel	65%	20%	15%
Zeitaufwand			
Ist	15%	20%	65%
Soll	65%	20%	15%

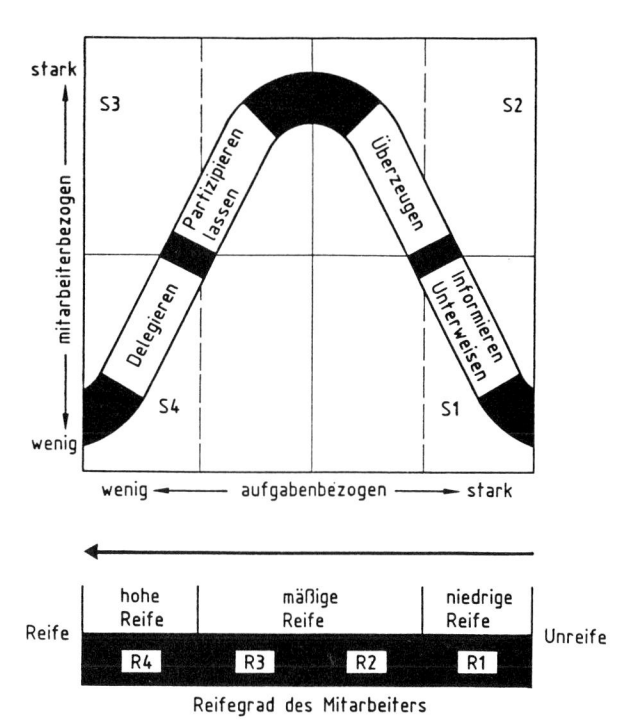

Abb. 1. Führungsstil und Reifegrad (nach Hersey, Blanchard)

Der Weg zur Arbeitserleichterung (L. Steinherr 1979)

Ziel/Aufgabe analysieren:

Ziel/Aufgabe unbedingt nötig ⟶ nein ⟶ eliminieren
↓
ja

Muß ich für Ziel/Aufgabe tätig werden? ⟶ nein ⟶ delegieren
↓
ja

Arbeite ich optimal an Ziel/Aufgabe? ⟶ nein ⟶ rationalisieren
↓
ja ⟶ selbst daran arbeiten

Vorteile gezielter Delegation:
— Zeit für Führungsaufgaben
— Motivation der Mitarbeiter
— Information über die Kapazität der Mitarbeiter
— Optimale Entwicklung der Mitarbeiter
— Ausschaltung von Doppelarbeit
— Kostensenkung

3 Arten von Effektivität

1. Wirkliche Effektivität: Die Leistung entspricht den vereinbarten Zielen.
2. Persönliche Effektivität: Es werden die persönlichen Ziele erreicht.
3. Anscheinende Effektivität: Durch viel Aktionismus wird der Anschein von Effektivität erweckt, tatsächlich wird wenig erreicht.

Bericht über die Mitgliederversammlung der Deutschen Gesellschaft für Unfallheilkunde e. V. am 20. 11. 1986 in Berlin

Bei der Eröffnung der Mitgliederversammlung anläßlich der 50. Jahrestagung konnte der Präsident für 1986, Herr Prof. Dr. med. H. Cotta Heidelberg, 129 im Saal versammelte Mitglieder zu der mit Datum vom 24. 9. 1986 fristgemäß einberufenen Sitzung begrüßen und zugleich Beschlußfähigkeit der Versammlung gem. § 8 (5) der Satzung feststellen.

Da dem Geschäftsführenden Vorstand keine schriftlichen Anträge auf Änderung oder Ergänzung der Tagesordnung (§ 8 (3)) vorlagen und auch von den in der Sitzung anwesenden Mitgliedern keine zusätzlichen Anträge eingebracht wurden, galt die mit der Einladung zur Mitgliederversammlung angekündigte Tagesordnung als angenommen.

Präsident Cotta erklärte einführend, daß er aus Zeitgründen auf einen eigentlichen Jahresbericht verzichten wolle und beschränkte sich auf die Feststellung einer in jeder Hinsicht erfreulichen Beteiligung an der 50. Jahrestagung der Gesellschaft (einschließlich des Rahmenprogramms) und gab der Hoffnung Ausdruck, daß die Organisation dem Andrang auch weiterhin gewachsen sein möge. Weiterhin gab der Präsident der Mitgliederversammlung davon Kenntnis, daß das Präsidium in seiner Sitzung vom 19. 11. 1986 den bisherigen Generalsekretär (Prof. Dr. A. Pannike, Frankfurt/Main) für die Wahlperiode 1987–1989 mit großer Mehrheit erneut als Generalsekretär bestellt hat.

In seinem Geschäftsbericht stellte der Generalsekretär zunächst fest, daß der Bericht über die 49. Jahrestagung unter erheblichen Mühen kurz vor Beginn der 50. Jahrestagung habe ausgeliefert werden können. Ergänzend wurde darauf hingewiesen, daß der erstmals nicht in einem Band publizierbare Bericht nach Umfang und Kosten deutlich zeige, daß hier ein grundsätzliches Umdenken erforderlich sei und ein neues Konzept für die künftige Gestaltung (und Begrenzung) des Tagungsberichtes gefunden werden müsse.

Hinsichtlich der berufspolitischen Entwicklungen seit der letzten Mitgliederversammlung verwies der Generalsekretär zunächst auf die in den „M. u. N." Nr. 13 (Juni 1986) und 14 (Okt. 1986) zur Kenntnis gebrachten Sachverhalte. Insbesondere hingewiesen wurde auf

1. die möglichen Auswirkungen des letzten Entwurfs zur Änderung der Bundesärzteordnung, der erstmals die Ausbildung zum Arzt nicht mehr als Ziel des Studiums der Medizin eindeutig definiert (s. hierzu auch „M. u. N." Nr. 14: 29–31, Okt. 1986),
2. die seit dem 1. 1. 1986 durch die Bundespflegesatzverordnung geforderte Diagnosen- und Leistungsdokumentation, bei der die bisher vorliegenden Erfahrungen eindeutig belegen, daß die Krankenhausverwaltungen nicht in ausreichender Weise auf die Entwicklung vorbereitet sind und dringend der Hilfe der Ärzte bedürfen,
3. die Richtlinien über den Inhalt der Weiterbildung, deren Beratung nur langsam fortschreitet,
4. die „Weiterentwicklung" der Amtlichen Gebührenordnung für Ärzte, die eine eigentliche Weiterentwicklung bislang nicht erkennen läßt.

Bericht über die Mitgliederbewegung:

In Ergänzung der in den „M. u. N." 13 und 14 zur Kenntnis gebrachten Bewerberlisten werden eingangs vom Generalsekretär 13 weitere Bewerber namentlich genannt, über deren Aufnahme als ordentliche Mitglieder bei Einverständnis der anwesenden Mitglieder in gleicher Mitgliederversammlung zusammen mit den bereits benannten Bewerbern entschieden werden soll. Da Gegenrede unterbleibt, erfolgt die Aufnahme aller schriftlich und mündlich benannten Bewerber durch einstimmigen Beschluß der Mitgliederversammlung.

Der Gesellschaft (1. 11. 1986) gehören 1374 Mitglieder an. Insgesamt waren seit der Jahrestagung 1985 72 neue Mitglieder zu begrüßen.

Die Gesellschaft trauert um 21 Mitglieder, die seit der letzten Berichterstattung verstorben sind. 11 Mitglieder sind überwiegend aus Altersgründen ausgeschieden.

Die Gesellschaft hat 14 Mitglieder durch Verleihung der Ehrenmitgliedschaft und 17 weitere Persönlichkeiten durch die Verleihung der korrespondierenden Mitgliedschaft geehrt.

Für das Geschäftsjahr 1985 konnte der Schatzmeister, Herr Dr. Dorka, wiederum auf eine ausgeglichene und stabile Kassenlage verweisen. Der Jahresabschluß für 1985 wurde von Herrn Dipl.-Kaufmann Dr. Strack, Wirtschaftsprüfer und Steuerberater, Berlin, geprüft und das Ergebnis als ordnungsgemäß und rechtsgültig bestätigt.

Präsident Cotta dankte dem Schatzmeister, Herrn Dr. Dorka, für seine sorgsame und wie stets erfolgreiche Tätigkeit zum Nutzen der Gesellschaft. Der Dank wurde durch nachhaltigen Beifall der versammelten Mitglieder bekräftigt.

Satzungsgemäß hatten die gewählten Kassenprüfer für das Jahr 1985, die Herren Priv.-Doz. Dr. G. Hörster, Duisburg, und Prof. Dr. P. Kirschner, Mainz, die Kassenprüfung durchgeführt. Herr Kirschner konnte der Mitgliederversammlung berichten, daß Buchführung und Jahresabschluß den Grundsätzen ordnungsgemäßer Rechnungslegung entsprochen hatten. Auf Antrag der Kassenprüfer erteilte die Mitgliederversammlung Schatzmeister und Vorstand einstimmig Entlastung.

Für die anschließend durchzuführenden Wahlen ordnete der Wahlleiter für 1986, Herr Prof. Dr. E. Teubner, Göppingen, die Schließung der Saaltüren an und stellte die Anwesenheit von 129 stimmberechtigten Mitgliedern fest.

Für die Wahl zum 2. stellvertretenden Präsidenten, d.i. designierter Präsident für das Jahr 1988, hatte das Präsidium Herrn Prof. Dr. K. H. Jungbluth, Direktor der Abt. für Unfallchirurgie der Chirurgischen Univ. Klinik Hamburg, vorgeschlagen. In geheimer Wahl bestätigte die Mitgliederversammlung Herrn Prof. K. H. Jungbluth mit eindrücklicher Mehrheit als 2. stellvertretenden Präsidenten und Präsidenten für das Jahr 1988.

Herr Jungbluth nahm die Wahl an und erbat Hilfe und Unterstützung der Mitglieder für die 52. Jahrestagung.

Wahl zum nichtständigen Beirat:

Satzungsgemäß scheiden 4 Mitglieder des nichtständigen Beirats zum Jahresende 1986 aus. Da der Sitz von Herrn Rahmanzadeh (Kongreß-Sekretär) ab 1. 1. 1985) bereits durch Beschluß der Mitgliederversammlung 1985 wieder besetzt worden war, waren im nichtständigen Beirat 3 Sitze ab 1. 1. 1987 neu zu besetzen. Vom Präsidium waren der Mitgliederversammlung für die Wahlperiode 1987–1989 zur Wahl in den nichtständigen Beirat vorgeschlagen worden die Herren (in alphabetischer Folge): Chefarzt Dr. E. Linke, Darmstadt, Priv.-Doz. Dr. W. Mutschler, Ulm, Priv.-Doz. Dr. K. M. Stürmer, Essen.

In geheimer Abstimmung der Mitgliederversammlung wurden die vorgeschlagenen Mitglieder nahezu einstimmig für die Amtsperiode 1987–1989 in den nichtständigen Beirat gewählt. Alle gewählten Mitglieder nahmen die Wahl an.

Präsident Cotta gab den Mitgliedern abschließend davon Kenntnis, daß das Präsidium durch Beschluß vom 27. 6. 1986 die Herren Schmit–Neuerburg (als Federführer der „GOÄ-Kommission") und Vilmar (als Coordinator und Berater in berufspolitischen Fragen) gemäß § 9 unserer Satzung für besondere Aufgaben (s. o.) berufen hat und beide Herren die ihnen angetragenen Aufgaben übernommen haben.

Satzungsgemäß wurden die Kassenprüfer für das Jahr 1986 durch Wahl der Mitgliederversammlung bestimmt. Die vom Präsidium vorgeschlagenen Herren Prof. Dr. Müller-Färber, Heidenheim, und Prof. Dr. U. Niethard, Heidelberg, wurden durch die Mitgliederversammlung ohne Gegenstimme bestätigt.

Beide Herren nahmen die Wahl an.

Da zum Tagesordnungspunkt Verschiedenes keine Anträge vorlagen, konnte Präsident Cotta die Versammlung fristgemäß schließen.

A. Pannike H. Cotta
Generalsekretär Präsident für 1986

Sachverzeichnis

Abdominaltrauma bei mehrfachverletzten Kindern 382, 385
— bei Polytrauma 294
— Pankreas/Duodenum mit Mesenterialwurzel 241
— Sonographie 343, 347
Abdominalverletzungen, Wertigkeit diagnostischer Verfahren 201
Acetabulumfrakturen, dreidimensionale Darstellung (exp.) 87
Acetabulumrekonstruktion, Incorporation homologer Transplantate 1049
Aids, aktuelle Aspekte in der Chirurgie 899
Allergologie, Allergien vor und nach Osteosynthesen 844
—, Infekthäufigkeit bei Hypo-, Norm-, Hyperergie 924
—, Metallallergie bei Hüftgelenkprothesen: prospektive Untersuchungen 879
—, Metallallergie bei Hüftgelenksprothesen: klinische und morphologische Untersuchungen 940
—, — in der Unfallheilkunde 871
—, —, in-vitro-Tests 890
—, Röntgenkontrastmittelallergie 927
Amputation, Indikation zur Amputation bei infizierter Tibiapseudarthrose 574
Amputation der unteren Extremität, Behandlungsprinzip der Wiederherstellung 787
— bei schweren Infektionen 824
—, Fuß: Indikation und Technik 799
—, Hüftexarticulation und Hemipelvektomie 820
— im Wachstumsalter 830
—, krankengymnastische Begleitbehandlung 837
—, Oberschenkel: Indikation, Technik 809
—, Orthopädietechnik: Ergebnisse, Entwicklungen 839
— postoperative Behandlungsmaßnahmen 857
—, Richtlinien, Technik 789
—, Stumpfbeschwerden nach Amputation 834
—, unfallchirurgische Indikation 851

—, Unterschenkel: Indikation, Technik 805
—, Verbesserung der prothetischen Versorgung nach traumatischer Amputation (Lappenplastik) 853
Amputation, traumatische Prothesenversorgung: verbesserte Voraussetzungen durch freie Lappenplastik 853
—, Ursachen, Operationstechnik, Probleme der Prothesenversorgung bei Kindern 865
Aortenruptur, Prognose der thorakalen Ruptur 323
ARDS, Granulocyten (neutrophile) und posttraumatisches Lungenversagen 930
Arthrodese als Therapie der Defektpseudarthrose 465

Bandersatz, Kreuzbandersatz mit Polytetrafluoroethylen GORE-TEX TM (exp.) 128
—, Stabilität bei alloplastischem Ersatz (exp.) 131
Bandscheibenvorfälle bei Wirbel- und Rückenmarkverletzungen 665
Bauchtrauma, Sektionsbefunde: Epidemiologie, Morphologie, Biomechanik 298
Bauchtrauma, stumpfes, Management, Befunde und Verläufe
—, Todesfälle bei 213 stumpfen Bauchtraumen 335
Bechterew, Halswirbelsäulenschleudertrauma mit Tetraplegie 671
Becken, chirurgisches Vorgehen bei stumpfen Verletzungen 261
Beckenkamm, Rekonstruktion nach Spanentnahme 1054
Beckenverletzungen, Verletzungen des Hüftgelenkes und Beckens beim jugendlichen Sportler 709
Belastungstoleranz (im Sport), experimentelle und morphologische Forschung 686
—, Haltungs- und Bewegungsapparat 689

Berufserkrankung/Unfallfolge, „Sportlerleiste" bei Hochleistungssport 701
Bicepssehne, lange (LBS), biomechanische Grundlagen und Funktionsanalyse im EMG (exp.) 76
—, und klinische Analyse (exp.) 71
Blutungen, Diagnostik der intraabdominellen Massenblutung 382
— nach Schuß- und Stichverletzungen 280
Blutungen, intraabdominelle, Abriß der V. mesenterica superior 379
— —, Parenchymverletzungen von Leber und Milz 359
— —, sonographische Verlaufskontrolle 353
Blutverlust in Abhängigkeit vom Verletzungsmuster 275
— bei Verletzungen der Körperhöhlen mit tödlichem Ausgang 269
Bohren der Corticalis, mechanische und thermometrische Befunde (exp.) 33
Buelau-Drainage, Indikation, Technik, Komplikationen 326

Clavicula, Pseudarthrose 485
Computertomographie, Einteilung und Therapieplanung für die Behandlung von Wirbelfrakturen 1117
— bei Halswirbelsäulenverletzungen mit Rückenmarkbeteiligung 651
Coumans — Bandage und direkte Mobilisation, konservativ — funktionelle Behandlung der Außenbandruptur am oberen Sprunggelenk 1030

Daumensattelgelenk, Belastbarkeit des ulnaren Seitenbandes (exp.) 99
Defektpseudarthrose, Behandlung durch Arthrodese 465
—, infiziert, offene Spongiosaplastik am Unterschenkel 582
Diagnostik, Thorax- und Abdominaltrauma: moderne Untersuchungsverfahren 340
Duodenum, Abdominaltrauma 241
Duralaesionen bei Wirbel- Rückenmarksverletzungen 665

Echosonographie, bei Sportverletzungen 728
Elektrostimulation in der Pseudarthrosenbehandlung 473, 481

Elektrotherapie, thermische Wirkung auf Metallimplantate (exp.) 185
Ellenbogenluxation (beim Sportler), Therapie, Ergebnisse 719
Epidemiologie, Sportverletzungen 681
Ermüdungsbruch der metaphysäre E (exp.) 90
Ermüdungsbrüche — Überlastungsbrüche, Belastungstoleranz des Haltungs- und Bewegungsapparates (im Sport) 686
—, Innenknöchelermüdungsbrüche des Dreispringers 751
— des Innenknöchels bei Dreispringern 741
— bei Mittelstreckenläufern: Diagnostik, Therapie, Ergebnisse 770
— Schienbeinkopf/prox. Tibia (im Sport) 744
Eröffnung, Eröffnungsansprache
—, Festvortrag: Fachleute für menschliches Leiden (Reich-Ranicki) 25
Exarticulation, Hüftgelenk 820
— Kniegelenk: Indikation, Technik 846
—, —, Verletzung, Gefäßschaden 843
Experimentelle Unfallchirurgie
— —, 1. Osteosynthese 33
— —, 2. Biomechanik 71
— —, 3. Morphologie und Biomechanik des Kniegelenkes 109
— —, 4. Pathophysiologie 139
— —, 5. Methodik 169
Extremitätenverletzung, Indikation zur Operation bei Polytrauma mit Körperhöhlenverletzung (Massenblutung) 289

Faktor XIII, mitogene Wirkung auf die Osteoblasten (exp.) 153
Fixateur externe bei Brust- und Lendenwirbelbrüchen (mit Querschnittlähmung: Ergebnisse) 655
— bei infizierter Pseudarthrose 445
—, Therapie der Defektpseudarthrose 580
—, Verankerung von Steinmann-Nägeln und Schanz-Schrauben (exp.) 39
Frakturheilung, biologische Stabilisierungsmechanismen 458
— mit neuartigem Kompressionsverriegelungsnagel 1197
—, Störungen nach konservativer Behandlung 469
Fuß, Ermüdungsbrüche des Mittelstreckenläufers 770
—, Indikation und Technik der Amputation 799

Gefäße, stumpfe Verletzungen der großen Gefäße 222
Gelenkfragmente, Verklebung (exp.) 66
Gelenkfrakturen, elektronenmikroskopische Untersuchungen 1170

Haemarthros, Pathophysiologie 143
Haematom, Oberschenkelverletzungen des Fußball- und Eishockeyspielers 706
Haematothorax, Fehldeutung nach Zwerchfellruptur und Verletzungen von Abdominalorganen 311
—, Indikation zur Thoracotomie bei Massenblutung und Lungenparenchymschaden 303
—, thorakoskopische Haematomausräumung 328
—, Unfallmechanismus und Verletzungsspektrum bei Verkehrsunfallverletzten 305
Halswirbelsäulenschleudertrauma, Morbus Bechterew und Tetraplegie 671
Halswirbelsäulenverletzungen, vergleichende Diagnostik: Röntgen, CT, Kernspintomogramm 651
Haltungs- und Bewegungsapparat, Belastungstoleranz im Sport 689
Hautläsionen, thermische, quantitative Erfassung durch Sonographie (exp.) 183
Hemipelvektomie, Indikation, Technik 820
Herz, chirurgisches Vorgehen bei stumpfen Verletzungen 222
Herzstichverletzungen, penetrierende, präoperatives Management, therapeutische Besonderheiten 318
Histamin, H1 und H2-Receptorantagonisten (Röntgenkontrastmittelallergie) 927
Histomorphologie der Pseudarthrose 454
Hochleistungssport, Belastungstoleranz des Haltungs- und Bewegungsapparates 689
Hüftexarticulation, Indikation, Technik 820
Hüftgelenk, Beckenverletzungen des jugendlichen Sportlers 709
Hüftschraube, dynamische, Wirksamkeit des Gleitprinzips (exp.) 48

Ilizarow – Osteotomie, Behandlung posttraumatischer Tibiadefekte 431

Immobilisation, Auswirkung auf die mechanische Stabilität bei gestielter Kreuzbandplastik (exp.) 136
Immunhistologie, Muskeluntersuchungen zum Nachweis der Qualität von Nervennähten (exp.) 951
Immunologie, Bedeutung für die Knochentransplantation 949
—, Ergebnisse nach Anwendung von TCDO (Oxoferin) 942
—, Immunstimulation bei chronisch posttraumatischer Osteomyelitis 946
— bei Trauma und posttraumatischer Osteitis 912
Impingement–Syndrom, Diagnostik, Therapie 747, 1157
Implantate, resorbierbare (exp.) 57
Indikation zur Operation bei Polytrauma mit Körperhöhlen- und Extremitätenverletzung 289
— — — Zweihöhlenverletzung (Massenblutung) 285
Infektion, Häufigkeit chirurgischer Infekte bei Hypo-, Norm-, Hyperergie 924
Infektpseudarthrose, Behandlung mit Fixateur externe 580
Innenknöchel, Ermüdungsbruch des Dreispringers (Pathomechanik) 741
Insellappen, fasciocutane, Replantation mit arterio-venöser Flußumkehr (exp.) 169
Insertionstendopathien, M. gracilis – Syndrom: operative Behandlung (Ergebnisse) 704
Interpherometrie, berührungslose Messung von Oberflächenverschiebungen am Knochen 197

Kampfsport, Subluxation (hintere) des Schultergelenkes 713
Kapsel- Bandverletzungen des Ellbogens (im Sport) 719
— des fibularen Bandapparates am oberen Sprunggelenk (osteochondrale Ausrisse im Kindesalter (im Sport)) 1026
— der Hand (im Sport) 723
— des Hüftgelenkes (beim jugendlichen Sportler) 709
— des Kniegelenkes: s. Kniegelenk
— des Schultergelenkes (im Sport) 713
Kernspintomographie bei Halswirbelsäulenverletzungen mit Rückenmarkbeteiligung 651
—, Verlaufskontrolle bei Sportverletzungen 734

Klebung, Verklebung von Gelenkfragmenten (exp.) 66
Kniebandinstabilität, vordere, Abhängigkeit von Muskelzug und alloplastischem Bandersatz (exp.) 131
Kniebandinstabilität (vordere, chronische), C-Faser augmentierte Bandplastik (Integraft) 976
– – –, Ersatz des vorderen Kreuzbandes mit Kunststoffband (Stryker): Ergebnisse 963
– – –, Ersatz des vorderen Kreuzbandes: Semitendinosussehne, freies Patellasehnentransplantat 960
– – –, freie und fettkörpergestielte Ersatzplastiken (Ergebnisse) 955
– – –, Indikation zur Operation 980
– – –, PTFE-TEX-Prothesen 971
Kniegelenk, Kapselbandverletzungen (Behandlungsergebnisse) 1108
–, sonographisches Funktionsdiagnostik der Kapselbandverletzung 1083
Knieinstabilität, chronische, konservative Behandlung 460
– operative Behandlung 980
Knochenbank, Organisation 1035
Knochendefekte bei infizierten Pseudarthrosen 440
Knochendefekte, aseptische, Revascularisierung durch gestielte Muskellappen (exp.) 179
Knochenersatz, klinische Erfahrungen mit Keramik 1051
Knochenfragmente bei Wirbel-Rückenmarkverletzungen 665
Knochenheilung, Einfluß der interfragmentären Bewegung (exp.) 53
Knochentransplantation, allogene, kältekonservierte Spongiosa (Anwendung in der Traumatologie und Endoprothetik) 1042
–, homologe Transplantation bei Acetabulumrekonstruktionen (erste Ergebnisse) 9, 104
–, – – (20 Jahre Erfahrung) 1039
–, immunologische Aspekte 949
–, mikrovasculärer Anschluß als Alternative zur allogenen Transplantation (Indikation, Technik) 1045
Knochenweichteildefekte, Sanierung langstreckiger Defekte 570
Knochenzement, Toxizität durch Paratoluidinzusatz (exp.) 163
Knorpel, Änderung der mechanischen Eigenschaften durch Variation der Immersionsmedien (exp.) 148

Knorpelläsionen, elektronenmikroskopische Untersuchungen 1170
–, traumatische Läsionen am Kniegelenk: Diagnose, Indikation, Behandlung 1174
Kompartment – Syndrom, Diagnostik, Therapie des funktionellen KS 764
Krankengymnastik nach Amputation 837
Kreuzbandersatz mit Polytetrafluoroethylen: GORE-TEX TM (exp.) 128
Kreuzbandersatz – Kreuzbandplastik, C-Faser augmentierte Bandplastik (Integraft) 976
–, Ersatz des vorderen Kreuzbandes mit Kunststoffband (Stryker): Ergebnisse 963
–, Ersatz des vorderen Kreuzbandes: Semitendinosussehne, freies Patellasehnentransplantat 960
–, freie und fettkörpergestielte Ersatzplastiken (Ergebnisse) 955
–, PTFE-TEX-Prothesen 971
Kreuzbandplastik, Stabilität bei gestielter KB-Plastik (exp.) 136
Kreuzbandruptur (vordere), Diagnose und Therapie 1096
–, ligamentäre Ruptur: Rißlokalisation und Versorgung (Ergebnisse) 1098
Kreuzbandverletzungen, Häufigkeit und Spätresultate nach konservativer/operativer Behandlung 993
Kunstturnen, Prävention von Verletzungen 749

Lachman-Test, radiologische Modifikation (H. H. Pässler) 963, 967
Lappenplastik, Verbesserung der prothetischen Versorgung nach traumatischer Amputation 853
Lähmungen, spinale, experimentelle und morphologische Untersuchungen zur Restitution 600
Leber, chirurgisches Vorgehen bei stumpfen Verletzungen 232
Leberruptur, Akutbehandlung der isolierten oder begleitenden Leberruptur 366
Leberverletzungen, chirurgisches Vorgehen bei stumpfer und penetrierender Leberverletzung 363
–, katamnestische Analyse von 205 Fällen 371
Leukotriene, Freisetzung aus Granulocyten Schwerbrandverletzter (in-vitro-Bestimmung) 933

Lunge, chirurgisches Vorgehen bei stumpfen Verletzungen 220
Lungenversagen, posttraumatisch, Bedeutung der neutrophilen Granulocyten 930
Lysozym, Früherkennung eines Wundinfektes (exp.) 160

Massenblutung in Abhängigkeit vom Verletzungsmuster 275
–, Milz 251
–, splenale Massenblutung im Kindesalter 387
– bei Verletzungen der Körperhöhlen mit tödlichem Ausgang 269
–, Volumentherapie 208
Meniscus, Hinterhornriß des Innenmeniscus (exp.) 109
–, Meniscusrefixation (bei Sportlern): Indikation, Technik, Ergebnisse 1089
–, Meniscustransplantation (erste klinische Ergebnisse) 1093
–, Sonographie 113
Meniscusläsion, thermographische Darstellung 1086
Meniscusnaht, elektronenmikroskopische Untersuchung (exp.) 115
Mesenterialwurzel, Abdominaltrauma 241
Metallimplantate, thermische Wirkung der Elektrotherapie (exp.) 185
Milz, Massenblutung 251
Muskellappen, gestielte, Revascularisierung von Knochendefekten (exp.) 179
Muskelschmerz (Sportverletzung), Verlaufskontrolle durch Kernspintomographie (MRI) 734
M. gracilis-Syndrom, operative Behandlung (Ergebnisse) 704

Nervennaht, immunhistologische Muskeluntersuchungen (exp.) 951
Nierenblutung, traumatische, computertomographische Diagnostik 357

Oberarmpseudarthrose (distal), Pathogenese, Therapie, Ergebnisse 507
Oberarmschaftfraktur, Bündelnagelung, verzögerte Knochenbruchheilung: aseptische Pseudarthrose 1166, 504
Oberflächenverschiebungen am Knochen, berührungslose Messung durch Interpherometrie 197

Oberschenkelamputation, Indikation, Technik 809
Oberschenkelhaematom beim Fußball- und Eishockeyspieler 706
Oberschenkelpseudarthrosen, Behandlung mit dem Verriegelungsnagel 550
– Ursache und Behandlung 547
Oberschenkelpseudarthrose, infiziert
–, Verriegelungsnagelung 566
Oberschenkelpseudarthrose, nicht infiziert
–, Verriegelungsnagelung 560
Operationstaktik bei Polytrauma mit Zweihöhlenverletzung (Massenblutung) 285
Orthopädietechnik nach Amputation der unteren Extremität: Ergebnisse, Entwicklung 839
Osteoblasten, mitogene Wirkung von Faktor XIII (exp.) 153
Osteomyelitis, Immunstimulation bei chronisch posttraumatischer Osteomyelitis 946
Osteosynthese, Stabilität bei medialer Schenkelhalsfraktur (exp.) 42
Osteosynthesemittel, resorbierbare 0 (exp.) 57

Pankreas, Abdominaltrauma 241
Paraplegie, Querfrakturen des Sacrums 675
Paratoluidin, Toxizität in Knochenzement (exp.) 163
Peritoneallavage, Abdominaltrauma 343
Peronaeussehne, Pathomechanik der Luxation (exp.) 96
Pilon-Tibial-Frakturen, Konzept für die operative Behandlung: Ergebnisse nach 8 Jahren 1191
–, Spätergebnisse nach operativer Versorgung 1186
Polydioxanon (PDS), vergleichende Stabilitätsuntersuchung (exp.) 68
Polytetrafluoroethylen: GORE-TEX TM, Kreuzbandersatz (exp.) 128
Polytrauma, Postaggressionsstoffwechsel 139
Postaggressionsstoffwechsel bei Polytrauma 139
Prothetik, MDG-Modularsystem 846
–, Prothesenversorgung nach traumatischer Amputation bei Kindern 865
–, Unterschenkelprothese PTK 861
Pro- und Contrarunde, operative Behandlung der Außenbandruptur am oberen Sprunggelenk 1029

– – – – chronische Kniebandinstabilität 980
Pseudarthrosen, Behandlung durch Elektrostimulation 473, 481
–, – mit Verlängerungsapparat (infizierte und nichtinfizierte Pseudarthrosen) 426
– der Clavicula 485
–, Histomorphologie 454
–, hüftgelenknahe Pseudarthrosen 532, 535
–, Klassifikation 398
–, Mittelhand und Finger 525
–, Morphologie 393, 542
–, Scaphoidpseudarthrose: Ursachen, Behandlung, Ergebnisse 521
–, schultergelenknahe Pseudarthrosen 496
–, Ursachen 400, 458
Pseudarthrosen, infizierte, Behandlung mit Fixateur externe 580
–, –, Behandlung mit Fixateur externe und Septopalimplantation 445
–, –, klinische Aussichten 415
–, –, Indikation zur Amputation bei infizierter Tibiapseudarthrose 574
–, –, Knochendefekte 440
–, –, therapeutische Prinzipien 409
–, –, Verriegelungsnagelung bei Oberschenkelpseudarthrosen 566
–, –, Weichteildefekte 440
Pseudarthrosen, nicht infizierte, des dist. Oberarmes: Pathogenese, Therapie, Ergebnisse 507
–, – – nach Oberarmschaftfraktur 504
–, – –, Verriegelungsnagelung an Femur und Tibia 560

Querschnittlähmung, ergotherapeutische Aufgaben 1071
–, Fixateur externe bei Brust-/ und Lendenwirbelbrüchen (Ergebnisse) 655
–, konservative und/oder operative Maßnahmen 1057
–, krankengymnastische Betreuung 1062
–, multidisziplinäre Versorgung 1079
–, operative Behandlung 657, 661
–, Pflege des frisch Querschnittgelähmten 1060
–, präklinische Maßnahmen 649
–, psychologische Fragen 1074
–, Steh- und Gehversorgung 1066
–, Verantwortung des Sozialdienstes 1077

Querschnittlähmung (frisch), diagnostische Aspekte 608
– –, Frührehabilitation: pflegerische und krankengymnastische Maßnahmen 646
– –, Indikation zur primär konservativen Behandlung 614, 618
– –, Mehrfach- und Begleitverletzungen 605
– –, Prognose 611
– –, Rehabilitation in der Frühphase (spinaler Schock, internistische Probleme) 7, 63
– –, Situation der Akut- und Frühbehandlung in der Bundesrepublik Deutschland 626
– –, urologische Akut- und Frühbehandlung 641

Reizerguß, Pathophysiologie 143
Rekonstruktionsplatte, Behandlung der Claviculapseudarthrose 485
Reosteosynthese, Indikation 1201
Replantation, fasciocutane Insellappen mit arterio-venöser Flußumkehr 169
Revascularisierung, R. von aseptischen Knochendefekten durch gestielte Muskellappen (exp.) 179
Rezidivpseudarthrose, Behandlungsergebnisse 435
Rotationsinstabilität, anteriomediale (R: Pathomechanik) (exp.) 119
Rotationsinstabilität: anteromedial, veraltet, dynamische Bandplastiken (Langzeitbeobachtungen) 987
Rotatorenmanschette, operative Versorgung der Ruptur (Ergebnisse) 1153
–, Sonographie der frischen Ruptur 1148
Röhrenknochen, Rezidivpseudarthrosen: Behandlungsergebnisse 435
Röntgenkontrastmittelallergie, Histamin H1 und H2-Rezeptorantagonisten 927
Rückenmarkverletzung, traumatische Bandscheibenvorfälle, raumfordernder Knochenfragmente, Duraläsionen 666

Sacrum, Querfrakturen mit Paraplegie 675
Scaphoidpseudarthrose, Ursachen, Behandlung, Ergebnisse 521

Schenkelhalspseudarthrose, therapeutisches Konzept, Behandlungsergebnisse 529
—, Ursachen und Behandlungsmöglichkeiten 532
Schleudertrauma, HWS: Morbus Bechterew und Tetraplegie 671
Schock, hämorrhagischer, Veränderungen der Spurenelemente (exp.) 142
Schultereckgelenk, arthroskopische und therapeutische Aspekte 1151
— funktionelle Anatomie 1145
— operative Versorgung mit resorbierbarem Material 1160
— Sonographie der frischen Rotatorenmanschettenruptur 1148
Schulterluxation, Subluxation (hintere) beim Kampfsport 713
Schulterverletzungen, Impingement-Syndrom: Diagnostik, Therapie 747, 1157
—, Schulterluxation: Reluxation bei konservativer Behandlung 1164
—, Subluxation (hintere) beim Kampfsport 713
Schußverletzung, Blutungen der Brust- und Bauchhöhle 280
Sektionsbefunde, Epidemiologie, Morphologie, Biomechanik des Bauchtraumas 303
Skeletmuskelschaden, Quantifizierung durch PNMR-Spektroskopie 193
Skidaumen, Unfallmechanismus (exp.) 99
Skiunfälle, prospektive experimentelle Studie 753
—, Ursachen, Folgen 757
Sonographie, bei Abdominaltrauma 343, 347
— des Meniscus (exp.) 113
—, Diagnostik der frischen (traumatischen Rotatorenmanschettenruptur 1148
—, Echosonographie (bei Sportverletzungen) 728
—, Frühdiagnostik stumpfer Weichteiltraumen (im Sport) 725
—, Funktionsdiagnostik der Kapselbandverletzungen am Kniegelenk 1083
—, quantitative Erfassung thermischer Hautläsionen (exp.) 183
—, sonographische Verlaufskontrolle bei abdominellen Blutungen (exp.) 353
SPECT-Analyse, Single photon computed tomography 1049

Spektroskopie-PNMR, Quantifizierung von Skeletmuskelschäden 193
Spongiosaplastik, bei Infekt-, Defekt-Pseudarthrosen der Tibia 451
Spongiosaplastik, offen bei infizierten Defektpseudarthrosen des Unterschenkels 582
Spongiosa: allogen, kältekonserviert, Anwendung, Wertigkeit, Probleme (klinische und experimentelle Untersuchung) 906
Sportschäden, Besonderheiten der Behandlung 696
Sportverletzungen, Band- und Kapselverletzungen der Hand 723
—, Belastungstoleranz des Haltungs- und Bewegungsapparates 686
—, Besonderheiten der Behandlung 693
—, Diagnostik und Therapie: Änderungen 751
—, Echosonographie 728
—, Ellenbogenluxationen (Therapie, Ergebnisse 719
—, Epidemiologie 681
—, Ermüdungsbrüche des Mittelstreckenläufers: Diagnostik, Therapie, Ergebnisse 7, 70
—, Innenknöchelermüdungsbruch des Dreispringers (Pathomechanik) 741
—, Insertionstendopathien: M. gracilis-Syndrom 704
—, Längsschnittreihenuntersuchungen von Speerwerfern der Spitzenklasse 777
—, Muskelschmerz: Verlaufskontrolle durch MRI 734
—, Oberschenkelhämatom des Fußball- und Eishockeyspielers 706
—, Prävention von Verletzungen beim Kunstturnen 749
—, Skiunfälle: prospektive experimentelle Studie 753
—, —: Ursachen, Folgen 757
—, Sonographie: Frühdiagnostik stumpfer Weichteiltraumen 725
—, Tod beim Sport: rechtsmedizinische Aspekte 783
—, Verkalkungen: ektopische 732
—, Verletzungen des Beckens und der Hüfte beim jugendlichen Sportler 709
Sprunggelenk, oberes, Arthrographie 1003
—, —, Außenbandruptur: Coumans-Bandage und direkte Mobilisation 1030

–, –, –, Frühprognose nach konservativer/operativer Therapie im Wachstumsalter 1023
–, –, –, ist die konservativ-funktionelle Behandlung gerechtfertigt? 1018
–, –, –, Naht oder Gipsbehandlung (randomisierte klinische Studie) 1001, 7
–, –, –, prospektiv-randomisierte Studie zur Behandlung (Frühergebnisse) 1009
–, –, Druckverteilung, digitale Auswertung (exp.) 81
–, –, frühfunktionelle Behandlung 1020
–, –, funktionelle Nachbehandlung 997
–, –, Funktionsdiagnostik, sonographische 999
–, –, operative Behandlung der Außenbandruptur am oberen Sprunggelenk (Pro- und Contrarunde) 1029
–, –, osteochondrale Ausrisse des fibularen Bandapparates am oberen Sprunggelenk im Kindesalter 1026
–, –, Seitenbandrupturen: Vergleich konservativer und operativer Behandlung 1004, 1012
Spurenelemente, Veränderungen bei hämorrhagischem Schock (exp.) 142
Stabilität der Osteosynthese bei medialer Schenkelhalsfraktur (exp.) 42
Staphylokokken-Coagulase, Hemmung durch Taurolin (exp.) 156
Stumpfbeschwerden nach Amputation 834

Taurolin, Hemmung der Staphylokokken-Coagulase (exp.) 156
TCDO (Oxoferin), immunologische Befunde nach Anwendung bei akut/chronisch infizierten Hüfttotalprothesen 942
Tetraplegie, Halswirbelsäulenschleudertrauma und Morbus Bechterew 671
Thermographie, Darstellung der Meniscusläsion 1086
Thoracotomie, Indikation bei Massenblutung und Lungenparenchymschaden 303
Thoraxtrauma, Diagnostik des kindlichen Thoraxtraumas 316
– im Kindesalter 385
– bei Polytrauma 294
Thoraxverletzungen, Wertigkeit diagnostischer Verfahren 201
Thoraxwand, chirurgisches Vorgehen bei stumpfen Verletzungen 220

Tibiakopfbrüche, konservative und operative Behandlung (Ergebnisse) 1178
Tibiapseudarthrose, infiziert, Indikation zur Amputation 574
–, offene Spongiosaplastik 582
Tod, letale Verletzung beim Sport: rechtsmedizinische Aspekte 783
Tractus iliotibialis, Biomechanik der femuralen Fixierung (exp.) 106

Ultraschall (s. Sonographie) 787
Unfallfolge/Berufserkrankung, ,,Sportlerleiste" bei Hochleistungssport 701
Unterarmpseudarthrosen, Behandlung der infizierten Unterarmpseudarthrose 519
–, Ursachen und operative Behandlung 512
Unterschenkelamputation, Indikation, Technik 805
Unterschenkelpseudarthrosen, Behandlung mit dem Verriegelungsnagel 550
– nach konservativer und operativer Behandlung 556
Unterschenkelpseudarthrose, infiziert
–, –, Behandlungskonzept 586
–, –, Indikation zur Amputation 574
–, –, offene Spongiosaplastik 582
–, –, Wiederherstellungschirurgie 577
Unterschenkelpseudarthrose, nicht infiziert
–, – –, Verriegelungsnagelung 560

Verkalkungen, ektopische, Sportverletzungen 732
Verlängerungsapparat, Behandlung infizierter und nicht infizierter Pseudarthrosen 426
Verletzungen, Schuß- und Stichverletzungen der Brust- und Bauchhöhle 280
–, stumpfe Verletzung der großen Gefäße 222
Verletzungen, penetrierende
–, –, chirurgisches Vorgehen bei penetrierenden Verletzungen 217
Verletzungen, stumpfe
–, –, Gefäße 222
–, –, Herz 222
–, –, Leber 232
Verriegelungsnagelung, Behandlung nicht infizierter (aseptischer) Pseudarthrosen im Schaftbereich von Femur und Tibia 560
–, – von Ober- und Unterschenkelpseudarthrosen 550

— bei infizierten Oberschenkelpseudarthrosen 566
—, Kompressionsverriegelungsnagel 1197
Verschiebeosteotomie nach Ilizarow: bei langstreckigen Tibiadefekten 431
Volumentherapie bei Massenblutung 208
V. mesenterica superior, Abriß bei stumpfen Thorax/Abdominaltrauma 379
Weichteildefekte bei infizierten Pseudarthrosen 440
— — Unterschenkelpseudarthrosen 577
Weichteilrekonstruktion bei Infekt-, Defekt-Pseudarthrosen der Tibia 451
Wiederherstellungschirurgie, Amputation als Behandlungsprinzip der W. 787
— bei infizierten Unterschenkelpseudarthrosen mit Weichteildefekt 577
Wirbelfrakturen, Brust- und Lendenwirbelfrakturen: operative Versorgung veralteter Frakturen 11, 21
—, Brust- und Lendenwirbelfrakturen: Pseudarthrosen 1134
—, Dens-Pseudarthrose (operative Versorgung) 1142

—, Einteilung und Therapieplanung nach CT 1117
—, Pseudarthrosen der HWS: konservative oder operative Verfahren 1137
Wirbelsäulenverletzungen, Atlantooccipitale Ruptur: Diagnose, Behandlung, Prognose 1124
—, Indikation zur primär konservativen Behandlung bei WV-Querschnittlähmung 614
—, Klassifikation 597
—, Spätinstabilitäten (posttraumatisch): Fehlstellungen und Korrekturmöglichkeiten 1127
Wirbelsäulenverletzungen (mit Querschnittlähmung)
—, operative Behandlung 657
Wirbel-Rückenmarkverletzung, traumatische Bandscheibenvorfälle, raumfordernde Knochenfragmente, Duraläsion 6, 66
Wunddrainage, geschlossene, differenziert saugende Drainage 189
Wundinfekt, Früherkennung durch Lysozym (exp.) 160

Hefte zur Unfallheilkunde

Beihefte zur Zeitschrift „Der Unfallchirurg". Herausgeber: J. Rehn, L. Schweiberer, H. Tscherne

191. Heft: **L. Faupel**

Durchblutungsdynamik autologer Rippen- und Beckenspan-Transplantate

1988. Broschiert. ISBN 3-540-18456-2
In Vorbereitung

190. Heft: **J. W. Hanke**

Luxationsfrakturen des oberen Sprunggelenkes

Operative Behandlung
Ergebnisse 2-8 Jahre nach dem Trauma
1988. 76 Abbildungen, 16 Tabellen.
Etwa 130 Seiten. Broschiert. ISBN 3-540-18225-X
In Vorbereitung

189. Heft: **A. Pannike (Hrsg.)**

50. Jahrestagung der Deutschen Gesellschaft für Unfallheilkunde e.V. 19.–22. November 1986, Berlin

Präsident: H. Cotta
Redigiert von A. Pannike
1987. Etwa 490 Abbildungen. Etwa 1400 Seiten.
(In zwei Bänden, die nur zusammen abgegeben werden.) Broschiert DM 348,–. ISBN 3-540-17434-6

188. Heft: **R. Op den Winkel**

Primäre Dickdarmanastomosen bei Peritonitis – eine Kontraindikation?

1987. 102 Abbildungen. VIII, 122 Seiten.
Broschiert DM 98,–. ISBN 3-540-17428-1

187. Heft: **W. Hohenberger**

Postsplenektomie-Infektionen

Klinische und tierexperimentelle Untersuchungen zu Inzidenz, Ätiologie und Prävention
1987. 11 Abbildungen. XI, 112 Seiten.
Broschiert DM 46,–. ISBN 3-540-17429-X

186. Heft: **U. P. Schreinlechner (Hrsg.)**

Verletzungen des Schultergelenks

21. Jahrestagung der Österreichischen Gesellschaft für Unfallchirurgie, 3.–5. Oktober 1985, Salzburg
Kongreßbericht im Auftrage des Vorstandes zusammengestellt von U. P. Schreinlechner
1987. 244 Abbildungen. XX, 487 Seiten.
Broschiert DM 198,–. ISBN 3-540-17431-1

185. Heft: **D. Wolter, K.-H. Jungbluth (Hrsg.)**

Wissenschaftliche und klinische Aspekte der Knochentransplantation

1987. 195 Abbildungen, 19 Tabellen. XII, 319 Seiten. Broschiert DM 155,–. ISBN 3-540-17312-9

184. Heft: **C. Feldmeier, M. Pöschl, H. Seesko**

Aseptische Mondbeinnekrose – Kienböck-Erkrankung

1987. 45 Abbildungen, 11 Tabellen. VIII, 78 Seiten.
Broschiert DM 68,–. ISBN 3-540-17311-0

Springer-Verlag
Berlin Heidelberg New York
London Paris Tokyo

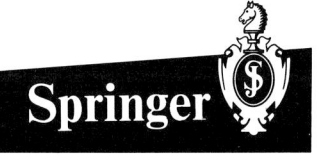

Springer

Hefte zur Unfallheilkunde

Beihefte zur Zeitschrift „Der Unfallchirurg". Herausgeber: J. Rehn, L. Schweiberer, H. Tscherne

183. Heft: **D. H. Rogge, H. Tscherne** (Hrsg.)

Zementfreie Hüftprothesen
Grundlagen, Erfahrungen, Tendenzen
1987. 89 Abbildungen. X, 172 Seiten.
Broschiert DM 88,-. ISBN 3-540-16899-0

182. Heft: **U. P. Schreinlechner** (Hrsg.)

Brüche des Oberschenkelschaftes und des distalen Oberschenkelendes
20. Jahrestagung der Österreichischen Gesellschaft für Unfallchirurgie
4.-6. Oktober 1984, Salzburg
Kongreßbericht im Auftrage des Vorstandes zusammengestellt von U. P. Schreinlechner
1986. 173 Abbildungen. XXIV, 459 Seiten.
Broschiert DM 198,-. ISBN 3-540-16273-9

181. Heft: **A. Pannike** (Hrsg.)

49. Jahrestagung der Deutschen Gesellschaft für Unfallheilkunde e.V. 13.-16. November 1985, Berlin
1986. 428 Abbildungen. XLVII, 1147 Seiten.
(In 2 Bänden, die nur zusammenabgegeben werden). Broschiert DM 298,-. ISBN 3-540-16272-0

180. Heft: **B. Helbig, W. Blauth** (Hrsg.)

Schulterschmerzen und Rupturen der Rotatorenmanschette
1986. 52 Abbildungen. X, 133 Seiten.
Broschiert DM 88,-. ISBN 3-540-16271-2

179. Heft: **H. Zilch** (Hrsg.)

Defektüberbrückung an Knochen und Weichteilen
1987. 146 Abbildungen. XVI, 256 Seiten.
Broschiert DM 98,-. ISBN 3-540-16270-4.

178. Heft: **B.-D. Katthagen**

Knochenregeneration mit Knochenersatzmaterialien
Eine tierexperimentelle Studie
1986. 94 Abbildungen, 15 Tabellen. X, 166 Seiten.
Broschiert DM 98,-. ISBN 3-540-16170-8

177. Heft: **H. Zwipp**

Die antero-laterale Rotationsinstabilität des oberen Sprunggelenkes
1986. 100 Abbildungen. XII, 179 Seiten.
Broschiert DM 89,-. ISBN 3-540-16194-5

176. Heft: **E. Böhm**

Chronische posttraumatische Osteomyelitis
Morphologie und Pathogenese
1986. 49 Abbildungen, 23 Tabellen. X, 123 Seiten.
Broschiert DM 76,-. ISBN 3-540-15918-5

Springer-Verlag
Berlin Heidelberg New York
London Paris Tokyo

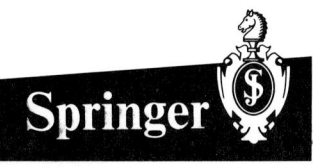

Springer